ネルソン・マンデラをはじめとするすべての人びと――深い傷を受けた後に，恩赦あるいは復讐を求めるのではなく，人間の受けたトラウマに何らかの変化をもたらすべく労を尽くしたすべての人びと――に本書を捧げる。

TRAUMATIC STRESS
The Effects of Overwhelming Experience on Mind, Body, and Society

（トラウマティック・ストレス）

PTSDおよびトラウマ反応の臨床と研究のすべて

　本書は，トラウマ性のストレスとその治療について，これまでの研究成果と臨床的知識を集大成したものである。さまざまな領域の専門家からなる執筆陣によって，1980年に外傷後ストレス障害（PTSD）が定義されて以来行われてきた数多くの研究のエッセンスが凝縮されている。
　また同時に，トラウマ体験後の適応の複雑さ，まだその有効性が確立されていないPTSDの治療方法など，これから探求されるべき課題も提示している。
　記憶，解離，文化とトラウマの問題，生理学的および心理学的プロセスの複雑な関係など，トラウマ研究の中心的な問題を取りあげながら，治療的介入が効果をあげるためには，PTSDが進行していくプロセスとその個々の段階について，深い理解が不可欠であることを明らかにしている。
　本書は，精神科医・臨床心理士・カウンセラー・学生など，トラウマとPTSDの研究と臨床に関わるすべての人びとにとって必読書である。

ベセル A. ヴァン・デア・コルク
Bessel A. van der Kolk

アレキサンダー C. マクファーレン
Alexander C. McFarlane

ラース・ウェイゼス
Lars Weisaeth
編

西澤 哲 監訳

誠信書房

TRAUMATIC S
The Effects of Overwhelming Experien
by Bessel A. van der Kolk, Alexander
copyright © 1996 by
Japanese translation rights arranged
through Japan UN

日本語版への序文

　このたび，"*Traumatic Stress*" の日本語版が出版される運びとなった。トラウマとその生物学的，心理学的，社会的影響に関する総合的な書物が，西欧圏以外の言語で出版されたのはこれが初めてである。もちろん，これは大変喜ばしいことであるが，一方で，本書を読むにあたっては十分な注意が必要であると思う。というのは，「ポスト・トラウマティック・ストレス」に関してはいまだ未知の領域が多く存在するが，そのひとつに，自己を圧倒し去るような体験に対する人間の反応の表現およびその後の経過に，文化がどういった影響を与えるのかという問題があるからである。

　私が初めて見た日本映画である「鬼婆」*，そして最近見た「ユリイカ」(Eureka)** は，トラウマ性ストレスが凶暴な暴力を生み出す過程を実に克明に描いていた。しかし一方で，同じ日本の文化でありながら，学術的文献の世界では，こうした心理的なトラウマの問題はほとんど論議されてこなかった。こうした論議の端緒がようやく開かれたこの時点においては，日本とヨーロッパの概念に文化的な差異が存在することや，トラウマ性ストレスに関するこの種の仕事の基礎をなす心理的・外的現実の捉え方に，イスラエルとアングロサクソンとでは違いがあるといった事実にいかに注意を払うかが重要となろう。トラウマ性ストレスというものが存在するのだという認識が誕生したのは，19世紀，サルペトリエール病院の病棟においてであった。その後，第一次世界大戦中のフランダース地方やガリポリ海岸でなされた幾多の観察が，この概念を拡大することになる。そして，これらの観察から導かれた知見に，第二次世界大戦中のアメリカやイギリスの研究が再び火をつけた。最終的には，20世紀の最後の四半世紀において，あまりにも不幸なヴェトナム戦争を経験し，また，西洋世界においては夫婦間暴力 (domestic violence)*** や子どもの虐待が非常に深刻な状況であることに「突然」気づくことで，トラウマ性ストレス

＊（訳注）　1964 年，新藤兼人監督。中世の混乱期，戦いで死亡した武士の刀や鎧をはぎ取る女たちの姿を通して，人間の生きるエネルギーを描いた作品。
＊＊（訳注）　2000 年，青山真治監督。偶然巻き込まれた事件によって，心に深い傷を負った人びとが再生の旅を続ける過程を描いた作品。

に対する認識が再びよみがえったのである。

　西洋社会がトラウマ性ストレスの概念を展開していったその130年の間に，日本社会は少なくとも3つの，劇的かつ根本的な大変動を経験した。その3つとは，明治維新，1930年から1945年の間に起こった実に恐るべき軍部の拡大と敗北，そして，第二次世界大戦後に生じた強力な西洋型の経済社会への急激な移行である。こうした変動のそれぞれの段階で，西洋型の価値と方法が──少なくとも表面上は無批判に──取り入れられていった。しかし，日本が，西洋社会のそれとはまったく異なる社会構造と価値を維持してきたことは明らかである（Smith, 1997）。ここでは，こうした日本独特の社会構造と価値のうちで3つに焦点を当てる。その3つとは，第一に個人と集団の関係，第二に自己意識を高め社会関係を形作るものとしての言語の機能，そして第三に私的自己と公的自己との境界である。

　海外から日本を訪れた者なら誰でも，非常に多くの組織化された集団があちこちに存在することに強く印象づけられるだろう。こうした集団では，全員が同じ服装をしていることもめずらしくなく，集団としての明確なアイデンティティを持ち，はっきりとした行動規範を有している。こうした傾向は企業や学校において見られるばかりか，東京の上野公園で生活するホームレスの人びとにも見出される。PTSDに関する文献においては，一般的に言って集団の凝集性の高さが，トラウマ性の障害の発展を阻止する要因として機能すると仮定されている。しかしながら，西洋世界から訪れた者にとって，このような集団への順応は，個人のローカス・オブ・コントロール（locus of control）＊の問題や，個人が体験している独特の主観的な世界を明確に表現する能力に障害をもたらすのではないかという疑念が生じる。ローカス・オブ・コントロールが内的なものであることが，PTSDの発展を予防するもっとも重要な要素であることは，これまでの研究で明らかとなっているのだ。

　西洋の精神療法は，人がその独特の個人的な体験を表現する言葉を見つけうるということを前提として成り立っている。また，西洋社会で行われているさ

＊＊＊前頁（訳注）　"domestic violence" とは，もともとは家族内のさまざまな暴力に対する総称であるが，特にパートナーシップを有する男女間の暴力を意味することが多いため，本書では「夫婦間暴力」と訳した。「夫婦」という言葉を用いたが，正式な婚姻関係の有無とは無関係である。

＊（訳注）　コントロールの中心が自分の内側にあるのか，それとも外側にあるのかについての見方をさす。

まざまなトラウマ治療は，トラウマの被害を受けた者が自己の主観的世界を詳細かつ正確にコミュニケートし再体験できることが，トラウマとなった体験を過去のものとして自分の人生を引き続き歩んでいけるための前提条件であると考えている。もし仮に，言語の第一義的な機能が，調和を生み出し，集団の凝集性を高めるということにあるとすれば，個人の体験の差異を明確にするというこうした作業は，トラウマを受けた個人にとって，すでに敵対的な関係にある環境との間で，さらなる葛藤を生み出す行為となってしまう危険性を生じるかもしれない（Smith, 1997；Buruma, 1994；Kerr, 2001）。

　日本社会は，自己の内的な経験——特にそれがあいまいさ，怒り，不協和音をともなうものであった場合——を明確に表現しそれを公的な空間に持ち出すという行為にあまり重きをおいてこなかったように思われる（Smith, 1997；Buruma, 1997）。むしろ，ルールに従い集団への順応を示すような配慮に高い価値が置かれていたようである。したがって，個人的な苦痛を社会に対して表現することや，人びとを不快な現実に直面させるといった行為は，社会的に容認されがたいものであるように思われる（Smith, 1997）。

　第二次世界大戦の「遺物」を日本社会がどのように扱っているのかを見ると，こうした日本の特徴が明らかとなる（Buruma, 1994）。ドイツのような日本以外の敗戦国も，自分たちの社会の内部で解き放たれ，隣接する諸国に多大なる傷をもたらした「暗黒の力」について，数年間はそれを秘密のこととしてまったくの沈黙を守ったのは事実である。しかし，第二次世界大戦を構成した出来事の真実，起源，およびそれらがもたらした結果についての社会的な論議が一切欠如しているという点で，日本は非常に特異的である。日本には，第二次世界大戦による死者を悼む公的な場所が，私の知る限りではたった二か所しかないが，これは驚くべきことであろう。ひとつは，日本が外的な攻撃の被害者，しかもきわめて無力な被害者となった広島の地であり，今ひとつは靖国神社である。靖国神社には，450万人の日本人戦死者が，「英霊」として祀られている。そこにあっては，これら戦死者たちが天皇に対してなした献身的な自己犠牲が，国際的な羨望を集める今日の日本の繁栄の基礎を作ったのだとされている。靖国神社が備えている極端なナショナリズムの「薫り」に戸惑いや恥ずかしさを覚える日本人は少なくないものの，この神社が，何百万人もの死——この死はほとんどすべての日本人家族に影響を与えたものであるに違いな

い——を悼むために訪れることのできる唯一の公式の場所であることもまた事実なのだ。

　こうした過去130年間の歴史的な激変がいい加減にしか探求されず，日本人の集合的無意識から切り離されていることを知るとき，それ以外にも無視された重要な社会的問題があるのだろうかと思わざるを得なくなる。戦争で死んだ者，あるいはあの戦争を生き延びた者の戦争体験を取り巻く沈黙が，日本人の家族生活にいかなる影響を及ぼしているのだろうか？　第二次世界大戦の戦慄の影響は，情緒的なひきこもりや攻撃性の爆発，あるいは親密さの欠如という形で現れているのであろうか？　苦痛をもたらす記憶を一部の異端な宗教やセクトのものだとして遠く離れたところへと追いやることで，過去および現在の不快な現実を社会的に無視することが日本の文化様式の一部として組み込まれてしまったのだろうか。自らの過去に直面せざる者はそれを繰り返す運命にあるとは，フロイトや哲学者サンタヤナが主張するところである。これがどの程度真実であるかは，誰にもわからない。日本人の臨床家や研究者のなかには，戦争を無視することで，その後の経済復興のために必要なエネルギーを動員できたのだろうと——おそらくは正しく——指摘する者もいる。そして，その復興が，目を見張るものであったことは言うまでもない。

　それまでは適切な対処技術をもってうまくやっていた人が，トラウマを受けた後には，親密な人間関係や家庭生活のささやかな喜びを犠牲にして，仕事に過剰な関心を向けてしまうといった事態が時折見られることは，本書に記述されているとおりである。産業国家日本の建設のために動員されたエネルギーとそれと同時に進行した深刻な環境破壊とに，戦争トラウマがどの程度寄与しているのかについては，いろいろと思いをめぐらすほかはない（Kerr, 2001）。

　数年前，われわれは阪神・淡路大震災の傷跡も生々しい日本に招かれた。われわれは，自然災害の影響と，いつもの驚嘆すべき効率性を持って直ちに有効な救援計画を立て，時をおかず神戸の復興に着手した日本人という存在に非常に興味を持った。それと同時に，1923年の関東大震災や第二次世界大戦の長期的な影響，あるいは子どもの虐待や夫婦間暴力などといった，その他のトラウマ性の出来事にほとんど関心が払われていないことを知り，驚いた。その際，われわれのうちの幾人かは，いわゆる「学者」ではない実践家たちのグループに招かれ，男性と女性との間における暴力や親子間の暴力の問題につい

て詳しく検討する機会を得た。そして，本書の日本語版の出版を実現したのは，そのグループの精神科医や心理学者たちだったのである。

　家族内のさまざまな暴力の問題への接近は，あらゆる文化において常に困難なものである。いずれの文化も，脅威は外から侵入してくるもの，見知らぬ人の手によるものと信じていたいかのようである。女性にとっての最大の脅威の源が，実は親密な関係にあるパートナーなのだという事実を受け入れることは，どの文化に身をおく人間にとっても大きな困難を伴う。子どもの虐待や夫婦間暴力について公然と論議をなすことは，われわれが抱いているもっとも基本的な仮説に対する大いなる脅威となる。とりわけ，集団への調和と一致に高い価値が置かれている日本のような社会にあってはなおさらのことであろう。

　幸いなことに，日本はいまだ，極端な貧困状況や社会的な崩壊，あるいは社会的なサポートの欠如——これらは虐待や家族内での暴力がはびこる国々において多く見られる現象である——といった状態には陥っていない。この日本において，精神科医をはじめとした社会的支援に携わる専門家たちが，注意深い研究と初期的な介入の実践を通して，トラウマ性ストレスの長期的な影響の予防に成功することを切に希望する。しかし，真の意味で効果的であるためには，他の文化において蓄積されてきたものがどの程度日本の状況に当てはまるのかを慎重に検討するところから始めなければならないだろう。トラウマ性ストレスが，アメリカやオーストラリア，あるいはヨーロッパといった国々で生じたものとまったく同じ現象や影響を引き起こすのだという仮説をもたないことが重要であろう。

　本書が刺激となって，トラウマ性ストレス後の状態の理解や予防，あるいは治療に関する現在のわれわれの知識体系に貢献してくれるような，あるいはトラウマ性ストレスの領域に新たな導きをもたらすような，日本の文化および社会状況を考慮に入れた独自の理解や実践が出現することを願ってやまない。

　　　2001年5月　東京にて

　　　　　　　　　　　　　　　　　　　ベセル・A・ヴァン・デア・コルク

　　　2001年5月　アデレードにて

　　　　　　　　　　　　　　　　　　　アレキサンダー・マクファーレン

　　　　　　　　　　　　　　　　　　　　　　　（西澤　哲＝訳）

文献

Smith, P. (1997) *Japan, a reinterpretation*. New York, Pantheon.

Buruma, I. (1994) *The Wages of guilt : Memories of war in Germany and Japan*. New York : Farrar, Straus, and Giroux.

Kerr, A. (2001) *Dogs and Demons*. New York, Farrar Straus & Giroux.

序　文

> ［この］外傷神経症という主題は，一般市民のかなり気まぐれな関心に翻弄されてきた。一般市民の興味は持続しないが，それは精神医学とて同じである。それゆえ，外傷神経症は継続的な研究の対象とはならず，あまり熱心とは言い難い一時的な努力が向けられてきたに過ぎない。精神医学全般について言えることではないが，外傷神経症に関して取り組んだ研究者はすべて，これまでに誰一人としてこの外傷神経症という問題を扱ったことがないかのごとく，この問題の探求を，あたかも自分に与えられた聖なる使命であるかのごとく，常にゼロから開始してきたという嘆かわしき事実がある。
> ── Kardiner & Spiegel（1947, p. 1）

　外傷後ストレス障害（posttraumatic stress disorder：PTSD）という診断名が精神医学の診断体系に公式に採用されたのは1980年のことであり，それ以降，さまざまな種類のトラウマの被害を受けた人の治療に関する莫大な量の研究文献が生み出され，また，圧倒的な体験に対して人がどのような反応を示すのかについての科学的研究が爆発的に増加した。トラウマに関する今日の科学的研究が開始されてからほぼ20年が経過した。そろそろ，これまでに見出されてきた事実を統合し，今後取り組まれるべき課題を明確にする時期がきているのではないかと思う。この目標を達成するため，今回，世界中から最高の知識をもった研究者たちの幾人かに参加してもらい，現在，トラウマに関してわれわれが知っていること，そして知らないことの総括と，この数年間に蓄積された研究と臨床的な叡智の抽出を試みた。
　この5年間，今回の企画に参加してくれた研究者たちはさまざまな形で，そして幾多の機会に，自分たちの得たデータを発表し合い，その研究結果について議論を重ね，トラウマ性のストレスという領域が今どのような状況にあるのかについて各々の印象を比較してきた。こうした議論には世界中のあらゆる地域で活動している研究者や臨床家が加わった。というのは，トラウマに対する人間の反応はきわめて普遍的なものだからである。また，トラウマに対する人

間の反応は，ひとつの心理的な枠組みによっては到底把握できるものではないため，さまざまな理論的，実践的方向性をもった専門家に議論に参加してもらった。

　トラウマを研究するということは，自らの主題に接近するためには客観科学を総合的に適用する必要があり，また，トラウマが生じている社会政治的なコンテクストを意識しなければならないということを研究者や臨床家に知らしめた。本書では，トラウマの心理的，生物的影響および社会システムに対する影響に関する現在の知識をまとめあげ，これらさまざまな領域間の相互関係を吟味しようとした。そのうえで，この20年の間にさまざまなトラウマの被害者に対するものとして工夫され発展してきた一連の治療法を提示した。

　トラウマ性のストレスという概念を受け入れるという行為は，常に社会的，政治的な力動によるプレッシャーにさらされ，また，種々の伝統的な科学からの挑戦を受け続ける。個人や社会におよぼすトラウマの影響を認識しようとする行為は，1世紀半以上の長きにわたって，さまざまな異論にさらされつづけた。事故の被害者やヒステリー症者に見られる説明のつかないような身体的症状は生物的な原因によるものなのか，それともまったく心理的なものなのかという好奇心から，トラウマの研究は始まった。これらの患者は自分が孤立無援な状態であると訴えるがために，また，彼らの示す症状があまりにも奇妙で暗示の影響を受けやすいものであるがゆえに，彼らの訴える苦痛に対して，その純粋性を大いに疑うさまざまな議論が巻き起こった。詐病として扱われ，「偽りの記憶」(false memory) だと断じられ，あるいは「補償神経症」(compensation neurosis) だと言われてきたのである。

　トラウマ研究の中核に常にあり続けてきたのが，記憶の問題である。精神医学者や心理学者たちが意識に対するトラウマの影響に関する研究に打ち込み始めて以来，トラウマ性の記憶が状況依存的な状態で保持され，かなりの長期にわたって言語的な回想が不可能となることがあるという事実が気づかれるようになった。トラウマ性の記憶がその他の生活経験から解離されて通常の意識の外に蓄積されると，その記憶は，例えば身体的な疾患，行動上の再現，あるいは非常に明瞭な感覚的再体験などといった，一見理解不能な症状として表現されることがある。個人および社会的関係におけるトラウマの再現は，トラウマの被害者にとって羞恥の主要な原因となり，現在社会における悲劇を生み出す

要因となる。また，解離された経験は，責任性ということに関して，あるいは個人と社会の相互の義務について，非常に重大な問題を提起することになる。自分が再現していることに自覚的な意識がないということは，自分の行為に責任をとることを困難にする。あるいは無力感にさいなまれている人は，人として有能な存在たることはできないし，また，自分の人生や生活が脅威に満ちていると感じている人は，規則を尊重したり，共感によって導かれたりすることができなくなってしまう。

診断名としてのPTSDの採用は，ヴェトナム戦争の帰還兵にトラウマの影響を認めるということと密接に関係している。患者の示す反応と，彼らをそうした反応に導いたものとの関連は，急性のトラウマの直後であれば容易に理解される。こうした人にとっては，トラウマ記憶にとりつかれることが最大の問題なのであり，それを理解することはたやすい。しかし，時間が経過し，患者がトラウマに対する二次的な適応を発展させてしまうと，彼らが示す症状と彼らが経験した事柄との関連性はあいまいになってしまう傾向がある。例えば，トラウマを受けた人のほとんどすべてに見られる感情の調整不全や自我機能の収縮を，生活上のある特定的な体験に結びつけることは容易ではない。こうした問題は，子どもの頃にトラウマを体験した人において，より一層複雑なものとなる。というのは，ライフサイクルの早期に生じたトラウマは，心理的プロセスや生物的プロセスの制御に関わるシステムの成熟に根本的な影響をあたえるからである。こうした自己制御の障害のため，慢性的な感情調整不全，自己や他者に対する破壊的行為，学習障害，解離性の問題，身体化，自己概念および他者概念の歪曲といった問題が生じうるのである。

本書は次に示すVI部から構成されている。

 I 背景にある諸問題と歴史
 II 急性の反応
 III トラウマへの適応
 IV 記憶：そのメカニズムとプロセス
 V 発達的・社会的・文化的諸問題
 VI 外傷後ストレス障害の治療

さらに，短いものではあるが，結論と将来の方向性について論じた最終章を設定している。

第 I 部　背景にある諸問題と歴史

第1章は時間の経過にともなう適応のプロセスとしてのトラウマ体験への反応を扱っている。PTSDを理解しようとする場合，個別の症状群からなる単一の疾患としてではなく，心理的プロセス，生物的プロセス，社会的プロセスの間に展開される複雑な相互関係の結果である——したがって，その被害者の発達段階やトラウマにさらされていた期間の長短によってPTSDの症状は変化する——と捉える必要がある。こうしたプロセスを理解するための中核となるのが，トラウマ性の記憶の性質とその生物的基礎である。第1章，およびその他の多くの章において，記憶におけるトラウマ体験の優位性とその長期にわたる維持をもたらすに至った心理的，生物的プロセスのさまざまな側面を検討する。

第2章においては，責任——個人的なものと共有されたもの——の問題を扱う。この責任の問題は，社会が自らをどう定義するのかに深く関わっている。その社会の構成員の身に降りかかった回避不能のトラウマ性の出来事を，倫理的および経済的に社会が共有して負担するのか，あるいは，その被害者が己の運命の責任を負わされて自分の足で踏ん張らねばならないのかという問題に対して，個々の社会は非常に異なった態度を示している。こうした問題を取り上げることによって，人権の問題が表面化することになる。その社会にあって，人は，自分の有する資源が不適切なものであるとき，社会的なサポートを期待できるのだろうか。それとも，苦痛を抱えながら生き続け，自分の苦痛に対する何らの補償をも期待できないのだろうか。その社会では，人は自分の痛みに注意を向けるよう（そうすることで過去から学ぶよう）励まされるのだろうか。それとも，「歯を食いしばる」という態度を養わねばならず，自分の経験したことの意味をじっくりと考えることは許されないのだろうか。第2章では，トラウマを認識することに対する抵抗を，そうした否認の利点と代価とともに検討する。

第3章では，第1章および第2章で扱った問題が，この1世紀半の間にどの

ように概念化されてきたかを概観し、さらに、現実が人の心理学的側面と生物学的側面を深遠かつ恒久的に変化させてしまうことがあり得るという考えに対して、精神医学という専門領域がどれほど混乱した関係を持ってきたのかを検討する。トラウマとなる経験によって人生や生活を砕かれてしまった被害者の侵入性症状や混乱、不信感を映し出すかのように、専門領域としての精神医学は、一時はトラウマに魅入られながらも、その後、患者の話す物語に対してかたくななまでの不信を示してきた。また、精神医学は一時的な健忘に陥り、その状態においてはそれまでに確立してきた知識が突然忘れ去られ、圧倒的な体験の持つ心理的衝撃はその人の気質的な問題あるいは精神内界の問題のみに還元されてしまったのである。トラウマを受けた人に精神医学がかかわりを持ち始めたその早期から、非常に激しい議論が戦わされた。患者の訴える苦痛の病因は生物学的なものなのか、それとも心理的なものなのか。トラウマとは出来事そのものなのか、それとも出来事に対する主観的な解釈なのか。トラウマ自体が障害を引き起こすのか、それとも障害の原因は病前の脆弱性にあるのか。患者は症状を偽っていたり道徳的な弱さを抱えているのか、それとも自分の生活や人生に対して責任を負う能力が非意図的な理由により統合不全の状態に陥っているのか。患者が回復するためにはトラウマに対する反応をじっくりと吟味する必要があるのか、それとも無視して前進させればいいのか。第3章ではこれらの議論の歴史を概観し、その後の各章において現在の知識の状況を提示する。

第II部　急性の反応

　第II部では、脆弱性、気質、適応の問題を考慮しつつ、急性のトラウマ性反応から長期的な影響への進展について検討する。急性のトラウマに対する反応として、人は解離を含む広範な反応を生じうる。『DSM-IV 精神疾患の診断・統計マニュアル』(*Diagnostic and Statistical Manual of Mental Disorders*：DSM-IV) に新たに採用された診断である急性ストレス障害（acute stress disorder）は、完全なPTSDに発展することもあれば、発展しないこともある。PTSDの症状は、トラウマに対する適応の長期にわたるプロセスの一部として現れる。第4章では、PTSDはトラウマ性のストレスに対する

反応として異常なものなのか正常なものなのかということと，臨床家はどの時点で何らかの介入を講じるべきなのかという点に関して，現在行われている議論のメリットについて検討する。さらに第4章では，急性トラウマの長期的な影響に関して現在明らかになっていることを概観しているが，こうした情報が明らかになることで，臨床家は，急性トラウマを経験した人が最終的にはどのような問題や障害を持つに至るのかということを，より正確に予測することが可能になる。

第Ⅲ部　トラウマへの適応

　第Ⅲ部の最初の2つの章——第5章はストレス因子の性質を，第6章は脆弱性と回復力の問題を取り扱う——では，外的な出来事と主観的な反応との相互関係について検討する。この点に関しては，トラウマの意味，生理的反応，トラウマ以前の人格の構造と経験，社会的サポートの程度などの要因すべてがトラウマに対する人の究極的な反応を決定するうえで重要な役割を果たす。ストレス因子の基準は，どういった人がこの診断の対象となり，どのような人は対象にならないかを定義することになるため，PTSDの発症率を決定することになる。第6章では，現在までに行われた疫学的研究をまとめた。ここでは，地域保健の問題としてのトラウマ性ストレスの重要性を強調している。ここではさらに，脆弱性や回復力という因子に対比する形で，トラウマとなる出来事自体が有する相対的重要性について検討している。その結果，素因や脆弱性の問題は，ストレス因子に対する急性の反応パターンの理解に関してよりも，むしろ急性症状からの回復と長期的な経過における回復力とを理解するうえで重要になるのではないかということが示された。脆弱性の因子は，また，慢性PTSDにおいて重要な役割をはたす可能性がある合併症がどのようなパターンで出現するのかに関わってくる可能性がある。こうしたことを考えるうえで決定的に重要なのは，適応の慢性的なパターンの出現である。適応の慢性的パターンにおいては，過去へのとらわれということよりも，現在の現実へのかかわりの乏しさがもっとも病理的な特徴となる。
　心理的プロセスおよび生物的プロセスが発達と複雑な相互関係を生じ，自己制御や注意に関する問題から，自分自身のことをどう見るのか，この世の中で

どのような生き方をするのかといった問題に至るまでの非常に広範な問題を生じるにいたるが，トラウマへの適応の性質について取り扱った第7章では，こうした複雑な経過を検討する。慢性的なトラウマは，解離性障害，身体化，さまざまな自己破壊的行動（例えば自殺企図，自傷，摂食障害など）に関連している。さらに，さまざまな発達段階におけるトラウマはその後の人格発達に種々の影響を及ぼす。適応の複雑性に関するこのテーマを引き継いで，第8章では内分泌系の次元や自律神経系の次元などのPTSDの生物学を取り扱う。この章で扱うトピックとしては，コルチゾル，ノルエピネフリン，ドーパミンなどの代謝物質の分泌の異常なパターン，セロトニンとオピオイド系の役割，キンドリングなどのプロセスによる受容体の変化がある。また，この章では，知覚，記憶，覚醒を統合する際にどのような一連の連鎖反応が関わっているのか，そして，これらの連鎖反応がPTSDの情報処理のパターンにどのような影響を及ぼしているのかについても検討している。

第III部の終章は研究の方法論に関するもので，現在利用可能な，臨床場面と研究の双方に有用な診断およびアセスメントのツールを紹介し検討している。PTSDに関しては，臨床場面における現実と研究のパラダイムとの間に矛盾が生じることもめずらしくない。研究上の問題だけではなく，司法が関わってくるという状況のため，妥当性と信頼性を備えた診断の重要性は非常に高いものである。何らかのトラウマ体験にさらされた人のうちで，PTSDを生じるものの割合が比較的低いとする研究が数多く見られることを考えるなら，この診断の問題はさらなる重要性を持つように思われる。質の高い研究のためにPTSDの診断基準には厳格さが求められる一方で，臨床現場においてこの障害の全体像を評価するためには定義を広くとる必要があるのかもしれない。ある人たちのPTSDは，時間の経過とともに，その症状が次第に診断基準を完全には満たさない状態へと変化するかもしれないが，そのような状態になってもなお，それが彼らの機能水準に影響を与えつづける可能性があるのだ。

第IV部　記憶：そのメカニズムとプロセス

人に圧倒的な刺激を与えてPTSDを生じさせるという実験は倫理的に許されるものではない。そのため，トラウマ性の記憶の性質に関する研究は，トラ

ウマを受けた人の自己報告や，生化学的な変化に関する研究，および動物実験からの推論に依拠することになる。残念なことに，実験心理学者たちは，実験室における通常の記憶に関する研究結果にもとづいて，レイプや暴力，あるいは殺人の記憶に関する推論を導くことが一般的となってしまっている。トラウマ性の記憶は通常の出来事の記憶とは質的に異なっており，生々しい想起と健忘とが混在しているということが最近の研究で明らかになってきているが，第10章はこの問題を論じている。最近の脳画像の技術の発達によって，トラウマ性の記憶がどのような形で中枢神経系に組織化されるのかに関する新たな知見が提示される可能性が現れてきている。情報のプロセシングと解離とを扱った第11章では，圧倒的な経験を認知し統合する能力にトラウマがどのような影響を与えるのかを検討している。トラウマとなるような体験をしている時点での覚醒と解離が，その経験の断片化につながる。この章では，トラウマ体験時の解離反応と，その後の適応における解離のはたす役割の双方に焦点を当てる。またここでは，例えば解離性同一性障害において観察されるような，解離された自己の断片に経験を組織化するという現象を扱う。

第V部 発達的・社会的・文化的諸問題

トラウマとライフサイクル

　子どもの頃のトラウマは，正常な発達的成熟を阻害する可能性がある。子どもたちは養育者に依存した存在であり，生物的にも未発達で，自己概念や自分を取り巻く環境に関する概念も未成熟である。したがって彼らは，非常に独特の反応パターンを示し，また，特定の介入を必要とすることになる。第12章では，子どものシェーマの流動性や，トラウマ反応を修正するうえでの養育者のはたす役割を検討する。

社会的，文化的問題

　PTSDの歴史は，法システムがこの障害をどのように取り扱い，あるいは障害年金の対象と見なすかどうかという問題と密接に絡み合ってきた。司法システムは，トラウマ性の出来事と精神科的な症状との関係を社会がどう認識するのかを決定するうえで重要な役割をはたしてきた。第13章では，北米，

ヨーロッパ，およびアジアの司法システムがこの問題をどのように取り扱ってきたかを概観する。

第VI部　外傷後ストレス障害の治療

　治療結果に影響を与える変数はかなり多様であってそのすべてを統制することはできないため，治療効果に関して適切なコントロール群を設定した研究を行うことは非常に困難である。それでもなお，認知行動療法，精神力動的精神療法，薬物療法，眼球運動による脱感作と再処理（eye movement desensitization and reprocessing：EMDR）など，さまざまな理論的方向性をもった治療法に関して，その効果を測定したすぐれた研究がいくつかある。実際の臨床現場では，これらさまざまな治療法を折衷的に用いることが多いが，そうした場合には，治療でなされたことを常に再チェックしていくことが必要となる。また，臨床家は，どのような治療法が，トラウマに関連したどういった問題に効果があるのかということを常に評価する姿勢を持ちつづけなければならない。例えば，PTSDの中核症状（侵入，麻痺，過覚醒），職業上の障害，解離現象，対人関係上の問題，精神病などさまざまな問題に対しては，それぞれ異なった治療法が適用されるべきなのかもしれない。それゆえ，どういった治療法を適用するかは，その大部分が，臨床的判断と，この障害や状態の病因および長期経過に関する理解に基づいてなされることになる。

　第14章に述べているように，トラウマを生じた人へのセラピーの全体的な目標は，彼らが過去にとりつかれた状態，および情緒的な興奮をもたらすその後の刺激をトラウマの再来と解釈してしまう状態から抜け出し，「今，ここ」に存在して現在の緊急事態に十分に対応できるよう援助することにある。こうした目標を達成するため，彼らは情緒的反応に対するコントロールを再獲得せねばならず，また，トラウマを，彼らの人生というより大きなパースペクティブのもとにおく——ある特定の場所で，特定の時点に起こった歴史的な出来事（あるいは一連の出来事）であって，トラウマを受けた人が自分の人生や生活を引き受ける限りは再来し得ないものであるという認識——ことができる必要がある。PTSDを生じた人の心理療法の鍵は，異物，受け入れられないもの，恐怖をもたらすもの，理解できないものの統合である。トラウマは，個人の歴

史に統合されたものとして「個人化」されなければならない。

　トラウマを受けた人に対する有効な治療の基礎を作るのは治療関係である。しかし，彼らとの治療関係の形成は非常に困難なものとなる。というのは，不信，裏切り，依存，愛，憎しみなどのトラウマの対人的側面が，セラピストとの間で再現される傾向があるからである。トラウマをセラピーで取り扱うことによって，セラピストをふくめ治療の場にいるものすべてが，非常に強烈な情緒的体験を突きつけられることになる。そうした情緒的体験は，絶対的な無力感から強烈な報復の念にまで及び，また，代理性のトラウマ体験や代理性の戦慄までもが含まれることになる。

　第VI部のその他の章では，予防的な方略を始めとした，こうした治療に特有の治療的反応を取り扱う。軍隊を始めとした緊急対応を要求される機関では，極端なストレス事態において生存の可能性を最大限に高めるような方向に人の行動を修正することが可能であるとの経験を蓄積している。第15章で論じているように，この10年間の治療的努力の主たる焦点は，ポスト・トラウマの深刻な反応をいかに予防するかということにあった。緊急対応を行うワーカーのストレス反応を修正するための主たる方法として，危機事態におけるストレス・デブリーフィングが提案された。デブリーフィングの必要性を訴える声は非常に強いものではあるが，その有効性を吟味した研究はほとんど行われていない。PTSDの治療に関する研究文献は，これまで，主として2つの問題に集中してきた。ひとつは，その急性期のパターンをどのように扱えばいいのかということであり，今ひとつが，例えばヴェトナム帰還兵などに見られるような慢性的な適応パターンに対するものである。

　さまざまな治療法が提案されるなかで，効果に関するもっとも徹底した研究が行われているのが認知行動療法である。この点に関しては第16章で検討する。最近増えてきた治療効果に関する系統的な研究は，認知行動療法が広範囲のPTSD症状の軽減に役立つ力を備えていることを示唆しているようである。しかしながら，統制されない曝露（exposure）＊が否定的な影響をもたらす危険性が存在するため，また，トラウマを受けた患者のうちで高レベルの回避を示すものはトラウマ記憶への曝露に非常に強い抵抗を示すことが少なくないた

＊（訳注）「曝露」は"exposure"の訳。「さらされること」の意。適切な訳語が見当たらないため，本書では「曝露」を当てている。

め，曝露を用いた認知行動療法に導入するためにはどのようなテクニックを用いればいいのか，あるいはどういったタイミングで導入をはかればいいのかといった重要な問題に取り組んでいく必要がある。

　PTSDを生じた患者が示す過覚醒，睡眠障害，およびトラウマへの埋没に対しては，効果的な薬物療法が必要になると考えられるが，この問題は第17章で検討する。ここ5年の間に行われたコントロール群を設定した多くの臨床研究においては，ある種の抗うつ剤と，セロトニン再取り込み抑制薬が症状の軽減に有効に作用する可能性のあることが示されてきている。PTSDの症状が多様であることを考えると，薬物療法はある特定の症状群をターゲットに行われる必要があろう。

　トラウマを受けた患者の治療に重要な貢献をなしている今ひとつの治療法に，精神力動的精神療法がある。この種の精神療法がなしたもっとも重要な貢献とは，トラウマとなった出来事の主観的な意味の理解という点と，それまでに存在した態度，信念，および心理的構成体へのトラウマとなった経験の統合のプロセス（あるいは統合の障壁）の理解という点である。第18章は，PTSDの精神力動的な治療を詳述している。

　PTSDには多次元的な性格が備わっている。そのため，実際の臨床場面では，いくつかの異なったアプローチを合わせて用いる必要が生じることも少なくない。トラウマを受けた患者を治療するためには，トラウマの被害者が耐えられる程度の，段階をふんだ治療プロセスが必要になることが少なくない。PTSDが慢性的で深刻な問題であること，また，被害者の多くが治療を受けるのに強い抵抗を示すことを考えるなら，こうした状況を扱うためのさまざまなアプローチが必要となることは明らかだろう。治療関係がどのような性質を持つものであるかが，治療結果に決定的な影響をおよぼす変数になることも少なくない。PTSDに対する新たな治療法が次々と考案されてきているが，これらの治療法の有効性を確かめるために慎重な臨床研究を実施する必要がある。これらの要素については，第19章で論じる。

結語と今後の方向性

　本書の最終章においては，共通して見られるテーマを統合し，トラウマとい

う領域における臨床的援助，サービスの供給，および研究に関する今後の課題と方向性を指し示すことを目指した。精神医学の他のどんな領域にもまして，トラウマの分野は精神医学においてこれまで蓄積されてきた知識の基礎だけではなく，さまざまな範囲にわたる社会的，政治的要素を反映している。トラウマの被害者がどのように取り扱われるかが，市民の全般的な福祉の推進に関してその社会がどのような態度をもっているのかを指し示す指標となりうる。トラウマに関してはいまだ明らかになっていない点が多い。例えば，トラウマは身体的ホメオスタシスを制御する能力にどのように影響するのか，トラウマとなる体験が終結してから何年が経過してもその記憶が被害者の認知を支配し続けるのにはどのようなメカニズムが作用しているのか，あるいは，トラウマの被害を受けた人が自分の人生や生活に対するコントロールを再確立するためにはどういった援助がもっとも有効か，などといった問題の検討が求められる。

　本書で取り扱った疑問の多くについても，今後のさらなる検討の積み重ねが必要である。トラウマがもたらした生物的な変化は，現在の経験を考えそれに意味を見出すその人の能力にどのように影響し続けるのだろうか。心理的な介入は，こうした強力な生物的基礎を持つ障害をどの程度まで元に戻すことができるのだろうか。経済的な補償を得ることは患者の利益になるのだろうか，それとも，回復を妨げることになるのだろうか。気質や素因はどのような役割をはたし，また，トラウマ体験以前の脆弱性は治療にどのような影響を及ぼすのだろうか。トラウマの本質とは，どの程度外的な現実であるといえ，また，どの程度まで，その出来事の内的なプロセスだと考えられるのだろうか。治療はトラウマそのものに焦点をあてるべきなのか，あるいは二次的な適応を扱うべきなのか，それとも「今，ここで」に注意が向けられるようになることを目指すべきなのだろうか。最後に，今後，精力的な研究が取り組まれるべき課題のうちで，おそらくはもっとも重要だと考えられるものを列記する。非常に戦慄すべき体験に直面しながらもそれによる影響をほとんど受けずにいることができる人が存在するが，そうした場合のメカニズムとは一体どのようなものなのだろうか。また，そういった人たちから何を学べばいいのだろうか。さらに，それを他の人に適用することは可能なのだろうか。

　現存する知識がいかに脆弱なものであるかを過去が示している。また，精神医学が現在流布しているパラダイムにとらわれ，その欠点を見失ってしまう傾

向があることも，過去の経験から明らかである。知らないことは，知識にとっての最大の敵である。本書には多くの研究が収録されているが，これらはすべて批判と論駁の対象となるべきものである。本書を批判的な観点から読んでいただくことによってはじめて，現在われわれが何を知らないでいるのかがはっきりしてくるし，さらに今後の探求の方向性が見えてくるのだ。

文献

Kardiner, A. & Spiegel, H. (1947). *War stress and neurotic illness*. New York: Paul B. Hoeber.

（西澤　哲＝訳）

謝　辞

　ある時点における科学的な研究の現状の要約を目指した書籍の編纂は，人と人との強いかかわりあいと深い情緒的な結びつきのみが解決しうる課題に向けた何千人もの命と無数の時間の貢献なくしてはありえない。患者と医者，被験者と研究者，教師と学生，同僚同士，夫と妻，そして親と子の間の信頼という糸が複雑に編み込まれることによって，本書の編纂という作業が一つのまとまりを持つことができた。こうした知識の発展は，人間が直面しうるもっとも恐ろしい事柄，あるいは人が人にもたらす最大限の残虐性を突きつけてくることになるため，本書の編纂という試みは，必然的に，人間の情緒の連続体の全体像を示すことになる。皮肉なことに，ここ20年の間に行われたトラウマの探求は，悲惨さに眼を向けさせるものであったと同時に，非常に創造的で，目を見張るものがあり，得るところが大きい作業であった。そのため，トラウマ性ストレスの領域は類いまれなる共同と協調の精神という特徴を備え，そこでは，専門家としてのかかわり，あるいは個人的なかかわりが，驚きと興奮という共有された感覚によって特徴づけられたのである。

　本書の編纂にあたっては多くの人の助力をいただいた。彼らの力なくしては，この作業は不可能であっただろう。サンディ・マクファーレンとのすばらしく知性的な交わりとつきることのない喜びが本書のバックボーンとなった。こうしたやりとりは，遠く離れた地——ベテスダの池＊からモンテローザまで，あるいはワラビーの特別保留地からサルペトリエールまで——で行われ，そういった場所で本書が次第に形を成していった。国際トラウマ性ストレス学会（International Society for Traumatic Stress Studies）は，さまざまな学問領域から，また世界のさまざまな地からの参加者をえてフォーラムを開催したが，そこでは，多くの人の経験が共有され，共通の知識の基盤が構築された。多くの時間をともに過ごすことになったため，またその仲間関係がもたらす喜びのために，専門家としての役割と友人としての役割が重なることもしば

＊（訳注）　病気を治す力があるとされたエルサレムの池。

しばあった。近しい同僚や友人の多くが本書の編纂に貢献してくれた。また，本書の完成後に再度チェックしたり，批判を寄せてくれた同僚もいる。ボストンでは，いまはすでに解散したハーバード・トラウマ研究グループが，多くの発見と驚きの感覚をもたらしてくれた。とりわけ，ニナ・フィッシュ・マレイ（Nina Fish Murray）とジュディス・ハーマン（Judith Herman）は，私がそれまで考えもしなかったような，世界に対する新たな視座を示してくれた。また，トラウマ研究の世界において，音楽の世界におけるかつてのウィーンの位置づけを，短期間ではあるもののボストンにもたらした知性的で個人的な刺激を私に与えてくれた。こうした友人たちからのサポートが，私がレジデント時代にエルビン・シムラッド（Elvin Semrad）やレストン・ヘイヴンズ（Leston Havens）が教えてくれようとしたもの——「われわれにはたった一冊の教科書しかない。それは，われわれの患者である」——を実践に移すことを可能にした。

　私の初めての「教師」は二人いたが，彼らはともに私と同年のヴェトナム帰還兵であった。うち一人は，悪夢の放棄を拒否した。彼は，今は亡き戦友たちの生きた「記念碑」としてあるためには悪夢が必要であり，それなくしては彼らの死はまったくの無駄死になってしまうと感じたのだ。今一人の「教師」は，第一子が誕生して，その誕生がヴェトナムで子どもの命を救えなかったという体験のフラッシュバックをもたらすまでは，戦闘経験の多くに健忘を生じていたのである。彼ら二人は自分の記憶に正直に向き合おうとしてくれ，また，その深い戦慄や恐怖，そして恥辱を大いなる寛大さをもって共有してくれた。そのおかげで，未了の過去を完了することが，どれほど人を解放し現在に向き合わせることになるのかを，私は理解することができた。彼らの経験が，私にとっては，その後の多くの患者から学ぶことになるものの基礎を作ってくれたのである。

　私の専門家としての住処をトラウマ・クリニックに定めた1982年以来，子どもや大人が極端な体験を生き延びることができるためにはどういった援助が有効なのかを理解しようという熱意をもった非常に熱心で，かつ十分な研究費に恵まれていない人たちの小さなグループが形成された。さまざまな壊滅的な挫折に直面しながらも，われわれは同僚および友人の強力な結束によってそれらをくぐり抜けることができた。ここにグループ全員の名前を記さないという

非礼が許されることを望みながらも，次の人たちの名前を外すことはどうしてもできない。スティーブン・クルーグマン (Steven Krugman)，ロスリン・ムーア (Roslin Moore)，チャーリー・デューシー (Charlie Ducey)，グレン・ザクス (Glenn Saxe)，パティ・レビン (Patti Levin)，ケビン・ベッカー (Kevin Becker)，リズ・ライス=スミス (Liz Rice-Smith)，ウォルター・ペンク (Walter Penk) には特に感謝したい。私が得た最大の幸運は，おそらく，私の研究助手という仕事を，非常にすばらしい人材が順次引き継いでいってくれたということであろう。研究助手という任にあたってくれた人たちのなかで，特に年長者たちは，その後，自分自身の研究で輝かしい業績をあげている。それは，メアリー・コールマン・セント・ジョン (Mary Coleman St. John)，マイク・ミッチェルズ (Mike Michaels：マイクこそ私が求めている人物であると教えてくれたロジャー・ピットマンには心より感謝する)，リタ・フィスラー (Rita Fisler)，ジェニファー・バーブリッジ (Jennifer Burbridge)，ジョージ・スズキ (Joji Suzuki) といった人たちであり，かれらの指紋は本書のいたるところに検出されよう。最後に，クリフ・ロビンソン (Cliff Robinson) とロイ・エトリンガー (Roy Ettlinger) に感謝せねばならない。あなたがたがいなければ，私たちは絶滅を免れえなかっただろう。

　前著でもそうであったように，本書の編纂においても安全な基礎にしっかりと足をつけることが必要であった。私の場合，その安全な基礎とは家族である。彼らは，私のために，ただただそこに存在してくれた。また，彼らは，さまざまな方法で，本書の編纂という仕事に日々参加してくれた。それは，ディナーの食卓での長時間に及ぶディスカッション（あるときには本書に原稿を寄せてくれた人が食卓に加わり，またあるときにはティーンエイジャーの友人が参加した）から，人がどのようにしてトラウマの後遺症に対処するのかを知ることを目的とした見知らぬ土地への訪問にいたるまで，あるいは，料理や就寝の準備にまでおよんだ。しばらくの間，私たちはそれぞれの苦痛に満ちた恐ろしい課題に取り組んでいたが，その取り組みを続けようともがくうちに次第にますます近しい関係を持つようになった。ハンナとニコラスは，それぞれに異なった仕方で生命力の力強さを示してくれた。ベッタは，私が行っていることの価値を常に信じてくれて，真実を語るようにとの励ましを与えてくれた。長い時の経過の後，あなたに出会ったあの夜に私が口ずさんだ詩は，今なお真実

をたたえている。

> 物事の内なる誠を尊ぶ少女よ，
> おまえは何もせず何も話さないが
> 静かに動くおまえの生命は
> 幼な児の見る不思議な夢のようだ。
>
> （詩＝川手鷹彦訳）

　最後に，本書の献辞について，少し説明しておく必要があろう。本書の印刷の直前，非常に幸運なことに，私は「真実と和解委員会」(the Truth and Reconciliation Commission) の開会式に出席することができた。この委員会は，憎悪と残虐性に彩られた歴史を持つ社会に安全な基礎を確立することを目的にネルソン・マンデラが召集したものであった。マンデラは，トラウマとそれが人の魂にもたらす破壊とを知ったうえで，かの国の大統領に就任した。その国民がトラウマの歴史を克服するためにはどのようにするべきなのかに関する彼自身のヴィジョンを明らかにするなかで，マンデラは，復讐ではなく理解の希望，報復ではなく補償の希望，被害を与えるのではなく「人があってこそ人は存在しうる」［訳注：原文は ubuntu というバンツー語］という希望に基づいた計画を実行に移した。自らの信念のために27年間の監獄生活を送ったマンデラは，真実を記憶する社会のみが威厳と平和と安定を確かのものとしうるという信念を持って，加害者に許しを与える前に，まず，被害者に対して正直な説明を行い，被害者の名誉と尊厳を回復する必要があると述べた。過去の傷を癒すためには事実が何であったかを十分に認識する必要があるということである。それがなされてこそ，純粋な許しが可能となるのだ。歴史はそれとはまったく逆の方向を指し示しているが，われわれはマンデラの夢が実現することを切に望む。事実に真正面から取り組むことが治癒の序曲となるという精神が，トラウマや暴力の被害者に対する臨床と研究の導き手になると信じてやまない。

Bessel A. van der Kolk

*　*　*

　はっきりとした自己開示はこの種の本の意図するところのものではない。ただし，謝辞だけは例外である。感謝の念を述べようとすると，すぐに，専門家としての自分の系譜と個人的な人間関係をリストアップするという行為にいたる。ある仕事を成し遂げ，それをさらに発展させるためには，そのテーマに魅了されることと忍耐力とが必要となるが，そういったものは必ずしも知性的な側面からのみ得られるものではない。実際のところ，トラウマの領域は，いまだに個人的な関係に依るところ大である。トラウマに対する私の関心は，人生の早期に家族によってもたらされた。トラウマに対する私の関心のきっかけとなったものの一つに，海難救助と海岸救命艇の造船に関する物語がある。私の父方の祖父は造船業を営んでおり，海難救助はその仕事の一部となっていたのである。また，私の母方の祖父は第一次世界大戦で狙撃手をつとめたが，彼の人生にはイーペル（Ypres）＊とパッセンダーレ（Passchendaele）＊が長い影を落としていた。さらに，私の父は，海岸地域で起こった工場事故で死んでいった人の話と，操船中に恐怖を克服する喜びについて教えてくれもした。私が16歳のとき，母は神経外科的な処置の後にほとんど失明状態となり，また軽度の痴呆症状を呈するようになった——こうした不幸を，彼女は威厳と粘り強さをもって生き抜いたのである。これらの経験は，ケアや親密さ，あるいは麻痺の本質についてじっくりと考える機会を私にもたらしてくれた。また，私が職業として精神科を選択したことにも，こうした経験が関係している。

　私の妻ケイトは，本書の各章に目を通してくれた。また彼女は，ルーズリーフのような私の人生を統合するハードカバーとバインダーになってくれもした。私の子どもたち，ジェームズ，デイヴィッド，アンナは大いなる喜びを与えてくれるとともに，強い興味と希望を打ち負かしてしまうような人生の要素を克服し，抱えていくための格闘に洞察をもたらしてくれた（実際のところ，多忙を極める専門家の家族生活に見られる「剝奪」と報酬はトラウマへの対処の小宇宙を構成しているのではないかと思うことがある）。さらには，それぞ

＊（訳注）　イーペル（Ypres）はベルギー北西部の都市で第一次世界大戦の「イーペルの戦い」の地として知られる。パッセンダーレ（Passchendaele）もベルギー北西部の都市で，第一次世界大戦の激戦地。

れ名前を挙げることはしないが，友人であり，また職業上の同僚やよき指導者たちに感謝したい。彼らの多くは本書に原稿を寄せてくれている。特に，ビバリー・ラファエル（Beverly Raphael）には深く感謝せねばならない。彼女は，私がこの領域で仕事をしていくうえで大いなる励ましを与えてくれた。また，私が担当した多くの患者たちにも感謝の念を述べたい。彼らが控えめに述べる苦痛や生活の問題が，理解へのインスピレーションをもたらしてくれたのである。

　本書の編纂は私のスタッフに非常に多くの苦役を強いた。トレーシー・エアは，一切の不平を口にすることなく，ファイルをインターネットに移しかえてくれた。クララ・ブックレスは研究プログラムの維持に大いに貢献してくれた。秘書であるヴァルダ・ドゥーイックは，必要なときには世界を私に寄せつけないようにしてくれたし，また，ときには，私の時間と旅行の管理者として疲れることを知らない様子で働いてくれた。リチャード・バーリングにも心からの感謝の念を述べたい。彼は，とくに本書の編纂の最初の段階で大いに貢献してくれた。最後になったが，私とともに本書の編纂にあたってくれた編者たちの学識，友情，苦闘，そして叡智に感謝し，また，常に励ましと支援を提供してくれたギルフォード・プレスのスタッフ，とりわけキティ・ムーア，ジョディ・クレディター，マリー・スプレイベリィに感謝申し上げたい。

　　　　　　　　　　　　　　　　　　　　　　Alexander C. McFarlane
　　　　　　　　　　　　　　　　　　　　　　　　　（西澤　哲＝訳）

目次

日本語版への序文　iii
序文　ix
謝辞　xxii

第 I 部　背景にある諸問題と歴史　1

第 1 章　トラウマというブラックホール　3

トラウマに関する系統だった研究　4　　現実 対 神経症　8　　トラウマへの固着　10　　PTSD における情報の処理　12　　診断への固着　23　　治療への示唆　25　　文献　29

第 2 章　トラウマとその社会的課題　34

宗教, 集団, そしてトラウマ　36　　トラウマの本質:その意味の重要な問題点　37　　個人の責任 対 社会の責任　39　　社会におけるトラウマの再演　43　　防御の利益と損失　46　　社会的孤立と統合との対立　49　　「偽りの記憶」論争　51　　社会におけるトラウマの伝説　55　　トラウマとニュース・メディア　59　　臨床家:主観的観察者, それともアドボケイト?　60　　結論　62　　文献　63

第 3 章　精神医学におけるトラウマの歴史　66

トラウマ性ストレス:それは心理的か, 器質的か　67　　トラウマ, 被暗示性, 詐病　69　　脆弱性, 素因, 補償　71　　トラウマの心理的処理過程:事実が刻印されるのか, 精神内界で作り上げられるのか　72　　フロイトとトラウマ　75　　統合の始まり:エイブラム・カーディナー　79　　第二次世界大戦とその後遺症　82　　診断基準としての PTSD の出現　85　　1980 年以降の進歩　88　　結論　92　　文献　94

目 次 xxix

第II部 急性の反応 101

第4章 ストレス 対 トラウマ性ストレス
——急性恒常性維持反応から慢性病理まで 103

PTSD は異常な状況への正常な反応か 104　PTSD の予測因子 106　PTSD はストレス障害か 120　結論 123　文献 125

第III部 トラウマへの適応 131

第5章 トラウマ性ストレス因子の本質と
トラウマ後反応の疫学 133

背景：トラウマ性ストレスとストレス因子の認識 135　トラウマ性のストレス因子の本質と範囲 140　トラウマの本質をどのように特徴づけるかという問題 143　トラウマ後反応の疫学 147　トラウマ性の曝露の測定の問題 154　結論 159　文献 160

第6章 回復力，脆弱性，および
トラウマ後反応の経過 167

概念的枠組み 168　PTSD の縦断的経過 171　トラウマによる長期的影響の範囲 177　脆弱性と回復力：考えられる要因と過程 188　結論 197　文献 198

第7章 トラウマへの適応の複雑さ，自己制御，
刺激の弁別，および人格発達 203

トラウマに対する防衛としての安全な愛着 206　トラウマを受けた人にみられる感情の制御困難 207　自己制御への試みとしての自己破壊行動 211　解離 216　アレキシシミア（失感情症）と身体化：自己および他者とコミュニケートするための言葉や象徴の喪失 218　トラウマと人格発達 221　複雑

性トラウマと DSM-IV 230　治療にとっての意味 232　文献 235

第 8 章　記録する身体
──外傷後ストレス障害への精神生物学的アプローチ 243

概論：脳の相互連関システム 243　PTSD の精神生物学的症候学 246　トラウマの心理生理学的影響 250　トラウマが神経ホルモンにおよぼす影響 254　発達レベルがトラウマの精神生理学的効果に影響を及ぼす 261　トラウマと中枢神経系 264　文献 271

第 9 章　臨床と研究場面における
外傷後ストレス障害の評価 278

評価の対象，目標，および複雑化の要因 278　複数の方法による評価 281　構造化および半構造化診断面接 285　自記式の PTSD チェックリスト 294　実証研究に基づいた PTSD の心理測定的尺度 297　トラウマとなり得る出来事への曝露心理測定法 302　研究の最前線 307　評価の手続き 310　要約と今後の研究方向 311　文献 313

第 IV 部　記憶：そのメカニズムとプロセス 323

第 10 章　トラウマと記憶 325

ストレスとなる出来事の記憶とトラウマ体験 327　健忘と解離された記憶の再来 330　トラウマ性記憶に関連した心理生物学的問題 343　結論 350　文献 352

第 11 章　外傷後ストレス障害における
解離と情報処理過程 357

トラウマとなる体験の認知構造 357　PTSD における情報処理過程 359　精神医学における解離の歴史 363　トラウマの解離の過程についての現代的見解 367　臨床と研究における問題 368　治療の原則 378　文献 382

第 V 部　発達的・社会的・文化的諸問題　389

第 12 章　幼少期・思春期のトラウマ性ストレス
——近年の進展と現在の論争　391

本研究分野についての概観　393　　臨床評価および治療のための発達的アプローチ　398　　トラウマに関する精神病理学　404　　トラウマ後早期の発達の障害　406　　PTSDの具体化と子どもの発達　409　　子どものトラウマ性ストレスについての研究の最近の動向　410　　トラウマ性の記憶と発達　412　　発達的神経生物学とトラウマ性ストレス　416　　子どもの頃のトラウマと人格および複雑な障害の発生　418　　結論　419　　文献　420

第 13 章　外傷後ストレス障害における法的問題　426

民事上の問題　427　　刑事上の問題　433　　PTSDの司法評価と鑑定　440　　結論　448　　文献　448

第 VI 部　外傷後ストレス障害の治療　453

第 14 章　外傷後ストレス障害の治療に関する概略　455

治療に関する基本的原則　457　　診断と評価　460　　治療プランの確立　465　　急性トラウマの治療　467　　段階に応じたPTSDの治療　468　　現在実施されている治療法の効果に関する研究の概観　481　　結語　485　　文献　486

第 15 章　トラウマ後ストレスの予防
——コンサルテーション，トレーニング，早期治療　491

予防の目標：疾病を予防し，回復力を育てる　492　　トラウマ後ストレスへの予防的介入の理論とコンサルテーションの意義　495　　予防のための方略　500　　結論　514　　文献　514

第 16 章　外傷後ストレス障害の認知行動療法　520

理論的考察　521　　治療方法の定義　524　　曝露療法　524　　不安対応トレーニング（anxiety management training：AMT）　531　　曝露療法と AMT　534　　研究の考察　535　　臨床的考察　536　　文献　541

第 17 章　外傷後ストレス障害の精神薬理学的治療　545

原理　546　　PTSD における薬物療法の目的　548　　薬群別有効性　553　　結論　559　　文献　560

第 18 章　外傷後ストレス障害の精神分析的心理療法
　　　　　　——治療的関係の本質　564

トラウマ反応の独自性　567　　トラウマ反応の構造　570　　トラウマ反応の深さ　572　　トラウマの解釈の時機　576　　転移と逆転移　577　　技法の原則の概要　579　　文献　580

第 19 章　外傷後ストレス障害の治療における
　　　　　　治療環境と新たな探求　581

親密性への耐性：適応と治療結果の重要な決定要因　582　　治療的アプローチの選択と発展に影響を及ぼす要因　583　　「被害者」(victim) から「患者」(patient) への移行　586　　有効な治療を阻む障壁　588　　常識的な治療法と新奇な治療法　591　　PTSD における逆転移　601　　文献　606

結語と今後の課題　611

心身の問題　612　　遺伝と環境　616　　記憶と分割された意識　619　　トラウマとネグレクトの発達的次元　624　　解離と身体化　626　　治療とアドヴォカシー　628　　残された難問　629　　最後のコメント　630　　文献　632

監訳者あとがき　635

索引　639

第Ⅰ部

背景にある諸問題と歴史

第1章
トラウマというブラックホール

> 心に降りかかる刺激とは，まるで「……小高い山と渓谷からなる地形に降り注ぐ雨粒のようなものだ。一滴の雨粒は山肌を下り，谷底へと行きつく。記憶の窪地が深ければ深いほど，また，それが急斜面であればあるほど，一連の記憶のその窪地の中へと飲み込まれやすい。PTSDとよばれる状態にあっては，トラウマとなった出来事が……記憶の死海を満たしているとでも言えるかもしれない。患者の記憶の連なりのあまりにも多くが，否応なくその記憶の死海へと流れ込んでいくのだ」（Tank & Hopfield, 1987）
> ——Pitman & Orr（1990, p. 469）からの引用

　トラウマとなるような経験をするということは，ある意味で「人であること」の本質だといえよう。そう言い切れるほど，人類の歴史は血塗られたものである。人生に不可避の数々の悲劇に人がどのように対処してきたかは，美術や文学の旧来のテーマであった。しかしながら，トラウマが心身にどういった影響を与えるのかというテーマが科学の領域で扱われるようになったのは，20世紀も後半に入ってからのことである。つまり，工業化社会にいたって平均寿命が聖書にある70歳をはるかにしのぐようになり，ほとんどすべての子どもたちがその親よりも長生きし，飢饉と流行性の疾患が定期的に人口階層のある部分を根絶やしにしてしまうようなことがもはやなくなってはじめて，科学はトラウマと四つに取り組むようになったのだ。

　人は，その系統的な進化のなかで，類いまれなる適応能力を身につけてきた。進化史全般を通して，人類は非常に恐ろしい体験にさらされてきた。しかしながら，ほとんどの人は，何らかの精神的な疾患に陥ることなく，こういった恐怖の体験を何とか生き延びてきたのである（第4章を参照）。有史以来，柔軟性と創造性をもって，人生の恐ろしい出来事に適応してきた人たちの記録は多く見られる。また一方では，トラウマにとらわれてしまい，トラウマを受

けた存在として，あるいは他者にトラウマを与える存在として生涯を送るにいたった人も数多く存在する。社会が全体としてトラウマを被った場合には，その社会自体が適応か解体かのパターンをたどるものであり，このパターンはおおむね類似しているようである（Tuchman, 1978 ; Buruma, 1994 などを参照のこと。また本書の第2章もこの点について論じている）。恐怖の体験を生き抜いたサバイバーの多くは，一時的にはトラウマを乗り越え，その痛みを昇華して創造的な行為に結びつけることができたようだ。例えば，作家でありかつホロコーストのサバイバーでもあるジェツィ・コジンスキー（Jerzy Kosinski）とプリモ・レヴィ（Primo Levi）は，この作業をやり遂げたかのように見えたが，最終的には絶望という記憶に行き着くしかなかったのである。

人には適応と生き残りという能力が備わっているにもかかわらず，トラウマとなるような体験は人の心理学的，生物学的，社会的な均衡状態を崩してしまい，その結果，ある特定の出来事の記憶が，その他のあらゆる経験を汚染し，現在を正確に認識することができなくなってしまうのだ。この，「過去の専横」とでもいえる状態のため，人は新たな事態や慣れ親しんだ状況に注意を向けることができなくなってしまう。人が過去の一定の出来事にのみ心を奪われてしまったなら，人生は色あせてしまい，現在の体験からは何事をも学ぶことができなくなる。こうした「トラウマへの固着」とでも呼びうるような状態に人はどうして陥ってしまうのか，そして，どのようにすればそういった状態に陥った人がトラウマを乗り越えられるようになるのかを，本書では検討していくつもりである。

トラウマに関する系統だった研究

精神医学が心理的な問題を，その表面に現れた症状にのみ基づいた診断システムによって体系化しはじめて以来，精神医学は「心の働き」や「医学の神秘」への興味を急速に失ってしまった（Nemiah, 1995）。皮肉なことに，こうした現象が，トラウマ研究を精神医学の魂となしたのである。つまり，診断としての外傷後ストレス障害（posttraumatic stress disorder : PTSD）という概念の発達が，人の生物学的側面，環境や世界の概念化，そして人格というも

のがどのように織りなされており，また，それらが経験によってどのように形作られていくものなのかを理解するための構成的な枠組みを提供してくれることになったのだ。このPTSDという診断が，「神経症」の症状の多くが何らかの，ミステリアスでほとんど説明不能な，かつ遺伝的な基礎を持つ非合理性の結果ではなく，その人の対処能力をはるかにしのぐような現実の経験に決着をつけることができなくなってしまった結果として生じたのだという概念を精神医学に再び持ち込むこととなった。

　経験というものは，適切な名称と，そしてより大きなカテゴリー内における位置を獲得するまでは，本当の意味では存在しえない。聖書の神話では，天国でのアダムの最初の，そして主たる任務は，動物たちに名前を与えることであった。この「名づける」という行為が，アダムをして万物の長たらしめたのである。PTSDというカテゴリーを正式に採用することによって，圧倒的な経験が身体や精神におよぼす影響に適切な名称を与えることが可能となった。またPTSD概念の登場が，人はどのようにして経験に圧倒されてしまうのか，その悲劇的な出来事を，時間をかけて従来の認知的な枠組みへと統合していく方法が人によってどれほど異なっているのか，そして，彼らの苦痛はどのようにして癒されていくのかについての系統的な研究の端緒を開くことになった。PTSDを正式な精神科診断として認めることによって，トラウマの影響についての多くの概念や一般的な偏見を系統的に探求しようとする研究が爆発的に増加するにいたった。

　精神科診断をつけることがスティグマとなってしまうという心配はもちろんあったし，現在もその種の心配があることは事実である。しかしながら，PTSDという診断をそういった状態に陥った人は自らの精神的な苦痛を公式に認めてくれるものとして受け止める傾向があるように思われる。精神的な障害だと認識できることによって，「気が狂ってしまう」といった感じや見捨てられ感を持つことなく，自分の状態の意味を理解できるようになる。また，診断名を与えられることによって，同じような状況におかれた他者と「つながっている感じ」を持つことができるようになる。

　このように，PTSDという診断の導入によって，人の苦悩の特性を科学的に探求しようとする道が開かれることになった。それまでは，人の苦悩を表現したり，あるいは理解したりという作業は，芸術や宗教といった分野が専門と

してきたところであり，科学が人の苦痛をその研究対象とすることはほとんどなかった。一般的に言ってこれまでの科学は，人の抱える問題を，通常の状態とは明らかに異質な心理学的あるいは生物学的なもの，つまりコンテクストを持たない疾病として，あるいはその患者の歴史や気質，環境などとは基本的に無関係なものとして捉えてきた。こういった状況のなかで，PTSDの概念は，今日の精神医学の診断体系が備えている分断的な傾向（ある出来事からコンテクストという要素を奪い去る傾向）を修正するためのモデルとして機能したわけである。PTSDの概念の出現によって，今日の精神「障害」といった，それ自体が「実体」であるかのごとき過剰に具体的な定義ではなく，現に生き，生活している人間という存在に再び焦点があてられるようになり，その人自身の体験や，その体験に対して付与された意味といったものに再び注意が向けられるようになったわけである（Nemiah, 1989）。

　今や，PTSDは非常に一般的な疾病となった。極端なストレスにさらされるといった事態はめずらしいことではなくなり，そういった事態に直面した人のなかで何らかの症状を示している人はかなりの数に上る（第6章を参照）。無作為に抽出された1,245人のアメリカ人青年を対象とした調査では，その23％が身体的あるいは性的な暴力の被害を受けた経験があるか，もしくは暴力を目撃していたという結果が得られた。そして，こうした事態に直面した青年の5人に1人がPTSDの症状を示していたのだ。このデータからの推計によると，現代のアメリカのティーンエイジャーのうち，約107万人がPTSDであるという計算になる（Kilpatrick, Saunders, Resnick, & Smith, 1995）。また，別の調査（Elliot & Briere, 1995）では，アメリカ成人の76％が何らかの極端なストレスを経験しており，約10％がPTSDの症状を呈しているという結果が得られている。その他，北米の大都市部では，その人口の9％がPTSDであるといったデータ（Breslau & Davis, 1992）や，ヴェトナム戦争の終結後，約20年が経過した時点でも，帰還兵の15.2％がPTSD症状に悩まされていると指摘する研究（Kulka et al., 1990）もある。精神科病棟に入院している患者の大半が，その生活史においてかなり深刻なトラウマ（その多くは家族内におけるもの）を経験してきており，少なくともその15％がPTSDの診断基準を満たすものであることはこれまでにも繰り返し指摘されている（Saxe et al., 1993）。アメリカ以外の経済先進国で取られたデータも，アメリ

カのそれとほぼ一致するようである。それ以外の地域に関しては現在のところデータはない。

　トラウマとなるようなストレス因子にさらされた人の多くは，自分の身に起こった出来事の記憶に悩まされることなく，何とか自らの生活を続けていくことができる。しかし，これは決して，トラウマとなるような出来事に気づかないままに終わるということではない。トラウマに直面した直後，ほとんどの人はその出来事のことばかりを考えるようになる。強烈な恐怖を体験した場合，通常，意図しない侵入的な想起といった反応が生じるものである。苦痛を生じるような記憶が繰り返し再現されることによって，トラウマに関連した情緒が次第に修正され，ほとんどの場合，やがては，その記憶の内容に対する耐性が形成されることになる（Horowitz, 1978）。しかしながら，なかには，時の経過をもってしても恐怖体験を統合することができず，PTSDに関連した回避と過覚醒という特定的なパターンを発展させる人が存在する。PTSDになっていく人と，そのストレスが単に一時的なものとして終わってしまう人との決定的な違いは，PTSDになる人がそのトラウマを中心にそれ以降の生活や人生を構造化するようになるという点にある。つまり，生物学的および心理学的次元のPTSDの特徴を生み出すのは，トラウマとなる出来事そのものではなく，苦痛に満ちた侵入的な想起なのだと言える（McFarlane, 1992；Creamer, Burgess, & Pattison, 1992）。PTSDの症状を呈する人のほとんどが人間関係上および職業上のかなりの問題を抱えてはいるが，PTSDの症状がどの程度その人の全体的な機能に影響を及ぼすかは人によってまちまちである。

　人の苦痛を対象として研究を続けていけば，必ず「何が原因か」という問題にぶつかるものである。そして，「誰を責めるべきか」，あるいは「責任はどこにあるのか」という問題があわせて生じることになる。歴史的に言って，医学者たちは，患者がこうむった現実の体験を認識しようとはせず，PTSDになりやすい何らかの要因を患者本人が抱えていたのだと強調する傾向があった（第3章を参照）。患者側の要因を求めようとする傾向は，おそらく，人は誰でも，耐えうる限界以上のストレスにさらされることがありえるのだという事実を，それを支持する確固たる科学的なデータが存在するにもかかわらず，否認しようとするところから生じているのであろう。とはいえ，こうしたデータが，つい最近になるまで，存在さえしなかったのは事実である（第5章および

第6章を参照)。原因の問題が探求の正当な領域となったとき，人の非人間性，不注意さ，冷淡さ，責任の放棄，不正操作，そして，保護の失敗といった事柄に直面せざるを得なくなる。つまり，トラウマの研究によって，人間の最善および最悪の特性といったものに直面せざるを得なくなるのだ。これは必然的に，それに関わる人に，かなり広範囲の強烈な個人的反応を喚起することになる（Herman, 1992；Wilson & Lindy, 1994；Pearlman & Saakvitne, 1995；また第18章および第19章も参照)。

現実 対 神経症

その他のタイプの心理的および精神的障害とは違って，トラウマの中核的問題は現実のことなのだ。「トラウマの精神病理の中心に存在するのは，実際のところ，トラウマとなった経験の持つ真実性であると言える。トラウマとは，決して偽りの病理でもなければ，意味の置き換えでもなく，その体験そのものなのだ」(Caruth, 1995, p. 5)。その一方で，ある出来事がトラウマを生じうるものとなる場合には，その体験にどの程度の脅威を感じたか，また，その際に感じた無力感がどれほどのものであったかという，被害を受けた人の主観的な評価が重要な要素となる。したがって，きわめて異常な出来事の現実性がPTSDの中核にあることは確かなのだが，被害にあった人がその出来事をどのように意味づけたかが，トラウマ体験そのものと同様，きわめて基本的な要素となることもまた事実なのだ。トラウマとなる出来事それ自体が終結した後にも，トラウマ体験の持つ意味についてのその人の解釈は，かなりの期間にわたって発展していくものである。例えば，キルパトリックら（Kilpatrick et al., 1989）が報告した遅延型PTSDのケースはその好例であると言えよう。それは，レイプの被害にあったある女性のケースである。レイプ後の数か月間は，彼女はPTSDの症状を示さなかった。しかし，彼女をレイプした加害者が，別の被害者を殺害していたという事実を知った直後，彼女はPTSD症状を示すようになったのだ。この例では，彼女は被害後ある程度時間が経ってから新たな情報を得ることによって，自分のレイプ被害の体験を生命に対する脅威を伴うものであったと再解釈し，その後にPTSDのあらゆる症状が現れる

ようになったわけである。

　このように考えてくると，従来の神経症という概念とPTSDとの関係が問題となってくる。精神分析学は，受け入れることのできない無意識的欲求や衝動を遮断するために用いられた防衛機制の病理的固着こそが神経症の本質であると見ている。時間の経過で自我が「硬化」するにともなって防衛機制が固定化し，「早期の葛藤が慢性的で自動的な機能様式へと変化していき……もともとの乳幼児期の葛藤の内容とはかけ離れたものとなる」(Shapiro, 1965, p. 7)。「いったん固まってしまえば，性格は自己防衛的な機能を果たし続けることになる。衝動を〈縛りつけて〉安定させ，柔軟性に一定の制限を課し，外界に対する鎧を構成することになるのだ」(p. 8)。したがって，ある人が現在の経験から導き出す意味は，それまでのその人の経験によって左右されることになる。あるいは，個人的な過去がどのように人の現在の態度や信念に織り込まれているかが，その人が行う現在の体験の意味づけに，微妙で間接的ではあるものの，さまざまな形で影響を与えることになる。その結果，「神経症者」はあたかも過去を繰り返し体験しているかのような反応をし続けるといった具合に，広範囲にわたる不適応的反応が現在の生活で生じることになるのだ。

　神経症的な防衛機制の特性に関するこれらの概念は，人間がどのようにトラウマに適応するのかということに関係している。トラウマを受けた人はすべて，侵入的な想起や生理学的な興奮状態に対応すべく，独特の防衛を発展させる。PTSDという症状の背景に存在する精神病理に関する概念が受け入れられるまでは，臨床家の関心は二次的な精神的構成物（secondary psychic elaboration）といったものにのみ向けられていた。その結果，これらの反復を生じさせている現実の経験が無視され続けた。神経症治療の唯一の目標とは，精神内界の葛藤が生み出したファンタジーの世界の探求にあると考えられてきたのだ。

　トラウマを受けたとき，人がどのような防衛を選択するかは，その人のおかれた発達段階，気質的な要素，あるいはその出来事が起こったコンテクストなどの影響を受ける。それゆえ，PTSDという診断だけでは人の苦悩の全体像を完全に把握することはできず，また，人の適応の多様性を捉えることはできない（第7章を参照）。一方で，トラウマ性の記憶*への適応がどのような性格上の特徴を生じるようになるのかを理解するためには，精神力動的な精神医

学が非常に有用であることもまた事実である。しかしながら，PTSDの中核には，その主要な症状が決して象徴的な意味や防衛的な意味を持つのではなく，また，二次的利得を求めて生じているのでもないという事実が存在する。PTSDの中核的な問題とは，ある特定の経験の現実性を統合し得ないということであり，その結果，イメージ，行動，身体生理学的状態，対人関係といった諸領域においてトラウマが繰り返し再現されることなのだ。そのため，トラウマを受けた人の治療においては，彼らが「どこで」行き詰まってしまっているのか，彼らが作り上げた二次的な精神的構成物の中心にいったいどのようなトラウマとなった出来事が存在するのかを正確に突き止めることがきわめて重要な意味を持つのである。

トラウマへの固着

　ポストトラウマ症候群（posttraumatic syndrome）の存在は，時が決してすべての傷を癒せないことを示している。トラウマ性の記憶は，自分の個人的な歴史の一部として受け入れられ統合されることはない。その結果，トラウマ性の記憶はそれ以前に存在していた認知的枠組みと無関係なものとして（つまり解離した状態で）存在することになる。PTSDの認知的特徴を検討している専門家のなかには，トラウマとなった出来事は，ある個人に，その人が想像すらできなかったような経験を突きつけるものであり，その経験に直面することによって，その個人の態度や信念が大きく揺さぶられるものであるといった特徴を強調するものがいる（Janoff-Bulman, 1992）。たしかに，自分がまったく予期していなかった出来事に直面したり，これまで想像だにしていなかった人間の悪魔性といったものを目の当たりにした場合には，こうしたことが起こるかもしれない。しかしながら，トラウマが，想像すら及ばなかったようなまったく新たな経験であるとは限らない。むしろ，その個人が今まで何とか避けようと努力してきたある考えと合致したものであることのほうが多い。

＊前頁（訳注）　traumatic memory の訳。本書では，traumatic memory という言葉が，記憶自体がトラウマとしての性格を持つことを意味するものとして使われている場合と，「トラウマとなった出来事」の記憶という意味で使われている場合があるように思われる。本書では，そのつど文脈から「トラウマ性記憶」「トラウマとなった出来事の記憶」と訳し分けている。

PTSD患者の多くにとって，トラウマとなった出来事のもっとも破壊的な側面とは，心の中で長い間恐れ続けてきたことが実際に起こったということなのである。その出来事が，まったく新奇なもので，自分のこれまでの考えや信念と一切の連続性を持たないということはほとんどないのだ。
　トラウマとなった出来事の直後には，ほとんどすべての人が，自分の身に起こったことが繰り返し侵入的に思い出されてしまって苦しむものである (McFarlane, 1992 ; Creamer et al., 1992 ; Joseph, Yule, & Williams, 1995)。こうした侵入は，その人が体験から学んだり，あるいはトラウマとなった出来事から回復するための行為を準備したり（調節：accommodation），といったことにつながる。もしくは，こうした繰り返しを通して，自分の身に起こったことを徐々に受け入れることができたり，自分自身の期待を再調整（同化：assimilation）できるようになるものである (Lindemann, 1944 ; Horowitz, 1978)。いずれの場合でも，時間の経過によって，トラウマに関連した情報を脳がプロセスしていくための修正が行われることになる。その場合，トラウマとなった出来事の記憶が記憶全体に統合され，不幸ではあるが過去に属する出来事として保持されるようになる。しかし，そうならなかった場合，その出来事に関連した感覚や情緒は，その独自の歴史を歩み始めることになる。PTSDとなった場合，トラウマの再現は感作（sensitization）へといたる。つまり，トラウマが再現するたびに苦痛の度合いが増していくのである。こうした人にとっては，もともとは社会的なプロセス，あるいは人間関係のプロセスとして生じたトラウマとなるような出来事が，二次的な生物学的変化をもたらすことになる。しかも，この生物学的変化は，いったん生じてしまえばそれをひっくり返すことが非常に困難なものなのである（第4章および第8章を参照）。この経験の新たな組織体は，トラウマに関連した記憶をそのたびに活性化させるような反復性学習パターンの結果であると考えられる。つまり，何度も記憶をよみがえらせることによって，その記憶はますます強力に脳に刻み込まれることになるのだ (van der Kolk & Greenberg, 1987 ; Post, 1992 ; McFarlane, Yehuda, & Clark, 印刷中)。こういった生物的適応（あるいは不適応）の結果，その他のPTSD症状の基礎が作られることになる。それらの症状とは，覚醒，注意，刺激弁別に関する問題であり，あるいは，幾多の心理学的構成物と防衛なのだ。

ある特定の出来事に関する記憶は，通常であれば物語として回想されるものであり，また，その回想が強烈な情緒や感覚を引き起こすことはない。それとは対照的に，PTSD の場合，過去がその当時のままの強い感覚や情緒をともなって再体験されることになる。その結果，人は被害体験が今再び自分の身に起こっているかのように感じてしまう（第 10 章を参照）。第二次世界大戦に参加したハーバード大学の学部生 200 人の心理的および身体的健康に関する縦断的研究を行った「グラント・スタディ」(Grant Study) は，トラウマとなるような出来事を人がどのように処理するのかを示してくれている (Lee, Vaillant, Torrey, & Elder, 1995)。戦争体験が PTSD を生じなかった人の場合，終戦後 45 年を経た時点で行われた再面接でえられた戦争体験に関する記憶は，以前のそれとは大幅に異なったものとなっていた。45 年前に彼らがもっとも強烈な恐怖体験だと語っていた出来事の話が，時間の経過とともにそれほどの恐怖を持たなくなっていた。それとは対照的に，PTSD を生じた人（数の上では少数者であったが）の記憶は，45 年の時を経てもほとんど変化していなかった。いささか奇妙な言い回しになるが，記憶を変形させることができるほうが普通なのである。PTSD の場合にはそれとは対照的に，時間が経過してもその経験のすべてが色あせることなく保持されるのだ。

PTSD における情報の処理

PTSD が人の情報処理に与える影響といった問題に関しては，次の 6 つの事項を考える必要がある。つまり，①PTSD を生じた人は，トラウマに関連した記憶の侵入を慢性的に経験しており，そのために，それ以外の情報に注意を向けることが困難になっている，②時として彼らは，トラウマを思い出させるような状況に強迫的ともいえるような形で自らをさらしてしまう，③トラウマに関連した情緒のトリガーになるような刺激をできるだけ避けようとしたり，あるいは全般的な反応性麻痺の状態に陥ってしまっている，④ストレスに対する生理的な反応を調整する力が全般的に弱まっており，その結果，身体的な反応を，行動を導くための信号として活用する能力が低下している，⑤全般的に注意の集中が困難で気が散りやすく，刺激の弁別が困難になって

しまっており，また，⑥心理的な防衛機制の変化や個人のアイデンティティの変化を経験しており，そのために，新たな情報のどの部分が重要であるかの選択に影響を与える，ということが主たる問題となる。

侵　入

　1世紀以上も前に，シャルコー（Charcot, 1887）がトラウマ性の記憶について初めて記載した際，彼はトラウマ性の記憶のことを「心の寄生虫」と表現した。PTSDを生じた人は，トラウマとなった経験を人生や生活のその他の出来事と統合する能力に基本的な障害を抱えているため，彼らのトラウマ性記憶は一貫性をもった物語になっていないことが多い。そのため，トラウマ性の記憶は，強い情緒や身体感覚的な印象から構成される傾向があり，過覚醒状態になったときや，トラウマ体験を思い出させるような刺激を受けたときに，そうした情緒や感覚がよみがえることになる（第10章を参照）。こうしたトラウマ性の記憶の侵入は，フラッシュバック，パニックや激しい怒りなどといった強烈な情緒，身体的感覚，悪夢，人間関係における再現，性格様式，あるいは，全般的な人生のテーマなど，さまざまな形で現れうる（Laub & Auerhahn, 1993）。トラウマとなったもともとの出来事から何年が経過しても，あるいは，場合によっては何十年が過ぎても，その被害を受けた人は，その時とまったく変わらないほど生々しくその出来事を再体験すると訴えることもめずらしくない（van der Kolk & Fisler, 1995）。トラウマ性の記憶のこうした性質，つまり，時間の経過が意味をなさないことと，他の記憶との統合がなされないという性質のために，被害を受けた人は，現在起こっていることとしてトラウマとなった体験にはまり込んでしまうことになる。彼らは，その体験が過去に属するものであることを受け入れることができない。

　トラウマとなった経験に備わる個人的な意味は時とともに発展していく。その際，取り返しのつかない喪失，怒り，裏切り，無力感などといった感情が生じることが多い。この場合，トラウマからの回復を困難にしてしまう要因の一つに「ドミノ効果」がある。つまり，ある特定の出来事が，しばらく忘れていた以前のトラウマ性の記憶を再活性化させるのだ。以前には侵入的な記憶を経験しなかった人が，トラウマとなるような別の出来事を経験した後に，以前の

経験の記憶に悩まされるようになるといった具合である。例えば，病院の救命救急室に勤務している医療関係者は，職業上，身の毛のよだつような恐ろしい出来事を目の当たりにすることが多いわけだが，ある強烈な出来事に遭遇した際に，以前のさまざまな体験がよみがえってくるといったことが考えられよう。同様に，成人後に経験した性暴力の被害が，長らく忘れていた子どもの頃の性的虐待の記憶をよみがえらせたり，手術などの医学的な処置を受けることでこれまで一切思い出すことのなかった若い頃の強制収容所での体験が突然よみがえってくるなどもその例である。

　フラッシュバックや悪夢など，トラウマの要素は非常に生々しいかたちで侵入を繰り返すのだが，皮肉なことに，トラウマを受けた本人が自分の身にいったい何が起こっているのかを正確に把握することは非常に難しい。トラウマの感覚的要素を再体験している人が，自分が感じたり見たりしているものの意味を把握できないことは多い (van der Kolk & Fisler, 1995)。トラウマ体験によって圧倒されてしまったことによるもっとも深刻な症状のひとつが全面的な健忘である。例えば，ホロコーストのサバイバーのトラウマに対する反応について記述したヘンリー・クリスタルは，「精神内界のどこにも，いかなる記憶の痕跡も見出すことができない。その代わりにそこにあるのは，虚ろな穴なのだ」(Krystal, 1968) と書き記している。

　時間が経過するとともに，当初見られたトラウマ性の体験の侵入的想起は，やがて，さまざまな範囲の刺激に対するその人の反応に影響を与えるようになり，トラウマ性の記憶を中心としたネットワークを選択的に強化することになる (Pitman & Orr, 1990; Pitman, Orr, & Shalev, 1993)。侵入的なトラウマ性の記憶のトリガーとなる刺激は次第に一般化され，かつ，より微妙な刺激によって記憶がよみがえることになる。つまり，本来は無関係であるはずの刺激がトラウマとなった体験をよみがえらせるようになるのだ。例えば，ある消防士は腕時計を着けることができなくなった。というのは，この，時計をつけるという行為が，突然の緊急事態に対応しなければならなかったという出来事を思い出させるからであった。また，ある帰還兵は，ヴェトナムでのモンスーンの季節を思い出してしまうため，雨の音を聞くとにひどく混乱した状態になった。このような時計をつけるという行為や雨の音は，例えばレイプの被害を受けた人にとっての性的場面であるとか，帰還兵にとっての爆竹の破裂音（銃撃

の音と誤解されやすい）などのような，トラウマ性の記憶とのつながりがはっきりしている刺激とは異なるものである。

　私たち（van der Kolk & Ducey, 1989；McFarlane, Weber, & Clark, 1993）は，PTSD 症状を呈している人が知覚のバイアスという問題を抱えており，その結果としてトラウマに関連したトリガーに選択的に反応する傾向があること，また，そのために他の知覚に注意を向けられなくなっているのだということを，2 つのまったく異なった手法で示した。その結果として，彼らにとっては，自己の回復や満足をもたらすような中性的もしくは心地よい感覚の範囲が，内的なものであるか外的なものであるかを問わず，非常に狭く限られたものとなる。トラウマに関連していない刺激に対するこの注意の減退は，トラウマの中心性をより強化することになるのだ。

再曝露：トラウマとなるような状況に強迫的に身をさらすこと

　PTSD の診断基準に述べられていない行動のひとつに，もともとのトラウマと似通った状況に強迫的に自分自身をさらしてしまうという問題がある。この現象は，トラウマを受けた人たちにかなり広範囲に見られるものである。例えば，帰還兵のなかには，傭兵や警察のスワット（SWAT）［訳注：特別狙撃チーム］に参加するものがいる。あるいは，虐待を受けた女性は，自分に暴力をふるったり不適切な関わりをしてくるような男性に引きつけられるかもしれない。また，性的虐待を受けた子どもは成長後に売春をするようになるかもしれない。一見，逆説的に見えるこの現象を理解することが非常に重要である。というのは，さまざまな社会的逸脱や対人関係における悲劇を解明にするためには，この理解が欠かせないからである。フロイト（Freud, 1920/1955）は，こうした繰り返しの目的はマスタリー（mastery）にあると考えた。しかし，実際の臨床経験からは，繰り返しがマスタリーを生じることはほとんどないように思われる。それどころか，こういった繰り返しが，トラウマを受けた人やその周囲の人たちにとってはさらなる苦痛を引き起こしていることのほうが多いようだ（van der Kolk, 1989）。このトラウマの再現においては，その当人は加害者，あるいは被害者のいずれかの役割を果たすことになる。

1. 他者への加害

被害の再現は社会における暴力の主たる要因の一つとなっている。暴力犯の多くが子どもの頃に身体的あるいは性的虐待の被害を受けていたとする研究は，数多く見られる（例えば，Groth, 1979 ; Seghorn, Boucher, & Prentky, 1987）。性的虐待を受けた34人の少年たちを追跡したバージェス，ハートマン，およびマコーミック（Burgess, Hartman, & McCormick, 1987）の研究では，虐待の事実が判明してからの数年間に，少年たちは薬物乱用，青年期の非行，あるいは犯罪行為などの問題を起こしていることが明らかとなった。また，ドロシー・ルイスら（Lewis & Balla, 1976 ; Lewis et al., 1979）は，子どもの頃の虐待とそれ以降の他者への加害との関係を記述している。

2. 自己破壊性

虐待を受けた子どもには自己破壊的な行動がよく観察される。性的虐待と，それ以降の自分を傷つける行為，とりわけ自殺企図，刃物などによる自傷，そして拒食との間には非常に有意な関係があることは，これまでのさまざまな研究で示されてきている通りである（例えば，van der Kolk, Perry, & Herman, 1991）。自傷行為を行うもののほとんどが，子どもの頃に身体的あるいは性的虐待を体験してきているか，もしくは繰り返し手術を受けていることを示す臨床報告も数多く見られる（Graff & Mallin, 1967 ; Pattison & Kahan, 1983 ; Briere, 1988）。シンプソンとポーター（Simpson & Porter, 1981）は，これまでの研究で得られた共通の結論をまとめ上げて次のように述べている。つまり，「自己破壊的行為は，葛藤，罪悪感，あるいは超自我のプレッシャーといったものと関連しているのではなく，生後直後に出会った敵意あふれる養育者との苦痛に満ちたやりとりに由来する基本的な行動パターンに関連しているのだ」というわけである（詳細な議論は第7章を参照）。

3. 再被害化

トラウマを受けた人の多くが再度被害を受ける傾向がある。レイプの被害者は，再度レイプ被害を受ける可能性が高くなり，子どもの頃に身体的，あるいは性的虐待を受けた女性は，成人後に再び虐待される危険性が高まる（van der Kolk, 1989)。子どもの頃に性的虐待を受けた人は，成長後に売春を行う可能性が高くなる（Finkelhor & Browne, 1984 ; Silbert & Pines, 1981）。ダイアン・ラッセル（Russell, 1986）は，近親姦がその女性の人生にどう影響するかに関する有名な研究において，自分の抱えている問題（薬物乱用，売春，あるいは自殺企図）と子どもの頃の被害体験との関連を意識している人はほとんどいなかったとしている（詳しくは第7章を参照）。

被害を受けた当人，およびその人に関わりを持つ臨床家のなかで，こうした現象が過去に実際あった出来事の反復的な再現であることに気づいている人はほとんどいない。トラウマを受けた人がトラウマとなるような出来事を導き，あるいはトラウマに満ちた人生を送るという事実を理解し，そうした傾向を修正することは，今日の精神医学に課せられた大きな課題の一つである。

回避と麻痺

トラウマを受けた人が，そのトラウマの侵入的な再体験にさいなまれるようになると，彼らはこうした侵入がもたらす情緒を回避することを中心に自分の生活を構成するようになることが多い（van der Kolk & Ducey, 1989）。回避は，例えばその体験を思い出させるような刺激を避けたり，苦痛となるような情緒状態を麻痺させることを目的に薬物やアルコールを摂取したり，解離を用いて不快な経験を自覚的な意識から遠ざけておくなど，さまざまな形態で生じる。特定的なトリガーを避けるというこの回避は，生活のなかで生じる広範な情緒への一般化された反応性の麻痺によってさらに悪化することになる。DSM-Ⅳ（American Psychiatric Association, 1994）では回避と麻痺とがひとまとめにされてはいるものの，麻痺と回避とでは，その背景に存在する生理学的な病理におそらく大きな違いがあるのではないだろうか（例えば，van der Kolk et al., 1994）。帰還兵（例えば，Kardiner, 1941），強制収容所のサバイバー（Krystal, 1986），その他の被害者（Titchener, 1986）を対象とした研究は，彼らが日常生活から徐々に退いていき，ついにはそこから切り離されてしまう様を記述している。クリスタル（Krystal, 1968）はこの反応を「世界に対する死」と呼び，カーディナー（Kardiner, 1941, p. 249）は「分裂病のそ

れとは区別できない崩壊」と表した。また，ティチェナー（Titchener, 1986）は「トラウマ後の衰弱」と述べている。このように，PTSDを生じた人の多くは，情緒的な興奮を意識的に避けるだけではなく，徐々に進行する減衰と引きこもりを呈するようになり，そこではいかなる刺激（それが心地よさという要素を備えたものであろうと，あるいは嫌悪を生じるようなものであろうと）であっても，さらなる離断を引き起こすことになるのだ。イライラしたり，あるいは興奮してしまうくらいなら何も感じないほうがまし，とでもいった状態を呈するのである。

　PTSDにおけるこの離断と引きこもりを，単に心理力動的な現象と考えたり，あるいは，ある種の神経伝達物質の補完剤（例えば抗うつ作用のある物質や，神経ホルモンの分泌を刺激するような何らかの精神薬理作用を持った物質。詳しくは第17章を参照）の投与によって「固定化」されたある種の神経伝達物質の欠損と考えるのは，おそらく誤りであろう。おおざっぱに言えば，PTSDの慢性的な過覚醒が，広範囲の情緒を経験するのに必要となる生理学的な素質と心理学的な資質とを，ともに減弱させると考えられるのだ（van der Kolk et al., 1985；Litz, 1992）。マクファーレンら（McFarlane et al., 印刷中）は，侵入的な記憶が思考の多くを占めるようになることで，PTSDを生じた人は，環境内に存在するトラウマとなった体験を想起させるような刺激にますます過敏になるのだと述べている。このように，時間を経るにしたがって，トラウマを受けた人は現在との関わりに必要な多様な刺激に対する反応性をどんどん減退させていくことになる。そして，こうした反応性の低下の結果，長期にわたる感覚剥奪による影響の場合と類似した中枢神経系における一連の変化が生じるのだとマクファーレンらは述べている（第8章を参照）。

　リッツら（Litz et al., 1995）は，情緒的な出来事を十分にプロセスできないがために，さらなる生理学的な過覚醒と心身症的な問題とが生じるのだと考えている。確かに，PTSDの心身症的な問題と情緒的麻痺とは密接に絡み合っているようである（van der Kolk et al., 印刷中）。この線に沿った研究は，情緒的な表出が低レベルになった場合には免疫系に問題が起こって身体的な疾患が増加するというペンベイカー（Pennebaker, 1993）やその他の研究（例えばSpiegel, 1992）によっても裏づけられている。

過覚醒の調整困難

　PTSDの状態にある人は，情緒を抑え込むことによって周囲の出来事に対処していく傾向がある。しかし一方で，彼らの身体は，自分の存在を抹消してしまうような脅威が今なお継続しているかのように，ある種の身体的，情緒的な刺激に対して反応してしまう。その結果，彼らは，注意過敏性，極端な驚愕反応，落ち着きのなさといった症状を呈することになる。PTSDの状態にある人は，トラウマに関連した刺激に対して，自律神経系の過覚醒状態が条件づけられていることが，従来の研究によって明らかにされてきた。一方，近年の研究では，トラウマを負った人の多くが，トラウマに関連した刺激だけではなく，非常に広範囲の多様な刺激に対して過剰な生理学的過覚醒を呈することが示されてきている（第4章および第8章を参照）。

　PTSDの状態にある人は，自分が何に対して興奮しているのかを認識することなく，刺激を受けると即座に反応する傾向がある。また，軽微な刺激に対しても，極端に否定的な情緒（恐怖，不安，怒り，パニック）を経験してしまう傾向がある。その結果，彼らは過剰反応を示して他者に脅威を与えるか，そうでなければ完全に心を閉じてしまって凍りついてしまうかのいずれかである。こうした過覚醒現象の背後には，複雑な心理学的および生物学的プロセスが存在している。この心理学的，生物学的プロセスにおいては，自分を圧倒するような脅威が再び起こるのだという予期が継続しているために，注意の集中に困難が生じている可能性がある。ひるがえって，こうした困難性が情報処理に歪みを生じさせることになり，周囲に潜在しているかもしれない，自分に対立する可能性のあるもの，あるいは脅威を与える危険性のあるものに対して注意を集中させてしまう結果，注意の範囲が非常に狭められてしまうことになる。こうした過覚醒の状態にある子どもや大人たちは睡眠障害を呈することが多い。その理由として，第一に，彼らは睡眠状態に入れる程度にまで自分自身を平静な状態に持っていけないこと，そして第二に，トラウマ性の悪夢を避けるために意図的に覚醒状態を続けてしまうこと，という2つが考えられる。

　こうした過覚醒のために生じる苦痛のなかで，おそらく最大のものは，脅威の一般化であろう。この一般化のために，彼らにとって，世界は次第に安全な

場所ではなくなっていく。まったく無害な音が驚愕反応を引き起こしてしまう。取るに足らないようなことが危険の到来を指し示すものだと認識されてしまう。通常，自律神経系の興奮は，潜在的に重要な意味のある状況に対して人の注意を喚起するという非常に重要な機能を持つ。しかしながら，慢性的な過覚醒状態にある人にとっては，自律神経系はこの機能を失ってしまうことになる。非常に軽微な刺激に対して身体的なストレス反応が容易に起こってしまう結果，身体的な感覚が危険の到来に対する警戒システムとして作用しえなくなるのだ。本来は警戒信号である身体的な感覚が，常時，しかも危機とは無関係に起こってしまうことで，身体的な感覚は情緒状態の信号としての機能を失い，その結果，行為を導くという機能も果たせなくなる。そのため，ちょうど中性的な環境的刺激がそうなってしまうように，正常な身体感覚が新たに脅威を与えるものとしての意味を持つようになる可能性がある。そうなると，その人自身の生理そのものが恐怖の源となってしまうのだ。

このように，PTSDの状態にある人は，自律神経系からのメッセージを判読できなくなってしまうわけで，その結果，自分がどのように感じているのかを表現する能力が損なわれてしまい（アレキシシミア：失感情症），また，環境に対して過剰反応を示すか，あるいは反応が抑制されてしまうことになる。トラウマとなるような経験の後にはストレスへの対処様式が退行してしまうことが多い。子どもの場合，こうした退行は，食事やトイレット・トレーニングなどの領域でこれまでできていた自立的な行動がとれなくなってしまうという形で現れることが多い。また，成人の場合には，衝動的な行動や過剰な依存性として現れたり，あるいは，十分に考えたうえで自立的な決定を下す能力の消失という形を取ることもある。

注意，注意の転導性，刺激の弁別

フロイト（Freud, 1911/1959）は，人が適切な機能を果たせるためには，自分の欲求が適切に把握でき，どうすればその欲求を満たすことができるのかを理解し，そのための適切な行為を計画できなければならないとしている。こうしたことを行うためには，まず，行為を起こすことなくどういった選択肢が可能であるかを考えることができなければならない。こうした能力のことを，フ

ロイトは「実験的行為としての思考」と呼んでいる。PTSDの状態にある人は，まさにこの能力を失ってしまっていると言える。というのは，彼らにとっては，さまざまな選択肢を想像していろいろと心を巡らすことが難しいからである。トラウマを受けた人がさまざまな空想をしようとすると，トラウマとなった体験を思い出さないようにしている障壁が壊れてしまい危険な状況に陥るということが，トラウマを受けた子どもに関する研究（例えば，Rieder & Cicchetti, 1989）や成人に関する研究（例えば，van der Kolk & Ducey, 1989）によって示されている。トラウマを負った人は，こうしたことが起きないようきわめて抑制的になり，情緒を喚起するような問題に対して反応する最善の方法として，何も感じないこと，そしていかなる選択肢も考えないことを中心に自分の生活を組み立てているようである。興奮することなく思考を心の中に保ち得ないことが，彼らの衝動性の主要な原因の一部であると考えられよう。

　PTSDの状態にある人は，関係のある刺激と関係のない刺激とを区別することが困難となる。彼らにとっては，重要でない刺激を無視して，もっとも関連性のある刺激のみを選ぶということが難しい。その結果，容易に過剰な興奮状態を呈し，また，その補償として心を閉ざしてしまうといったことが起こりうる。事象関連電位（event-related potentials）を用いた研究で，マクファーレンら（McFarlane et al., 1993）は，こうした刺激弁別の困難性の存在を示している（詳細は第8章を参照）。こうした問題のために，彼らは日常の生活で起こる通常の出来事からも距離を取ってしまうようになる。その結果，こういった問題を抱えたクライエントはトラウマを心から追い出すことがかえって難しくなり，トラウマへの固着をより強めてしまうのだ。また，そのために，環境に対して柔軟性を持って反応する能力も失われてしまうことになる。最近になって，トラウマを受けた人が保存的学習（preservative learning）に問題を示すことや，新たな情報の獲得に障害があることが示されるようになったが（Bremner et al., 1993 ; Yehuda et al., 1995），先に述べた柔軟性の欠落がこれらの問題を説明してくれるかもしれない。また，環境内に存在する顕著な刺激に対して作業記憶を適用することが困難であるという問題（van der Kolk & Ducey, 1989 ; McFarlane et al., 1993）も，この柔軟性の欠落と関連している可能性がある。

防衛機制の変成と個人的なアイデンティティの変化

　最近，人の自己感覚および環境との関わり方に与えるトラウマの影響に関する研究が多く見られるようになった（Cole & Putnam, 1992；Herman, 1992；Pearlman & Saakvitne, 1995）。レイカーとカーメン（Reiker & Carmen, 1986）は「暴力に直面することは，自分という存在は決して傷つけられることはなく，本質的に価値があり，また，世界は秩序が支配する公正な場所であるというもっとも基本的な仮説を揺るがすことになる。虐待を受けた後では，被害を受けた人の自己像と世界観は決して元のままではあり得ない。その虐待の経験を取り込んだ形で自己像と世界観を再構成しなければならないからである」(p. 362) と指摘している。もちろん，トラウマが起こったときの年齢やそれまでの人生での経験が，トラウマとなった出来事をその人がどう解釈するかに重要な影響を与えることは言うまでもない（van der Kolk & Fisler, 1994）。

　トラウマを受けた人の多く，とりわけ子どもたちは，トラウマ体験について自分を責める傾向がある。トラウマとなった出来事の責任を引き受けることによって，無力感や傷つきの感情を，コントロールしうるという幻想に置き換えることが可能となる。つまり，自分に責任を帰属させることによってコントロールの所在を自己内部にとどめおくことになり，無力感を持たなくてすむようになるわけである（Burgess & Holstrom, 1979）。子どもの場合には，この自分を責めるという傾向がより顕著になる。というのは，「子どもの場合には，激しい苦痛を与えるような体験によって生じた強烈な恐怖や怒りに対処するために，良い親というイメージにしがみつく必要がある」(Reiker & Carmen, 1986, p. 368) からである。この種の葛藤というコンテクストのなかで，耐えられないような現実に順応するための防衛機制が活性化するわけである（第7章を参照）。

　トラウマを受けた人が自己制御（self-regulation）に困難を抱えるという現象，そして，虐待された人が他者を虐待をするようになるという現象を理解するうえで，恥辱感の問題は非常に重要である。トラウマは，普通，屈辱を受けたという非常に強烈な感情を伴う。脅威を感じ，無力感を持ち，自分にはコン

トロールできないという状況に置かれたことで，自分を信頼するという能力が大きく揺さぶられてしまうためである。恥辱感とは，自分の価値が下げられてしまったということに関連した情緒である。レイプや拷問，あるいは虐待といったような個人間の暴力にともなう恥辱感は非常に強烈なものであり，その結果，往々にして解離されてしまう。そうした場合，被害を受けた本人は，恥辱感の存在を意識しなくなるかもしれない。しかしそれでも，恥辱感はその人の環境との関わりを大きく左右することになる。自分自身の恥辱の感情を否認すること，そして，他者のそれを否認することが，さらなる虐待への扉を開くことになる。自分の仲間である人間という存在を虐待しなくなるための本質的な鍵は，他者の恥辱感に対して感受性を持つことであり，そのためには自分自身の恥辱の感覚をしっかりと認識できることが必要となる。同じように，自分の恥辱の感覚を意識できなくなることによって，自分が今後さらに他者から虐待される危険性が高まる。その結果として生じる人間関係の混乱したパターンは，トラウマを受け境界性人格障害の状態にある人によく見られる。このような人にとっては，恥辱の感覚を否認していることが，他者から傷つけられ，あるいは他者を傷つけるというパターンを永続的なものとしてしまっているのだと理解できるような援助が必要である。

診断への固着

　PTSD 診断は，人間のトラウマに対する反応の本質を包括しようとする努力にもかかわらず，自己を圧倒するような体験に対して人が示すきわめて複雑な反応を分析する出発点とはなり得なかった（第7章を参照）。DSM は現象的な診断を重視している。そのために，症状がどのように相互に関連しているのか，あるいは心理学的なプロセスと生物学的なプロセスとの微妙な相互関係を症状がどう反映しているのかということに対する関心が失われる結果となった（Nemiah, 1995）。背景をなす心理的病理が同じであっても，その症状的な現れは広範囲に及ぶ可能性がある。例えば，ブリケ（Briquet）が1859年にはじめて「ヒステリー」との診断を行い，それを以前のトラウマ体験と結びつけ，その後，シャルコーを中心としたサルペトリエール学派の研究者たちがそ

の立場を踏襲したが，その時点では，ポストトラウマ症状は主として転換反応および精神身体化状態という形で表現されると考えられていた。第一次世界大戦におけるトラウマ性のストレスに対する反応の主要な現れについても，ほぼ同じようにとらえられている。また，第二次世界大戦時の兵士の症状についてもほぼ同様の記載がされているが，この時点では，心理生理的反応と衝動コントロールの喪失に主たる焦点が当てられるようになった。その後，ヴェトナム帰還兵の症状については，侵入的想起と性格適応の問題に焦点が移ってきている。これには一体どのような意味があるのだろうか。トラウマを生じるようなストレスに対する症状的な現れが，西欧文明において時の経過とともに変化したということか。それとも，症候群としては同一のものでありながら，一世紀半という時間の流れのなかで，臨床家が注目する症状が移ってきたということなのだろうか。同じヴェトナム帰還兵であっても，所属する民族集団が異なればその脆弱性や症状がかなり違ってくる（Kulka et al., 1990）ということを考慮に入れるなら，トラウマを生じるようなストレスに対する症状的な現れは，その時点で主流となっている文化によってかなり影響されたものとなるのではないかと考えられる。

　最近になって，トラウマと解離，そして身体症状化との間にかなり密接な関係があることが示されるようになったが（van der Kolk et al., 印刷中），これは，トラウマに対する人間の反応が非常に複雑であるにもかかわらず，相対的に言ってPTSDという概念化が単純すぎるきらいがあることを示していると言えよう。トラウマは，生物的，心理的，社会的，そして精神的（spiritual）といったさまざまなレベルでその人の機能に影響を及ぼす。これを精神医学の言葉で表現すると，PTSDは気分障害，解離性障害，不安障害，さらには薬物依存や性格的な病理などと高い合併率を示すということになる（Green, Lindy, Grace, & Leonard, 1992 ; Davidson, Hughes, Blazer, & George, 1991 ; Kulka et al., 1990）。全米合併症調査（The National Comorbidity Survey ; Kessler, Bromet, & Nelson, 印刷中），およびDSM-Ⅳの策定のためのPTSDに関するフィールド・トライアル（van der Kolk, Roth, Pelcovitz, & Mandel, 1993）によると，PTSDのみの診断を受けたものは，抑うつやコントロールできない怒り，解離などといった関連問題を抱えているものに比べて，治療を求める可能性が少ないとのことであった。トラウマとなるような被

害を受けた人は，そのトラウマの意味を理解できる限りは，PTSDの症状を，専門家による援助などを必要としない自然な反応であると認識する傾向があるようである。例えば，真珠湾攻撃の被害にあった人たちは爆撃の悪夢を繰り返し見ていたが，これを，1941年の12月7日に起こった非常に恐ろしい出来事に対して生じた至極当然の反応であると理解していた。この場合，彼らが経験していることの妥当性といったことはまったく問題にされなかった（Harel, Kahana, & Wilson, 1993）。

　トラウマとなる被害を受けた人の抱える問題をPTSDという概念のみから見ようとすることは，実際に彼らを苦しめている問題の複雑性を正当に評価しないことになってしまう。PTSDの侵入/麻痺/過覚醒といった現象にのみ注意を向け過ぎてしまうと，トラウマに対する人間の反応の全体像が見えなくなり，その結果，適切な治療が行われなくなってしまう危険性が生じる。最近になって，子どもの頃のトラウマや，あるいは成人期でも長期にわたるトラウマの体験は，深刻な性格変化をもたらす可能性があることが認識されるようになったが，これはかなり重要なことである。というのは，こういった性格変化が，さまざまな苦痛や障害の主要な源になっていることが多いからである。DSM-IVのPTSDにおいては，「関連特徴と障害」のセクションに，感情調整障害，自己や他者に対する攻撃性，解離性の問題，身体化症状，自己および他者との関わりの変化といった形で，トラウマに対する複雑な適応の問題を含まれるようになったが（American Psychiatric Association, 1994, p. 425），これも，PTSDという診断をめぐるこれらの問題に対する認識の現れだと言えよう。

治療への示唆

　トラウマ性のストレスの治療を有効なものとするためには，今後，非常に多くの課題を検討しなければならない。真に効果的な治療とは，本章で述べてきたようなポストトラウマ性の問題のスペクトラム全体を網羅するものでなくてはならない。つまり，侵入，強迫的な再曝露傾向，回避と麻痺，過覚醒，注意や注意の転導性および刺激の弁別をめぐる問題，自己および他者の認知の変

化，解離，そして身体化症状に関して効果的なものでなければならないわけである。ひとつの領域についてその有効性が示された治療法が，別の領域においても肯定的な効果があるかどうかを明らかにした研究は，残念ながら現時点では存在しない。例えば，侵入性の再体験の改善が注意集中や過覚醒，あるいは性格変化の問題に何らかの影響を及ぼすかどうかを示したような研究はない。しかしながら，例えば生理学的な反応性といったひとつの問題に対する有効な治療がシステム全体に効果をもたらし，その結果として，侵入や注意集中，あるいは麻痺の問題を二次的に減少させ，あるいは自分自身や環境をどう経験するのかに変化をもたらす可能性は大いにあると考えられる。

　トラウマを受けた人は，柔軟で適応的な解決を見出しえないことが多い。というのは，トラウマが彼らを過去にしっかりと縛りつけているのであり，過去をめぐっての闘争を何度も何度も繰り返させているからである。しかし，こうした過去を回避するよう彼らを援助することがトラウマの影響を解決することにはならないように思われる。というのは，トラウマとなった出来事の記憶が解離され続けている限り，トラウマは精神科的な症状として現れ，彼らの適切な機能を阻害することになると考えられるからである。患者の援助に関して，治療は次の2つの問題を同時に扱っていかねばならない。それは，①身体的な安全感の再獲得と，②未了の過去の完了である。治療においてこれら2つの問題に着目することで，トラウマ性のストレスによるほとんどの問題が改善をみるのではないかと考えられるが，この点については，今後，実証的な研究が求められる。

　臨床家としては，過去のトラウマがどういった形で現在の態度や認知に影響しているのかについて，常に思考をめぐらせておく必要がある。例えば，ある患者の場合，薬物療法を含むあらゆる治療をもってしても悪夢は改善しなかったが，彼女が「安全である」と感じられる建物の3階部分に引っ越したとたんにその悪夢は軽快した。この患者が3階に安全を感じたのは，そこが，彼女が子どもの頃に大好きだった叔母の住んでいたアパートを思い出させたからである。引っ越しの後，悪夢は自然に消失した。また，別の例では，妻が救急車で病院に搬送中に死亡してしまったという男性の事例がある。妻が息を引きとるとき，彼は彼女の目をじっと見つめていた。彼の症状が改善を見たのは，彼の喪失感を理解してくれる女性との関係を中断してしまうことなく，その女性を

見つめ続けるということができたときであった。

　前述したように，治療の第一の課題は，患者が自らの身体に安全感を持てるということである。たいていの人にとって，この課題を達成するためには，受動性と無力性の問題を扱うような活動に積極的に取り組んでいく必要がある。そうした活動としては，プレイ，探索，芸術的あるいは創造的な探求，他者との何らかの関わりなどがあげられる。暴力の被害を受けた人には，「路上強盗に襲われたときの対応」のプログラムや，身体的な活動をともなうような屋外活動のプログラムが効果的であることが多い。身体的な侵害を受けた女性でこうした活動に参加した人の多くは，治療的なメッセージのおかげで身体的な安全感を取り戻すことができたと報告している（第19章を参照）。

　治療の基礎は治療関係における安全感にある。安全感が十分に形成されないうちに過去の出来事に焦点を当てようとすれば，トラウマ性の侵入を軽減するどころか悪化させてしまう危険性が生じる。心理的なトラウマを経験した人の多くは，情報の処理過程における多様な問題を抱えていることが多い。したがって，治療が十分な効果を発揮するためには，治療方略上の段階を踏まえた多様なアプローチがとられなければならない。この点については本書の第Ⅵ部に詳しく述べる予定であるが，こうした治療的アプローチには，①患者が自らの無力性と恥辱に直面する恐怖を克服する，②トラウマ性の記憶を乗り越える，③自分の生活や人生に深く関わっていくことへの恐れを克服する，といった要素が含まれていなければならない（van der Hart, Steele, Boon, & Brown, 1993）。

　クライエントは情報の処理過程に問題を抱えているため，治療的に重要な問題に常に注意を向け，あるいはその重要度に関して優先順位をつけるのは臨床家の役割となる。身体症状化および感情調整障害の問題は，自分の感覚や感情状態にラベルをはってその意味を評価し，現在を過去から区別し，そうした感覚や感情を生じさせることになった社会的なきっかけを過去の出来事ではなく現在の現実というコンテクストにおいて解釈するための技術を獲得できるように援助することで，もっとも効果的にアプローチすることができる。クリスタル（Krystal, 1978），ペンベイカー（Pennebaker, 1993），およびネミア（Nemiah, 1991）といった研究者たちは，情緒を，「闘争か逃走か」（fight or flight）反応を引き起こすものとしてではなく，信号として認識し活用できる

ことがきわめて重要なのだと論じている。ペンベイカー（1993）は，個人的なトラウマ体験について記したものを参照しながら，身体的および心理的な健康を維持するうえで言語的表現が果たす役割の重要性を論じている。

　カーディナー（Kardiner, 1941）は，彼の患者の何人かは，ヒステリー性の下肢麻痺などの症状にトラウマの後遺症的な影響を「閉じ込めてしまう」ことができているように思われると述べている。彼の患者のなかには，その不安と興奮性が，転換症状あるいは解離性の傾向と反比例的な関係にあるように思われた者がいたのである。抑うつ症状が最もひどい患者がトラウマとなった出来事に関して非常に詳細な記憶を持っており，さほど症状がひどくない患者の多くはその出来事についてあまりおぼえておらず，「知らぬが幸い」の生活を送る傾向があるということを，カーディナーは認識した。彼は，大いなる率直さをもって，解離性症状あるいは身体化症状を呈する患者にとって最善であるとされている治療に対するきわめて重大な疑問を提起した。その疑問とは，とてつもなく恐ろしい記憶に気づくことのみが，どのような場合においても，背中の痛みや意識喪失よりも好ましいと言い得るのか，ということである。

　ただ単に記憶を取り戻すというだけでは十分ではない。その記憶を修正し変形させる必要がある（例えば，その記憶を適切なコンテクストのなかに位置づけ，その人にとって意味があるような形で再構造化するなど）。したがって心理療法においては，これは奇妙な表現だが，記憶は出来事に関する静的な記録ではなく創造的な活動となる必要があるのだ。トラウマの本質とはその被害を受けた者にかつて受け入れがたい現実を突きつけたということにあると考えた場合，患者は，患者自身を含むだれしもが直面したくないような隠された秘密に向き合うための方法を見つける必要があるということになる（Langer, 1990）。通常の出来事に関する記憶と同じように，トラウマに関する記憶もクライエントの個人的な過去（多くの場合，何らかの歪曲を生じた）の単なる一部となる必要がある。トラウマを探求することには，それが探求自体を目的に行われるならば，治療的な価値はないと言える。トラウマの探求は，「理解された」という感覚，「安全だ」という感覚，自分が身体的に「強くて有能だ」という感覚，苦しんでいる他の仲間に共感し彼らの助けとなることができるといった感覚などと重ね合わせられることによってはじめて，治療的な意味を持つことになる。

トラウマの持つ個人的な意味の探求は非常に重要である。患者は過去をなきものとすることはできない。したがって，治療の中心的な目的は，過去の出来事に意味を付与することにある。この場合，例えば，被害を受けた人が，トラウマとなった出来事が生じるうえで自分が果たした（あるいは，少なくとも防ぐことができなかった）と感じてしまっている役割や，その出来事が生じている最中に自分が取っていた態度などの，トラウマによって喚起された実存的な問題を扱っていくことが重要となる。被害を受けた人が，自分にはトラウマからの回復を可能にするような経験をすることができる，あるいはそういった経験をする価値があると見るかどうか，あるいは，自分には責任，親密さ，あるいはケアを引き受けるだけの能力があると見ることができるかどうかを決するうえで，こうした自分自身の責任に関する見方は非常に重要な役割を果たすことになる。

　トラウマとなるような生活上の経験に対する人間の適応がこのようにきわめて複雑であるという事実を認識することによって，治療的な接近をさらに発展させ，その適用範囲を拡大させることが可能になるかもしれない。そして，この治療的な接近とは，トラウマとなった出来事が過去の適切な場所に位置づけられておらず，現在の経験として存在し続けることを可能にしているような二次的な生理的および性格的適応の問題の解決に向けた援助を行いつつ，一方で，トラウマとなった経験を，被害を受けた人の生活や人生の回避しえなかった一側面として統合するための援助でなければならない。

Bessel A. van der Kolk
Alexander C. McFarlane
（西澤　哲＝訳）

文献

American Psychiatric Association (1994). *Diagnostic and statistical manual of mental disorders* (4th ed.). Washington, DC: Author.

Bremner, D. J., Scott, T. M., Delaney, R. C., Southwick, S. M., Mason, J. W., Johnson, D. R., Innis, J. R., McCarthy, G., & Charney, D. S. (1993). Deficits in short-term memory in posttraumatic stress disorder. *American Journal of Psychiatry, 170*, 1015–1019.

Breslau, N., & Davis, G. C. (1992). Posttraumatic stress disorder in an urban popula-

tion of young adults: Risk factors for chronicity. *American Journal of Psychiatry, 149,* 671–675.
Briere, J. (1988). Long-term clinical correlates of childhood sexual victimization. *Annals of the New York Academy of Science, 528,* 327–334.
Briquet, P. (1859). *Traité clinique et thérapeutique de l'hystérie.* Paris: Ballière.
Buruma, I. (1994). *The wages of guilt: Memories of war in Germany and Japan.* New York: Farrar, Strauss, and Giroux.
Burgess, A. W., Hartman, C. R., & McCormick, A. (1987). Abused to abuser: Antecedents of socially deviant behavior. *American Journal of Psychiatry, 144,* 1431–1436.
Burgess, A. W., & Holstrom, E. (1979). Adaptive strategies in recovery from rape. *American Journal of Psychiatry, 136,* 1278–1282.
Caruth, C. (Ed.). (1995). *Trauma and memory.* Baltimore: Johns Hopkins University Press.
Charcot, J. M. (1887). *Leçons sur les maladies du système nerveux faites à la Salpêtrière* [*Lessons on the illnesses of the nervous system held at the Salpêtrière*] (Vol. 3). Paris: Progrès Médical en A. Delahaye & E. Lecrosnie.
Cole, P., & Putnam, F. W. (1992). Effect of incest on self and social functioning: A developmental psychopathology perspective. *Journal of Consulting and Clinical Psychology,* 174–184.
Creamer, M., Burgess, P., & Pattison, P. (1992). Reactions to trauma: A cognitive processing model. *Journal of Abnormal Psychology, 101,* 452–459.
Davidson, J. R. T., Hughes, D., Blazer, D. G., & George, L. K. (1991). Post-traumatic stress disorder in the community: An epidemiological study. *Psychological Medicine, 21,* 713–721.
Elliot, D. M., & Briere, J. (1995). Posttraumatic stress associated with delayed recall of sexual abuse: A general population study. *Journal of Traumatic Stress, 8*(4), 629–648.
Finkelhor, D., & Browne, A. (1984). The traumatic impact of child sexual abuse: A conceptualization. *American Journal of Orthopsychiatry, 55,* 530–541.
Freud, S. (1955). Beyond the pleasure principle. In J. Strachey (Ed. and Trans.), *The standard edition of the complete psychological works of Sigmund Freud* (Vol. 18, pp. 3–64). London: Hogarth Press. (Original work published 1920)
Freud, S. (1958). Formulations on the two principles of mental functioning. In J. Strachey (Ed. and Trans.), *The standard edition of the complete psychological works of Sigmund Freud* (Vol. 12, pp. 23–226). London: Hogarth Press. (Original work published 1911)
Graff, H., & Mallin, R. (1967). The syndrome of wrist cutter. *American Journal of Psychiatry, 124,* 36–42.
Green, B. L., Lindy, J. D., Grace, M. C., & Leonard, A. C. (1992). Chronic posttraumatic stress disorder and diagnostic comorbidity in a disaster sample. *Journal of Nervous and Mental Disease, 180,* 70–76.
Groth, A. N. (1979). Sexual trauma in the life histories of sex offenders. *Victimology, 4,* 6–10.
Harel, A., Kahana, B., & Wilson, J. P. (1993). War and remembrance: The legacy of Pearl Harbor. In J. P. Wilson & B. Raphael (Eds.), *International handbook of traumatic stress syndromes* (pp. 263–274). New York: Plenum Press.
Herman, J. L. (1992). *Trauma and recovery.* New York: Basic Books.

Horowitz, M. (1978). *Stress response syndromes.* New York: Jason Aronson.
Janoff-Bulman, R. (1992). *Shattered assumptions: Towards a new psychology of trauma.* New York: Free Press.
Joseph, S., Yule, W., & Williams, R. (1995). Emotional processing in survivors of the *Jupiter* cruise ship disaster. *Behaviour Research and Therapy, 33,* 187–192.
Kardiner, A. (1941). *The traumatic neuroses of war.* New York: Hoeber.
Kessler, R. C., Bromet, E., & Nelson, C. B. (in press). *Posttraumatic stress disorder in the National Comorbidity Survey.*
Kilpatrick, D. G., Saunders, B. E., Amick-McMullan, A., Best, C. L., Veronen, L. J., & Resnick, H. S. (1989). Victim and crime factors associated with the development of crime-related post-traumatic stress disorder. *Behavior Therapy, 20,* 199–214.
Kilpatrick, D. G., Saunders, B. E., Resnick, H. S., & Smith, D. W. (1995). *The National Survey of Adolescents: Preliminary findings on lifetime prevalence of traumatic events and mental health correlates.* Manuscript submitted for publication.
Krystal, H. (Ed.). (1968). *Massive psychic trauma.* New York: International Universities Press.
Krystal, H. (1978). Trauma and affects. *Psychoanalytic Study of the Child, 33,* 81–116.
Kulka, R. A., Schlenger, W. E., Fairbank, J. A., Hough, R. L., Jordan, B. K., & Marmar, C. R. (1990). *Trauma and the Vietnam War generation: Report of findings from the National Vietnam Veterans Readjustment Study.* New York: Brunner/Mazel.
Langer, L. L. (1990). *Holocaust testimonies: The ruins of memory.* New Haven, CT: Yale University Press.
Laub, D., & Auerhahn, N. C. (1993). Knowing and not knowing massive psychic trauma: Forms of traumatic memory. *International Journal of Psycho-Analysis, 74,* 287–301.
Lee, K. A., Vaillant, G. E., Torrey, W. C., & Elder, G. H. (1995). A 50-year prospective study of the psychological sequelae of World War II combat. *American Journal of Psychiatry, 152*(4), 516–522.
Lewis, D. O., & Balla, D. (1976). *Delinquency and psychopathology.* New York: Grune & Stratton.
Lewis, D. O., Shanok, S. S., Pincus, J. H., & Glaser, G. H. (1979). Violent juvenile delinquency: Psychiatric, neurological, psychological and abuse factors. *Journal of the American Academy of Child Psychiatry, 18,* 307–319.
Lindemann, E. (1944). Symptomatology and management of acute grief. *American Journal of Psychiatry, 101,* 141–148.
Litz, B. T. (1992). Emotional numbing in combat-related post-traumatic stress disorder: A critical review and reformulation. *Clinical Psychology Review, 12,* 417–432.
Litz, B. T., Schlenger, W. E., Weathers, F. W., Fairbank, J. A., Caddell, J. M., & LaVange, L. M. (1995). *Predictors of emotional numbing in post-traumatic stress disorder.* Manuscript submitted for publication.
McFarlane, A. C. (1992). Avoidance and intrusion in posttraumatic stress disorder. *Journal of Nervous and Mental Disease, 180,* 258–262.
McFarlane, A. C., Weber, D. L., & Clark, C. R. (1993). Abnormal stimulus processing in posttraumatic stress disorder. *Biological Psychiatry, 34,* 311–320.
McFarlane, A. C., Yehuda, R., & Clark, C. R. (in press). The neural network theory of

post-traumatic stress disorder. *Biological Psychiatry.*
Nemiah, J. C. (1989). Janet redivivus [editorial]. *American Journal of Psychiatry, 146,* 1527–1529.
Nemiah, J. C. (1991). Dissociation, conversion, and somatization. In A. Tasman & A. Goldfinger (Eds.), *American Psychiatric Press Review of psychiatry* (Vol. 10, pp. 248–260). Washington, DC: American Psychiatric Press.
Nemiah, J. C. (1995). Early concepts of trauma, dissociation and the unconscious: Their history and current implications. In D. Bremner & C. Marmar (Eds.), *Trauma, memory and dissociation.* Washington, DC: American Psychiatric Press.
Pattison, E. M., & Kahan, J. (1983). The deliberate self-harm syndrome. *American Journal of Psychiatry, 140,* 867–872.
Pearlman, L. A., & Saakvitne, K. W. (1995). *Trauma and the therapist.* New York: Norton.
Pennebaker, J. W. (1993). Putting stress into words: Health, linguistic, and therapeutic implications. *Behaviour Research and Therapy, 31*(6), 539–548.
Pitman, R. K., & Orr, S. (1990). The black hole of trauma. *Biological Psychiatry, 26,* 469–471.
Pitman, R. K., Orr, S., & Shalev, A. (1993). Once bitten, twice shy: Beyond the conditioning model of PTSD. *Biological Psychiatry, 33,* 145–146.
Post, R. M. (1992). Transduction of psychosocial stress into the neurobiology of recurrent affective disorder. *American Journal of Psychiatry, 149,* 999–1010.
Reiker, P. P., & Carmen, E. H. (1986). The victim-to-patient process: The disconfirmation and transformation of abuse. *American Journal of Orthopsychiatry, 56,* 360–370.
Rieder, C., & Cicchetti, D. (1989). An organizational perspective on cognitive control functioning and cognitive–affective balance in maltreated children. *Developmental Psychology, 25,* 482–493.
Russell, D. (1986). *The secret trauma.* New York: Basic Books.
Saxe, G. N., van der Kolk, B. A., Berkowitz, R., Chinman, G., Hall, K., Lieberg, G., & Schwartz, J. (1993). Dissociative disorders in psychiatric inpatients. *American Journal of Psychiatry, 150,* 1037–1042.
Seghorn, T. K., Boucher, R. J., & Prentky, R. A. (1987). Childhood sexual abuse in the lives of sexually aggressive offenders. *Journal of the American Academy of Child and Adolescent Psychiatry, 26,* 262–267.
Shapiro, D. (1965). *Neurotic styles.* New York: Basic Books.
Silbert, M. H., & Pines, A. M. (1981). Sexual child abuse as an antecedent to prostitution. *Bulletin of the Menninger Clinic, 45,* 428–438.
Simpson, C. A., & Porter, G. L. (1981). Self-mutilation in children and adolescents. *Bulletin of the Menninger Clinic, 45,* 428–438.
Spiegel, D. (1992). Effects of psychosocial support on patients with metastatic breast cancer. *Journal of Psychosocial Oncology, 10,* 113–120.
Tank, D. W., & Hopfield, J. J. (1987). Collective computation in neuronlike circuits. *Scientific American, 257,* 104–114.
Titchener, J. L. (1986). Post-traumatic decline: A consequence of unresolved destructive drives. In C. Figley (Ed.), *Trauma and its wake* (Vol. 2, pp. 5–19). New York: Brunner/Mazel.
Tuchman, B. (1978). *A distant mirror.* New York: Knopf.

van der Hart, O., Steele, K., Boon, S., & Brown, P. (1993). The treatment of traumatic memories: Synthesis, realization, and integration. *Dissociation, 6,* 162–180.
van der Kolk, B. A. (1989). The compulsion to repeat trauma: Revictimization, attachment and masochism. *Psychiatric Clinics of North America, 12,* 389–411.
van der Kolk, B. A., Dreyfuss, D., Michaels, M., Shera, D., Berkowitz, R., Fisler, R., & Saxe, G. (1994). Fluoxetine in posttraumatic stress disorder. *Journal of Clinical Psychiatry, 55*(12), 517–522.
van der Kolk, B. A., & Ducey, C. (1989). The psychological processing of traumatic experience: Rorschach patterns in PTSD. *Journal of Traumatic Stress, 2*(3), 259–274.
van der Kolk, B. A., & Fisler, R. (1994). Childhood abuse and neglect and loss of self-regulation. *Bulletin of the Menninger Clinic, 58,* 145–168.
van der Kolk, B. A., & Fisler, R. (1995). Dissociation and the fragmentary nature of traumatic memories: Overview and exploratory study. *Journal of Traumatic Stress, 9,* 505–525.
van der Kolk, B. A., Greenberg, M., Boyd, H., & Krystal, J. (1985). Inescapable shock, neurotransmitters, and addiction to trauma: Toward a psychobiology of posttraumatic stress. *Biological Psychiatry, 20,* 314–325.
van der Kolk, B. A., Pelcovitz, D., Roth, S., Mandel, F. S., McFarlane, A. C., & Herman, J. L. (in press). Dissociation, affect dysregulation and somatization. *American Journal of Psychiatry.*
van der Kolk, B. A., Perry, C., & Herman, J. L. (1991). Childhood origins of self-destructive behavior. *American Journal of Psychiatry, 148,* 1665–1671.
van der Kolk, B. A., Roth, S., Pelcovitz, D., & Mandel, F. (1993). *Disorders of extreme stress: Results of the DSM-IV Field Trials for PTSD.* Washington, DC: American Psychiatric Association.
Wilson, J. P., & Lindy, J. D. (Eds.). (1994). *Countertransference in the treatment of PTSD.* New York: Guilford Press.
Yehuda, R., Keefe, R. S. E., Harvey, P. D., Levengood, R. A., Gerber, D. K., Geni, J., & Siever, L. J. (1995). Learning and memory in combat veterans with posttraumatic stress disorder. *American Journal of Psychiatry, 152,* 137–139.

第2章
トラウマとその社会的課題

> シェル・ショック（shell shock）。1度の短い爆撃が，どれだけ長く引き続く後遺症を生存者の心に残していることか。その当時ではなく，今，現在こそが不運なときなのである。悪夢でうなされて息もつけず，手足もきかず，言葉もまとまりなく口ごもっているのは今なのである。彼ら兵士たちは，文明の名のもとに犠牲となったのだ。彼らが訴えている苦痛が汚いいかさまなどではないということは，文明が証明しなければならない。
> —— Siegfried Sassoon*: FUSSELL (1983, p.141)

　外界の困難に立ち向かうとき，人は助けを求めて集団や組織へと集う。苦難を予測し，立ち向かい，そして統合する助けとして，他者との親密な感情的絆を求める。無力に感じたり，意味を失ってしまったという感覚に対して，感情的なつながりは基本的防御となっているのであろう。それは子どもたちにとっては生物学的意味での生存のために欠くことのできないものである。また，大人たちも，それなくしては実存的意味が全く考えられなくなってしまうのである。たいてい，小さな子どもたちにとって家族はトラウマから身を守るうえで非常に効果的な防御の源となるのであり，子どもたちの多くは感情的，身体的に保護してくれる人がいれば，驚くほど速やかに元気をとりもどす（Werner, 1989; McFarlane, 1988）。成熟した大人たちも，やはりそういう保護膜（protective membrane）を得るために家族，同僚，友人を頼る。トラウマに対する防御として，このような相互のつながりが必要であることが認識されており，社会支援の提供と修復が災害時管理の中心課題であるということが広く受け入れられている。

　社会はその大部分が，個人と環境とのあいだの相互の義務に関するさまざま

＊（訳注）ジークフリート・サスーン（1886-1967）はイギリスの作家，詩人。

な規範によって定義されている。その結果，トラウマ体験への対処の仕方は，それぞれの集団によって異なったものへとなっていく。しかし，社会が個人主義と協調性のどちらにどのような相対的価値をおいていようと，脅威を感じている人びとが他者や集団との緊密なつながりを形成する傾向をもっているということは普遍的であるように思われる。外的な脅威におびやかされるほど集団への忠誠心が強くなるということ，すなわち，戦争のような極限の状況下では集団の生存を保証するために個人は自らの命を犠牲にしようとするということをフロイト（1926/1959）は観察している。アーネスト・ベッカー（Becker, 1973）は，この深層にある帰属感を「恐怖馴らし」（the taming of terror）＊と呼んだ。トラウマが「心の保護膜」（membrane of the mind, 1919/1921）の破裂をもたらすというフロイトの考えに発して，リンディーとティチェナー（Lindy & Titchener, 1983）は，被害者をとりまく社会支援を「トラウマ保護膜」（the trauma membrane）と名づけている。

　本人が力尽きてしまった場合には，その無力感をおぎなうために外部からの助けが動員されることが必要となる（Hobfoll & deVries, 1995）。トラウマの急性期には社会は寛大な反応を示す。突然に災厄をこうむった人びとが自立できる程度に回復するまで支援しつづけられるように，すべての社会が小さな喪の儀式から赤十字の災害救援にいたる社会的，宗教的な構造を発展させているように思われる。安心できる支持的な環境でトラウマ体験の現実に対して外部から意味を与えることが，トラウマ後ストレスの予防と治療のきわめて重要な側面である。ところが，被害者の心理的要求と社会組織の要求が相いれないような場合には，回復に向けてのそういった環境を整えることが非常に難しくなってしまう。被害者の孤立無援感が根強い場合（慢性的な外傷後ストレス障害［PTSD］など）や，トラウマの意味が秘密なもの，禁じられたもの，あるいは受け入れがたいものである場合（家庭内の虐待や政治的に正当化された暴力など），外的資源の獲得，賠償，あるいは賞罰の付与という結果が得られる見込みはない。意味の確認や支援が欠けてしまうため，トラウマ性の記憶は被害者の心を奪いつづけ，そして怒り，引きこもり，あるいは混乱し混乱させる行動として表され続けるのである。

＊（訳注）　シェークスピアの『じゃじゃ馬馴らし』は"*The Taming of the Shrew*"という。

宗教，集団，そしてトラウマ

　ストレスに満ちた体験に圧倒されてしまうことから防御するような伝統，制度，価値体系をそのメンバーに提供することは，人間社会の中核となる機能の一つである。宗教は，より広いコンテクストに苦難を位置づけることによって，また世代，時間，空間を越えた苦難の共通性を述べることによって，恐ろしい現実に直面することに意味を与えるという重要な機能を果たしている。こうして宗教は個人が陥ってしまう苦難を乗り越える助けとなる可能性をもつことになる。人生の経験に飲み込まれてしまうということに対してそれぞれの宗教が固有の解決法を提示しており，それが宗教同士を分かつ主要な特徴となっている。ところが，トラウマを受けてしまった後，自分たちが経験している痛みや，裏切り，喪失には何の意味もないという考えから逃れることができるのは，被害者のうちのほんの一握りである。自分たちが経験していることには何の意味もないと認識することは，トラウマがもたらす最大の苦しみに満ちた教訓の一つなのだ。つまり，神に見捨てられ，仲間の人間たちにも裏切られたと感じるのである。たいてい，苦難というものは愛情と意味の感覚を増すことはなく，むしろ，孤独と信仰の崩壊をもたらす。トラウマを受けた人たちのなかには，行動に関する厳しい戒律，所属についての排他的な規範，邪悪を具現化する部外者の想定などの特徴をもった原理主義的政治運動や宗教セクトに転向することによって，将来を予測しえないことや意味を失ってしまうことに立ち向かっていこうとする者もいる。

　PTSDが異常な状況に対する普通の反応として起こるのであるという理解の背後には，たいてい人は自分の人生を何とかやっていけるものであるという考え方——まさに楽観的な態度——が存在する。このような，人は自分の運命をコントロールできるのだという信念は，比較的最近になって現れたものだと思われる。宗教の勢いの衰えは，人間は神の助けなしに自分の将来を引き受けうるのだという期待をともなった人生の確実な予測可能性の増大と関係があるようだ。とくに東洋の宗教は信者に対して，彼らが自分の運命をコントロールできるようになるという約束を提示することはない。ヒンドゥー教でもイスラ

ム教でも，人生は運命によって完全に決定されるものであり，神やアラーの意志におのれを従わせなければならないと教えている。これらの宗教信者が多い地域でのPTSDの相対的有病率に関する科学的な比較研究がないため，人びとのトラウマへの反応をそういった信仰がどのように形作るかということについては不明である。

トラウマの本質：その意味の重要な問題点

　トラウマの被害者は自分たちを中心とした強い関心――それは彼らの実際の幸福には直接関係のない関心である――の主体となる。自分の心の奥底の恐怖について語らず，自分の身に起こっている人生に慣れてしまったトラウマの被害者たちは，あらゆる政治的，社会的な目的に，良い意味でも悪い意味でも利用されやすい。彼らは保護され，理想化され得るが，また一方で，容易に追放されたり，悪者扱いされたり，拒絶されたりもする。1947年から1982年のあいだに，イスラエル社会がホロコーストのサバイバーに対して，彼らを筆舌に尽くしがたい出来事にさらされてきた人類の仲間として扱うという，拒否と保護とを両極とする連続線上の中間にとどまることなく，拒否的態度から保護的態度へと一転した様子をソロモン（Solomon, 1995）が記している。

　その人にとってのトラウマ経験の個人的な意味は，それが起こった社会背景からの影響をうける。実際に何が起こったのかということや，被害者が受けた災難の実際の程度について，被害者とその周囲の重要な人びとでは評価が大きく異なるといったことが起こりうる。その結果，修復，創造，忘却，あるいは報復についての議論が，被害者と周囲の者との間で強く対立するかもしれない。こういった両者の間にあるトラウマの意味に関する評価をめぐる対立が，トラウマをより広い社会背景のなかに存続させる原因になるのかもしれない。つまり，トラウマ自体ではなく，その非難と責任が誰に向けられるのかが中心的な課題となる可能性がある。

　トラウマは，それに伴う脅威と恐怖の程度に比例した感情的な反応を引き起こす。そういう強烈な感情を処理する方法の一つとして，その悲劇的な出来事の責任をおしつけるスケープ・ゴートを探すことがあげられる。どうすること

もできない悲劇に遭う可能性が自分たちにもあるという事実を突きつけられることに，家族やその他の社会的支援者たちは非常に恐怖を覚える。そして，被害者を避けるようになり，起こってしまったことに関して被害者を非難すること——「二次傷害」(the second injury ; Symonds, 1982) といわれている現象——もある。トラウマとなった出来事自体よりも，期待していた人びとに支えてもらえないことや恐ろしい事態を招いたのは自分のせいだと非難されることのほうが，さらに深い傷跡を残してしまうということを，トラウマのサバイバーたちの個人的な証言の多くが示している（例えば，Lifton, 1983）。被害者も自分自身について周囲の人たちと同じように感じていることが多い。彼らは起きてしまった出来事を防ぐことができなかったことを恥ずかしく思い悩んでいる。このように，多くの被害者にとって，彼らや彼らの文化からみて期待される人間関係に裏切られることが，トラウマとなる体験の一部になっているのである。

　皮肉なことに，被害者の苦痛の本当の原因はトラウマではないと信じることに対して，PTSDの被害者と，同情や寛容や経済的な犠牲をはらって反応するように求められる広い社会との両者ともが利害関係をもっている。一方では，安全がいかに脆いものであるかを気づかせるような人びとの存在によって安心感と予測可能性の幻想をかき乱されることに社会は反感を抱くようになる。他方では，多くの被害者がトラウマに関連した自分の強烈な感情や知覚を伝達可能な言葉に変えることができずに苦しむことになる。再度トラウマを受けたと感じることなく，トラウマとなった体験を他者や，それどころか自分自身にさえ，うまく説明することができないことで，被害者は自分の要求をはっきりと表明することが難しくなる（第10章および第11章を参照）。傷ついた人びとの生々しい感情に悩まされたくないという周囲の人たちの要求と，自分の気持ちや要求を表明するにあたっての被害者の困難さとがあいまって，トラウマの衝撃の適切な処理に被害者が専心できなくなる可能性がある。起こったことの真実をはっきりと伝えられないために，トラウマ記憶は苦痛な症状として，それ自体の歴史を展開していくようになる（例えば，Langer, 1990）。そして被害者は患者となるのである。

　トラウマとなった出来事の記憶が処理されないままに放置された場合，トラウマを受けた人たちには，まるでパブロフの犬のようになってしまう傾向がみ

られる。些細なきっかけが過去の恐ろしい感情と知覚の再体験の条件刺激となるのである。さらに実際の傷が身体的な痛みと苦しみという遺物を残すかもしれない。愛する者を亡くした場合，トラウマには悲嘆が加わり，被害者は恐怖の記憶を避けたいという気持ちと，失った人や失った世界のための生き証人になる必要があるという気持ちとの板ばさみになる。家庭内の虐待やレイプなどのような個人間の暴力のあとには，加害者のサディズムが被害者の信頼の感覚をひどく損なう可能性がある。感情的，身体的に密接な関係に至ることを想像するだけで，戦慄，恥辱感，恐怖が呼びさまされることがある。多くの被害者が感情的なレベルで人生を見たり，感じたり，関わりをもたないように自分の人生を形作ることによって，あまりに鋭すぎる敏感さに対処する。グラント・スタディでの，1940年代から1990年代のハーバード大学の男子学生を対象とした50年間の研究では，第二次世界大戦後にPTSDを発症した人は，トラウマを受けていないものたちよりも『アメリカ名士録』（*Who's Who in America*）に名前が載りやすかった（Lee, Vaillant, Torrey, & Elder, 1995）。しかし，専門家としての成功でさえも，彼らがもはや調和のできない，失われた世界に所属している「異邦人」であるという被害者の多くが深くとらわれる感覚に対する補償にはなり得ないのである。

個人の責任 対 社会の責任

　トラウマを受けた人に対する社会の反応が，客観的で合理的な評価に基づいたものになることはほとんどない。むしろ，主として，世界というのは基本的に公平なものであり，「善良な」人たちは自分の人生を管理でき，悪いことは「悪い」人たちに起こるのだという信念を抱きつづけられるような保守的な感情に基づく反応を示す。人びとはトラウマの直後の被害者に対しては，寛大な反応を自発的に示しやすい。しかし，被害者が被害者として存在し続けると，人間は基本的に自分の運命を支配できるのだという信念（少なくとも西洋では信念である）が傷つけられるようになる。被害者というのは，忘れてしまいたいような世界の苦難の記憶，憤怒，苦痛を彼らの問題によって思い起こさせるような社会の一員なのである。

トラウマの影響というものは個人の責任についての根本的な社会問題にかかわる。そのためトラウマを受けた人に関わる場合に、感情的に中立を保つことは非常に難しい。ジュディス・ハーマン（Herman, 1992）は次のように述べている。

　　心的外傷を研究することは，自然界における人間の脆さはかなさを目をそむけずに見つめることであると同時に，人間の本性のなかにある，悪をやってのける力と対決することである。心的外傷の研究は，身の毛のよだつような恐ろしい事件の証言者となることである。人災の場合には，証言者は被害者と迫害者との争いのなかに巻き込まれる。この争いのなかで中立的位置を維持することは倫理的に不可能である。第三者はどちらかの側に立つようにさせられてしまう。加害者の側に立つことは楽であり，そうなってしまいがちである。加害者は，第三者に何も手出しをしないでくれというだけである。加害者は，みたい，話をききたい，そして悪事に口をつぐんでいたいという万人のもつ欲望に訴える。被害者のほうは，これに対して，第三者に苦痛の重荷をいっしょに背負ってほしいという。被害者は行動を要求する。かかわることを，思い出すことを要求する。残虐行為を終えるたびに聞かされる弁解の内容は聞く前から分っている──決してさようなことは起こっておりませぬ，被害者は嘘をついているのでございます，いずれにせよ，過去を忘れて前向きになるべきです云々。加害者が権力者であればあるほど，現実に都合のよい名を与え，こうだと決めつける主導権は大きく，その論法がすっかりまかり通ってしまう。人権を擁護する強い政治的な動きが欠けているところでは〈積極的に証言を維持するという過程〉が〈積極的に忘れてしまおうとする過程〉に道をゆずってしまう。抑圧し，解離し，否認するという現象は，社会にも起こり個人にも起こる。（ジュディス・ハーマン著，中井久夫訳『心的外傷と回復』みすず書房, pp. 3～7）

責任の問題──それには個人的なものと共有されるものとがある──は社会がその社会自体をどう定義づけるかというまさに核心の問題である。その社会の一員に降りかかる，避けることのできないトラウマとなる出来事では，倫理的，経済的な負担を分けあうことになるのであろうか，それとも被害者は個人

で責任を負わされ，自力で何とかやっていくことを求められるのであろうか。人びとには自分の力が十分でない場合に支援を期待する権利があるだろうか。それとも苦痛とともに生き，自分の痛みに対していかなる補償も期待すべきではないのであろうか。人びとは自分の痛みを癒すことを（そして過去から学ぶことを）励まされるのだろうか。それとも「毅然とした態度」を身につけ，自分の体験の意味を顧みることをやめなくてはならないのだろうか。個人も社会も過去に焦点を当てすぎるようなときには明らかに，未来へと向かっていくにあたって必要となる柔軟性を失っている。逆に，自分たちが逆境をうまく乗り越えてきたという一貫した通念をもたない個人や社会は，現在の困難に対する反応をどのように整えるかという手引きとして必要な同一性を欠いている。トラウマを受けた人と社会は，儀式や記念日を分かち合うことを通じて過去のトラウマの意味を認め，折り合いをつけることによって恩恵を得ることもあるが，彼らはまた忍耐と個人的な決定権を犠牲にして復讐や補償に固執することもある。

　ロバート・ヒューズ（Hughes, 1993）はその著『訴訟文化』（*The Culture of Complaint*）のなかで，トラウマと被害化は不快感を感じるような自省を避けるための過剰に包括的な説明概念として使われる可能性があるということを強く論じている。このことは個人にとっても社会にとっても真実である。クウェートのような，攻撃的な隣国に占領されたような国では，多くの社会問題を動乱，殺戮，拷問だけのせいにするというかたちでトラウマを利用することもある。個人や社会の態度の変動についての多様な要因を同定しそこなうと，トラウマへの個人と集団の適応のための効果的な方略の発展を知らぬうちに害してしまう。

　良好な社会的支援が得られ，ローカス・オブ・コントロール（locus of control）＊が内的である人のほうが，そうでない人よりも心臓発作の予後が良いという。しかし，良好な社会的支援がありローカス・オブ・コントロールが内的ではない人のほうが，社会的支援が乏しくても確固とした内的なローカス・オブ・コントロールをもっている人よりも心臓発作の予後が良くないという。こ

＊(訳注)　「統制の位置」などと訳される。人格の傾向を示す。身のまわりにおこる出来事の原因を自分の働きかけの結果であると捉える傾向をもつ者を内的，運命や外部に帰属させる傾向をもつ者を外的としている。

れらのことは社会的支援の問題の複雑さをよく表している（Kabasa & Puccetti, 1982）。実際に内的なローカス・オブ・コントロールを欠いた社会的支援が癒しの過程を損なう可能性があるということを示しているのである。トラウマが被害者の内的なローカス・オブ・コントロールを減ずるということが知られているので，自己有能感を回復させるような社会的支援の最適な量とはどの程度なのかということが重要な問題となる。

このように適切な社会的支援がトラウマ関連障害の発症に対して重要な防御要因のひとつであるという研究がある一方で（第6章を参照），コバサとプセッティ（Kobasa & Puccetti）の研究は，社会的支援があることが全く社会的支援のない場合よりも必ずしもよい結果をもたらすわけではないということを示している。社会的支援の効果の幾分かは，そこから被害者が得る安らぎの程度と被害者が自分の人生を引き受ける意欲を起こさせる程度とによって決まる。この問題は，差し出される支援の程度とは無関係に，被害者のトラウマ後の問題の否認が，自分や他者への暴力，身の回りの作業への注意力の欠如，個人的および職業的な機能の低下などのトラウマ関連の行動を起こす危険をはらんでいるという事実は，この問題をさらに複雑にしている。

共産主義の崩壊以降，恵まれない人たちへの支援の提供に関する社会の意向と能力の問題は，産業社会における公的な再評価の重要課題となっている。第二次世界大戦の終結以降，ヨーロッパでも北米でも責任を分担することへの社会的貢献が徐々に増加した。その後，鉄のカーテンの崩壊は，トラウマを受けたり，病気や，あるいはその他の障害のある人びとに割り当てられる社会資源の分配について再検討するという気運をもたらした。社会保障の推進が強調された半世紀が終わり，社会的ダーウィニズムが最近の経済的合理主義の形をとって，競争と弱肉強食が社会にとって優れた組織化の原動力を生みだし，貧困が創造的な適応を育むと主張するようになる。この見解は，無力な人びとをケアすることは彼らが自分の人生の責任をとることを積極的に妨害しているのであるとする。この社会的ダーウィニズムという新たな地平においては，被害者の社会復帰や苦痛の緩和への要求はもはや重要な問題ではなくなる。しかしながら，彼らは依然として大切な社会的役割を果たし続けることになる。すなわち，彼らの苦境と私たちの境遇が違えば違うほど，悪いことは「悪い」人たちや遺伝的にどこか障害のある人たちにだけ起こるという考え方に対してわれ

われが感じる安心感が増すのである。

　驚くべきことに，人生に起こるトラウマの現実を無視したいという気持ちは医学部の精神科にも浸透し，社会でトラウマを受ける程度の増加への対応は一般的に軽視されている。かつて社会に暴力が蔓延していた当時のように，精神症状の発症にかかわるトラウマとその影響についての研究は，再び辺縁へと追いやられる危険にさらされている（第3章を参照）。医学生と精神科レジデントは，虐待や暴力に関係する問題と直面させられることのないハンチントン舞踏病や強迫性障害（OCD）のような比較的稀有な疾患について熱心に学んでいるのに対して，トラウマ関連の障害にはほとんど注意が払われていない。このようなネグレクトが起こっていることは以下に見ることから明らかである。1992年には全米で293万6000人の子どもが虐待かネグレクトの少なくともどちらかを受けていると報告され（National Victim Center, 1993），これらの実態の数値はトラウマに関連した精神障害の発症に近似している（第7章および第12章を参照）。しかしながら，1996年初頭現在で，世界的な論文として小児におけるPTSDの治療に関する比較対照をとった精神薬理学的研究はたった1つしか報告されていない（Famularo, Kinsherff, & Fenton, 1988）。これとは対照的に，過去10年間にOCDの子どもに関する精神薬理学的治療については13の，そして注意欠陥/多動性障害（ADHD）の子どもの治療については36の対照研究が行われている。ADHDについてはとりわけ興味深い。というのはそれがPTSDと高率の合併頻度を有するからである。例えば，パットナム（Putnam, 1994）は性的虐待を受けた女の子のうちで，28%がADHDの診断基準に該当したのに対して，トラウマを受けていない比較対照群では4%であったとしている。しかし，これらのADHDの子どもについての36の研究のなかには，過去のトラウマの経歴，PTSDとの合併率，あるいはトラウマに関連した症状に対する薬理学的効果などを測定しているものは皆無であった。

社会におけるトラウマの再演

　集団の倫理的，経済的資源を求めることは，その社会における犯罪，戦争，

事故の被害者の役割の中心となる。一般的な認識とは逆に，被害者が補償や特別な権利を激しく要求することはほとんどない。被害者の多くは自分の苦痛に静かに無言のまま屈している。彼らは自分を尊重し自立心を持ちつづけようとするのと同時に，恥辱を感じ孤立無援感を抱えている。また，自分自身が再びトラウマを受けるような事態を招いたり，自分の家族や家族以外の人たちにトラウマを与えたりすることによって，自分のトラウマを激しく再演する被害者もいる（第1章および第7章を参照）。

　自分の人生におけるトラウマの影響を意識している被害者のほとんどが，自己防衛の本能を保っており，自分に起こったことを人に気づかせることに対してきわめて両価的な感情を抱く。例えば，レイプの被害者はふつう，自分が信じてもらえないとか，非難されるとか，自分の性的な面がさらされるとか，細かく調べられるというような危険をおかしていることに気づいている。夫婦間暴力＊の事実を公に認めることは，配偶者に愛されていないとか，自分や自分の子どもを守ることができていないとか，自分の家族に安らぎと幸せとを提供できていないとか，身体的，経済的に無力であるという恥辱を感じることになるため，難しかったり不可能であったりする。家族や恋人同士のような間柄では，適切に信頼することと自分を守ることへの不注意や怠慢とのあいだの線引きは非常に難しい。最近では，フェミニストのグループのなかには，恋人同士の関係のなかに厳密なルールを導入しようとしているものもある。これについて，カミール・パーリア（Paglia, 1994）＊＊のような批評家は「被害者志向の社会福祉運動家の恩着せがましいパターナリズム」（p. 208）であるとしている。彼女はこうつけ加えている。「フェミニズムは，野獣の残虐さと欲望を私たちすべてのなかに正直に見出すべきであり，人間たる境遇の邪悪さを理由に男性を非難することをやめるべきである」（p. 136）。

　自分を守る責任の所在がどこにあるのかという疑問は，PTSDが巻き起こす激しい社会論争の核心となっている。親密な間柄での暴力では，沈黙することを了解しあっていたり，真実の訴えと虚偽の訴えがあったり，あるいは暴力

＊（訳注）　原語はdomestic violence。直訳すれば「家庭内暴力」となるが，主としてパートナーシップを持つものの間で生じる暴力を意味することから，夫婦間暴力と訳した。ただし，この言葉は，暴力を夫婦関係のみに限定するものではない。また，文脈に応じて，家族内暴力とした箇所もある。
＊＊（訳注）　アメリカのアンチフェミニズム・フェミニスト（1947－　）。

的，挑発的，屈辱的行為の責任をとらないといった状態を生じる可能性がある。見捨てられることに対する恐れは夫婦間暴力の重要な要素である。暴力的なパートナーが恐怖感をあおることで家族をコントロールしようとするとか，虐待者への愛着が逃げる気持ちよりも強くなっているとか，自立していくことは無理だろう，誰にも信じてもらえないだろうという気持ちが，被害者たちに他の選択肢を考えさせなくしている原因になっている可能性がある（van der Kolk, 1989 ; Dutton & Painter, 1993）。皮膚組織の損傷や骨折で救急外来に運ばれてくる虐待された女性と子どもたちの多くは，自分を虐待した人物をかばうために，ただ取りつくろうばかりである――たいていそれは医療者を信じさせ，彼らもまた「他人の面倒ごと」に関わりをもちたくないのである。被害者（あるいは加害者）であることを打ち明けることは，人間関係に関する恥辱感に直面することになる。暴力とそれが自分の人生に与えている影響を認めるには，これまでの人間関係を終わらせ，その関係なしに生きていくことを考えることができなければならない。こういった複雑な現実があることからすれば，近年，多くの医療保険会社が夫婦間暴力の被害女性を扱わないようにしているということもうなずけることである（夫婦間虐待の加害者に対してはそのような制限はなされていない）。

　子どもの虐待，夫婦間暴力，戦争，および拷問の記憶が完全に処理されていないときには，不合理な症状――トラウマの解決されていない側面から派生した行動――を呈する傾向がある。虐待される環境で長期間を過ごしてきた人たちは，文明的な行動のルールを学んだことがなかったり，あるいは忘れてしまっている場合もある。多くの被害者の混乱と無力感は，責任をとることについての受動性や怠惰というかたちであらわれる。恐怖と解離の繰り返しが感情と希望をはっきりと表現する能力を損なうこともある。トラウマを受けた人たちが脅されていると感じるとき，彼らの態度は見捨てられることへの恐れによって特徴づけられることが多く，自分を虐待する人に痛ましいまでに迎合することも少なくない。彼らの受動性は，虐待の連続のなかで自分が演じている役割を認識できなくさせてしまう。この受動性と孤立無援感は，怒りや憤りと置き換わりうるものであるが，そのような場合には彼らは自分の感情表現の影響や他者に与える脅威に気づかずにいるようである。受動性も脅迫も，相互関係をもったり他者のニーズに応える余地など残しはしないのである。

こういった行動と直面するときには被害者も周囲の者も強烈な感情を経験するので，それが過去のトラウマに根ざしているということを見失ってしまう傾向がある。そのかわりに，両者とも自分の反応を正当化するための理論的解釈を組み立てようとする。つまり，被害者の場合には念入りに作り上げた不満の理由を，そして周囲の者の場合にはどこか非難的な意味をもつような診断名を提出するわけである。こういった不満や診断は，その集団のコントロールの感覚を取り戻させるようにできている。しかし皮肉なことに，両者ともが個人間の支配と服従という二極構造のトラウマを永続させるように思われる。協力と自己防衛の保持とのあいだの健全なバランスが失われると，結果として一方の個人や集団は力強く，他方は無力であるという両極構造ができあがる。したがって，トラウマは無力な嘆願者／被害者／援助者と，略奪者／支配者／圧制者のあいだで演じ続けられるのである。被害者を「サバイバー」と呼ぶことは，この無力な二極構造の現実を否認した遠まわしな言い方の一つなのだ。

防御の利益と損失

トラウマは社会変革の触媒として働くこともある。彼ら自身の不幸を声にすることによって，多くの社会評論家，政治的指導者，芸術家は自らのトラウマを他の人たちを救う方法へと変容させることが可能となる。例えばジャーメイン・グリア (Greer, 1989)＊は，第二次世界大戦後の彼女の父親のPTSDを次のように描いている。

重症の障害のある男たちを医務士官が検査する場合，ほとんどいつだって，その根本の原因は戦争前の経験，たいていは「家庭」にあると診断するのだった。病んだ者は一級の戦闘兵器ではなかった。人間を病ませるのは戦争ではないが，病んだ人間は戦争では戦えぬというのが軍隊の定理であった。軍当局は怖がることを非難していたが，このことが男たちの苦痛

＊(訳注) オーストラリアのフェミニスト (1939-)。

をますます強めていた。実際のところ，男たちは恐怖を感じるにはあまりにも疲れていて気力を失いすぎていた（pp. 327-328）。

　子どもの頃に自分の父親の苦痛に直面させられたことと，それと取り組むための苦闘は，成人後のグリアに（レイプ，近親姦，夫婦間暴力の忌まわしい表現のなかに見られる）性的な色彩の強い作品を書かせる下地となった。これと同様に，第二次世界大戦の反体制指導者の多くは，後の半世紀のあいだ，ヨーロッパ統一に身を捧げる指導者となった。アンソニー・イーデン（Anthony Eden）＊とハロルド・マクミラン（Harold Macmillan）＊は，ともにフランス前線の帰還兵であったが，保守党首相となり，大英帝国の社会保障の設立に貢献した。このように，トラウマの直接の経験は個人にとって苦痛をもたらすものであるけれども，社会的あるいは芸術的な活動に昇華されうるものでもあり，それによって社会変革への力強い要因として働きうるものなのである。

　被害者の苦境を扱い損ねることが社会にとって災難となることもある。トラウマの再演が社会に与える損失は，子どもの虐待，暴力の繰り返し，生産力の不足という形をとり，莫大なものとなる。トラウマの現実に直面し損なうことが，政治的な荒廃をももたらすかもしれない。例えば，第一次世界大戦後に，帰還兵が社会で働く能力に与えた戦争の影響に正面からとりくむことができなかったことや，彼らの「弱さ」に対する社会の寛容の欠如が，結果的に，その後のファシズムと軍国主義の台頭をもたらすことになったのではないだろうか（第3章を参照）。連合国の復讐の欲望が動機となったベルサイユ条約における実現不可能な戦争賠償の要求は，すでに屈辱をうけていたドイツにさらなる屈辱を与えるものであった。その結果，ドイツ国民は自国の帰還兵たちを無情にあつかい，不道徳者として非難した。この無力な者たちの屈辱の連鎖は，ナチ体制のもとでの人権の価値の究極の低下，弱者と異者の根絶，そして「下等」な人びとを服従させることへの道徳的な正当化を促し，つまりは引き続く戦争を合理化するお膳立てとなったのである。

　第二次世界大戦後，ナチスドイツと日本帝国を破った列強はようやく教訓を

＊（訳注）　アンソニー・イーデン（1897-1977），ハロルド・マクミラン（1894-1986）は，ともにイギリスの保守党政治家，首相。

得た。アメリカはマーシャル・プランによって敗戦国を大規模に援助し，それは以後50年続いた相対的な世界平和の経済的基礎を形作ることになった。自国においては，同様の寛容の精神によって作られたアメリカ軍下士官兵法が多くの帰還兵教育をもたらした。それは幅広い基盤を持つ教育の行き届いた中流階級を生み出し，一般経済的福利を促した。同時に，戦闘帰還兵の健康上のニーズを援助するため新しく退役兵士管理局が全米に設立された。しかし，興味深いことに，このように帰還退役兵士に深い配慮がなされたにもかかわらず，戦争の心理的な傷跡にはまったく注意が向けられず，外傷神経症は公式の精神科診断から急速に消え失せたのである。1982年には著者の一人（van der Kolk）が，ある退役兵士管理局の病院で300人余りの第二次世界大戦の帰還兵の調査を行ったところ，患者の85％にPTSDが見られたが，カルテにPTSDという精神科診断が記されていた者は一人もいなかった。

　トラウマを乗り越えていくために，人と組織と社会は適応的な活動をする必要がある。問題解決型のアプローチはそういった活動に必須なものであり，過度の内省は再建を妨げる。しかし，過去を振り返らないでいるようにすると，被害を受けた人や集団は経験から学ぶことができなくなるであろう。自分の活動の意味に気づかずにいると，回復をもたらす活動とトラウマを再び招くような活動との区別をつけられなくなってしまうことがある。このことは個人的レベルでも社会的レベルでも真実であろう。非常に典型的な例をプレコヴィッツら（Pelcovitz et al., 1995）が示している。彼らの報告によれば，あるトラウマを受けた思春期の若者のグループでは，それまで彼らが受けてきたひどい身体的虐待の影響をきわめて小さくすることができていた。しかし，彼らは自分たちの活動がどういった結果をもたらしているのかをまったく意識することなく，日常的に仲間うちで，他者を収奪する関係，あるいは自分が被害を受ける関係を繰り返していたという。

　活動を通じて自分たちの感情を扱っているようなトラウマを受けた人たち（あるいはコミュニティ）に関わる場合，専門家と政策者は，一方ではトラウマの後の孤立無援感を克服するため行動するという自然な欲求を大切にすることが必要である。また一方では，新たな社会的コンテクストにおいて自らのトラウマを再演することが危険であるということを伝える方法を，彼らが見出せるように援助することも必要になる。感情やイメージや社会での相互関係のな

かでトラウマが再来するのを活動によって防ぐことができなかった場合には，個人と社会の両者が，起こった現実とそれに伴う痛みを認めることが必要となる。過去に直面するという作業は，信頼のおける人や組織とのみ行うべきものである。傷を露呈しても建設的な反応が得られなかったり，助けを呼ぶことが被害者の非難だと受け取られたりするような深刻な危険が常にあるからである。

社会的孤立と統合との対立

　合理性と客観性はトラウマを受けた人たちに対する社会の反応の基本的な決定要因ではない。むしろ先述したように，社会の反応は，基本的には世界は公平で，人間は自分の人生を司ることができ，悪いことというのはそれ相応の人たちにしか起こらないものであるという信念を持ちつづけるための保守的な衝動であるといえるだろう。一般的に，悪い知らせの使者は忌むべきものとされる。それで，社会は，被害者が社会組織を汚し，徐々に自立の力を衰えさせ，社会資源を消費しつくし，強者に依存して生きていくのではないかとの疑いを持つ傾向がある。弱者というのは厄介者であり，初期の同情される時期を過ぎると，寄生虫や社会の疫病神のごとく扱われる。社会は次のような2つの考え方を受け入れるときにのみ，被害者に対して肯定的な関係を持つことが可能となる。①被害者は自分たちがトラウマを受けたという事実について何も責任はない。②被害者がトラウマ性の記憶を取り扱うような援助を提供されなければ，彼らは暴力的で不安に満ちた存在となり，信頼のおけない簡単に取り乱してしまう労働者であり，配慮の足りない親であり，そして耐えきれない気持ちを紛らすために薬物やアルコールを使うような人になるであろう。

　非難の問題は，なみはずれて複雑である。ひとたび人がトラウマを受けると，その人たちは再びトラウマを受けやすくなるということが繰り返し示されている。このことはラッセル（Russell, 1986）の調査や，ブレスラウ，デイヴィス，アンドレスキー（Breslau, Davis, & Andreski, 1995）の調査によっても強く支持されている。一度トラウマを受けると，人は自分を守りつづけることができなくなってしまうことが多く，自らが傷つくような状況に身をおく

傾向がある。再被害化の問題は社会政策に対しても非常に重大な影響をおよぼす。被害者が自分の与えられるべきものを得ることができ，さらなる受傷から身を守ることができるような社会を作り出すことは可能であろうか。社会民主主義の北欧の福祉は暴力の循環への防止効果をもっているのだろうか。もしそうであるとすれば，それは社会で最も意欲的な人たちの意欲の育成を犠牲にしてはいないだろうか。アメリカのヘッド・スタート＊やこれに類似した政策は早期介入による暴力の防止を実現しているだろうか。それとも，これらの政策は社会工学的に見て失敗したと言えるだろうか。学校プログラム，デイケアセンター，そしてその他の早期介入に投資するのがより良いのか。それとも，犯罪者の遺伝子を遺伝子プールから一時的に排除することによって，その他の社会の安全性を確保するという目的で，警察組織を大きくして刑務所を増やすことに社会資本を投入するべきなのだろうか。これらの二分法的な疑問は論理的に正しいのだろうか。これらの疑問に対する答えを出すことは本書の範囲を超えているが，研究可能な疑問である。政策者とその選挙民が見出す答えがたとえどんなものであったとしても，それはトラウマの被害者の運命に対するのと同様に，社会のメンバーが直面するトラウマ全体に対しても大きな影響をおよぼす。

　臨床的な経験から，被害者が提示してくる苦悩に人が耐える能力とは，少なくとも部分的には，その人が自分自身の不運をどのようにうまく取り扱ってきたかに関係しているということがわかる。彼らが自分自身の傷と苦痛の現実に直面しその痛みを受けとめたとき，それは忍耐力やときには他者に対するに思いやりへと形を変える。それとは対照的に，人が自分自身の個人的なトラウマの影響を否認し，大したことではない，そんなに悪くはないと言い張ったり，あるいは自分を虐待している人のために言い訳をしたりしている限り，彼らは攻撃者を同一視するようになる。そして，彼らが自分自身の傷ついた部分を扱うのと同じ厳しさで他者を扱うようになる。攻撃者との同一視は自分自身への共感を，ひいては他者への共感を回避させてしまう可能性がある。

＊（訳注）　アメリカの子どもたちを対象とした就学前教育プログラム。特にマイノリティの子どもたちを中心に，就学の時点で不均衡が生じないようにすることを目的としたもの。

「偽りの記憶」論争

　賠償を与えることは，誰かが傷を受けたという事実を認めることの一部となる。これは，被害者が責任の所在という問題に対して周囲の注意を喚起することになり，司法と精神医学の場に難しい問題を提起する。被害者のために社会資源を提供しないことよりも，不当な告訴のほうが社会的に危険であるという仮説のもとに，司法システムは訴えられた加害者に不利になるような証拠に対して厳格なルールを定めている。「偽りの記憶」（false memory）の論争は，双方が高い道徳性を要求するなか，社会正義の主張のまさに核心となっている。トラウマとなった出来事の記憶が正確なものであると信じられるかどうかについての辛辣な論争のなかで，被害者は（多かれ少なかれ声を持たない）第三者となる。論争においてどちらの立場にたった弁護士も，誤った正義，被暗示性，あるいは誣告の危険性を示そうとして，セーレムの魔女裁判を引き合いに出すことが多い。彼らのトラウマとなった出来事の記憶の多くが治療者によって「植えつけられたもの」であるという疑念が（科学的な証拠を欠きながらも）高まり，被害者は誣告をしていると疑われやすいのに対して，加害者のほうは，疑わしい点を有利に解釈してもらい，受けるべき懲罰を免れることもあるだろう。現在の政策的な流れとしては，アルコール症やブラックアウトの病歴がある親の記憶力に対する信頼性のほうが，自分の過去の恐怖に関する侵入的なイメージのために治療を求めている真面目な人たちのそれよりも，受け入れられるという状況にある。

　近年，性的虐待の記憶に気づき，自分を虐待した者を裁判所に訴えることも見られるようになったが，訴えられた加害者が有罪とされるのはほんの一握りである。マスメディアを信頼するならば，こうした事態は急激に広まってきているということになろうが，マサチューセッツ州の裁判所記録の調査は，子どもの性的虐待の実際の件数に比べて裁判所判例がきわめて稀であることを示している。例えば，1993年にマサチューセッツの社会福祉局は2,149件の性的虐待を確認した。子どもに対する性犯罪を理由におよそ400人が刑務所に収容されており，575人が執行猶予の上で保護観察に付されている。1990年から

1994年の間に，マサチューセッツでトラウマとなった出来事の記憶を取り戻した成人が虐待者を告訴して裁判所で審理が行われた件数は総計で4件だった。そのうちの1件は155人の子どもへの強制わいせつで訴えられた牧師の有名な事例である。

「偽りの記憶」であるという標語を掲げた運動は，セラピストのもとを訪れた疑うことを知らない何千という白人中流階級の女性の心のなかに虐待の誤った記憶が植え込まれたと主張している。しかしながら，現在の研究によれば，①トラウマとなった出来事の記憶が人の心に簡単に植え込まれるという証拠はなく，②これまで忘れられていたそうした記憶が取り戻されるのは女性だけに限られたことではなく男性にも共通にみられ，精神療法を受けていない人たちより受けた人たちに多くみられるとは言えず，③トラウマ後の健忘はどのような社会階層でも生じ，④トラウマ体験に続く全健忘の比率は，ヒスパニックで白人の3倍，アフリカ系アメリカ人で2倍である，ということが明らかとなっている（Elliot & Briere, 1994）。性的虐待の多くの事例が精神保健の専門家と司法システムのどちらにも，おそらく報告されず，注意も払われないままになっている。子どもの養育権の問題は，偽りの告発を生み出す動機となりうるため，この問題を非常に複雑にする。シェトキーとグリーン（Schetky & Green, 1988）は，子どもの養育権をめぐる裁判における性的虐待の申し立ての25%程度が偽りの申し立てであると見積もっている。

あらゆるタイプのトラウマの後に遅発性の記憶（delayed memories）が生じることは，ゆうに1世紀にわたって記述され続けており（第10章を参照），取り戻された記憶（retrieved memories）の正確さについては非常に複雑である。知覚の質が断片的であるということがトラウマ性の記憶の特徴のひとつであり，刻み込まれたこれらの記憶の断片を説明しようとして被害者が構成する物語は，トラウマが起こったときの発達段階の影響を受け，また，社会的な要請にしたがったものとなる。1世紀前にあった論争と同様に（第3章を参照），これらの問題にかかわる運動は，抑圧された記憶を明らかにすることの問題と被暗示性の問題に焦点をあててきた。

「偽りの記憶」論争は，一方では，家庭内で起こる虐待の秘密のベールを取り除こうとする人たちが強い疑惑の目で見られることによって再びトラウマを受ける可能性があることを示している。また他方では，虐待に関する偽りの訴

えを防ぐために慎重な注意が払われる必要があるということを示している。なんといっても，そのような凶悪な事件で告発されること自体，計り知れない結果をともなったトラウマ体験となる。最近では，性的虐待の告発に対する市民社会の激しい反発が増してきている。訴えられた親たちや親を擁護する専門家のグループが，子どもの頃の性的虐待を訴えている人びとの話の信頼性を損ねることを目的に，「偽りの記憶症候群協会」(False Memory Syndrome Foundation) と呼ばれる，かなりの影響力を有する啓発組織を設立した。その組織は，彼らの呼ぶところの「回復記憶運動家」(recovered memory movement) である精神療法家たちによって創り出された「偽りの告発」の流行があるということを主張している。被暗示性の強い患者の治療をしている臨床家が用いる不適切なテクニックによって生み出される「偽りの記憶症候群」の存在を主張することが，この組織の存在の基盤となっている。現在まで，そのような症候群の存在に関する科学的な証拠は全くない。しかし精神療法家のなかには，患者の心理学的な問題のほとんどを子どもの頃の性的虐待の既往歴に還元する傾向のある者もいるという事実については，異論のないところである——これは，精神科的問題の原因ついて子どもの頃の虐待の関連性をまったく無視し，虐待が人格形成に与えるひどい影響について述べたおびただしい数の研究論文の臨床的重要性を却下してしまう多くの精神保健の専門家がいるのと同じである。

　これらの記憶が被害者にもたらす激しい苦痛と，そしてその訴えが正当なものであろうと偽りのものであろうと告発された人にもたらされる破滅的な影響のために，性的虐待に関する真の訴えと偽りの訴えの問題は非常に感情的なものとなる。その結果として，偽りの記憶を主張するグループは「消費者精神健康保護法」(Consumer Mental Health Protection Act：CMHPA) ——「記憶を取り戻すための治療」(memory retrieval therapy) を法律違反とする立法——の成立をいくつかの州で求めている。訴えられた親たちはこの立法化を求めてアメリカ心理学会（American Psychological Association）などの専門家組織と戦っている。学会の代表評議会は「厳密な調査では，CMHPAは消費者を実際には傷つけ，質の良いサービスを手にすることを制限するような多くの規定を含んでおり」「表面的には消費者を保護するとしながら，CMHPAは実際には官僚制と消費者の精神保健サービスへのアクセスを妨げる不必要な障

壁を作り出している」と結論している（Director of legal and Regulatory Affairs, 1995）。

　この論争のなかで矢面に立たされているのはほとんどの場合精神療法家であるが，司法プロセスもこの問題の最終的な社会的決定者として論争に巻き込まれてきている。法廷で当事者同士が敵対するという環境は，告訴と反訴を助長し，危機に瀕した問題の解決のための理想的な討論の場であるとはいいがたい。性的虐待のケースのうち「抑圧された記憶」の問題が関係するのは全体のごく一部に過ぎないのだが，この事実は法廷の判例が広く知れ渡ることによって曖昧にされてしまっている（第10章を参照）。また，不当に訴えられた人の苦境に対する正当な配慮が，子どもの頃の虐待による真のダメージの問題を曖昧にしているとするなら，それは最大の不幸だと言えよう。

　「偽りの記憶」論争は，トラウマになるようなストレスの重要性の認識に対する「信奉者」と「懐疑論者」の意見をさらに分裂させる。論争が加熱するなかで，臨床的，科学的な疑問が徐々に見失われつつあるのだ。毎年25万人の子どもが性的に虐待されているという連邦法務局の見積もりからすれば，加害者は虐待や性的暴力の影響を覆い隠そうとやっきになっていると言えよう。さらにトラウマの影響の事実を否定することにきわめて重大な関心をもっているのは，必ずしも子ども売春組織の運営者，小児性愛者，レイプ犯，そして子どもの虐待や夫婦間暴力の加害者だけではない。保険会社や軍隊などのような強力な社会組織もまた，莫大な金銭が損害賠償請求と保険料償還として支払われる可能性があるため，人の生活におけるトラウマの影響を軽いものだとすることによって利益を得ることになる。残念なことに，トラウマの現実を否定することで得られる多方面の利益があまりにも強大であり，弱みにつけ込まれることに対する恐れはあまりにも根深く，自分の災厄の責任を追及すべき特定の個人や組織を見つけようとする人間の要求はあまりにも広く行き渡っている。そのため，この論争が，事実が何であるかに対する基本的な関心によって動機づけられたものではもはやあり得なくなっている。

社会におけるトラウマの伝説

　前に述べたように，被害者は自分のトラウマとなった過去と同じ状況を再び作り出すという傾向によって自らを追い込んでしまっていることに気づくことがある。この繰り返しの衝動は，子どもの頃の性的虐待の被害者の話にありありと描かれており，これをクラフト（Kluft, 1991）は，さらなる被害を受ける「卵を抱いたカモ」と呼んだ。トラウマを受けた人の多くは，再被害の恐怖と外部への再保証の要求との葛藤を中核として生活や人生を組み立てている。この恐怖と要求は，被害者が補償や保護を求める専門家たちに，怒りや，拒絶，あるいは強烈な加虐的反応を生じさせることがある。トラウマを受けた者が並外れた孤立無援感を人に伝えたり，きわめて攻撃的に行動することによって，さらに被害を繰り返すという結果をもたらしやすい。トラウマを受けた人たちのケアをゆだねられた専門家は，共感と怒りと無力感との間で綱渡りをすることになり，その結果，彼らとの関わりで激しく消耗していく可能性がある。専門家は，残念なほど容易に，救済者かあるいは迫害者の役割を取らされることになり，そのいずれもが結局はトラウマの反復という結果に終わるのである（第7章を参照）。被害者との人間関係を持つ場合，治療者は自分自身の主観的な反応と，人生の最暗部を思い知ったトラウマを受けた人という「仲間」からもたらされる情報から自分自身を守ろうとする要求というものを，常に意識しておらねばならない。

　社会の仕組みは被害者への反応と態度を決定するうえで重要な役割を果たしている。例えば司法システムは，攻撃的な衝動を伝えるうえで重要な象徴的，実際的役割をもっている。つまり刑法は，ある一定の社会において，暴力，被害化，復讐に対する主要な内的な監視機能を持つ。個々の市民の手から「復讐」を取り上げることによって，加害者に恥辱をもたらしコントロールされた復讐を与えるためのシステムを提供し，社会のなかで葛藤がエスカレートするのを防ぐ。被害者の苦悩も，司法システムによる暴力と復讐の封じ込めと似通った方法で抑止される必要がある。文明化された社会が課題とすべきことは，過剰な暴力，災難，剥奪を抑止する方法と，子どもたちが残忍な目にあわ

ずに育ち，被害者の悲しみを補償し，人びとが孤立無援にならずに年を重ねることができるような庇護を提供する方法を見つけることである。

司法システムや医療および社会保障のシステム以外の社会構造と慣習は，人びとが自らの憤激と恥辱に意味を見出すのを援助するうえで決定的な機能を果たす。ワシントン D. C. のヴェトナム戦争祈念碑やエルサレムのホロコースト祈念碑であるヤード・ヴァーシェム（Yad Vashem）*などの記念日や公式の記念碑は，人びとが無力さと怒りを超越できるようにする時と場所を提供する。トラウマの社会的な変形は，災難や苦痛に対する怒りと復讐心を超越した人たちにおいても具体化される。マーチン・ルーサー・キング・ジュニア（Martin Luther King Jr.）とマハトマ・ガンジー（Mahatma Gandhi）は，自分の個人的な悲嘆と災難を全人類の災難にまで高めた現代的な例である。

復讐心，正義感，そして意味を見出すことというテーマは，太古の昔から人間の中心的な関心事であった。例えば，およそ2500年前に劇作家アイスキュロス（B. C. 458/1997）は，彼の偉大な三部悲劇である『オレステイア』で，人間社会におけるトラウマ後の怒りと復讐の内包を中心テーマとしており，そこでは生々しい復讐の問題が最終的に社会正義の問題に形を変えている。この三部悲劇のなかで，（母親による父親殺しの）被害者であり，かつ（復讐のために母親を殺害する）加害者であるオレステスは，法の規律に自分自身を従わせることによってこれらの行為の忘れえない記憶を和らげるのである——その規律は生々しい「人間に対する人間の残酷さ」の力を導き，内包するためにつくられている。

復讐への衝動を法の定める規則による調停の下におくこと，共通の象徴と記念を見つけること，社会の安全に対して責任のある機関をつくりだすこと，正義の象徴である人に栄誉を与え同一視すること——これらすべてのことが，それまで抑圧と残酷が専横をきわめた社会にとっての重大な課題である。東欧諸国や旧ソビエト連邦のような全体主義から最近になって開放された諸国の市民は，自由を増した政治的環境のなかで過去のトラウマの影響を押さえ込む新しい方法を見つけることを必要としている。全体主義社会においては，市民に対する系統的な残虐行為は社会統制の主な方法である。市民が自分の人生に能動

＊（訳注）ホロコーストとその犠牲者に関する資料収集と調査を行うイスラエルの公的機関とそれが運営する追悼祈念館。

的に携わることを犠牲にし，恐怖の記憶を押さえ込むのに全力を注ぐことによって，国家は市民を服従させることに成功する。ソビエトでは2000～6000万人の市民が殺されたと見積もられている。グーラーグ（Gulag）*のサバイバーや死者の遺族たちは，自分たちの喪失を語ることや深く悲しむことを禁じられていた。子どもたちは彼らの父親のことを非難され，女性たちはグーラーグでの自分たちの夫の運命を知らされずに再婚した（Remnick, 1993）。

　これらの事実からさまざまな重要な問題が現れる。残虐な行為や惨殺の記憶はいかにして社会的レベルで蓄えられるのであろうか。人びとの忠誠の度合い，個人的そして社会的献身，公共の利益のために個人を犠牲にするという信念，正義を信じること，選ばれた代表者に意志決定を快く委任しようとする気持ち，そして法と規則の意味を信じることに対して，残虐な行為の記憶はどのように影響するのであろうか。歴史的にみて，共有されたトラウマは，それを信じるものに対して妄想的態度をとらせようとする結束の堅い組織の出現を促す。そこでは，彼らの現在の苦境の責任を押しつけられた「よそもの」がスケープ・ゴートとされる。ある意味では，そのような未熟な社会組織が，共に受けた災難の仲間意識を生み出す社会構造の核を形成する。残念なことに，共有された災難の代償として，共有された嫌悪と復讐への傾倒が生ずることが多いようである。かつて全体主義であった国々における現在の政治的な発展について，個人の富の蓄積への傾倒という形で具現化した新ダーウィン主義者の市場の力に対する信念が，過去の災難を復讐へと変える伝統的な転換の代わりになりうるかどうかは，非常に興味深いことである。資本の蓄積への欲求が，過去のトラウマの復讐の欲求を和らげることができるかどうか，大いに注目すべきであろう。

　過去に対する社会的な否認の機能については，より一層理解を深める必要がある。例えばミヒャエル・ゴルバチョフが，ソビエト政権下における自身の家族のトラウマの経歴を公開したすぐ直後に，権力を奪われたというのは偶然の一致だろうか。

　ルワンダ，ボスニア，レバノン，カンボジア，そしてアメリカの都市のような場所において，トラウマを受けた人の個人的な災難を公的に認めて確認する

＊（訳注）　旧ソ連のとくに政治犯を収容する強制労働収容所とその制度。

ことが，信頼感と共感と個人の責任をわかちあう感覚の促進をもたらす有用な社会的プロセスであるかどうかというのは重要な問題である。生きていくうえで基本的に必要とされるものが提供されないままで，個人や国家には自らの過去の恐ろしい真実に直面する余裕があるのだろうか。敗戦から復興したドイツが，トラウマとなった過去に対して 40 年以上の年月をかけて公的に直視し続けていながら，一方では，少なくとも同様にその回復に成功している日本が，第二次世界大戦の終わりから半世紀以上ものあいだ，そのトラウマを社会的に否認しつづけてきたという事実は，いったい何を意味しているのだろうか (Buruma, 1994)。

何らかの形で社会が被害化と復讐のサイクルから抜け出すことは可能である。例えば，後期中世では，ヨーロッパの都市における殺人は今日のアメリカの都市よりも高率でさえあった。政府が権限下にある民の利益のための統治を今一度信託されるような社会契約を再度結ぶことを可能にするプロセスとはいったい何であろうか。

なぜディケンズの時代と第一次世界大戦後の時代との間に，ロンドンにおける暴力の比率が劇減したのか。日本やドイツのような国々は，どうして第二次世界大戦後に，彼らの戦争トラウマを社会レベルで再演せずにすんだのだろうか。西ドイツがファシズムの伝説を東ドイツに押しつけ，東ドイツもまた同じようにしていたというのが良い例であるが，冷戦の間に，トラウマとなった過去に対する非難を敵に投影する機会が，彼らの回復をかなり促したのかもしれない。第二次世界大戦が社会に与えた衝撃の現実を公式に否認したことが，信じられないような経済復興を助けたのだろうか。自らの苦痛について沈黙を守ったことで，苦悩をかかえた個人はどのような犠牲を払ったのだろうか。人が社会契約の参加者であるという感覚を持つことによって，自分の個人的な傷についての感覚を捨て去ることができるのであろうか。国家レベルの集合的通念の多くは，抑圧に対する苦闘と，受難者たちによって払われた犠牲に焦点があてられる。国家が効果的に機能しようとするなら，その市民に所属感と安心感を生み出す国家集団の感覚を作り上げるために，トラウマの歴史を分かち合う必要があるのだろうか。

トラウマとニュース・メディア

　ニュース・メディアは社会がトラウマを受けた個人を扱ううえで中枢的な役割を果たしている。メディアはトラウマとなりうる出来事に関するニュースの第一の伝達者であり，被害者が同情や理解をもって扱われるか，あるいは軽蔑や無視をもって扱われるかは，彼らが決定している。その理由はまったく明らかではないが，聴取者がその問題に個人的に巻き込まれない限り，あるいは被害者に対する同情を求めることがない限り，人びとはトラウマの物語に対するほとんど飽くことなき欲求をもっているようである。しかし，大地震やその他の自然災害の後のように，被害者への同情が形成された場合には，社会的な支援が殺到しがちである。衛星技術の到来にともなって，テレビ視聴者が地方のスポーツ競技場の観客になりうるのと同じように，スリランカ，ルワンダ，あるいはボスニアの恐怖の物語が遠く離れた地域の家々の今へと直結され，その地域での日常のトラウマ体験の不足を補うことが可能になってきた。事故，犯罪，災害の紋切り型で強烈なイメージの日常の寄せ集めがどのような影響を及ぼすかについて調査が行われることはほとんどないが，関心を鈍らせ，複雑な苦悩を取るに足らないものにしてしまうというのは確かである。

　メディアはさらに人びとの意識と感受性を高める効果をもちうる。ヴェトナム戦争の期間，テレビ報道は，アメリカ市民が抽象的な愛国精神を越え，残酷な行為と混乱した災難の事実に直面することを可能にするような，グロテスクな映像と戦争の恐怖を市民に提供した。これらのイメージは戦争に関するアメリカの大衆の見解を大きく変えた。テレビ報道は，強い興奮を喚起する超現実的なイメージをいとも簡単に作り出すことができる。例えば，湾岸戦争での「スマート」なレーザーで誘導される爆弾の使用は，まるで戦闘を，大量殺戮という故意の打撃というよりも，コンピュータ・ゲームのように映し出した。これらの映像は，対空兵器をよけて飛んでいるパイロットや，無限に続く無情な砲撃の標的となった何百万という名も知らぬイラク軍兵士が経験する恐れと恐怖を無視しながら，興奮と昂揚を引き出すことに成功した。

　こういった代理性のスリルは安易な現実描写を提供する。テレビのイメージ

の多くはその被害者へのトラウマの即時の影響をもっともらしく作り上げるが，長期的な影響がどのようなものであるかなどを示すことはまったくない。トラウマの長期的な影響を描写するには，ほとんどの人の注意持続時間よりも長期にわたって興味が持続される必要がある。これらの描写は災難の現実の個人的な次元を無視するので，葛藤解決のための合理的で必然的な方法として暴力の許容を生み出す傾向がある。トラウマと暴力がもたらす社会的損失を意識化させることができれば，人類の暴力の現実について市民を教育することが可能となり，そういった行動を変えるための高度な介入法の開発に向けて，政治家とその支持者たちに強い動機づけを与えることができるだろう。

臨床家：主観的観察者，それともアドボケイト？

　トラウマを受けた子どもや大人を扱っている臨床家や研究者は，現実の人類の災難に直接さらされるため，一般の人びとやニュース・メディアがしているのと同じようには，被害者の現実のうわべをうまく言いつくろう余裕はない。しかし一方で，臨床家と研究者たちは，被害者が一般市民に引き起こすのと同じ類のアンビバレンスや麻痺を免れることもできない。研究者と臨床者の基本的な仕事は被害者を理解し癒すことであるが，人生の残酷な事実への絶え間ない直面化は，私心のない科学的態度を保つことを非常に難しくする。トラウマを扱う仕事をすることで誰もが，人類の災難の本質と，「人間の人間に対する残酷さ」と，人間関係の清らかさの本質的な欠如とに直面する。個人は，そして全体としての文化も，これらのむきだしの現実を意識から排除するための念入りな防衛を作り上げるのである。

　医学と心理学の実践はそれが行われる文化的なコンテクストから分離することはできない。医療の専門家たちは，あまりにも多くの苦難に直面しているため，人間の人生に対するトラウマの影響の事実を認めることに他の分野の専門家たちよりも消極的である。20世紀のさまざまな戦争の間とその後には，精神科医の多くがその一部に属していた軍隊の精神科か，トラウマを受けた人に医師が直面した際に生じるジレンマを例示している。こうした状況で，医師たちは，隊の戦闘力を強化するという責務の一部として，兵士一人ひとりに対す

る共感を否認する必要があった。かくして，軍隊に属する精神科医は，兵士が戦闘に適応しているかどうか，すなわち自らの人生に終止符を打つ準備ができているかどうかを決めなければならないという，倫理的にはおよそ不可能なジレンマに直面した。そのような倫理的なジレンマに直面するとき，災難の問題は，いとも簡単に「職務怠慢」とか「臆病者」というような単純な診断へとすり替えられる。例えば，第一次世界大戦中に，死や負傷への恐ろしい曝露に立ち向かえなくなった兵士に対する共通の呼称は「不道徳者」であった。

　平和な時代でさえも，医師は同様の利害関係についての葛藤に陥る――一方では患者への，そして他方では病院，保険会社，あるいは援助や補償の資金を支給する組織への忠誠心においてである。一般的に，被害者自身がその出来事をどう体験しているのかと，医師やその他のケア提供者（法律家や年金担当の職員などを含む）が自分たちの患者のトラウマをどのように理解しているのかとの間には深い相違がある。専門家に政治活動家になるよう期待することはできない。しかし，専門家が子どもの虐待や夫婦間暴力に直面し，引き継いでくれる機関がなく，彼らのやるべき行為を規定する規則も存在しない場合，彼らはどう反応するべきだろうか。「他人の厄介ごと」に巻き込まれることへの恐れが，子どもの虐待の重大さを明らかにしこれを精力的に扱うことを避けようとする，医学，とりわけ精神科に一般にみられる伝統的な態度をもたらすことは間違いない。結局のところ，医師や心理学者は，社会改革家（十字軍）になるための訓練や，家族の価値についての社会的幻想や人間の行動の暗黒面に直面するための訓練を受けてはいない。他者の苦痛から距離をとるという態度が認められないとしたら，あるいは被害者にスティグマを与えて避難することによって自分の身を守ることが許されないとしたら，われわれは専門家としての職業を実践し続けることが果して可能だろうか。専門家が効果的な介入と治療を提供しようとするとき，これらの感情と態度をなんとかして扱わなければならない。トラウマの現実が認められ，周囲の者がその現実への直面化に対して抱く自分たちの反感に何とかして対処することができなければ，効果的な治療は不可能なのである。

結　論

　それを見るものに被害者の苦難が与える衝撃は，トラウマの影響に対して客観的な立場を維持することを困難にする。それでも，人の心理学的，生物学的側面に与えるトラウマの影響を十分に理解するために，そして真に効果的な治療を構成するのは何なのかということを見つけだすためには，主観的経験を疫学的なデータの形にするための科学的方法が厳密に適用される必要がある。科学的なアプローチはトラウマの個人的な体験を曖昧にしたり，調査の真の対象である苦難に対する視点を失ってしまう危険をはらんでいる。しかしトラウマへの反応の個人的要素を厳密に観察することは，その体験の総体を分析することを可能にし，効果的な介入と治療を計画することを可能にするであろう。1世紀のあいだ，人の心と体に与えるトラウマの衝撃の現実に対する否認が一時的には生じたけれども（第3章を参照），それでもなお，客観的なデータによって被害者に対する社会の態度が形づくられる可能性がある。フロイト（彼は自分自身の意見に常に忠実であったというわけではない）は「理性の声は小さなものであるかもしれないが，しかし不屈のものである」としている。

　コントロールが可能であり，予測ができるという感覚を作り出し，それによって存在の悲劇的な側面の強烈な衝撃から社会を守ることは，専門家が社会から委ねられた大切な任務である。診断基準をつくることは，「奇異で理性を失った人たち」からの防衛として秩序の感覚をもたらしはするが，必ずしも苦痛を軽減するよりよい方法を提供することにはならない。標準的なプロトコルによってトラウマの被害者の治療は容易に行えると主張する治療者は，トラウマに起因する深遠な個人的，社会的，生物学的な混乱を甘く見るという危険をおかしている。また，恐ろしい現実への直面化のなかで自分自身の使命感を維持しようとして，治療者のなかには，患者を悲劇の影響から回復させる治療的介入の効力を過大評価してしまう者がいるかもしれない（第14章を参照）。

　医学，精神医学，そして心理学は，人間という存在が有する，優位に立ち，コントロールを手中にし，そして（経済的とか性的とかいった）自己の利益を危うくするような証拠を排除しようとするきわめて基本的な願望を認知するた

めの方法を見出さなければならない。専門家は，人間というものが，他者に――たとえそれが自分のもっとも近い親類であっても――被害を与え得るという性質をもっているという事実を目撃する立場に立たされる。トラウマの研究をしていると，倫理や社会の価値――客観性の陰に隠れることによってわれわれがしばしば回避する問題――に直面することが避けられなくなる。このことに関しては，芸術家たちが人類の姿を鏡に映し出す役割を伝統的に果たしてきた。彼らはトラウマの問題を，精神保健の領域がこれらの問題について伝統的に不明瞭にしているのとは非常に対照的に，明晰に示している。科学的データが明らかにするところのものに対して慎重な注意を払うことで，われわれがトラウマとその人間集団に対する影響の現実を直視できるようになることを切に望む。

Alexander C. McFarlane
Bessel A. van der Kolk
（岡田幸之＝訳）

文献

Aeschylus (1977). *The Oresteia* (R. Fagles, Trans.). London. Penguin Books. (Original works performed ca. 458 B.C.)
Becker, E. (1973). *The denial of death.* New York: Free Press.
Caruth, C. (Ed.). (1995). *Trauma and memory.* Baltimore: Johns Hopkins University Press.
Breslau, N., Davis, G. C., & Andreski, P. (1995). Risk factors for PTSD related traumatic events: A prospective analysis. *American Journal of Psychiatry, 152,* 529–535.
Buruma, I. (1994). *The wages of guilt: Memories of war in Germany and Japan.* New York: Farrar Straus Giroux.
Director of Legal and Regulatory Affairs, American Psychological Association Practice Directorate. (1995, January). *Memorandum on Consumer Mental Health Protection Act to state psychological associations.* Washington, DC: American Psychological Association.
Dutton, D. G., & Painter, S. (1993). Emotional attachments in abusive relationships: A test of traumatic bonding theory. *Violence and Victims, 8*(2), 105–120.
Elliot, M., & Briere, J. (1995). Posttraumatic stress associated with delayed recall of sexual abuse: A general population study. *Journal of Traumatic Stress, 8,* 629–647.
Famularo, R., Kinscherff, R., & Fenton, T. (1988). Propranolol treatment for childhood posttraumatic stress disorder, acute type. *American Journal of Diseases of Children, 142,* 1244–1247.

Freud, S. (1921). Enleitung zu Zur Psychoanalyse der Kriegsneurosen (*Gesammelte werke*, 12, pp. 321–324). Introduction in E. Jones (Ed.), *Psychoanalysis and the war neuroses* (The International Psychoanalytic Library No. 2, pp. 1–4). London: International Psychoanalytic Press. (Original work published 1919)
Freud, S. (1959). Inhibitions, symptoms and anxiety. In J. Strachey (Ed. and Trans.), *The standard edition of the complete psychological works of Sigmund Freud* (Vol. 20, pp. 75–175). London: Hogarth Press. (Original work published 1926)
Fussell, P. (1983). *Siegfried Sassoon's long journey*. New York: Oxford University Press.
Greer, G. (1989). *Daddy, we hardly knew you*. London: Viking Penguin.
Herman, J. L. (1992). *Trauma and recovery*. New York: Basic Books.
Hobfoll, S. E., & deVries, M. W. (Eds.). (1995). *Extreme stress and communities: Impact and intervention*. Dordrecht, The Netherlands: Kluwer.
Hughes, R. (1993). *The culture of complaint*. New York: Oxford University Press.
Kluft, R. P. (1991). Multiple personality disorder. In A. Tasman & S. Goldfinger (Eds.), *Review of psychiatry* (pp. 375–384). Washington, DC: American Psychiatric Press.
Kobasa, S. C., & Puccetti, M. C. (1982). Personality and social resources in stress resistance. *Journal of Personality and Social Psychology, 45*, 839–850.
Langer, L. L. (1990). *Holocaust testimonies: The ruins of memory*. New Haven, CT: Yale University Press.
Lee, K. A., Vaillant, G. E., Torrey, W. C., & Elder, G. H. (1995). A 50-year prospective study of the psychological sequelae of World War II combat. *American Journal of Psychiatry, 152*(4), 516–522.
Lifton, R. (1983). *The broken connection*. New York: Basic Books.
Lindy, J. D., & Titchener, J. (1983). "Acts of God and man": Long term character change in survivors of disaster and the law. *Behavioral Science and the Law, 1*, 85–96.
McFarlane, A. C. (1988). Recent life events and psychiatric disorder in children: The interaction with preceding extreme adversity. *Journal of Clinical Psychiatry, 29*(5), 677–690.
National Victim Center (1993). *Crime and victimization in America: Statistical overview*. Arlington, VA: Author.
Paglia, C. (1994). *Vamps and tramps: New essays*. New York: Vintage Press.
Pelcovitz, D., Kaplan, S., Goldenberg, B., Mandel, F., Lehane, J., & Guarrera, J. (1995). Post-traumatic stress disorder in physically abused adolescents. *Journal of the American Academy of Child and Adolescent Psychiatry, 33*(3), 305–312.
Putnam, F. W. (1994). *Developmental pathways following sexual abuse*. Paper presented at the annual meeting of the Society for Adolescent Psychiatry, San Francisco.
Remnick, D. (1993). *Lenin's tomb: The last days of the Soviet Empire*. New York: Random House.
Russell, D. (1986). *The secret trauma*. New York: Basic Books.
Schetky, D. H., & Green, A. H. (1988). *Child sexual abuse*. New York: Brunner/Mazel.
Solomon, Z. (1995). From denial to recognition: Attitudes toward Holocaust survivors from World War II to the present. *Journal of Traumatic Stress, 8*, 215–228.
Symonds, M. (1982). Victim's response to terror: Understanding and treatment. In F. Ochberg & D. Soskis (Eds.), *Victims of terrorism* (pp. 95–103). Boulder, CO: Westview.

van der Kolk, B. A. (1989). The compulsion to repeat the trauma: Re-enactment, revictimization, and masochism. *Psychiatric Clinics of North America, 12*(2), 389–411.
Werner, E. E. (1989). High-risk children in young adulthood: A longitudinal study from birth to 32 years. *American Journal of Orthopsychiatry, 59*, 72–81.

第3章
精神医学におけるトラウマの歴史

> 古き時代のフランスの思索家たちは皆，ある特定の出来事が，忘れることのできない苦痛な記憶をもたらすということに注意を喚起してきた。その記憶は出来事に遭った者にくりかえし立ち現れ，またその記憶によってその者は日夜苦しめられるのである。
> —— Janet（1919/1925, p. 589）

　さまざまな精神的問題が発生するときに心理的トラウマが果たす役割についての認識は，精神医学の歴史のなかで消長を繰り返してきた。圧倒的な恐怖にさらされると，記憶の障害や覚醒状態，あるいは回避傾向などが生じ得ることはいつの世にも広く知られてきた。このことはホメロスの時代から今日に至るまで，文学における中心的なテーマであり続けている。一方，専門分野としての精神医学は，このような考え方——すなわち現実が深くまた永く心理的および生物学的に，人を変えるという考え方——に対しては非常にやっかいな関係を持ってきたのである。つまり，精神医学自身がこの考え方に対しては周期的に明らかな健忘状態に陥ってきたのだ。その健忘によって，それまでに確立された知識が不意に忘れ去られ，圧倒的な経験の心理的衝撃の原因は，体質上のあるいは精神内界の要因だけに帰されてきた。トラウマとなる体験によって人生が突然粉々になってしまった被害者には，侵入や困惑とそれに続く不信感という波のような症状の変化が見られるが，ちょうどそれを鏡で映したように，精神医学の専門家はトラウマに魅了される時期と，それに引き続く患者の話すことに頑迷な不信を持つ時期を経過してきた。
　トラウマを受けた患者に精神医学が最初の関わりを持つようになったころから，トラウマの病因論については議論が沸騰した。病因は器質的なのか，あるいは心理的なものか。トラウマは出来事そのものなのか，あるいはその主観的解釈なのか。トラウマそのものが障害の原因となるのか，あるいは事前に存在

する脆弱性がその原因となるのか。患者は詐病の状態にあり倫理的な弱さを持っているのか，あるいは自分の人生を決めるべき能力の非意図的な崩壊なのか。本章では，これらの議論の歴史的な概観と，現在の知識の状況の整理を試みる。

トラウマ性ストレス：それは心理的か，器質的か

　トラウマが器質的な起源を持つのか，それとも心理的な起源を持つのかということに関する軋轢は，それが詐病なのか，それとも純粋な精神的破綻なのかという論争と平行したものである。それはむち打ち症と「鉄道脊椎」(railroad spine) に関する最初の科学的な討論の中心をなしていた。イギリスの外科医ジョン・エリク・エリクセン (Erichsen, 1866, 1886) は重傷の患者の心理的問題を器質因に帰した。そして，これらの症状とヒステリーの症状とを混同しないようにとの警告を発した。彼および彼と同時代の医師たちは，ヒステリーは女性にだけ起こる状況であると主張していた。現代の医師と同様に，この時代の医師たちも心と身体を結びつける試みに，いたく熱心であった。したがって，今と同じく，不安の身体的兆候は容易に器質的疾患の症状として誤診された。エリクセンの同僚の外科医ペイジ (Page, 1885) はこれに不同意で，代わって「鉄道脊椎」は心理学的起源を持つと主張した。「診断において多くの誤りが行われてきた。恐怖はそれ自体で十分だとは考えられてこなかった」。ドイツの神経学者ヘルマン・オッペンハイム (Oppenheim, 1889) は，「外傷神経症」(traumatic neurosis)* という言葉を最初に使った人であるが，器質論者であった。彼は，機能的な問題は中枢神経系における微妙な分子的変化によって生み出されると主張した。トラウマを受けた人たち，とりわけ戦闘兵に心臓血管系の症状が高頻度でみられることから，ポスト・トラウマの問題と「心臓神経症」の関わりの長い伝統が始まった。はじめは「過敏性心臓」(irritable heart) や「兵士の心臓」(soldiers' heart ; Myers, 1870 ; Da Costa, 1871) といった病名がつけらていたが，その後，第一次世界大戦中には「心臓

＊(訳注)　本書では"trauma"には基本的に「トラウマ」という訳語をあてているが，「外傷神経症」は定訳となっていることから，そのまま外傷神経症とした。

の不調」(disorderly action of the heart) や「神経循環無力症」(neurocirculatory asthenia) と呼ばれるようになった (Merskey, 1991)。

　外傷神経症に器質的起源を求めることは，とりわけ兵士にとっては重要だった。これによってストレスでつぶされた部隊──人びとから非難されるかもしれないそのような部隊──に対して名誉ある解決がもたらされたのである。兵士は自尊心を保ち，医師は個人の欠陥や脱走を診断する必要がなく，軍当局は前には勇敢だった兵士の心理的な崩壊を説明する必要がなく，卑怯，部隊のモラルの低下，貧弱なリーダーシップ，あるいは戦争努力の意味そのものといった厄介な問題について悩まされる必要がなくなったのである。しかし，もしトラウマが疾病であるのならば，それはどのように定義されるのだろうか。チャールズ・サミュエル・マイヤーズ (Myers, 1915) は，イギリス軍の精神科医で，医学論文において「シェル・ショック」(shell shock) という言葉を最初に使った人である。しかしながら，砲火に直接さらされたことは一度もない兵士のなかにも「シェル・ショック」が発見されうることから，その原因が純粋に心理的なものである場合も少なくないことが，次第に明らかになってきた。マイヤーズは戦闘神経症と「脳内の分子の動揺」というような器質因との関係を否定するのに大きな役割を果たすようになった。そして彼は心理的な障害だけでも説明としては十分であると宣言した。彼は戦争神経症とヒステリーの近縁性を強調した。彼の多くの後継者も同様だった。モラン (Moran, 1945) はシェル・ショックの診断が受け入れられたにもかかわらず，シェル・ショックを「怯懦(きょうだ)」と区別するのが非常に困難であることを医師たちが認識した経緯について述べている。200人以上のイギリス兵が第二次世界大戦中に「怯懦」のゆえに処刑された。ただし，特記すべきは，脱走して死刑を宣告された者のうち，実際に処刑されたのは全体の11%に過ぎなかったということである。

　外傷神経症に対する心理学的説明を，軍隊とは関係のない状況で追求することはもっと簡単であった。アメリカの神経学者ジェームズ・J・パットナム (Putnam, 1881) はヒューリング・ジャクソン (Jackson) の疾病概念に基づいて理論を展開した。彼の理論では，心的なトラウマを受けることは，早期の，単純な，反射的で，自動的な様式へと機能が退行することだと考えられていた (Putnam, 1898 ; MacLeod, 1993)。これらの概念はパリのサルペトリエール病院でピエール・ジャネ (Janet, 1889) が示したものに類似している。

ジャネは,その博士論文(1889)*のなかで,トラウマと心理自動症(psychological automatism)の関係について述べている。ハーバード医学校の新棟が1906年に落成し,パットナムは共通の関心について講義をしてもらうために,ジャネをボストンに招いた。これらの講義は後に拡張されて『ヒステリーの主要症状』(*The Major Symptoms of Hysteria*; Janet, 1907/1920) として出版された。

トラウマ,被暗示性,詐病

心理学的トラウマとヒステリーとの関係は,精神医学が科学的学問たらんとするようになって以来,注目されてきた。早くも1859年にはフランスの精神科医ブリケ(Briquet)が,「ヒステリー」(身体化症状を含む)の症状と子どもの頃のトラウマの既往の間の関係について初めて述べている。501人のヒステリー患者中381人について,ブリケはヒステリーの原因として特定できるようなトラウマ性の起源を報告している(Crocq & DeVerbizier, 1989)。19世紀後半のフランスでは,法医学の教授であったタルデュー(Tardieu, 1878)のような研究者たちの手によって,子どもの性的虐待に関する優れた報告が出版されていた。また,子どもの性的なトラウマが発見されるとほぼ同時に,アルフレド・フルニエ(Fournier)のような人びとから,「偽りの記憶」という先鋭的な問題が提起された。フルニエは親が近親姦(incest)を行ったという虚偽の訴えをなす子どもにおける「空想虚言症」(pseudologica phantastica)を記述した人である。

サルペトリエールにおいてトラウマと精神疾患の関係に関する最初の体系的な探求が行われたときにも同じような問題が起こった。偉大な神経学者ジャン=マルタン・シャルコー(Charcot, 1887)はトラウマによってもたらされた「神経性ショック」(choc nerveux)によって,患者は催眠によってもたらされるのと同じような精神状態におかれうると述べた。この,いわゆる「類催眠状態」(hypnoid state)はシャルコーが「ヒステリー・トラウマの自動暗示」

---

*(訳注) この文献は「心理自動症」と題されたもので,博士論文ではない。博士論文は1893年に書かれている。ただし,博士論文の症例は,1889年の論文と同一の症例を使っているらしい。

(hystero-traumatic autosuggestion) とよぶものを成立させるに必要な状態だと信じられていた。こうしてシャルコーは2つのことを最初に記述した人となった。ひとつは，これらの患者の被暗示性の問題に関する記述であり，今ひとつは，ヒステリー発作は耐え難い経験の結果としての解離の問題であるという事実の記述である。

シャルコーがジャネに解離の性質とトラウマ性の記憶について研究（Janet, 1887, 1889, 1894）するように勧めていたころ，シャルコーのほかの二人の弟子，ジル・ド・ラ・トゥーレット（Gilles de la Tourette）とジョーゼフ・バビンスキー（Joseph Babinski）がヒステリーの被暗示性についてさらなる研究を進めていた。しかし，1905年にバビンスキーがサルペトリエールの長を引き継いだときに，ヒステリーのトラウマ性起源に関するシャルコーの意見は価値がないとして拒否された（Ellenberger, 1970）。彼らの立場では，詐病と被暗示性こそが，今や間違いなく神経学的なものであると考えられる「ヒステリー」という疾患の実体を証明するものとして捉えられるようになった。この発展はバビンスキーとそのフランスの弟子たちに，第一次世界大戦中に生まれた関心を踏みにじるような状態を準備させることになった。それは，多くのドイツの精神科医が，患者のトラウマ性記憶の恐怖の緩和よりも，詐病の治療にあたったのと同様であった（Nonne, 1915；Babinski & Froment, 1918）。多くのフランス，ドイツの神経学者，精神医学者にとって戦争症候群（war syndrome）の治療は詐病との戦いとなったのだ。

詐病に焦点があたるとともに，「意志」の概念も有力な論争点になってきた。「戦争神経症」（戦争ヒステリー）は，多くの精神科医にとって，第一に意志の疾患（Willenskrankheit；Fischer-Homberger, 1975）であった。このため，主に政治的な理由から，第一次世界大戦中およびそれに引き続く何十年かの間，ドイツにおいてはトラウマ後のストレスが個々の兵士の意志の力における欠陥という医学的診断（意志障害 [Willenversagung]，意志制止 [Willenshemmung]，意志停止 [Willensperrung]，病への意志 [Wille zur Krankheit]）の鋳型をはめられることになってしまった。この結果，「原因意志療法」（causal will therapies）が治療法となった。患者は「健康への意志」を刺激され，生理学的な鍛練によって強化されねばならなかった。治療は苦痛に満ちたものだったため，多くの患者は前線での軍務のほうを好んだ。そしてそれ

が「治癒」であると考えられたのである。恐ろしい経験に対する人びとの反応をこのように理解し、このような「治療」の形態を受け入れることがナチの普及に手を貸し、そして第二次世界大戦の起源となったことは、本書の第2章で述べた。

脆弱性，素因，補償

　軍隊以外の場所では、国の威信を気にかける必要がないし、補償が国の場合ほどには大きな経済的問題になる恐れが低いため、素因の問題に関してより公平な姿勢で研究することが可能だった。スイスの精神科医エデュアール・スティーラン（Stierlin, 1909, 1911）は最初の災害精神医学者である。彼は早くも1907年のイタリア、メッシナの地震災害と、1906年の炭鉱事故の災禍に関する2つの研究論文を著している。スティーランは、患者以外の母集団を対象とした最初の人であり、そのことによって彼は脆弱性と回復力の問題に正面から向き合うことになった。激しい感情は「恐怖神経症」（fright neurosis）の最も重要な病因であるというサルペトリエールの彼の先輩たちに彼は同意した。彼は感情が長期にわたる深刻な精神神経学的な問題を引き起こしうるという事実を医師がほとんど認識していないということを、また一般の人たちがトラウマ後の心理学的問題と詐病とを同じものであるかのように見ているということに憂慮していた。

　スティーランは、被災者のなかにかなりの割合で、トラウマ後のストレス症状が進展し長期にわたって持続する人がいることを見出した。例えば、町の住民7万人が死亡した1907年のメッシナ地震の後には、生存者の25％に睡眠障害や悪夢が見られた。彼は、外傷神経症は心因だけによる症状の複合体であり、それ以前に心理学的な素因がある必要はないという重要な観察を行った。彼はまた「神経症」という用語は適切ではないと示唆し、クレペリンに異議を唱えた。クレペリンは、彼の有名な精神医学の教科書のなかで、外傷神経症のうち恐怖が第一の病因としての役割を果たすタイプは稀であり、典型的ではないと主張していたのだった。

　第一次大戦後の時期にドイツの指導的精神医学者ボーンヘッファー（Bonhoeffer, 1926) とその同僚は，外傷神経症は社会的疾患であり，社会的治療によってのみ治癒するという主張を掲げた学派を築いた。しかしながら，この社会的治療は社会状況の改善を含んではいなかった。ボーンヘッファーが，彼の142人の外傷神経症患者すべてが実際に遺伝的な素因を持っていたと結論するに及んで，患者の遺伝的脆弱性を扱うほうが，その窮状の防止や改善よりも，決定的な問題だと考えられるようになった。ボーンヘッファーらは，自分たちの患者に見られた外傷神経症の真の原因は補償の適用如何にあると信じていた（"Das Gesetz ist die Ursache der Unfallsneurosen"：法が外傷神経症の原因である）。言い換えれば，障害は二次利得によって起こるということである。外傷神経症は病気ではなく，保険システムの人工的産物――「補償神経症」（Rentenneurose）である。この補償神経症は，まず素因のある個人に発生すると考えられた。ヤスパース（Jaspers, 1913）は以前から，心因による障害（外傷神経症を含む）を持つ患者は病前の人格上の問題をもっていない，それゆえに予後が良いということを示していた。この精神医学の教条を無批判に受け入れるということはすなわち，事前に脆弱性があれば結果は悪いに違いないということになるわけである。

1926年の国家健康保険法（Reichversicherungs Ordnung：RVO）がこのようなドイツの立場を固定し強化した。この決定の背後にあるのは，外傷神経症は患者に年金かその他の補償が与えられない限り治らないという哲学である。しかし，直後のショック反応だけは受け入れられた。被害者の問題が長引いた場合には，それは素因，体質，「堕落傾向」，補償などの相互作用がその理由であるとされた。この議論の社会背景にはドイツの経済的な混乱と社会的な困難があった。RVOはナチの時代にも，あるいはそれ以降も継続した。1959年には多少の改変があったものの，今日のドイツの補償は，多くの諸国のものより非常に限定的であり続けている（Venzlaff, 1975）。

トラウマの心理的処理過程：事実が刻印されるのか，精神内界で作り上げられるのか

振り返ってみれば，ヒステリーのトラウマ性起源に関する論点は，おそらく

19世紀最後の10年における精神医学のもっとも重要な遺産である。先に述べたように，シャルコーは最初にサルペトリエールで，彼のヒステリー患者の症状はトラウマの既往に由来するものであるという意見を示していた。ピエール・ジャネは初期の4冊の著作で，全部で591人の患者について記述し，うち257人の精神病理にトラウマ性の起源を報告した（Crocq & LeVerbizier, 1989）。ジャネは，ヒステリー患者は適応的な行動をするための案内役としての内的過程に注意を向けることができないことに注目した。彼の時代に広まっていた考え方にしたがって（例えば，Bergson, 1896），彼は自己意識を心理的健康の中心的課題と考えた。自分の過去との連続性を持った個人の存在は，現在の状況への正確な知覚と組み合わされて，人がストレスに適切に反応できるかどうかが決定する。ジャネは「意識下」（subconscious）という言葉を生み出した。この概念を使って，ジャネは，人の環境との相互作用を導くような精神的枠組みを形成するところの記憶の集合体について記述したのである（Janet, 1904；van der Kolk & van der Hart, 1989）。彼の見解では，過去の経験の記憶の適切な分類と統合によって，次の脅威に対処する準備を行うような意味の枠組みが発達するのである。

　ジャネは，「激越な感情」（vehement emotions）が体験されるときには，心は現存の認知の枠組みにその恐ろしい体験を適合させることができなくなるのではないかと考えた。その結果として，その経験の記憶は個人の意識内には統合されず，意識から，あるいは意志の支配から切り離される（解離する）。このように，極端な感情の興奮がトラウマ性の記憶の統合の失敗をもたらすという理解にもとづいて，心におけるトラウマの影響に関する初の包括的公式化が行われたのである。ジャネは次のように述べている。「われわれが叙述的記憶（narrative memory）と呼ぶような物語を作ることができず，未だ困難な状況に直面したままとなる」。この結果，トラウマとなった出来事の統合（総合）が妨げられ，通常の意識からトラウマとなった出来事が切り離され（Janet, 1909），「記憶恐怖症」（phobia of memory；Janet, 1919/1925, p. 661）が起こる。トラウマの記憶痕跡は，個人の物語のなかに移行されない限り「清算される」ことのない無意識の「固定観念」として滞留する。その代わりに，それらは恐ろしい知覚や強迫観念，不安反応のような身体的な再体験として侵入し続けるのである（Janet, 1889, 1930）。

ジャネはトラウマを受けた患者がトラウマを想起させる刺激に対して，最初の脅威に対するのと同じような反応，しかし現在では適応的価値のない反応を再演するように見えることを観察した。トラウマを想起させる刺激にさらされると，トラウマの身体感覚的な表現が支配的となった（Janet, 1889；本書第10章を参照）。患者がトラウマ体験を個人の意識の一体性の下に統合することに失敗すると，トラウマに「固定」(attached) されるようになるとジャネは主張した（フロイトは後に「固着」(fixated) という言葉を使うことになる）。「トラウマ性の記憶が統合できない場合，同様に新しい体験を同化する能力も失われるように見える。それは……まるで人格がある時点で完全に止まってしまい，新しい要素をつけ加えたり同化したりすることによってもうそれ以上に拡大することができないかのようである」(Janet, 1911, p. 532)。後に，彼は「すべての（トラウマを受けた）患者が，人生の展開を頓挫させられたように見える。彼らは打ち勝ちがたい障害物に固定されている」(Janet, 1919/1925, vol. 1. p. 660) と述べている。ジャネは，断片化されたトラウマ性記憶を意識野の外に締め出す努力が患者の心理的なエネルギーを侵食するとした。それが今度は，集中して創造的な行動に没頭することや，経験から学ぶことを妨げる。トラウマの解離した諸要素が人格の意識のなかに統合されなければ，患者の個人的な，または職業的な機能の緩慢な減退が起こりやすいのだ（van der Kolk & van der Hart, 1989；本書第11章を参照）。

精神分析――精神内界の葛藤と抑圧された幼児性欲に関する教義――が競合する諸学派にしめ出しを食わせるまでは，ジャネの臨床的観察は精神的トラウマの影響に関する正しい系統的記述であるとして広く受け入れられた。ウィリアム・ジェームズ（William James），ジャン・ピアジェ（Jean Piaget），ヘンリー・マレイ（Henry Murray），カール・ユング（Carl Jung），チャールズ・マイヤーズ（Charles Myers），ウィリアム・マクドゥガル（William McDougal）や，例えばアーネスト・ヒルガード（Ernest Hilgard）のような解離の研究者はみな，精神過程の理解におけるジャネの仕事の影響を認めている。トラウマ後のストレスを発生させる病理の中核的プロセスとしての解離を認めていたこれらの研究者たちは皆，カタルシスと除反応が選択すべき治療法であるという精神分析の意見には同意しなかった。彼らは総合と統合の役割を強調した（van der Hart & Brown, 1992）。ジャネの膨大な仕事にもかかわら

ず，また彼の同時代と次世代の精神医学者への広範な影響にもかかわらず，彼の遺産は次第に忘れ去られた。1980年代になってPTSDの起源における解離の役割が再発見されるようになって初めて，トラウマ，記憶，解離状態の治療に関するジャネの広範な仕事は，PTSDの現代的な知識に統合されたのである。

フロイトとトラウマ

　ジグムント・フロイト（Sigmund Freud）は1885年の終わりにシャルコーをたずね，当時のサルペトリエールで通用していた多くの考え方を取り入れた。そのことは彼のヒステリーに関する初期の論文に表明されている（Breuer & Freud, 1893-1895/1955；Freud, 1896 b/1962；MacMillan, 1980, 1991）。1892年から1896年までにフロイトが書いたものは，「意識下」は感情的負荷のかかった出来事を保持している，そしてその出来事は変性意識状態において暗号化される，という見解を大いに支持している。「ヒステリー現象の精神的メカニズムについて：予報」（Freud, 1893/1962）には，ヒステリー発作の性質が述べられている。「われわれはヒステリー現象の説明に解離の存在――意識内容のスプリッティング――を仮定することが重要であると指摘せねばならない。……（反復性の）ヒステリー発作に常在する主要な内容は，患者が早期に経験した心的状態の繰り返しなのである」(p.30)。ブロイアー（Breuer）とフロイトがヒステリー研究におけるこの仕事を展開したとき，彼らはジャネに対する借りを認めていて「ヒステリー患者は主として回想に悩まされているのである。……トラウマとなった経験は患者の心の中で持続的に突き上げてくる。これはその経験の力の証明である。すなわち患者は，いわば，そのトラウマに固着しているのである」。ジャネを引用して，ブロイアーとフロイトは，あるものがトラウマとなるのはそれが解離され意識の外に残されるからだと考えた。彼らはこの状態を「類催眠ヒステリー」(hypnoid histeria)と呼んだ。1896年になってフロイトは「神経症の遺伝と病因」(Heredity and the Aetiology of Neuroses, 1896 b/1962)＊で，「他者によって行われた性的虐待……による早熟な性的関係の経験が……（シャルコーのいうような）単なる

〈おとり捜査官〉（an agent provocateur）でなく……ヒステリーの特定的な原因である」（p. 152）と述べている。

　フロイトは「ヒステリーの病因」で「防衛ヒステリー」の概念を展開し始め，ここにおいてフロイトは初めてトラウマに関連した中心的病理過程としての解離を放棄した。そして，抑圧された本能的欲求が神経症の基盤を形作ると主張することによって，彼自身の独自の理論的な展開を開始した。後にフロイトは，「わたしはそのような類催眠状態の存在を前もって仮定することの根拠となるものは何もないことを発見した」（p. 195）と記している。第一次世界大戦の間に，彼は再び外傷神経症の性質に興味を持つようになったけれども，実際の子どもの頃のトラウマと，精神病理の発展の関係はここからは無視された。フロイトの見解では，意識から切り離されるのは，子どもの頃の実際のトラウマの記憶ではなく，子どもの受け入れがたい性的攻撃的欲求であり，それが自我を脅かしこれらの欲求の意識化に対する防衛を発動させるのである。

　「自伝的研究」（An Autobiographical Study, 1925/1959）でフロイトは次のように記している。

　　私はこれらの（子どもの頃の性的虐待の）物語を信じ，その後，以降に生じた神経症の根源が子どもの頃に経験した性的誘惑にあることを発見したと考えた。私の考えを読んだ者が，首を横に振りたくなったとしても，私はその人を責めることはできない……ついに私は，誘惑の光景はなかったのであり，それは私の患者が創り上げた空想に過ぎなかったということを認識せざるを得なかったのだ（p. 34）。

　フロイトはこの後，ヒステリーに見られる記憶障害と再現は，既存の意味の枠組みに新しいデータを統合できないことに起因するのではなく，ほぼ5歳時に生じるエディプス期危機をめぐる葛藤を負った性的，攻撃的な思考と衝動が活発に抑圧されていることから生じるのであると論じた（Freud, 1900/1953）。

　フロイトは一旦試みはしたのだが，抑圧された幼児性欲についての見解を実際のトラウマと一致させることはできなかった。「誘惑説を採用し続けること

＊前頁(訳注)　フランス語版「ヒステリー研究」であると思われる。

は，エディプス・コンプレックスやそれとともにある意識的，無意識的な幻想生活の重要性をすべて捨て去ることを意味しそうだった」(Anna Freud: Masson, 1984 による引用, p. 113)。心的現実と主観的経験に焦点を当てることが，外的事実への興味を締め出したのである。学問としての精神医学は，正常な人間の精神がどのように機能するかについてのフロイトの探求の後に従うことになった。幻想を擁護するために現実のトラウマは無視された。

しかしながら，彼の初期のヒステリー患者が彼らのトラウマ性記憶から解き放たれていないのと同じように，フロイトも「固着とトラウマ」の問題に戻り続けた。世界はしばらく第一次世界大戦に直面した。そしてフロイトもその世界のなかのひとりであり，人間の魂にもたらされるトラウマの影響という逃れがたい現実に直面したのである。この間，彼は外傷神経症の根本に存在するものとして，ジャネの「激越な感情」の概念をよみがえらせた。フロイトは圧倒的な強度のストレッサー，言語的なチャンネルあるいは運動のチャンネルを通じての除反応の欠如，個人の無防備さといった問題が刺激保護（Reitschutz）の失敗の原因になると述べた。有機体は心的装置を襲う興奮に対処することができず，精神的麻痺と激しい感情の嵐がおきる（Freud, 1920/1955）。1920年にフロイトはウィーンの精神医学のリーダーでノーベル賞受賞者となったワーグナー＝ヤウレックに対する訴訟事件で証言を行った。ワーグナー＝ヤウレックは戦争神経症の患者に残酷な電気治療を適用し患者を苦しめたかどで告訴された。1986年に出版されたアイスラー（Eissler）の著作は，この審理におけるフロイトの供述とワーグナー＝ヤウレックの弁明について記しているが，その当時の戦争神経症の概念に関してもっとも豊かな情報を与えてくれる。フロイトは委員会の前で以下のように述べた。①すべての神経症は目的を持ち，②恐怖を病気に構成するのは意識下の働きである。したがって，③戦争が終われば戦争神経症は消滅する。彼はこう信じていた。しかし，フロイトは3点すべてにおいて間違っていた。

戦争神経症における観察と20年前の観察とを統合するよりも，フロイトは2つに分かれたトラウマのモデルを発展させるという態度を取った（Krystal, 1978）。1つは「耐え難い状況」(unbearable situation) のモデルであり，他方は「受け入れられない衝動」(unacceptable impulse) モデルであった。このなかでは防衛機制の可動性によって症状が生じる。フロイトは，反復強迫は

抑圧の機能そのものであるとした。「……したがってわれわれは，意識から遠ざけておくということがヒステリーの抑圧の主たる特徴であると結論した」(1920/1955, p.18)。記憶は抑圧されるから，患者は「それを過去に属するところのものとして思い出すのでなく……そのかわりに，現在の経験として抑圧された内容を繰り返さねばならなくなる」。「精神分析入門」(Introductory Lectures on Psycho-Analysis, 1916-1917/1963) でフロイトは次のように述べている。「外傷神経症は，トラウマとなった出来事への固着がその根本に存在することを明確に指し示す。これらの患者は夢の中で外傷神経症を繰り返す。……発作においては，患者はトラウマとなった状況へと完全に移ってしまっている。それはまるで，患者にとってはトラウマとなった状況がいまだ完結していないかのようである」(p.369)。

「快楽原則の彼岸」(Beyond the Pleasure Principle: 1920/1955) でフロイトは，最も初期の観察と，後期の心的現実の理解の再統合に近づいている。「外傷神経症が示す症状群の像はヒステリーのそれに近づいてくる。……しかし，外傷神経症が示す疾病としての主観のはっきりとした兆候や，はるかに包括的で全般的な衰弱と心的能力の障害の証拠からして，外傷神経症はヒステリーをしのぐものである」(p.12)。フロイトは外傷神経症の患者がしばしば出来事への意識的な集中を欠くことがあるという事実に驚いた。彼は「恐らく彼らはそのことを考えないことに細心の注意を払っているのだろう」(p.13) と仮定した。けれども彼はこの観察をヒステリーにおける「美しき無関心」(la belle indifférence) と結びつけることはなかった。

精神分析理論を受け入れることで，子どもの生活のなかで現実に起きたトラウマ性の出来事の影響についての研究は完全に欠如することになった。1895年からごく最近まで，子どもの頃の性的トラウマの影響についての研究は全く行われなかった。フロイトを含む精神分析学者は，性的トラウマは悲劇的で有害だと認める傾向にあったけれども (Freud, 1905/1953, 1916-1917/1963)，この子どもの性的トラウマというテーマは，市民的に良識的に考察する対象としては凄まじすぎたのだった。

特記すべき例外がザンドール・フェレンツィ (Sandor Ferenczi) であり，「大人と子どもの間での言葉の混乱——やさしさの言語と情欲の言語」(1933/1955) と題した論文を1929年の精神分析学会議で発表している。この発表で

フェレンツィは，大人が子どもの脆弱性を利用し，子どもの愛情の欲求を性的な満足を得るために利用することに直面したときの子どもの孤立無援感について論じている。フェレンツィは彼以前のどの精神医学者よりも雄弁に対人暴力の被害者となった子どもたちの経験する孤立無援感と恐怖について語った。そして，このようにトラウマを受けた子どもがもっぱら利用する防衛は「攻撃者への同一化」（identification with the aggressor）であるという決定的な概念を導入した。精神分析界一種の当惑をもって反応したようで，この論文の英語版が出版されたのは，フェレンツィの死後17年を経た1949年のことであった（Masson, 1984）。

統合の始まり：エイブラム・カーディナー

　何人かの精神科医が第一次世界大戦で学んだことを民間レベルで予防と早期介入に応用しようとしたが，精神医学に与えた影響は小さく，制度的な変化をもたらすことはなかった（Merskey, 1991）。特筆すべき例外がエイブラム・カーディナーである。カーディナーはトラウマを受けたアメリカ人帰還兵の治療からその仕事をスタートした。1923年にフロイトによる分析を受けてから，彼はまず初期の精神分析理論に基づいて戦争神経理論を作ろうとしたが失敗した。1939年に第二次世界大戦が勃発し，彼は注意深く行ってきた臨床的観察の全体像を見直して『戦争による外傷神経症』（*The Traumatic Neuroses of War*：Kardiner, 1941）を著した。心理的トラウマに関する偉大な先人たちのように，カーディナーもまた，患者の複雑で尋常ではない諸症状を詳細に記述する達人だった。彼の患者たちはトラウマと現在の症状の関連がわかるより前にいろいろな診断名をつけられていたが，カーディナーは極度な几帳面さをもってそれらを記録していた。その診断にはヒステリーや詐病，てんかん様障害が含まれていた。カーディナーは，誰にもましてその後の20世紀のためにPTSDを定義づけた人である。

　カーディナーは外傷神経症の被害者が環境からの脅威に対して持続的な警戒と敏感さを示し続けることを記録し，次のように言った。「神経症の核は生理神経症（physioneurosis）である。それは戦場であらわれ，組織化の全般的過

程が進行するときにも存在する。それはどのような中間的な適応の仕組みよりも長く続き，慢性的な形態で持続する。トラウマ症候群は今も存在し不変である」(p. 95；傍点による強調はカーディナー自身による)。彼は患者に見られる極端な生理学的覚醒状態について記述した。患者は温度や痛みや急性の触覚刺激への敏感性に悩んでいた。「これらの患者は不意に背中をぽんと叩かれることに我慢できない。ちょっと踏み外したり，つまずいたりすることに耐えられない。生理学的に見れば刺激閾値の低下が存在し，心理学的に見れば驚愕反応への準備状態が存在する」(p. 95；本書第8章も参照)。

　生理学的な変化は別にして，トラウマへの固着，非定型の夢，慢性的焦燥感，驚愕反応，爆発的な攻撃反応といった特徴が見られることから，カーディナーは「病理的トラウマ症候群」(pathological traumatic syndrome) は，世界との関係における自己の概念の変化から成り立っていると考えた。トラウマへの恐怖症的な状況からは，彼の患者はまるで神経症を長くわずらっているかのように見えた。しかし彼は，それは「自我が有機体の安全性を保つという特別な仕事に専念し，トラウマの記憶から自らを守ろうとした」(p. 184) という事実の結果だと信じた。患者はトラウマにとらわれて，しばしば，彼が「シーシュポスの夢」(Sisyphus dream)＊ と呼んだものを経験する。その夢の中では，彼らの行うどんな活動もステレオタイプの空しさに出会うことになる。患者はこの空しさの感覚にしばしば襲われた。戦闘以前には適応的であった場合でさえも，彼らは引きこもり，人間関係において疎遠になるのである。40年以上たってから，ティチェナー (1986) はこの現象を発見し，それを「トラウマ後衰弱」(posttraumatic decline) と名づけることになる。

　カーディナーは症状がヒステリー起源であるか，器質的な起源があるのかを区別することが難しい場合がしばしばあることを認めた。そして，トラウマ性の記憶が貯蔵されるさまざまな方法について記録した。異常な身体的症状を示す多くの患者を記述しているうち，カーディナーは，異常な身体的症状を示すことが，時には「記憶」の適応的な形態でありうるのかもしれないと考えるようになった。医学的な愁訴は社会的にも受け入れられるし，経済的にも補償されるからである。しかしながら，彼はそのような症状が二次利得だけでは説明

＊(訳注)　Sisyphus はギリシャ神話に登場するコリントの邪悪な王で，大石を山頂に押し上げ，転げ落ちるのを絶えず押し上げるという罰を受けた。

され得ないと警告している（van der Kolk, Herron, & Hostetler, 1994）。

　カーディナーの思考の中心をなすのは，ジャネやフロイトに賛成するもので，次のような事実であった。「もともとのトラウマとなるような状況がいまだに存在するかのように患者は行動し，もともとのトラウマ状況においてはうまくいかなかった身を守るための工夫を患者はこらす。このことは要するに，患者の外界に関する概念および自己に関する概念が，永続的に変わってしまっていることを意味する」（p. 82）。時には，患者のトラウマへの固着は解離性遁走（dissociative fugue）の形態をとるかもしれない。例えば，感覚的刺激がきっかけとなって，患者は，戦争の暴力から自分を守ろうとしているのだというようなことを言いつつ，突進するかもしれない。多くの患者は，地下鉄に乗ったときや特にトンネルに入るときに，戦場の塹壕にいるフラッシュバックを経験した。他のケースでは，トラウマを思い出させるような刺激に対して，患者の感情的な状況とトラウマとなった以前の経験が意識上では関連づけられていないにもかかわらず，恐慌発作（panic attack）を生じた。

　カーディナーは心理療法のプロセスに備わった癒す力に気づいていたが，トラウマについて話すことの難しさと危険性にも気づいていた。「外傷神経症」を扱うすべてのセラピストが取り組み続ける問題のひとつが，どのようにして無意識的なトラウマ性の材料を意識に浮上させるか，また，それをするべきかどうかということである。あるケース・スタディにおいてカーディナーは患者に戦闘のトラウマについて話すことをしきりにすすめた。カーディナーは患者の頻発する深刻な頭痛と解離的発作の原因はこれだと信じていた。しかし患者は従わなかった。

　　彼は尋常でない強さを示し，断固として「トラウマ」に関するどんな話し合いも拒否した。話し合うことに苦痛があるということは否認したにもかかわらず，である。言い換えれば，元のトラウマとその二次的な結果のすべては完全にカプセルに埋め込まれて，患者の他の精神的領域とは表面的な関係はないようにみえる。したがって，患者の意識上の生活と無意識におけるトラウマの活動の間にかかる橋は残っていないため，予後はどうにも望みがないように思われる（van der Kolk et al., 1994, p. 591 より引用）。

第二次世界大戦とその後遺症

　第二次世界大戦が勃発したとき，カーディナーの仕事は実践的に応用可能であったにもかかわらず，第一次世界大戦以来の戦闘最前線における精神医学の教訓はほとんど忘れられ，再発見される必要があった。その結果，初めは，第一次世界大戦中と同じような不適切な治療方法（前線からの撤退を含む）が実施されたが，結果として個々の兵士に高い代償を払わせることになり，また軍隊におけるマンパワーの喪失を生じた（Stouffer, 1949, Ahrenfeldt, 1958）。しかし，前線における精神医学の主要な要素――「近接性，即時性，期待性」の原理――は前線でほどなく実行されるようになった。最初はトレーニングやグループの凝集性，リーダーシップ，動機づけ，士気などの防御因子についての研究が多く行われた（Belenky, 1987；Grinker & Spiegel, 1945）。

　アメリカではその世代の最高の知性の多くが戦闘最前線におけるカーディナーの講義に出席しようとした。ローレンス・キュビー（Lawrence Kubie）［訳注：精神分析学者］，ロイ・グリンカー（Roy Grinker），ハーバート・スピーゲル（Herbert Spiegel）［訳注：精神分析学者］，ジョン・スピーゲル（John Spiegel），ウォルター・メニンガー（Walter Menninger）［訳注：メニンガー兄弟の弟］，ローレンス・コルブ（Lawrence Kolb）らは，戦場と帰郷地において戦闘神経症の治療に積極的に取り組んだアメリカ精神医学のパイオニアたちのごく一部にすぎない。彼らは，トラウマを受けた患者では，深く条件づけられた生物学的反応が持続するというカーディナーの観察を確認した。それに応じて彼らは，身体的療法を開発した。効果的な治癒の方法を発見しようとする過程で，患者がトラウマとなった経験の身体感覚的側面を，意識の変容状態において「思い出す」ことを，彼らは再び発見したのである。この観察に続いて，彼らは再び――40年を経過して――催眠と麻酔療法が，患者がトラウマを思い出し，発散する手助けになるということを紹介した。彼らはまた，変形や置換のない除反応は何ら援助にならないというジャネの観察を確認した。グリンカーとスピーゲル（1945）は，トラウマ性の記憶によって心にずっと刻み込まれている痕跡について，次のように記述している。「それは，石板

の上に書かれた筆跡のように消すことができて，消した後の石板は前と同じ状態になる，というようなものではない。戦闘は人の心に長く続く刻印を遺す。それは，生きている間に起こるどんな重大な経験にも匹敵するほど，根本的に人を変える」(p. 371)。アメリカ陸軍はグループ・ストレス・デブリーフィング（group stress debriefing）の活用に関するパイオニアになった（Shalev & Ursano, 1990）。

戦争の経験からアメリカのウォルター・メニンガーのような精神科医たちや，タビストック病院のビオンと彼のイギリスの同僚たちは集団療法と治療共同体（therapuetic community；Main, 1989）を見出した。明らかに，集団は精神医学的興味の焦点となっていた。戦争は，災害と同じように，精神保健の専門家に，極端な状況下では個人よりも集団のほうが研究と治療の基本単位であることを気づかせたのである（第15章および第19章を参照）。戦争中に得られた途方もない経験——臨床家たちの献身や戦争神経症に関するしっかりしたデータの蓄積——があったことを考えるなら，戦争トラウマの記憶が，次の四半世紀間に再び完全に忘れ去られたという事実には，仰天するばかりである。ロイ・グリンカーはその興味深い一例である。彼は第二次世界大戦から生まれた最も重要な2冊の著作のうちの1冊の共著者であり（Grinker & Spiegel, 1945），その後，境界性人格障害研究のパイオニアとなった。しかし，彼は自分の関心を引いたこの2つの領域を明確に関係づけることはしなかったのである。

強制収容所生存者の研究

第二次世界大戦後，ホロコーストの生存者におけるトラウマや，戦争に関連したその他のトラウマの長期的影響の研究によって，探求の独自の分野が出現した。アイティンガーとシュトレーム（Eitinger, 1964；Eitinger & Strøm, 1973）の研究は，強制収容所の生存者が，戦争以前の健康状態という点に関しては，国全体の母集団の標本と見なしうることを示した。彼らの死亡率，一般的身体疾患の疾病率，精神医学的な疾病率の増加が徹底的に実証された（Venzlaff, 1966；Hocking, 1970；Bastiaans, 1970）。これらの研究者は「強制収容所症候群」（concentration camp syndrome）という言葉を作り出した。

この症候群は，現在の PTSD にあげられている症状ばかりでなく，持続的な人格変化を含んでいる。これらの研究から得られる最も一貫した発見は，長期間にわたる極度のストレスがその後の健康に及ぼす破壊的な影響であった。これはまた，連合軍艦隊（Askevold, 1976-1977）のいわゆる「戦艦船員症候群」(war sailor syndrome) にも，日本軍の強制収容所の生存者にも（Archibald & Tuddenham, 1956）見られた。強制収容所を経験させられた人びとに関する研究は，再び，極度のトラウマは重度の生物学的，心理学的，社会的，そして実存的影響を与えることを示した。その影響には，その後の生活において，心理的および生物学的ストレス因子に対処していく能力が減少することも含まれている。

　ヘンリー・クリスタル（Krystal, 1968, 1978, 1988）は精神分析学者で，強制収容所における大規模なトラウマの受傷の長期的影響を研究した。クリスタルはトラウマを受けることの中核となる体験は「あきらめること」であり，死と破壊を不可避なものとして受け入れることであると示唆した。先人ジャネやカーディナーのように——しかし精神分析の言葉で——クリスタルは，トラウマ反応は過剰に警戒的な不安の状態から，だんだん強まる感情の制止と行動の禁止へと発展することを記載した。トラウマは「情動の脱分化」をもたらすと彼は述べている。発達のなかで，子どもは感情に基いて身体状況を解釈することを学習していく。その感情は個人的な重要性を示すものであり，引き続く行動の指針を提供することになるものである。対照的に，トラウマを受けた人が示す慢性的な過剰覚醒は，身体的感覚の個人的な意味を把握する能力の喪失を招く。トラウマを受けた患者は，感じていることの意味を解釈することができず，感情反応を単に身体状態としてしか経験しないようになる。何を感じているか「知る」ことができないので，彼らは未分化な感情の嵐と心身反応を生じる傾向がある。それは個人的な意味を欠き適応的な反応をもたらさない。クリスタルによれば，この「アレキシシミア」(alexithymia：失感情症) 状態の進展は，慢性的なトラウマを受けた個人に典型的な心身症状の中核にあるとされる。

　第二次世界大戦後に行われたほとんどの研究は，「耐え難い状況」を自分自身の体験ととらえることができた研究者たちによって導かれた。すなわち，その大半は戦争への参加者や自分自身が強制収容所の生き残りであった

(Helweg-Larsen et al., 1952 ; Eitinger, 1964 ; Krystal, 1968 ; Davidson, 1984 ; Klein, 1974 ; Des Pres, 1976)。最初に「戦艦船員症候群」を記述した内科医は自分自身が水雷艦の乗組員であった (Egede-Nissen, 1978)。

診断基準としての PTSD の出現

　ここ 20〜30 年の間に，トラウマが社会的，心理学的，生物学的機能に与える影響の総合的理解を前進させた原動力をもたらしたのは，ヴェトナム帰還兵のような (例えば, Figley, 1978)，自分自身がトラウマにさらされた経験をもつ個人の参加であった。また，これまでひたすら無視されトラウマを受け続けてきた 2 つの集団，すなわち女性と子どもに関わって働く人びとから，こうした原動力が得られてきた。驚くべきことに，1895 年から 1974 年のあいだ，トラウマの研究はほとんど排他的に白人男性に対するトラウマの影響を中心に考えられていた。1974 年にボストン市民病院のアン・バージェス (Ann Burgess) とリンダ・ホルストローム (Linda Holstrom) が，はじめて「レイプトラウマ症候群」を記述し，これらの女性に見られる恐るべきフラッシュバックや悪夢が，戦争の外傷神経症に似ていることを指摘した。同じころケンプ (Kempe) 夫妻 (1978) はバタード・チャイルドに関する彼らの仕事を開始し，また，トラウマと夫婦間暴力に関する初の系統だった研究が開始された (Walker, 1979 ; Carmen [Hilberman], & Munson, 1978 ; Strauss, 1977 ; Gelles & Strauss, 1979)。1980 年には，まだアメリカの精神医学の代表的教科書は，近親姦は女性 100 万人に対して 1 人以下というまれにしか起こらない出来事であり，その衝撃は特別にひどいわけではない (Kaplan, Friedman & Sadock, 1980) と主張していたが，ジュディス・ハーマン (Herman, 1981) などの人びとが，蔓延する子どもの性的虐待とそれに起因する悲惨な状態について証拠を提出しはじめた。サラ・ヘイリー (Sarah Haley) は，PTSD を『DSM-Ⅲ　精神疾患の診断・統計マニュアル』の診断基準として受け入れることについて最も直接的にかかわった人であるが，彼女は重症の戦闘神経症をわずらう第二次世界大戦帰還兵の娘であり，自分自身が近親姦の被害者だった。彼女はこの問題に関する初の論文を執筆したが，そこには治療状況におけ

る残虐行為に関する忍耐強い報告がなされていた（Haley, 1974）。

1970年にはニューヨークの精神科医チェイム・シャタン（Chaim Shatan）とロバート・J・リフトン（Robert J. Lifton）が，帰還してまだ日が浅く，「戦争に反対するヴェトナム帰還兵の会」に所属している帰還兵を対象に，戦争の体験について語る「ラップ・グループ」（rap group）を開始した。この「ラップ・セッション」は急速に国中に広まり，これらの男性の心理的健康に戦争が影響しているという認識の欠如を懸念する専門家の非公式のネットワークの核を形成した。彼らはカーディナーの論文を，ホロコースト生存者の文献を，また火傷や事故の被害者に関する研究（Andreasen, 1980）を読みはじめた。これらをもとに，彼らは文献に報告された外傷神経症の症状のうち，最もよく見られる27の症状のリストを作った。これが700名以上のヴェトナム帰還兵の臨床記録と比較され，もっとも決定的だと思われる要素が抽出された。最終的な分類方法が，カーディナーの1941年の記述にごく近いものとなったのは決して偶然の結果ではなく，この探究的な試みがカーディナーの研究に基づいて展開されたためである。DSM-IIIの作成過程が進むにつれ，おびただしい数の委員会の会議が開かれ，またおびただしい数の発表がアメリカ精神医学会（American Psychiatric Association：APA）総会で行われた。そしてついにPTSDはDSM-IIIに含まれることになった（APA, 1980）。これまで別々に記載されてきた症候群は――レイプトラウマ症候群，バタードウーマン症候群，ヴェトナム帰還兵症候群，被虐待児症候群――みな新しい診断名のもとに統括された。しかしながら，これらの症候群はそれぞれ，本来は最終的なPTSDの定義からはかなり重要な点で異なった特徴を持つものとして記載されていたわけである。

DSM-IIIのPTSD診断は「外傷神経症」をわずらう人の症状の描写に関する慎重な因子分析の結果ではなくて，文献研究，臨床記録の精査，そしてさまざまな配慮をともなう政治的なプロセスを経て得られた症状の編集物である。PTSDの診断分類としての適切さに関して緻密な精査が行われるようになり，その長所と限界に関する豊富な研究が行われるようになったのは，かなりの時間が経過してからのことである（第7章を参照）。科学的なフィールド・トライアルは，DSM-IVへの改訂に向けてPTSD診断が再考されるまで行われなかったし，そのフィールド・トライアルの結果のほとんどは，さらなる探求を

期待しつつ棚上げされている（第7章を参照）。

　DSM-Ⅲの作成過程の別の部分では，PTSDを担当する作業グループとは——少なくとも知りうる限りでは——一切の接触を持たないままで，別の研究者や精神科医のグループが解離性障害の診断体系を作っていた。初めのうちは，解離とトラウマの関係についてはただ単に気づかれていないという状態であり，解離性障害についてまったく別個の分類が組み立てられた（Nemiah, 1980；本書第13章を参照）。この2つの小委員会が，自分たちは重複した現象の診断システムを作るよう委任されているのだということを認識し始めた段階で，両委員会および診断カテゴリーを融合させようとする試みが何度となくなされた。しかし，診断カテゴリーを合体してより広い診断体系を作ることには満場一致の薦めがあったものの，その実施はDSM-Ⅲ-RでもDSM-Ⅳの作業委員会でも結局は棚上げされることになった。

　アメリカでは1970年代の中盤に，4人の研究者が戦争のトラウマと市民生活上のトラウマの決定的な関連づけを行った。マーディ・ホロウィッツ（Mardi Horowitz, 1978）の『ストレス反応症候群』（*Stress Response Syndromes*）は急性の生命を脅かすような体験に対する効果的な心理療法のモデルを打ち立てた。ボストンのココナッツグローブ・ナイトクラブの火災事故後のエリック・リンデマン（Lindemann, 1944）の観察に基づき，ホロウィッツはトラウマへの二相性の反応——侵入と麻痺の二相の交代——について定義し（現在では，それは交代せず並存することが明らかになっている），急性のトラウマに対する系統的で力動的な心理療法を提唱した。レノア・テア（Terr, 1979, 1983）はチョウチラで起こったスクールバス誘拐事件に巻き込まれた子どもたちについての研究を発表し，心理機能に与えるトラウマの影響に関する発達的観点を導入した。ヘンリー・クリスタルの論文「トラウマと情動」（Trauma and Affects: 1978）は内的経験を言語化する能力に与えるトラウマの影響と，またその結果としての身体化と象徴機能の障害を的確に説明した。チャールズ・フィグリー（Figley, 1978）は，自身がヴェトナム帰還兵でもあるが，ヴェトナム戦争のトラウマについての最初の意義ある書籍を編集した。これらの刊行の多くはDSM-ⅢのPTSDの定義には間に合わなかったが，改訂されたDSM-Ⅲ-Rの定義（APA, 1987）はこれらの研究成果の多くを取り入れている。

1980年以降の進歩

人間がトラウマを受けることに関する多様な側面について，科学的な研究と臨床的理解が，1980年以来，「爆発的」に増大したことを本書では概観している。こうした研究によって知識の基礎が急速に広がり，先人たちを悩ませた問題に対する，時には驚くべき新しい洞察が発見された。この間，非常に多くの基礎および臨床に携る研究者が心理的トラウマの研究と治療に自らの職業生活をささげた。現在，心理的トラウマの研究だけを専門的に扱う雑誌として"*Journal of Traumatic Stress*"が存在する。他方，"*Dissociation*"は解離の話題に関わる特殊な問題を専門にしている。また，ピア・レヴューによる雑誌である"*Child Abuse and Neglect*"や"*Developmental Psychopathology*"はトラウマを受けた子どもに焦点を絞っている。1985年に，トラウマが子どもと大人に与える影響に関する研究に焦点を絞った専門家の組織がヨーロッパ，オーストラリア，アメリカ，南アフリカ，イスラエルに設立された。アメリカでは国立精神保健研究所（National Institute of Mental Health）が，暴力とトラウマ性ストレス部門を設けた。本章の残り部分では，われわれが最も重要だと考えている近年の発展について概要を述べる。

PTSDの疫学

PTSDの領域で行われた精神医学的疫学研究のなかには，非常に優れたものがいくつか存在する。連邦ヴェトナム帰還兵再適応研究（NVVRS；Kulka et al., 1990）は，実際に戦闘に参加した男性ヴェトナム帰還兵の15.2%が，戦争からほぼ20年が経過してもいまだにPTSDで苦しんでいることを示した。さらに11.1%がPTSD症状の一部を呈していた。1989年の段階で，96万人のヴェトナム帰還兵がヴェトナムを去ってから後，どこかの時点で診断基準を完全に満たすようなPTSDを呈したことがあった。これは，PTSDの発生が広範なものであること，またトラウマになりうるような経験にさらされた人すべてに障害が起こってくるわけではないことを描き出している。健康維持

を目的としたある団体が追跡していたある都会の集団において，ブレスラウ，デイビス，アンドレスキー，ピーターソン（Breslau, Davis, Andreski, & Peterson, 1991）は，この集団の9.3％に一生のうちのどこかの時点でPTSDを発症していたことを見出した。これらの研究やその他の多くの研究（第6章を参照）は，PTSDが感情障害と並んで，精神障害のうちでもっとも一般的なものの一つであることを指し示している。

脆弱性と経過

戦争によるトラウマに関してこれまでに行われた研究は常にレトロスペクティブなものであったが，新しい世代のプロスペクティブな手法をとる災害研究が1970年代にスタートした（Weisaeth, 1994；本書第6章を参照）。このような系統的な研究が行われるためには信頼性や妥当性のある評価スケールが開発されねばならなかった（第9章を参照）。この技術の改善によって，それぞれ違ったレベルの曝露を受けた場合の影響や，量的なドーズ・レスポンス（量-効果）の関係の決定を，系統的に評価することができるようになった。トラウマを受けたが治療は求めていないさまざまな集団が類似したストレス因子にさらされた後の脆弱性についての研究も行われるようになった。その結果，脆弱性は，トラウマ性ストレスという遺産とともに生きるという長期的適応において重要な役割を果たしているのと同様に，発達においても重要な役割を果たしていることが示された。

発達に対するトラウマの衝撃

子どもにおいても大人においても，愛着の絆（attachment bond）が提供する安全性は，トラウマによって生じる精神病理に対抗する第一の防衛であるということが，1980年頃から多数の研究によって示された（Finkelhor & Browne, 1984；McFarlane, 1987）。トラウマは子どもが自分の覚醒レベルを調節する能力に障害をもたらす。このことは，学習障害から自分や他人に対する攻撃に至るまでの幅広い範囲の問題に関係があると思われる（第7章および第12章を参照）。内的状態と外界のストレスに対する行動反応を調節する能力

は，その人の自己についての中核となる概念と，その人の環境に対する態度の両方を決定する。子どもの頃にトラウマを受けた人びとは，じっくり考えるよりも，行動に出る傾向があることが示されており，虐待された子どもは感情の状態を言葉で述べる能力に著しい障害を生じる (Cicchetti & White, 1990)。「自己」(self) の感覚は子どもとその養育者の相互作用から得られるのだから，またその感覚は子ども時代早期の重要な関係に基礎をおくものであるから，この時期のトラウマは自我同一性の発達や，信頼や協力関係を発達させる能力を妨害するのである (Cole & Putnam, 1992；Herman, 1992)。

過去10年の研究は，多くの精神科患者にトラウマの既往があることを示してきた。例えば，境界性人格障害，解離性障害，自分および他者に対するさまざまな攻撃行動は，通常，トラウマを子どもの頃に経験したことと関連があるのとされている (Herman, Perry, & van der Kolk, 1989)。子どもの頃のトラウマと境界性人格障害の患者の行動や感情状態との関連は，カーンバーグの洞察に富んだ臨床的観察の多くに明らかにされている (Kernberg, 1978；van der Kolk et al., 1994)。さらに心理療法のなかでトラウマを認知することが患者の状態に重大な影響を及ぼすことを示す研究も多い (Perry, Herman, van der Kolk, & Hoke, 1990)。

人間の発達の異なる段階に対して，トラウマが異なった影響を及ぼすことについては，ダンテ・チチェッティ (Cicchetti & Toth, 1994) やフランク・パットナム (Putnam, 印刷中) のような研究者によって鋭く焦点を当てられるようになった。PTSD がトラウマを受けた大人に最も適した診断であることは次第にはっきりしてきた。子どもはより複雑な反応を進展させ，それは PTSD の診断基準にたやすく収まるものではない。発達の異なる段階にトラウマが異なる影響を及ぼすことを認識する最初の一歩としての DSM-IV (American Psychiatric Association, 1994) には PTSD に「関連する特徴と障害」のリストが含まれた。それは，感情調節障害，解離性障害，身体化障害と永久的な人格変化を総合するものである。世界保健機構 (World Health Organization, 1992) の分類システムはアメリカ以外の多くの国で採用されているが，これはより広いカテゴリーになっており，「神経症，ストレス関連及び身体化障害」の範疇に「解離性障害」(F 44)，「身体化障害」(F 45) および「激しいストレスに対する反応と適応障害」(F 43) を配置している。トラウマ

の後の人格変化は「持続的人格変化（破局的なストレスに引き続く）」にも見られる。

心身両面へのトラウマの影響

臨床的記述は100年前から変わらないけれども，神経科学や精神薬理学の進歩によって「外傷神経症」のより深い生物学的な理解が可能になった。これによってデカルト的な二元性は消失した。現代科学のもとでは，心理的過程と生物学的過程を分けて記述することは許されない。このために激しいストレス状況における動物実験が多く行われ，理解のための一助を提供している。

ローレンス・コルブ（Lawrence Kolb）は陸軍の若き精神科医として太平洋戦争に参戦し，第二次世界大戦の戦闘兵を研究し，帰国して「外傷神経症」の研究を始めた。カーディナーの弟子として，彼は生物学的情報処理過程についての知識をPTSDに適用し，「条件づけられた感情反応」という言葉を生み出し，この言葉によってPTSDの生物的基礎を理解した。彼は中枢神経系への過剰な刺激が神経的な変化を招き，学習，習慣，刺激弁別などに障害を及ぼすと考えた。ここ10年の研究で，PTSDを生じた人たちは，強いけれども関係のない刺激を適切に取拾することができず，覚醒レベルが適当でないということが示されてきた（第8章）。近年の研究は，トラウマを「乗り越え」られないことや，感覚やイメージおよび行動でトラウマを再現することは，生物学的に言えば，有害性のない生理学的刺激を潜在的な脅威を表すものとして評価する傾向の繰り返しという形で現れるということを示している。

近年では，研究者は実験室状況で，ジャネやカーディナーが臨床的に記述したものを再現できるようになっている。自律神経の覚醒はトラウマとなった体験にともなう視覚的イメージや感情に先立って起こる。乳酸やヨヒンビンの静注は自律神経を刺激して覚醒をもたらし，パニック発作やフラッシュバックをコントロールのきかない状態で生じせしめる。

PTSDを生じた人の各種の神経伝達物質の機能が研究されるようになり，カテコラミン，体内モルヒネ類，皮質ステロイド，セロトニンの異常が示されてきている。また，新しい脳画像の技術によってPTSDの症状学には神経解剖学的な相関があることが示されるようになった（第8章）。このようなトラ

ウマの心理生物学的理解の発展は効果的な薬物による介入を可能にし，PTSDの患者の過剰覚醒を軽減してトラウマへの固着を減らすと考えられる（第17章を参照）。

解離性障害とPTSDの統合

ジャネとカーディナーが理解したように，解離の過程はトラウマ性の経験に基本的なものである。DSM-Ⅲの制定に携った研究者たちは，これらの過去の研究に気づいていなかったため，1980年にいたるまでこの2つの疾患を並置しなかった。しかしながら，80年代に，解離についての研究は増加し（第11章を参照），ひとつの安定した知見が出現した。それは，すなわち，トラウマの瞬間の解離は，慢性的PTSDが進展するであろうことを予測する唯一の重要な因子になるということである。この理解は，トラウマとなるような出来事の記憶と日常の出来事の記憶を区別するための基本となる。子どもの頃の深刻なトラウマの既往と解離障害の出現の関係はますます明らかになってきた。このテーマに関する最新の研究では，精神科入院患者の15％が解離性障害を生じていて，そのほとんどに子どもの頃の性的虐待の既往があったとしている(Saxe et al., 1993)。

治　療

PTSDの治療を考えるにはさらなる知識と臨床報告の蓄積が必要であるが，さまざまな治療法について，適切な科学的方法を用いた評価が行われるようになってきている。いくつかの治療法には驚くほど失望させられるし，いくつかはかなり有望であるとの結果がえられている。当然のことながら，臨床の指針となるのは治療効果に関する系統的な研究のみである（本書第Ⅵ部を参照）。

結　論

心理学的トラウマに関する歴史から学びうるもっとも重要なことは，トラウ

マ性のストレスに人がどのように関わっていくかは，文化，社会，歴史，政治的状況と密接な関係があるということである（Fischer-Homberger, 1975）。外傷神経症は「エピソード」的な疾病のように見えるが，その精神医学的な説明のなかには，良くも悪くも，その時々の時代精神が反映されてきた。歴史は，おそらく医学の他のどの分野よりも精神医学が，社会的な力のなかに埋没してしまう傾向があることを示している。このような文化的な力としては，女性と子どもの地位，父性主義的あるいは経済的な理由，法的過程，労働災害補償に関する伝統，その他の経済的政治的過程に関することなどがある。

　精神的トラウマの重要性に関する精神医学の健忘は，「反復強迫」のような不思議な形態をとってきた。人間の心と体に対するトラウマの影響の現実性が周期的に否認されるために，苦労して得られた知識が繰り返し失われ，結果的に「新たに」発見されることになってきた。精神保健に携る専門家の態度も，それよりは少し先んじるとはいえ，一般市民のそれとほぼ平行したものであった。専門家ではないが情熱を持った人たちは，極端な人生上の経験が精神的疾病の原因となり得ることを認めてはいたけれども，医学の専門家はトラウマの真実について，もうかれこれ20〜30年にわたって否認を維持しつづけてきたのだ。PTSD領域に携る多くのパイオニアたちは，精神的トラウマに関する自分自身の直接的な経験をもとに，孤独な追求を行ってきた。これは戦争のトラウマを研究してきた人たちにも，家庭内の虐待や暴力の研究者にもあてはまることである。

　19世紀を通じて少数の非主流の専門家が，精神的トラウマの重要性に対する精神医学の健忘を取り去るべく活動した。しかしながら，一時的に否認を打ち破るためにでさえ，戦争という大規模なトラウマの存在を必要としたのだ。最新のトラウマの復権は，1970年代に始まった。大規模な否認に引き続く時期にはありがちなことながら，狂信者たちはトラウマの概念を拡張してしまい，人類の精神的な病いのすべてをトラウマによって説明するようになった。精神医学は流行が存在する領域である。優勢な学派，セラピストの思想，特定の臨床家のカリスマ性などが，常に非常に強力なインパクトを持ち，きわめて不適切なバイアスを発展させてきた。こうした問題は，あまりにも頻繁に，専門家内の辛辣な分極化を招いた。しかも，患者へのよい治療を犠牲にしてである。

精神医学においてはどの世代にあっても，心理学的現象を新しい言葉で定式化する必要があるようである。その時々の政治的潮流のなかでその時代に即した用語を見つけるのである。現象の本当の性質が理解され，コミュニケートされている限りにおいては，これはそれほど深刻な問題ではない。しかしながら，この心理学の車輪の断続的な作り直しは興味深い歴史を展開しはするものの，効果的な治療法のレパートリーの確実な蓄積はもたらさない。

　トラウマとその影響に対する認識が再び否認される危険はこれからも存在するのだろうか。100年にわたる研究は，患者がしばしば想起不能に陥り，そのかわりに悲惨な対人的ドラマを再演することを示してきた。これらの患者に接する専門家も，過去を思い出すことに対して，まったく同じような問題を抱えてきた。そして20世紀の間に3度も，得難い成果を空白にしてしまった。この健忘や解離が過去のものになるとは考えにくい。われわれ医師や心理学者が圧倒的なストレスに直面して破綻する人に向き合うかぎり，健忘や解離は持続しそうである。われわれが「人間の人間に対する非人間性」という耐えがたい真実から目を背け続ける限り，圧倒的なストレスは，私たちが私たちの運命の主人公であるという，生来的な傲慢なイメージに公然と挑んでくるのである。

Bessel A. van der Kolk
Lars Weisaeth
Onno van der Hart
（小西聖子＝訳）

文献

Ahrenfeldt, R. H. (1958). *Psychiatry in the British army in the Second World War.* London: Routledge & Kegan Paul.

Alford, C. F. (1992). *The psychoanalytic theory of Greek tragedy.* New Haven, CT: Yale University Press.

American Psychiatric Association (APA). (1980). *Diagnostic and statistical manual of mental disorders* (3rd ed.). Washington, DC: Author.

American Psychiatric Association (APA). (1987). *Diagnostic and statistical manual of mental disorders* (3rd ed., rev.). Washington, DC: Author.

American Psychiatric Association (APA). (1994). *Diagnostic and statistical manual of mental disorders* (4th ed.) Washington, DC: Author.

Andreasen, N. C. (1980). Post-traumatic stress disorder. In H. I. Kaplan, A. M. Freed-

man, & B. J. Sadock (Eds.), *Comprehensive textbook of psychiatry* (Vol. 2, pp. 1517–1525). Baltimore: Williams & Wilkins.
Archibald, H., & Tuddenham, R. (1956). Persistent stress reaction after combat. *Archives of General Psychiatry, 12,* 475–481.
Askevold, F. (1976–1977). War sailor syndrome. *Psychotherapy and Psychosomatics, 27,* 133–138.
Babinski, J. (1901). Définition de l'hystérie. *Revue Neurologique, 9,* 1074–1080.
Babinski, J. (1909). Démembrement de l'hystérie traditionelle: Pithiatisme. *La Semaine Médicale, 59*(1), 3–8.
Babinski, J., & Froment, J. (1918). *Hystérie-pithiatisme et troubles nerveux d'ordre reflexe en neurologie de guerre.* Paris: Masson & Cie.
Bastiaans, J. (1970). Over de specificiteit en de behandeling van het KZ-syndroom [On the specifics and the treatment of the concentration camp syndrome]. *Nederlands Militair Geneeskunde Tijdschrift, 23,* 364–371.
Belenky, G. (Ed.). (1987). *Contemporary studies in combat psychiatry.* New York: Greenwood Press.
Bergson, H. (1896). *Matière et mémoire.* Paris: Alcan.
Bonhoeffer, M. (1926). Beurteilung, Begutachtung und Rechtsprechung bei den sogenannten Unfallsneurosen. *Deutsche Medizinische Wochenschrift, 52,* 179–182.
Breslau, N., Davis, G. C., Andreski, P., & Peterson, E. (1991). Traumatic events and posttraumatic stress disorder in an urban population of young adults. *Archives of General Psychiatry, 48,* 216–222.
Breuer, J., & Freud, S. (1955). Studies on hysteria. In J. Strachey (Ed. and Trans.), *The standard edition of the complete psychological works of Sigmund Freud* (Vol. 2, pp. 1–305). London: Hogarth Press. (Original work published 1893–1895)
Briquet, P. (1859). *Traité clinique et thérapeutique de l'hystérie* [*Clinical and therapeutic treatise on hysteria*]. Paris: Ballière.
Burgess, A. W., & Holstrom, L. (1974). Rape trauma syndrome. *American Journal of Psychiatry, 131,* 981–986.
Carmen [Hilberman], E., & Munson, M. (1978). Sixty battered women. *Victimology, 2,* 460–471.
Caruth, C. (Ed.). (1995). *Trauma and memory.* Baltimore: Johns Hopkins University Press.
Charcot, J. M. (1887). *Leçons sur les maladies du système nerveux faites à la Salpêtrière* [*Lessons on the illnesses of the nervous system held at the Salpêtrière*] (Vol. 3). Paris: Progrès Médical en A. Delahaye & E. Lecrosnie.
Cicchetti, D., & Toth, S. (Eds.). (1994). *Rochester Symposium on Developmental Psychopathology: Disorders and dysfunctions of the self.* Rochester, NY: University of Rochester Press.
Cicchetti, D., & White, J. (1990). Emotion and developmental psychopathology. In N. Stein, B. Leventhal, & T. Trebasso (Eds.), *Psychological and biological approaches to emotion* (pp. 359–382). Hillsdale, NJ: Erlbaum.
Cole, P., & Putnam, F. W. (1992). Effect of incest on self and social functioning: A developmental psychopathology perspective. *Journal of Consulting and Clinical Psychology, 60,* 174–184.

Crocq, L., & De Verbizier, J. (1989). Le traumatisme psychologique dans l'oeuvre de Pierre Janet. *Annales Médico-Psychologiques, 147*(9), 983–987.
Da Costa, J. M. (1871). On irritable heart: A clinical study of a form of functional cardiac disorder and its consequences. *American Journal of the Medical Sciences, 61,* 17–52.
Davidson, S. (1984). Human reciprocity among the Jewish prisoners of the Nazi concentration camps. In *Proceedings of the Fourth Yad Vashem International Historical Conference* (pp. 555–572). Jerusalem: Yad Vashem.
Des Pres, T. (1976). *The survivor: An anatomy of life in the death camps.* New York: Oxford University Press.
Egede-Nissen, A. (1978). Krigsseilersyndromet [War sailor syndrome]. *Tidsskrift for Den Norske Lægeforening, 98,* 469. (English summary)
Eissler, K. R. (1986). *Freud as an expert witness: The discussion of war neuroses between Freud and Wagner-Jauregg.* Madison, CT: International Universities Press.
Eitinger, L. (1964). *Concentration camp survivors in Norway and Israel.* Oslo: Universitetsforlaget.
Eitinger, L., & Strøm, A. (1973). *Mortality and morbidity after excessive stress: A follow-up investigation of Norwegian concentration camp survivors.* Oslo: Universitetsforlaget.
Ellenberger, H. F. (1970). *The discovery of the unconscious: The history and evolution of dynamic psychiatry.* New York: Basic Books.
Erichsen, J. E. (1866). *On railway and other injuries of the nervous system.* London: Walton & Moberly.
Erichsen, J. E. (1886). *On concussion of the spine, nervous shock and other obscure injuries to the nervous system in their clinical and medico-legal aspects.* New York: William Wood.
Ferenczi, S. (1955). The confusion of tongues between the adult and the child: The language of tenderness and the language of passion. In M. Balint (Ed.), *Final contributions to the problems and methods of psychoanalysis* (pp. 156–167). New York: Brunner/Mazel. (Original work presented 1933)
Figley, C. (1978). *Stress disorders among Vietnam veterans: Theory, research and treatment implications.* New York: Brunner/Mazel.
Finkelhor, D., & Browne, A. (1984). The traumatic impact of child sexual abuse: A conceptualization. *American Journal of Orthopsychiatry, 55,* 530–541.
Fischer-Homberger, E. (1975). *Die Traumatische Neurose, von somatischen zum sozialen Leiden.* Bern: Verlag Hans Huber.
Freud, S. (1953). The interpretation of dreams. In J. Strachey (Ed. and Trans.), *The standard edition of the complete psychological works of Sigmund Freud* (Vol. 4, pp. 1–338; Vol. 5, pp. 339–627). London: Hogarth Press. (Original work published 1900)
Freud, S. (1953). Three essays on the theory of sexuality. In J. Strachey (Ed. and Trans.), *The standard edition of the complete psychological works of Sigmund Freud* (Vol. 7, pp. 125–243). London: Hogarth Press. (Original work published 1905)
Freud S (1955). Beyond the pleasure principle. In J. Strachey (Ed. and Trans.), *The standard edition of the complete psychological works of Sigmund Freud* (Vol.

18, pp. 3–64). London: Hogarth Press. (Original work published 1920)
Freud, S. (1959). An autobiographical study. In J. Strachey (Ed. and Trans.), *The standard edition of the complete psychological works of Sigmund Freud* (Vol. 20, pp. 3–74). London: Hogarth Press. (Original work published 1925)
Freud, S. (1962). On the psychical mechanism of hysterical phenomena: A Lecture. In J. Strachey (Ed. and Trans.), *The standard edition of the complete psychological works of Sigmund Freud* (Vol. 3, pp. 25–39). London: Hogarth Press. (Original work published 1893)
Freud, S. (1962). Heredity and the aetiology of the neuroses. In J. Strachey (Ed. and Trans.), *The standard edition of the complete psychological works of Sigmund Freud* (Vol. 3, pp. 141–156). London: Hogarth Press. (Original work published 1896a)
Freud S. (1962). The aetiology of hysteria. In J. Strachey (Ed. and Trans.), *The standard edition of the complete psychological works of Sigmund Freud* (Vol. 3, pp. 189–221). London: Hogarth Press. (Original work published 1896b)
Freud, S. (1963). Introductory lectures on psycho-analysis. In J. Strachey (Ed. and Trans.), *The standard edition of the complete psychological works of Sigmund Freud* (Vol. 15, pp. 1–240; Vol. 16, pp. 241–496). London: Hogarth Press. (Original work published 1916–1917)
Gelles, R. J., & Strauss, M. A. (1979). Determinants of violence in the family: Toward a theoretical integration. In W. R. Burr, R. Hill, & F. I. Nye (Eds.), *Contemporary theories about the family*. New York: Free Press.
Grinker, R. R., & Spiegel, J. P. (1945). *Men under stress*. Philadelphia: Blakiston.
Grinker, R. R., Werble, B., & Drye, R. C. (1968). *The borderline syndrome: A behavioral study of ego functions*. New York: Basic Books.
Haley, S. (1974). When the patient reports atrocities. *Archives of General Psychiatry, 30*, 191–196.
Helweg-Larsen, P., Hoffmeyer, H., Kieler, J., Thaysen, J. H., Thygesen, P., & Wulff, M. H. (1952). Famine disease in German concentration camps: Complications and sequelae. *Acta Psychiatrica et Neurologica Scandinavica* (Suppl. 83), 1–460.
Herman, J. L. (1981). *Father–daughter incest*. Cambridge, MA: Harvard University Press.
Herman, J. L., Perry, J. C., & van der Kolk, B. A. (1989). Childhood trauma in borderline personality disorder. *American Journal of Psychiatry, 146*, 490–495.
Herman, J. L. (1992). *Trauma and recovery*. New York: Basic Books.
Hocking, F. (1970). Psychiatric aspects of extreme environmental stress. *Diseases of the Nervous System, 31*, 1278–1282.
Horowitz, M. J. (1978). *Stress response syndromes*. New York: Jason Aronson.
Janet, P. (1887). L'anesthésie systématisée et la dissociation des phénomènes psychologiques. *Revue Philosophique, 23*(1), 449–472.
Janet, P. (1889). *L'automatisme psychologique*. Paris: Alcan.
Janet, P. (1894). Histoire d'une idée fixe. *Revue Philosophique, 37*, 121–163.
Janet, P. (1904). L'amnésie et la dissociation des souvenirs par l'émotion. *Journal de Psychologie, 1*, 417–453.
Janet, P. (1909). *Les nervoses*. Paris: Flammarion.

Janet, P. (1911). *L'état mental des hystériques* (2nd ed.). Paris: Alcan.
Janet, P. (1920). *The major symptoms of hysteria.* New York: Hafner. (Original work published 1907)
Janet, P. (1925). *Psychological healing* (Vols. 1-2) (C. Paul & E. Paul, Trans.). New York: Macmillan. (Original work published 1919)
Janet, P. (1930). Autobiography. In C. A. Murchinson (Ed. and Trans.), *A history of psychology in autobiography* (Vol. 1). Worcester, MA: Clark University Press.
Jaspers, K. (1913). *Allgemeine Psychopathologie.* Berlin: Springer-Verlag.
Kaplan, H. I., Freedman, A. M., & Sadock, B. J. (Eds.). (1980). *Comprehensive textbook of psychiatry* (2 vols.). Baltimore: Williams & Wilkins.
Kardiner, A. (1941). *The traumatic neuroses of war.* New York: Hoeber.
Kempe, R. S., & Kempe, C. H. (1978). *Child abuse.* Cambridge, MA: Harvard University Press.
Kernberg, O. (1978). Borderline personality organization. *Journal of the American Psychoanalytic Association, 15,* 641-685.
Klein, H. (1974). Delayed affects and aftereffects of severe traumatization. *Israeli Annals of Psychiatry, 12,* 293-303.
Kolb, L. C. (1987). Neurophysiological hypothesis explaining posttraumatic stress disorder. *American Journal of Psychiatry, 144,* 989-995.
Kraepelin, E. (1899). *Psychiatrie* (6th ed.). Leipzig: Verlag von Johann Ambrosius Barth.
Krystal, H. (Ed.). (1968). *Massive psychic trauma.* New York: International Universities Press.
Krystal, H. (1978). Trauma and affects. *Psychoanalytic Study of the Child, 33,* 81-116.
Krystal, H. (1988). *Integration and self healing: Affect, trauma, and alexithymia.* Hillsdale, NJ: Analytic Press.
Kulka, R. A., Schlenger, W. E., Fairbank, J. A., Hough, R. L., Jordan, B. K., & Marmar, C. R. (1990). *Trauma and the Vietnam War generation: Report of findings from the National Vietnam Veterans' Readjustment Study.* New York: Brunner/Mazel.
Lindemann, E. (1944). Symptomatology and management of acute grief. *American Journal of Psychiatry, 101,* 141-148.
MacLeod, A. D. (1993). Putnam, Jackson and post-traumatic stress disorder. *Journal of Nervous and Mental Disease, 181*(11), 709-710.
MacMillan, M. (1980). *Freud evaluated: The completed arc.* Amsterdam: North-Holland.
MacMillan, M. (1991). Freud and Janet on organic and hysterical paralyses: A mystery solved? *International Review of Psychoanalysis, 17,* 189-203.
Main, T. (1989). *"The ailment" and other psychoanalytic essays.* London: Free Association Press.
Masson, J. (1984). *The assault on truth.* New York: Farrar, Straus & Giroux.
McFarlane, A. C. (1987). Posttraumatic phenomena in a longitudinal study of children following a natural disaster. *Journal of the American Academy of Child and Adolescent Psychiatry, 26,* 764-749.
Merskey, H. (1991). Shell-shock. In *150 years of British psychiatry 1841-1991* (pp. 245-267). London: Gaskell/The Royal College of Psychiatrists.
Moran, Lord. (1945). *Anatomy of courage.* London: Constable.

第3章 精神医学におけるトラウマの歴史 99

Myers, A. B. R. (1870). *On the aetiology and prevalence of disease of the heart among soldiers*. London: J. Churchill.
Myers, C. S. (1915). A contribution to the study of shell shock. *Lancet*, 316–320.
Myers, C. S. (1940). *Shell shock in France 1914–18*. Cambridge, England: Cambridge University Press.
Nemiah, J. C. (1980). Psychogenic amnesia, psychogenic fugue, and multiple personality. In H. I. Kaplan, A. M. Freedman, & B. J. Sadock (Eds.), *Comprehensive textbook of psychiatry* (Vol. 2, pp. 942–957). Baltimore: Williams & Wilkins.
Nemiah, J. C. (1989). Janet redivivus [Editorial]. *American Journal of Psychiatry*, 146, 1527–1529.
Nonne, M. (1915). Zur therapeutischen Verwendung der Hypnose bei Fêllen von Kriegshysterie. *Medizinische Klinik*, 11(51), 1391–1396.
Oppenheim, H. (1889). *Die traumatische Neurosen*. Berlin: Hirschwald.
Page, H. (1885). Injuries of the spine and spinal cord without apparent mechanical lesion. In M. R. Trimble (Ed.), *Posttraumatic neurosis: From railroad spine to whiplash* (p. 29). London: J. Churchill.
Perry, J. C., Herman, J. L., van der Kolk, B. A., & Hoke, L. A. (1990). Psychotherapy and psychological trauma in borderline personality disorder. *Psychiatric Annals*, 20, 33–43.
Putnam, F. W. (1989). Pierre Janet and modern views on dissociation. *Journal of Traumatic Stress*, 2(4), 413–430.
Putnam, F. W. (in press). *Child and adolescent dissociative disorders*. New York: Guilford Press.
Putnam, J. J. (1881). Recent investigations into patients of so called concussion of the spine. *Boston Medical and Surgical Journal*, 109, 217.
Putnam, J. J. (1898). On the etiology and pathogenesis of the posttraumatic psychoses and neuroses. *Journal of Nervous and Mental Disease*, 25, 769–799.
Rainey, J. M., Aleem, A., Ortiz, A., Yaragani, V., Pohl, R., & Berchow, R. (1987). Laboratory procedure for the inducement of flashbacks. *American Journal of Psychiatry*, 144, 1317–1319.
Saxe, G., van der Kolk, B. A., Hall, K., Schwartz, J., Chinman, G., Hall, M. D., Lieberg, G., & Berkowitz, R. (1993). Dissociative disorders in psychiatric inpatients. *American Journal of Psychiatry*, 150(7), 1037–1042.
Shalev, A., & Ursano, R. J. (1990). Group debriefing following exposure to traumatic stress. In J. E. Lundeberg, U. Otto, & B. Rybeck (Eds.), *War medical services* (pp. 192–207). Stockholm: Försvarets Forskningsanstalt.
Shay, J. (1994). *Achilles in Vietnam: Combat trauma and the undoing of character*. New York: Atheneum.
Southwick, S. M., Krystal, J. H., Morgan, C. A., Johnson, D., Nagy, L. M., Niculaou, A., Heninger, G. R., & Charney, D. S. (1993). Abnormal noradrenergic function in posttraumatic stress disorder. *Archives of General Psychiatry*, 50, 266–274.
Stierlin, E. (1909). *Über psychoneuropathische Folgezustände bei den Überlebenden der Katastrophe von Courrières am 10. Marz 1906* [*On the psychoneuropathic consequences among the survivors of the Courrierès catastrophe of 10 March 1906*]. Unpublished doctoral dissertation, University of Zürich.
Stierlin, E. (1911). Nervöse und psychische Störungen nach Katastrophen [Nervous

and psychic disturbances after catastrophes]. *Deutsches Medizinische Wochenschrift,* 37, 2028–2035.
Stouffer, S. A. (1949). Studies in social psychology in World War II. In *The American soldier: Vol. 2. Combat and its aftermath.* Princeton, NJ: Princeton University Press.
Strauss, M. A. (1977). Sociological perspective on the prevention and treatment of wife-beating. In M. Roy (Ed.), *Battered women: A psychological study of domestic violence.* New York: Van Nostrand Reinhold.
Tardieu, A.-A. (1878). *Etude médicolégale sur les attentats aux moeurs* [A medico-legal study of assaults on decency]. Paris: Ballière.
Terr, L. C. (1979). Children of Chowchilla: A study of psychic trauma. *Psychoanalytic Study of the Child,* 34, 552–623.
Terr, L. C. (1983). Chowchilla revisited: The effects of psychic trauma four years after a school-bus kidnapping. *American Journal of Psychiatry,* 140, 1543–1550.
Tichener, J. L. (1986). Post-traumatic decline: A consequence of unresolved destructive drives. In C. Figley (Ed.), *Trauma and its wake* (Vol. 2, pp. 5–19). New York: Brunner/Mazel.
van der Hart, O., & Brown, P. (1992). Abreaction re-evaluated. *Dissociation,* 5(4), 127–140.
van der Hart, O., & Friedman, B. (1989). A reader's guide to Pierre Janet on dissociation: A neglected intellectual heritage. *Dissociation,* 2(1), 3–16.
van der Kolk, B. A., Greenberg, M. S., Boyd, H., & Krystal, J. H. (1985). Inescapable shock, neurotransmitters, and addiction to trauma: Toward a psychobiology of post-traumatic stress. *Biological Psychiatry,* 20, 314–325.
van der Kolk, B. A., Herron, N., & Hostetler, A. (1994). The history of trauma in psychiatry. *Psychiatric Clinics of North America,* 17, 583–600.
van der Kolk, B. A., & van der Hart, O. (1989). Pierre Janet and the breakdown of adaptation in psychological trauma. *American Journal of Psychiatry,* 146, 1530–1540.
Venzlaff, U. (1966). Das akute und das chronische Belastungssyndrom. *Medizinsche Welt,* 17, 369–376.
Venzlaff, U. (1975). Aktuelle Probleme der forenischen Psychiatrie. In K. P. Kisker, J. E. Meyer, C. Müller, & E. Strømgren (Eds.), *Psychiatrie der Gegenwart* (pp. 920–932). Bertin: Springer-Verlag.
Walker, L. (1979). *The battered women.* New York: Harper & Row.
Weisaeth, L. (1994). Psychological and psychiatric aspects of technological disasters. In R. J. Ursano, C. S. McCaugley, & C. Fullerton (Eds.), *Individual and community response to trauma and disaster: The structure of human chaos* (pp. 72–102). Cambridge, England: Cambridge University Press.
Weisaeth, L., & Eitinger, L. (1993). Posttraumatic stress phenomena: Common themes across wars, disasters and traumatic events. In J. P. Wilson & B. Raphael (Eds.), *International handbook of traumatic stress syndromes* (pp. 69–77). New York: Plenum Press.
World Health Organization (1992). *The ICD-10 classification of mental and behavioral disorders: Clinical descriptions and guidelines.* Geneva: Author.

第 II 部
急性の反応

第4章
ストレス 対 トラウマ性ストレス
——急性恒常性維持反応から慢性病理まで——

> その病気は、本質的に想像力の障害であり、よって主として影響を与える脳の部位は、イメージの座位である。これは脳の内部にある。そこでは、印象が蓄積されている神経繊維を通って、生命気分が常に上がったり下がったりしている。一旦その生命気分が道を作り、広げたなら、睡眠中などに、何度も何度も同じ道をとることがより容易になる。
> —— Hoffer（1678；Rosen 1975, p. 342 から引用）

　精神病の診断名のなかで、現在では時代遅れであるか、あるいは正当であるとは認めがたい多くの用語がある。わかりやすい例としては、心理的問題の起源を身体器官（例えば、「ヒステリー」「心気症」）や気質（例えば、「憂うつ」）に置いた診断名である。「外傷後ストレス障害」（PTSD）という用語は、ずっと新しい診断ラベルではあるが、多くの理由から、同じく問題が多い用語である。第一に、「トラウマ性ストレス」は、「トラウマ」と「ストレス」という2つの異なる概念を混在させている。第二に、「トラウマ後」という考えは、長期にわたる障害という結果がまずあって、あとから危機的出来事を振り返ってトラウマ性と定義することになりがちである。第三に、一つの枠組みのなかに、一般的に見られる不幸な危機的出来事（例えば、交通事故）と甚大な残虐行為（例えば、ユダヤ人大虐殺）の両方を入れていることは、ストレス関連障害に関わる原因論の基盤としてはバランスを欠いている。

　PTSDに関する研究の多くは、広く共有されてはいるが証明されていない仮定に基づいている。その第一は、最終的にPTSDになったとしても、そのトラウマ体験への当初の反応は異常な危機的出来事への正常な反応であるというものである。第二は、連続性の仮定である。すなわち、トラウマ体験の直後

に起きる反応が,なんらかの経過をたどって慢性 PTSD になるという仮定である。最後に,トラウマを生じるストレスとより穏やかな形態のストレスとの間には類似性があるということがしばしば仮定される。本章は,これまでに出版されている研究文献によってこれらの概念を検討し,最終的に PTSD 症状群の変わりにくさを説明するモデルの試案を提案する。

PTSD は異常な状況への正常な反応か

PTSD が異常な状況への正常な反応であるという考えは,それ自体,ほかの 2 つの仮定に基づいている。その仮定とは,① PTSD の原因となる危機的出来事は「異常」である,②生じる反応はすべてそうしたストレッサーへの正常な反応の範囲内のものであり,実際そのトラウマを経験した人びとの大多数に見られる (American Psychiatric Association, 1980),というものである。これは,トラウマ性ストレスに関する文献に早くから見られるもので,新しい考えではない。それは最近の文献にも引き続き見られる。例をあげると,「例えば,ノルアドレナリンと軸システム(コーチコトロピン分泌因子あるいは海馬—脳下垂体—アドレナリン)の活性化,驚愕反応を引き起こす危機的出来事の軌跡をたどらせるはっきりした記憶,注意と警戒の昂進といったヴェトナムのジャングルで生き残るのに価値があるものが,帰還兵が戦後 20 年たって家族と夕食のテーブルを一緒に囲むときには,病理として表されるかもしれない」(Bremner, Davis, Krystal, Southwick, & Charney, 1993)。この場合 PTSD は,その有用性がなくなってからも長期にわたって継続してはいるものの,元々は正常な反応として概念化されている。類似の仮説が精神力動論の文献にも見られる。そこでは,PTSD は,不完全な精神的処理過程と見なされる。つまり,適切に完了していない正常な反応であるとされるわけである(例えば, Horowitz, 1974, 1986 ; Horowitz, Wilner, & Alvarez, 1979 ; Marmar, Foy, Kagan, & Pynoos, 1993)。行動論的アプローチもこの仮定に基づいている。すなわち,症状は正常に学習された反応であるが,PTSD ではこれらの反応が消去されていないとされるのだ(例えば,Keane, Fairbank, Caddell, Zimering, & Bender, 1985)。

「正常反応」仮説は，PTSDは本質的に精神的トラウマ体験からの回復の失敗であると示唆している。そして，暗黙のうちに，回復は常に可能であると仮定されている。特に，「正常な」回復過程が生じるよう患者がエンパワーされる場合は，回復が可能であると考えられている (Herman, 1993)。しかし，トラウマ体験が常に精神病理をもたらすという主張は，常に量的データによって裏づけられているわけではない。このことは，現代史における最も過酷なトラウマ体験であるユダヤ人大虐殺のサバイバーの多くが，なんとか回復して健常に生活したという事実を見てもわかる（例えば，Levav & Abramson, 1984；Eaton, Sigal, & Weinfeld, 1982)。同様に，連邦ヴェトナム帰還兵再適応研究 (NVVRS) の結果 (Kulka et al., 1990) は，男性ヴェトナム帰還兵のうち長くPTSDの状態にあるのは，15.2%だけに過ぎないことを示している。マクファーレン (McFarlane, 1984) は，大災害のような大きな人生の危機的出来事に対しても，精神病が予期される反応であると考えるべきではないと述べている。

異なる見方，すなわちPTSDは異常な反応であるという見方を取り上げている文献は，実際のところ今まではなかった。しかし，ごく最近になって，治療効果の評価研究から蓄積された多くのデータにより，この考え方を検討することが可能になった。まず現われた重要な側面は，PTSD症状は，異常な危機的出来事と同様，普通の危機的出来事の後にも生じうるということである。最近の研究によれば，PTSDは兵士や戦争被害者およびPTSDをしばしば発症させるような危機的出来事のサバイバーの多くに生じるのと同様に，平和時の一般市民にもしばしば生じていることが明らかとなった (Breslau & Davis, 1992)。また，交通事故（例えば，Mayou, Bryant, & Duthie, 1993)，医学的手術 (Shalev, Schreiber, Galai, & Melmed, 1993c)，あるいは心筋梗塞 (Kutz, Shabtai, Solomon, Neumann, & David, 1994) のような，より小規模な危機的出来事の後にもPTSDが生じうることは臨床的にも記述されている。PTSDのような慢性的障害が，こうしたよくある危機的出来事の結果として生じうるという事実は，反応の「正常説」への反証となる。以下は，PTSDの予測因子に関する膨大な文献のレビューである。この文献展望によって，トラウマ体験直後の反応の性質に関する議論がより深まるのではないかと思う。

PTSD の予測因子

トラウマとなる体験の直後の反応は，最終的に PTSD に導く因果関係の連鎖の第一歩にすぎない。したがって，直後の反応の激しさは，病的結果の違いを予言したとしてもせいぜいその一部にすぎない。直後の反応の効果を展望するべく，表4・1にPTSDの予測因子に関する38の研究を要約した。これらの予測因子は，トラウマ前の脆弱性，ストレッサーの大きさ，危機的出来事への備え，直後および短期の反応の質，そして危機的出来事の後の「回復」要因に関係している。

トラウマ前の脆弱性

トラウマ前の脆弱性は，その人の生活，育った環境，精神保健，性格に関係がある要因と同様，遺伝的，生物学的危険要因をも含む。生物学的体質の要因には，家族に精神障害者がいること（Davidson, Smith, & Kudler, 1989），性別（Breslau & Davis, 1992），条件づけされやすいこと（Peri, Ben-Shachar, & Shalev, 1994），あるいは，神経内分泌に脆弱要因（例えば，ストレスに対するコルチゾル反応が低いこと，Yehuda et al., 1993）が見られることなどがある。トゥルーら（True et al., 1993）は，遺伝的要素が，再体験症状群の生じやすさの分散の13〜30％，回避症状群の30〜34％，覚醒症状群の28〜32％を説明することを示した。フォイ，レズニック，シップレル，キャロル（Foy, Resnick, Sipprelle, & Caroll, 1987）は，家族に精神障害者（特にアルコール関連）が見られることは，わずかな戦闘体験でも PTSD が発症することを予測させ，他方，戦闘下でのトラウマ体験，帰郷環境，除隊後の最初の6か月間における社会的支援のあり方が，激しい戦闘を体験した場合に PTSD を予測させることを見出した。

神経質や内向などの性格特徴や精神障害の既往も PTSD 発症の危険性を増加させる。生活上の危機的出来事と関係がある要因としては，早期のトラウマ体験（例えば，子どもの頃の性的，身体的な虐待の経験）や同種のトラウマ体

表 4・1　PTSD の予測因子

著　者	N/対象となった集団/計画/方法	予測された変数	予測因子
Abenhaim et al., 1992	フランスのテロリスト襲撃事件のサバイバー254人；調査	PTSD	＋傷害の程度 ＃性別，年齢
Basoglu et al., 1994	拷問のサバイバー55人と対照群（拷問を受けていない政治活動家）55人，事例をコントロール；質問紙，インタビュー	PTSDおよびPTSD症状	＋拷問 ＃準備性，コミットメント，社会的支援
Bownes et al., 1991	レイプ被害者51人；調査	PTSD	＋見知らぬ人によるレイプ，身体的暴力または武器使用，傷害
Breslau & Davis, 1987	ヴェトナム帰還兵（入院）69人；調査	PTSD パニック障害 大うつ病 そう病	＋（PTSD）残虐行為への参加，累積した戦闘ストレス体験 ＃（パニック障害，大うつ病）戦闘の激しさと残虐行為
Breslau & Davis, 1992	都市の青年1,007人	慢性PTSD	＋家族に反社会的行動歴あり，女性
Breslau et al., 1991	都市の青年1,007人	トラウマ体験 PTSD	＋（体験）低学歴，男性，早期の行為上の問題，外向，家族に精神障害者あり ＋（PTSD）早期の両親との離別，神経質，事前の不安または抑うつ，家族歴に不安障害者あり
Buydens-Branchey et al., 1990	ヴェトナム帰還兵84人；調査	PTSD	＋戦闘の激しさと長さ，身体的傷害
Chemtob et al., 1990	ヴェトナム帰還兵57人（特殊部隊）；調査	PTSD症状	＋入隊前の乏しい対人関係，受傷，友人の戦死，友人の死に関する罪悪感，不意の除隊，帰国に対する感情を話していない

表 4・1 (続き)

著者	N/対象となった集団/計画/方法	予測された変数	予測因子
Clarke et al., 1993	ポルポト政権から逃れた若いカンボジア難民69人；調査，インタビュー	PTSD 抑うつ症状	＋(PTSD) 戦争トラウマ，再定住の緊張 ＋(抑うつ) 最近のストレスフルな出来事
Davidson et al., 1991	ノース・カロライナ州ピーモント住民2,985人；疫学的調査	PTSD	＋仕事の不安定さ，家族に精神障害者あり，両親の貧困，子ども時代の虐待歴，10歳前の両親の別居または離婚
Feinstein & Dolan, 1991	身体的トラウマの市民サバイバー48人；調査，質問紙 (GHQ)	PTSD 精神病的損傷	＋傷害後の苦痛 ＃ストレッサーの重さは，初期の苦痛を予測したが，6か月後の損傷は予測しなかった
Foy et al., 1984	援助を求めてきたヴェトナム帰還兵43人；調査，MMPI，自己申告	PTSD	＋戦闘体験，軍隊適応，MMPI得点，不安 ＃事前の適応
Gallers et al., 1988	ヴェトナム帰還兵60人 (30 PTSD 有，30 無) 対照群あり，質問紙	PTSD PTSD症状	＋トラウマ的暴力，そうした行為を行う際の苦悩 ＃事前の適応，薬物・アルコール使用
Gidycz & Koss, 1991	性的暴行被害者1,213人；調査，質問紙	不安と抑うつ	＋精神保健上の問題歴，暴行の攻撃性，人は信頼できないという考え，性への保守的態度
Goldberg et al., 1990	東南アジアでの軍務に不適応を起こした一卵性双生児715人	PTSD	＋戦闘体験 (戦闘なしから高戦闘体験へ9倍増加)
Green et al., 1990	ヴェトナム帰還兵200人；調査，インタビュー	PTSD	＋ストレッサーの強さ，グロテスクな死を見たこと，学歴，帰郷時の社会支援

第4章 ストレス対トラウマ性ストレス 109

表 4・1 (続き)

著者	N/対象となった集団/計画/方法	予測された変数	予測因子
Green & Berlin, 1987	援助を求めてきたヴェトナム帰還兵60人；調査	PTSD	+戦闘の激しさ，以前に経験した出来事の現在の衝撃，当時の生活ストレス #ヴェトナムから帰還後1年間の社会支援，入隊前の心理社会的機能状態
Kilpatrick et al., 1989	成人女性犯罪被害者294人；調査	犯罪関連PTSD	+(PTSD)犯行時の生命の危険，身体的傷害，強姦既遂
Laufer et al., 1985	ヴェトナム帰還兵326人	PTSD PTSD症状	+戦闘体験，虐待的暴力と殺戮の体験，主観的な「経験的」対処
McCranie et al., 1992	PTSDのあるヴェトナム帰還兵（入院）57人；調査	PTSD症状とその重さ	+否定的な両親の行動が，低戦闘体験下でPTSDの重さを予測
McFall et al., 1991	薬物乱用に対する援助を求めてきたヴェトナム帰還兵489人；調査	PTSD	+戦闘体験，戦闘区域勤務時の年齢，戦闘区域勤務の期間，身体的傷害
McFarlane, 1988	山火事の消火作業を行った消防士469人；予期的，フォローアップ質問紙	PTSD	+内向，神経質，家族に精神障害者あり #トラウマの強さ，脅威，喪失
McFarlane, 1989	山火事の消火作業を行った消防士469人4，11，29か月後のフォローアップ	トラウマ後の損傷	+神経質，心理的障害による治療歴あり #喪失体験
Nader et al., 1990	狙撃に遭った小学生100人14か月後のフォローアップ	トラウマ後ストレス反応の重さ	+遭遇の程度，罪悪感，殺害された子どもを知っている

表 4・1 （続き）

著者	N/対象となった集団/計画/方法	予測された変数	予測因子
North & Smith, 1992	セントルイスのホームレス男女900人，；調査，インタビュー（DIS）	PTSD	＋児童期の被虐待歴と家庭内の喧嘩 ＃精神科診断
North et al., 1994	乱射事件の市民サバイバー136人；事件1か月後の調査，インタビュー（DIS）	PTSD	＋事件前の精神障害（MDD）は女性ではPTSDを予測するが男性ではしない ＃ほとんどのPTSD被験者は精神疾患歴なし
Patterson et al., 1990	大きな火傷による入院患者54人，入院後の毎週のフォローアップ	PTSD	＋全身火傷，女性，火傷に責任がないこと
Perry et al., 1992	火傷による入院患者51人1週後，2（n＝51），6（n＝40），12（n＝31）月後のフォローアップ	PTSD	＋主観的変数（苦悩感），知覚された社会支援 ＃火傷の重さ
Resnick et al., 1992	女性犯罪被害者295人；調査	PTSD	＋高犯罪ストレス，犯罪ストレスレベル間の有意な相互関係，事件前の抑うつとPTSD
Schnurr et al., 1993	ヴェトナム時代男性兵士131人，入隊前のMMPIと現在のPTSD，インタビュー（SCID）	PTSD PTSD症状	＋（PTSD症状）MMPI得点（心気症，精神病質，男性―女性性，パラノイア ＋（PTSD）抑うつ，憂うつ症，社会的内向
Shalev, 1992	テロリスト襲撃で傷害を負ったサバイバー15人10か月間の予期的フォローアップ	PTSD	＃トラウマ後1週間に記録された侵入症状と否認
Smith et al., 1990	飛行機事故で生き残ったホテル従業員46人調査，事件4～6週後のインタビュー	PTSD 大うつ病 GAD アルコール乱用及び依存	＋事故前の精神科既往歴が事故後の精神障害を予測する

表 4・1（続き）

著　者	N/対象となった集団/計画/方法	予測された変数	予 測 因 子
Solkoff et al., 1986	ヴェトナム帰還兵100人（PTSD有50，無50）対照群あり；構造化インタビュー	PTSD	＋戦闘体験，帰郷の知覚 #子どもの頃の家族歴，入隊前の要因
Solomon, Avitzur, & Mikulincer, 1990	レバノン戦争のイスラエル兵士255人戦後1年後および2年後のフォローアップ，質問紙	PTSD	＋社会支援（＋＋），生活上の出来事，統制の内的帰因
Solomon et al., 1991	戦争ストレス反応を示したレバノン戦争のイスラエル兵士348人 ミラー行動様式尺度	トラウマ関連精神病理	＋対処戦略のまずさ
Speed et al., 1989	第二次大戦戦争捕虜62人；調査，インタビュー	PTSD	＋捕囚中に減少した体重比，拷問体験 #弱さ（精神疾患家族歴，事前の精神病理）
Sutker et al., 1990	第二次大戦及び朝鮮戦争捕虜193人；調査	PTSD	＋拘禁，体重低下，低社会経済階層，より大きな困難，低い軍隊階級
Zaidi & Foy, 1994	ヴェトナム帰還兵20人（入院）；調査	PTSD症状	＋身体的虐待歴

注　GHQ ：一般健康質問紙
　　MMPI：ミネソタ人格目録
　　DIS ：診断面接スケジュール
　　SCID ：DSM-III-R構造化臨床面接
　　＋ ：結果尺度で有意差あり
　　# ：結果尺度で有意差なし

験の繰り返し（例えば，何度も戦闘を経験したこと，あるいは何度もレイプされたこと）がある。親の否定的行動，親からの早すぎる分離，親の貧困と低学歴は，トラウマとなるような出来事を体験する危険性（Breslau, Davis, Andreski, & Peterson, 1991）を予測させると同時に，体験後に PTSD になる危険性（例えば，Green, Grace, Lindy, Gleser, & Leonard, 1990；Davidson, Hughes, Blazer, & George, 1991；McCranie, Hyer, Boudewyns, & Woods, 1992）をも予測させる。最後の4つの変数は，相互に関連した共通の社会経済的要因の異なった側面を表している可能性もある。

ストレッサーの大きさ

　戦闘の激しさと持続時間の長さ（Foy, Rueger, Sipprelle, & Carroll, 1984；Solkoff, Gray, & Keill, 1986；Breslau & Davis, 1987；Green & Berlin, 1987；Buydens-Branchey, Noumair, & Branchey, 1990；Goldberg, True, Eisen, & Henderson, 1990；McFall, Mackay, & Donovan, 1991），レイプの際の生命への危険度（Kilpatrick et al., 1989；Bownes, O'Gorman, & Sayers, 1991），拷問経験の過酷さ（Basoglu et al., 1994；Speed, Engdahl, Schwartz, & Eberly, 1989），あるいは身体的傷害の程度（例えば，Abenhaim, Dab, & Salmi, 1992）といった点に表れるトラウマ性の危機的出来事の大きさは，PTSD 発症に有意に関係がある（文献展望には，March, 1993 を参照されたい）。グリーン（Green, 1990）は，「トラウマとなる危機的出来事の種類にかかわらず共通する」トラウマ性ストレッサーの一般的次元として，次の7つを提案している。その7つとは，①自己の生命と身体の完全性に対する脅威，②ひどい身体的損傷あるいは傷害，③故意による傷害あるいは暴行を受けること，④グロテスクな体験，⑤愛する人への暴力を見ること，あるいは知ること，⑥有害物質に曝されていたと知ること，⑦他者の死あるいはひどい傷害の原因に自分がなること，である。ゴールドバーグら（Goldberg et al., 1990）は，遺伝的変数をコントロールすると，戦闘の激しさと PTSD の発症率との間に正の関係があることを見出した。

危機的出来事への備え

　ストレスが高い危機的出来事に対して十分準備をしておくことは，そうした備えが可能であれば，ストレスの影響から個人を守るということをいくつかの研究は示している（例えば，Chemtob et al., 1990）。それは，不確実さを減らして自己統制感を増し，ストレス下で損なわれにくい機械的反応を教える。準備したという心理的効果は，実際に行った訓練以上のものがありさえするかもしれない。ハイトン（Hytten, 1989）は，北海に墜落したヘリコプターパイロットの救出作戦を分析した。パイロットらは墜落事故前に模擬救出訓練を受けていた。実際の墜落で行われた救出作戦は，訓練でリハーサルされたものとはかなり異なっていたが，生存者たちは，訓練が非常に役に立ったと感じていたことがわかった。訓練は，特定の救援活動の機械的手順を教えるというよりも，よい結果への期待を生じさせるのに効果があったことをこの結果は示している，とハイトンは述べている。

直後および短期の反応

　ストレッサーの衝撃期（近年「周トラウマ期」〈peritraumatic〉という言葉で呼ばれている；Marmar et al., 1994）における個人の反応に対する注目が，ここ数年増加している。トラウマ期反応としては以下の3つがある。①観察可能な行動あるいは症状（例えば転換，動揺，昏迷など），②情緒的あるいは認知的経験（例えば不安，パニック，麻痺，混乱など），③精神作用あるいは機能（例えば防衛など），である。これらの3つの次元（すなわち，症状，経験と精神的機能）は，しばしば混在する。例えば，解離は，観察可能な行動であって，同時に経験でもあり，痛み，苦悩，屈辱に対する防衛の形式でもある。

　ここで中心となるのは，特定のトラウマ期反応（例えば，解離，凍結/屈服，混乱など）が，どの程度疾患の遷延化を予測させるかである。初期の研究者たち（例えば，Grinker & Spiegel, 1945）は，ストレス下で極端な反応を発展させる人びとがいて，そうした極端な反応がしばしば遷延した障害に変化するの

ではないかと述べている。

　　少々の恐れと怒りは，自我を刺激し警戒させ，有効性を増加させる。しかし，繰り返し何度も心的トラウマによって刺激されると，感情の激しさは，自我がその有効性を失い，障害を受けてしまうほどにまで高まる……。したがって重度の戦闘ストレスによって生じる神経症的反応を臨床的に記述すると，あらゆる種類の心理的，心身症的な症状，および不適応行動を陳列することになる。加えて，戦闘によって生じる神経症的反応の主たる特徴の一つは，症状が時間の経過とともに変化することである。戦闘区域で重い不安反応として始まった症状は，後方区域あるいは家庭においては重い抑うつ症状となるかもしれない（Grinker & Spiegel, 1945, pp. 82-83, 傍点は筆者による）。

グリンカーとスピーゲル（Grinker & Spiegel, 1945, p. 84）は，戦闘による不安状態に関する階層構造を提案している。

　　多少不安な状態では……主観的な不安と運動神経的徴候は存在するが，機能はまだ妨害されない。中程度の不安状態では，同様の症状は，飛行士が飛行中にミスをし，今や自身の恐怖に打ち勝てないというところまで進行するかもしれない……。重い不安状態では，自我の大幅な退行，環境に関する混乱，失声と昏迷といった特徴を示すようになる（p. 84；傍点は筆者による）。

ホロウィッツ（Horowiz, 1986）は同様に，パニック，認知の混乱，失見当識，解離，重症の不眠症，動揺などの特徴を示す「急性破局的ストレス反応」（acute catastrophic stress reaction）を記述した。

グリンカーとシュピーゲル（1945）に続き，ソロモン（1993）は，1982年のレバノン戦争の戦闘員に見られた初期の「戦闘ストレス反応」には，不安，精神運動性興奮，抑うつなどの状態が見られたと記述している。戦闘ストレス反応の症状は，非特定的で，不安定（「多様で変化しやすい」）であり，PTSDを予測する特定の布置は見出せなかった。

もうひとつの仮説的な予測因子は解離である。ジャネのトラウマによる解離という概念の精緻化 (van der Kolk & van der Hart, 1989), PTSDにおいて解離性が高まることを示した研究 (Spiegel, Hunt, & Dondershine, 1988), およびストレスが高い危機的出来事の間にはしばしば解離反応が生じるという報告 (Cardeña & Spiegel, 1993) は, 解離がPTSDの発病に特定の役割を果たしている可能性を提示することになった。いくつかの研究は, 解離—PTSDの関係を実証的に支持している。ホーレン (Holen, 1993) は, 北海油井掘削機大事故のサバイバーを調査して, 彼らがそのトラウマ体験の最中に解離を生じていたと報告していたことが, 大事故の結果と有意な関係があることを示した。カールソンとロッサー=ホーガン (Carlson & Rosser-Hogan, 1991) は, カンボジア難民において, トラウマ体験の重大さ, 解離症状, トラウマ後ストレスの間に関係があることを示した。ブレンナーら (Bremner et al., 1992) は, PTSD症状を呈するヴェトナム帰還兵は, 症状のない帰還兵に比べて, 戦闘中, より多くの解離症状を経験したと報告していることを見出した。クープマン, クラーセン, シュピーゲル (Koopman, Classen, & Spiegel, 1994) は, オークランドやカリフォルニア州バークレーの大火事の直後に, そのサバイバーが解離症状を報告していることは, 7か月後のPTSD症状を予測させることを見出した。また, マーマーら (Marmar et al., 1994) は, ヴェトナム帰還兵によって報告されたトラウマ期における解離は, 戦闘体験の効果以上にPTSDを予測させることを発見した。

 イスラエルで行われた, 傷害による心的トラウマを受けた51人のサバイバーを対象とした予測研究において (Shalev, Peri, Caneti, & Schreiber, 1996), 心的トラウマ体験の1週間後にマーマーら (1994) の周トラウマ期解離体験尺度 (Peritraumatic Dissociative Experience Scale) で測定されたトラウマ期の解離は, 6か月後のフォローアップにおいて, PTSD症状の分散の30%を説明し, これは性別, 教育, 年齢, 事件の重大性や, 事件後の侵入, 回避, 不安, 抑うつの効果を上回っていることを見出した。フォローアップでは, 51人中13人 (25.4%) がPTSDを発症させており, トラウマ期に解離があったことが, 事件6か月後のPTSD状態を最も強く予測させる因子であった。

 「凍結, 昏迷」あるいは「屈服」といった無秩序で混乱した反応や, それに

続く，事態はコントロール不能かつ予測不能であるという認知は，長期的結果に強い影響を与える（Foa & Rothbaum, 1989）。バウム，コーエン，ホール（Baum, Cohen, & Hall, 1993）によれば，「トラウマ性の危機的出来事に続いて慢性的ストレスが生じる理由のひとつとして，コントロール感を失うことと，自分の人生の局面をコントロールできるという期待を持てなくなることによる悪影響がある」(p.276) と考えられる。

　危機的出来事の時点でどう対処できたかということも，PTSDの出現を予測する因子となるのではないかという観点からの研究もある。戦闘中の対処とは，「戦闘ストレスと主観的苦悩との隔たりを増やそうとするすべての試み」と定義されている（Shalev & Munitz, 1989, p. 173）。対処は，一般に「課題に焦点をあてた対処」「感情に焦点をあてた対処」「評価関連的な対処」に分類される幅広い範囲の認知行動戦略を含む（例えば，Haan, 1969；Lazarus & Folkman, 1984）。ソロモン，アビツール，ミクリンサー（Solomon, Avitzur, & Mikulincer, 1990）およびソロモン，ミクリンサー，アラッド（Solomon, Mikulincer, & Arad, 1991）は，感情に焦点をあてた対処と感情を鈍らせる対処戦略が，長期的な精神病的症状と正の関係があることを見出した。しかし，課題に焦点をあてた対処と対処戦略のモニターは，感情処理的対処のメンタルヘルスに及ぼす有害な効果を和らげた。対照的に，スプレルとマクファーレン（Spurrel & McFarlane, 1993）は，すべての対処戦略が等しくPTSDの発生に関係があることを見出した。

　これらの矛盾する結果は，特定の対処戦略というよりも，対処に成功することが最終的にストレスの影響を中和するという事実に起因するのかもしれない。効果的な対処は，個人的苦悩を軽減させ，自分が価値ある存在であるという感覚を維持し，有益な社会的接触を持つ能力を保護し，課題からの要求を満たす能力を保たせる（Pearlin & Schooler, 1978）。しかし，対処に成功するためには，その努力が危機的出来事の状況と個人の資質に合致しなければならない。したがって，ストレッサーをコントロールできない状況では受動的な屈服や禁欲的な受け入れ，認知的なリフレーミングが適切であるかもしれないが，別の状況ではストレッサーへの直接的な働きかけ，助けを求めること，その他の能動的対処戦略が適切であるかもしれない。テロリストの襲撃のサバイバーに関する研究で，われわれ（Shalev et al., 1993 b）は，ストレッサーの衝撃期

における多種多様な対処のための努力を記述した。これらの努力としては、他のサバイバーを積極的に救援する、救助者と重要な情報を共有する、自分の身体を覆って尊厳を保つ、あるいは自分の家族に対する危機的出来事についての情報の開示をコントロールすることなどが見られた。ひどい傷を負ったサバイバーでさえ、危機的な出来事の最中と直後には、なんらかの対処方法をとっているようであった。自分の対処目標にうまく達したと述べたサバイバーは、コントロール感を増大させ、苦痛感を低減させた。

トラウマ後の反応

　トラウマの衝撃期に続く何日もの間、被害を受けた人は多様な反応を示す。そのいくつかは後のPTSDの発症と結びつけられる。トラウマ体験後の日々には、誰しもが苦悩を経験する。しかし、その主観的な苦悩の量が、後のPTSDの発症に関係する (Laufer, Brett, & Gallops, 1985；Feinstein & Dolan, 1991；Perry, Difede, Musngi, Frances, & Jacobsberg, 1992)。

　PTSD様の症状は、トラウマ後の早期にしばしば観察される。特に、侵入性の症状は、危機的な出来事の直後の48時間内には、ほとんどのサバイバーに現れるように思われる (Shalev, 1992)。しかし、こうした早期の侵入的想起にともなう不快感、過覚醒、解離の程度はサバイバーごとに異なっていて、これらの繰り返される記憶が耐え難いサバイバーもいる。臨床的観察によれば、多くのサバイバーは、その間、特別熱心に自身を審判し、自分の行動（あるいは行動しなかったこと）を再評価していることが示唆される。これらの再評価が、ストレッサーと自身の資質について非特定的でかつ過剰に一般化された評価になりがちであり、その結果、自身や他への否定的な考えが作られると理論的には考えられている（例えば、Foa, Steketee, & Rothbaum, 1989）。

　この分野で、再び、症状はその背後に存在する精神作用としばしば混同される。すなわち、観察可能な行動の影響ではなく、その行動の量あるいは激しさが予測因子として評価される。ピアジェ（Piaget）の言を借りれば、トラウマ期ストレス反応は主として調節（すなわちすでに利用可能な資質と構造を用いて外的要求に応える）であるが、体験後の過程は、本質的に同化の問題（すなわち、新奇さに応えて内的構造を変化させる）である。それゆえ、大づかみな

原則ではあるが，トラウマ体験に遭ったばかりの被害者を治療する臨床家は，侵入現象の激しさを評価するよりは，むしろ同化の促進要因としてのその有効性を評価するべきであると，私は提案する。この有効性を評価する際には，病的行動をとることや症状を表現することが周囲からの援助や支援をどの程度もたらすか，コミュニケーション能力をどの程度増やすかということ，あるいは睡眠や栄養といった生理的必要を妨害しない程度のものであるかといった点に，臨床家は注意するべきである。しかし，こうした意見についての実証的確認はまだなされていない。

　早期のPTSD症状は，多くのサバイバーでは，時の経過とともに低下する。フォアとロスバウム（Foa & Rothbaum, 1989）は，事件後1週間の時点で，レイプ被害者の94%にPTSD症状が見られるが，2か月後には，それが52.4%に，9か月後には47.1%になると記述している。他の研究（例えば，Saigh, 1988；Patterson, Carrigan, Questad, & Robinson, 1990）によれば，さらに多くの割合のサバイバーが，早期のPTSD症状から回復したとされている。

　トラウマ体験後の数日間にはそうした症状がしばしば起こるし，また特定性が低いので，その予測的価値は低いものとなる。エルサレムのハダサ大学病院トラウマ・ストレスセンターにおいて行われた2つの研究は，そうした症状がどの程度PTSDを予測しうるかを評価している（Shalev, Schreiber, & Galai, 1993b；Shalev et al., 1996）。第一の研究では，危機的出来事直後に見られた侵入と回避症状は，フォローアップにおいてPTSD，PTSD症状，あるいは一般的な精神病症状を予測できないことが見出された。第二の研究は，前述のように，トラウマ体験から1週間が経過した時点と6か月後に，51人の一般市民のトラウマ・サバイバーを評価した。13人の被験者（25.5%）が，6か月後のアセスメントにおいてPTSDの診断基準を満たしていた。PTSDを生じた被験者は，1週間後の調査時において，危機的出来事の重大さと特性不安に関して，PTSDを発症しなかった人たちと差はなかった。PTSDを生じた被験者は，トラウマ体験後1週間の時点で，より多くの侵入，回避，抑うつ，状態不安を報告していた。1回目の調査でとられたインパクト・オブ・イベント・スケール（IES）で20点以上を示したことは，後にPTSDを発症した13人中12人を正確に分別した（92%の的中率）。しかし，PTSDを発症しな

かった38人のうちで,初回のIESで19点以下であったのは13人に過ぎなかった(34％の特定率)。全体で,被験者の72.5％(51人中37人)が,トラウマとなる体験をした後の最初の1週間に,20点以上のIES得点を示していたのである。興味深いのは,PTSDを生じた被験者でも,1週後と6か月後の検査の間に,侵入症状がそれほど増加したわけではなかったことである(IES侵入下位得点において,1週目で27.2,フォローアップで28.6)。しかしこれらの症状は,PTSDを発症しなかった被験者では低下するのに対し,PTSDを生じた被験者では昂進したままであった。対照的に,回避症状は,PTSDと診断された被験者で劇的に増加したが(IES回避下位尺度で5.5から19.4),PTSDを発症しなかった被験者では低いままであった。同様の結果がペリーら(Perry et al., 1992)によって報告されている。彼らは,地域の火傷センターで41人の成人入院患者の精神的障害を退院時と4か月後に評価し,回避と感情麻痺の症状は退院後に出現する傾向があることに気づいた。マクファーレン(1992)は同様に,回避は,大惨事を再体験することによって生じる苦痛を抑えるための防衛戦略かもしれないと述べている。PTSD症状を最初に評価する時期が,その予測上の価値に大きく影響する。マクファーレン(McFarlane, 1992)は自然災害を体験した113人の消防士を研究し,災害後4か月におけるIESの侵入下位尺度の得点が,29か月,および42か月におけるPTSDを強く予測させることを見出した。

まとめると,PTSDの予測因子に関する問題は,この障害の発症に関して複雑な像を提供していると言えよう。これまでに検討されてきた変数は,トラウマ体験への反応は常に正常なものであるという隠された仮定を反映していた。そのため,正常な反応と後にPTSDを発症する人びとの反応とを区別することが難しくなった。しかし最近になって,過剰な反応,あるいはある特定の反応が,PTSDの発症を予測するより強力な因子であるかどうかを検討する研究が始められている。例えば,解離に関する研究は,これを弁別のための変数の候補とすることを支持するように思われる。

PTSD はストレス障害か

「PTSD」とレッテルをはることに関する混乱の第二の例は,トラウマ的ではないストレスと比べた場合のトラウマ性ストレスの特定性に関する論争である。DSM-III (American Psychiatric Association, 1980) による PTSD の定義は,結果として極端に破局的であるか,あるいはトラウマ的であるストレスを描き出そうとしている。トラウマ性ストレスは,直感的に,戦争,捕囚,拷問,大災害と人種根絶といった危機的出来事と結びつけられてきた。さらに言えば,極限のストレスを含まない危機的出来事は,サバイバーによって,脅威的と見られることもあれば,自分にとって困難だがやりがいのある機会だと見られることもある (Shalev, 1992)。実際,誰もストレスフルな出来事とトラウマ性の出来事との区別には成功していない。

歴史的に言えば,トラウマ性ストレスについての研究という分野は,以前から存在するストレスとその対処に関する領域からは独立して発生した。「ストレス」の研究と「トラウマ性ストレス」のそれとを,理論的に関連づけようとする試みにもかかわらず(例えば,Kahana, Kahana, Harel, & Rosner, 1988;Hobfoll, 1988;Baum, 1990;Baum et al., 1993),この2つの分野間の相互作用はほとんどなかった。実際,この2つを結びつけることにはどちらかというと問題のほうが多い。

ストレス理論は,20世紀における心理学の主要なパラダイムの一つである。ストレスに関する初期の研究者たちは,生体への過剰な要求は,身体的なものであれ心理的なものであれ,交感神経系の活性化と,海馬—脳下垂体—副腎皮質軸の活性化を含む一連の生理的反応を引き起こすことを示した。これらの反応は,ストレッサーによる生体への影響を生体恒常性の限度内に留めようとする。それらは,二次的機能(例えば,消化,表皮温度)の犠牲のうえに,生命維持機能(例えば,体内温度,脳への酸素の供給)を守って,しばしば外界からの要求の効果をいわば「和らげる」。ストレス反応は,一般的に三相のパターンを示す。つまり,急性反応,抵抗段階,そして回復あるいは疲弊である。心理的ストレスに関する研究は,ストレッサーのコントロール可能性と

予測可能性が持つ病因効果，および対処と評価の調整効果を強調してきた。生理学的生体恒常性モデルにならい，ストレスへの心理的反応も，精神反応をコントロール可能な限度内に留めようとする調整装置であると考えられてきた。

したがって，ストレス理論の核心は，不運な出来事に対して自己を保護し，資源を配分するという恒常性維持モデルから成っている（例えば，Cannon, 1932；Selye, 1956）。通常，ストレスが生じているとき，あるいはストレスになる出来事の直後には，こうした反応が起こる。しかし，ストレスにさらされたことによる中・長期的結果となると，このモデルの範囲を越えてしまう。セリエ（Selye, 1956）のモデルは，出血多量への身体反応という古典的な例を使って，即時の対処反応に焦点をあてている。それは，生体の生命機能に与える大量出血の影響を，適応的に低減させようとする試みに関するものであり，出血を生じさせた傷の治癒については述べていない。また，出血による対処がうまくいかなかった結果として生じる，最終的な腎機能不全や脳障害からの回復についても何も述べていない。しかし，ストレスは，この種の身体的損傷に類似した心理的損傷が生じたちょうどそのときに，トラウマ的となる。すなわち，仮説的刺激障壁（Freud, 1920/1955），「自己」（Laufer, 1988），認知的仮定（Janoff-Bulman, 1985），感情（Krystal, 1978），習慣化と学習を司る神経機構（Kolb, 1987），記憶ネットワーク（Pitman, 1988），あるいは情緒的学習経路（LeDoux, Romanski, & Xagoraris, 1989）の損傷が生じたとき，それはトラウマ性のものとなる。

したがって，DSM-ⅢにPTSDの定義が現れた4年後に出版された，ストレス理論の最も善き伝統を示すラザルスとフォークマン（Lazarus & Folkman, 1984）のセミナー・モノグラフ『ストレス，評価および対処』（*Stress, Appraisal, and Coping*）において，PTSD（あるいは他のいかなるⅠ軸診断も）は，ストレス体験から生じうる結果としては述べられていない。彼らは，社会的機能の障害，士気の低下，身体的健康の不良が，ストレスにうまく対処できなかったことから生じる否定的結果の典型的な様式であると示唆した。ラザルスとフォークマンは，穏やかなストレッサーの効果を研究することを，慎重に選んだのだ。

リンデマン（Lindemann, 1944）の「トラウマ性悲嘆」（traumatic grief）

と，ホロウィッツ（1986）の「ストレス反応症候群」（stress response theory）は，しばしば「古典的」ストレス理論（例えば，Hobfoll, 1988, p. 6）の拡張として引用される。しかし，これらのモデルは，ストレスにさらされた結果との長い苦闘に満ちた回復あるいは同化段階を含んでいる。サバイバーは，この時期に，不快，苦悩，不安と深い悲しみをしばしば経験する。さらなる混乱をもたらすことに，これらの反応も漠然と「ストレス」あるいは「慢性的ストレス」と呼ばれる。例えば，バウム（1990）は，ストレスを「生化学的，生理学的，および行動上の変化を伴う否定的情緒体験」と定義した（p. 654）。したがって，慢性的ストレスは，ストレッサーが長期間続いた状態に限られるものではない。ストレッサーが消える前に反応が習慣化するか，ストレッサーの物理的存在を越えて反応が持続することもありうる。しかし，理論的に「ストレス」という言葉は，急性および慢性の両方の反応に問題があるときに使われる。最近の神経内分泌学研究は，PTSDにおけるコルチゾル水準の低下を示しており（急性ストレス期にコルチゾルが増加するのとは逆である），そのことは急性ストレスと心的トラウマ後の遷延した損傷状態とを区別することを支持する。

　ストレス研究とトラウマ性ストレスの研究とは，方法論的にも大きく異なっている。トラウマ性ストレスに関する研究のほとんどは，トラウマとその後の障害との関係を評価することに焦点をあて，それによって危機的出来事のストレスの強さというより，むしろトラウマを生じる特性を評価している。IES（Horowitz et al., 1979）や戦闘関連PTSDのためのミシシッピ尺度（Mississippi Scale for Combat-Related PTSD；Keane, Caddell, & Taylor, 1988）のような新しい精神測定尺度が，トラウマの特定の結果を評価するために作られた。これらの尺度は，ストレス研究者によって使われた尺度とはかなり違っている。

　ストレスに関する研究文献は，ほとんどが検証のための実験計画と条件統制を用いた実験によるものである。対照的に，トラウマ性ストレスに関する文献は，ほとんどが自然主義的，回顧的，観察的である。トラウマ性ストレスの研究者は，名義尺度による結果測定を使う傾向がある（主に障害の発症の測定法である）。他方，ストレスに関する文献は，他の分野からそうした測定法を借用することはあっても（例えば，ストレスと心筋梗塞による死亡率の増加との

関係を調査する際，死亡は名義尺度となる），固有の名義尺度による結果測定はほとんどない。したがって，ストレスの研究者は，事前に定義された症候群を使うより，連続尺度（例えば，血圧，尿のエピネフリン排泄量）を使うほうを好む。

ホップフォル（Hobfoll, 1988）は，「ストレス」と「トラウマ性ストレス」のギャップをつなぐ視点を提案した。すなわち，大規模なストレッサーは，質的に異なる種類のストレス反応を生じ，そこでの主要な関心は資質を節約すること（「死んだふり」）だというのである。同様の見解は，クリスタル（Krystal, 1978）によっても示されている。彼は，精神分析理論の枠組みにおいて，精神的屈服と「感情凍結」（そしてそれに続く感情調整の失敗と失調症）は，極端な不運への「トラウマ性」の反応の主要な特徴であると示唆している。大規模なストレッサーへの極端な反応として，他に記述されているのは，「解離」（例えば，Marmar et al., 1994；Speigel et al., 1988）と「崩壊」（McFarlane, 1984）である。

これら2つの相対する立場は，比喩的に言うと，ひとつは恒常性維持，適応，「健常性」を強調し，他方は，分岐，非連続，精神病理に重きを置いていると言える。PTSDは「ストレス」障害であって，環境の変化へのある意味で適応的な反応であるという考えは，この議論の前者を強く支持している。

結 論

PTSDは生物心理社会的なわなか

極端なストレスは，抑うつ，恐怖症，病的悲嘆といった多様な長期的結果を生じさせる。しかし，PTSDは，過覚醒，学習された条件づけ，粉々に砕かれた有意味性，社会的回避という要素の独特の組み合わせから成っている。こうした複雑さは，以下のようないくつかの病的過程が生じていると考えることによって最もよく説明される。① 神経生理学的過程の恒久的変化の結果，過覚醒と過度の刺激弁別が生じる，② トラウマに関連する刺激に対して恐怖反応が条件づけられる，③ トラウマ性の体験とそれ以前の世界に関して持って

いた知識との間に大きな不協和が生じてしまい，結果として認知的枠組みが変化し社会的不安が生じる。他のストレスによって誘発された障害では存在しないかもしれないこの組み合わせが，PTSD を「生物心理社会的なわな」にする。そこでは一つの次元の障害が，他の次元で生じる治癒に向けた自己制御的機制を妨害する（Shalev, Rogel-Fuchs, 1993 ; Shalev, Galai, & Eth, 1993 a）。例えば，覚醒の低下をコントロールする神経生理学的損傷が，学習された条件づけを自発的に消去することを妨げるかもしれない。トラウマ体験を思い出させる内的な手がかり（すなわち，トラウマ性記憶）を回避することが，有効な悲嘆を妨げるかもしれない。同様に，トラウマとなった経験の結果として生じるかもしれない不信と不安感は，サバイバーを保護してくれるような，他の人びととの社会的相互作用を妨げるかもしれない。したがって，PTSD に関する複雑な原因論は，これまで述べてきた多様な予測因子に例示されるように，この障害の複雑さを反映している。

PTSD 症状の「老変」

本章では，PTSD に関する理解を進めるために扱うべき概念的な問題のいくつかを概説した。特に，PTSD は異常な危機的出来事に対する適応的で正常な反応を反映するという仮定は，最近の研究に照らして再評価されなくてはならない。PTSD の症状は，危機的出来事の直後にトラウマのサバイバーに見られるものに似ているように見える。しかし，時間がたつにつれて，これらの症状は，修復のための試みを表すものではなくなるのかもしれない。代わりに，それらは永久的損傷と変化を表すのかもしれない。トラウマの再発性および侵入性の記憶想起は，時とともに「老変」し，記憶の強迫的，反復的障害を表すようになるのかもしれない。条件づけられた恐怖反応は，同様に，消去や脱感作ができなくなるのかもしれない。ほとんどの治療方法に対して PTSD の抵抗が強いことは，同様に，その障害が非常にしばしば不変で，変化しがたいことを示唆している。理論的にも，トラウマの神経生理的傷跡は，脳構造に非可逆的変化を生じさせる可能性があるとされている（Post, Weiss, & George, 1994）。したがって，PTSD の症状は，その障害の異なる段階における，異なった潜在的過程を反映しているのかもしれないのだ。今後の研究において

は，ストレス反応が消去されずに変容して恒久的障害となるプロセスに焦点があてられるべきである。

Arieh Y. Shalev
(藤岡淳子＝訳)

文献

Abenhaim, L., Dab, W., & Salmi, L. R. (1992). Study of civilian victims of terrorist attacks (France 1982-1987). *Journal of Clinical Epidemiology, 45*, 103-109.
American Psychiatric Association. (1980). *Diagnostic and statistical manual of mental disorders* (3rd ed.). Washington, DC: Author.
Basoglu, M., Paker, M., Paker, O., Ozmen, E., Marks, I., Incesu, C., Sahin, D., & Sarimurat, N. (1994). Psychological effects of torture: A comparison of tortured with nontortured political activists in Turkey. *American Journal of Psychiatry, 151*, 76-81.
Baum, A. (1990). Stress, intrusive imagery, and chronic distress. *Health Psychology, 9*, 653-675.
Baum, A., Cohen, L., & Hall, M. (1993). Control and intrusive memories as possible determinants of chronic stress. *Psychosomatic Medicine, 55*, 274-286.
Bownes, I. T., O'Gorman, E. C., & Sayers, A. (1991). Assault characteristics and posttraumatic stress disorder in rape victims. *Acta Psychiatrica Scandinavica, 83*, 27-30.
Bremner, J. D., Southwick, S., Brett, E., Fontana, A., Rosenheck, R., & Charney, D. S. (1992). Dissociation and posttraumatic stress disorder in Vietnam combat veterans. *American Journal of Psychiatry, 149*, 328-332.
Bremner, J. D., Davis, M., Southwick, S. M., Krystal, J. H., & Charney, D. S. (1993). Neurobiology of posttraumatic stress disorder. In *Annual review of psychiatry*. Washington, DC: American Psychiatric Press.
Breslau, N., & Davis, G. C. (1987). Posttraumatic stress disorder: The etiologic specificity of wartime stressors. *American Journal of Psychiatry, 144*(5), 578-583.
Breslau, N., & Davis, G. C. (1992). Posttraumatic stress disorder in an urban population of young adults: Risk factors for chronicity. *American Journal of Psychiatry, 149*, 671-675.
Breslau, N., Davis, G. C., Andreski, P., & Peterson, E. (1991). Traumatic events and posttraumatic stress disorder in an urban population of young adults. *Archives of General Psychiatry, 48*, 216-222.
Buydens-Branchey, L., Noumair, D., & Branchey, M. (1990). Duration and intensity of combat exposure and posttraumatic stress disorder in Vietnam veterans. *Journal of Nervous and Mental Disease, 178*, 582-587.
Cannon, W. B. (1932). *The wisdom of the body*. New York: Norton.
Cardeña, E., & Spiegel, D. (1993). Dissociative reactions to the San Francisco Bay Area earthquake of 1989. *American Journal of Psychiatry, 150*, 474-478.

Carlson, E. B., & Rosser-Hogan, R. (1991). Trauma experiences, posttraumatic stress, dissociation, and depression in Cambodian refugees. *American Journal of Psychiatry, 148,* 1548–1551.

Chemtob, C. M., Bauer, G. B., Neller, G., Hamada, R., Glisson, C., & Stevens, V. (1990). Post-traumatic stress disorder among Special Forces Vietnam veterans. *Military Medicine, 155,* 16–20.

Clarke, G., Sack, W. H., & Goff, B. (1993). Three forms of stress in Cambodian adolescent refugees. *Journal of Abnormal Child Psychology, 21,* 65–77.

Davidson, J. R. T., Hughes, D., Blazer, D. G., & George, L. K. (1991). Post-traumatic stress disorder in the community: An epidemiological study. *Psychological Medicine, 21,* 713–721.

Davidson, J. R. T., Smith, R., & Kudler, H. (1989). Familial psychiatric illness in chronic posttraumatic stress disorder. *Comprehensive Psychiatry, 30,* 339–345

Eaton, W. W., Sigal, J. J., & Weinfeld, M. (1982). Impairment in Holocaust survivors after 33 years: Data from an unbiased community sample. *American Journal of Psychiatry, 139,* 773–777.

Feinstein, A., & Dolan, R. (1991). Predictors of post-traumatic stress disorder following physical trauma: An examination of the stressor criterion. *Psychological Medicine, 21,* 85–91.

Foa, E. B., & Rothbaum, B. O. (1989). Behavioural psychotherapy for post-traumatic stress disorder. *International Review of Psychiatry, 1,* 219–226.

Foa, E. B., Steketee, G., & Rothbaum, B. O. (1989). Behavioral/cognitive conceptualization of post-traumatic stress disorder. *Behavior Therapy, 20,* 155–176.

Foy, D. W., Resnick, H. S., Sipprelle, R. C., & Carroll, E. M. (1987). Premilitary, military, and postmilitary factors in the development of combat-related posttraumatic stress disorder. *The Behavior Therapist, 10,* 3–9

Foy, D. W., Rueger D. B., Sipprelle, R. C., & Carroll, E. M. (1984). Etiology of post-traumatic stress disorder in Vietnam veterans: Analysis of premilitary, military, and combat exposure influences. *Journal of Consulting and Clinical Psychology, 52,* 79–87.

Freud, S. (1955). Beyond the pleasure principle. In J. Strachey (Ed. and Trans.), *The standard edition of the complete psychological works of Sigmund Freud* (Vol. 18, pp. 3–64). London: Hogarth Press. (Original work published 1920)

Gallers, J., Foy, D. W., Donahoe, C. P., Jr., & Goldfarb, J. (1988). Post traumatic stress disorder in Vietnam veterans: Effect of traumatic violence exposure and military adjustment. *Journal of Traumatic Stress, 1,* 181–192.

Gidycz, C. A., & Koss, M. P. (1991). Predictors of long-term sexual assault trauma among a national sample of victimized college women. *Violence Victims, 6,* 175–190.

Goldberg, J., True, W. R., Eisen, S. A., & Henderson, W. G. (1990). A twin study of the effects of the Vietnam War on post traumatic stress disorder. *Journal of the American Medical Association, 263,* 1227–1232.

Green, B. L. (1990). Defining trauma: Terminology and generic stressor dimensions. *Journal of Applied Social Psychology, 20,* 1632–1642.

Green, B. L., Grace, M. C., Lindy, J. D., Gleser, G. C., & Leonard, A. (1990). Risk factors for PTSD and other diagnoses in a general sample of Vietnam veterans.

American Journal of Psychiatry, 147, 729–733.
Green, M. A., & Berlin, M. A. (1987). Five psychosocial variables related to the existence of post-traumatic stress disorder symptoms. Journal of Clinical Psychology, 43(6), 643–649.
Grinker, R. R., & Spiegel, J. P. (1945). Men under stress. Philadelphia: Blakiston.
Haan, N. (1969). A tripartite model of ego functioning: Value and clinical research application. Journal of Nervous and Mental Disease, 148, 14–30.
Hobfoll, S. E. (1988). The ecology of stress. New York: Hemisphere.
Holen, A. (1993). The North Sea oil rig disaster. In J. P. Wilson & B. Raphael (Eds.), International handbook of traumatic stress syndromes (pp. 471–478). New York: Plenum Press.
Herman, J. L. (1993). Sequelae of prolonged and repeated trauma: Evidence for a complex posttraumatic syndrome (DESNOS). In J. R. T. Davidson & E. B. Foa (Eds.), Posttraumatic stress disorder: DSM-IV and beyond (pp. 213–228). Washington, DC: American Psychiatric Press.
Horowitz, M. J. (1974). Stress response syndromes: Character style and dynamic psychotherapy. Archives of General Psychiatry, 31, 768–781.
Horowitz, M. J. (1986). Stress-response syndromes: A review of posttraumatic and adjustment disorders. Hospital and Community Psychiatry, 37(3), 241–249.
Horowitz, M. J., Wilner, N., & Alvarez, W. (1979). Impact of Event Scale: A measure of subjective stress. Psychosomatic Medicine, 41, 209–218.
Hytten K. (1989). Helicopter crash in water: Effects of simulator escape training. Acta Psychiatrica Scandinavica, 80, 73–78.
Janoff-Bulman, R. (1985). The aftermath of victimization: Rebuilding shattered assumptions. In C. R. Figley (Ed.), Trauma and its wake: The study and treatment of post-traumatic stress disorder (pp. 15–36). New York: Brunner/Mazel.
Kahana, E., Kahana, B., Harel, Z., & Rosner, T. (1988). Coping with extreme trauma. In J. P. Wilson, Z. Harel, & B. Kahana (Eds.), Human adaptation to extreme stress from the Holocaust to Vietnam (pp. 55–80). New York: Plenum Press.
Keane, T. M., Caddell, J. M., & Taylor, K. L. (1988). Mississippi Scale for Combat-Related Posttraumatic Stress Disorder: Three studies in reliability and validity. Journal of Consulting and Clinical Psychology, 56, 85–90.
Keane, T. M., Fairbank, J. A., Caddell, M. T., Zimering, R. T., & Bender, M. E. (1985). A behavioral approach to assessing and treating post-traumatic stress disorders in Vietnam veterans. In C. R. Figley (Ed.), Trauma and its wake: The study and treatment of post-traumatic stress disorder (pp. 257–294). New York: Brunner/Mazel.
Kilpatrick, D. G., Saunders, B. E., Amick-McMullan, A., Best, C. L., Veronen, L. J., & Resnick, H. S. (1989). Victim and crime factors associated with the development of crime-related post-traumatic stress disorder. Behavior Therapy, 20, 199–214.
Kolb, L. C. (1987). A neuropsychological hypothesis explaining posttraumatic stress disorders. American Journal of Psychiatry, 144(8), 989–995.
Koopman, C., Classen, C., & Spiegel, D. (1994). Predictors of posttraumatic stress symptoms among survivors of the Oakland/Berkeley, California, firestorm. American Journal of Psychiatry, 151, 888–894.
Krystal, H. (1978). Trauma and affect. Psychoanalytic Study of the Child, 33, 81–116.

Kulka, R. A., Schlenger, W. E., Fairbank, J. A., Hough, R. L., Jordan, B. K., Marmar, C. R., & Weiss, D. S. (1990). *Trauma and the Vietnam War generation: Report of Findings from the National Vietnam Veterans Readjustment Study*. New York: Brunner/Mazel.

Kutz, I., Shabtai, H., Solomon, Z., Neumann, M., & David, D. (1994). Post-traumatic stress disorder in myocardial infarction patients: Prevalence study. *Israel Journal of Psychiatry and Related Science, 31*, 48–56.

Laufer, R. S. (1988). The serial self: War trauma, identity and adult development. In J. P. Wilson, Z. Harel, & B. Kahana (Eds.), *Human adaptation to extreme stress from the Holocaust to Vietnam* (pp. 33–54). New York: Plenum Press.

Laufer, R. S., Brett, E., & Gallops, M. S. (1985). Dimensions of posttraumatic stress disorder among Vietnam veterans. *Journal of Nervous and Mental Disease, 173*, 538–545.

Lazarus, R. S., & Folkman, S. (1984). *Stress, appraisal and coping*. New York: Springer.

LeDoux, J. E., Romanski, L., & Xagoraris, A. (1989). Indelibility of subcortical emotional networks. *Journal of Cognitive Neuroscience, 1*, 238–243.

Levav, I., & Abramson, J. H. (1984). Emotional distress among concentration camps survivors: A community study in Jerusalem. *Psychological Medicine, 14*, 215–218.

Lindemann, E. (1944). Symptomatology and management of acute grief. *American Journal of Psychiatry, 101*, 141–148.

March, J. S. (1993). What constitutes a stressor? The Criterion A issue. In J. R. T. Davidson & E. B. Foa (Eds.), *Posttraumatic stress disorder: DSM-IV and beyond* (pp. 37–54). Washington, DC: American Psychiatric Press.

Marmar, C. R., Foy, D., Kagan, B., & Pynoos, R. S. (1993). An integrated approach for treatment of posttraumatic stress disorder. In J. M. Oldham, M. B. Riba, & A. Tasman (Eds.), *American Psychiatric Press review of psychiatry* (Vol. 12, pp. 239–271). Washington, DC: American Psychiatric Press.

Marmar, C. R., Weiss, D. S., Schlenger, W. E., Fairbank, J. A., Jordan, K., Kulka, R. A., & Hough, R. L. (1994). Peritraumatic dissociation and posttraumatic stress in male Vietnam theater veterans. *American Journal of Psychiatry, 151*, 902–907.

Mayou, R., Bryant, B., & Duthie, R. (1993). Psychiatric consequences of road traffic accidents. *British Medical Journal, 307*, 647–651.

McCranie, E. W., Hyer, L. A., Boudewyns, P. A., & Woods, M. G. (1992). Negative parenting behavior, combat exposure, and PTSD symptom severity: Test of a person–event interaction model. *Journal of Nervous and Mental Disease, 180*, 431–438.

McFall, M. E., Mackay, P. W., & Donovan, D. M. (1991). Combat-related PTSD and psychosocial adjustment problems among substance abusing veterans. *Journal of Nervous and Mental Disease, 179*, 33–38.

McFarlane, A. C. (1984). Life events, disasters and psychological distress. *Mental Health in Australia, 1*(13), 4–6.

McFarlane, A. C. (1988). The aetiology of post-traumatic stress disorders following a natural disaster. *British Journal of Psychiatry, 152*, 116–121.

McFarlane, A. C. (1989). The aetiology of post-traumatic morbidity: Predisposing, precipitating, and perpetuating factors. *British Journal of Psychiatry, 154*, 221–228.

McFarlane, A. C. (1992). Avoidance and intrusion in posttraumatic stress disorder. *Journal of Nervous and Mental Disease, 180*, 439–445.

Nader, K., Pynoos, R., Fairbanks, L., & Frederick, C. (1990). Children's PTSD reactions one year after a sniper attack at their school. *American Journal of Psychiatry, 147*, 1526-1530.
North, C. S., & Smith, E. M. (1992). Posttraumatic stress disorder among homeless men and women. *Hospital and Community Psychiatry, 43*, 1010-1016.
North, C. S., Smith, E. M., & Spitznagel, E. L. (1994). Posttraumatic stress disorder in survivors of a mass shooting. *American Journal of Psychiatry, 151*, 82-88.
Patterson, D. R., Carrigan, L., Questad, K. A., & Robinson, R. (1990). Post-traumatic stress disorder in hospitalized patients with burn injuries. *Journal of Burn Care Rehabilitation, 11*, 181-184.
Pearlin, L. I., & Schooler, C. (1978). The structure of coping. *Journal of Health and Social Behavior, 22*, 337-356.
Peri, T., Ben-Shachar, G., & Shalev, A. (1994, May). *Heightened conditionability in PTSD and panic disorder.* Paper presented at the 147th Annual Meeting of the American Psychiatric Association, Philadelphia.
Perry, S., Difede, J., Musngi, G., Frances, A. J., & Jacobsberg, L. (1992). Predictors of posttraumatic stress disorder after burn injury. *American Journal of Psychiatry, 149*, 931-935.
Pitman, R. K. (1988). Post-traumatic stress disorder, conditioning, and network theory. *Psychiatric Annals, 18*(3), 182-189.
Post, R. M., Weiss, S. R. B., & George, M. S. (1994, May). *Sensitization and kindling components of PTSD.* Paper presented at the 147th Annual Meeting of the American Psychiatric Association, Philadelphia.
Resnick, H. S., Kilpatrick, D. G., Best, C. L., & Kramer, T. L. (1992). Vulnerability-stress factors in development of posttraumatic stress disorder. *Journal of Nervous and Mental Disease, 180*, 424-430.
Rosen, G. (1975). Nostalgia: A forgotten psychological disorder. *Psychological Medicine, 5*, 344-347.
Saigh, P. A. (1988). Anxiety, depression, and assertion across alternating intervals of stress. *Journal of Abnormal Psychology, 97*(3), 338-341.
Schnurr, P. P., Friedman, M. J., & Rosenberg, S. D. (1993). Premilitary MMPI scores as predictors of combat-related PTSD symptoms. *American Journal of Psychiatry, 150*, 479-483.
Selye, H. (1956). *The stress of life.* New York: McGraw-Hill.
Shalev, A.Y. (1992). Posttraumatic stress disorder among injured survivors of a terrorist attack: Predictive value of early intrusion and avoidance symptoms. *Journal of Nervous and Mental Disease, 180*, 505-509.
Shalev, A. Y., Galai, T., & Eth, S. (1993a). "Levels of trauma": Multidimensional approach to the psychotherapy of PTSD. *Psychiatry, 56*, 166-177.
Shalev, A. Y., & Munitz, H. (1989). Combat stress reaction. In N. D. Ries & E. Dolev (Eds.), *Manual of disaster medicine* (pp. 169-182). Berlin: Springer-Verlag.
Shalev, A. Y., Peri, T., Caneti, L., & Schreiber, S. (1996). Predictors of PTSD in injured trauma survivors. *American Journal of Psychiatry, 53*, 219-224.
Shalev, A. Y., & Rogel-Fuchs, Y. (1993). Psychophysiology of the post-traumatic stress disorder: From sulfur fumes to behavioral genetics. *Psychosomatic Medicine, 55*, 413-423.

Shalev, A. Y., Schreiber, S., & Galai, T (1993b). Early psychiatric responses to traumatic injury. *Journal of Traumatic Stress*, 6, 441–450.

Shalev, A. Y., Schreiber, S., Galai, T., & Melmed, R. (1993c). Post traumatic stress disorder following medical events. *British Journal of Clinical Psychology*, 32, 352–357.

Smith, E. M., North, C. S., McCool, R. E., & Shea, J. M. (1990). Acute postdisaster psychiatric disorders: Identification of persons at risk. *American Journal of Psychiatry*, 147(2), 202–206.

Solkoff, N., Gray, P., & Keill, S. (1986). Which Vietnam veterans develop posttraumatic stress disorders? *Journal of Clinical Psychology*, 42, 687–698.

Solomon, Z. (1993). *Combat stress reaction*. New York: Plenum Press.

Solomon, Z., Avitzur, E., & Mikulincer, M. (1990). Coping styles and post-war psychopathology among Israeli soldiers. *Personality and Individual Differences*, 11(5), 451–456.

Solomon, Z., Mikulincer, M., & Arad, R. (1991). Monitoring and blunting: Implications for combat-related post-traumatic stress disorder. *Journal of Traumatic Stress*, 4, 209–221.

Speed, N., Engdahl, B., Schwartz, J., & Eberly, R. (1989). Posttraumatic stress disorder as a consequence of the POW experience. *Journal of Nervous and Mental Disease*, 177, 147–153.

Spiegel, D., Hunt, T., & Dondershine, H. E. (1988). Dissociation and hypnotizability in posttraumatic stress disorder. *American Journal of Psychiatry*, 145, 301–305.

Spurrell, M. T., & McFarlane, A. C. (1993). Post-traumatic stress disorder and coping after a natural disaster. *Social Psychiatry and Psychiatric Epidemiology*, 28, 194–200.

Sutker, P. B., Bugg, F., & Allain, A. N. J. (1990). Person and situation correlates of post-traumatic stress disorder among POW survivors. *Psychological Reports*, 66, 912–914.

True, W. R., Rice, J., Eisen, S. A., Heath, A. C., Goldberg, J., Lyons, M. J., & Nowak, J. (1993). A twin study of genetic and environmental contributions to liability for posttraumatic stress symptoms. *Archives of General Psychiatry*, 50, 257–264.

van der Kolk, B. A., & van der Hart, O. (1989). Pierre Janet and the breakdown of adaptation in psychological trauma. *American Journal of Psychiatry*, 146, 1530–1540.

Yehuda, R., Southwick, S. M., Krystal, J. H., Bremner, J. D., Charney, D. S., & Mason, J. W. (1993). Enhanced suppression of cortisol following dexamethasone administration in posttraumatic stress disorder. *American Journal of Psychiatry*, 150, 83–86.

Zaidi, L. Y., & Foy, D. W. (1994). Childhood abuse experience and combat related PTSD. *Journal of Traumatic Stress*, 7, 33–42.

第 III 部
トラウマへの適応

第5章
トラウマ性ストレス因子の本質と
トラウマ後反応の疫学

> 歴史は常にあいまいなものである。真実を確かめるのは困難であり，そこには多くの意味あいが存在しうる。現実というものは，知識や分析と同じくらい，われわれの偏見や「だまされやすさ」，無知から構成されている。
> ――Salman Rushdie（1981, pp. 99-100）

　外傷後ストレス障害（PTSD）におけるストレス因子の役割は，原因，治療，予防についての一連の中心的な議論を引き起こす。『DSM-IV　精神疾患の診断・統計マニュアル』（American Psychiatric Association, 1994）によって規定されているこのストレス因子の基準は，ある程度単純化され過ぎているきらいがあり，そのため重大な問題のいくつかを回避している。トラウマ性ストレスに関する初期の研究は，特定のトラウマに起因する特定の症候群――例えば「強制収容所症候群」（concentration camp syndrome），「レイプトラウマ症候群」（rape trauma syndrome），「バタードワイフ症候群」（battered wife syndrome；Herman, 1992）など――が存在するとしていた。この伝統は，トラウマ性ストレスに関する著作の多くに受け継がれ，その後，災害や拷問といった単一のタイプのトラウマ性の出来事の影響に焦点が当てられるようになった。PTSDの背景にある概念は，トラウマ性の出来事に対して生じる一般化できる反応パターンがあり，それは，圧倒的なストレスに対して人が起こしうる限られた範囲の情緒的反応，認知的反応，および行動上の反応として，あらかじめ決定されている，とするものである（Andreasen & Wasek, 1980）。現在主流となっている見方――これは体系的な研究によって支持されている――は，反応の差異よりも類似性に一層重きを置いている（Blank, 1993）。これは非常に重要な問題である。というのは，トラウマ後の反応のパ

ターンを決定するものとして，適応のプロセスの生物学的な側面と心理学的な側面の両方の役割に注意を払う必要性があると強調しているからである。

　トラウマの影響に関する研究については，そろそろ，異なったトラウマの被害者のグループ間の差異を検討すべき時期が来ているように思われる。例えば，繰り返される戦闘体験に対処するという場合では，自動車事故に巻き込まれる場合――その期間がほんの一瞬であるものの，まったくコントロールがきかないという状況――とは大きな違いがあるだろう。同様に，子どもの虐待も，非常に長期にわたる傾向がある。しかし，この状況においては，自分を虐待する親に依存的な関係を持ち続けるという事態に対処しなければならない。子どもの発達段階によってトラウマの理解の仕方が変わってくるだろうし，また，起こってくる可能性のある心理的，行動的反応（第7章を参照）の性質にも影響を与えるであろう。それゆえに，子どもの虐待とそれに関連したトラウマは，限定的なトラウマ性のできごとに比べて，安定した関係や，うまく感情を表現し強い情動に耐えるという側面の発達を，著しく阻害する可能性が非常に高い。だからこそ今，ストレス因子の性質によって決定されるPTSDのサブタイプといったものが存在するのかについての論議を再開すべきなのだ。

　何年にもわたって，トラウマ性ストレスとストレス因子については，非常に断続的で気まぐれな関心が寄せられてきているが，その経過について簡単に背景を説明した後に，本章では，初めに，トラウマ性の出来事の性質を述べる際に考慮されるべき次元について概観する。次に，トラウマ性の出来事の衝撃に関する客観的な像を構成する際の問題点，ならびにその課題の複雑さについて論議する。そして第三に，トラウマ性の出来事のタイプ別の影響を疫学的な観点から考察する。ストレス因子の性質は，トラウマ性ストレスの研究においては中心的な論点である。というのは，ストレス因子は，症状の典型的なパターンを決定する病因論的主要素としての役割を果たすからである。一見したところ，災害のようなトラウマ性のストレスは真に独立した出来事である（そこでの出来事は，被害者に原因があったり，被害者の要因によって変化するものではない）と思われるかもしれない。しかしながら，より詳細に検討してみると，問題はそれほど単純ではないことがわかる。というのは，曝露の程度とサバイバルのための行動は被害者という要因によって決定されるからである。それゆえ，ストレスに満ちた出来事に続く結果は，被害者の適応行動の能力の影響を

受けると考えられる（Gibbs, 1989）。したがって，トラウマ性の体験の強さは，個人の回復力と傷つきやすさを反映していると考えられる。疫学は，トラウマ性の反応の範囲と，とりわけ損傷性の高いさまざまなトラウマの特性について計り知れない貴重な情報をもたらしてくれる（de Girolamo & McFarlane, 印刷中）。

背景：トラウマ性ストレスとストレス因子の認識

　外傷神経症に対する関心は，出来事のなかには特有の心理的な毒性を持っているものがあるという認識から生じた（第3章を参照）。これらの出来事の特性のひとつは，出来事に備わった恐怖と強い脅威の感覚を生じる力である。自分の反応の意味を理解し，他者の行動に対する知覚を構成し，世界との相互作用のための枠組みを作り上げるための現在の自分に備わった様式を全般的に破壊する出来事として，トラウマ性のストレス因子は存在する。そのうちのいくらかは，われわれの予期や防御の能力，あるいは自分自身を知る能力によって決定されるものである。スティーブン・キングの小説『呪われた町』（*Salem's Lot*; Stephen King, 1975）は，このプロセスを表している。いかに意味というものがわれわれを守ってくれ，脅威や危険に直面するための機能を与えているかが描かれている。

　　彼女はいつも意識的に，あるいは無意識のうちに，恐怖というものを一つの単純な方程式にあてはめていた。恐怖＝未知という方程式である。この方程式を解くために，人は問題を単純な代数用語に還元する。かくて未知数＝床板の軋む音，床板の軋む音＝恐るるに足らないという答が出る。……なかには合理的な説明のつかない，黙示的な，ほとんど体の自由のきかなくなるような種類の恐怖もあることを，彼女はいまのいままで信じていなかった。この方程式は解答不能だった。ただの一歩前へ進むという行為が，大いなる勇気を必要とした。(King, 1975, p. 293：スティーブン・キング著，永井淳訳，『呪われた町』下，集英社文庫，pp. 129〜131)

これらのトラウマ性の体験の衝撃は，人の意識を不安定にさせる独特のものである。ローサー=ギュンター・ブッフハイム（Lothar-Gunther Buchheim）は，中部大西洋の海中で，ドイツの潜水艦Uボートに乗務し，潜行し突撃する任務についたときのことを述べている。その記述は，トラウマ性の記憶——それは，現在を過去に従って統合させようとするなかで，多面的な構造になり得る——の形成の複雑な経過を見せてくれる。

　　3回にわたって大きなハンマーの打撃音が響きわたり，私の身体はきりもみ状態となる。半分気絶しているなかで，鈍いうなり声が聞こえる。あれは何だ？　恐怖が自分の心臓をわしづかみにする。あのうなり声！　ついにその正体がわかる。爆発でできた海中の真空のところに，水が逆流しているのだ。……自分は以前どこかでこんな感じの中にいたことがあると感じる。イメージは自分の心の中へと移っていく。押しのけ合い，かぶさり合って，とけ込んで新しい組み合わせになっていく。自分のその場の印象は，複雑な回路で自分の脳の中心へと伝達される。そこから，自分の意識のなかに，記憶として再びイメージ化される。（Richler, 1994, p. 418 より引用）

ストレス因子は，適応とか対処とかいうよりも，この命令のようなものである。それによって，無力感，死，身体毀損の脅威への直面を余儀なくされる。——「亡者の仲間に加わる」（King, 1975, p. 303；邦訳（下）p. 145）。
　これらの体験の第二の要素は，それを過去という背後に置いておくことができず，そして結果として，ある形態で個人の現在の人生に絶えずつきまとうようになるということである。この結果のいくぶんかは，恐怖と誘発される不確かさは等価であるという解釈のために，意味のネットワークを構成しようとする欲求に由来するものである。ジークフリート・サッスーン（Siegfried Sassoon）はこの過程を，自分が第一次世界大戦で負傷して，前線からイングランドに帰還したときの報告のなかで述べている。

　　翌日の午後になって自分は列車で基地の病院へと搬送された。その旅路の自分の記憶は，いささか奇妙で恐ろしいものだ。というのは，男たちは

貨車に乗せられているのだが，彼らの胸のうちでは，すでに逃れてきた恐怖がいまだに活性化されて暴力をふるっている……包帯を巻かれたどの男も，自分自身の戦争の体験を携えていた。彼らの多くが，それを軽い感じで語り，冗談めかしてさえいるのだが，なのにその列車の雰囲気には，とてつもない攻撃性があった。……前線は自分たちの後方にあった。しかしわれわれの心は，前線のなかにとらえられていた。攻撃の現実性が一里刻みで減っていくにもかかわらず。まるでわれわれはアラス（フランス北部の地）での闘いに追跡されているようだった。今やその思いは巨大で身の毛もよだつようなものになった。われわれは自分の体験について，それぞれの異なった性格に応じて，名誉に感じたり，経験を積んだものとして再構成してもいいはずなのだ。しかし，われわれの心の奥底では，再び朝を迎えた全くの廃虚にある塹壕のなかで，男たちが死んでいき，うなりをあげる暗闇からやみくもに退却する場面があり，未だに激しく息をきらしているのだ。われわれは生き残りだった。そのほとんどの者は，イギリスで友人や近親者に真実を語ることはないだろう。われわれは自分にだけ所属するもの，そして，われわれが置き去りにした戦場に属するものを頭のうちに抱えこむことになるのだ。(Fussell [1983, p. 120] より引用)

　こうした出来事の質を，その他の主だった人生のストレス因子──例えば配偶者の死──とさえ区別できないということは，トラウマと心理的な障害の関連の重要性を多くのライフ・イベント研究が過小評価してきたことを意味する。
　トラウマ性のストレス因子は，いくつかのタイプに分類することができる。まず，航空機事故やレイプのような時間的制限のある出来事である。それは，被害者の不意をついて起こるという特徴と強烈さという特徴を持つ。対照的に，連続的なストレス因子は累積的効果を持つと考えられる。これらのストレス因子は，例えば警官のような，緊急時に働く職種の者に特に関連している。最後に，長期的にわたって危機にさらされるという特徴を持つストレス因子がある。それは，不確かさや無力感を喚起するものである。こうしたストレス因子には，複数回の曝露を生じる戦闘や，家族内での虐待の反復によって愛着の絆に影響を生じたり，基本的な安全についての内的な感覚が損なわれる場合な

どがある。

　体系的な研究を促した最初のトラウマのタイプは、賠償請求が関わってくるような事故後の外傷神経症であった。1890年のある医学評論の著者は、外傷神経症の地位は、「これらの用語（鉄道脊椎、鉄道脳、補償神経症）や脳の震動（concussion），ヒステリーといった用語が使われなくなれば」確立されたものとなるだろうと述べている（Seguin, 1890, p. N-1）。しかしながら、外傷神経症が認知されるとすぐに、この種の苦しみが真実のものであることに対して疑念が持たれるようになった。多くの研究者が、これは詐病の結果にすぎないと論じた（Trimble, 1981を参照）。詐病は法医学や司法の世界では生き続けており、そこにあってはトラウマの現実性には疑いが持たれ続けている（Appelbaum et al., 1993）。

　19世紀末の10年間において、精神医学がヒステリーの病因論について性的虐待の重要性を最初に認識したときにも、同じ問題が生じた。初期の熱狂的な関心の大きな波の後、トラウマは、子どもの性的なファンタジーの産物であるという主張が現れた（Brown, 1961）。こうした患者は、その「被暗示性」ゆえに予断を持たれてしまい、彼らの苦痛とトラウマという問題はただちに却下された（第3章を参照）。

　第一次世界大戦時の世代の人びとによる大虐殺と暴行について否認することは、それほど簡単なことではなかった。にもかかわらず、さまざまな方略によって、そのときの兵士たちの苦痛の重大さは過小評価され続けた。戦場を目の前にした状況で、戦闘によるストレス反応は、臆病によるものであると一蹴された。器質的な解釈（例えば、砲弾の爆発の振動が、神経に微細な損傷を与える可能性があるという仮説）の試みは、戦いへの恐怖そのものが戦闘の心理的な有害性を十分に説明しうるということを否定するもうひとつの方法であった。恐怖が心理的な有害性を説明しうると考えることは、将校には自分の隊の心理的な保全に責任があることを意味する可能性があり、その結果、戦争遂行のための費用を増加させる可能性があったのだ。これに続いて、慢性的な戦闘関連の外傷神経症の原因としての、補償と恩給の問題が再度登場した。こうした偏見の登場は、第一次世界大戦の教訓の多くが、第二次世界大戦の初期にはすでに忘れ去られたことを意味している。印象的なのは、どのような系統的な調査あるいは臨床的な関心においても、連続性が欠如していることである。

このことは，カーディナーとスピーゲル（Kardiner & Spiegel, 1947）による，第二次世界大戦の戦闘の影響についての歴史的な論文において考察されている。

第二次世界大戦の後，DSM-Ⅰ（American Psychiatric Association, 1952）が刊行されたが，そこには「全般性ストレス反応」（gross stress reaction）というカテゴリーが設けられただけであった。極端なストレスの後に生じる急性症状的な苦痛は，独立した診断的カテゴリーの根拠となりうるものであったにもかかわらず，ここではより全般的な障害が不安神経症あるいは抑うつ神経症として概念化されたことを意味する。最近の知見を鑑みると，PTSDという診断の妥当性についての疑問よりも，1980年以前の精神医学実践の性質についての疑問のほうがより大きな問題として浮かび上がる。例えば，フィンケル（Finkel, 1976）は第二次世界大戦の状況について記述しているが，当時の患者の90％が，当時の診断カテゴリーでは十分に分類できなかったとしている。ブリル（Brill, 1967）も同様に，帰還兵の症状の多くは，伝統的な神経症のそれとは相容れなかったと述べている。既存の診断システムは，トラウマ性のストレスの影響を記述するには不適切であり，その結果，極端なトラウマの特殊な性質を正しく認識できなくなる。先に述べた問題は，多くのこうした例のうちのひとつにすぎない。

しかしながら，多くの若手の精神医学者をはじめとした，将来，精神保健の専門家となるべき者たちが戦闘にさらされたことによって，ストレスとトラウマについての臨床家の考えは変化するようになった。彼らは，精神医学的な疾病の原因のひとつとして苛酷な出来事が果たす役割に関心を寄せるに至ったが，そういった研究が，1960年代から1970年代にかけての社会精神医学の発展に貢献した重要な要素のひとつとなった。レイプや災害，熱傷，暴力犯罪の後に，被害者の生活に生じうる深刻な混乱について，臨床家のなかでも関心のある者が系統的な探求を開始した。例えばアイティンガー（Eitinger, 1980）のような，ナチの強制収容所における暴行や拷問からのサバイバーたちは，彼ら自身のこうむった精神的な傷跡について記述し始めた。まず個々の研究者たちが，自分自身の特有の体験に関連した精神医学的な問題について述べたのである。ストレス因子は，それぞれに特有の症候群を生じさせると考えられており，またそうした出来事はめったに起こらないと信じられていた。ライフ・

イベントに関する研究文献のいくつかは,こうした混乱状況を反映している。そこでは,トラウマ性の体験と他のタイプのライフ・イベントとの区別がときに看過され,あるいはその重要性が過小評価されていた。これはおそらく,心的な症状の原因としてのトラウマ性の出来事の重要性が十分に認識されなかったことの理由のひとつであろう。

トラウマ性のストレス因子の本質と範囲

興味深いことに,人の生活にはトラウマを生じる体験が非常に多くあること,また,その結果として人はそういった出来事に心を捕われてしまうということを認識するには,大いなる抵抗が存在した。PTSDがDSM-Ⅲで最初に定義されたとき(American Psychiatric Association, 1980),ストレス因子の基準は,通常の人の体験の範囲を越えたトラウマ性の出来事として特徴づけられた。しかしながら,こうした出来事の発生率に関する系統だった調査は,トラウマが驚くほどありふれたものであることを明らかにした。初の疫学的調査では,PTSDは有病率1%程度という比較的まれな障害であるとされた(Helzer, Robins, & McEvoy, 1987)。その後,方法論的により洗練された調査によって,トラウマとなりうる出来事の発生率が驚くべき数字であることが示され,それによって,こうした体験を「ほとんどの人の生活の範囲を越えたもの」として定義するのは誤りであることが示唆された。

近年,PTSDの原因となる可能性のある体験の発生の程度についてより正確に把握しようという試みや,トラウマ性の出来事のタイプによるその後のPTSD発症の相対的な危険性を明らかにしようとする試みがなされている(Norris, 1992;Kessler, Sonnega, Bromett, & Nelson, 印刷中)。これに相応して,PTSDを導きうるできごとの定義も変化してきている。DSM-Ⅳ(American Psychiatric Association, 1994)は,実際の死あるいは負傷,あるいは自分もしくは他の誰かの身体的統合性への脅威を含むべきであろうと提案している。『国際疾病分類第10版』(ICD-10;World Health Organization, 1992)*では,こうした出来事を,例外的と言えるほどの脅威を与えるもの,あるいは破局的な出来事で,そしてほとんどすべての人にとって苦しみの原因と

なりうるものとして記述している。

PTSD の疫学的な研究は，研究者や臨床家の関心を得る分野に成長しただけでなく，この障害に対する急増する関心について，お墨つきを実質的に与えることになった。トラウマとなるような体験が重大でかつ広く見られるという事実を認めない，あるいはその影響を過小評価するようなたくさんの反響に対抗する形で，これらの問題に関する科学的な研究が多く行われた。

多くの人びとがこうした出来事に対して，恒久的な障害あるいは長期にわたる心理的な症状を示すまでには至らずとも，恐れや悩みを体験することにはほとんど疑いの余地はない。ケスラーら（Kessler et al., 印刷中）は，全米合併症調査（National Comorbidity Survey）の一環として，アメリカ国民の PTSD の現在有病率および生涯有病率を調べるために，8,098 人のサンプルに対する疫学的調査を行った。彼らは，男性の PTSD の原因として最も多く見られるのは，戦闘，死や深刻な受傷の目撃であることを見出した。一方，女性においては，レイプと性被害が最も多かった。男性のサンプルのうちの 60.3% が DSM-IV のストレス因子の基準にあたるトラウマを体験しており，17% がストレス因子の基準を満たしてはいないものの侵入的想起を生じるようなトラウマを経験していた。一方，女性の 50.3% が基準を満たすストレス因子を体験していた。体験された出来事のタイプ別分類において，性別間で有意差がみられた。例えば，男性の 25% が事故にあっており，それに対して女性は 13.8%，女性の 9.2% がレイプの被害にあっているが，一方で男性では 0.7% であった。これらの出来事が被害者に PTSD を発生させる可能性には有意差があり，女性のレイプ被害者の 48.4% から，死あるいは重度の受傷を目撃した男性の 10.7% まで，さまざまであった。

ノリス（Norris, 1992）は，アメリカ南部の成人 1,000 人を対象とした調査を行い，サンプルのうち 69% が，トラウマ性ストレス因子をこれまでに体験し，過去 1 年間のみに期間を限定しても 21% がそういった体験をしていることを明らかにした。これらは厳格な無作為標本ではないものの，ノリスは，もっとも多く見られるトラウマは悲惨な死であること，性被害は PTSD をより高い比率で引き起こすこと，自動車事故は頻度と衝撃において最も不幸な組

＊前頁（訳注）　邦訳：融道男ら監訳『ICD-10　精神および行動の障害——臨床記述と診断ガイドライン』医学書院，1993。

み合わせであることを見出した。これらの2つの調査において，トラウマを被ることに関しては，年齢，人種，性別が重大な影響を及ぼしていることがわかった。例えば，ノリス（1992）は，もっとも高い比率でトラウマとなる体験にさらされるのは黒人男性であり，また，若年者におけるPTSDの比率が最も高かったことを見出している。ケスラーら（印刷中）は，トラウマ後のPTSDの発生において，女性のリスクは男性の2倍であることを見出した。またこの研究では，コホート（同年出生集団）の比較から，女性のPTSDの比率の高さは年齢の影響によるものではないことが明らかになっている。

　トラウマ性の出来事は，社会の片隅に限られたものではないということを最もよく示してくれるのは，おそらく災害だろう。1967年から1991年の間に世界中で災害によって700万人が亡くなり，30億人が被災した（International Federation of Red Cross & Red Crescent Societies, 1993）。ノリス（1992）の調査では，その前年，アメリカ南部の世帯のうち2.4%が災害などによる損壊を受けており，これまでに災害を被ったことがある世帯は13%にのぼることがわかった。また，この報告は，第三世界の国々での災害の場合の衝撃の程度が非常に異なったものになることを強調している。1967年から1991年の間，開発途上国に暮らす人びとのうち平均して1億1,700万人が毎年被災しており，それに比べると先進国では70万人であった（166：1という著しい対比！）。戦争は，その影響の重大性という点で，人為的な暴力では，最古かつ最重要である。第二次世界大戦以降，127の戦争があり，2,180万人が戦争に関連して死亡したことが確認されている（Zwi, 1991）。赤十字は，第二次世界大戦以後，大戦中の約2倍にあたる4,000万人が，戦争あるいは紛争で死亡したとみなしている（International Federation of Red Cross & Red Crescent Societies, 1993）。自然災害と同様に，戦争は時代を越えて悪影響を与え続けてきており，著しい地理的不均衡もまた存在する。127の戦争のうち，2つを除くすべてが開発途上国で起こっている。戦争と政治的暴力は，それにさらされた人びとに対して，直接的に心理社会的な健康の問題をひき起こすだけでなく，戦いから逃れようとする難民にもトラウマをもたらす。結局，難民と，国内で強制追放の対象となった人をあわせると，1990年の3,000万人から1993年の4,300万人超と増加してきている（Toole & Waldham, 1993）。

　このように，驚くべき広がりでこうした出来事の被害があること，またそれ

によって，相対的にトラウマ性の脅威に備わった性質が普遍的なものであることがわかる。現在，参照が可能な疫学的調査は，トラウマの有病率と衝撃に社会的および文化的な解離があることを示している。過去においてこうした体験の重要性を精神保健の専門家が却下していたという事実は——今述べたもののほか第3章にも述べているが——そのときに有力であったパラダイムが，特に，観察と病因論のモデルに対して影響を及ぼすような重大な力を持っていたことを示している。こうした体験によってPTSDを生じるのはほんの少数に過ぎないけれども，ほとんどだれにでも苦しみの原因となる深刻な出来事というものが存在する。これらのトラウマを心理学的な見地から明確にするには，こうした出来事が人びとの適応と生き残りのための能力にどのような脅威をもたらすかについての理解が鍵となる。

どのようなトラウマの分類も次の疑問を考慮に入れて行われる必要がある。すなわち，「意味と喚起された苦悩の性質を修正する次元とは何か」という疑問である。例えば，広く支持されている意見として，技術的・人為的災害は，自然災害よりも，仲間である人間の意図的な行為の犠牲者であるという感じをより強くもたらすために一層トラウマ的になりうる，というものがある (Smith & North, 1993)。レイプ，拷問，そして人間同士の暴行によるトラウマは，台風や洪水といった出来事よりも，その個人が心理的に受けとめるうえでより混乱させるものがある。しかし一方で，近年の災害とその後の精神病理との関係についてのメタ分析では (Rubonis & Bickman, 1991)，反対の結果が得られている。すなわち，自然災害は，より大きな比率で障害をもたらすというのである。したがって，トラウマ性の出来事の衝撃の深刻さと反応の範囲を探求する研究においては，トラウマ性の出来事の本質とその強さを吟味することが必要となる。

トラウマの本質をどのように特徴づけるかという問題

トラウマ性のストレス体験の中心は，孤立無援感，無力感，そして人の生命にかかわる脅威という次元である。トラウマは，その人の自己感覚や，世界は予測できるという感覚を攻撃してくる。奇妙なことだが，トラウマのこうした

次元が何によって決定されるのかに関する議論はされておらず，また，歴史上の他の時点にあってもこれらの決定因がそれほどの力を有していたのかという点についても，ほとんど議論されていない。欧米社会の現在の歴史的コンテクストでは，属している文化の権威ある見方に従順であることの価値よりも，個人の権利に対してずっと重きをおいてきた。予測不可能なできごとによって個人のアイデンティティの感覚がどのように打撃を受けるかには，文化的な価値が影響し，また，この文化的価値は，レイプなどのトラウマに関連した冒瀆の感覚の質が決定される際にも影響を与える。こうした問題がさまざまなタイプのトラウマ性の出来事と，さまざまなタイプのサブカルチュアにおいて，この問題を探求することが不可欠である。特に，開発途上国においては，自然災害，戦争，暴力が，個人の文化的価値にからんで，トラウマに対する心理社会学的反応と適応に影響を及ぼすと考えられるため，きわめて重要である。

　DSM-IVの構成にあたって，系統的な方法論を取り入れたにもかかわらず，多くの問題は解決されないままである。例えば，ストレス因については，DSM-IV策定のためのフィールド・スタディで検討された（Kilpatrick et al., 1993）にもかかわらず，この第4改訂版では，多くの中核的な問題に正面から取り組むことはしなかった――これらのすべてが議論百出の問題であることを考えるなら，それもやむをえないことなのかもしれないが。DSMの制定の中心となった編者たちは，あまり議論の余地のない結論を支持する方向性をとった。トラウマ性ストレスという研究領域の発展のためには，より活発な議論を展開したほうがよかったのだろう。例えば，DSM-IVのフィールド・トライアルでは，限られた範囲のトラウマ性の体験をした特定の集団において，ストレス因子の役割を検討している。それに加えて，フィールド・トライアルはアメリカという文化環境に限定されたのである。

　財産を失うことの重要性は，災害を受けた集団におけるPTSDの決定因として，改訂版の基準Aには含まれていない。というのは，フィールド・トライアルでは暴力の影響のほうに重きをおいたからである。しかし実際には，曝露の強度よりも財産を失うことのほうが，長期的な精神病理上の予測因子になっていることが，自然災害についての知見から明らかとなっている。

　また，DSM-IVでは，人の反応が恐怖，無力感，あるいは戦慄を含むものであることと特定することで，ストレス因子の定義を修正した。この修正は，出

来事に対する主観的認知と主観的評定の重要性を示すためになされたものである（Davidson, 1994）。しかしながら，こうした定義が恣意的なものとなってしまうことは避けられない。これは，客観的に定義されたパラメーターに基づいたものではなく，法廷の訴訟手続きにPTSDを用いることを制限しようとする意図を反映している。

ストレス因子の基準に関するさらなる問題として，PTSDと環境要因との間には，他の精神医学的障害と環境要因との関係とは異なった因果関係が存在するということが挙げられる。PTSDの発症を促進するうえで個人の脆弱性が果たす役割は，その他の精神科障害と比較した場合かなり少ないと考えられる。それでも，合併症罹患率の研究によって，PTSDとトラウマ性ストレスとの関係を特定するべく，一連の概念的な検討がなされている（McFarlane & Papay, 1992）。もっとも系統的な研究によって，トラウマの被害者の大多数が，PTSDに加えてある範囲の障害——例えば大うつ病，パニック障害，全般性不安障害——を生じていることがわかっている。これは，そのトラウマがPTSD症状の布置にのみ結びつくわけではないことを意味している。トラウマがPTSDを生じるのと同じくらい，ある一定範囲の他の症状の発現を促進するのかもしれない。これは，トラウマ性ストレスが特異的にPTSDを生じるという考えに異議を呈するものであり，この点に関しては，なんらかの生物学的あるいは心理的な病因論モデルによって検討される必要がある。

さらに，異なったタイプのトラウマは，異なった結果をもたらす可能性があると思われる。急性の限定されたトラウマの場合には，単純性PTSD（uncomplicated PTSD）を生じるリスクが特に高くなる。一方，蓄積型のストレス因子は，他の精神医学的障害（例えば抑うつやパニック障害など）を生じると考えられる。また，慢性的で予測できないストレスは，一連の人格的変化をもたらし，対人関係における基本的信頼感や未来への確信を崩壊させる傾向が強まると考えられる（第7章を参照）。このように，実際の出来事の深刻さと持続期間に加えて，出来事の統制可能性，個人の準備，警戒の程度などが重要となるのだ。

通常，トラウマ性の出来事の心理的後遺症の決定要因は，被害者の呈する急性の心理的反応の性格にあると推論されている（第4章を参照）。しかしながら，多くの場合，トラウマの身体的な影響もまた重要である。極端な例をひと

つ挙げれば，第二次世界大戦の強制収容所のサバイバーは，飢餓，繰り返される身体的暴行，疾病，そして大規模な社会的剥奪を含む広範なストレスを経験してきた。拷問の被害にあった者たちの体験は，こうした同一要素の多くを内包しているように思われる。性的虐待を経験した子どもは，同時に情緒的なネグレクトや身体的虐待を受けていることが多い。トラウマの被害者の身体的負傷と，その後の治療体験でさえもが，その出来事の直後の恐怖や戦慄に匹敵する不確実感や苦痛を与える可能性がある。これに関しては，熱傷の患者にその典型を見ることができるかもしれない。彼らの多くは，治療の痛みと苦しみは，しばしばもう死なせてほしいと願うくらいに耐え難いものであると言う。一般的に，多くの研究は，負傷するということ，あるいは深刻な身体的消耗によって苦しむということ（例えば戦争捕虜における深刻な栄養不良など）とPTSDの発症の間には，密接な関連があることを見出している（de Girolamo & McFarlane, 印刷中）。

　精神病理学的構成概念としてのPTSDの有用性によって，診断にかなうようにストレスの定義を広げる圧力が生じた。そこで問題になるのは，明らかに些細なストレスであっても，ある人びとにはその体験が特定の意味を持つために典型的なPTSD症状が起こりうるということである。ソロモンとキャニーノ（Solomon & Canino, 1990）は，いくつかのありふれたストレス性の出来事のほうが，非常に突出した出来事よりも，PTSDとより密接に関連していることを示した。こうした通常のストレス性の出来事を含めることに反対する論議では，こうした場合には病因論的な要素としては，体験の客観的な性質よりも個人の脆弱性が大きく関わっていると主張している。多くの論者が，こうした軽度のストレスを体験した人に「被害者」としての地位を与えることは，この地位の濫用になると述べている。こうした批判を論じる者は，軽度の出来事を「ストレス因子」として定義することは，個人的な苦しみの原因を個人の責任とする文化とは反対に，外在化させる文化を助長するという見解を示している。この問題は，全米合併症調査において検討された。侵入的な想起を出現させるすべてのストレス性の出来事を含めるよう，ストレス因子の基準を緩和した場合でも，PTSDの有病率は30%増加しただけであった（Kessler et al., 印刷中）。

　ストレス因子の基準の現行の定義に関する最後の問題は，精神医学的障害そ

れ自体が二次的なPTSDを生じうるか，ということである（McGorry et al., 1991 ; Shaner & Eth, 1989, 1991）。いくつかの研究では，精神病の患者が，疾病という体験に対する反応として，PTSDとまったく同じ一連の症状を生じる場合があることが示された。このように，心理学的障害の体験は，それ自体がトラウマ性ストレスの被害者が直面する，無力感と崩壊の恐怖と同様の感覚を生み出す可能性がある。急性の精神病状態を呈した患者のうちの50％もが，その障害に対する反応として，PTSD様の症候群を発現させている（Shaw & McFarlane, 1995）。例えば，こうした患者は，誰かが自分を殺そうとしているという妄想を抱くことがあるが，これは実際の暴力にさらされたのと同じ現実感覚を彼らに与えることになる。また，精神病の人は，心理的な崩壊についての認知と，それに関連した恐怖にも直面している。こうした体験が，外的な生活体験が引き起こす障害と同様のものを引き起こすきっかけになると考えられないだろうか。ウィリアム・スティロン（William Styron）は，抑うつの体験について次のように述べている。

> 抑うつのなかでは……救出や最終的な復活といったものへの信頼感はまったく存在しない。痛みは容赦なく，事態を最も耐え難いものとするのは，一日，一時間，一分，一秒たりとも回復の見込みがないという予知である。もしある程度の平穏が得られたとしても，それはほんのいっときのこと。その後にはもっと強い痛みが戻ってくることがわかっている。魂を打ち砕くのは痛みではない，強い絶望感なのだ。(1991, p. 62)

この文章は，DSM-IVのストレス因子の基準に必須の主観的体験について，雄弁に物語っている。これは，非常に重要な問題であり，今後の議論が期待される。

トラウマ後反応の疫学

疫学は，集団における障害の分布と決定因を研究するものであり（Last, 1983），PTSDの病因論を理解するうえで特に重要な領域である。というの

は，疫学によって，被害への曝露と個人の脆弱性との相対的な関与の度合いについて，探求していくための方法論が得られるからである。特定のトラウマをこうむった集団全体か，あるいはその集団を代表するようなサンプルに対して検討を行った場合にのみ，これらの情報が得られる可能性がある（de Girolamo & McFarlane, 印刷中）。曝露の強度の持つ役割は，被害の強さが増大するにともなって，有病率も増大することで示される。それとは対照的に，脆弱性は，同程度のレベルの被害を受けた後に，PTSDを発症する人としない人とを分かつ個人の特徴を決定する際に問題となる。こうした疫学的な研究は，大規模なトラウマ性の出来事があった後の治療計画を立てるうえでも有意義である。というのは，疫学的研究によって，影響を受けた集団の大きさを推定するのに役立つ有病率が算定されるからである。トラウマの後の重要な時期に実施された研究では，症状と障害の慢性化についての重要な情報が得られている。これらの問題は，トラウマとなりうるような出来事の直後の後遺症に対するサービスの提供と予防に関して論議する際に非常に重要である（de Girolamo & McFarlane, 印刷中）。

　治療を求めてくる集団や，その他の非典型的なサンプルを対象とした研究からは，いくつかの疑問点に対する答えとなる情報が得られる。治療を求めてやってくる人たちの心理的症状のパターンが，どの程度PTSDとして定義づけられ，特徴づけられるのかが，トラウマ反応の特異性を理解し，どのような治療が求められるのかを知るうえで有意義な情報となる。しかしながら，こうした研究の結果を一般化することには多くの問題点がある。治療を求めることについては，PTSDを生じていること以外にもさまざまな要素が影響を与えるからである。例えば，ブロム，クレーバー，ホフマン（Brom, Kleber, & Hofman, 1993）の研究では，トラウマを生じている集団のうちでPTSDの診断基準を満たすものは，わずか10％でしかないと示唆されている。

　異なったタイプの出来事の頻度や，それが及ぼす人間の行動への影響を探求することを目的に，これまで多くの研究（その皮切りは，戦争関連障害に関するものであった）が行われてきているが，それらの結果を比較することは困難である。というのは，概念，診断システム，アセスメントの方法などが異なっていたり，選択的で母集団を代表していると言えないようなサンプルであったりするからである。操作的に定義したPTSDの診断基準による同定と，アセ

スメントの方法論の洗練があってこそ，PTSD の疫学に関する周到な探求が可能になるのだ。それだけでなく，トラウマを受けたさまざまな集団内にも，曝露のレベルや恐怖体験の強度において決定的な差があると思われる。したがって，例えば災害の研究で見出される PTSD の有病率は——高レベルの曝露を受けた集団を対象とした研究においては，得てして高い有病率を見積もることになりがちであることを考えたならば——被験者を選択する際の基準とされる曝露のレベルによって部分的には決定されてしまうと考えられる。同様に，臨床群を対象とした研究では，高い有病率が得られる傾向がある。

一般的集団のサンプルにおける PTSD の有病率

PTSD の疫学的な研究の最初のものは，セントルイスで行われた疫学的キャッチメント・エリア（Epidemiologic Catchment Area: ECA）研究の一部として実施された。生涯 PTSD 有病率は，男性では 0.5%，女性では 1.3% であった。しかし，実際上は，より多くの人がトラウマの後にいくつかの症状を体験していたことが判明した（男性では 15%，女性では 16%）（Helzer et al., 1987）。他の精神医学的障害（例えば強迫性障害，気分変調性障害，双極性障害）の合併症の発生率も同様に高かった。セントルイス地域では，同じ調査の第二段の一部として，付加的なデータが収集されており（Cottler, Compton, Mager, Spitznagel, & Janca, 1992），全体的な PTSD の有病率は 1.35% との結果を示している。この研究では，特に PTSD と物質濫用との関連を見ている。コカインやアヘンの使用者がトラウマ性の出来事を報告する数は，非使用者の 3 倍であった。

デューク大学地域における ECA では，生涯および過去 6 か月の PTSD の有病率を，それぞれ 1.30%，0.44% としている（Davidson, Hughes, Blazer, & George, 1991）。PTSD を生じている者は，仕事の不安定さ，精神医学的疾患の家族歴，両親の貧困，子どもの頃の虐待体験，10 歳未満での両親との別居あるいは離婚を，PTSD を生じていない者に比べて有意に多く体験している。また，PTSD はより重大な精神医学的合併症とも関連している（例えば身体化障害，分裂病，パニック障害など）。興味深いことに，2 つの研究において，一般的な集団から無作為に抽出した対象群の PTSD の生涯有病率は，

いずれも類似したものであり，おおよそ 1.5% であった (Kulka et al., 1990 ; Shore, Vollmer, & Tatum, 1989)。

四つ目の調査は，デトロイトの大規模な保健機関が，無作為に抽出された 1,007 名の若い成年層 (21～30 歳) からなるサンプルを対象に実施したものである。そこでは，39% の者がトラウマ性の出来事にさらされていた (Breslau, Davis, Andreski, & Peterson, 1991)。PTSD はこうした体験をした者のうち 23.6% に見られ，全体の生涯有病率は 9.2% であった。この群において PTSD の有病率を上回ったのは，恐怖症，大うつ病，アルコールおよび薬物依存だけであった。8,098 名の被験者を対象とした全米合併症調査で，ケスラーら (印刷中) は，生涯有病率は 6.5% であり，過去 30 日間の有病率が 2.8% であることを見出した。この研究は，体験の 6 年後にほとんど改善を示さないような症状の慢性化は非常に少ないことを示唆している。これは，リー，バイラント，トリー，エルダー (Lee, Vaillant, Torrey, & Elder, 1995) による，50 年間の追跡調査と同様の結果となっている。前述したようにケスラーらは，曝露の後に女性が PTSD を発症するリスクは男性の 2 倍であり，PTSD を生じた者は，他の精神医学的障害，特に不安障害および感情障害を生じる危険が増大するということを見出している。レズニック，キルパトリック，デンスキー，サウンダーズ，ベスト (Resnick, Kilpatrick, Dansky, Saunders, & Best, 1993) は，全米調査において，女性の回答者のうち，17.9% が被害を受けていること，また 12.3% が，その人生のうちのいずれかの時点で PTSD の状態にあったことを見出している。

リンダルとステファンソン (Lindal & Stefansson, 1993) は，アイスランドに在住する 1931 年に生まれた者の半分からなるコーホート (862 名) について，PTSD を含む不安障害の生涯有病率を報告している。そこでは不安障害の有病率は全体で 44% であり，PTSD の生涯有病率は 0.6% であった。しかしながら，PTSD は女性にしかみられず (1.2%)，発症の平均年齢は 39 歳であった。この有病率の低さは，この国のライフスタイルを何らかの形で反映しているものと考えられる。同様に，香港の地域精神保健調査においても，7,229 名のサンプルで 0.6% という低い有病率が報告されている (Chen et al., 1993)。

特定のトラウマ体験の後のPTSDの有病率

　疫学的研究は，さまざまな範囲のトラウマ性の出来事のサバイバーを対象に行われてきており，先に述べたような理由のため，その結果の一般化は困難である。天災および人災でのPTSDの有病率を査定した研究は全部で15ある。そのうち9つの研究はアメリカで，残る6つは他の国——コロンビア，フィジー，メキシコ3か国の開発途上国を含む——で実施されている。サンプルと災害のタイプによって，有病率は有意に異なっている（de Girolamo & McFarlane [印刷中] を参照）。例えばショアら（Shore et al., 1989）は，セントヘレンズ火山の噴火の衝撃を調査し，被害を受けた群と対照群の比較を行った。被害群では生涯有病率は3.6%であり，対照群では2.6%であった。これとは対照的なものとして，マクファーレン（1988）のオーストラリアにおける研究がある。この研究では激しい自然災害にさらされた消防士のうちで調査への参加を志願した469名のサンプルを対象に16%のPTSD有病率を見出しており，また，被害者のうちで42か月以内に症状の軽快をみた者は半数以下であった（McFarlane, 1992）。

　バッファロー河川ダムの災害（ダム決壊とそれに続く洪水）は1972年に起こっており，それは最も研究された災害のひとつである。グリーン，リンディ，グレース，レオナルド（Green, Lindy, Grace, & Leonard, 1992）は，その被害者におけるPTSDの生涯有病率は59%であり，14年後の追跡調査でもなお25%がPTSDの診断基準に合致することを見出している。

　比較的多くの研究（35件）が，戦争帰還兵のサンプルを対象に実施されている（de Girolamo & McFarlane, 印刷中）。25がアメリカで行われており，そのうちの20は，ヴェトナム戦争の帰還兵のみを対象としたものか，あるいはヴェトナム戦争の帰還兵を含んだものである。サンプルの規模と構成，研究のセッティング，アセスメント法，有病の期間（時点，期間，生涯），比較群を設定しているかどうかについては，研究によって著しい違いがあった。こうした違いは，有病率の大きなばらつきに反映されている。低いものでは疾病管理センター（Centers for Disease Control, 1988）のヴェトナム体験の研究の2%（現在有病率），高いものでは5つの研究で70%を超える結果を示してい

る。連邦ヴェトナム帰還兵再適応研究（NVVRS）は，おそらくもっとも徹底的な調査を行った研究といえるが（Kulka et al., 1990），この研究では，実際に戦闘作戦に従事した男性帰還兵の 15% が現在 PTSD の状態にあることが見出されている。また，さらに 11% が PTSD 症状の一部を生じているとされた。

ヴェトナム戦争が行われていた期間の従軍の影響を評価するため，2,000 名超の男性の一卵性双生児のサンプルを対象に，PTSD の出現に関する研究が行われた（Goldberg, True, Eisen, & Henderson, 1990）。東南アジアで従軍した双生児の両方の PTSD 有病率は，おおむね 17% であり，それと比較して，一方が PTSD を生じていないケースでの有病率は 5% であった。双生児のうちで戦闘を高いレベルで体験した方は，ヴェトナム従軍を体験しなかったもう一方に比べ，PTSD の比率が 9 倍増加していた。どの程度の戦闘体験を問題にするかによって，有病率の報告が変化してくることは，スノウ，ステルマン，ステルマン，サマーの研究で示されている（Snow, Stellman, Stellman, & Sommer, 1988）。平均的なレベルの戦闘体験にさらされたものを対象とした研究では PTSD の比率は 28% であり，最も高レベルの戦闘にさらされた場合にその比率が 65% になった。

戦争捕虜体験を持つものおよびその他のタイプの収容体験を持つもの——ほとんどが政治的理由によるもの——を対象にした研究は 11 ある（Basoglu et al., 1994; Bauer, Priebe, Haring, & Adamczak, 1993; Beal, 1995; Burges-Watson, 1993; Crocq, Hein, Duval, & Macher, 1991; Eberly, & Engdahl, 1991; Kluznik, Speed, Van Valkenburg, & McGraw, 1986; Kuch & Cox, 1992; Mellman, Randolph, Brawman-Mintzer, Flores, & Milanes, 1992; Speed, Engdahl, Schwartz, & Eberly, 1988; Sutker, Allain, & Winstead, 1993）。これらのうちの 6 つがアメリカで行われており，また，ドイツ，トルコ，オーストラリア，フランス，カナダでそれぞれ 1 つずつ行われている。これらの研究すべてにおいて PTSD の比率はかなり高く，うち 6 つの研究で有病率は 50% 以上，3 つの研究では 70% 以上を示した。

テロリストの襲撃の被害者を対象とした研究は 5 つある（Abenhaim, Dab, & Salmi, 1992; Bell, Kee, Loughrey, & Roddy, 1988; Curran et al., 1990; Shalev, 1992; Weisaeth, 1993）。うち 1 つは，テロリストの爆破による航空機

災害の後に賠償を求めたスコットランドのロッカビー在住の人たちの PTSD の有病率を査定したものである (Brooks & McKinlay, 1992)。これらの研究で示されたの有病率はかなり高いものであり，20％ を超えていた。2 つの研究では，40％ を超えていた (Curran et al., 1990 ; Weisaeth, 1993)。

難民のサンプルについて PTSD の比率を査定した 12 の研究のうち，9 つがアメリカで実施されており，これらの研究はおおむね東南アジア人の定住難民を対象としたものである (Carlson & Rosser-Hogan, 1991 ; Cervantes, Salgado de Synder, & Padilla, 1989 ; Hauff & Vaglum, 1993 ; Hinton et al., 1993 ; Kinzie, Sack, Angell, Manson, & Rath, 1986 ; Kinzie et al., 1990 ; Kroll et al., 1989 ; Mollica, Wyshak, & Lavelle, 1987 ; Mollica et al., 1993 ; Moore & Boehnlein, 1991 ; Ramsay, Gorst-Unsworth, & Turner, 1993 ; Summerfield & Toser, 1991)。これらの研究のうちの 6 つが，PTSD の比率が 50％ もしくはそれ以上であるとしており，治療を求める難民は環境面でも非常の困難な状況にあることが多く（拷問，飢餓，殺人の目撃など），高レベルのトラウマを受けた集団であった。彼らには，PTSD が高率に見られただけではなく，他の精神医学的障害の有病率もかなり高い数値を示した。

多くの研究（21 件）が，異なったタイプの暴力の被害者間で PTSD の有病率がかなり異なることを見出している (de Girolamo & McFarlane, 印刷中)。ほとんどの研究はかなり高い有病率を報告しており，被害者の PTSD の有病率が 25％ を割るものはこれらのうち 3 つだけであった。

一般的に言って，生命の脅威および身体的負傷の程度は，PTSD の出現ならびにその重度性と相関があった。

リスク状況におかれた人からなるさまざまなサンプルを対象として PTSD の有病率を調べた研究は 34 ある (de Girolamo & McFarlane, 印刷中)。これらの研究のほとんどは，さまざまな理由（例えば，交通事故やその他の事故による，重症の火傷あるいは身体的外傷で入院中の患者，あるいは身体的痛みに苦しむ者）で入院もしくは外来治療を受けている身体医療の患者である。これらの研究で得られた PTSD の有病率はさまざまであり，ストレス因子のタイプ，重症度，期間，および結果，さらには，トラウマ性の出来事に先立つその人の精神医学的状態に関連した多様な因子の影響を受けていた。とりわけ，PTSD 症候学の測度に基づいた評価を行った精神科の患者，および火傷の患

者にかなり高い有病率が見出された。

　このように，PTSDは，トラウマ性の出来事の予測可能な結果である。しかしながら，有病率は，曝露の強度などの問題の範囲，その集団におけるリスク要因の蔓延度，研究で採用された曝露の基準などによって異なってくる。こうした疑問をより精密に探求するには，それ以前に，方法論的なさまざまな問題を解決する必要がある。

トラウマ性の曝露の測定の問題

　ライフ・イベントの深刻さとそれに関連した苦痛の測定は，非常に困難な問題を呈する（Paykel, 1978）。ライフ・イベントの測定に関連した多くの問題が原因の一部となって，ここ10年間，この領域を扱った調査研究は下火になっている。こうした背景を考慮に入れたとしても，トラウマ性のストレスに関する研究文献で，ライフ・イベントについての研究結果を参考にしているものは驚くほど少ない。

　まず，「意味を求める努力」の問題を克服するために，種々の集団におけるさまざまな範囲の体験に関連したストレスの深刻度を数量化する尺度が必要となる（Andrews & Tennant, 1978）。言い換えれば，ある特定のタイプの災難を体験した人びとで，その後に症状の発現を見た人は，同じ出来事を体験しても症状を呈さずにすんだ人に比べて，振り返ってみて災難となった出来事をより苦しいもの，また，より大きな程度の変化を要求するものとして評価する傾向がある，ということである。出来事の重大性を誇張するこうした傾向は，自らの苦しみの原因を環境に求めようとする傾向によって生じる。さらに，さらに「ライフ・イベントの一覧」（Schedule for Life Events）のような尺度の開発にあたっては，多様な集団間での比較を行い，ライフ・イベントのランクづけにおいてどの程度の類似あるいは相違が見られるかを比較することが，そのプロセスの重要な部分を占めていた（Finlay-Jones, 1981）。トラウマ性ストレスの分野では，トラウマ性ストレスの尺度化された測度の開発や，トラウマにさらされていないさまざまな群を対象とした測定値を比較した考察は，ほとんどなされていない。さらに，トラウマの認知に対する社会的および文化的影

響を扱った研究も存在しない。例えば，トレーニングを受けた専門職員が何かしらのトラウマとなるような体験をした場合，トレーニングを受けていないものに比べて，苦痛の経験の程度がより低くなる傾向がある。加えて，運命というものに関する何らかの文化的，宗教的見通しがある場合には，個人的なトラウマ性の体験に対する知覚が修正される傾向がある。

　トラウマの尺度構成に関するその他の仮説については，ほとんど検証されないままになってしまっている。ライフ・イベント尺度は，個々の出来事が蓄積的な影響を生じると仮定している（Brown & Harris, 1978）。トラウマ性の体験の研究においてこうした加算的な影響を測定する尺度を用いるための理論と理論的根拠は，いまだ確立されてはいない。ライフ・イベントに関する研究文献で示されているもうひとつの主要な問題は，ほとんどの尺度で，検査―再検査による信頼性が低かったということである（Paykel, 1983）。比較的短期間においても，想起の変動性がかなり大きい。そこにはある示唆がこめられている。すなわち，トラウマ性の出来事の重度性をレトロスペクティヴにアセスメントしようとすると，ストレス因子が重大なものであったという方向に結果を歪めてしまうバイアスがかかるのは避けられないということである。PTSDの現象学的な側面として，記憶の強力な刷り込みの問題がある。しかしながら，適応の正常な過程には忘却という現象が含まれているものである。トラウマを生じなかった群が，その出来事の後のある時点におけるアセスメントにおいて，トラウマとなりえた出来事の深刻さを忘却しているか，あるいはその重要性を過小評価する傾向が存在するのは了解できることである（McFarlane, 1989）。

　トラウマを生じるような状況での検査―再検査法による信頼性は，適応には忘却という自然なプロセスが存在するため，災害研究の分野でとりわけ重要である。したがって，想起するという過程そのものが，PTSDである人とそうでない人とで違いがあるのかもしれない。つまり，PTSD群では，トラウマ性の出来事を振り返って想起するという方法でその出来事の曝露の程度を評価しようとした場合，ごく自然に，曝露の程度がより高いものであったとする方向にデータを歪めてしまう可能性が生じるわけである。適応機制としての回避もまた，重要な論点である。多くの研究（Kinzie et al., 1990；Kolb, 1989）が，回避がトラウマとなった出来事の完全な否認へと至る傾向があることを示

している。また，臨床実践においても，トラウマのヒストリーがどの程度聴取されるかは，どのような調査の方法が取られたかによる部分が少なからずあることを示唆している。

極端なトラウマ性の出来事が，そうした出来事の間に被害者の行動と精神的状態に与えた衝撃は，曝露の程度の測定の妥当性に影響を及ぼす重要な問題である。解離はトラウマ性の出来事の間にはよくある反応であり，結果として，その出来事を過小評価して報告する可能性や，トラウマのさまざまな側面に対する誤った認知を促進する傾向を生じる。個人の想起の妥当性を検討するために，客観的な測度を用いることは，そういったことがもし可能であればの話であるが，重要である。重大なトラウマ性の出来事は，被害者が引き起こしたものではないという意味で明らかに独立した出来事であるものの，被害者の精神的状態が，彼らの行動やその後に生じた危険に対して重大な影響を及ぼした可能性がある。また，パニックやその他の不適応な反応を示す人は，彼らの曝露の程度を，実際上，より大きいものとしてしまう可能性がある。このように，曝露の程度は，その時点における個人の精神状態とトラウマの重度性とが入り混じった測度になってしまう可能性がある。さらに，ブレスラウ，デイヴィス，アンドレスキー（Breslau, Davis, & Andreski, 1995）は，PTSDに関連するトラウマ性の出来事は完全に無作為の現象ではないことを示している。すなわち，それらは，部分的にはパーソナリティとライフ・スタイルの問題に関連しているということである。

不幸なライフ・イベントについて妥当性と信頼性のある測度を開発しようとする試みに注ぎ込まれている努力に比べて，トラウマ性のストレスの領域では，この問題に対しては驚くほど注意が払われてこなかった。さらに，想起に対する社会的，文化的な影響に関しても，ほとんど取り扱われてきていない。例えば，すでに述べたように，異なった文化的状況では，財産の喪失と対人的な喪失との相対的な重要性がどのように違ってくるかを調べる必要があるだろう。ホームズとラーエ（Holmes & Rahe, 1967）が作成した尺度の項目のストレス性の程度をかなり異なった方法で測定した唯一の集団は，地震の被害者群だけであった。驚くべきことに，彼らは主たる喪失の衝撃の深刻さを，災害に見舞われていない集団よりも低く評定したのである。このことは，トラウマを受けた人たちは，トラウマとなったその出来事にさらされていない人たち

第5章 トラウマ性ストレス因子の本質とトラウマ後反応の疫学　157

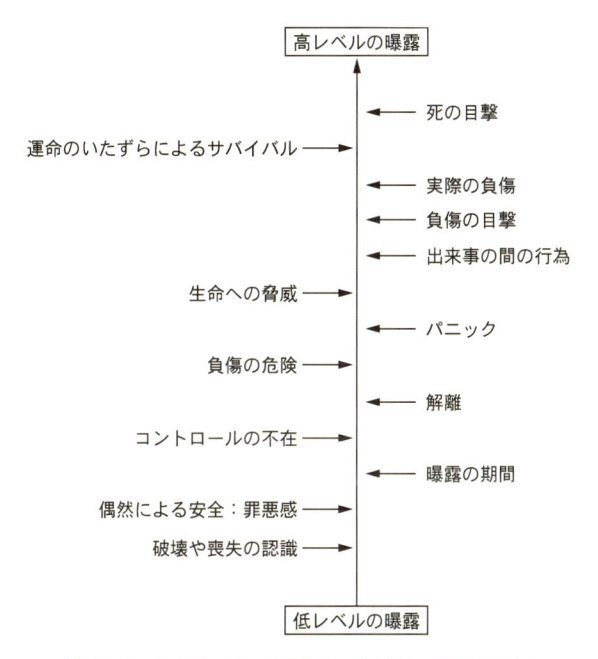

```
                      高レベルの曝露
                           ↑
                           ├── 死の目撃
運命のいたずらによるサバイバル ──┤
                           ├── 実際の負傷
                           ├── 負傷の目撃
                           ├── 出来事の間の行為
         生命への脅威 ──────┤
                           ├── パニック
         負傷の危険 ───────┤
                           ├── 解離
       コントロールの不在 ──┤
                           ├── 曝露の期間
    偶然による安全：罪悪感 ──┤
       破壊や喪失の認識 ────┤
                           ↓
                      低レベルの曝露
```

図 5・1　トラウマ性の経験の構成要素の仮説的階層

とは異なった観点から，彼ら自身の体験を見ている可能性があることを示唆している。したがって，調査を行う者が，トラウマ性のストレス因子の深刻さを決定しようとする場合や，どういった出来事がほとんどの人にとって著しい苦悩をもたらすかを決定しようとする場合に，重大な誤りが生じる危険性がある。

総じて言うなら，トラウマ性の体験のさまざまな次元とその相互関係に関する系統的な検証はほとんどなされていない。グリーン（Green, 1993）は，トラウマについて今後考慮すべき，8つの包括的な次元を述べている。曝露の程度を階層化しようとする試みにおいては，変数の範囲の相対的な重要性が考慮されていない。トラウマとなりうる体験の一連の構成要素をリストにして，図 5・1 に示す。そこには，その人を実際に侵害した出来事（例えば負傷など）と，その人が目撃した出来事とが含まれている。こうした問題は，その人の精神状態（例えばその人がパニックや解離をし生じていたかどうかなど）や，その人の危険の認知，適応的な行動をとる能力などによって影響される可能性が

ある。一方で，死や負傷を目撃すること，あるいは実際に負傷することといった，曝露の程度に関する客観的な測度も必要となる。同様に，曝露の期間と，破壊や喪失に対する認識も，客観的な問題である。それとは対照的に，「その経験を乗り切れたのは運命のいたずらだった」とか「自分はたまたま偶然助かっただけである」といった認知や，「その状況や自分自身の行動に対する一切のコントロールを持たなかった」という認知が，トラウマ化の程度を決定するうえでは客観的なものと同じくらい重要である。こうした主観的な構成要素の相対的な重要性は，その後の症状形成を決定するうえで重要な問題であることが次第に明らかになってきている (Feinstein & Dolman, 1991)。

　どのようにしてこれらの変数を測定し，それを一つの尺度にまとめればよいかは，今後の検討を要する問題である。図5・1では，曝露の程度が高くなるほど苦悩や脅威の強度が増大するものとして，経験の階層化を図っている。しかし，それぞれの現象の相互関係については検討されていないし，また，複合尺度を構成することが適切であるかどうかについても，妥当性の体系的な検討はほとんどなされていない。さらに，こうした尺度についてのある集団の結果と別の集団の結果を比較することが，どの程度まで適切であるかも検証されてはいない。これは重要な問題であろう。というのは，主観的体験は，文化的，社会的な集団ごとにかなり違う可能性があるからである。

　それゆえ，個人のトラウマ性の曝露の深刻さを数量化する尺度の開発は，非常に複雑で困難な問題である。広範囲に及ぶ非常に異なった体験をまとめあげるような有効な尺度を開発するためには，十分な理論的かつ方法論的検証が必要となる。例えば，災害の場合，自分自身が死にそうになることと，家を失うことの影響の違いをどのように比較すればよいのだろうか。また，災害以前に近親者を亡くした経験もあるとしたら，災害への曝露やその衝撃の程度は2倍なのか，それとも3倍になるのだろうか。トラウマの経験を数量的に表す妥当性のある尺度を構成するために必要とされる，これらの諸点およびその他の仮説や問題について，体系的な検討はこれまでのところほとんどなされてきていない。

結　論

　保健の領域に携る多くの専門家にとって，「ストレス」は心理学的症状の説明モデルとして非常に重要なキャッチワードであった。しかしながらこれまでのところ，トラウマ性のストレスの分野では，ライフ・イベントに関する研究の進捗状況から予想されていたほどには洞察と予測の能力を提出できるにはいたっていない。トラウマ性のストレスの本質についてのわれわれの理解をいっそう洗練させることによって，こうした出来事が，PTSD に限らずさまざまな精神障害に対して重要性を持ち，また両者の間に重要な関係が存在するという知見が得られるようになるだろう。

　精神保健の専門家がこれまでこの問題を否認してきたことを考えるなら，トラウマ性の体験がこれほど多く起こっているということに多くの人は驚きをおぼえるだろう。しかしながら，そういった体験をする人のほとんどすべてが，その結果として PTSD を生じるに至るほどの深刻なトラウマというものも存在しない (Kessler et al., 印刷中 ; Yehuda & McFarlane, 1995)。また，PTSD を生じる出来事には大きな多様性があり，そうした出来事を，トラウマを生じるものか否かに分類することは非常に困難である (Solomon & Canino, 1990)。何かの出来事の侵入的想起を起こす人びとが皆，もし彼らの症状が十分に深刻であれば，PTSD であると診断してもよいかどうかという問題がある。理論的には，おそらくそう結論してもいいのだろう。そのように考えることで，こうした出来事の影響や，トラウマ性の体験の側面と個人の脆弱性との関係についての探求が可能となる (Kessler et al., 印刷中, Solomon & Canino, 1990)。

　疫学的な調査が今後寄与しうる重要な問題のひとつは，PTSD と合併症との関係である。さまざまな障害が，トラウマへの曝露の危険性を増加させ，また，被害後の障害の危険を増加させるために，その人の PTSD を生じる危険性の増大につながる。しかし，まず問題になるのは，気分障害と不安障害との境界である。トラウマとなる体験をした集団に対して，さまざまな優れた統計的手法を用いた縦断的な研究を実施することによって，この問題についての探

求が可能となるだろう。こうした探求によって，災害のようなトラウマ体験にさらされたどのような集団のサンプルにも見られる，トラウマ性の適応の独特の側面が明らかになるだろう。今述べた縦断的研究が，それを明らかにすることだろう。これまで行われた疫学的研究のほとんどは，調査の対象となった集団の20%から29%が，過去1年間に精神科的な障害を生じていたことを示している。ここで疑問が生じていたことを示している。過去に心理的な問題を抱え，それだけリスクが高いものに生じたPTSDと，心理的障害のなかった者のPTSDとはどう違うのだろうか。

最後に，異なったタイプのストレス性の出来事が及ぼす影響と，さらに症状の様相にどのタイプの出来事が影響するのか，その範囲について，きめ細かな分析が必要であることを指摘したい。トラウマ性の出来事に関する分野が今後発展をとげることは明らかである。したがって，トラウマに特定的な何かしらの症候群があるのかどうかに関して，より洗練された分析が可能となるだろう。トラウマのパーソナリティへの長期的な影響についても同様に，精密な研究が求められる。

Alexander C. McFarlane
Giovanni de Girolamo
（大山みち子＝訳）

文献

Abenhaim, L., Dab, W., & Salmi, L. R. (1992). Study of civilian victims of terrorist attacks, France (1982–1987). *Journal of Clinical Epidemiology, 45,* 103–109.

American Psychiatric Association (APA). (1952). *Diagnostic and statistical manual of mental disorders* (1st ed.). Washington, DC: Author.

American Psychiatric Association (APA). (1980). *Diagnostic and statistical manual of mental disorders* (3rd ed.). Washington, DC: Author.

American Psychiatric Association (APA). (1994). *Diagnostic and statistical manual of mental disorders* (4th ed.). Washington, DC: Author.

Andreasen, N. C., & Wasek, P. (1980). Adjustment disorders in adolescents and adults. *Archives of General Psychiatry, 37*(10), 1166–1170.

Andrews, G., & Tennant, C (1978). Being upset and becoming ill: An appraisal of the relationship between life events and physical illness. *Medical Journal of Australia, 134,* 324–327.

第5章 トラウマ性ストレス因子の本質とトラウマ後反応の疫学　161

Appelbaum, P. S., Jick, R. Z., Grisso, T., Givelber, D., Silver, E., & Steadman, H. J. (1993). Use of posttraumatic stress disorder to support an insanity defense. *American Journal of Psychiatry, 150*(2), 229–234.
Basoglu, M., Paker, M., Paker, O., Ozmen, E., Marks, I., Incesu, C., Sahin, D., & Sarimurat, N. (1994). Psychological effects of torture: A comparison of tortured with nontortured political activists in Turkey. *American Journal of Psychiatry, 151*(1), 76–81.
Bauer, M., Priebe, S., Haring, B., & Adamczak, K. (1993). Long-term sequelae of political imprisonment in East Germany. *Journal of Nervous and Mental Disease, 181*, 257–262.
Beal, A. L. (1995). Posttraumatic stress disorder in prisoner of war and combat veterans of the Dieppe raid: A 50 year follow-up. *Canadian Journal of Psychiatry, 40*, 177–184.
Bell, P., Kee, M., Loughrey, G. C., & Roddy, R. J. (1988). Post-traumatic stress in Northern Ireland. *Acta Psychiatrica Scandinavica, 77*(2), 166–169.
Blank, A. S. (1993). The longitudinal course of posttraumatic stress disorder. In J. R. T. Davidson & E. B. Foa (Eds.), *Posttraumatic stress disorder: DSM-IV and beyond* (pp. 3–22). Washington, DC: American Psychiatric Press.
Breslau, N., Davis, G. C., & Andreski, P. (1995). Risk factors for PTSD related traumatic events: A prospective analysis. *American Journal of Psychiatry, 152*, 529–535.
Breslau, N., Davis, G. C., Andreski, P., & Peterson, E. (1991). Traumatic events and posttraumatic stress disorder in an urban population of young adults. *Archives of General Psychiatry, 48*, 216–222.
Brill, N. Q. (1967). Gross stress reactions: II. Traumatic war neuroses. In A. M. Freedman & H. L. Kaplan (Eds.), *Comprehensive textbook of psychiatry* (1st ed., pp. 1031–1035). Baltimore: Williams & Wilkins.
Brom, D., Kleber, R. J., & Hofman, M. C. (1993). Victims of traffic accidents: Incidence and prevention of post-traumatic stress disorder. *Journal of Clinical Psychology, 49*(2), 131–140.
Brooks, N., & McKinlay, W. (1992). Mental health consequences of the Lockerbie disaster. *Journal of Traumatic Stress, 5*, 527–543.
Brown, G. W., & Harris, T. O. (1978). *Social origins of depression*. London: Tavistock.
Brown, J. A. C. (1961). *Freud and the post-Freudians*. Ringwood, Australia: Penguin Books.
Burges-Watson, I. P. (1993). Post-traumatic stress disorder in Australian prisoners of the Japanese: A clinical study. *Australian and New Zealand Journal of Psychiatry, 27*, 20–29.
Carlson, E. B., & Rosser-Hogan, R. (1991). Trauma experiences, posttraumatic stress, dissociation, and depression in Cambodian refugees. *American Journal of Psychiatry, 148*(11), 1548–1551.
Centers for Disease Control. (1988). Health status of Vietnam veterans: I. Psychosocial characteristics. *Journal of the American Medical Association, 259*, 2701–2707.
Cervantes, R. C., Salgado de Snyder, N. V., & Padilla, A. M. (1989). Posttraumatic stress in immigrants from Central America and Mexico. *Hospital and Community Psychiatry, 40*(6), 615–619.
Chen, C., Wong, J., Lee, N., Chan, H., Mun-Wan, C. H., Tak-Fai Lau, J., & Fung, M. (1993). The Shatin community mental health survey in Hong Kong: II. Major

findings. *Archives of General Psychiatry, 50*(2), 125–133.
Cottler, L. B., Compton, W. M., Mager, D., Spitznagel, E. L., & Janca, A. (1992). Posttraumatic stress disorder among substance users from the general population. *American Journal of Psychiatry, 149,* 664–670.
Crocq, M. A., Hein, K. D., Duval, F., & Macher, J. P. (1991). Severity of the prisoner of war experience and post traumatic stress disorder. *European Psychiatry, 6,* 39–45.
Curran, P. S., Bell, P., Murray, A., Loughrey, G., Roddy, R., & Rocke, L. G. (1990). Psychological consequences of the Enniskillen bombing. *British Journal of Psychiatry, 156,* 479–482.
Davidson, J. R. T. (1994). Issues in the diagnosis of PTSD. In R. S. Pynoos (Ed.), *PTSD: A clinical review* (pp. 1–15). Lutherville, MD: Sidran Press.
Davidson, J. R. T., Hughes, D., Blazer, D. G., & George, L. K. (1991). Post-traumatic stress disorder in the community: An epidemiological study. *Psychological Medicine, 21,* 713–721.
de Girolamo, G., & McFarlane, A. C. (in press). Epidemiology of posttraumatic stress disorders among victims of intentional violence: A review of the literature. *APA Review.*
Eberly, R. E., & Engdahl, B. E. (1991). Prevalence of somatic and psychiatric disorders among former prisoners of war. *Hospital and Community Psychiatry, 42*(8), 807–813.
Eitinger, L. (1980). The concentration camp syndrome and its late sequelae. In J. E. Dimsdale (Eds.), *Victims, survivors and perpetrators* (pp. 127–162). New York: Hemisphere.
Feinstein, A., & Dolan, R. (1991). Predictors of posttraumatic stress disorder following physical trauma: An examination of the stressor criterion. *Psychological Medicine, 21*(1), 85–91.
Finkel, N. J. (1976). *Mental illness and health: Its legacy, tensions and changes.* New York: Plenum Press.
Finlay-Jones, R. (1981). Types of stressful life events and the onset of anxiety and depression disorders. *Psychological Medicine, 11*(5), 803–815.
Fussell, P. (1983). *Siegfried Sassoon's long journey.* New York: Oxford University Press.
Gibbs, M. S. (1989). Factors in the victim that mediate between disaster and psychopathology: A review. *Journal of Traumatic Stress, 2,* 489–514.
Goldberg, J., True, W. R., Eisen, S. A., & Henderson, W. G. (1990). A twin study of the effects of the Vietnam War on posttraumatic stress disorder. *Journal of the American Medical Association, 263*(9), 1227–1232.
Green, B. L. (1993). Identifying survivors at risk: Trauma and stressors across events. In J. P. Wilson & B. Raphael (Eds.), *International handbook of traumatic stress syndromes* (pp. 135–144). New York: Plenum Press.
Green, B. L., Lindy, J. D., Grace, M. C., & Leonard, A. C. (1992). Chronic posttraumatic stress disorder and diagnostic comorbidity in a disaster sample. *Journal of Nervous and Mental Disease, 180,* 70–766.
Hauff, E., & Vaglum, P. (1993). Vietnamese boat refugees: The influence of war and flight traumatization on mental health on arrival in the country of resettlement. *Acta Psychiatrica Scandinavica, 88*(3), 162–168.
Helzer, J. E., Robins, L. N., & McEvoy, L. (1987). Post-traumatic stress disorder in the general population: Findings of the Epidemiologic Catchment Area survey. *New*

England Journal of Medicine, 317(26), 1630–1634.
Herman, J. (1992). Complex PTSD: A syndrome in survivors of prolonged and repeated trauma. Journal of Traumatic Stress, 5, 377–391.
Hinton, W. L., Chen, Y. C. J., Du, N., Tran, C. G., Lu, F. G., Miranda, J., & Faust, S. (1993). DSM-III-R disorders in Vietnamese refugees: Prevalence and correlates. Journal of Nervous and Mental Disease, 181, 113–122.
Holmes, T. H., & Rahe, R. H. (1967). The Social Readjustment Rating Scale. Journal of Psychosomatic Research, 11, 213–218.
International Federation of Red Cross and Red Crescent Societies. (1993). *World disaster report, 1993*. Dordrecht, The Netherlands: Martinus Nijhoff.
Janney, J. G., Masuda, M., & Holmes, T. H. (1977). Impact of a natural catastrophe on life events. Journal of Human Stress, 3(2), 22–23, 26–34.
Kardiner, A., & Spiegel, H. (1947). War stress and neurotic illness. New York: Hoeber.
Kessler, R., Sonnega, A., Bromet, E., & Nelson, C. B. (in press). Posttraumatic stress disorder in the National Comorbidity Survey. Archives of General Psychiatry.
Kilpatrick, D. G., Resnick, H. S., Freedy, J. R., Pelcovitz, D., Roth, S., & van der Kolk, B. A. (1993). *Report of the findings from the DSM-IV PTSD field trial: Emphasis on Criterion A and overall PTSD diagnosis*. Washington, DC: American Psychiatric Association.
King, S. (1975). *Salem's lot*. London: Hodder & Stoughton.
Kinzie, J. D., Boehnlein, J. K., Leung, P. K., Moore, L. J., Riley, C., & Smith, D. (1990). The prevalence of posttraumatic stress disorder and its clinical significance among Southeast Asian refugees. American Journal of Psychiatry, 147(7), 913–917.
Kinzie, J. D., Sack, W. H., Angell, R. H., Manson, S. M., & Rath, B. (1986). The psychiatric effects of massive trauma on Cambodian children: I. The children. Journal of the American Academy of Child Psychiatry, 25(3), 370–376.
Kluznik, J. C., Speed, N., Van Valkenburg, C., & Magraw, R. (1986). Forty-year follow-up of United States prisoners of war. American Journal of Psychiatry, 143, 1443–1446.
Kolb, L. C. (1989). Chronic post-traumatic stress disorder: Implications of recent epidemiological and neuropsychological studies. Psychological Medicine, 19(4), 821–824.
Kroll, J., Habenicht, M., Mackenzie, T., Yang, M., Chan, S., Vang, T., Nguyen, T., Ly, M., Phommasouvanh, B., Nguyen, H., Vang, Y., Souvannasoth, L., & Cabugao, R. (1989). Depression and posttraumatic stress disorder in Southeast Asian refugees. American Journal of Psychiatry, 146(12), 1592–1597.
Kuch, K., & Cox, B. J. (1992). Symptoms of PTSD in 124 survivors of the Holocaust. American Journal of Psychiatry, 149(3), 337–340.
Kulka, R. A., Schlenger, W. E., Fairbank, J. A., Hough, R. L., Jordan, B. K., Marmar, C. R., & Weiss, D. S. (1990). *Trauma and the Vietnam War generation: Report of findings from the National Vietnam Veterans Readjustment Study*. New York: Brunner/Mazel.
Last, J. M. (1983). *A dictionary of epidemiology*. New York: Oxford University Press.
Lee, K. A., Vaillant, G. E., Torrey, W. C., & Elder, G. H. (1995). A 50-year prospective study of the psychological sequelae of World War II combat. American Journal of Psychiatry, 152(4), 516–522.

Lindal, E., & Stefansson, J. G. (1993). The lifetime prevalence of anxiety disorder in Iceland as estimated by the US National Institute of Mental Health Diagnostic Interview Schedule. *Acta Psychiatrica Scandinavica, 88,* 29–34.

McFarlane, A. C. (1988). The phenomenology of posttraumatic stress disorders following a natural disaster. *Journal of Nervous and Mental Disease, 176*(1), 22–29.

McFarlane, A. C. (1989). The aetiology of post-traumatic morbidity: Predisposing, precipitating and perpetuating factors. *British Journal of Psychiatry, 154,* 221–228.

McFarlane, A. C. (1992). Avoidance and intrusion in posttraumatic stress disorder. *Journal of Nervous and Mental Disease, 180*(7), 439–445.

McFarlane, A. C., & Papay, P. (1992). Multiple diagnoses in posttraumatic stress disorder in the victims of a natural disaster. *Journal of Nervous and Mental Disease, 180*(8), 498–504.

McGorry, P. D., Chanen, A., McCarthy, E., Van Riel, R., McKenzie, D., & Singh, B. S. (1991). Posttraumatic stress disorder following recent-onset psychosis: An unrecognized postpsychotic syndrome. *Journal of Nervous and Mental Disease, 179*(5), 253–258.

Mellman, T. A., Randolph, C. A., Brawman-Mintzer, O., Flores, L. P., & Milanes, F. J. (1992). Phenomenology and course of psychiatric disorders associated with combat-related posttraumatic stress disorder. *American Journal of Psychiatry, 149*(11), 1568–1574.

Mollica, R. F., Donelan, K., Tor, S., Lavelle, J., Elias, C., Frankel, M., & Blendon, R. J. (1993). The effect of trauma and confinement on functional health and mental health status of Cambodians living in Thailand–Cambodia border camps. *Journal of the American Medical Association, 270,* 581–586.

Mollica, R. F., Wyshak, G., & Lavelle, J. (1987). The psychosocial impact of war trauma and torture on Southeast Asian refugees. *American Journal of Psychiatry, 144*(12), 1567–1572.

Moore, L. J., & Boehnlein, J. K. (1991). Posttraumatic stress disorder, depression, and somatic symptoms in U.S. Mien patients. *Journal of Nervous and Mental Disease, 179*(12), 728–733.

Norris, F. H. (1992). Epidemiology of trauma: Frequency and impact of different potentially traumatic events on different demographic groups. *Journal of Consulting and Clinical Psychology, 60*(3), 409–418.

Paykel, E. S. (1978). Contribution of life events to causation of psychiatric illness. *Psychological Medicine, 8*(2), 245–253.

Paykel, E. S. (1983). Methodological aspects of life events research. *Journal of Psychosomatic Research, 27*(5), 341–352.

Ramsay, R., Gorst-Unsworth, C., & Turner, S. (1993). Psychiatric morbidity in survivors of organised state violence including torture: A retrospective series. *British Journal of Psychiatry, 162,* 55–59.

Resnick, H. S., Kilpatrick, D. G., Dansky, B. S., Saunders, B. E., & Best, C. L. (1993). Prevalence of civilian trauma and posttraumatic stress disorder in a representative national sample of women. *Journal of Consulting and Clinical Psychology, 61*(6), 984–991.

Richler, M. (1994). *Writers on World War II.* New York: Knopf.

Rubonis, A., & Bickman, L. (1991). Psychological impairment in the wake of disaster:

The disaster–psychopathology relationship. *Psychological Bulletin, 109*, 384–399.
Rushdie, S. (1981). *Midnight's children*. London: Cape.
Seguin, E. C. (1890). Traumatic neuroses. In C. E. Sajous (Ed.), *Annual of universal medical sciences* (pp. N-1–N-8). Philadelphia: F. A. Davis.
Shalev, A. Y. (1992). Posttraumatic stress disorder among injured survivors of a terrorist attack: Predictive value of early intrusion and avoidance symptoms. *Journal of Nervous and Mental Disease, 180*, 505–509.
Shaner, A., & Eth, S. (1989). Can schizophrenia cause posttraumatic stress disorder? *American Journal of Psychotherapy, 43*(4), 588–597.
Shaner, A., & Eth, S. (1991). Postpsychosis posttraumatic stress disorder. *Journal of Nervous and Mental Disease, 179*(10), 640.
Shaw, K., & McFarlane, A. C. (1995). *Posttraumatic stress disorder following psychosis*. Manuscript in preparation.
Shore, J. H., Vollmer, W. M., & Tatum, E. L. (1989). Community patterns of posttraumatic stress disorders. *Journal of Nervous and Mental Disease, 177*(11), 681–685.
Smith, E. M., & North, C. S. (1993). Posttraumatic stress disorder in natural disasters and technological accidents. In J. P. Wilson & B. Raphael (Eds.), *International handbook of traumatic stress syndromes* (pp. 405–419). New York: Plenum Press.
Snow, B. R., Stellman, J. M., Stellman, S. D., & Sommer, J. F. (1988). Post-traumatic stress disorder among American Legionnaires in relation to combat experience in Vietnam: Associated and contributing factors. *Environmental Research, 47*, 175–192.
Solomon, S. D., & Canino, G. J. (1990). Appropriateness of DSM-III-R criteria for posttraumatic stress disorder. *Comprehensive Psychiatry, 31*(3), 227–237.
Speed, N., Engdahl, B., Schwartz, J., & Eberly, R. (1989). Posttraumatic stress disorder as a consequence of the POW experience. *Journal of Nervous and Mental Disease, 177*(3), 147–153.
Styron, W. (1991). *Darkness visible: A memoir of madness*. London: Jonathon Cape.
Summerfield, D., & Toser, L. (1991). Low intensity war and mental trauma in Nicaragua: A study in a rural community. *Medicine and War, 7*, 84–99.
Sutker, P. B., Allain, A. N., & Winstead, D. K. (1993). Psychopathology and psychiatric diagnoses of World War II Pacific theater prisoner of war survivors and combat veterans. *American Journal of Psychiatry, 150*(2), 240–245.
Toole, M. J., & Waldham, R. J. (1993). Prevention of excess mortality in refugee and displaced populations in developing countries. *Journal of the American Medical Association, 263*, 3296–3302.
Trimble, M. R. (1981). *Posttraumatic neurosis: From railway spine to whiplash*. New York: Wiley.
Weisaeth, L. (1993). Torture of a Norwegian ship's crew: Stress reactions, coping, and psychiatric aftereffects. In J. P. Wilson & B. Raphael (Eds.), *International handbook of traumatic stress syndromes* (pp. 743–750). New York: Plenum Press.
World Health Organization. (1992). *International classification of diseases* (10th revision). Geneva: Author.
Yehuda, R., & McFarlane, A. C. (1995). The conflict between current knowledge about

PTSD and its original conceptual basis. *American Journal of Psychiatry, 152,* 1705–1713.

Zwi, A. B. (1991). Militarianism, militarization, health and the Third World. *Medicine and War, 7,* 262–268.

第6章
回復力,脆弱性,および
トラウマ後反応の経過

　もし,PTSDが外界におけるトラウマ性の出来事によって引き起こされるのであれば,なぜトラウマ・サバイバーのうち一部の人だけがこの反応を発現させるのか。この疑問は重要である。なぜならば,それは,トラウマ性の体験にさらされた直接の結果として,正常な個人に起こる症候群としてのPTSDの概念の起源の正当性を問題にするからである。特異的なトラウマ後症候群の存在を認めない研究者はこれまで,脆弱性がない場合にはトラウマ性の事件にさらされた個人はこの精神障害を発現させないであろう,という仮説を唱えてきた。他方,トラウマの直接的な結果として生じる反応としてのPTSDという本来の考えを支持する研究者は,回復力に関する個人差の存在が,トラウマとなる出来事の発生率よりもPTSDの罹患率が低いことを説明する要因である,と論じてきた。脆弱性か回復力かという問題に関する検討は,臨床家に託されている。なぜならば,それがトラウマのサバイバーをどのようにとらえ,また治療するのかに直接影響するからである。こうした議論を活性化させる複雑な社会ダイナミックスは本書の第2章で議論されてきた。本章では,PTSDを発症させることと症状の解消に失敗することに関連すると考えられる,トラウマ性の出来事への曝露の性質以外の多様な因子について議論することによって,脆弱性と回復力に関する論拠を概観したい。

　脆弱性か回復力かの問題を吟味する際の最大の難問のひとつは,トラウマ性ストレス分野のデータベースがレトロスペクティヴな研究から得られているということである。これらの研究における対象者が,プロスペクティヴな観点からみた場合に,どの程度トラウマ・サバイバーの母集団を代表していると見なせるのかは不明である。最近,トラウマ・サバイバーを時間の経過に沿って縦断的に検討しようとする試みもなされてきたが,そのような研究はさまざまな理由のために実施が難しい。その理由は少なからず,トラウマが個人において

生じる際のランダム性にある。それにもかかわらず，脆弱性か回復力かを探求するというコンテクストに関連する具体的な問題を明確にすること，また，結果に焦点をあてた研究によってどの程度のデータが得られてきているのかを評価することは有益である。主としてトラウマの影響を理解するのに貢献してきたのは，PTSDの時間的経過を追った，プロスペクティヴな疫学的な研究であった。また，補助的な情報をもたらしたものとしては，PTSDを発症する人と肯定的な適応を示す人とを弁別する心理学的および神経生物学的な特徴を描写することを試みた研究がある。

概念的枠組み

　PTSDの長期的経過はプロセスとして理解される必要がある（図6・1を参照）。このプロセスには一連の段階がある。まず，多くのトラウマ性の出来事への曝露はランダムに起こる（例えば，地震がいつ起こるかは予測できない）。他方，暴行や自動車事故の被害者（Breslau, Davis, & Andreski, 1995）になるなどといった他のトラウマへの曝露は，少なくともある程度その個人によって決定される場合がある。また，災害時における人びとの行動の取り方がサバイバルに関して重要な影響を及ぼすことがある。以前のトラウマ体験やトレーニングは，サバイバルの可能性を最大にする能力に対してある一定の役割を演じるものである。同様に，トラウマの発生時における直接的な情緒的反応は，脅威に対して適応的な仕方で反応する可能性に影響を及ぼすものである。例えば，解離反応あるいはパニック反応は，個人を重大な危険に陥れやすい。トラウマ体験の瞬間における個人の精神状態は，トラウマに関する記憶がどのように記銘され，その後，どのように処理されるかに重大な影響を及ぼすものである。

　PTSDはトラウマ性の出来事の直後に発症するものではない。むしろ，この疾患はその出来事によって引き起こされた急性の苦痛のパターンから生じる。苦痛は，トラウマ体験の重要な要素である激しい不快感や絶望感，あるいは恐怖などに対する正常な反応である。とはいえ，たとえ最も破局的な体験における場合であっても，典型的なパターンとしては症状が解消するのであり，

第6章　回復力，脆弱性，およびトラウマ後反応の経過　169

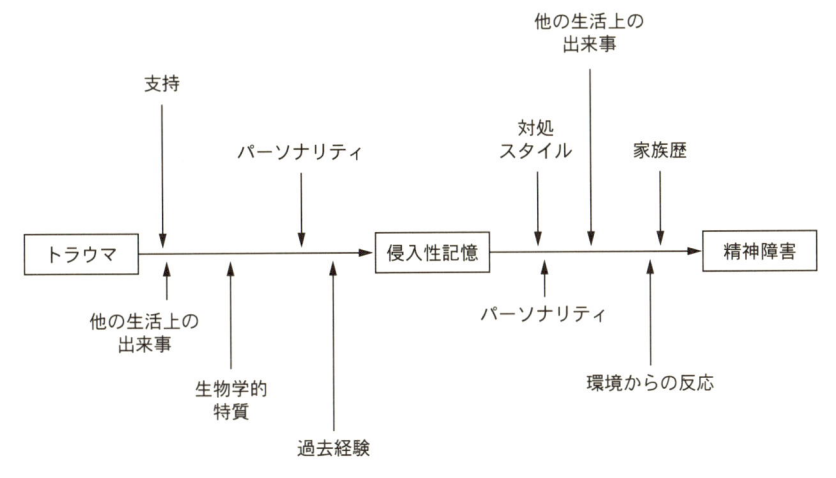

図 6・1　トラウマ後の苦痛から精神障害への変化に影響を及ぼす病因

PTSD が発症したりはしない（第5章を参照）。被害者のうちのほんの少数の人びとが PTSD を発症するようになり，時間の経過とともにこれらのおおよそ3分の2は症状が解消する（Kessler, Sonnega, Bromet, & Nelson, 印刷中）。それゆえ，それを引き起こした出来事が生じた後の何年間にもわたって継続する慢性的な PTSD には，トラウマとなる出来事にさらされてから最初の6か月が過ぎた時点での症状とは異なる決定因が存在するのかもしれない。最も慢性的なタイプの PTSD は，急性のトラウマ反応の治癒と調整に失敗したことを表している。

　健康から疾患への推移，およびその後の回復過程に影響をおよぼす因子は，PTSD の縦断的経過を理解するのに決定的に重要である。この過程の特性がトラウマの精神病理学的な結果の理解にとって主要になる。この過程は3段階に分類される。すなわち，急性ストレス反応の段階，トラウマとなった出来事への慢性的反応の段階，そして最後に PTSD という慢性症状の状態に耐えなくてはならないことへの個人の適応の段階である。急性ストレス反応の過程については第4章を参照していただきたい。PTSD の慢性的な形態においては，その障害や機能不全はトラウマとなった出来事を経験したことに対する一次反応というより，むしろ PTSD の症状によって引き起こされた苦痛や混乱に対する反応であると考えられる。したがって，苦痛に耐える能力は長期的適応を

決定する重要な因子である。
　この過程の各段階における個人の反応は，生物学的，社会的，気質的，経験的な問題など複合的なマトリックスによって影響を受ける可能性がある。例えば，個人のストレス反応の神経生物学，自己調整の可能性，トラウマに含まれる恐怖と脅威に耐える能力，そしていかなる喪失にも対処する能力などが，その個人の最終的な状態に影響を及ぼす因子の一部である。これらの特性のなかには，病理的な状態に至る可能性を高めるものが存在する。それが「脆弱性」の因子である。脆弱性の因子は一般に疾患の発症を説明したり，その経過を予測したりするための必要条件や十分条件ではなく，否定的な結果を生じさせるリスク因子である。リスク因子の一例としては，精神障害の家族歴があることが挙げられる (Breslau & Davis, 1992 ; McFarlane, 1992)。他方，特性のなかには，個人を保護したり回復への道に有利に作用するものがある。これらの「回復力」の因子が個人の急性の苦痛を最小限に抑えたり，異常な反応に対する素早い調整を可能にすることがある。回復力因子の一例として，トラウマ体験の後に家族や友人などによる社会的支援のネットワークを復旧する能力が挙げられる。これら脆弱性の因子と回復力の因子は，ストレス反応の過程のどの部分においても，すなわちトラウマ性の出来事が起こった時点でも，出来事の直後においても，あるいは長期的にも，影響をおよぼす可能性がある。因子のなかには，PTSDの経過の特定の一時点において重要であるが別の時点では重要ではないと考えられるものもある。
　PTSDが長期的に持続すればするほど，その基礎をなす症状を説明するうえで，トラウマ体験への曝露の役割はその重要性を失う。曝露に引き続いて起こる苦痛，慢性的な過覚醒による混乱，それらの基礎をなす神経生物学的な進行性の崩壊が，慢性症状の特性と経過を理解するうえでますます大きな役割を演じるようになる（第1章を参照）。
　脆弱性の因子と回復力の因子の役割を論議するための基礎的な情報として，PTSDの縦断的な経過に関する研究を以下に要約する。本章は，トラウマ性の出来事にさらされる人のうちほんの少数がPTSDを発症することを強調している第5章と関連づけて読んでいただきたい。トラウマへの急性反応に影響を及ぼす因子については，第4章，第11章で詳しく論じられている。

PTSDの縦断的経過

　外傷神経症に関する初期の臨床系の文献では，疾患の慢性的経過と，非常に深刻な症例における進行性の社会的衰弱が強調された（Archibald & Tuddenham, 1956）。第一次世界大戦の帰還兵を対象としたカーディナー（Kardiner, 1941）の先駆的研究が現在のPTSDの系統的記述に大きな影響をおよぼしたのだが，彼は次のように記している。すなわち，その疾患は「分裂病におけるそれと異ならない悪化……感情的な機能の領域における漸減的な撤退と，そうした機能から得られる満足の減退に起因する関心と知性の減少」（p. 249）という特徴を持つという。これは典型的な結果なのか，その他の適応はどの程度保たれるのか，これらはストレス因子の特性によって影響を受けているのかということについて疑問が持ち上がる。

　それぞれのトラウマ性の出来事の効果の違いについては第5章で論じた。ブレスラウ，デイヴィス，アンドレスキー，ピーターソン（Breslau, Davis, Andreski, & Peterson, 1991）は，トラウマとなった経験のタイプによってPTSDの長期的経過に重大な影響がもたらされることがある，と示唆した。多少驚くべきことには，事故のような短期の限定されたトラウマが戦闘以上に持続的な効果をもたらすことがあるとの指摘がある（Norris, 1992）。しかし，これら2つの研究で扱われたトラウマの数や範囲はかなり限定されたものであるため，これらの研究結果から一般的な結論を導き出すことはできない。

戦争の影響

　疫学的研究は，PTSDが戦後の必然というよりむしろ例外である場合が多いことを示している。「連邦ヴェトナム帰還兵再適応研究」（NVVRS）は，戦闘にさらされた後19年が経過した時点において，帰還兵の15％がいまだにPTSDに苦しんでいることを見出した（Kulka et al., 1990）。戦闘の急性効果と長期的結果との関係については，1982年のレバノン戦争の帰還兵を対象に徹底的な調査が実施された。この研究によって，戦闘時に急性の苦痛に襲われ

た兵士はPTSD発症の危険性がずっと高いということ，およびこれが戦闘ストレス反応から生じているということが見出された。他方，戦闘時のストレスにうまく対処できた兵士のPTSD発症率は有意に低かった。

　この研究はさらに，PTSD症状の出現パターンに関する貴重な知見をもたらした。PTSD症状の出現のパターンは，戦闘ストレス反応を起こした兵士と起こさなかった兵士においてさほどの違いがなかった。このことから，このパターンは急性の反応パターンとは相対的に独立したものであることが示唆された。また，侵入症状と回避症状を組み合わせた場合と比べると，侵入症状だけでは低い診断的特異性しかないことも見出された。さらに，2年間の経過のなかで侵入症状は次第に減少したが，回避症状は逆に増大した（Blank, 1993）。戦闘以外のトラウマ性の出来事については，急性反応と慢性反応の関係に関する系統的で入念な研究は行われてきてはいない。というのは，人びとが災害や事故の直後に治療場面に現れることは稀だからである。

　現在，一般市民やクウェートにおけるような戦争被害者の特定集団に対する戦争のインパクトを精査するための研究が，数多く進行中である。これらの研究は，大規模なトラウマ性の出来事の影響に関する，これまでにないプロスペクティヴなデータをもたらしてくれるであろう。レトロスペクティヴな研究では，824人のオランダ人レジスタンス兵士を対象にこれらの問題を調査し，(Hovens, Falger, Op den Velde, DeGroen, & Van Duijn, 1994)，戦闘から50年が経過した現在でも男性の27％と女性の20％がPTSDと診断されることを見出した。しかし，直接に比較できる集団のサンプルが存在しないものの，不安と抑うつの測度に関するこの集団と母集団の規準との差は，これまでのいかなる研究においても十分に取り扱われてこなかった問題を提起する。

災害および事故の影響

　災害と事故の被害者の縦断的研究からは類似した臨床像が示唆される。すなわち，遅発性PTSDは稀であり，PTSDの典型的な経過はトラウマの直後に開始し，その後継続するというものである。オーストラリアの森林地域での大火災にさらされた469人の消防士の研究（McFarlane & Papay, 1992）では，慢性的経過をたどった多数の消防士に関して，症状は時間の経過とともに有意

に変動することが明らかとなった。しかし，レトロスペクティヴな研究では，こうした臨床像が描き出されることはほとんどない。遅発性 PTSD の発症は稀で，そのような症状パターンを報告した人のなかにはトラウマ後の急性症状を想起できないものもいた。この集団では，不安障害や大うつ病を伴わずに PTSD のみを発症したのは全体の 15% に過ぎなかった。これは PTSD がそのような状況下で生じる数々の精神障害のひとつでしかないことを示唆するものである。

　災害後 42 か月が経過した時点で，災害直後に PTSD を生じた人の 56% に依然として症状が見られた。しかし，災害から 8 年後の追跡調査では，調査対象者のわずか 4% にしか PTSD の診断が認められなかった。この段階において，60% が著しい侵入症状を呈しており，過覚醒症状は 42 か月後のものと同じ程度見られた。では，なぜ，これらの調査対象者が PTSD の診断に当てはまらなかったかというと，主として回避と疎外に関して診断基準を満たさなかったからである。侵入症状の強度は，特に災害後の最初の 2 年間で，時間の経過とともに有意に減少した。また，侵入症状は回避および過覚醒の症状ほど PTSD に特有なものではなかった。8 年後の時点では，過覚醒が最も顕著な臨床的特徴であったが，これは不安と抑うつの症状が PTSD の最も顕著な後遺症状であることを示唆するものであった。対照的に，この研究の対象となった同じ災害の後に追跡調査が行われた別の臨床群は，侵入と回避の症状が安定して高い傾向を示した。こうした違いから，調査が行われた地域や臨床群の違いのために，同一の出来事についての追跡研究であっても，まったく異なった臨床像を生じうるということが示唆される。初期段階の深刻さによって，PTSD の縦断的経過にはいくつかのパターンが存在するということはあるのかもしれない。最も深刻なものでは，時間が経過しても症状は比較的安定しているのに対して，さほど深刻ではない場合には，侵入と回避というトラウマに関連した特定的な症状は時間の経過とともに減少する一方で，感情と覚醒の障害にはあまり変化が見られないということもありえるだろう。

　これらのデータを，自動車事故の直後から 1 年間にわたる追跡調査の対象となった 188 人の被害者に関する最近の研究から得られたデータ（Mayou, Bryant, & Duthie, 1993）と比較することで，トラウマ体験の違いが症状に多様な影響をおよぼす可能性があることが示唆される。この研究では交通事故被

害者の18%に急性症状のあることがわかった。この症状とは、事故の「恐ろしい」侵入性記憶をともなった不安と抑うつという特徴をもったものであった。事故の1年後に持続性の精神科的合併症が認められなかったのは、これら31人の被害者のうちわずか15%に過ぎず、13人に明瞭な旅行恐怖が認められ、13人に明瞭な恐怖症の他に気分障害か不安障害が認められた。また、9人にPTSDが認められた。この研究結果が示唆するのは、このような状況で初期反応に急性のトラウマ性反応の典型的特徴が認められた場合でも、PTSDはその後の精神病理的な状態のごく一部に過ぎないということである。また、これらの研究結果から、急性のトラウマ性反応を起こす人びとの苦痛には持続的特質があることが示唆される。この研究は、さらに、恐ろしい記憶が必ずしもPTSDとのみ関連しているわけではないということも示唆している。すなわち、事故の直後には被害者の3分の1が恐ろしい記憶を訴えたが、1年後にPTSDが認められたのはわずか7%であったのだ。

1972年にアメリカで起きたバッファロー河川ダム崩壊事故は破壊的な洪水を引き起こした。この事故の後、PTSDを発症した人を対象としたこれまで行われた研究のなかで最も長期にわたる追跡調査が実施された。グレース、グリーン、リンディ、レオナルド (Grace, Green, Lindy, & Leonard, 1993) はこの洪水の被害者121人(最初の調査に参加した381人の32%)を対象に14年間の追跡調査を行った。この調査参加率が、トラウマの被害者を対象とした長期的な追跡調査の実施に際しての中心的な問題のひとつと関連しているため、まずこの点に関して詳細に検討したい。ストレスを生じる体験に関しては、追跡調査への参加を拒否した人には、近親者の死亡による喪失体験が、参加した人に比べて有意に高いレベルで認められた。ここから示唆されるのは、大多数の追跡調査は比較的軽いトラウマ体験をもつ人びとをサンプルとして抽出している可能性があるということである。極端なトラウマを経験をした人は、トラウマ性の記憶に再びさらされるのを回避するために、調査への参加を拒むという可能性があることを考えれば、これは特段驚くべきことではない。

この調査の主たる目的は、個人の被害体験の具体的な側面を明確にすることと、こうした被害体験の違いが長期間の心理的影響をどの程度予測するかを調べることであった。1974年において44%であったPTSDの罹患率は、1986年には28%に低下した。この集団における症状は時間の経過とともに変動し

た。長期間にわたる追跡を行っていない場合には遅発性の事例だと考えられたかもしれないものが，実は症状の時間的な変動によるものであることが明らかになった。さらに，PTSDの症状の深刻さは時間の経過につれて減少していくことが見出された。洪水は，住民にとっては過去のものとすることができない歴史的事件となったため，復旧を遂げていく環境が症状レベルの維持に一役買ったのかもしれない。

縦断的研究と条件統制を用いた研究

これらの問題に関して何らかの示唆を与えてくれる数少ないデータの一つが，ヴェトナム戦争時代にアメリカ陸軍で兵役に服していた2,092組の一卵性双生児の研究から得られたものである (Goldberg, True, Eisen, & Henderson, 1990)。この研究では，戦闘にさらされた双生児の一方の集団では，戦闘にさらされなかったもう一方の集団に比べて，PTSDの発症率が9倍にものぼることが見出された。これらのデータは，PTSDのさまざまな要素を決定するうえでのトラウマ体験の時間的経過が持つ役割の重要性と遺伝素因の重要性とを比較するまたとない機会を提供する。高レベルの戦闘にさらされた集団においては，戦闘の影響はトラウマを想起させるきっかけの回避について最も高く (odds rate=13.4)，苦痛な侵入性記憶がそれに続き (odds rate=12.6)，不眠 (odds rate=1.8) と注意集中困難 (odds rate=2.3) については最も低かった。このように，高レベルの戦闘は過覚醒症状の発生率をある程度増加させたにすぎず，その大部分は背景的な罹患率（戦闘にさらされた兵士の不眠の発生率は42%であったが，戦闘にさらされていない場合でも37%に不眠が見られた）によって説明されうる。このように，トラウマの体験は再体験の症状にとって主要な決定因である一方で，PTSD診断に関連する過覚醒症状についてのトラウマの関与率は非常に低いのかもしれない。

他にも興味深い研究はあるが，これらの研究では，調査対象者に対してPTSDに関するアセスメントを特に行ってはいない。アレキサンダー (Alexander, 1993) はパイパー・アルファ油田掘削災害の後に遺体回収に関与した警察官を対象に独自の縦断的研究を実施した。大多数の警察官は精神科的疾病を発症していなかったが，この研究は非常に重要な結果を示した。というの

も、これらの警察官には災害前の状態がどうであったかというベースラインとなるデータが存在し、そのデータとの比較が可能だったからである。特筆すべきは、この集団には災害3か月後において急性ストレスの兆候が皆無だということであった。とはいえ、この集団には日頃の訓練と支援が保護的な役割を果たしているということが考えられるので、この研究結果を一般化することは難しい。123人の死亡者を出したアレクサンダー・キールランド油田掘削災害では、ノルウェー市が管理している市民の健康状況に関するデータベース記録によって、この災害の影響についての縦断的な研究が可能となった（Holen, 1991）。災害に巻き込まれた73人のサバイバーに関する記録と、災害にさらされなかった89人の掘削労働者の記録との比較が行われた。災害前のデータでは両集団間に差はまったく認められなかったのに対し、災害後には、サバイバーの精神疾患および身体疾患の発生率が増加した。この調査では8年間の追跡調査が行われたが、全調査期間中、この傾向は変わらなかった。こうした疾患の発生率が災害にさらされた群では100人に12.3人であったのに対して、統制群では100人に1.5人であり、精神科的診断に関する差が両群間で最も顕著であった。ノリスとムレル（Norris & Murrell, 1988）は洪水の影響に関する縦断的研究を実施し、研究対象者の災害後における苦痛の主たる決定因は、災害前の症状であるとの結論に達した。

　疫学的キャッチメント・エリア研究の対象となっていた2つのコーホートが、研究開始直後に災害にみまわれるという偶然が生じた。これらのコーホートは、時間の経過による災害の影響の変化を研究するうえで、きわめて重要な機会を提供してくれることになった。ひとつはタイムズ・ビーチのコーホートで、この地域はダイオキシンを発生するごみ捨て場を埋め立てて建設されたことが判明し、さらに洪水にみまわれるという、2つの災害に遭遇した。この2つの災害の後、災害にさらされた住民に抑うつ、身体症状、恐怖症、全般性不安、PTSD、およびアルコール乱用などの症状が多く認められた。しかし、災害前に存在していた症状を考慮に入れると、抑うつとPTSDに関する差だけが有意となり、全体として見た場合、差はそれほど顕著なものでなかった。PTSDの症状がまったく新たなものであったのとは対照的に、抑うつ症状は以前の症状が再燃したものであった。これらの症状の多くは災害発生後1年以内に解消していた。今ひとつは、プエルトリコのハリケーン災害である。ハリ

ケーンによって人命と財産を奪われるという経験をしたこのコーホートに関しても，同様の研究結果が得られた（Solomon & Canino, 1990）。

このように，トラウマの縦断的影響は複雑である。これらの影響として，特にPTSDのように，今までになかった新たな症状が発生するだけではなく，例えば抑うつや不安症状の場合のように，同じ症状であっても，それが今までになかった新たな症状である場合と，以前に存在していた感情障害や過覚醒の再燃である場合とがある。とはいえ，トラウマは，これらの症状が生じやすくなる可能性を高めるのかもしれない。PTSDは多種多様な経過を示す症候群であると考えられる。この経過は，トラウマとなった出来事の特質，トラウマを受けた個人の性格特徴，および回復環境の特質によって影響を受けるように思われる。

トラウマによる長期的影響の範囲

現在の概念化におけるPTSDの定義は，トラウマの影響が及ぶ全範囲をカバーしてはいない（第7章を参照）。現在のPTSDの定義がカバーしていない範囲は，理論的に重要な意味があるというだけではなく，トラウマを受けた人への治療やサービスの提供を計画する際に見落とされてしまうことも多い。

併発疾患

現在，トラウマにのみ関心が集中してしまう傾向があり，そのためにうつ病や薬物乱用などの併発疾患について適切なアセスメントを行ったり，治療を提供することができていない可能性がある。最近，トラウマに関連した特定的な障害に注目が集まっている一方で，多様な精神科的疾患の引き金としてのトラウマの非特異的役割にも注意が向けられるようになっている。トラウマ性のさまざまな出来事に関する研究の進展によって，PTSDがそうした状況で生じる多数の精神科的疾患のひとつでしかないということが示されるようになった。事実，（臨床群ではない）コミュニティ群を対象とした研究においてすら，多くの人が，PTSDだけではなく何らかの他の疾患（例えば，大うつ病，不

安障害，薬物乱用）を併発しているとする結果が得られている（Kulka et al., 1990; McFarlane & Papay, 1992）。

　そのような研究結果から，トラウマとなる出来事の体験とこれらの他の併発疾患との関係の時間経過による変化が問題となる。興味深いことに，トラウマを受けた被害者のなかには，うつ病などの他の障害を発症し，PTSDを生じない人がいる。その一方で，PTSDが緩和されるにしたがって他の障害が顕著になることもある。一般の精神科疾患の患者の場合，患者が抱えている障害についてのトラウマの役割は過小評価されやすい。というのは，トラウマとなりえた出来事との関係が明確ではないこれら他の障害が前景に現れているためである。トラウマ性ストレス因子と精神科的疾患に対する一般的脆弱性との関係については，さまざまな研究がかなり異なった結果を報告している。例えば，ハーバード大学で募集した大学2年生の集団の健康を65歳まで追跡したグラント・スタディは，PTSDの発症は，他のパラメータで精神健康度が低いことを予測した変数とは関連性がないという結果を示した（Lee, Vaillant, Torrey, & Elder, 1995）。この研究はハーバード大学の学生といういわゆるエリート集団を対象としたものであるが，それほどのエリート集団を対象とはしなかった他の研究はこれとは対照的な結果を示している。例えば，シュヌア，フリードマン，ローゼンバーグ（Schnurr, Friedman, & Rosenberg, 1993）は，戦闘前のミネソタ多面人格目録法（Minnesota Multiphasic Personality Inventory）の得点が後のPTSDの発症を予測することを見出した。また，全米併発疾患調査（the National Comorbidity Survey; Kessler et al., 印刷中）およびブレスラウとデイビス（Breslau & Davis, 1992）は，既往歴と家族歴がPTSDの予測因子となることを示した。

　一般の精神科疾患の患者の多様な障害の発症とその継続にトラウマがどの程度の役割を果たしているかを精査した研究は，これまで驚くほど稀であった。しかし，最近行われたいくつかの研究では，臨床事例における子どもの頃の虐待の既往歴が調べられ，おおよそ18〜60%という頻度を見出している（Saxe et al., 1993）。デイヴィッドソンとスミス（Davidson & Smith, 1990）やマクファーレン（McFarlane, 1994）も，一般の精神科疾患の患者において，PTSDの生涯有病率が有意に過小評価されていることを見出した。

PTSD の多様な形態

　トラウマの縦断的影響を理解するいかなる試みにおいても，さまざまな被害者から情報を得ることが重要となる。というのは，トラウマの影響は，そのトラウマのタイプによってかなり異なると考えられるからである。例えば，臨床的経験から，子どもの虐待の長期的な影響は，自然災害や成人期における（時間的に）限定されたトラウマのそれとは大いに異なることが示唆されている (Herman, 1992)。子どもの虐待の被害者のほうが，トラウマの記憶の喪失や多様な解離症状を生じやすい (Saxe et al., 1993)。

　ブランク (Blank, 1993) は，PTSD の縦断的経過には，急性，遅発性，慢性，間歇性，後遺性，再発性パターンなど，かなりの多様性があることを強調している。NVVRS (Kulka et al., 1990) およびグラント・スタディは，PTSD の完全な診断基準を満たさない場合のトラウマ後症候群を定義する必要があることを示唆している。まだ深く探求されていない問題のひとつは，対人関係における機能不全が時間の経過とともに顕著になるというような，時間の経過によって PTSD の現れ方に顕著な変化が生じうるのかということである。トラウマのパーソナリティへの影響については，第7章でヴァン・デア・コルク (van der Kolk) が具体的に取り扱っている。特に幼児期に長期間のトラウマや反復性のトラウマにさらされた人びとにとって，これは非常に重要な問題である。

信念と態度への影響

　トラウマは精神疾患の発症以外にもさまざまな縦断的結果を引き起こす。そのような出来事の経験は，たとえ症状的反応をともなわない場合でさえ，その後のトラウマとなりうる出来事に対する個人の脆弱性を変化させうる。特に，脅威やトラウマ的な喪失の意味は個人の内界における知覚的感受性を大いに変化させることがある (van der Kolk, 1989)。同様に，そのような経験は一部の個人にとって何かに対する強い動機づけになることがある。すなわち，トラウマは，その試練を生き抜いた人びとに肯定的な影響をもたらす可能性があるわ

けである。トラウマは，必ずしも，混乱を生じた，ダメージを受けたという永続的な感覚にのみ帰着するわけではない。動機および行動の決定因としてのトラウマ体験の記憶の役割は，多くの文学や芸術の非常に重大な関心事のひとつである。これは，トラウマ体験の価値観と信念に対する影響が，個人と社会に対してどれほど重要な意味をもっているのかを示していると言えよう。喪失の可能性と危険の脅威に順応することは，多くの社会的態度および反応を形成する際に中心的な役割を演じる。

身体的健康への影響

身体的な健康に対するトラウマの影響はこれまで見落とされてきたテーマである。トラウマ性ストレス反応として，それに関連すると考えられる身体症状には何らかの具体的パターンがあるかどうかが問題となるわけである。歴史的に言えば，PTSD は，「兵士の心臓」や「鉄道脊椎」などのような身体的な側面に焦点を当てたさまざまな名称を与えられてきた（第3章を参照）。ヴェトナム戦争帰還兵の身体的健康に対する除草剤の影響に関する論争において同様に強調されるのは，最近の何年間かにおいてさえ，PTSD に関連した身体症状がいかにしてトラウマを受けた被害者の主要な関心事であるのかということである。

数々の研究が，PTSD の患者にはさまざまな身体症状の訴えがあることに気づいてはいるが，PTSD と身体症状の組み合わせがどうして生じるのかははっきりしていない（McFarlane, Atchison, Rafalowicz, & Papay, 1994）。つまり，いくつもの説明が考えられるわけである。第一に，身体症状が PTSD を構成する諸症状の統合的な部分であるかもしれないと考えられている。もしそうならば，PTSD はこの点に関してパニック障害や大うつ病に類似したものということになろう。すなわち，パニック障害や大うつ病における特異的な身体症状は，その障害に付随するもの（例えば，パニック障害における呼吸回数の増大や動悸，うつ病における不眠や体重減少）か，あるいは身体化を経て生じるものである（例えば，うつ病における疼痛症候群）。これらの障害において，身体症状はしばしば患者の苦痛の中心であり，また専門家に相談する主要な原因になっている。

第二に，身体症状は，PTSDの発症原因となるストレス因子によって引き起こされたのかもしれないという説明がある。多くの事例において，ストレス因子は，その体験にさらされた人びとの多くに負傷を与える事故や戦闘などのような生命を脅かす出来事である。ベネディクトとコルブ（Benedict & Kolb, 1986）は疼痛専門のクリニックに通う，診断はされていないがPTSDであると考えられる帰還兵のサンプルについて記述している。これらの患者すべてにおいて，痛みの場所は以前に傷を負った箇所に限定されていた。このような場合には，PTSDの存在は諸症状の発生よりも，症状の表れ方に影響するのかもしれない。

　第三に，身体症状はPTSDの発症とは無関係に生じる，トラウマ体験にさらされたことに対する非特異的な反応であるかもしれないということが考えられる。こうした見方に関する研究は，負傷をともなうようなトラウマ性の出来事にさらされた患者のアセスメントについて，重要な実践的意味を持っている。特に症状が訴訟のテーマになる場合，その原因がしばしば論争の的になるので，このことの持つ意味は大きい。明瞭な原因なしに身体症状が存在する場合，気づかれてはいないがPTSDである可能性がある。

　身体症状とトラウマの関係を精査した研究のほとんどは，戦争帰還兵を対象に行われている。例えば，ソロモンとミクリンサー（Solomon & Mikulincer, 1987）は1982年のレバノン戦争での戦闘経験から1年が経過したイスラエル兵士の身体的な訴えを報告しているが，そのなかで，急性あるいは慢性の心理的反応をともなった身体症状を訴える兵士が増加したと述べている。身体症状の存在は新たな投薬，飲酒，喫煙およびPTSDとも関連していた。シャレフ，ブライチ，ウルサノ（Shalev, Bleich, & Ursano, 1990）は慢性PTSDを生じたレバノン戦争帰還兵とPTSDを生じていない帰還兵とを比較した。PTSD群はより多くの心臓脈管系，神経系，胃腸系，聴覚的および痛みの諸症状を報告した。このことから，身体症状が心理的過程に関連している可能性があるか，あるいはPTSDを生じた人が自分の症状を報告する仕方に差が存在する可能性が高いと言えよう。

　軍隊という道を選んだ人であるという偏りの存在，軍隊生活と戦闘におけるストレス因子の特質，戦闘中の負傷の特質，年金資格の取得の計画の影響など，戦闘経験のある帰還兵に関する研究にはさまざまな変数が存在しているた

め，その研究結果を一般市民に当てはめることはできない。エスコバー，カニーノ，ルビオ＝スティピー，ブラヴォ（Escobar, Canino, Rubio-Stipee, & Bravo, 1992）は，プエルトリコでの自然災害から1年が経過した時点における新たな身体症状の発症状況を報告している。被災者は，災害にさらされなかった人びとに比べ，胃腸系あるいは擬神経系の新たな症状を報告する傾向が強かった。これらの症状は精神病理の指標であった可能性もあるが，精神障害の存在との相関は認められなかった。

グラント・スタディでは戦闘の影響が精査された（Lee et al., 1995）。この研究の被検者は心身の健康およびハーバード大学での学業成績の優秀さを規準に選ばれた。72人が高レベルの戦闘にさらされていたが，ただ1人だけが，レトロスペクティヴな方法で，1946年の時点でPTSDの診断基準を満たしていたと考えられた。他の4人にはPTSD様の症候群が認められた（これら5人のうち，2人は自殺し，1人は社会的な引きこもりで学業から中退し，別の1人は殺害された）。この研究結果が示唆するのは，PTSDは能力が高くて臨機の才が豊かな人の集団においては特例であるということである。しかし，戦闘にさらされたという体験は，PTSDとは無関係に早期の死を予測するものであった。過酷な戦闘体験のある男性の56％は65歳までに亡くなったか，慢性の病気をわずらっていた（Lee et al., 1995）。こうしたトラウマの長期的影響は，身体疾患の危険性が高まる高齢になってから初めて出現する可能性があるので，長期の追跡を行ったこの研究は非常に貴重な結果を報告していると言える。

同様に，第二次世界大戦中に強制収容所に収容された被害者の死亡率は，統制群よりずっと高く，その差は最少年齢集団において最も顕著であった。また，この集団の死亡率は強制収容所に収容された人のなかで最も高かった。収容期間の長短は死亡率にまったく影響しなかった。もしかすると，生き延びるということ自体がその人のプラスの選択因子を反映しているからなのかもしれない。収容後初期の死亡は感染症によるものであったが，後期においては冠状動脈の疾患，肺がん，および暴力による死亡が特に一般的であった（Eitinger & Strom, 1973）。同様の長期的な健康への影響が，第二次世界大戦中に北大西洋を護送船で航海した商業船員においても観察されている（Askevold, 1980）。

行動面および対人関係面での障害とハンディキャップ

　被害者の行動および対人関係的な機能に対するトラウマの影響も，これまでほとんど研究の対象とされてこなかった。「鉄道脊椎」に関して1880年代において生じた一般的な偏見や，あるいは第一次世界大戦の影響が色濃く残る状況で現れた偏見のひとつが，外傷神経症の原因は賠償金の支払いであるというものであったことを考えると，これは驚くべきことである。これが契機となって，ドイツでは，戦後，トラウマに関連した障害に対して補償金が一切支払われなかったし，第二次世界大戦においては，戦闘ストレス反応に苦しむ兵士に対する懲罰的な態度が広がった。PTSDの結果に対する補償金の影響を吟味した研究はこれまでに4つある（第13章を参照）。第一に，バッファロー河川ダム災害の被災者に関する研究（Grace et al., 1993）では，訴訟を行った住民グループと争わずに補償金を受け取った住民グループとが比較されたが，結果にはほとんど差が認められなかった。メイヨーら（Mayou et al., 1993）は補償金受給が自動車事故の被害者の状態に影響しないことを見出しているが，これはスコットランドのロッカビー上空でのパンアメリカン航空103便の衝突事故における研究（Brooks & McKinlay, 1992）と同様の結論である。1983年のオーストラリアにおける聖灰水曜日（Ash Wednesday）災害の被害者は訴訟過程で二次被害を強く感じたにもかかわらず，訴訟は被害者の状態に影響をもたらさなかった（McFarlane, 印刷中b）。このように，トラウマはさまざまな社会的役割の遂行能力に劇的な影響を及ぼすが，これらの変化は，実質的には，金銭的補償の支払いによって生じるものではない。しかしながら，最適の補償金支払制度がどういったものかを明確にし，有益な社会的役割を果たそうとする被害者の動機づけを最大にするような制度を整えることは，非常に重大な関心事である。

　個人の症状の激しさとさまざまな社会的役割の遂行能力とを区別することは重要である。例えば，グラント・スタディにおいて，戦争のトラウマ性記憶によって非常に苦しんでいた男性のひとりがジョン・F・ケネディであったが，ご存知のとおり彼はアメリカ大統領になった。前述したように，被害者のなかには自分たちの経験を動機として利用し，トラウマに積極的適応を示す人びと

がいる。また，仕事が気晴らしの手段となり，過去の苦しみを今の自分に寄せつけないでおく人もいる。そのような人びとが職業の領域で成功を収めたようであっても，この成功の裏で家族や対人関係が犠牲になっていることもある。また，さらには，過去の侵入症状によって現在の機能が大いに妨げられ，現在に関心を集中できないでいる人もいる。

これらの社会的影響や対人関係への影響をおそらく最もうまく取り扱ったのは，強制収容所のサバイバーに関する研究であろう（Eitinger & Strom, 1973)。サバイバー群は統制群に比較して職場，住所および職業を変えた頻度が高く，安定性に欠ける職業生活を送っていた。サバイバーの25%が資格が不要で賃金のよい仕事に転職していたが，統制群でそういった人は4%しかなかった。低い社会経済層の出身であるサバイバーは，専門職者や技術労働者であるサバイバーに比べて，健康上の問題を埋め合わせることができずにいるように思われた。ウェイゼス（Weisaeth, 1989）の研究では，欠勤および職業的機能の問題はPTSDの症状のみでは説明がつかず，その他のさまざまの心身症的な訴え，転換性の症状および自律神経系の症状が関与していることが示された。

NVVRS（Kulka et al., 1990）ではヴェトナム従軍の影響について詳細な調査が行われ，帰還兵はさまざまな教育的および社会的領域において不利な立場にいることが示唆された。これは，PTSDに対する年金受給資格を求めてのことだというような単純な理屈では説明がつかなかった。というのは，年金受給有資格者のうちで相当の比率の人が，年金を受給しないことを選んでいたからである。しかし，この問題については，ヴェトナム戦争に従軍した5万人のオーストラリア人帰還兵を対象とした調査も行われ，これらの帰還兵が職業面で不利を被っているわけではないことが明らかになった（O'Tooleとの私信）。これは，PTSDがどの程度の社会的な障害やハンディキャップを生じるかを決定するうえで，文化の問題や利用可能な社会的役割といったものがかなり中心的な役割を果たしている可能性があることを示している。

症状の改善と機能との関係はイスラエル人帰還兵の集団を対象に調査されてきている（Solomon, 1989）。社会的および対人関係的な機能不全にはあまり変化が見られず，高水準で推移していることが縦断的追跡調査によって明らかになった。これは，社会的，対人関係的機能不全が，侵入症状以上に軽快しに

くいということを示している。トラウマに起因するこの障害が，大きな社会的な混乱をもたらす可能性があることは，ノースとスミス（North & Smith, 1992）の研究が示している。この研究ではPTSDがホームレスの人びとに認められる最も一般的な精神障害のひとつであること，およびホームレスになることによってPTSDが引き起こされたというより，むしろPTSDが先行していたことが見出された。

オーストラリアにおける女性受刑者の研究では，トラウマの行動面における影響の別の側面が明らかにされている。この研究では，PTSDと虐待の既往が女性受刑者に遍在していること，およびこれらの要因が彼女らの犯罪歴に有意に寄与していることが示された（Raeside, Shaw, & McFarlane, 1995）。薬物リハビリ・クリニックへの受診者のトラウマ歴の研究においても，PTSDと薬物乱用との強い関係性が事例の59%において見出された（Fullilove et al., 1993）。それゆえ，最悪の事態では，PTSDは最も深刻な機能不全を呈している集団に見られるような重度の社会的機能不全を生じる可能性があると言える。PTSDの患者とその他の不安障害の患者との比較研究においては，PTSD群がさまざまな機能面で不安障害群よりも悪い状態にあることが示された（Warshaw et al., 1993）。この研究は臨床場面で縦断的に行われたものであるが，その結果，PTSDは，文字通りすべての領域において生活の質に深刻な影響を生じていることが見出された。PTSD患者には抑うつ，自殺企図，自殺の素振り，アルコール乱用が高い水準で認められた。

トラウマ性ストレスの影響のために使われる医療費などの社会経済的なコストが非常に莫大なものであり，そのコストは（PTSDそのものではなく）併発する疾患の深刻さに応じて決定されることを考えれば，PTSDの社会的，行動的側面への影響という領域に関する研究がほとんど行われてこなかったのは，まったくの矛盾であると言えよう。また，この問題は治療に関しても重要な意味をもつ。というのは，侵入性症状と過覚醒症状を改善するための治療的介入が，自動的に患者の労働の能力や家族内での機能に改善をもたらすと仮定すべきではないからである。現時点においては，トラウマ後の諸症状のなかで，何が最も重大な損傷をもたらすのかさえ分かっていない。パーソナリティと態度がこれらの適応にどの程度の影響を与えるのかはきわめて興味深い。例えば，禁欲的な態度の持ち主は，自分の症状的苦悩の処理を延期し，いかに苦

痛であっても普段の機能水準を維持するということがあり得るかもしれない。

これまで研究されてこなかったもうひとつの事柄は、トラウマを生じたまさにその仕事にその人を復帰させるかどうかの問題である（例えば、救急隊員や強盗の被害にあった銀行員など）。職場への復帰は、社会的な役割の維持を可能にしたとしても、長期の適応に否定的影響をもたらさないであろうか。職場に復帰することによって、解離性の防衛が強化されるといったことが起こらないだろうか。トラウマを経験した環境への復帰が、いかなる時点で本人の利益に反したものになるのであろうか。同様に、職場への復帰をリハビリテーションの目標にしないことが、本人の克服（mastery）の感覚および有能感に対して有害な効果を及ぼすのだろうか。

感情障害および覚醒の異常に対する脆弱性の変化

抑うつの治療効果に関する研究（Kupfer, 1993）において展開された概念のなかには、PTSDの縦断的経過の記述に有効に適用されうるものもある（McFarlane, 印刷中a）。そこでは、PTSDの軽快とPTSDからの回復とをいかに区別するかという問題が生じる。これは重要な概念である。なぜならば、「回復」という概念は病気のエピソードの終結を定義するものであり、またそれ以上のエピソードは現在の疾患の症状の再燃ではなく、疾患自体の再発であると仮定するからである。法医学会——ここではPTSDの予後とその長期的影響という問題が特に重要な意味を持つ——においては、ひとたびPTSDの症状が解消されれば、その症状が再び生じることはないという了解事項がある。これは、PTSDは出来事に対する適応的反応、すなわち急性ストレス反応で始まり、その後、予測可能な経過をたどり、最終的には後遺症なしに解消する反応であるという考えに基づいている（Yehuda & McFarlane, 1995）。しかし、最近の知見からは、そうとは言い切れないとの示唆が得られる。特に、ソロモン、ガーブ、ブライチ、グルッパー（Solomon, Garb, Bleich, & Grupper, 1987 a）は、戦闘に何度もさらされてPTSDの複合エピソードをもつ35人の兵士について記述している。兵士のなかには以前のPTSDが再燃したという考えを支持する事例も含まれていたが、最初のエピソードの影響とは無関係に第二のエピソードが生じた事例もあった。

臨床的データからも生物学的データからも，かなりの数の人びとにおいてPTSDはその症状の軽快後にも持続する著しい心理学的および生物学的変化を引き起こすことが示唆される。この変化には，多様な精神科的疾患——その後の否定的な生活経験が引き金となってこれらの疾患が現れるかどうかとは無関係に——に対して脆弱性が高まるような変化が含まれ，こうした変化が長期にわたって継続する可能性がある。メルマン，ランドルフ，ブロウマン=ミンツァ，フローレス，ミラネス (Mellman, Randolph, Brawman-Mintzer, Flores, & Milanes, 1992) が述べるところでは，PTSDと関連して生じうる併発疾患，特にパニック障害，大うつ病および恐怖症は，その再発パターンが時間の経過とともにますます自律的になるという。併発疾患が再発性の経過をたどるというこの傾向は，実際のところ，トラウマの重大な長期的影響のひとつであると言えよう (McFarlane & Papay, 1992)。もうひとつの問題は，PTSDにおける諸症状の布置が時間の経過とともに変化するかどいうかということである。例えば，侵入性記憶の影響力が減少するにつれ，対人関係における孤立や感情的孤立が臨床像を支配するようになるといったことである。これは治療にとって重要な意味を持つ。というのは，疾患の段階に応じて治療の方略の効果が異なってくる可能性があるからである (McFarlane, 1994)。

　感情障害の最初のエピソードにおいては，生活上の出来事がエピソードの開始に重要な役割を果たすという臨床観察や，しかしながら疾患の神経生物学的側面がより自律的になるにつれ，そういった重要性は徐々に減少するという臨床観察から，感情障害におけるキンドリングのモデルが発展してきた (Post, 1992)。このモデルが意味するのは，疾患の先行エピソードの「生物学的記憶」があるということであり，また感情障害に対する個人の現在の脆弱性は，感情的な動揺に対するこの漸進的な鋭敏化の結果であるということである。日常生活上の否定的な体験によって，PTSDの症状が維持され，また，それが引き金となって症状が生じるという観察や，この過程は症状の強さの現在のレベルを決定するという際に，もともとのトラウマよりも強力な決定因として作用するという観察が示唆するのは，PTSDの心理生物学側面の中核である調節障害の重要な側面としてストレスに対する敏感性の変化という問題があるかもしれないという点である (van der Kolk, Greenberg, Boyd, & Krystal, 1985; McFarlane, 1989; Koopman, Classen, & Spiegel, 1994)。二度にわたるレイ

プの被害にあった女性におけるコルチゾル反応の鋭敏化を見出したレズニック（Resnick）らの研究（Yehuda, Resnick, Kahana, & Giller, 1993 a に引用されている）によって示唆されるのは，感情障害において見られると考えられているストレスに対する反応の鋭敏化という変化と同様のものを，PTSD の経過を考えるうえでどのように考慮する必要があるのかということである。

それゆえ，たとえ現在の疾患の症状が緩和しても，感情および覚醒の異常に対する個人の脆弱性に永続的な変化がもたらされるという可能性を，PTSD やその他のトラウマ後状態の縦断的経過に関する研究は考慮に入れる必要がある。その基礎をなす神経生物学的側面は感情障害において見出されたものと同様のものであるのかもしれない。ヴァン・デア・コルクら（van der Kolk et al., 1985）はキンドリングが PTSD における変化を説明するうえで有用なモデルであるという考えを提示している。また，ヤフダとアンテルマン（Yehuda & Antelman, 1993）も，感情鋭敏化のモデルが PTSD におけるコーチゾンの反応性の異常を説明する可能性があると示唆している。

脆弱性と回復力：考えられる要因と過程

脆弱性の要因はどのようにストレスへの反応を変化させるのか

脆弱性が何を予測するのかについては正確を期する必要がある。この点で重要なのは，トラウマ性の出来事にさらされたが精神科的疾患を発症していない人は，PTSD を発症する人とどのように異なるのであろうかという問題である。特に重要なのは，トラウマ体験のサバイバーでありながらさほど重大な障害を生じない人と，重度の諸症状に苦しめられる人を区別する症状というものが存在するのかという問題である。トラウマの直後におけるさまざまな対象をサンプルとした疫学的研究では，被害者の多くにはトラウマの侵入性記憶と回避行動が認められるが，PTSD の発症は認められないということが見出された。ホロコーストの 50 年後における強制収容所のサバイバーに関する研究でさえそうである。それゆえ，ある症状群と別の症状群とでは，それらに寄与し

ている因子が異なるという可能性がかなり高いと言える。過覚醒の予測因子が，PTSD を発症する人を最もうまく弁別する脆弱性因子であるのかもしれない。

疫学的研究は，第 5 章で論じたように，病因を理解するという点で特に重要である。なぜならば，疫学的研究は PTSD を生じた人とトラウマにさらされながらも PTSD を発症しなかった人との比較を可能にするからである。特に，トラウマ性記憶は PTSD を発症しない人の多くにも認められるため，PTSD をトラウマ性記憶の出現と，それに関連した認知的および生物学的過程によって完全に説明することはできない。それゆえ，記憶の心理生物学的側面は，過覚醒症状の出現を媒介する重要な過程ではあるものの，それは PTSD を生じた人と，トラウマ体験後に苦痛が継続しない人とを区別する特徴を完全に説明するモデルにはなりえない。

正常なストレス反応に関する多くの研究は，病理的症状にとって決定的に重要な反応の変動性という問題を取り扱わないため，一般に考えられているほどこの問題に関係があるわけではない。デキサメタゾン抑制検査における低コルチゾル血症ならびに過剰抑制という知見を考慮すると，これは特にそうである(Yehuda, et al., 1993 b)。これらの研究結果は，PTSD の心理生物学的側面が「正常」な急性ストレス反応のそれでないことを示している。これは重大な問題である。というのは，動物のストレスのモデルがしばしば PTSD の病因についての仮説を展開するのに利用されるからである。ところが，これらのパラダイムは適用できないかもしれない。同様に，PTSD における記憶の役割を議論するのに用いられる研究の多くは，トラウマとはほど遠い状況や体験の記憶の研究を引き合いに出している（第 10 章を参照）。したがって，素因のモデルすなわち脆弱性のモデルは，正常なストレス反応から PTSD を区別する特徴の出現の説明を目指すべきである。レズニックら（Yehuda et al., 1993 a に引用されている）による研究は，この点に関して特に興味深い結果を提示している。彼らの研究では，以前にレイプ被害にあった女性は初めてレイプされた女性に比べ，2 回目のレイプに対する急性コルチゾル反応が低くなる傾向があることが示された。この反応パターンは PTSD を生じるリスクの増加と関連しており，（特徴的なコルチゾルの異常な増加を伴う）正常なストレス反応が PTSD の発症を防ぐ可能性のあることを示唆している。

このように，脆弱性の概念は当初思われていた以上に複雑である。カーディナー（Kardiner, 1941）は，急性症状の発症における脆弱性諸因子の役割が，慢性的な影響に関するそれらの役割とは異なるということを示唆した。自然な経過では，急性症状は消失への過程をたどるようである。これは，ウェイゼス（Weisaeth, 1989）の工場爆発の追跡研究で強調された研究結果でもある。慢性PTSDはトラウマ体験以前に存在していた脆弱性，事態をさらに悪化させる出来事，動機づけの低さと関連していた。トラウマへの高レベルの曝露は，慢性症状の出現を説明するのに必要ではあるものの，十分な条件ではなかった。したがって，素因と回復力の低下は，急性症状の出現の決定因としてよりも，急性症状の解消や軽快妨害因として重要な役割を果たしているのかもしれない。

　したがって，脆弱性は慢性PTSDの出現過程における一連のさまざまな段階に影響を及ぼしうるものである。また，この過程は，その各段階でよい方向にも悪い方向にも変化しうるものである。まず，戦闘，レイプあるいは暴行のようなトラウマ性の出来事に耐える能力は，しばしば慢性PTSDの発生のための重要な決定因であると誤って仮定される。偏見を生じるようなこうした見解が，PTSDに関するスティグマの多くを説明する。この見解は，トラウマ体験時の恐怖こそがPTSDの原因であると誤って仮定しており，体験時にはうまく対処できた人であっても，その人の記憶に埋め込まれた可能性のある脅威や戦慄の感覚の重要性を見過ごしてしまっている。そこに存在する矛盾は，人の勇敢さとPTSDの存在の間には直接的な結びつきはまったくないということである。例えば，第一次世界大戦において，シェル・ショックを生じた兵士も他の兵士と同じように受勲していたし，PTSDを生じている将校が受勲者に占める割合はかなり高いものであった。

　第二に，トラウマ性の出来事が生じている間の個人の行動と，トラウマ体験の発生時あるいはその直後における急性のストレス関連症状の発生が，PTSDの中心的な必要条件であると考えられている（第7章を参照）。それゆえ，これらの急性ストレス反応パターンの決定因は，脆弱性と回復力を理解するための重要な関心事である。戦闘ストレス反応を示した兵士のほうがPTSDを発症しやすいというのは本当だが，PTSDは不可避的な結果ではない。戦闘後にPTSDを発症した多くの兵士は急性ストレス反応を起こしていない。これ

は戦闘以外のトラウマ性の出来事についても当てはまる。当座のトラウマ体験と苦痛をどうにか切り抜けることのできた人びとが，後に PTSD を発症しているわけである。それゆえ，急性反応と PTSD を結びつけるのは，単純な一対一対応の関係ではない。第5章で論じたように，急性反応パターンはトラウマ体験の特性とその予測可能性によって決定される。このように，一定範囲の急性ストレス反応は回復力との関連で考える必要があるのかもしれない。さらに，急性ストレス反応が PTSD に直接つながることもあれば，そうでないこともあるため，慢性のポストトラウマ状態の決定因は別の問題であると考える必要がある。

トラウマ後の早期における脆弱性の役割

ひとたび急性のトラウマ性反応が引き起こされた場合，個人の覚醒が正常状態に戻るかどうかは，出来事に対する長期的適応を考えるうえで重要な過程である。個人における急性の覚醒の調節はさまざまな脆弱性因子によって変化する。トラウマ性の出来事が生じた直後の数日間において，トラウマ体験の苦痛を伴った侵入的な想起は普遍的に見られるものであり，こうした想起の存在によって正常な再検討の過程が生じていることがわかる。この過程において，トラウマに関するさまざまな心像が現れ，これらの心像を既存の心理的な枠組みに統合する試みが行われる。これらの記憶を再生することによって，個人の内的な世界の一部ではない新たな意味の構築が行われるようになる（第5章を参照）。

持続性の過度の驚愕反応，過度の警戒心，イライラ感の高まり，睡眠障害，記憶障害および注意集中困難の出現が，PTSD を発症する被害者を識別してくれる（Weisaeth, 1989 ; McFarlane, 1992）。常時，トラウマ性記憶を繰り返し再現した結果，こうした過覚醒が生じたのだと考えられる。トラウマ性記憶の再現と過覚醒との関係を裏づける証拠は疫学的研究データ（McFarlane, 1992 ; Creamer, Burgess, & Pattison, 1992）から得られたものであり，その証拠からは PTSD にとって中心的な役割を果たす神経生物学的変化のための神経ネットワーク・モデルの基礎がもたらされる（Galletly, Clark, & McFarlane, 印刷中）。ウェイゼス（Weisaeth, 1989）は，不眠，不安および一般的な

興奮をトラウマ体験後の最初の数週間で鎮められなかったことが PTSD の重要な予測因子になると示唆した。曝露の程度と喪失の範囲だけでは十分な予測因子にはならないという事実に注目しつつ，これらの観察によって得られた知見を考慮に入れることによって，ハイリスクな個人を決定することが可能になる。過覚醒のこのパターンの開始と維持を促進する因子，あるいは逆に妨害する因子は，PTSD の開始に関する脆弱性因子の役割を理解するうえで重要である。

　トラウマの直後に何が起こるのかが重要である。数日を経た後，トラウマの多様な側面に関する実態が初めて明らかになるといったことはよくある。例えば，身体的負傷の深刻度が明らかになるまでにはしばらくの時間がかかる。また，破壊された家屋や死者数の規模は，広範におよぶ救出と被害の拡大を防ぐための努力が完了した後，初めて明らかになることもある。経験の究極的な意味はさまざまの領域においてその経験が与えた衝撃から構築されるものである。これらの知覚は，これまでの生活体験，習慣的な対処技術および通常の注意喚起能力によって影響を受ける (Freedy, Resnick, & Kilpatrick, 1992)。適切な社会関係を維持し，周囲からのサポートを得る能力も適応過程のこの段階におけるもうひとつの重要な問題である。

　苦痛を感じるという状態からより耐えがたい症状への進行は，精神科疾患の既往歴ないし家族歴，神経症性の性格特性，社会的な関係，災害後に生じる他の生活上の出来事やトラウマなど，さまざまな脆弱性の因子によって影響を受ける (Kessler et al., 印刷中；Breslau & Davis, 1992；McFarlane, 1989)。慢性症状が発症するのは原則というよりむしろ例外であるということをここで再度強調しておきたい。極端なストレスにさらされることによって個人としての成長が生まれ，自尊心が高まることもある。多くの人にとっては，自分たちのこれまでの価値観を見直し，人生や生活で何を優先してきたかを考え直す過程となる。長期的な影響，あるいはその長期的影響と個人の回復力・脆弱性との相互作用を考えようとする場合には，トラウマ後のさまざまな影響を常に念頭に置かなければならない。この段階において，以前に精神的な問題を抱えていた人の場合には，感情状態の問題や不安を感じやすい傾向を示すことが多く，その結果，定常性動的平衡（ホメオスタシス）の回復に困難が生じるかもしれない。例えば，これらの人びとは自分たちが持っている資源が不適切なもので

あるため，社会的な支援との関係を調整することができないかもしれないし，あるいは，体験に個人的な意味を見出して折り合いをつけることが難しいかもしれない。

　これまでの多くの研究から，侵入性の認知と覚醒との関係がトラウマ体験の直後においてさほど明瞭でないこと（Shalev, 1992）や，回避症状は時間が経過して初めて出現してくること（Solomon, Weisenberg Schwarzwald, & Mikulincer, 1987 b）が示されている。数週間の経過で，典型的なPTSDの諸症状の布置が急速に現れてくる。この初期段階における侵入症状の激しさは，おそらく精神病理学的な重要性のすぐれた測度にはならないであろう。どの段階で，トラウマ性記憶が，PTSDにおいて経験されることの多い再被害化の感覚をともなった，典型的に見られるような固定的で妥協できないほどの性質のものに発展するのかは不明である。これらのトラウマ性記憶の頑固な特質は意味の問題を解決し損ねたことを表している（第10章を参照）。この問題は，回避性の諸現象の開始へとつながるプロセスの特性へと必然的に帰結することになる。ある見方をすれば，これら回避性の現象は強烈なトラウマ性の認知と関連した感情を調節するための防衛を表すものであり，その意味で，トラウマ直後の反応として不可欠な要素だと言えよう（Janet, 1889; Lindemann, 1944; Horowitz, 1986）。とはいえ，シャレフ（Shalev, 1992）はテロリストに襲撃された被害者に関する研究で，被害直後の時期では，回避症状の出現は侵入症状のそれとは比例していないことを見出した。回避症状はこれらの侵入症状にどうしても対処できなくなって初めて出現したように思われる。これらの研究結果の一部は他の研究によって支持されている（Solomon et al., 1987 b; McFarlane, 1992）。他の研究が示唆したのは，①侵入症状はトラウマ性の出来事を経験した人に共通するものだが，PTSDに特有のものではないこと，および②回避症状はトラウマ体験の何か月も後になって出現し，潜在的なトラウマ性のストレス因子にさらされたことに特有というより，むしろPTSDを発症したことに特有の現象である。

　トラウマ体験直後のサバイバーを時間の経過に沿って系統的に調査した縦断的研究，および直後の反応とその後におけるPTSDの出現との関係を精査した縦断的研究はきわめて少ない。そのような研究は，さまざまな急性ストレス反応，それらのPTSDとの関係，およびトラウマ的な状況下で出現するその

他の精神科的疾患について貴重なデータをもたらしてくれる可能性がある。鉄道事故に関与した列車の運転士に関する系統的な研究（Malt et al., 1993）では，運転士の過半数が事故直後に中程度から高レベルの侵入性記憶を報告したが，急性の過覚醒を報告したのは全体の3分の1以下であることが見出された。回避症状は稀であった。さまざまな測度間の相関は1か月後から1年後にかけて次第に増大したが，このことから，これらの現象の関係は時間の経過とともに変化することが示唆された。

初期の段階で侵入症状と回避症状がどの程度であったかによってはPTSDの出現が予測されないという示唆は，思考や感情の処理にフィードバック的効果をもたらす正常な覚醒パターンの混乱のような，何らかの他の過程が役割を果たしていることを指し示すものである（Shalev, 1992）。このように，現在のPTSDの概念化を支えてきた認知処理モデルに関心が集中したことによって，トラウマに対する適応的な反応と不適応的な反応とを識別する因子を特定するような研究が妨げられてきたのかもしれない。その結果，パーソナリティに対するトラウマの影響に注意が向いてこなかったのかもしれない（第7章を参照）。

トラウマの発生時における回復力

トラウマの特質およびそれへの対処方略は，トラウマ性の出来事のタイプによってかなり異なるようである。例えば，自動車事故においては，トラウマは非常に短い時間しか持続しないことが多く，その個人の最終的な成り行きに及ぼす影響力はごく小さいものであるかもしれない。情緒的反応は直接的な恐怖であり，予期不安を抱くことはほとんどないだろう。これとは対照的に，繰り返し性的虐待を受けた被害者はトラウマを予期し，それへの対処方略を発展させる機会があるかもしれない。それゆえ，トラウマ発生時における回復力という問題は，被害者が恐怖と覚醒を抱えることが要求される遷延性あるいは再発性のトラウマの場合において，より重要となる。とはいえ，事故の被害者が重症を負った場合には，救助と救急治療という体験が，トラウマそれ自体と同じようにトラウマ後の経過を予測するうえで重要な因子になるということが次第に明らかになってきている。

もうひとつの問題は，トラウマ発生時における個人の情緒的反応に関連したものである。この点については別の章で詳細に議論されているため（第5章，第11章を参照），ここでは，トラウマ発生時に解離を生じる人はトラウマ後にさまざまな反応を起こしやすいと言うだけにとどめておきたい。しかし，PTSDを発症する人の多くはトラウマ発生時に解離を生じていないという点を強調しておくことは重要である。また，解離は脆弱性の決定因子の複雑さを示すものでもある。トラウマ発生時において解離反応が生じるか否か，あるいは生じた場合にそれがどの程度深刻なものであるかは，個人のパーソナリティ，それまでのトラウマ歴，解離によって引き起こされた行動だけではなく，トラウマにさらされた持続時間と強度によっても影響を受けるものと思われる。このように，回復力の問題はトラウマ発生時における個人の行動および精神状態に関連している。

　PTSDの予防に関するトレーニングの役割は第15章でウルサノ，グリーガー，マキャロル（Ursano, Grieger, & McCarroll）が論じている。トラウマ性の出来事の情緒への影響を，準備とトレーニングによってかなり変化させることが可能である。サバイバルに役立つ行動が何であるかを個人が理解できるようになると絶望感は弱まる。さらに，学習された適応行動が拷問に抵抗して何とか切り抜ける方法であろうと，あるいは特定状況下で暴行やレイプの危険を回避する方法であろうと，曝露の強度と危険の現実性は，緊急時にそれらの適応的行動をとることによって変化する可能性がある。トレーニングとリーダーシップは軍隊や救急サービスにおいては明らかに重要な問題である。

慢性症状への適応

　ひとたび症状が出現した場合，症状に対する個人の対処能力が重要になる。現状では，PTSDに苦しむ人びとに関する研究に記された対処行動からは，トラウマそのものへの対処方法についてよりも，症状がもたらす苦痛への対処方法について多くのことが明らかになっていると言えよう。ラザルスとフォークマン（Lazarus & Folkman, 1984）は，対処は，主として人が経験に与える意味によって決定されることを示唆した。この見解によれば，自分がどのくらい傷つけられ，脅威を感じ，難問に直面させられたのかに関するその人の主観

的な評価によって，またその出来事の影響を緩和するために有効であると考えられた選択肢についての評価によって，その体験の個人的な意味が得られることになる。このように，トラウマに対する個人の反応およびその反応への対処に関しては，回復力と脆弱性を考慮しなくてはならない。驚くべきことに，これまでこの問題には研究的な視点がほとんどあてられてこなかった。

精神障害の苦痛は，トラウマの被害者が直面するのと同じような無力感や崩壊の脅威を引き起こす。トラウマ体験によって引き起こされた苦痛と精神障害の症状発生の体験によって引き起こされた苦痛とが同様の強度性を備えていることは，フォークランド戦争の帰還兵で後に PTSD を発症したイギリス人の整形外科医によって記述されている（Hughes, 1990）。ヒューズ（Hughes）は自らの体験を以下のように写実的に記している。

　　はっきりした理由もなしに，すべての論理と直感を受けつけないまま，理解できない不合理な恐怖の高まりに突然圧倒された。その夜，私の心が生み出した激しい恐怖に比べれば，ガルティエリ将軍の率いる兵士たちを襲った恐怖などは何でもなかった。グースグリーンの外れの吹きさらしの地峡で視界一杯に広がる死体を見た。2週間後，ワイヤレス尾根と呼ばれる不毛の丘陵斜面で私は考えた。もはや，死をも，あるいは通常は恐怖症の対象になるような現実の，あるいは想像上の何物をも恐れはしなくなった，と。その夜，私はそれでもなお，私を恐れおののかせる唯一のもの，つまり私自身に恐怖を抱いた。私は自分自身をコントロールできなくなってしまうことを非常に恐れたのだ（1990, p. 1476）。

いくつもの研究で，精神病者であった患者が自らの疾患に反応して PTSD とまったく同じ症状を生じうることが示された（McGorry, et al., 1991 ; Shaner & Eth, 1989, 1991）。そのような研究結果から，慢性 PTSD の経験それ自体が PTSD の経過にどのような影響をもたらすのかという疑問が湧いてくる。限定された経験である実際のトラウマ体験とは対照的に，PTSD の症状（例えば，強烈なフラッシュバックや悪夢）は果てしなく続くように思われる。PTSD に苦しむ人は，安堵感を得られる見込みもほとんどないままに，予知できずに絶え間なく繰り返されるトラウマ性記憶の再発に対処しなくては

ならない。それゆえ、トラウマ体験の現実的な危険はすっかり過ぎ去ってしまっていても、脅威や恐怖が果てしなく続くのが情緒的な現実である。これらの侵入体験は心の中のきわめて個人的な場所から安心感や安全感をすべて奪い去り、結果として何度も繰り返しトラウマを体験することになる。これが、われわれがPTSDと呼んでいる精神的疾患に発展していく。このように、PTSDを発症する人びとにおいては、内的な脅威とコントロールの喪失感が、トラウマの新たな次元を表すようになる。この苦難に耐えたり調整したりすることを可能にする個人の属性が、トラウマの長期的影響を予測するうえで重大な決定因子となる。

　PTSDに苦しむ人びとの間で見られる問題の多くは、実はこの精神的疾患の二次的影響の結果であるが、そこには、疾患の経過につれて行われる経験の評価が含まれる。悪夢と睡眠障害の存在は、たとえ無意識に撤退したとしても安心感を得られないということを意味するものである。イライラ感、感情麻痺およびアンヘドニア［訳注：日常的活動への関心やそこから得られる快感を喪失すること］の存在は、個人のアイデンティティおよび所属の感覚に重要な意味を持つ関係性が、PTSDの症状に対するその人の反応パターンによって脅かされ、また崩されるということをも意味する。極端な脅威に直面した際に生存への強力な動機づけをもたらすまさに情緒的な絆それ自体が、これらの二次的反応によって脅かされる。注意あるいは集中の困難は、その人がこれまでと同じ深い関わりの感覚をもって現在の環境と関係を持てないということを意味している。読書することやおしゃべりに加わることやテレビを見ることなど、単純な活動に対してでさえ、多くの努力を要する。多くの被害者がトラウマ体験の長期的経過における最悪の側面であるとするのは、トラウマ体験直後の恐怖ではなく、むしろ、この「損なわれた」という感覚なのだ。

結　論

　ブランク（Blank, 1993）はPTSDに関する縦断的研究を概括的に論評し、個々の被害者、トラウマとなった出来事、その出来事が起こったコンテクストには非常に大きな違いがあるため、PTSDの経過について一般化することは

危険であると結論づけた。結局のところ，未解決の多くの疑問に対する解答を得るためには，トラウマ性の出来事の影響と，別の状況でのPTSDの発症とその経過に影響を及ぼす脆弱性の因子との間の相互作用を調べることを目的とした精緻なプロスペクティヴな研究を待つしかないだろう。強調すべき重要な問題は，影響のタイプもトラウマの持続的効果も非常に多様であるということである。解答がまだ得られていない重大な問題は，症状の減少をもたらす治療がトラウマの長期的な影響を変化させるのかどうかということである。最も重要なのは，予防的介入の効果を示す必要性である。なぜならば，トラウマの慢性的影響は一般市民の健康にとって重要な意味を有するからである。

Alexander C. McFarlane
Rachel Yehuda
（長井　進＝訳）

文献

Alexander, D. A. (1993). Stress among police body handlers: A long-term follow-up. *British Journal of Psychiatry, 163,* 806–808.

Archibald, H., & Tuddenham, R. (1956). Persistent stress reaction after combat: A twenty year follow up. *Archives of General Psychiatry, 12,* 475–481.

Askevold, F. (1980). The war sailor syndrome. *Danish Medical Bulletin, 77,* 220–223.

Benedict, R. A., & Kolb, L. C. (1986). Preliminary findings on chronic pain and post-traumatic stress disorder. *American Journal of Psychology, 143,* 908–910.

Blank, A. S. (1993). The longitudinal course of posttraumatic stress disorder. In J. R. T. Davidson & E. B. Foa (Eds.), *Posttraumatic stress disorder: DSM-IV and beyond* (pp. 3–22). Washington, DC: American Psychiatric Press,.

Breslau, N., & Davis, G. C. (1992). Posttraumatic stress disorder in an urban population of young adults: Risk factors for chronicity. *American Journal of Psychiatry, 149*(5), 671–675.

Breslau, N., Davis, G. C., & Andreski, P. (1995). Risk factors for PTSD related traumatic events: A prospective analysis. *American Journal of Psychiatry, 152,* 529–535.

Breslau, N., Davis, G. C., Andreski, P., & Peterson, E. (1991). Traumatic events and posttraumatic stress disorder in an urban population of young adults. *Archives of General Psychiatry, 48,* 216–222.

Brooks, N., & McKinlay, W. (1992). Mental health consequences of the Lockerbie disaster. *Journal of Traumatic Stress, 5,* 527–543.

Creamer, M., Burgess, P., & Pattison, P. (1992). Reaction to trauma: A cognitive processing model. *Journal of Abnormal Psychology, 101,* 452–459.

Davidson, J., & Smith, R. (1990). Traumatic experiences in psychiatric outpatients. *Journal of Traumatic Stress, 3*(3), 459–475.
Eitinger, L., & Strom, A. (1973). *Mortality and morbidity after excessive stress: A follow-up investigation of Norwegian concentration camp survivors.* New York: Humanities Press.
Escobar, J. I., Canino, G., Rubio-Stipee, M., & Bravo, M. (1992). Somatic symptoms after natural disasters: A prospective study. *American Journal of Psychiatry, 149*, 965–967.
Freedy, J. R., Resnick, H. S., & Kilpatrick, D.G. (1992). Conceptual framework for evaluating disaster impact: Implications for clinical intervention. In L. S. Austin (Eds.), *Clinical response to trauma in the community* (pp. 3–23). Washington, DC: American Psychiatric Press.
Fullilove, M. T., Fullilove, R. E., Smith, M., Michael, C., Panzer, P. G. & Wallace, R. (1993). Violence, trauma and post-traumatic stress disorder among women drug users. *Journal of Traumatic Stress, 6*, 533–543.
Galletly, C. A., Clark, C. R. & McFarlane, A. C. (in press). Artificial neural networks: A prospective tool for the analysis of psychiatric disorders. *Journal of Psychiatry and Neuroscience.*
Goldberg, J., True, W. R., Eisen, S. A., & Henderson, W. G. (1990). A twin study of the effects of the Vietnam War on posttraumatic stress disorder. *Journal of the American Medical Association, 263*(9), 1227–1232.
Grace, M. C., Green, B. L., Lindy, J. D., & Leonard, A. C. (1993). The Buffalo Creek disaster: A 14-year follow-up. In J. P. Wilson & B. Raphael (Eds.), *International handbook of traumatic stress syndromes* (pp. 441–449). New York: Plenum Press.
Herman, J. (1992). *Trauma and recovery.* New York: Basic Books.
Holen, A. (1991). A longitudinal study of the occurrence and persistence of post-traumatic health problems in disaster survivors. *Stress Medicine, 7*, 11–17.
Horowitz, M. J. (1986). Stress-response syndromes: A review of posttraumatic and adjustment disorders. *Hospital and Community Psychiatry, 37*(3), 241–249.
Hovens, J. E., Falger, P. R. J., Op den Velde, W., De Groen, J. H. M., & Van Duijn, H. (1994). Posttraumatic stress disorder in male and female Dutch resistance veterans of World War II in relation to trait anxiety and depression. *Psychological Reports, 74*, 275–285.
Hughes, S. (1990). Inside madness. *British Medical Journal, 301*, 1476–1478.
Janet, P. (1889). *L'automatisme psychologique.* Paris: Alcan.
Kardiner, A. (1941). *The traumatic neuroses of war.* New York: Hoeber.
Kessler, R., Sonnega, A., Bromet, E., & Nelson, C. B. (in press). Posttraumatic stress disorder in the National Comorbidity Survey.
Koopman, C., Classen, C. & Spiegel, D. (1994). Predictors of posttraumatic stress symptoms among survivors of the Oakland/Berkeley, California, firestorm. *American Journal of Psychiatry, 151*(6), 888–894.
Kulka, R. A., Schlenger, W. E., Fairbank, J. A., Hough, R. L., Jordan, B. K., Marmar, C. R., & Weiss, D. S. (1990). *Trauma and the Vietnam War generation: Report of findings from the National Vietnam Veterans Readjustment Study.* New York: Brunner/Mazel.
Kupfer, D. J. (1993). Management of recurrent depression. *Journal of Clinical Psychiatry, 54*(Suppl.), 29–33.

第III部　トラウマへの適応

Lazarus, R. S., & Folkman, S. (1984). *Stress, appraisal and coping.* New York: Springer.
Lindemann, E. (1944). Symptomatology and management of acute grief. *American Journal of Psychiatry, 101,* 141–148.
Lee, K. A., Vaillant, G. E., Torrey, W. C., & Elder, G. H. (1995). A 50-year prospective study of the psychological sequelae of World War II combat. *American Journal of Psychiatry, 152*(4), 516–522.
Malt, U., Karlehagen, S., Hoff, H., Herrstromer, U., Hildingson, K., Tibell, E., & Leymann, H. (1993). The effect of major railway accidents on the psychological health of train drivers: I. Acute psychological responses to accident. *Journal of Psychosomatic Research, 37*(8), 793–805.
Mayou, R., Bryant, B., & Duthie, R. (1993). Psychiatric consequences of road traffic accidents. *British Medical Journal, 307,* 647–651.
McFarlane, A. C. (1988). The longitudinal course of posttraumatic morbidity: The range of outcomes and their predictors. *Journal of Nervous and Mental Disease, 176,* 30–39.
McFarlane, A. C. (1989). The aetiology of post-traumatic morbidity: Predisposing, precipitating and perpetuating factors. *British Journal of Psychiatry, 154,* 221–228.
McFarlane, A. C. (1992). Avoidance and intrusion in posttraumatic stress disorder. *Journal of Nervous and Mental Disease, 180*(7), 439–445.
McFarlane, A. C. (1994). Individual psychotherapy for posttraumatic stress disorder. *Psychiatric Clinics of North America, 17,* 393–408.
McFarlane, A. C. (in press-a). The longitudinal course of trauma. In E. Giller & L. Weisaeth (Ed.), *Baillière's clinical psychiatry: Posttraumatic stress disorder.* London: Ballière.
McFarlane, A. C. (in press-b). Attitudes to victims: Issues for medicine, the law & society. In C. Sumner, M. Israel, M. O'Conner, & R. Sarre (Eds.), *International victimology: Selected papers from the 8th International symposium on victimology.* Canberra: Australian Institute of Criminology.
McFarlane, A. C., Atchison, M., Rafalowicz, E., & Papay, P. (1994). Physical symptoms in post-traumatic stress disorder. *Journal of Psychosomatic Research, 38*(7), 715–726.
McFarlane, A. C., & Papay, P. (1992). Multiple diagnoses in posttraumatic stress disorder in the victims of a natural disaster. *Journal of Nervous and Mental Disease, 180*(8), 498–504.
McGorry, P. D., Chanen, A., McCarthy, E., Van Riel, R., McKenzie, D., & Singh, B. S. (1991). Posttraumatic stress disorder following recent-onset psychosis: An unrecognized postpsychotic syndrome. *Journal of Nervous and Mental Disease, 179*(5), 253–258.
Mellman, T. A., Randolph, C. A., Brawman-Mintzer, O., Flores, L. P., & Milanes, F. J. (1992). Phenomenology and course of psychiatric disorders associated with combat-related posttraumatic stress disorder. *American Journal of Psychiatry, 149*(11), 1568–1574.
Miller, E. (1940). *Neuroses in war.* London: Macmillan.
Norris, F. H. (1992). Epidemiology of trauma: frequency and impact of different potentially traumatic events on different demographic groups. *Journal of Consulting and Clinical Psychology, 60*(3), 409–418.
Norris, F. H., & Murrell, S. A. (1988). Prior experience as a moderator of disaster impact

on anxiety symptoms in older adults. *American Journal of Community Psychology*, *16*(5), 665–683.
North, C. S., & Smith, E. M. (1992). Posttraumatic stress disorder among homeless men and women. *Hospital and Community Psychiatry*, *43*(10), 1010–1016.
Post, R. M. (1992). Transduction of psychosocial stress into the neurobiology of recurrent affective disorder. *American Journal of Psychiatry*, *149*(8), 999–1010.
Raeside, C. W. J., Shaw, J. J., & McFarlane, A. C. (1995) *Posttraumatic stress disorder (PTSD) in perpetrators of violent crime*. Manuscript submitted for publication.
Saxe, G. N., van der Kolk, B. A., Berkowitz, R., Chinman, G., Hall, K., Lieberg, G. & Schwartz, J. (1993). Dissociative disorders in psychiatric inpatients. *American Journal of Psychiatry*, *150*(7), 1037–1042.
Schnurr, P. P., Friedman, M. J., & Rosenberg, S. D. (1993). Premilitary MMPI scores as predictors of combat-related PTSD symptoms. *American Journal of Psychiatry*, *150*, 479–483.
Shalev, A. Y. (1992). Posttraumatic stress disorder among injured survivors of a terrorist attack: Predictive value of early intrusion and avoidance symptoms. *Journal of Nervous and Mental Disease*, *180*, 505–509.
Shalev, A. Y., Bleich, A., & Ursano, R. J. (1990). Posttraumatic stress disorder: Somatic comorbidity and effort in tolerance. *Psychosomatics*, *31*(2), 197–203.
Shaner, A., & Eth, S. (1989). Can schizophrenia cause posttraumatic stress disorder? *American Journal of Psychotherapy*, *43*(4), 588–597.
Shaner, A., & Eth, S. (1991). Postpsychosis posttraumatic stress disorder. *Journal of Nervous and Mental Disease*, *179*(10), 640.
Solomon, S. D., & Canino, G. J. (1990). Appropriateness of DSM-III-R criteria for posttraumatic stress disorder. *Comprehensive Psychiatry*, *31*(3), 227–237.
Solomon, Z. (1989). PTSD and social functioning: A three year prospective study. *Social Psychiatry and Psychiatric Epidemiology*, *24*, 127–133.
Solomon, Z., Garb, R., Bleich, A., & Grupper, D. (1987a). Reactivation of combat-related posttraumatic stress disorder. *American Journal of Psychiatry*, *144*(1), 51–55.
Solomon, Z., & Mikulincer, M. (1987). Combat stress reaction, posttraumatic stress disorder and somatic complaints among Israeli soldiers. *Journal of Psychosomatic Research*, *31*, 131–137.
Solomon, Z., Weisenberg, M. Schwarzwald, J., & Mikulincer, M. (1987b). Post traumatic stress disorder amongst front line soldiers with combat stress reactions: The 1982 Israeli experience. *American Journal of Psychiatry*, *144*, 448–454.
van der Kolk, B. A. (1989). The compulsion to repeat the trauma: Re-enactment, revictimization and masochism. *Psychiatric Clinics of North America*, *12*(2), 389–411.
van der Kolk, B. A., Greenberg, M., Boyd, H., & Krystal, J. (1985). Inescapable shock, neurotransmitters, and addiction to trauma: Toward a psychobiology of posttraumatic stress. *Biological Psychiatry*, *20*(3), 314–325.
Warshaw, M. G., Fierman, E., Pratt, L., Hunt, M., Yonkers, K. A., Maisson, A. D., & Keller, M. B. (1993). Quality of life and dissociation in anxiety disorder patients with histories of trauma or PTSD. *American Journal of Psychiatry*, *150*(10), 1512–1516.
Weisaeth, L. (1989). A study of behavioural responses to an industrial disaster. *Acta Psychiatrica Scandinavica*, *80*(Suppl. 355), 13–24.

Yehuda, R., & Antelman, S. M. (1993). Criteria for rationally evaluating animal models of posttraumatic stress disorder. *Biological Psychiatry, 33,* 479–486.

Yehuda R., & McFarlane, A. C. (1995). The conflict between current knowledge about PTSD and its original conceptual basis. *American Journal of Psychiatry, 152,* 1705–1713.

Yehuda, R., Resnick, H., Kahana, B., & Giller, E. L. (1993a). Long-lasting hormonal alterations to extreme stress in humans: Normative or maladaptive? *Psychosomatic Medicine, 55,* 287–297.

Yehuda, R., Southwick, S.M., Krystal, J. H., Bremner, D., Charney, D. S., & Mason, J. W. (1993b). Enhanced suppression of cortisol following dexamethasone administration in posttraumatic stress disorder. *American Journal of Psychiatry, 150*(1), 83–86.

第7章
トラウマへの適応の複雑さ，自己制御，刺激の弁別，および人格発達

……トラウマを受けた人は，しばしば精神科医療機関において誤診され，誤った治療を受けている。症状の数が多く複雑なため，その治療はしばしば分断化され，中断してしまう。また，親密な人間関係を結ぶうえで特有の困難さがあるため，援助者から再被害を受けるということが起こりやすくなってしまう。彼らは，進行する破壊的な相互作用に巻き込まれるようになり，そういった場合，医療関係者が虐待する家族の行動を再演するようなことも起こってくる。
——Herman (1992 a, p. 123)

1970年代初期に精神医学の分野で，身体および精神へのトラウマの影響が再認識されるようになったが，当時外傷後ストレス障害（PTSD）の診断基準を作成するのに参考になる文献はごくわずかしかなかった。『DSM Ⅲ 精神障害の診断・統計マニュアル』(American Psychiatric Association, 1980)の作成に関わった数人の臨床家たちは，PTSDの定義を策定するのに，新たな臨床所見やトラウマを受けた成人についてのごく限られた論文——ヴェトナム戦闘兵（例えば，Kardiner, 1941），火災の被害者 (Andreasen, Norris, & Hartford, 1971)，ホロコーストのサバイバー (Krystal, 1968) についてのものなど——に頼るしかなかった。委員会は，結局，エイブラム・カーディナーが1941年に発表した『戦争による外傷神経症』(*The Traumatic Neuroses of War*) の記述をもとにPTSDの診断基準を定めた。その後，さまざまな調査研究によって，PTSDの診断的概念としての信頼性が確定された。この同じ頃に，さまざまなトラウマを受けた集団についての研究が発表され，侵入や回避，過覚醒といった症状だけでは，トラウマを生じる人生体験に対する長期適応の複雑さは，特に子どもや子どもの頃にトラウマを受けた成人の場合については，把握できそうもないことがわかってきた。このような長期適応は，トラ

ウマを受けたときの被害者の発達の程度や，トラウマの原因との個人的関係，気質的素因，性別，文化的背景，および本書で言及しよう思っている他のさまざまな要因によって変わってくる（Herman, 1992 b；本書の第1章，第4章，第5章，第8章，第11章，および第12章を参照）。

　非常に強いストレスにさらされると，人は，身体，情動，認知，行動，人格などのさまざまな機能に影響を受ける（例えば，van der Kolk, 1988；Kroll, Habenicht, & McKenzie, 1989；Cole & Putnam, 1992；Herman, 1992 b；van der Kolk et al., 1993）。例えば，子どもの頃に受けたトラウマは，境界性人格障害（BPD；Herman, Perry, & van der Kolk, 1989；Ogata et al., 1989），身体化障害（例えば，Saxe et al., 1994），解離性障害（例えば，Ross et al., 1990；Saxe et al., 1993；Kluft, 1991；Putnam, 1989），自傷行為（van der Kolk, Perry, & Herman, 1991），摂食障害（Herzog, Staley, Carmody, Robbins, & van der Kolk, 1993），および薬物乱用（Abueg & Fairbank, 1992）のようなさまざまな精神疾患を引き起こす元となる。トラウマとこのような精神障害の間の因果関係について単純に一対一対応があるのではないかという考えは，ある種のトラウマ，2次的に生ずる有害な出来事，環境の混乱やネグレクト，トラウマ以前および以後の愛着のパターン，気質，ある種の能力および，このような問題の発現に関わるその他の因子の間にある複雑な関係を単純化しすぎている。しかしながら，仮に治療者が，このような診断を受けた患者が現在抱えている問題についての過去のトラウマの影響を軽んじると，患者がトラウマ性記憶や，それを想起させるもの，あるいは感情の再体験と回避のパターンを繰り返しを中心として人生や生活を構成してきていることを見過ごしてしまうだろう。治療者が，患者の多くが過去にトラウマを経験しているという基本的な事実を受け入れるかどうかによって，患者の表現するものを，現実の病的な歪曲の現れと見るのか，それとも内的体験に由来するものであるものとして理解できるのかが決定されることになる。このような症状に対する治療者の態度――それがやめさせなくてはならない奇妙な行動と見るのか，それとも自己制御のための不適切な企てとして見るのか――が臨床現場での治療への姿勢を決定するであろう。仮に過去のトラウマだとされる患者の話が，妥当性がなかったり，虚構であるとしたら，患者とともにその妄想に入り込むのは狂気の沙汰である。また一方で，治療者が患者の体験の重要な真実性を否定

表 7・1　トラウマの長期的影響

汎化した過覚醒と覚醒調整困難
　　自己および他者への攻撃性
　　性的衝動が調節できないこと
　　社会での愛着の問題——過剰な依存あるいは孤立

刺激の弁別における神経生理学的過程の変化
　　注意集中の困難
　　解離
　　身体化

トラウマに関連する刺激に対しての条件づけられた恐怖反応

人生の意義（meaning proposition）を破壊されること
　　信頼，希望，力（agency）の感覚の喪失
　　"体験を通して考えること"ができなくなること

社会的回避
　　重要な愛着の喪失
　　将来のために何かしようとすることがなくなる

するようなことがあれば，患者の人生に起こった現実を棄却することとなり，憤怒や無力感を強化することになるであろう。

　PTSD の診断基準が定められて以降，トラウマの長期的影響が非常に多様でかつ複雑であることが明らかになってきた（表 7・1 参照）。

　精神内界因子，人間関係の因子や社会的因子は，トラウマへの長期適応に関与するだけではない。トラウマによる生理学的反応の結果は，発達の各段階にそれぞれ別個の影響を与える。トラウマとなる出来事に対して，子どもも大人も，汎化した過覚醒，注意集中困難，刺激の識別上の問題，自己制御の不能，解離過程といった形で反応するが，このような問題は，成熟した大人より幼い子どもにさまざまな影響を与える。例えば，ピットマン（Pitman, 1995）は，子どもの頃の虐待によって PTSD を発症した人では，成人になってから PTSD を発症した人に比べ，非トラウマ的な刺激に対する身体生理学的な反応の制御により深刻な困難があったとしている。さらに，対人関係におけるトラウマのほうが，対人関係とは無関係のトラウマより深刻な影響を与える傾向がある。例えば，ハリケーンのサバイバーはある一定の騒音や気象状況に対してのみ情動反応が条件づけられるのとは対照的に，子どもの頃に身体的および

性的な虐待を受けた人では，親密さや攻撃性，信頼関係の形成などに関係する刺激に対して，不信感や恐怖感に満ちた反応あるいは解離反応などといった一連の反応を起こす。

本章では，トラウマを受けることから個人を守るうえでの安全な愛着の役割について簡単に論じた後，以下のことについて述べたいと思う。

(1) トラウマが怒りや不安やセクシュアリティのような感情状態の制御に関するさまざまな問題をどのように引き起こすのか。
(2) 感情の制御ができないために，自傷行為，摂食障害，薬物乱用のような自己制御におけるさまざまな病的な試みが起こりやすくなるのはどうしてか。
(3) ⓐ解離，ⓑ感情を言葉に置き換える能力の喪失（アレキシシミアや身体化など）が強い過覚醒に付随して起こってくるのはどうしてか。
(4) 安全感や安心感が形成できていないことによって，人間関係における葛藤に対処する際の問題や，自己の有能感，恥辱感，自己嫌悪の問題などといった性格適応がどのようにしてもたらされるか。

こういった問題は，過剰な依存性かその対極——つまり，社会的孤立，不信，相互に満足しあえる人間関係をつくれないこと——のいずれかの形態で表現される。最後に本章のまとめとして，合併症の治療と，DSM-IVとICD-10における複雑性トラウマ（complex trauma）の定義を簡潔に考察する。

トラウマに対する防衛としての安全な愛着

すべての人は，社会的なコンテクストのなかで成熟し，成長していくが，そのコンテクストは自分がどのように人生のストレスに対処していったらよいのかということに重要な影響を与えている。特に，人生の初期においては，ストレスの高い状況でそのストレスを緩和したり，将来のストレスに対処するのに必要な心理的，生理的な能力を形成するうえで，社会的コンテクストは重要な

役割を果たす。両親の果たすべき最初の役割は，遊ぶこと，食事を与えること，快適にしてあげること，触れること，見守ること，清潔にしてあげること，休ませてあげることなどを，子どもの状態にあわせて，適切な時間に行うことによって，興奮や覚醒を子ども自身が調節できるような援助を提供することであると考えられている。つまり，子どもに自分の興奮や覚醒を徐々に制御できるようになるためのスキルを教えることである。安全な愛着の絆は，成人と子どものどちらにとっても，トラウマによって引き起こされる精神的な病理に対する最も主要な防衛として機能する (Finkelhor & Browne, 1984)。深刻なストレッサーにさらされた子どもでは，両親との愛着の絆の質が，長期のダメージを決定するうえでおそらく唯一の，そしてもっとも重要な因子となる (McFarlane, 1988)。

人が成熟するにつれて，両親と子どもの相互作用の安全性が次第に拡大してゆき，情緒の覚醒を制御したり，社会的サポートから快適さを引き出すための技術までをも含むようになる。ストレスに対処するには，自分自身をケアするために自分の持っている技術を動員する能力や，自分の能力では適切な対応ができない場合にどのようにして外部から保護を引き出すかについての知識などの因子が必要である。われわれの研究 (van der Kolk & Fisler, 1994) では，トラウマを受けた人で子どものころに深刻なネグレクトの既往がある場合には，子どものときに安全な愛着の絆を持っていた人に比べ，特に長期予後がよくないことがわかっている。ほとんどすべての子どもにとって，自分の気持ちを落ち着け，自分自身を心地よい状態にすることができるようになるためには，一貫した外部からのサポートが必要であり，またこのことは，将来，他者の存在から快適さを感じられるようになるためにも必要な条件であろう。

トラウマを受けた人にみられる感情の制御困難

感情の制御/制御困難の発達

前述のように，養育者は慰撫と刺激をバランスよく供給し，子どもの身体的な覚醒を調節するという重要な役割を果たす。この慰撫と刺激のバランスが，

正常な遊びと探索行動を調節していく。スターン（Stern, 1983）は，これを養育者と子どもの間の「感情調律」（affect attunement）と呼んだ。非常に幼い子どもが，最初の養育者（通常は母親である）から引き離されると，まず，心拍数の増加や体温の上昇をともなう落ち着きのない行動を示し，それに続いてうつ状態となる。この間，子どもは睡眠障害（覚醒の亢進や寝つきが悪くなる）をきたし，自発的な行動が減少してくる（Reite, Seiler, & Short, 1978）。その後，再び母親と一緒になっても，子どもの行動の変化は続いたままである。この際の養育者の反応が分離による長期的影響を調整するうえで大きな役割を果たす（Field & Reite, 1984）。

　適切な養育者は，子どもの身体の覚醒状態をちょうどいいレベルに調節するのに対して，子どもに対する反応性の低い親や虐待傾向のある親は，慢性的な過覚醒状態を作り出してしまう。この過覚醒状態は，強い情動が生じたときにそれを調節する能力に永続的な影響を与えるものである。最近の研究から，虐待を受けた幼児，子どもの約80％が，統合されない，あるいは，混乱した愛着行動パターンを示すことがわかってきた。そのような行動パターンは，葛藤行動（例えば，長時間におよぶ凍てつき，制止，いわゆる「水面下の動き」〈underwater movement〉の不活発化など）だけでなく，予測できないような形で母親に近づいて行ったり離れてしまうといった行動にもみられる（Lyons-Ruth, 1991）。このように初期の調律が気質素因とともにその後の覚醒を調節する能力の基礎をつくる。この覚醒調節能力が十分に発達していないことが，トラウマとなるような体験にさらされたあと，精神病理的な問題を長期にわたって起こしやすくなる重要な要因となる。

　子どもが成熟するにつれて，しだいに強い刺激への脆弱性はなくなっていき，より強いレベルの興奮に耐えることができるようになる。時がたつにつれ，心地よさを得るために養育者に身体的接触を求める必要性は少なくなってくる。また，子どもは仲間や父親と遊ぶのにより多くの時間を費やすようになってくる（Field, 1985）。安全な愛着を形成した子どもは，周囲の環境が大体予測できる範囲にあれば，自分で自分をうまくケアする方法を学習していく。それと同時に，苦痛を感じたときに周囲から援助を引き出す方法も学習する。対照的に，回避的な愛着を身につけた子どもでは，通常の状況において行動を統合することはうまく学習できるが，他者とのコミュニケーションや情動

の解釈はできないままになってしまう。言い換えると，このような子どもは認知は扱えるが，感情は扱えないということである（Crittenden, 1994）。

コールとパットナム（Cole & Patnam, 1992）は，自己についての中核概念は，自分の内的な状態を調節する能力と外界のストレスに対する行動反応によって実質的に定義づけられるとした。虐待された子どもでは，自己制御過程の発達の欠落や喪失が存在し，そのために次に述べるような自己の定義に関する問題が引き起こされる。

（1）疎隔感，自叙伝的な記憶（autobiographical memories）の喪失，身体イメージの障害などの自己感覚の障害
（2）自己および他者への攻撃性など，感情や衝動をコントロールする力が弱いこと
（3）不信感，疑惑，親密さの欠如，孤立といった対人関係上の不安定さ

虐待を受けた子どもは，社会的な状況で問題を起こしやすくなっている。彼らは自分に注意を引きつけようとするか，あるいは，社会関係からひきこもってしまうかのいずれかの傾向を示す。また，反抗的，脅迫的，無謀な行為や行動化を示すか，あるいは，屈従的，従属的，恐怖心に満ちた，無力な行動を示すかどちらかである。原因と結果を明確にすることに問題があると，自分の問題に自分自身が関与しているということが理解できなくなり，将来の妄想的な特性につながる可能性が生じる。

自己制御の欠損の表れ

自己制御機能の欠損あるいは喪失は，心理的なトラウマを受けた子どもと大人に最も広汎な影響を与えるものであろう。PTSDについてのDSM-IVのフィールド・トライアルでは，トラウマを受ける年齢が低いほど，またその期間が長期であるほど，怒り，不安，性的衝動の制御に関する長期的問題が生じやすいことが明らかになった（van der Kolk, Roth, Pelcovitz, & Mandel, 1993）。ピットマン，オア，シャレフ（Pitman, Orr, & Shalev, 1993）は，PTSDにおける過覚醒症状は単なる条件反射以上のものであることを指摘し

た。緊急反応を引き起こすような刺激への条件づけは不十分なものであり，トラウマ体験に直接関連しているわけではない他の多くのトリガーでも激しい反応が引き起されるという事実は，この問題のほんの入り口にすぎない。自己制御の喪失/欠落は多様な形で現れる。例えば，適切な刺激に焦点をあわせることができない，注意集中の問題，興奮したときに行動を抑制できない（衝動のコントロールができない），また憤怒，怒り，悲しみなどの感情を制御できないというような形で現れる。マクファーレン，ウェーバー，クラーク（McFarlane, Weber, & Clark, 1993）の研究の結果，PTSDの患者では事象関連電位（event-related potential）が多様な結果を示すことがわかった（詳細は第8章を参照）。

第8章で，私はPTSDを発症している人が，彼らをとりまく環境に対して少なくとも2つの異なったレベルで心理身体的に異常な反応を示したかを述べている。その2つのレベルの異常な反応とは，①トラウマを思い起こさせるような特定の刺激に対する条件づけられた反応，②強烈ではあっても，本質的には中立的な刺激に対する汎化した過覚醒状態，である。第一のレベルは特定のトラウマとなった出来事に関連した音，イメージ，思考に対する身体的な過覚醒状態である。治療が有効であったかどうかを測定する方法のひとつとして，トラウマを受けた人が再びトラウマを思い出させるような刺激にさらされた場合に，その身体的な覚醒状態が減少したかどうかを調べるというものがある（Keane & Kaloupek, 1982）。しかし，シャレフとロジャル＝フックス（Shalev & Rogel-Fuchs, 1993）は，トラウマに関する特定の心理的イメージの脱感作を行っても，PTSDになっている人の身体的な敏感さ全体に影響を及ぼすわけではないとしている。PTSDになっている人は，知覚刺激を評価することが困難であり，日常的な必要性を満たすのに適するように身体的覚醒を調整することが難しい。PTSDになっている人はトラウマ性の記憶を適切に統合することができず，繰り返し過去を再体験して苦痛にさいなまれる傾向がある。この傾向が，生理学的には，無害な刺激をも潜在的な脅威として誤認し続ける状態として現れる。

トラウマを受けた子ども，特に性的虐待を受けた女の子に注意欠陥/多動性障害（ADHD ; attention-deficit/hyperactivity disorder）とPTSDとが高率で合併するという事実は，注意集中と刺激の弁別に関して問題があるというこ

とで説明できるかもしれない（Putnam, 1995）。トラウマを受けた人は，過覚醒状態にあるとき，必要な情報を評価し適切な行動をとるための指針として感情を活用する能力を失う傾向があることがしばしば観察されるが，これは刺激の弁別に問題があるということで説明できるだろう。こうした情報の評価や適切な行動の代わりに，情動の覚醒は「闘争か逃走か」（fight or flight）という反応を引き起こす（Krystal, 1978 ; van der Kolk & Ducey, 1989）。それゆえに彼らはしばしば，何が起こっているのかという通常なら行う心理的検討をせずに，刺激に即座に反応してしまう。

　トラウマを受けた患者は，現在のストレスを強い感情をともなって体験するが，その感情は実際には過去に属するものであり，現在では何の意味もない。自分自身のトラウマ体験に気づかぬままに，彼らは心の中の感情の嵐や他者から示される情緒的な反応を，トラウマの再体験として経験する傾向がある。トラウマに起因する感情は，対人関係において頻繁に再体験される。トラウマを受けた患者は，他者にトラウマを与え続ける，また，トラウマを受け続ける生活を送ることになる。過覚醒を補償しようという試みから，患者は「閉ざしてしまう」傾向がある。行動レベルでは，トラウマを思い起こすような刺激を避けることによって「閉ざしてしまう」。心理生物学的レベルでは，情動麻痺がみられるが，それは，トラウマに関連した体験と日常の体験の両方においてみられる（Litz & Keane, 1989）。慢性的なPTSDの患者では，環境に対する反応の麻痺が見られる傾向にあるが，そのため，日常での出来事が楽しくなくなる。このアンヘドニア（anhedonia：失快楽症）に，トラウマを思い出させる出来事に対する過剰反応がときどき混じることになるのだ。

自己制御への試みとしての自己破壊行動

　トラウマを受けた人びとは，感情制御の問題に対して，何とかコントロールを取り戻そうとしてさまざまな方法を試みる。こうした試みが，自己破壊的で奇怪なものとなることも少なくない。このような行動は，自傷行為から通常の範囲を越えた性的逸脱，過食・嘔吐から薬物・アルコール乱用にまで広範囲に渡る（van der Kolk & Fisler, 1994 ; Briere & Runtz, 1988 ; Hall, Tice,

Beresford, Wooley, & Hall, 1989 ; Palmer, Oppenheimer, Dignon, Chaloner, & Howells, 1990 ; van der Kolk et al., 1991 ; Browne & Finkelhor, 1986)。

自傷行為

　自傷行為は，人間や他の霊長類でも，社会的な孤立や恐怖に対して通常にみられる反応であることが明らかになっている。例えば，隔離飼育されている若いリーサス・モンキーは，自分の身体を噛んだり，頭を叩いたり，頭を壁や床に激しく打ちつけたりする (Kraemer, 1985)。グリーン (Green, 1978) は，虐待を受けた子どもの自験例の41％に，自分を噛んだり，頭をうちつけたり，自分で火傷跡をつけたり，自分の身体を刃物などで切る（セルフ・カッティング）といった行動が見られたとしている。トラウマの既往をもつ境界性人格障害の患者についての研究では，子どものころの性的虐待と，その後の人生でのさまざまな自傷行為――特に，セルフ・カッティングと，拒食（つまり，自分を飢えさせる行為）――に高い有意な相関がみられている (van der Kolk et. al, 1991)。臨床研究では，自傷行為のある患者に，子どものころの身体的，性的な虐待の既往があることが一貫して報告されている (Favazza, 1987 ; Lacey & Evans, 1986 ; Bowlby, 1984 ; van der Kolk, 1987)。シンプソンとポーター (Simpson & Porter, 1981) は以下のようにまとめている。「自己破壊行動は，葛藤や罪悪感，あるいは超自我からの圧力に関係しているのではなく，人生の最初の数年間における敵意ある養育者との苦痛な関係に起因する基本的な行動パターンに関連している」(p. 430)。

　解離には，しばしば自傷行為が伴う。解離症状のある患者の多くは，自傷行為のまえに感情麻痺や「死んだ」ような感覚があったと報告することが多い (Pattison & Kahan, 1983 ; Demitrack, Putnam, Brewerton, Brandt, & Gold, 1990)。患者は，自傷行為中には痛みを感じないと言い，また，自傷行為の後に解放感があると報告することもめずらしくない (Roy, 1985)。自傷行為は，絶望や見捨てられ感に引き続いて起こることが多い (Gardner & Cowdry, 1985 ; Stone, 1987 ; Leibenluft, Gardner & Cowdry, 1987 ; Favazza, 1989 ; Simpson & Porter, 1981)。解離体験そのものが，自分の身体を切りつけたいという衝動を説明するかもしれない。つまり，死んだような感覚や他者とつな

がっていないという主観的な感覚——そうした感覚は，もともとは激しい苦しみに対処するためのものであったのだろうが——は，きわめて不快な体験でもある。習慣的に自傷行為を繰り返す人の多くは，自傷行為によって気分が良くなり，「生きている」という感覚を取り戻すことができると述べる。未発表の研究ではあるが，われわれは，自傷行為を行う8人の患者に協力を依頼し，自分の身体を傷つけたいという衝動が最高に高まったときの，彼らの痛みへの反応を測定した。このとき，8人の被験者のうち6名は，倫理的に許される範囲の痛み刺激に対して痛みを訴えなかった。ナロキソンの静注によってこの無痛覚状態は消失した。しかし，被験者は，ナロキソンの静注では自分を切りつけたり火傷を負わせたりしたときほどの解放感は得られなかったと述べた。この研究からは，これらの患者には環境からのストレスに対する無痛覚反応が条件づけられており，そのために感覚麻痺が起こっていることが示唆される。ナロキソンの静注によって身体的に痛みを感じることができるようになるという事実は，この無痛覚症状や麻痺には内因性のオピオイドが関係していることを示唆している。患者によると，セルフ・カッティングは解放をもたらし，生きている感覚をもたらすという。患者が述べているようなある種の解放感をもたらす自傷行為の際に，どのような神経化学物質が分泌されているかはいまだ明確になってはいない。

　精神科の外来患者について，子どもの頃の自己破壊行動の既往を調べたところ（van der Kolk et al., 1991），虐待やネグレクトが行われ始めた年齢が，自己破壊行動の重度性とその形態に重要な役割を果たしていることがわかった。虐待が早期であるほど，自分に攻撃を向ける傾向があった。小児期早期および潜在期の虐待は，自殺企図，自傷，その他の自分を傷つける行為と強く相関していた。対照的に，思春期になってから虐待を受けた場合は，拒食症とリスク・テイキング行動（自分自身を故意に危険にさらすような行為）の増加のみに有意に相関していた。このプロスペクティヴな研究において，われわれは，約4年間にわたり対象者を追跡調査したが，その間，自己破壊行動の継続が認められた。特に，性的虐待の既往がある場合には，その後に自殺企図，自傷行為，他の自己破壊行動が生じることが予測された。ネグレクトの重度性を示すスコアも，自殺企図，自傷行為，他の自己破壊行動の継続を予測するものであった。この追跡調査の期間においては，最重度の分離体験およびネグレクト

の既往をもつ被験者が，最も自己破壊的であった。われわれの調査結果では，小児期の虐待は自己破壊行動の発生に大きく関与しており，安全な愛着の欠如がさらにその行動を維持する方向へ働いていることがわかった。主たる養育者からの長期におよぶ分離を経験していたり，子どもの頃に誰かから愛されていたという感情を記憶していない被験者では，この調査期間中，自己破壊行動をコントロールするために自分の内在資源を活用することがほとんどできなかった。自殺企図，セルフ・カッティング，その他の自傷行動は，感情調節に関してさまざまな異なった機能を有している。それらは，殺したい，傷つけたいという積極的な意図の現れであったり，表面化はしないが脅威を与えるような幻覚に対する反応かもしれない。また，生理学的なホメオスタシスや対人関係の状況の変化させることによって，耐え難い感情を調節しようとする方法であるかもしれない (Bowlby, 1984 ; van der Kolk, 1987 ; Field, 1985)。

摂食障害

　摂食障害と子どもの頃のトラウマとの関係についてはさまざまに論議されてきている。摂食障害の臨床事例の研究では，子どもの頃のトラウマの既往（特に性的虐待）を持つ割合は，7％ (Lacey, 1990) から69％ (Folsom, Krahn, Canum, Gold, & Silk, 1989) と幅はあるものの，概して高い値を示している。非臨床例においては，摂食障害は，子どもの頃のトラウマと常に関連が見られるわけではなかった (Pope & Hudson, 1993)。しかし，ミネソタ州で高校生に対して行った広域の疫学調査で，ヘルナンデスとディクレメンテ (Hernandez & DiClemente, 1992) は，性的な虐待を受けた女の子には，摂食障害をより発症しやすいリスクがあることを明らかにした。われわれの境界性人格障害の研究 (van der Kolk et al., 1991) では，過食症と子どもの頃の虐待やネグレクトに関連はなかったが，思春期になってからの虐待と拒食症には関連がみられた。拒食症，過食症，あるいはその両者をもつ女性についての最近の予備的研究で，ハーツォックら (Herzog et al., 1993) は，子どもの頃の性的な虐待の重症度と摂食障害の罹患期間およびその重症度が上記の3つグループですべて相関がみられることを明らかにした。子どもの頃に性的虐待を受けた摂食障害の患者には解離，自傷，家族の一貫性のないルールが比較的高頻度にみら

れた。それと同様に，境界性人格障害の患者には，解離症状，自己破壊行動，特徴的な親の養育パターンがみられた（Herman et al., 1989 ; Sanders & Giolas, 1991）。しかし，子どもの頃のトラウマと摂食障害の間にはっきりした相関があるのかという問題は，まだ未解決のままである。非支持的な初期の環境——子どもの要求に注意が払われないような——は，性的虐待の被害を受けやすい状況に子どもをおくことになり，一方で，不快な感情の調節を行うための方法——そのひとつが，摂食パターンの異常である——を何とか工夫しなければならないといった状況に子どもを追い込んでいるのかもしれない。

物質乱用

物質乱用者についての研究では，子どもの頃の虐待やネグレクトの既往が，一般より高い率でみられることを一致して報告している（例えば，Hernandez & DiClemente, 1992 ; Abueg & Fairbank, 1992 ; Lisak, 1993）。トラウマを受けた成人では，アルコールと薬物乱用が同じくらい高い率でみられる（Keane & Wolfe, 1990 ; Kulka et al., 1990）。カンツィアン（Khantzian, 1985）は，物質乱用の自己薬物投与理論（self-medication theory）を提唱している。そのなかで彼は，薬物には特別な向精神性の効果があるため選択的に用いられるのではないかと述べている。例えば，ヘロインは，怒りや攻撃性の感情を静める強力な効果をもっており，一方，コカインは，強力な抗うつ効果を有している。アルコールは，PTSDの「治療」ではおそらく最も古い薬物であろう。アルコールは，不眠や悪夢といったPTSDの侵入症状に短期的な「治療」効果を示す（Keane, Gerardi, Lyons, & Wolfe, 1988 ; Jellinek & Williams, 1987）。アルコールは効果的にPTSDの症状を緩和する一方，断酒によるリバウンドで，不眠，悪夢，その他の侵入症状を再び体験するようになる（Abueg & Fairbank, 1992）。トラウマを受けた人の薬物乱用の治療は，退薬中のPTSDの症状の再燃という課題に積極的に取り組めば，より有効なものとなりうる。アルコホリック・アノニマス（AA）のような自助グループではこの問題を，直感的に，驚くべき洞察によって把握しており，その12ステップのプログラムにはPTSDへの有効な治療が組み込まれているように思われる。

解 離

　トラウマ体験をした子どもと，子どもの頃にトラウマを体験した成人の多くが，ストレスを受ける状況で自分を「消してしまう」ことが報告されている。それは，起こっていることを，現実に自分の身に起こっているのではなく，他人に起こっているような感覚をもって，遠くから何が起こっているかをみることを可能にする。第11章で，ヴァン・デア・ハート（van der Hart），マーマー（Marmar）と私は，PTSDの病因と病状の持続における解離の役割について論じている。近年の研究では，解離がPTSDの必須の一面であるというジャネの研究が見直されてきている（van der Kolk & van der Hart, 1989 ; Marmar et al., 1994 ; van der Kolk et al., 印刷中）。「観察する自己」（observing self）と「体験する自己」（experiencing self）への分離が発達すると，身体から離れていく感覚が生じ，自分の身に起こっていることを遠くから眺めているといった現象が起こることを多くの人が報告している（Gelinas, 1983 ; Noyes & Kletti, 1977 ; van der Hart, Steele, Boon, & Brown, 1993）。トラウマを体験しているとき，解離によって人は，傍観者として事件を眺めることが可能になり，痛みや苦痛を全く感じないか，あるいは部分的にのみ体験し，その結果，出来事の衝撃をすべて受け止めなくてもすむようになる。

　子どもがひどいストレスに繰り返しさらされると，ヴァン・デア・ハートが「三次解離」（tertiary dissociation）と呼ぶ段階へと発展する。トラウマ体験は要素ごとに分離した心的状態におかれ，それらの心的状況は，特定のトラウマ体験の要素が活性化されたときにだけ機能するようになる。こうした二次解離（secondary dissociation）の非常に複雑な形態は，解離性同一性障害（以前，多重人格性障害と呼ばれていたものである）にみられるが，それはまた，子どもの頃に重度のトラウマを受けたことに起因するPTSDの複雑型として記述されてもきた（Kluft, 1991）。解離能力によって，このような患者の多くは，人生のいくつかの局面においてかなりの成功を収めることを可能にするような有能な領域を発達させることができるが，一方で，解離した自己の断片のある面は，トラウマに関する記憶をもっており，親密さや攻撃性に関係する問

題を調整する能力に壊滅的な軌跡を残してしまう。トラウマにさらされている間は，解離は事態への対処を可能にするための有効な方法となりうるが，急性のトラウマが過ぎ去ったあとは，日常の機能を妨害するものになってしまう。解離は，自分を圧倒してしまうような感情から，自分自身を保護するために距離を保つ一方で，「死んだような」主観的感覚や他者から切り離されてしまったという感覚をもたらしてしてしまう（第11章を参照）。

　解離性障害をもつ成人では，また，悪夢やフラッシュバックにさいなまれやすく，心身症状，自殺企図，自傷や薬物乱用などといった問題を持ちやすい。ザクセら（Saxe et al., 1993, 1994）は，ある一定期間に州立精神病院に入院してきた111人の患者を対象に，解離体験尺度（DES；Dissociative Experiences Scale；Bernstein & Putnam, 1986）を施行したところ，15％が非常に高い得点を示した。高得点を示したこれらの患者すべてが性的虐待の既往をもっており，86％は身体的虐待を受けており，79％は家庭内暴力の目撃者であった。高得点群では，100％がPTSDの診断基準を満たしており，71％は境界性人格障害，64％は身体化障害に該当した。DESで高得点を示す患者についての他の研究では，小児期の家族成員の喪失と家庭内および家庭外での性的虐待との間に高い相関を示した（Irwin, 1994）。不幸にも，これらはの患者の大部分は，解離性障害やPTSDの診断がつけられていなかった。近年，このような慢性的なトラウマを受けた患者に適切な診断を行うことが，長期予後に劇的に良い影響をもたらすということを支持する研究が増えてきている（Ross, 1995）。

　分裂した自我状態にトラウマ体験のそれぞれの面が保持されているということは，正常な発達過程の誇張や固着として理解することができる。学童期の子どもは対象の不変性を学ぶという発達段階にある。これは，対象は必ずしも見た目と同じである必要はないということを学ぶ発達段階である。この年齢の子どもは異なった役割を演じてみることを楽しむ。子どもは，異なった人格のふりをするとどのような感じになるのかを試すのに無限とも言える時間を費やす（例えば，さまざまなテレビ・キャラクターの役をしたり，カウボーイとインディアンごっこをしたりなど）。子どもが極端なストレス下で生活している場合には，子どもたちは自らの運命からのがれるために，この能力を使って異なる人格のなかに隠れてしまうことがある。しかしながら，幼い子どもにあって

は，親などの養育者が，イライラしていたり不快を感じる状態から，落ち着いて満足した状態になるような援助（例えば，ストローキングや，抱いて揺らしたり，声をかけたり，歌ったりすること）を子どもに提供できなかったり，またはする意志がないような場合に限り，子どもはその耐え難い状況から逃れるために，習慣的に別の人格を使うようになる。このことは，家庭内での暴力やネグレクトの場合にのみ起こることではなく，子どもが繰り返し医学的，外科的な治療を受けなくてはならないなどといった場合にも起こってくる。近年，フランク・パットナム（Putnam, 1995）が行った，性的虐待を受けた女の子の発達についてのプロスペクティヴな研究で，女の子たちが健忘，行動の急激な変化，幻視，「ぼんやりした状態」（spacing out），虚言などといった病的な解離を示すようになることがわかった。

アレキシシミア（失感情症）と身体化：自己および他者とコミュニケートするための言葉や象徴の喪失

ヘンリー・クリスタル（Krystal, 1978）は，トラウマが「感情の脱分化」（dedifferentiation of affect）を生じるということを最初に論じた。感情の脱分化とは，適切な行動をとるための指針として機能する特定の感情を同定する能力が失われていることを意味している。彼はまた，このような，身体の状態を特定するための意味概念を作り上げる能力の欠落が，心身反応の発達や自己および他者に対する攻撃性に関連しているとした。われわれが最近PTSDの患者に対して行ったPET（陽電子放射撮影法）を使った研究（Rauch et al., 印刷中）では，PTSDの患者をトラウマを思い起こさせるような刺激に直面させることで，右半球のある部位に透過性の亢進が生じた。この領域は情動状態や自律的な覚醒に関連する部分である。さらに，それと同時に，ブローカ領域での酸素の消費が低下した。このブローカ領域は，左側頭葉の下部にあり内的体験に触れるための言葉を生み出す部分である。トラウマは「言葉にならない恐怖」（speechless terror）を引き起こし，感情を言葉で表現する能力を阻害し，感情を身体の機能不全という形で無言のうちに表現させる場合があるということが観察されているが，上述の研究はこういった現象を説明してくれ

る。近年の研究（Harber & Pennebaker, 1992）では，トラウマ体験を言語化することが心身症状を減少させるという報告がなされている。

　感情を同定するために言葉や象徴を利用する能力の発達における問題は，きわめて初期段階から生じる。チチェッティら（Cicchetti & Beeghy, 1987; Cicchetti & White, 1990）は，虐待やネグレクトを受けている幼児は，安全な状態にある同年代の子どもに比べ，自分がどのように感じているかを表現するために使う言葉が少なく，原因と結果の関係を理解することがより困難であったとしている。安全な環境にある子どもは，空腹，かわき，意識状態などの身体的状態を表現するのにより多くの時間をかけ，また，憎しみ，嫌悪，怒りといった否定的な感情をより頻繁に表現した。自分が何をどのように感じているかわからないということが，虐待された子どもたちにみられる衝動性のコントロールの障害という状態に寄与しているように思われる（Fish-Murray, Koby, & van der Kolk, 1987）。つまり，感情を言葉にして，柔軟な反応戦略を考えることに困難があると，感情に基づいて行動しがちになるだろうということである。われわれの最近のPETの所見でも予測されていたことであるが，チチェッティとホワイト（Cicchetti & White, 1990）は「虐待を受けたりネグレクトを経験した幼児は言葉で感情を表現することに特別な困難を抱えるが，それは，単に心理的に脅威を受けたということの表れではなく，虐待やネグレクトなどのような扱いによって二次的に起こった神経解剖学的，神経―生理的な変化の表れではないか」（p. 369）との仮説をたてている。

　現代精神医学の夜明け以来，人びとはトラウマと身体化の間に密接な関係が存在することに気づいている。ブリケ（Briquet, 1859）は，ヒステリーについての最初の経験的な研究論文で，ヒステリーは極度のストレスにさらされた既往をもつことに関係しているらしいと述べている。ブリケのヒステリーに関する記述は，現在の身体化障害の診断の基礎となっている（Mai & Mersky, 1980）。健忘は身体化障害の診断基準のひとつである。多くの研究が，子どもの頃の性的虐待の既往は，解離とともに身体化障害を引き起こすとしている（Goodwin, Cheeves, & Connel, 1990; Loewenstein, 1990; Saxe et al., 1994; Spiegel, 1988 a, 1988 b; Terr, 1988）。1980年代以降の研究は，身体化と解離の密接な関係（例えば，Pribor, Yutzy, Dean, & Wetzel, 1993; Coons, Bowman, & Milstein, 1988; Putnam, Loewenstein, Silberman, & Post, 1984;

Putnam et al., 1986 ; Ross, Heber, Norton, & Andreason, 1989 ; Loewenstein, 1990 ; Gorss, Doerr, Caldirola, Guzinski, & Ripley, 1980 ; Walker, Katon, Neraas, Jemelka, & Massoth, 1992 ; Saxe et al., 1994) を，また，身体化とPTSDの関係（例えば，Walker et al., 1992 ; Saxe et al., 1994 ; McFarlane, Atchinson, Rafalowicz, & Papay, 1994) を繰り返し示してきている。身体化障害についてのDSM-IVのフィールド・トライアルの際に行われた研究のひとつは（Pribor et al., 1993)，身体化障害をもつ100人の女性のうち90％以上がある種の虐待の既往を報告しており，その80％は，子どもの頃あるいは成人になってから性的虐待を受けていたことを明らかにした。身体化症状の数はDESのスコアに比例しており，身体化と解離と虐待には有意な関連が見られた。

PTSDについてのDSM-IVのフィールド・トライアル（van der Kolk et al., 1993) と解離性障害の調査（Sexe et al., 1994) の両方の研究において，われわれは驚くべき結論に達した。それは，重症のトラウマの既往がない場合には，身体化障害の発症はまれであるということだ。われわれの研究では，解離性障害の患者の64％が，身体化障害の診断基準を満たしていた（Saxe et al., 1994)。また，象徴的表現をせず行動に依存することによって起こってくる問題は，トラウマを受けた思春期の子どもによく見られるものである。PTSDのDSM-IVのフィールド・トライアル（Pelcovitz et al., 印刷中）では，トラウマを受けた青少年は，感情に触れるようなことから遠ざかることで，虐待が自分の人生に影響を与えているということを否認していた。しかし，友人との虐待的な関係にまきこまれたり，ハイリスクの行動や薬物の摂取に関わっているものが高い率にのぼっていた。少女の多くは，若い年代で妊娠していた。

これらのことは，フロイトがかつて反復強迫と呼んだタイプの行動ではないかと思われる。フロイト（Freud, 1920/1955) は，情緒的な負荷の高い出来事を思い出せない人びとは，治療的関係と現在の生活の両方で，このような統合されない体験を繰り返す危険性があることを指摘した。フロイトは，記憶が抑圧されている場合には，患者は「それを過去のものとして思い出す代わりに，抑圧されているものを現在の体験として繰り返さざるを得ない」(p. 18) と考えた。行動化しやすく，言語表現が不十分な患者では，内的な状態は言語より身体の動きや絵のなかに表現されやすい。描画やサイコドラマは，患者の言語

発達の促進につながるだろう。十分な言語発達は，コミュニケーションを有効なものにするのに必須であるばかりでなく，心理療法を可能にする象徴形成にとっても必要である。集団心理療法は，また，感情状態を表現するために行動や言語を使えるようにするのに有効であろう。

トラウマと人格発達

慢性の解離，医学的原因のない身体上の問題，および適切な自己制御過程の欠如という3つの症状が合わさって，人格発達に深刻な影響を与える可能性が生じる。これらの症状には，身体イメージの障害や疎隔感などの自己感覚の障害があり，無力で，傷ついた，無用な存在という自己への見方，信頼や親密さ，自己を表現することの困難さ（van der Kolk, 1987 ; Herman, 1992 a, 1992 b ; van der Kolk & Fisler, 1994 ; Cole & Putnam, 1992）を生じる。当然のことながら，このようなプロセスは人格発達の各段階にそれぞれ異なった影響を与える。社会的なサポートの有無は，感情制御に関する問題によってどのように人格が形成されていくかを決定するうえで重要な因子となる。例えば，われわれの研究（Herman et al., 1989）では，境界性人格障害（BPD）と診断された対象者のほとんどが，7歳以前に家族の他のメンバーからのトラウマを経験しており，同時にかなりひどいネグレクトを受けていたことが明らかになった。

トラウマの人格への影響に関して非常に衝撃的なのは，それ以前に何らかの脆弱性があったかどうかにかかわらず，トラウマ以前には適切に機能していた成人の場合でも，トラウマ後に全般的で急激な機能の悪化を経験するということである（Tichener, 1986 ; Kardiner, 1941）。成人の場合のトラウマにひき続いて起こる機能の減退は，第二次世界大戦後時の文献に何度も取り上げられている（例えば，Archibald & Tuddenham, 1956）。カーディナー（Kardiner, 1941）は，外傷神経症について以下のように述べている。「分裂病のそれとは区別できない症状の悪化。……効果的な機能の領域およびそうした機能から得られる満足の進行性の退縮に由来する興味や関心の低下」（p.249）。カーディナーはこうも記している。一度トラウマを受けた人は，「もともとのトラウマ

となった状況があたかも，現在でも存在しているかのように振る舞い，もともとの状況でうまく機能しなかった防御のための行動を取り続ける。このことは，被害者の外界に対する認識と，自己に関する認識とが永久的に変わってしまったということを意味する」(p. 82)。

トラウマの内在化

　認知のレベルにおいては，日々の生活で何に注意を向けるかという選択を行うための知覚を決定する仮説は，その人の日常の経験によって形作られると考えられる。このような認知のスキーマは，その後の行動や予期のためのいわばロードマップとして機能する (van der Kolk & Ducey, 1989 ; Pearlman & Saakvitne, 1995)。ジャノフ＝バルマン (Janoff-Bulman, 1992) は，トラウマを受けた成人の場合にはこの「仮説」が閉じてしまった状態にあると述べた。一方，他の研究者ら (Cole & Putnam, 1992 ; Herman, 1992 a, 1992 b) は，トラウマが人格の発達や自己概念の形成にどのように影響するかについてきわめて詳細かつ明快な報告を行っている。
　トラウマに基づいた内的スキーマは，トラウマを受けた人の自己認識や世界観にある一定の位置を占めるようになる（第11章を参照）。しばしば，異なったスキーマが並存し，状況によって別のスキーマが活性化される。つまり，高いレベルの能力と対人関係への敏感さが，自己嫌悪やセルフ・ケアの欠如，人に対する残酷さといったものと並列して共存することになる。家族内でトラウマを受けた人の多くは，他者の要求には鋭敏に反応するものの，健康や休息，自己防衛といった自分の基本的な欲求に注意を向けることがとても困難である。多くの人は，対人関係でも自分の家族との関係のパターンを繰り返す。そのなかで，彼らは被害者と虐待者の役割を代わる代わるとり，しばしば，「裏切られたから」とか「無力感を感じたから」ということで自分の行動を正当化する。投影性同一視 (projective identification) ―― 自分自身の最も軽蔑する性質を，自分のなかにそういった性質が存在していることについて深く認識することなく他人に帰すること――の機制を用いることがカーンバーグ (Kernberg, 1975) によって詳しく記述されている。

基本的信頼の障害

養育者から加えられたトラウマの場合は特にそうであるが，いかなる年代に受けたトラウマでも，一般的に信頼能力に深刻な影響を与える (Burgess, Hartman, & McCormick, 1987 ; Nadelson, Notman, Zackson, & Gornick, 1982 ; Oates, 1984 ; Terr, 1983 ; Briere, 1988 ; Mezey & King, 1989 ; Pynoos et al., 1987)。トラウマとなる出来事の後，人間関係への認識はトラウマ体験というフィルターを通して行われるようになる傾向がある。われわれの行った境界性人格障害についての研究では，トラウマを受けた患者のほとんどが，人に依存しすがりつく一方で，お互いにとって価値のある関係を持てず，社会的には孤立していることがわかった (Herman et al., 1989)。多くの患者は，何年もかけて救済者を熱狂的に探し回ったあげく，社会的な孤立へとひきこもってしまう。自分に対して権威のある人との関係で無力感を感じたという体験から，その後の人間関係を，支配するか服従するかという観点で見るようになる。境界性人格障害の患者のほうが優位にある場合には，相手に対して恐怖や嫌悪感をかきたてようとする。逆に，彼らのほうが従属的な立場にある場合には，自分自身の有能さを経験する機会を犠牲にして，無力感を感じ，服従的に振る舞い，自己主張できず，その対象を理想化（あるいは，もしくは並列して「価値の切り下げ」[devaluation]）する傾向がある。治療においては，現在の関係がトラウマの再現であるということを扱わない限り，過去のトラウマに触れることができないのは明らかである。通常，治療は信頼，権力，安全という問題を中心に，かなりの時間をかけて話し合うことから始まる。主たる葛藤が表面化し，適切な妥協点が見出されない限り，大きな進展は望めない。

責任の感覚の欠如

発達過程でのトラウマへの固着に関する重大な問題のひとつに，責任を正当なところに帰属させる能力の欠如がある。幼い子どもでは，彼らの認知レベルの発達的な特性のために，自分の身に起こるすべてのことを自分の行動や自分の魔術的思考の結果であるとしてしまう。しかしトラウマに関係する自己非難や罪悪感，恥辱感はトラウマを受けた子どものみに起こるわけではない。こういった感情はまた，もっと成熟した大人においても見られるが，これは，

内的統制感の全般的な喪失からくるものである (Ferenczi, 1932/1955; Kluft, 1990; Ogata et al., 1989; Piaget, 1962; Paris & Zweig-Frank, 1992; Perry, Herman, van der Kolk, & Hoke, 1990; Rutter & Hersov, 1985; Sullivan, 1940)。DSM-IVのPTSDについてのフィールド・トライアルでは，以下のようなことが明らかになっている。トラウマを受けた人の多くは（特に子どもの頃に最初のトラウマを受けた人の場合には），自分の虐待体験だけでなく，自分では当然コントロールができないようなその後の人生や生活の問題について，深刻な責任感に悩まされる傾向がある。彼らはまるで，保存の概念と対象恒常性を欠いているために，自分が宇宙の中心なのではないと理解できないという点で前操作期にある子どものようである。彼らは，対人関係の問題には多くの人が関係しているということを理解するのが困難なままであることが多い。

アイデンティティへの否定的影響

トラウマを受けた人は，自己の重要性，能力，内的な価値についての感覚を維持できないことが多い。彼らが虐待などのような対人関係上の出来事の被害者である場合には，しばしば，虐待者との同一化を生じ，自己の無力感を思い出させるような人に対して憎悪を表明する。虐待者への同一化は彼らが不安を処理するうえで役立つようである。このような患者の多くは，人生のかなり早い段階で有能に，責任をもって行動することを学習しており，まるで大人のように振る舞い続ける。同時に彼らは自分自身を誰からも愛されない，いやしむべき，弱い存在であると見る傾向がある。トラウマを受けた患者は，現在の感覚や感情的な刺激が引き金となって過去のトラウマの記憶がよみがえるということをよく経験する。興奮や，不安，おびえ，解離が容易に引き起こされるので，平静な状態でいたり，周囲に一貫した対応をとることに自信が持てなくなる。この憎悪と予測不可能性という内的な感覚は，社会的孤立や親密な人間関係の回避という形で表現されるようになる。このような患者はしばしば，自分の能力を，人生を通して「演じ」てきたもっともらしい物語の一部として経験する。

遊びと他者との関係への影響

　子どもの頃にしておくべき重要なことのひとつは，他者との協調的な関係の形成を学ぶことである。トラウマを受けた子どもについての多くの研究が，彼らがしばしば，遊ぶ能力について深刻な問題を抱えていることを明らかにした (Terr, 1988 ; Pynoos & Nader, 1988)。トラウマにさらされると，過度に恥ずかしがりで引っ込み思案になるか，あるいは他の子どもをいじめたり脅威を与えたりするかのどちらかになりやすい (Cicchetti & White, 1990)。彼らは自分の興奮状態を制御することや，感情を言葉にすること，適切な刺激に注意を向けることができず，また，トラウマに関連した感情や感覚がなんらかのきっかけで呼び覚まされ再体験しやすく，そのために環境に波長を合わせていくことが困難になる。子ども時代の遊びというものは，子どもが違った役割やその結果を試してみることを可能にするという働きをもつ。また，それによって，他の人はどのように世界を体験しているかを理解できるようになり，恐怖の感情や，恐怖を感じる人や状況を克服する力を得る。遊ぶことが少なくなると，ポジティヴなものとネガティヴなものを統合する能力の発達が抑制される――良いと悪い，有力感と無力感，愛情と怒りなどが分離した自我状態として体験されつづける。このことは，恐怖への特徴的な対処方法――すなわち解離，意識的な否認，現実の状況が自分の身に起きたことであるという事実を認めないこと――を強化する。こういったことがすべてあわさって，トラウマを受けた子どもたちの多くは，有能さ，親密さ，遊びなどの課題が達成される重要な発達段階をのがしてしまうという結果となる。こうした技術をもたないと，成人になってからの生活は物寂しく，意味のないものとなりがちである。われわれの研究のひとつ (van der Kolk et al., 1991) は，他者の存在から心地よさを得る能力は，トラウマの既往以上に，患者が改善し慢性的な自己破壊的な行動を放棄できるかどうかついてのより強力な予測因子となることを示した。

対人関係への過度の敏感さ

　虐待にさらされると，人は自分の仲間を鷹のような目で見るようになる。養育者から虐待を受けた人の多くが，自分に力を及ぼす可能性のある人の要求や

感情を読み取るという並外れた能力を発達させる。また，そのために，他者の意図を理解するうえでとんでもない失敗を生じる可能性もある。幼いときから虐待的で予測できないような行動をする両親のもとで育つと，多くの子どもは他者の要求に気づくことに非常に敏感になる——この能力はその後，自己防衛として使われるようになる。不幸なことに，このような対人関係への敏感さは，たいていの場合，自分の満足の感情という要素を欠いている。というのは，これは子どものころに身についたサバイバルのための技術の単なる模倣であり，信頼や所属感，あるいは親密さといった感覚をともなってはいないものだからである。

トラウマの反復への強迫衝動

トラウマを受けた人の多くが，彼らが最初にトラウマを受けたコンテクストに非常に類似した状況を生じるような社会的環境にまき込まれるようになる。ロッド・スタイガーが主役を演じた「質屋」(Pawnbroker) という古典映画がその一例である。フロイト (Freud, 1896/1962) は，このような反復が目的とするところは，マスタリー (mastery：克服や熟達の意) を得ることではないかと考えた。しかし，臨床的な経験からするとマスタリーを得られるということは非常に稀であり，反復はむしろ，被害者自身や被害者の周りにいる人に苦悩をもたらす原因となる。子どもはトラウマを意識していないので大人より強迫的反復行動を起こしやすい (Bowlby, 1984)。トラウマの再演行動において，人は被害者，加害者あるいはその両者の役割をとる。

他者に被害を与える

家庭内暴力に関する多くの研究は，子ども時代の虐待の深刻さと後に他人に被害を与える傾向との間に直接的な関連があることを示している (Burgess et al., 1987 ; Green, 1983 ; Pynoos & Nader, 1988 ; Widom, 1987 ; Mezey & King, 1989 ; Burgess, Hartman, McClausland, & Powers, 1984 ; Groth, 1979 ; Lewis et al., 1988 ; Lewis, Lovely, Yeager, & Della Femina, 1989 ; Werner, 1989)。自分の被害体験を再演することが，暴力のサイクルの主要な要因となっているようである (Widom, 1987)。多くの研究は，犯罪者がしば

しば身体的あるいは性的虐待の既往を持っていることを示している（Burgess et al., 1987）。性的虐待を受けた 34 人の少年についてのプロスペクティヴな研究で，バージェスら（Burgess et al., 1987）は，この少年たちの多くが虐待されるようになってから数年以内に薬物乱用，少年非行，犯罪的行為などを生じていることを明らかにした。また，1987 年に殺人のため死刑判決を受けた 14 歳の少年のうち 12 名はひどい身体虐待を受けたことがあり，また，5 人は親戚から肛門性交の被害を受けていた（Lewis et al., 1988）。

再被害化

人が一度トラウマを受けると，将来何かの機会に被害を受けやすくなる（Hiberman, 1980 ; Mezey & Taylor, 1988 ; Mezey & King, 1989 ; Groth, 1979 ; Russell, 1986）。レイプの被害者は再びレイプされやすいという傾向があり，身体的または性的虐待を子どもの頃に受けた女性は，成人になって再び暴力被害を受けやすい。子どものころの性的虐待の被害者は，売春をする危険性が高い（Field, 1985 ; Finkelhor & Browne, 1984）。ダイアン・ラッセル（Russell, 1986）は，女性の人生における近親姦の影響についての緻密な研究で，子ども時代の虐待と薬物乱用，売春，自殺企図との関連に気づいていた女性はほとんどいないことを示した。無作為抽出した女性の 38％ は 14 歳以降にレイプされたかあるいはレイプ未遂の経験があったが，一方で，子どものころに近親姦の既往があった人ではその割合が 68％ にもなった。近親姦の既往のある女性が結婚生活で身体的な暴力の被害を報告する率は，そうした既往のない女性の 2 倍（27％）であり，また，身内ではない権威者——教師，牧師，治療者——から望まない性行為を強いられたことがあると報告した率は，既往のない女性の 2 倍以上（53％）であった。父—娘近親姦の被害者では，被害を受けていない人の約 4 倍の人がポルノグラフィの被写体になることを求められたという報告もある。

危険に直面した場合の愛着の増加

作家や精神科医は以前から残虐な扱いを受けた人がしばしば，彼らを苦しめる存在に強く引きつけられるようになることを記してきた。アメリカでよく知られている例としてパトリシア・ハーストとエダ・ナスバウムがあげられる。

一般的に人が，特に子どもの場合，脅威を感じると強く保護を求めるようになるということは理解しやすい（van der Kolk, 1989）。

　ほとんどの文化は，その文化に属するメンバーがトラウマを受けたときにそういった強力なケアを提供するための儀式を有している。だれも助けてくれる人がいないときには，人は恐怖の源泉に慰安を求めるようになる。大人も子どもも，自分をしばしば苦しめ，殴り，脅威を与える人物と強い感情的な絆を結ぶようになる傾向がある（Dutton & Painter, 1981；Herman, 1992 a）。この現象はストックホルム症候群と呼ばれている。捕虜が自分を捕らえている者のために保釈を願い出たり，あるいは彼らと結婚したいとか，性的な結びつきを持ちたいと言い出すこともある（Dutton & Painter, 1981）。虐待された子どもが，両親にしがみつき，家から離されることに抵抗したりすることもめずらしくない（Dutton & Painter, 1981；Kempe & Kempe, 1978）。暴力を受けている妻が，自分を苦しめる夫に強い愛着を抱くこともある（Walker, 1979）。このように脅迫に応じて形成される強い愛着の絆を成り立たせる中心的な要素は，監禁という状況，外界との接触の断絶，外部からの援助の欠如である（van der Kolk, 1989；Herman, 1992 a）。

　子どもの頃に虐待を受けた人（彼らの多くは自分の身の周りで起こっている暴力について早くから自分を責めるようになる）は，上述のように，後に自分のパートナーと虐待的な関係をもつようになりがちである。このような患者は，力と支配という観点から人間関係を見る傾向があるため，その人間関係を完全にコントロールしようとするか，従属的な立場を受け入れた場合には，愛情や献身や模範的な行動をとることで過去の虐待を繰り返すことが避けられるはずだとの仮説に基づいて行動するかのどちらかになりがちである（Frieze, 1983；Krugman, 1987；Walker, 1979）。人間関係の一部である避けられない不一致や力関係の争いを，すべてをコントロールすることや完全な服従によっても処理できなくなると，虐待の既往のある人は，自分の意志をはっきり伝えることができず，他者の見方がわからなくなり，妥協ということができなくなる。彼らには，意見が違った場合に暴力なしで解決するという経験がほとんどない。したがって，そうした関係のなかでパートナーは，完全に一致するような完璧な行動を期待されたり，何を言っても無駄といった強い無力感を持たされるといった状態になったりする。自己非難や麻痺（感情的なひきこもりや薬

第7章 トラウマへの適応の複雑さ，自己制御，刺激の弁別，および人格発達　229

物乱用などにみられる）や身体的暴力のような早期の対処メカニズムに戻ることで，子ども頃のトラウマの再現，「抑圧されたものへの回帰」への道が開かれる（Ainsworth,1967；Freud, 1939/1964；Frieze, 1983）。

トラウマと境界性人格障害の形成

　1980年代半ば，ジュディス・ハーマンと私は，クリストファー・ペリー（Christopher Perry）と共同で，子どもの頃のトラウマと境界性人格障害の形成の関係についての研究を開始した。近親姦の被害者とヴェトナム帰還兵についてのわれわれの基礎的研究に基づいて，トラウマ，特に養育と安全を依存している人からの長期間にわたるトラウマが，内的なスキーマをどのように構成するか，あるいは外側の現実にどのような方法で対処していくかに決定的な影響を与えるということを提唱した。われわれは，自己や他者を「すべて良い」(all-good) 部分と「すべて悪い」(all-bad) 部分に分けてしまうという特徴的なスプリッティングは，発達の停止——つまり自己が断片化したままの状態が続くことや幼少期の体験の構築様式への固着——の表れであると理論づけた。自傷行為——治療者にはマゾヒズムの顕示や操作的なジェスチャーと映る（van der Kolk et al., 1991）のだが——は，実のところ早期のトラウマによって自己制御のための通常の方法が障害されたために発達した心理的，生物学的な均衡を制御するための方法であろうとわれわれは考えた（Herman & van der Kolk, 1987）。このように見ると，境界性人格障害の患者の精神病的エピソードはヴェトナム帰還兵のフラッシュバックのようなものだと理解できる。つまり，その人の物語として統合されていない代わりに身体感覚のレベルで貯えられているトラウマ性記憶の侵入的想起ということである（第8章を参照）。この考えによってはじめて，われわれは研究に解離の問題を取り入れるようになった。それに引き続く境界性人格障害の研究で，解離は境界性人格障害の精神病理の重症度と子どもの頃のトラウマの重度性との両方に高い相関を示していることがわかった（Kluft, 1990；Putnam, 1989）。

　われわれの研究（Herman & van der Kolk, 1987）は，精神疾患の患者の多くがトラウマの既往を持っているが，境界性人格障害は最も重度の虐待の既往を持つ点で際立っていることを示した。境界性人格障害の患者の半数は6歳以

前の深刻な身体的虐待や性的虐待の既往を有していた。他の病気の診断を受けている患者では通常，トラウマの開始時期はそれより遅く，多くは思春期近くであった。境界性人格障害の診断を満たすわれわれの研究の対象者のうち，13%はトラウマの既往について述べていなかった。この13%のうちの半分は子どもの頃のことについてほとんどの記憶を失っており，彼らの報告はあてにならないと考えられた。しかしながら，境界性人格障害の患者の一部には，実際にトラウマの既往はないようであった。これらの対象者は子どものころ内気でおどおどしていたと報告する傾向にあった。境界性人格障害は発達の早期に慢性的な脅威を経験してきた結果であるとわれわれは説明した。虐待を受けている子どもや，病的なくらい内気な子，慢性の疾患を抱えている子，何度も別離を体験している子にとっては，世界は恐怖に満ちた場所になりうるのである。非常に敏感な子どもでは，ふつうの成長上の体験を恐怖を与えるものとして解釈することがありえる。しかし，われわれの研究では，内気であることや生物学上の脆弱さは境界性人格障害となる優位な要因ではないことが示された。成人後の状況に子どもの頃の恐怖が重ね合わされることが，おそらく重要な鍵となるのだろう。

　われわれの研究では，性的虐待——特に人生の早期における性的虐待——と，自傷，および自殺企図の間に高い相関がみられた。拒食症と子ども時代の虐待の相関はそれほど有意なものではなかった。患者が虐待やネグレクトを経験した年齢が低いほど，自傷行為や他の自己破壊行動を起こしやすい。虐待は心理的，生物学的両レベルで刻み込まれる。長期的にみると，最もひどいネグレクトの既往をもつ患者において，精神療法の効果が最も乏しかった。われわれの研究以降，いくつかの研究で，境界性人格障害の患者において身体的，精神的虐待の既往が見られるという同様の知見が得られている（Ogata et al., 1989 ; Zanarini, Gunderson, Marino, Schwartz, & Frankenburg, 1989)。

複雑性トラウマとDSM-IV

　この章で引用した多くの研究文献を踏まえて，DSM-IVのPTSDの定義の作成に携わった委員会は，これらの知見を取り入れてより包括的なPTSDの

第7章　トラウマへの適応の複雑さ，自己制御，刺激の弁別，および人格発達　231

表 7・2　他に特定されない極度のストレス障害（DESNOS）：診断基準の試案

A．感情覚醒の制御における変化
　（1）慢性的な感情の制御障害
　（2）怒りの調整困難
　（3）自己破壊行動および自殺行動
　（4）性的な関係の制御困難
　（5）衝動的で危険を求める行動
B．注意や意識における変化
　（1）健忘
　（2）解離
C．身体化
D．慢性的な人格変化
　（1）自己認識における変化；慢性的な罪悪感と恥辱感，自責感，自分は役に立たない人間だという感覚，とりかえしのつかないダメージを受けているという感覚
　（2）加害者に対する認識の変化：加害者から採り込んだ歪んだ信念，加害者の理想化
　（3）他者との関係の変化
　　（a）他者を信頼して人間関係を維持することができないこと
　　（b）再び被害者となる傾向
　　（c）他者に被害をおよぼす傾向
E．意味体系における変化
　（1）絶望感と希望の喪失
　（2）以前の自分を支えていた信念の喪失

　定義を作成しようと試みた。委員会は膨大な研究文献から中心となる症状を抽出し，「他に特定されない極度のストレス障害」(disorders of extreme stress not otherwise specified: DESNOS) という試験的な診断基準にまとめた。この診断基準は5つの主要なカテゴリーから成る (Pelcovitz et al., 印刷中；Herman 1992 a, 1992 b)。これを表7・2に示した。
　DSM-IVのフィールド・トライアルから，低い年齢でトラウマを受けた人ほど，DESNOSのカテゴリーのすべての面で問題をかかえやすいということや，このような明らかに異なる問題群が同一人物に発生する傾向があること (van der Kolk et al., 1993, 印刷中；Pelcovitz et al., 印刷中) が明らかになった。トラウマは，感情の制御，過去に起こったことや現在起こっていることについて明晰に思考すること，感情を身体を通じて表現する方法，自分自身や，見知らぬ人，親しい人のものの見方など，心理的な機能の中核に全般的な影響を与えていた。また，被害者の年齢が高いほど，また，トラウマを受けた時間が短いほど，PTSDの中核症状のみの発症にとどまる傾向があった。一方で，

トラウマを受けた期間が長く，与えられる保護が少ないほど，ダメージが深く浸透し，PTSD の症状の範囲を越える傾向があった。フィールド・トライアルは，10歳までのトラウマが最も深刻な影響を与えること，個体が成長しているほど影響が心的機能全般におよぶ可能性が少ないことを明らかにした。人を圧倒してしまうような体験は，発達の異なる段階でそれぞれに異なったインパクトを与える。人生の早期の長期にわたる対人的トラウマは，非特異的な人格変化ではなく，DESNOS 症状群に見られる心理的問題を引き起こしていた。DESNOS は，DSM-IVでは，「関連特徴と障害」の項目に加えられることになった（APA, 1994, p. 488）。ICD-10 では，破局体験後の持続的人格変化を含むため独立したのカテゴリーを設定した（F 62.0）。破局体験後の持続的人格変化は，以下の項目によって構成されている。①永続的な敵意と不信，②社会的引きこもり，③空虚感と無力感，④依存性の増大と怒りの制御に関する問題，⑤過剰な警戒心と易刺激性，⑥疎外感（World Health Organization, 1992, pp. 136-138）。

治療にとっての意味

DESNOS の患者の精神病理におけるトラウマの役割を理解すると，患者の症状の多くはトラウマが発生した時期の発達レベルにみあったトラウマ体験への適応の表れとして説明できる。幼い子どもは，境界性人格障害の患者がするような前操作的な思考をしがちである。境界性人格障害に特徴的にみられる防衛としてスプリッティングがあるが，これは，前操作的思考への固着として理解されうる。前操作的思考では一つの物が同時に異なった性質を示すということが理解できない。そのため，ストレスにさらされると，このような患者はまだアンビバレンスを理解できない子どもの認知発達段階にもどってしまう（van der Kolk, Hostetler, Herron, & Fisler, 1994）。これらの患者が過去に本当にトラウマを経験していることがわかれば，臨床家は彼らの対人関係の問題が早期の体験の再演に基づいたものであり，感情の調整の欠如，（怒りに満ちたものではなく罪悪感に由来する）真の抑うつ体験する能力の減弱，不安への耐性の欠如，衝動のコントロールの弱さ，昇華経路の不十分な発達などの問題

はそこから生じているのだと理解しやすくなる。

　トラウマを受けた人が，トラウマを受けたときの情緒，認知段階に固着する傾向があるというのが真実ならば——それは，ジャネ，カーディナーをはじめとする多くの研究者によって観察されているように——，彼らは最初にトラウマを受けたときの発達段階で用いた方法で現在のストレス対処しようとしているのであろう。このように理解することによって，重症で複雑なトラウマをもつ患者に対して，有効な治療を提供できる可能性がふえる。安全な愛着は，子どもが自分の内的状態の変化を制御することを身につけるもっとも基本的な方法である (Putnam, 1988) ことから，治療の最初の焦点は，対人関係における安全性に向けられる必要がある。慢性的なトラウマを受けた患者の治療にあたっている精神医療の専門家は，治療関係のなかでトラウマを繰り返そうとする患者の強迫的な衝動や，トラウマが起こった時点のコンテクスト——家庭が原因であろうがその他のトラウマ状況であろうが——を再生するなかで治療者からの援助を得る彼らの技術といったものに，あまりにも多く出会う。そのため，治療者はしばしば，救済者になったり，被害者になったり，あるいは加害者にもなってしまう。

　これらの患者は，何かを強制されたり，隔離されたり，意志に反した治療が行われたり，予告なしに転院させられたりすることが多く，治療者の怒りやフラストレーションの対象となってしまいがちである。また彼らは，救急室を訪れ，不適切な治療を受け，結局のところ短期間で退院するといったことを繰り返しがちであり，以前の出会いからは何の教訓も得ていないように見える。精神医療の専門家の役割は，どのようなトラウマが再演されているかを理解し，自らがこの再演ドラマに参加しないための措置をとることである。患者が対人的暴力を受けた既往がある場合には，最大限の注意深さをもって，（患者あるいは，治療者によって）虐待関係の繰り返しが絶対に起こらないように接近していくことが必要である。このような患者の多くは，彼らを傷つけるような立場にある人とどのように折り合いをつけるかを学んでいないため，治療関係が虐待的なものになっても，明らかな信号を発しない傾向がある。このような患者は，治療者や医療一般の専門家によって虐待を受けるリスクが最も大きい (Gutheil, 1989 ; Herman, 1992 a)。

　感情の制御障害のある患者や，自殺企図を繰り返したり慢性的な自己破壊行

動を行いやすい患者，あるいは，器質的要因の見当たらない身体的な問題で頻繁に医療を求めるような患者と関わる治療者は，過去および現在の人間関係のなかで再演されるトラウマ，ネグレクト，遺棄のような問題を取り扱うための心構えが必要である。このような患者を治療する臨床家は，人間関係での安全，怒り，情緒的欲求に関連する苦痛な感情が解離のエピソードを引き起こし，解離エピソードが自己破壊行動をもたらすことを予期していなければならない。治療という作業では，現在のストレスがどのように過去のトラウマの再現として体験されているかということと，現在の人間関係での小さな破綻が，どのようにして以前の見捨てられ体験の繰り返しとして見られているかということを明らかにしていかなくてはならない。こういった治療では，治療者が（患者の呈する状態の）正当性を認め，支持を与え，トラウマの再演に関与することを避けることが重要である（van der Kolk, 1989 ; Perry et al., 1990）。

　人びとが自分の必要とするものについて考え，それに気づくようになるためには，恐怖を「飼いならす」必要がある。愛着が安全なものであり，意味体系が確固としており，環境のストレスに対する身体反応が予測可能でありコントロールできるならば，身体的な恐怖反応は緩和できる。これは精神のミステリーのひとつであるが，トラウマが「言葉にならない恐怖」として体験されているかぎり，他にとるべき行為を考える能力を持たぬまま，身体は条件づけられた刺激をトラウマの再来として反応し続けるのだ。しかし，トリガー（引き金となる刺激）が同定され，身体としての体験に言葉を与える能力が得られたなら，この体験はその恐怖の一部を失うことになる（Harber & Pennebaker, 1992）。そこで，治療の役割とは，トラウマに関連した恐怖の「飼いならし」と記憶の脱身体化を目標として，現在の体験に注意を払うことができるようにすることと，過去のトラウマとなる体験を象徴的に表現できるようにすることである。

Bessel A. van der Kolk
（中島聡美＝訳）

文献

Abueg, F. R., & Fairbank, J. A. (1992). Behavioral treatment of posttraumatic stress disorder and co-occurring substance abuse. In P. A. Saigh (Ed.), *Posttraumatic stress disorder: A behavioral approach to assessment and treatment* (pp. 111–146). Boston: Allyn & Bacon.

Ainsworth, M. D. S. (1967). *Infancy in Uganda: Infant care and the growth of attachment.* Baltimore: Johns Hopkins University Press.

American Psychiatric Association (APA). (1980). *Diagnostic and statistical manual of mental disorders* (3rd ed.). Washington, DC: Author.

American Psychiatric Association (APA). (1994). *Diagnostic and statistical manual of mental disorders* (4th ed.). Washington, DC: Author.

Andreasen, N. J. C., Norris, A. S., & Hartford, C. E. (1971). Incidence of long term psychiatric complications in severely burnt adults. *Annals of Surgery, 174,* 785–793.

Archibald, H., & Tuddenham, R. (1956). Persistant stress reaction after combat. *Archives of General Psychiatry, 12,* 475–481.

Bernstein, E. M., & Putnam, F. W. (1986). Development, reliability, and validity of a dissociation scale. *Journal of Nervous and Mental Disease, 174,* 727–735.

Bowlby, J. (1984). Violence in the family as a disorder of the attachment and caregiving systems. *American Journal of Psychoanalysis, 44,* 9–27.

Briere, J. (1988). Long-term clinical correlates of childhood sexual victimization. *Annals of the New York Academy of Sciences, 528,* 327–334.

Briere, J., & Runtz, M. (1988). Symptomatology associated with childhood sexual victimization in a nonlineal adult sample. *Child Abuse and Neglect, 12,* 51–59.

Briquet, P. (1859). *Traité clinique et thérapeutique de l'hystérie.* Paris: Ballière.

Browne, A., & Finkelhor, D. (1986). Impact of child sexual abuse: A review of the research. *Psychological Bulletin, 99,* 66–77.

Burgess, A. W., Hartman, C. R., McClausland, M. P., & Powers, P. (1984). Response patterns in children and adolescents expoited through sex rings and pornography. *American Journal of Psychiatry, 141,* 656–662.

Burgess, A. W., Hartman, C. R., & McCormick, A. (1987). Abused to abuser: Antecedents of socially devient behavior. *American Journal of Psychiatry, 144,* 1431–1436.

Cicchetti, D., & Beeghly, M. (1987). Symbolic development in maltreatment of youngsters: An organizational psychopathology perspective. *Journal of Consulting and Clinical Psychology, 60,* 174–184.

Cicchetti, D., & White, J. (1990). Emotion and developmental psychopathology. In N. Stein, B., Leventhal, & T. Trebasso (Eds.), *Psychological and biological approaches to emotion* (pp. 359–382). Hillsdale, NJ: Erlbaum.

Cole, P., & Putnam, F. W. (1992). Effect of incest on self and social functioning: A developmental psychopathology perspective. *Journal of Consulting and Clinical Psychology, 60,* 174–184.

Coons, P. M., Bowman, E. S., & Milstein, V. (1988). Multiple personality disorder: A clinical investigation of 50 cases. *Journal of Nervous and Mental Disease, 176,* 519–527.

Crittenden, P. M. (1994). Peering into the black box: An exploratory treatise on the development of the self in children. In D. Cicchetti & S. L. Troth (Eds.), *Disorders and dysfunctions of the self: Rochester Symposium on developemental psychotherapy*

(Vol. 5, pp. 79–148). Rochester, NY: University of Rochester Press.
Demitrack, M. A., Putnam, F. W., Brewerton, T. D., Brandt, H. A., & Gold, P. W. (1990). Relation of clinical variables to dissociative phenomena in eating disorders. *American Journal of Psychiatry, 147,* 1184–1188.
Dutton, D., & Painter, S. L. (1981). Traumatic bonding: The development of emotional attachments in battered women and other relationships of intermittent abuse. *Victimology, 6,* 139–168.
Favazza, A. R. (1987). *Bodies under siege.* Baltimore: Johns Hopkins University Press.
Favazza, A. R. (1989). Why patients mutilate themselves. *Hospital and Community Psychiatry, 40,* 137–145.
Ferenczi, S. (1955). The confusion of tongues between the adult and the child: The language of tenderness and the language of passion. In *Final contributions to the problems and methods of psychoanalysis.* New York: Basic Books. (Original work presented 1932)
Field, T. M. (1985). Attachment as psychobiological attunement: Being on the same wavelength. In M. Reite & T. M. Fields (Eds.), *The psychobiology of attachment and separation.* Orlando, FL: Academic Press.
Field, T. M., & Reite, M. (1984). Children's responses to separation from mother during the birth of another child. *Child Development, 55,* 530–541.
Finkelhor, D., & Browne, A. (1984). The traumatic impact of child sexual abuse: A conceptualization. *American Journal of Orthopsychiatry, 55,* 530–541.
Fish-Murray, C. C., Koby, E. V., & van der Kolk, B. A. (1987). Evolving ideas: The effect of abuse on children's thought. In B. A. van der Kolk (Ed.), *Psychological trauma* (pp. 89–110). Washington, DC: American Psychiatric Press.
Folsom, V. L., Krahn, D. D., Canum, K. K., Gold, L., & Silk, K. R. (1989). *Sex abuse: Role in eating disorder.* Paper presented at the 142nd Annual Meeting of the American Psychiatric Association, Washington, DC.
Frieze, I. (1983). Investigating the causes and consequences of marital rape. *Journal of Women in Culture and Society, 8,* 532–553.
Freud, S. (1955). Beyond the pleasure principle. In J. Strachey (Ed. and Trans.), *The standard edition of the complete psychological works of Sigmund Freud* (Vol. 18, pp. 3–64). London: Hogarth Press. (Original work published 1920)
Freud, S. (1962). The aetiology of hysteria. In J. Strachey (Ed. and Trans.), *The standard edition of the complete psychological works of Sigmund Freud* (Vol. 3, pp. 189–221). London: Hogarth Press. (Original work published 1896)
Freud, S. (1964). Moses and monotheism. In J. Strachey (Ed. and Trans.), *The standard edition of the complete psychological works of Sigmund Freud* (Vol. 23, pp. 3–137). London: Hogarth Press. (Original work published 1939)
Gardner, D. L., & Cowdry, R. W. (1985). Suicidal and parasuicidal behavior in borderline personality disorder. *Psychiatric Clinics of North America, 8,* 389–403.
Gelinas, D. J. (1983). The persistent negative effects of incest. *Psychiatry, 46,* 312–332.
Goodwin, J., Cheeves, K., & Connel, V. (1990). Borderline and other severe symptoms in adult survivors of incestuous abuse. *Psychiatric Annals, 20,* 22–32.
Graff, H., & Mallin, R. (1967). The syndrome of wrist cutter. *American Journal of Psychiatry, 124,* 36–42.

Green, A. H. (1978). Self-destructive behavior in battered children. *American Journal of Psychiatry, 141,* 520–525.
Green, A. H. (1983). Dimension of psychological trauma in abused children. *American Journal of Psychiatry, 22,* 231–237.
Gross, R. J., Doerr, H., Caldirola, D., Guzinski, G. M., & Ripley, H. S. (1980). Borderline syndrome and incest in chronic pelvic pain patients. *International Journal of Psychiatric Medicine, 10,* 79–89.
Groth, A. N. (1979). Sexual trauma in the life histories of sex offenders. *Victimology, 4,* 6–10.
Grunebaum, H. U., & Klerman, G. L. (1967). Wrist slashing. *American Journal of Psychiatry, 124,* 527–534.
Gutheil, T. G. (1989). Borderline personality disorder, boundary violations and patient–therapist sex: Medico-legal pitfalls. *American Journal of Psychiatry, 146,* 597–602.
Hall, R. C. W., Tice, L., Beresford, T. P., Wooley, B., & Hall, A. K. (1989). Sexual abuse in patients with anorexia and bulimia. *Psychosomatics, 30,* 73–79.
Harber, K. D., & Pennebaker, J. W. (1992). Overcoming traumatic memories. In S. A. Christianson (Ed.), *The handbook of emotion and memory: Research and theory* (pp. 359–386). Hillsdale, NJ: Erlbaum.
Herman, J. L. (1992a). *Trauma and recovery.* New York: Basic Books.
Herman, J. L. (1992b). Complex PTSD: A syndrome in survivors of prolonged and repeated trauma. *Journal of Traumatic Stress, 5,* 377–391.
Herman, J. L., Perry, J. C., & van der Kolk, B. A. (1989). Childhood trauma in borderline personality disorder. *American Journal of Psychiatry, 146,* 490–495.
Herman, J. L., & van der Kolk, B. A. (1987). Traumatic origins of borderline personality disorder. In B. A. van der Kolk (Ed.), *Psychological trauma.* Washington, DC: American Psychiatric Press.
Hernandez, J. T., & DiClemente, R. J. (1992). Emotional and behavioral correlates of sexual abuse among adolescents: Is there a difference according to gender? *Journal of Adolescent Health, 13,* 658–662.
Herzog, D. B., Staley, J. E., Carmody, S., Robbins, W. M., & van der Kolk, B. A. (1993). Childhood sexual abuse in anorexia nervosa and bulimia nervosa: A pilot study. *Journal of the American Academy of Child and Adolescent Psychiatry, 32,* 962–966.
Hilberman, E. (1980). Overview: The wife-beater's wife reconsidered. *American Journal of Psychiatry, 137,* 974–975.
Irwin, H. J. (1994). Proneness to dissociation and traumatic childhood events. *Journal of Nervous and Mental Disease, 182,* 456–460.
Janet, P. (1889). *L'automatisme psychologique.* Paris: Alcan.
Janoff-Bulman, R. (1992). *Shattered assumptions: Towards a new psychology of trauma.* New York: Free Press.
Jellinek, J. M., & Williams, T. (1987). Post-traumatic stress disorder and substance abuse: Treatment problems, strategies, and recommendations. In T. Williams (Ed.), *Post-traumatic stress disorder: A handbook for clinicians* (pp. 103–117). Cincinnati, OH: Disabled American Veterans.
Kardiner, A. (1941). *The traumatic neuroses of war.* New York: Hoeber.
Keane, T. M., Gerardi, R. J., Lyons, J. A., & Wolfe, J. (1988). The interrelationship of

substance abuse and posttraumatic stress disorder: Epidemiological and clinical considerations. In M. Galanter (Ed.), *Recent developments in alcoholism* (Vol. 6, pp. 27–48). New York: Plenum Press.

Keane, T. M., & Kaloupek, D. G. (1982). Imaginal flooding in the treatment of posttraumatic stress disorder. *Journal of Consulting and Clinical Psychology, 50*, 138–140.

Keane, T. M., & Wolfe, J. (1990). Comorbidity in post-traumatic stress disorder: An analysis of community and clinical studies. *Journal of Applied Social Psychology, 20*, 1776–1788.

Kempe, R.S., & Kempe, C.H. (1978). *Child abuse.* Cambridge, MA: Harvard University Press.

Kernberg, O. (1975). *Borderline conditions and pathological narcissism.* New York: Jason Aronson.

Khantzian, E. J. (1985). The self-medication hypothesis of addictive disorders: Focus on heroin and cocaine dependence. *American Journal of Psychiatry, 142*, 1259–1264.

Kluft, R. P. (Ed.). (1990). *Incest-related syndromes of adult psychopathology.* Washington, DC: American Psychiatric Press.

Kluft, R. P. (1991). Multiple personality disorder. In A. Tasman & A. Goldfinger (Eds.), *American Psychiatric Press review of psychiatry* (Vol. 10, pp. 161–188). Washington, DC: American Psychiatric Press.

Kraemer, G. W. (1985). Effects of differences in early social experiences on primate neurobiological–behavioral development. In M. Reite & T. M. Fields (Eds.), *The psychobiology of attachment and separation* (pp. 135–161). Orlando, FL: Academic Press.

Kroll, J., Habenicht, M., & McKenzie, R. (1989). Depression and posttraumatic stress disorder among Southeast Asian refugees. *American Journal of Psychiatry, 146*, 1592–1597.

Krystal, H. (Ed.). (1968). *Massive psychic trauma.* New York: International Universities Press.

Krystal, H. (1978). Trauma and affects. *Psychoanalytic Study of the Child, 33*, 81–116.

Kulka, R. A., Schlenger, W. E., Fairbank, J. A., Hough, R. L., Jordan, B. K., & Marmar, C. R. (1990). *Trauma and the Vietnam War generation: Report of findings from the National Vietnam Veterans' Readjustment Study.* New York: Brunner/Mazel.

Lacey, J. H. (1990). Incest, incestuous fantasy, and indecency: A clinical catchment-area study of normal-weight bulimic women. *British Journal of Psychiatry, 157*, 399–403.

Lacey, J. H., & Evans, C. D. H. (1986). The impulsivist: A multi-impulsive personality disorder. *British Journal of Addiction, 81*, 641–649.

Leibenluft, E., Gardner, D. L., & Cowdry, R. W. (1987). The inner experience of the borderline self-mutilator. *Journal of Personality Disorders, 1*, 317–324.

Lewis, D. O., Lovely, R., Yeager, C., & Della Femina, D. (1989). Toward a theory of the genesis of violence: A follow up study of delinquents. *Journal of the American Academy of Child and Adolescent Psychiatry, 28*, 431–436.

Lewis, D. O., Pincus, J. H., Bard, B., Richardson, E., Prichep, L. S., Feldman, M., & Yeager, C. (1988). Neuropsychiatric, psychoedeucational, and family characteristics of 14 juveniles condemned to death in the US. *American Journal of Psy-*

第7章 トラウマへの適応の複雑さ，自己制御，刺激の弁別，および人格発達 239

chiatry, 145, 584–589.
Linehan, M. M. (1993). *Cognitive-behavioral treatment of borderline personality disorder.* New York: Guilford Press.
Lisak, D. (1993). Men as victims: Challenging cultural myths. *Journal of Traumatic Stress, 6,* 577–580.
Litz, B. T., & Keane, T. M. (1989). Information processing in anxiety disorders: Application to the understanding of post-traumatic stress disorder. *Clinical Psychology Review, 9,* 243–257.
Loewenstein, R. J. (1990). Somatoform disorders in victims of incest and child abuse. In R. P. Kluft (Ed.), *Incest-related syndromes of adult psychopathology* (pp. 75–112). Washington, DC: American Psychiatric Press.
Lyons-Ruth, K. (1991). Rapprochment or approchement: Mahler's theory reconsidered from the vantage point of recent research in early attachment relationships. *Psychoanalytic Psychology, 8,* 1–23.
Mai, F. M., & Mersky, H. (1980). Briquet's treatise on hysteria: A synopsis and commentary. *Archives of General Psychiatry, 37,* 1401–1405.
Marmar, C. R., Weiss, D. S., Schlenger, W. E., Fairbank, J. A., Jordan, K., Kulka, R. A., & Hough, R. L. (1994). Peritraumatic dissociation and posttraumatic stress in male Vietnam theater veterans. *American Journal of Psychiatry, 151,* 902–907.
McFarlane, A. C. (1988). Recent life events and psychiatric disorder in children: The interaction with preceding extreme adversity. *Journal of Clinical Psychiatry, 29*(5), 677–690.
McFarlane, A. C., Atchinson, M., Rafalowicz, E., & Papay, P. (1994). Physical symptoms in posttraumatic stress disorder. *Journal of Psychosomatic Research, 38,* 715–726.
McFarlane, A. C., Weber, D. L., & Clark, C. R. (1993). Abnormal stimulus processing in PTSD. *Biological Psychiatry, 34,* 311–320.
Mezey, G., & King, M. (1989). The effects of sexual assault on men: A survey of 22 victims. *Psychological Medicine, 19,* 205–209.
Mezey, G. C., & Taylor, P. J. (1988). Psychological reactions of women who have been raped. *British Journal of Psychiatry, 152,* 330–339.
Nadelson, C. C., Notman, M. T., Zackson, H., & Gornick, J. (1982). A follow-up study of rape victims. *American Journal of Psychiatry, 139,* 1266–1270.
Noyes, R., & Kletti, R. (1977). Depersonalization in response to life threatening danger. *Comprehensive Psychiatry, 18,* 375–384.
Oates, R. K. (1984). Personality development after physical abuse. *Archives of General Psychiatry, 59,* 147–150.
Ogata, S. N., Silk, K. R., Goodrick, S., Lohr, N., Westen, D., & Hill, E. (1989). Childhood and sexual abuse in adult patients with borderline personality disorder. *American Journal of Psychiatry, 147*(8), 1008–1013.
Palmer, R. L., Oppenheimer, R., Dignon, A., Chaloner, D. A., & Howells, K. (1990). Childhood sexual experiences with adults reported by women with eating disorders: An extended series. *British Journal of Psychiatry, 156,* 699–703.
Paris, J., & Zweig-Frank, H. (1992). A critical review of the role of childhood sexual abuse in the etiology of borderline personality disorder. *Canadian Journal of Psychiatry, 37,* 125–128.

Pattison, E. M., & Kahan, J. (1983). The deliberate self-harm syndrome. *American Journal of Psychiatry, 140*, 867–872.

Pearlman, K. W., & Saakvitne, L. A. (1995). *Trauma and the therapist.* New York: Norton.

Pelcovitz, D., van der Kolk, B. A., Roth, S., Mandel, F., Kaplan, S., & Resick, P. (in press). Development and validation of the Structured Interview for Disorders of Extreme Stress. *Journal of Traumatic Stress.*

Perry, J. C., Herman, J. L., van der Kolk, B. A., & Hoke, L. A. (1990). Psychotherapy and psychological trauma in borderline personality disorder. *Psychiatric Annals, 20*, 33–43.

Piaget, J. (1962). *Play, dreams, and imitation in childhood.* New York: Norton.

Pitman, R. K. (1995, September). *Psychophysiological responses in PTSD populations.* Paper presented at the 2nd International Congress on New Directions in the Affective Disorders, Jerusalem.

Pitman, R. K., Orr, S., & Shalev, A. (1993). Once bitten, twice shy: Beyond the conditioning model of PTSD. *Biological Psychiatry, 33*, 145–146.

Pope, H. G., Jr., & Hudson, J. I. (1983). Is childhood sexual abuse a risk factor for bulimia nervosa? *American Journal of Psychiatry, 150*(2), 357–358.

Pribor, E. F., Yutzy, S. H., Dean, T., & Wetzel, R. D. (1993). Briquet's syndrome, dissociation, and abuse. *American Journal of Psychiatry, 150*, 1507–1511.

Putnam, F. W. (1988). The switch process in multiple personality disorder. *Dissociation, 1*, 24–32.

Putnam, F. W. (1989). *Diagnosis and treatment of multiple personality disorder.* New York: Guilford Press.

Putnam, F. W. (1995, June). *Developmental pathways of sexually abused girls.* Paper presented at the Harvard Trauma Conference, Boston, MA.

Putnam, F. W., Guroff, J. J., Silberman, E. K., et al. (1986). The clinical phenomenology of multiple personality disorder: Review of 100 recent cases. *Journal of Clinical Psychiatry, 47*, 285–293.

Putnam, F. W., Loewenstein, R. J., Silberman, E. K., & Post, R. M. (1984). Multiple personality disorder in a hospital setting. *Journal of Clinical Psychiatry, 45*, 172–175.

Pynoos, R. S., Frederick, C. J., Nader, K., Arroyo, W., Steinberg, A., Nunez, F., & Fairbanks, L. (1987). Life threat and posttraumatic stress in school age children. *Archives of General Psychiatry, 44*, 1057–1063.

Pynoos, R. S., & Nader, K. (1988). Children's memory and proximity to violence. *Journal of the American Academy of Child and Adolescent Psychiatry, 28*, 236–244.

Rauch, S. L., van der Kolk, B. A., Fisler, R. E., Alpert, N. M., Orr, S. P., Savage, C. R., Fischman, A. J., Jenike, M. A., & Pitman, R. K. (in press). A symptom provocation study of posttraumatic stress disorder using positron emission tomography and script-driven imagery. *Archives of General Psychiatry.*

Reite, M., Seiler, C., & Short, R. (1978). Loss of your mother is more than loss of a mother. *American Journal of Psychiatry, 135*, 370–371.

Ross, C. A. (1995, May). *Dissociative disorders: Scientific state of the art.* Paper presented at the meeting of the International Society for the Study of Dissociation, Amsterdam.

Ross, C. A., Heber, S., Norton, G. R., & Andreason, G. (1989). Somatic symptoms in

第7章 トラウマへの適応の複雑さ，自己制御，刺激の弁別，および人格発達　241

multiple personality disorder. *Psychosomatics, 30,* 154–160.
Ross, C. A., Miller, S. D., Reagor, P., Bjornson, L., Fraser, G. A., & Anderson, G. (1990). Multicenter structured interview data on 102 cases of multiple personality disorder from four centers. *American Journal of Psychiatry, 147*(5), 596–601.
Roy, A. (Ed). (1985). Self-destructive behavior [Special issue]. *Psychiatric Clinics of North America, 8*(2).
Russell, D. (1986). *The secret trauma.* New York: Basic Books.
Rutter, M., & Hersov, L. (1985). *Child and adolescent psychiatry: Modern approaches* (2nd ed.). Oxford: Blackwell Scientific.
Sanders, B., & Giolas, M. H. (1991). Dissociation and childhood trauma in psychologically disturbed adolescents. *American Journal of Psychiatry, 148,* 50–54.
Saxe, G. N., Chinman, G., Berkowitz, R., Hall, K., Lieberg, G., Schwartz, J., & van der Kolk, B. A. (1994). Somatization in patients with dissociative disorders. *American Journal of Psychiatry, 151,* 1329–1335.
Saxe, G., van der Kolk, B. A., Hall, K., Schwartz, J., Chinman, G., Hall, M. D., Lieberg, G., & Berkowitz, R. (1993). Dissociative disorders in psychiatric inpatients. *American Journal of Psychiaty, 150*(7), 1037–1042.
Shalev, A. Y., & Rogel-Fuchs, N. Y. (1993). Psychophysiology of PTSD: From sulfur fumes to behavioral genetics. *Journal of Nervous and Mental Disease, 55*(5), 413–423.
Simpson, C.A., & Porter, G.L. (1981). Self-mutilation in children and adolescents. *Bulletin of the Menninger Clinic, 45,* 428–438.
Spiegel, D. (1988a). Dissociating damage. *American Journal of Clinical Hypnosis, 29,* 123–131.
Spiegel, D. (1988b). Dissociation and hypnosis in posttraumatic stress disorder. *Journal of Traumatic Stress, 1,* 17–33.
Stern, D. (1983). *The role and the nature of empathy in the mother–infant interaction.* Paper presented at the Second World Congress on Infant Psychiatry, Cannes, France.
Stone, M. H. (1987). A psychodynamic approach: Some thoughts on the dynamics and therapy of self-mutilating borderline patients. *Journal of Personality Disorders, 1,* 347–349.
Sullivan, H. S. (1940). *Conceptions of modern psychiatry.* New York: Norton.
Terr, L. C. (1983). Chowchilla revisited: The effects of psychic trauma four years after a school-bus kidnapping. *American Journal of Psychiatry, 140,* 1543–1550.
Terr, L. C. (1988). What happens to early memories of trauma? *Journal of the American Academy of Child and Adolescent Psychiatry, 1,* 96–104.
Tichener, J. L. (1986). Post-traumatic decline: A consequence of unresolved destructive drives. In C. Figley (Ed.), *Trauma and its wake* (Vol. 2, pp. 5–19). New York: Brunner/Mazel.
van der Hart, O., Steele, K., Boon, S., & Brown, P. (1993). The treatment of traumatic memories: Synthesis, realization, and integration. *Dissociation, 6,* 162–180.
van der Hart, O., van der Kolk, B. A., & Boon, D. (1996). In D. Bremner & C. Marmar (Eds.), *Trauma, memory, and dissociation.* Washington, DC: American Psychiatric Press.
van der Kolk, B. A. (1987). *Psychological trauma.* Washington, DC: American Psychi-

atric Press.
van der Kolk, B. A. (1988). The trauma spectrum: The interaction of biological and social events in the genesis of the trauma response. *Journal of Traumatic Stress, 1,* 273–290.
van der Kolk, B. A. (1989). The compulsion to repeat the trauma. *Psychiatric Clinics of North America, 12,* 389–411.
van der Kolk, B. A., & Ducey, C. (1989). The psychological processing of traumatic experience: Rorschach patterns in PTSD. *Journal of Traumatic Stress, 2*(3), 259–274.
van der Kolk, B. A., & Fisler, R. (1994). Childhood abuse and neglect and loss of self-regulation. *Bulletin of the Menninger Clinic, 58,* 145–168.
van der Kolk, B. A., Hostetler, A., Herron, N., & Fisler, R. (1994). Trauma and the development of borderline personality disorder. *Psychiatric Clinics of North America, 17*(4), 715–730.
van der Kolk, B. A., Pelcovitz, D., Roth, S., Mandel, F. S., McFarlane, A., & Herman, J. L. (in press). Dissociation, affect dysregulation and somatization. *American Journal of Psychiatry.*
van der Kolk, B. A., Perry, C., & Herman, J. L. (1991). Childhood origins of self-destructive behavior. *American Journal of Psychiatry, 148,* 1665–1671.
van der Kolk, B. A., Roth, S., Pelcovitz, D., & Mandel, F. (1993). *Complex PTSD: Results of the PTSD field trials for DSM-IV.* Washington, DC: American Psychiatric Association.
van der Kolk, B. A., & van der Hart, O. (1989). Pierre Janet and the breakdown of adaptation in psychological trauma. *American Journal of Psychiatry, 146,* 1530–1540.
Walker, E. A., Katon, W. J., Neraas, K., Jemelka, R. P., & Massoth, D. (1992). Dissociation in women with chronic pelvic pain. *American Journal of Psychiatry, 149,* 534–537.
Walker, L. (1979). *The battered women.* New York: Harper & Row.
Werner, E. E. (1989). High-risk children in young adulthood:A longitudinal study from birth to 32 years. *American Journal of Psychiatry, 59,* 72–81.
Widom, C. S. (1987). The cycle of violence. *Science, 244,* 160–165.
World Health Organization. (1992). *ICD-10: International statistics classification of diseases and related health problems* (10th revision). Geneva: Author.
Zanarini, M. C., Gunderson, J. G., Marino, M. F., Schwartz, E. O., & Frankenburg, F. R. (1989). Childhood experience of borderline patients. *Comprehensive Psychiatry, 30,* 18–25.

第8章
記録する身体
──外傷後ストレス障害への精神生物学的アプローチ──

概論：脳の相互連関システム

ポール・マクリーン（MacLean, 1985）は，脳を，外的および内的環境において自己を維持するための，検出・増幅・分析装置と定義した。脳内の多様なシステムが多様な機能に関与している。それは，血中グルコースレベル，酸素摂取量，体温などの内臓機能の調節から，個人および多様な社会システムの双方に複雑かつ長期的影響をもたらす意思決定に必要な入力情報の分類まで，多岐にわたる。進化の過程において，人間の脳は3つの相互依存的な下位解析装置を発展させたが，その各々が異なる解剖学的，神経化学的基質をもっている。この3つの装置とは，①内的なホメオスタシスの調節に主に関与する脳幹と視床下部，②内界と外的現実とのバランスを維持する役目を果たす辺縁系，③外界の分析と交互作用をつかさどる新皮質，である。

一般的に，脳幹と視床下部の回路網はほとんど生得的で安定したものであり，辺縁系は，生得的な回路と経験によって変更可能な回路からなり，新皮質の構造は環境からの入力にもっとも強く影響を受けると考えられている（DeMasio, 1995）。もしそれが真実なら，トラウマがもっとも深遠な影響を及ぼすのは新皮質の機能で，基礎的な調節機能にはほとんど影響しないということになる。しかしながら，トラウマが生物学的システムに影響を及ぼす機序に関する最近の知識をもってしても，このような階層性はいまだ支持されてはいない。むしろ，トラウマは人間の生物学的機能のさまざまなレベルに影響を与えているように見える。

本章の一部は，ヴァン・デア・コルク（1994）を引用している。版権は Mosby-Year Book, Inc. にあり，引用に関しては許可を受けている。

脳幹・視床下部と辺縁系および新皮質は，一緒になって多数の調節機能を制御している。

(1) これらは，まず，内的植物的機能をコントロールしている。すなわち，生活リズム――休息・睡眠と活動，摂食，再生サイクル，育児の基本的様式――をコントロールする。

(2) これらは，第二に，外界との関係をモニターし，何が新奇なものか，危険か，心地よいものかを評価する。この任務を遂行するために，脳は新しい情報を取り入れて分類し，それをすでに蓄えられた情報に統合しなければならない。この過程では，関連性のある情報には注目し，関連性のないデータは無視することが必要となる。入力シグナルの意味が検討分類されると，次に脳は，短期的および長期的な影響を考慮しながら，適切な行為の計画を（通常，無意識下で）「作成」しなければならない。この評価の後には適切な反応が生じる必要があり，事態の終息後には解除が行われなければならない。

(3) これに加え，有機体は，関連のない刺激に惑わされることなく通常の定期的な仕事をこなし，自らの秩序を乱されることなく新たな選択肢を試行することできなければならない。これを行うためには，関係のある刺激と無関係な刺激を識別し，目標達成に関係のある刺激だけを選択するという複雑な能力が必要となる。これらのことすべてを遂行するために，有機体は経験から学ぶ能力を持っていなければならない。

(4) 過去数百万年にわたる人間の脳の進化の大部分は，高度に入り組んだ社会的協同関係を形成する能力の発達という結果を生じたと考えられている。このような社会的協同関係は，複雑な社会的ルールを遵守する能力を前提とした，高度に専門化し，かつ相互に依存した分業体制を有する社会システムを可能にする (Donald, 1991)。

これらの複雑な心と脳の機能は，特化した機能をもつニューロンの多層的相互連関によって遂行される。これらの多様な機能の破綻をたったひとつの神経伝達物質系の異常に還元したり，たったひとつの解剖学的部位における機能不

全に還元したりする近年の傾向は，人間の精神病理の実体をあまりに単純化し過ぎている。しかしながら，私もまた，本章おいて，これと同様な過度の単純化という罪を犯そうとしているのかもしれない。

　脳と身体と心は分かち難く結びついており，それらが別々の存在であるかのごとく語ることができるとすれば，それは何かを発見するのに役立つという場合に限られるだろう。この3つのうちのどれか1つの変化はほかの2つに密接な影響を及ぼす。例えば，情動と知覚は心理機能であると同時に，生物学的調節に関わる神経装置の一部でもある。その中核的機能はホメオスタシスを維持するための制御，すなわち衝動と本能のコントロールである。心的過程は脳と身体の所産であり，脳と身体は，神経刺激伝導や，血流によって運ばれる神経ホルモンや神経調節物質のような化学物質によって，とぎれることなく相互作用を行っている。

　生体は，感覚入力を介して環境から情報を受けとり，この入力を分析した後，手足や声帯など身体の一部あるいは身体全体をもって反応する。多数の複雑な脳内構造が，感覚入力と運動出力とを仲介する。感覚連合皮質，脳幹，視床，基底核，辺縁系，小脳，および新皮質である。これらは総体として，身体，脳自体，および環境に関する生得的知識および後天的知識を動員して情報処理を行う膨大な機構を形成する。

　内的なホメオスタシスの維持に必要で生存の基盤となる生得的な神経活動は，脳幹と視床の諸回路によって遂行される。体温の調節や，微生物との戦い，血中グルコース値の維持などといった基本的機能の維持は，上記の二構造と内分秘腺（下垂体，甲状腺，副腎皮質）とのあいだの相互作用や，これら二構造の免疫系に対する作用によって仲介される。視床下部およびこれと相互に関連する諸構造は，脳の他の部位からの神経・化学シグナルによってだけでなく，さまざまな身体組織から生起する化学シグナルによっても調節されている。

　視床下部と脳幹によって媒介される生物的調節機能は，辺縁系の制御によって補完される。例えば，甲状腺と副腎のホルモン産出を制御する下垂体の活動性は，辺縁系からの入力によってもある程度制御されており，新皮質からの入力さえ受けるのである。マクリーン（MacLean, 1985）によれば，辺縁系は3つの主要な機能を持つ。うち2つは，自己保全と再生産に必要な口唇機能およ

び生殖機能であり，3つめの主機能は子育て行動，聴・発音行動，遊びに関わるものである。新皮質は主として外界に関わり，問題解決や，学習，複雑な刺激弁別に従事する。加えて，自己の主観的な状態を自分および他者に伝達可能な言語に書き換えるのを仲介するという重要な役割を果たす。個人的な目標を達成するための方略を合理的に打ち立てたり，行動の選択肢を考慮したり，自分の行為の結果を予測したり，どの感覚刺激が関係しておりどれが無関係かを決定するには，新皮質がうまく機能している必要がある。このような弁別機能は，中隔—海馬系が良好に機能することによって補完される。外傷後ストレス障害（PTSD）を生じている人は，明らかに，これらの機能を遂行することに多大な困難をかかえている。

PTSDの精神生物学的症候学

アメリカではじめてトラウマ後ストレスを系統的に定義したエイブラム・カーディナー（Kardiner, 1941）は，「外傷神経症」を生じると，環境からの脅威に対して常に過敏で過反応になると述べた。彼は，「この神経症の核は生理神経症（physioneurosis）である。……外傷症候群は変化することなく存在し続ける」と強調している。また彼は，生理学的過覚醒は聴覚刺激に対する反応として起こるだけでなく，気温，痛み，突然の触覚刺激によっても起こると述べている。「患者は，突然背中を打たれることに耐えられない。足を踏みはずしたり，つまずいたりすることにも耐えられない。生理学的に言えば，刺激閾値の低下が生じていることになる。心理学的には，逃走反応への準備状態にあるということになる」（p. 95）。爆発的攻撃性の問題は，カーディナーの研究のなかで繰り返し取りあげられている。彼は，患者に見られる攻撃性の爆発は，彼らの病前性格とは異質であり，制御不能なものだと強調する。「外傷神経症患者の攻撃性は，意図的でも計画的でもない。それは常に衝動的で，長続きしない。また，まったく臨床的な観察ではあるが，攻撃性はしばしば極端なやさしさの感情と交互に現れる」（p. 97）。

『ストレス下の人間』（*Men under Stress*）において，グリンカーとスピーゲル（Grinker & Spiegel, 1945）は，トラウマ後の兵士の急性期身体症状を列

記している。姿勢の屈曲傾向，運動亢進,「乱暴な突進歩行」，静止時振戦，仮面様顔貌，まるで歯車のようなぎこちない硬直性，胃部不快感，尿失禁，緘黙，激しい驚愕反射などである。彼らは，これらの症候の多くが錐体外路系疾患の症候に類似していると記している。今日ではわれわれは，それが生物学的システムの刺激の結果だと理解することができる。例えば，上行性アミン投射系である。PTSDに関する最近の生物学的研究は，その多くが上記のような初期の研究から情報を得ていないにもかかわらず，PTSD患者にはストレスホルモンの分泌に持続的で甚大な変化が見られることを確証している。これらの成果は，この疾患の性質の理解と適切な治療計画の立案にとって重要な意味をもっている。

生理学的覚醒

カーディナー (Kardiner, 1941) に始まり，時をおかずにリンデマン (Lindemann, 1944) に引き継がれた後，トラウマに関する膨大な量の研究文献が出版されたが，戦闘，犯罪，レイプ，誘拐，自然災害，事故，監禁によるトラウマに関するこれらの文献は，トラウマ反応が複雑だということを示すものであった。過剰記憶，刺激に対する過反応，トラウマの再体験が，心的麻痺，回避，健忘，アンヘドニアと同時に存在する (American Psychiatric Association [APA], 1987, 1994 ; Horowitz, 1978)。やがて，われわれは，PTSDがトラウマに対する精神的苦痛の数ある表現型のひとつに過ぎないことを理解するに至り（第4章，第6章，第7章を参照），トラウマに起因する慢性的な障害が，通常のストレス反応が単に過剰になったものとは質的に異なることを理解してきた。この病いにかかると，生物行動学的変化がドミノ倒しのように発生し，われわれが呼ぶところのPTSDを生じるのである。しかしそれが単純な条件づけ反応でないこともまた明らかである。PTSDでなくとも，極端なストレス因子にさらされたことがある人が，再度同じ状況に直面したときにまた苦しむということはめずらしくない。ピットマン，オア，シャレフ (Pitman, Orr, & Shalev, 1993) は，PTSDにおいて重要なのは，患者に過剰反応を起こさせる刺激が十分に条件づけされている必要はないという点であると指摘している。すなわち，トラウマ体験には直接関係しないさまざまな事

柄が引き金となって極端な反応を引き起こすことがあるのだ。

　侵入症状は極端なストレスにさらされた人のほとんどに見られるが，回避や過覚醒まで生じるのはそのなかの一握りにすぎない。思考の侵入と反復が持続すると，キンドリング現象が起きて，慢性的な覚醒異常を引き起こすと考えられている。患者は，出来事そのものによってではなく，出来事の記憶によって被害を受けるのである（McFarlane, 1988）。近年，トラウマとなった出来事が生じた時点での解離が，PTSDの症状が全面的に発現するための重要な随伴現象であることが明らかにされている。解離と麻痺および過覚醒の間にどういう関係があるのかは正確には分かっていないが，極端な覚醒状態が解離へと進行する可能性があることを示唆する研究がいくつかある（第11章を参照）。

　第7章に示したように，トラウマを受けた人は，自分の慢性的な過覚醒を「自己遮断」（shutting down）によって補正しようとしているように見える。この自己遮断は行動レベルではトラウマを思い出させる刺激を避け，精神生物学的レベルでは，トラウマに関連する事柄はもちろん日常体験に対しても感情を麻痺させることによって行われる（Litz & Kane, 1989）。しかし，やがてPTSDの慢性期に至ると，周囲に対する反応の麻痺のほうが重大な問題となり，過覚醒は情動反応を起こさせるような刺激に対して間欠的に起こるだけになる。このように，彼らは恒常的な過覚醒とトラウマを想起させる特定の事柄に対する生理学的緊急反応の双方に苦しむようになる（APA, 1987, 1994）。

シグナルとしての情動の喪失

　慢性の生理学的覚醒は，内界および外界の刺激に対する自律神経の反応の制御障害を引き起こし，この両者が相まって，情動をシグナルとして利用する人間の能力に影響を与える。心理学的には，情動の機能は，いま起きつつあることに注意を払うようにとの警告を人に与え，適応的な行動をとれるようにすることにある（Krystal, 1978）。通常，ある事柄が起こるであろうという自分の予期と実際に起きていることが再調整できた時点で，情動反応は終息する。この再調整は，起こった状況を自分の予期に合わせるように行動するか，あるいは，実際に起きていることによりよく適合するように自分の予期を変更するかによって行われる（Horowitz, 1986）。PTSDを生じた人の情動がその通常の

表 8・1　PTSD における精神生物学的異常

Ⅰ．精神生理学的影響
  A．トラウマを想起させる事柄に対する極端な自律神経反応
  B．強度ではあるが中性的な刺激に対する過覚醒（刺激弁別性の喪失）
    1．聴覚刺激に対する驚愕反射の不馴化
    2．閾値以下の強度の音への反応
    3．事象関連皮質電位の電気パターンの低下

Ⅱ．神経ホルモンへの影響
  A．ノルエピネフリン（NE）と他のカテコールアミン
    1．尿中カテコールアミンの上昇
    2．ヨヒンビンに対する血漿 NE 代謝物の増加
    3．アドレナリン受容体でのダウン・レギュレーション
  B．糖質コルチコイド
    1．安静時の糖質コルチコイド・レベルの減少
    2．ストレスに対する糖質コルチコイド反応の減少
    3．糖質コルチコイド受容体のダウン・レギュレーション
    4．少量のデキサメサゾンに対する過剰反応性
  C．セロトニン
    1．トラウマを受けた動物におけるセロトニン活性の減少
    2．セロトニン取り込み抑制薬に対する最大の精神薬理学的反応
  D．内因性オピオイド
    1．トラウマを想起させる刺激に対するオピオイド反応の増加
    2．ストレスが引き起こす無痛症（analgesia）に対する条件づけ
  E．種々のホルモン：記憶への影響
    1．NE，ヴァゾプレッシン：トラウマ性の記憶の固定化
    2．オキシトシン，内因性オピオイド：健忘

Ⅲ．神経解剖学的影響
  A．海馬体積の減少
  B．扁桃核の活性化と，フラッシュバック中の構造連結
  C．フラッシュバック中の感覚領野の活性化
  D．フラッシュバック中のブローカー野の活性化の低下
  E．顕著な右半球優位性

Ⅳ．免疫学的影響
  A．CD 45 RO/RA 比の上昇（「結語と今後の方向性」[p. 627] を参照のこと）

警告機能を果たしておらず，適応行動をとるための警告シグナルとして機能していないことを最初に述べたのはクリスタル（Krystal, 1978）であった。PTSDでは，情動興奮と目標指向的行動が相互に連係していないことが多い。その結果，PTSDを生じた人は，覚醒亢進を手がかりに入力情報に対して注意を向けるということができなくなってしまう。彼らは，何が起きているかも理解できないままに刺激に対して即時の反応を生じてしまい，「闘争か逃走」（fight-or-flight）反応を起こしてしまうのである。こうして，彼らは，ときに凍りついたように自分を閉ざすかと思えば，ちょっとした刺激にも過剰に反応してしまい周囲を脅かすようになってしまうのだ（van der Kolk & Ducey, 1989）。

覚醒レベルを変えることができずに慢性的覚醒が続くと，PTSDを生じた人は，感情を持つこと自体を危険なことだと経験するようになる（そしてそれは本人にとっては正当なのだが）。状況全般を見通して適応的な解決をみつけるために情動を活用することが困難になるため，感情は，自分が自らの人生を変化させることができないということを思い出させるに過ぎないものになってしまう。PTSDにおいて，激しい怒りと孤立無援感は，トラウマ性の記憶の再現として理解することができる。他のトラウマ性の記憶と同様に，それらは，回避されるべき事柄を思い出させるのだ。

以下，本章においては，PTSDに特異的な精神生理学的異常について考察する。表8・1はそのまとめである。

トラウマの心理生理学的影響

PTSDにおける，異常な精神生理学的な反応は2つのまったく異なるレベルにおいて起こる。この2つのレベルとは，①トラウマを想起させる特定的な事柄に対する反応，②強力ではあるが無関係な刺激（例えば騒音など）に対する反応である。これは，刺激弁別能力の喪失を意味する。

特異的な刺激に対して条件づけられた反応

今日のパラダイムにおいて，PTSD を生じた人たちは，特定のトラウマ性の出来事に関連する音やイメージ，思考などによってもたらされる生理学的覚醒の上昇に悩まされるとみなされている。PTSD を呈する人は，トラウマとなった出来事の記憶をよみがえらせるものに対しては，心拍数，皮膚伝導度や血圧が，年齢や性を一致させた PTSD を生じていないコントロール群に比して有意に上昇する（Dobbs & Wilson, 1960；Malloy Fairbank, & Keane 1983；Kolb &Multipassi, 1982；Blanchard, Kolb, & Gerardi, 1986；Pitman, Orr, Forgue, de Jong, & Claiborn, 1987）。何年（ときには数十年）も前に起こったトラウマ体験を想起させる出来事に対して非常に高度の自律神経反応が生じるのは，これらの記憶が最近の経験に，経過した時間とは無関係に，どれほど強烈に影響を与え続けるかということを示す（Pitman et al., 1993）。

最近の研究では，自律神経系の覚醒をもたらす薬剤が，PTSD を生じている人においては，視覚イメージや以前のトラウマとなった体験と関連する感情状態を促進し，コントロール群ではそういった効果をもたないことが示されている。PTSD を呈する患者に対しては，乳酸（Rainey et al., 1987）やヨヒンビン（Southwick et al., 1993）のような薬剤の注射が，パニック発作や，早期のトラウマのフラッシュバック（再体験），あるいはその双方を引き起こす傾向があることが示されている。われわれ自身の実験室においても，聴覚的驚愕刺激が与えられると，PTSD の被験者のうちのほぼ 20% 近くが，トラウマ体験のフラッシュバックを来した（van der Kolk, 1994）。

これらの自律神経系反応の強さは，一般的にピーター・ラング（Peter Lang）の研究（Lang, 1979；第 11 章を参照）に照らして理解されている。この研究で，感情的な負荷のかかる心的イメージは自律神経系の活動の上昇を伴うことが示された。ラングは，情緒的記憶は，経験の感覚的要素からなる「相互連関ネットワーク」として蓄えられており，このネットワークの要素を刺激するような状況に人が直面すると，それが再活性化されるという仮説を提唱した。現在では，トラウマに関係するイメージに対する生理学的な覚醒度の減少

は，治療がうまくいっていることを示す指標のひとつとされている (Keane & Kaloupek, 1982)。シャレフ，オア，ペリ，シュライバー，ピットマン (Shalev, Orr, Peri, Schreiber, & Pitman, 1992) は，トラウマに関係する特殊なイメージの脱感作は，必ずしも，他のトラウマ性の出来事の想起について一般化されえないことを示した。

強烈ではあるが中性的な刺激に対する過覚醒

コルブ (Kolb, 1987) は，トラウマとなった体験が生じた時点における中枢神経系への過剰刺激が永続的な神経系の変化を生じ，その変化が学習，慣れ，および刺激弁別に否定的な影響を与えるのではないかという考えを提起した。これらの神経系の変化が生じるためには，トラウマとなった出来事を想起させるような刺激への実際上の曝露がなければならないというわけではない。PTSD に特徴的な異常驚愕反応 (APA, 1994) は，こうした現象のひとつの例である。半世紀以上にわたって，異常聴覚反応 (abnormal acoustic startle response: ASR) がトラウマ反応のきわめて重要な特徴であると考えられてきたにもかかわらず，PTSD における ASR の系統的な探求はようやくその端緒についたばかりである。ASR とは，突然の強い刺激によって引き起こされる筋と自律神経反応の特定的な一連の現象である (Shalev & Rogel-Fuchs, 1993; Davis, 1984)。

いくつかの研究において，PTSD では，ASR の馴化（慣れの現象）の異常が証明されている (Shalev et al., 1992; Ornitz & Pynoos, 1989; Butler et al., 1990; Ross, Ball, & Cohen, 1989)。シャレフらは，中枢神経系と自律神経系とが媒介する ASR について，コントロール群では馴化が生じなかったのは 22% であったのに対して，PTSD 群では 93% に馴化が生じなかったと報告している。興味深いことに，以前に PTSD の診断基準に合致したが，今では合致しない人も，ASR に対する馴化が生じなかった (Fisler & van der Kolk, 1995; Pitman & Orr, 1995)。ここから，ASR に対する馴化の異常は PTSD が出現することを示す指標なのか，それとも PTSD の出現を促進するような脆弱性の現れなのかという問題が提起される。

ASR に対する馴化の不成立は，トラウマを受けた人が感覚刺激を評価し，

適切なレベルの生理学的覚醒を引き起こすことに困難を抱えていることを示唆する (Shalev & Rogel-Fuchs, 1993)。このように，PTSDを生じた人たちが，トラウマ性の記憶を適切に統合できなかったり，過去の連続的な再体験にはまりこんでしまったりするという現象は，生理学的には（例えばASRのような）未知の刺激を潜在的脅威だと誤解する傾向として現れるわけである。この現象のもうひとつの例として，トラウマを受けた人の音刺激に対する事象関連皮質電位 (event-related potentials : ERPs) があげられる。

ペイジ，レイド，アレン，ニュートン (Paige, Reid, Allen, & Newton, 1990) は，PTSD患者とコントロール群で，ホワイト・ノイズのパルス刺激に対する事象関連皮質電位のパターンに著しい違いがあることを示した。PTSD患者は，刺激に対してより敏感であり，正常な被験者にとっては閾値以下の強度の音に対してすら反応を示した。さらに，聴覚刺激によって引き起こされるPTSD患者の事象関連皮質電位は，予期されたような上昇を示さず，低下のパターンを示した。ペイジらは，これらの所見は次のような意味を持つと解釈されるとした。すなわち，PTSD患者では過覚醒の緊張状態を鈍らせるために抑制フィードバック・ループが活性化され，音刺激が低減因子として働くというわけである。マクファーレン，ウェーバー，クラーク (McFarlane, Weber, & Clark, 1993) は，事象関連皮質電位を用いた研究で，PTSD患者は，①関連性のある刺激とそうでない刺激とを区別することができない，②実際上は関連があっても感情的には中立的な出来事に対してあまり注意を向けない，③この反応性の相対的な欠如の帰結として，トラウマを受けていない人よりも，現在の経験に反応するためにはより大きな努力を要する（これは反応時間の遅延に反映される）ことを明らかにした。これらの研究は，PTSDを生じている人は，関連性のある課題を遂行するために必要な，環境内の刺激の中性化が困難であるとしている。これを補うために，彼らは「自己遮断」(shutting down) を行う。しかしながら，自己遮断の代価は，通常の日常生活への関わり合いが減少することである。

トラウマが神経ホルモンにおよぼす影響

背景：神経ホルモンと，ストレスに対するその役割

　PTSD は，激烈な苦痛を与える出来事に曝露された後に起きる。強いストレスは，カテコールアミン（例えばエピネフリン［epinephrine］とノルエピネフリン［norepinephrine］：NE）や，セロトニン，視床下部―下垂体―副腎皮質系（hypothalamic-pituitary-adrenal［HPA］axis）のホルモン（例えば，コルチゾル，糖質コルチコイド，ヴァゾプレッシン，オキシトシン），内因性オピオイドなど，内因性，ストレス反応性の神経ホルモンの分泌をともなう。これらのストレス・ホルモンは，ストレスに対処するのに必要なエネルギーの生体への供給を，グルコース放出の増強から免疫機能の増強に至るまでのさまざまなやり方で支援する。適切に機能している生体においては，ストレスは急速で顕著なホルモン反応を引き起こす。しかし，慢性で持続的なストレスは，ストレス反応の有効性を阻害し，脱感作を引き起こす（Axelrod & Reisine, 1984）。

　ストレス反応に対するさまざまな神経ホルモンの果たす役割については，まだまだ学ぶことがたくさんある。NE は，青斑核から分泌され，中枢神経系全般，特に，記憶の固定化や「闘争か逃走か」反応をつかさどる辺縁系と新皮質とに分配される。副腎皮質刺激ホルモン（ACTH）は下垂体前葉から分泌され，カスケード反応を起こし，副腎からの糖質コルチコイドの放出を促す。視床下部―下垂体―副腎皮質系ホルモンとカテコールアミンのストレス反応における相関関係については，完全には明らかになっていないが，NE ニューロンを活性化するストレス因子が青斑核における CRF（副腎皮質刺激ホルモン放出因子）の濃度を増加させ（Dunn & Berridge 1987），一方において，CRF の頭蓋内脳室注入は，前頭葉における NE を増加させることが知られている（Valentino & Foote, 1988）。ストレスへの反応として，カテコールアミンによって引き起こされた辺縁系―中脳諸構造の過覚醒を，コルチコステロイドが正常化し（Bohus & DeWied, 1978），その結果，その他の神経ホルモンの分泌

が調整されることを示すデータがある。

ストレス反応の調節に特に関係するホルモン系列が少なくとも2つある。すなわち，糖質コルチコイド系とセロトニンである。

糖質コルチコイド

糖質コルチコイドとカテコールアミンは，相互にその作用を制御しあっている。急性ストレスの状態において，コルチゾルはストレス・ホルモンの放出の調節に，海馬，視床下部，下垂体へのネガティブ・フィードバックを介して寄与している (Munck et al., 1984)。ヤフダ，サウスウィック，メイソン，ギラー (Yehuda, Southwick, Mason, & Giller, 1990) は，コルチゾルの機能はストレス反応によって開始されたすべての生体反応を断ち切るものであり，コルチゾルは基本的に「抗ストレスホルモン」である，との考えを示した。彼らは，カテコールアミンと糖質コルチコイドの同時的活性化は能動的で有効な行動を誘発するのに対し，低い糖質コルチコイド・レベル下での過覚醒は，「闘争か逃走か」という未分化な反応を引き起こすとした。

慢性的なストレスへの曝露は，急性および慢性の適応に影響を与える。すなわち，生体が日常ベースで環境に対処する方法を恒久的に変化させ，その後の急性ストレスへの対処の方法に影響を与えると考えられるわけである (Yehuda et al., 1993)。急性のストレスが視床下部―下垂体―副腎系を活性化し，糖質コルチコイドのレベルを増す一方で，生体は慢性的なストレスに適応してネガティブ・フィードバック・ループを活性化させ，その結果，①慢性ストレスにさらされた生体の安静時糖質コルチコイド・レベルの低下 (Meany, Aitken, Viau, Sharma, & Sarieau, 1989)，②その後のストレスに対する反応としての糖質コルチコイド分泌の減少 (Yehuda, Giller, Southwick, Lowy, & Mason, 1991；Yehuda et al., 1995)，③糖質コルチコイド受容体の海馬における濃度増加 (Sapolsky, Krey, & McEwen, 1984) をもたらす。そして，ヤフダら (Yehuda et al., 1995) は，糖質コルチコイド受容体の濃度の上昇は，糖質コルチコイドのネガティブ・フィードバックの強化を促進し，視床下部―下垂体―副腎系の感受性を高め，急性ストレスからの回復を促進するのではないかとしている。

セロトニン

　セロトニン系もまた，NE の反応性と覚醒レベルを調節しているようである (Depue & Spoont, 1986 ; Gerson & Baldessarini, 1980)。動物では，セロトニンの低下は覚醒レベルの調節ができないことと関連しており，こうした覚醒の亢進は，例えば過度の驚愕反応 (Gerson & Baldessarini, 1980 ; Depue & Spoont, 1986)，新奇な刺激や具体的な接触，あるいは痛みに対する反応として生じる覚醒亢進 (Depue & Spoont, 1986) として現れる。ドゥプとスプーント (Depue & Spoont, 1986) は，動物におけるセロトニンの枯渇によって生じる現象が，過度の易刺激性 (hyperirritability)，過度の興奮性 (hyperexcitability)，過度の過敏性 (hypersensitivity) という性格を持っているとしている。すなわち，「軽度の刺激に対する過度の情緒的覚醒ないし攻撃性の表出（実際の攻撃はないにせよ）」(p. 55) が生じるとされている。これらの行動は，PTSD を生じた人の行動に驚くほどよく似ている。うつ病や境界性人格障害の患者においても，セロトニン機能の減弱は，敵意，衝動性あるいは自己に向けられた攻撃性に相関するとされている (Asberg, Traskman, & Thoren, 1976 ; Brown, Goodwin, Ballenger, Goyer, & Major, 1979 ; Coccaro, Siever, Klar, & Maurer, 1989)。特に，境界性人格障害という診断を受けた群においては，子どもの頃に深刻なトラウマを受けている人が少なくない (Herman, Perry, & van der Kolk, 1989)。

　社会的要因が神経伝達物質レベルに与える影響に関しては，ヒト以外の霊長類においてセロトニン・レベルが社会階層における地位と高い相関を示しており，環境の変化が，社会階層とその社会階層に属している動物のセロトニン・レベルに深い影響を与える可能性があることを示した研究がある (Raleigh, McGuire, & Brammer, 1984)。

　セロトニンは，脳における行動の抑制系──これは，緊急事態によって動機づけられたり，あるいは以前の報酬によって動機づけられた行動を抑制するという機能を果たす──を調整する (Depue & Spoont, 1986 ; Gray, 1987, Soubrie, 1986)。それに加えて，セロトニン再取り込み抑制薬 (SSRI) は，強迫性障害の人の強迫思考 (Jenike et al., 1990) や，PTSD を生じた人の非意図的なトラウマ性の記憶への没入 (van der Kolk et al., 1994 ; van der Kolk &

Saporta, 1991) に対する薬理学的治療として最も効果的であることがわかってきた。セロトニンは，環境を柔軟にモニターする能力に関して重要な役割を果たし，現在必要とされている事柄とは無関係な内的刺激に反応することなく，状況に応じた適切な行動で反応する能力に関連しているようである。ストレスによって生じたセロトニンの機能障害は，行動抑制系の機能不全をもたらすのかもしれない。それが，衝動性の増加や，攻撃性の爆発，トラウマに関連する行動パターンの強迫的な再演，過去の失敗から学ぶことができないことなど，PTSD にみられる種々の行動上の問題と関係している可能性がある。

PTSD における神経内分泌上の異常

サルやラットのようなヒト以外の種における，回避不能なストレスによって生じる生物学的な反応については，非常に広範な研究が行われているため，PTSD を生じた人に関する生物学的な研究は，もっぱら動物実験の結果の適用可能性を探ることに焦点がおかれてきた (van der Kolk, Greenberg, Boyd, & Krystal, 1985 ; Krystal et al., 1989 ; Foa, Zinbarg, & Rothbaum, 1992)。PTSD を呈する人は，慢性的に回避不能なショックを与えられた動物と同様に，トラウマを想起させる刺激にさらされた際に，生物学的なストレス反応の持続的な活性化に苦しむようである。もっとも徹底した研究の対象になったのは，カテコールアミン系，糖質コルチコイド系，セロトニン系，および内因性オピオイド系である。

カテコールアミン

PTSD を生じたヴェトナム戦争の帰還兵の神経内分泌的研究から，PTSD においては交感神経系の活動に慢性的な亢進が見られることを示唆するデータが得られている。また，PTSD を呈している戦闘帰還兵では，それ以外の精神疾患の患者と比較して，尿中ノルエピネフリンとエピネフリンの排泄の 24 時間値が上昇していたという報告もある (Kosten, Mason, Giller, Ostroff, & Harkness, 1987)。ピットマンとオア (Pitman & Orr, 1990 a) による，20 人の戦闘帰還兵を対象とし，15 人の現役兵からなるコントロール群と比較した研究では，これらの所見は再現されなかったが，現役兵コントロール群に

おける尿中ノルエピネフリンの平均値（58.0 μg/d）は，それまで正常群を対照に報告された値に比してかなり高値であった。ノルエピネフリンレベルの上昇に対する反応として起こり得るアドレナリン受容体の補完的なダウンレギュレーションは，PTSD を呈していた戦闘帰還兵の血小板で，α_2 アドレナリン受容体が正常対照群と比較して減少しているという研究によって確認された（Perry, Giller, & Southwick, 1987）。また，α_2 アドレナリン受容体によって媒介されるアデニレート・サイクラーゼのシグナル伝達の異常な低下を報告した研究もある（Lerer, Bleich, & Kotler, 1987）。サウスウィックら（Southwick et al., 1993）は，α_2 アドレナリン自己受容体をブロックすることによってノルアドレナリン・ニューロンを活性化するヨヒンビンの注射（0.4 mg/kg）を用いて，PTSD を生じたヴェトナム帰還兵のノルアドレナリン神経調節障害を研究した。ヨヒンビンは，被験者の 70% にパニック発作を，40% にフラッシュバックを誘発した。被験者では，コントロール群に比較して，血漿ノルエピネフリン代謝物がかなり増加していた。ヨヒンビンはPTSD のすべての症状を明らかに増加させた（PTSD におけるカテコールアミンに関する詳しい検討については，Murburg［1993］を参照のこと）。

糖質ステロイド

　PTSD を生じている帰還兵には，大うつ病を併発している場合でさえ，尿中コルチゾル排泄の低下がみられることが，2 つの研究によって示されている（Yehuda et al., 1990）。ただし，この所見の再現はできなかったとする報告もある（Pitman & Orr, 1990 b）。一連の研究でヤフダら（1990, 1991）は，PTSD を発症したヴェトナム帰還兵において，リンパ球の糖質コルチコイド受容体が増加していることを見出した。興味深いことに，糖質コルチコイド受容体の数は PTSD の諸症状の重症度と比例していた。ハイディ・レズニック（Heidi Resnick）らは，最近にレイプ被害に遭った 20 名における血中コルチゾルの急性反応を研究した（Resnick, Yehuda, Pitman, & Foy, 1995）。3 か月後に，事件より以前のトラウマ歴の聴取が行われ，被験者に対して PTSD 症状のアセスメントが実施された。事件以前に性虐待歴のある被害者は，ない被害者と比較して，レイプから 3 か月の時点で PTSD を発症している確率が有意に高かった。レイプ直後のコルチゾル値は，それ以前に暴力被害を受けてい

たかどうかと関連していた。レイプ以前に暴行被害にあったことのない人のレイプ直後のコルチゾル値の平均値は 30 μg/dl であったのに対して，レイプ以前にも暴行被害の経験がある人では平均 15 μg/dl だった。これらの所見は，以前にトラウマとなる出来事に曝露された経験がある場合には，後のトラウマへのコルチゾル反応が鈍くなるか，あるいは，ストレスの後にコルチゾル反応がより素早くベースラインに戻ることを意味すると解釈される。ヤフダら (1995) は PTSD を生じている被験者に低量のデキサメタゾンに対する過度の反応性が観察されるのは，トラウマを受けた患者の場合，脳下垂体—下垂体—副腎軸のフィードバックの感受性が高まっているからではないかと論じている。

セロトニン

PTSDにおけるセロトニンの役割は，糖質コルチコイドほど系統的には注目されていない。しかしながら，PTSDにおけるセロトニンの潜在的重要性は，回避不能のショックを受けた動物が中枢神経系のセロトニン・レベルの低下を来したり (Valzelli, 1982)，セロトニン再取り込み抑制薬 (SSRI) が，PTSDの治療において並外れて有効な薬剤であるという事実によって証明される。ヒトにおけるセロトニンの低下は，これまでに何度も，衝動性や攻撃性と相関づけられてきた (Brown et al., 1979; Mann, 1987; Coccaro et al., 1989)。文献をひもとくと，これらの関係を直ちに遺伝的特性だとみなしてしまう傾向がある。しかし，衝動性，攻撃性，自殺傾向のある患者の研究において，これらの行動と子どもの頃のトラウマとが，控えめに見てもかなり強い関連があることを示すデータが得られている (例えば，Green, 1978; van der Kolk, Perry, & Herman, 1991; Lewis, 1992)。気質も経験もともに中枢神経系のセロトニンレベルに影響を及ぼすものと思われる (van der Kolk, 1987)。

トラウマ関連の症状にセロトニンがどの程度関係しているかを調べるため，サウスウィックら (Southwick et al., 1990) は，PTSD を発症した 26 人のヴェトナム帰還兵に，セロトニン作動薬であるメタクロロフェニールピペラジン (m-CPP) 1 mg/kg を投与した。その結果，31％ がパニック発作を，27％ がフラッシュバックを呈した。これらの数値は，ノルアドレナリン系にのみ作用したヨヒンビンの静注に匹敵する効果を示している。m-CPP に反応した被

験者と，ヨヒンビンに反応した被験者に重なりはほとんどなかった。このことから，複雑性 PTSD の症状には，複数の神経伝達物質が関与しているとの示唆が得られる。

内因性オピオイド

ストレスによって生じる無痛覚症（stress-induced analgesia：SIA）は，電気ショック，闘争，飢餓，あるいは冷水を泳がされるなど，さまざまな回避不能のストレス因子にさらされた実験動物で観察されてきた（Akil, Watson, & Young, 1983）。深刻なストレスを受けた動物には，ストレス刺激を中止するか，あるいはナロキソンを注射することによって，オピオイドの離脱症状が現れることがある。恐怖が内因性オピオイド・ペプチドの分泌を活性化するとの知見，および SIA の条件づけが，後続するストレス因子や新たに有害となった刺激に関連づけられた事象に対して可能であるという知見に刺激されて，われわれは，PTSD を生じている人においては，もともとのトラウマと似通った刺激への再曝露が内因性オピオイド反応を生じ，この反応をナロキソン可逆性の無痛覚症として間接的に測定可能であるという仮説を検討した（van der Kolk, Greenberg, Orr, & Pitman, 1989；Pitman, van der Kolk, Orr, & Greenberg, 1990）。もともとのトラウマから 20 年が経過した時点で PTSD を呈している人は，トラウマとなったストレス因子と類似した刺激への反応としてオピオイドが媒介する無痛覚症を示した。この反応はモルヒネ 8 mg 相当の内因性オピオイドの分泌と関連していた。情緒的反応に関する自己報告によれば，内因性オピオイドはトラウマとなりうる刺激に対する情動反応をかなり鈍化させることに関係しているようである。

内因性オピオイド，解離，ストレスによって生じる無痛覚症

隔離された幼獣や，攻撃を受けた成獣は，反応としてまず攻撃（過覚醒―闘争―抵抗）を示す。この攻撃行動が望む結果を生じない場合，今度はひきこもりという反応（麻痺―逃走―絶望）を示す。恐怖によって生じた攻撃あるいは抵抗のパターンは，それが幼獣によって示された場合には周囲からの保護を喚起し，成獣が示した場合には捕食者の活動を妨げたり，あるいはそれに対する反撃となる。動物が攻撃を受けている場合，痛みの抑制は動物の自己防御に

とって有益なものである。というのは，痛みに気をとられることによって，効果的な自己防御がおろそかになる可能性が生じるからである。さらに，傷口をグルーミングしたりなめたりする行動は，敵を引きつけてさらなる攻撃を刺激するおそれがある (Siegfried, Frischknecht, & Nunez de Souza, 1990)。このように，外界の攻撃者から身を守ることと，自分の傷を気遣うという行動とは，同時に行いうるものではない。自然は，SIAという方法で，痛みからの保護を与えたのである。第二次世界大戦中，ビーチャー (Beecher, 1946) は，イタリア戦線で重症を負った兵士の75%がモルヒネを要求しないということに気づき，「激しい情動は痛みをブロックする可能性がある」と推論した。今日，われわれはこの現象が内因性オピオイドの分泌によるものであることを理解している (van der Kolk et al., 1989 ; Pitman et al., 1990)。

内因性オピオイドは，痛みを抑制しパニックを低減させるという作用があり，深刻なストレスへの長期にわたる曝露の後に分泌される。ジークフリートら (Siegfried et al., 1990) は，脅威となる状況の影響に対してもはやどうすることもできないといった状態に陥った場合に，記憶に障害が生じることを動物において観察している。彼らは，凍りつき反応 (freezing response) とパニックとが適切な記憶の処理を妨害していることを示した。同時に，彼らの研究は，過剰な内因性オピオイドとNEが，ともに顕在性記憶 (explicit memory) への経験の蓄積を妨げることも明らかにしている。凍りつき/麻痺の反応によって，個体は「意識された経験」をしなくてすむことが可能となったり，圧倒的なストレスとなる状況を記憶しなくてもいいようになる（このことによって，彼らは経験から学べなくなる可能性があるのだが）。トラウマに対する人の解離反応は，深刻でコントロールのきかないストレスに長期にわたってさらされた後に動物が示すこうした複雑な行動と類似したものなのかもしれない。

発達レベルがトラウマの精神生理学的効果に影響を及ぼす

PTSDのほとんどの研究は成人（特に，男性の戦争帰還兵）を対象に行わ

れてきたが，近年，トラウマがさまざまな年齢段階の子どもにおよぼす影響を扱ったプロスペクティヴな研究文献が，少ないながらも，見られるようになった。トラウマを受けた子どもにおける，不安障害，慢性的な過覚醒，行動障害が常に記述されてきている（例えば，Bowlby, 1969; Cicchetti, 1985; Terr, 1991）。これらの研究では，はっきりと際立った1回限りのトラウマ性の出来事が扱われているが，それに加えて最近では，家庭内の虐待が複雑性トラウマ後症候群（complex posttraumatic syndrome; Cole & Putnam, 1992）を引き起こすものとして認識されるようになってきている。複雑性トラウマ後症候群では，慢性的な情動調節不全，自己や他者に対する破壊的行動，学習障害，解離性の問題，身体化，自己概念や他者概念のゆがみなどが見られる（van der Kolk, 1988; Herman, 1992）。DSM-IVのためのフィールド・トライアルにおいては，これらの症状群が同時に生起する傾向が認められ，その重症度はトラウマの発生年齢と持続期間に比例していることが示唆された（van der Kolk et al., 1993，および本書第7章を参照）。

　トラウマを受けた子どもに関する研究は本章の範囲を越えたものではあるが，種々の神経生物学的異常が子どもにも確認されるようになってきており，この点を認識しておくことは重要であろう。フランク・パットナムのグループの，先見性に富みながらも大部分が未発表の研究では（私信，1991～1995年），性虐待を受けた少女は正常群に比して，特に糖質コルチコイドや甲状腺機能に関して，重大な神経内分泌的異常が生じることが明らかになっている（DeBellis, Burke, Trickett, & Putnam, 印刷中）。子ども時代のトラウマに関する精神生物学的研究は，ヒト以外の霊長類を対象としたトラウマや剝奪の影響に関する精神生物学的研究の膨大な文献から学ぶところが大きいと思われる（Reite & Fields, 1985）。

　皮質や皮質下の広範な領域におよぶ統合機能を崩壊させるトラウマの力は，性的虐待を受けた子どもの脳波研究の所見からも示唆される（Teicher, Clod, Survey, & Swett, 印刷中）。これらの子どもにおいては，異なる皮質野における電位活動の正常な同調性が失われている。こうした現象は，それぞれに割り当てられた皮質活動の統合に関連した機能の喪失を意味する。優位半球が皮質―皮質間の連係解除（uncoupling）に対してより敏感であることを示唆する根拠がいくつか提出されている。サッチャー，ウォーカー，ジウディス

(Thatcher, Walker, & Giudice, 1987) と，テイチャーら (Teicher et al., 印刷中) は，脳波の乱れは左半球に特に優位であったと述べている。これらの所見は，虐待を受けた子どもが言語発達に関する優位半球の機能に顕著な問題をかかえているという臨床所見と対をなしている (第7章を参照)。また，虐待を受けた子どもが大人になったときに，成育歴に関する情報を想起できないという問題を抱えることも，おそらくはこの問題の臨床的な現れだと考えることができるだろう。

トラウマ，神経ホルモン，記憶の統合

人間が苛酷なストレスにさらされたとき，記憶がどのように配置されるかに影響を及ぼす内因性ストレスホルモンが分泌される。動物モデルに基づき，トラウマを受けたときの神経ホルモンの大量の分泌が，トラウマ性の記憶の長期にわたる潜在化（そして，過剰な固定化）を生じるうえで重要な役割を果たしているのではないかとの推測がなされている。長期にわたる潜在化によって，関連した記憶痕跡の相対的な強度に応じて，後続する感覚入力の重要性を評価することが可能となる。この現象は，主として，扁桃核へのNEの入力によって媒介される (LeDoux, 1990; Ademac, 1978)。トラウマを受けた個体においては，トラウマに関連した記憶にアクセスする能力に障害が生じてしまったようにみえる。つまり，トラウマの記憶にアクセスするために他の記憶を犠牲にしてしまい，刺激を受ける度にトラウマを「思い出す」傾向を生じるのだ。長期にわたる潜在化を生じるのに関係する主要なホルモンはNEであるように思われるが，ある種のストレスや環境下で分泌されるエンドルフィンやオキシトシンなどの神経ホルモンは，記憶の固定化を妨げる (Zager & Black, 1985; Pitman, Orr, & Lasko, 1993)。トラウマを受けたときのNEやヴァソプレッシンの放出は，記憶の過剰な固定化に一定の役割を果たしているようであり，一方で，内因性オピオイドやオキシトシンなどの神経ホルモンは，PTSDでしばしば観察される健忘の出現 (APA, 1987, 1994) に関わっているように思われる。きわめてストレスの高い現象でありうる子どもの出産で非常に稀にしかポストトラウマの問題を生じないという事実は非常に興味深い (Moleman, van der Hart, & van der Kolk, 1992)。出産をめぐる記憶の過剰

な固定化を防止するうえで，オキシトシンが保護的な役割を果たしている可能性があるのかもしれない。

　一般的に言って，生理的覚醒はトラウマに関連した記憶の引き金となる。また逆に，トラウマに関連した記憶は，全般的な生理的覚醒を促進する。フラッシュバックや悪夢という形でトラウマとなった出来事を頻回に再現することが，ストレスホルモンの再放出を引き起こし，記憶痕跡の強度をさらに強めることになる（van der Kolk et al., 1985）。こうした正のフィードバックのループによって，準臨床的な PTSD が，臨床的に問題となる PTSD へとエスカレートしてしまう可能性がある。そうした場合，トラウマに関連した記憶は非常に強力になり，ピットマンとオア（Pitman & Orr, 1990 a）に従えば PTSD 患者の心的生活の「ブラック・ホール」となる。この記憶はあらゆる連合・連関を自らに引きつけ，現在の生活からその意味を徐々に奪い取ってしまうのだ。

トラウマと中枢神経系

背景：辺縁系の構造と機能

　辺縁系は中枢神経系の一部で，自己保全と種の保存のために必要な情動や行動を導くと考えられている（MacLean, 1985）。覚醒段階と睡眠段階の両方で，感覚器官からの信号は，持続的に視床に伝えられ，そこから，大脳皮質へ（そこで思考に影響する），基底核へ（そこで運動に影響する），そして辺縁系へ（ここで記憶と情動に影響する）と分配される（Papez, 1937）。ほとんどの感覚入力の処理は自覚的な意識の外で行われており，新奇な情報，重要な情報，あるいは脅威を与えるような情報だけが，さらなる注意を惹起するために選択的に新皮質に伝えられる。

　PTSD を生じている人は，感覚入力を過去のトラウマの再現であると過剰に解釈する傾向がある。前記した ERP の研究や，辺縁系に異常所見がみられるとする PTSD 患者の脳画像を扱った最近の研究は（例えば，Saxe, Vasile, Hill, Bloomingdale, & van der Kolk, 1992 ; Bremner et al,. 1995），PTSD を

表 8・2 辺縁系構造における機能と損傷の影響

海　馬	扁桃核
辺縁系構造の機能	
経験のカテゴリー	恐怖反応の条件づけ
空間地図の作成	中立的な刺激への情動付加
単純な記憶の貯蔵	各感覚（様式）間の連関の確立
まとめてきな要約/インデックスの作成	
損傷の影響	
叙事的な記憶の喪失	恐怖反応の喪失
技術的な記憶は保持される	有意味な社会的相互交流の喪失
直後記憶は保持される	叙事的記憶は保たれる

生じている人の注意の問題に光を当てることになるかもしれない。辺縁系の2つの特定の部位が情緒的な負荷のかかった記憶の処理に関係している。この2つの部位とは，扁桃核と海馬である（表8・2）。それら2つの部位がPTSDの病態生理にどのように関与している可能性があるかを論じるまえに，まずそれらの機能について簡単に概観する。

扁桃核

中枢神経系のすべての部位のなかで，扁桃核は入力刺激の情緒的な意味の評価にもっとも明らかに関与している（LeDoux, 1986）。扁桃核は有意味であるという漠然とした感じを感覚入力に割り当て，その後，新皮質がそれらをさらに精緻化し，個人的な意味を付加しているとの考えを提唱する研究者もいる（MacLean, 1985 ; LeDoux, 1986 ; Ademac, 1991 ; O'Keefe & Bouma, 1969）。さらに，扁桃核は外的世界の内的な表象を，その記憶に関連した情緒的経験をともなう記憶イメージの形に統合するとも考えられている（Calvin, 1990）。感覚情報に意味を与えた後，扁桃核は，視床下部，海馬，および前脳基底部への投射によって情動的行動を導くのである（LeDoux, 1986 ; Ademac, 1991 ; Squire & Zola-Morgan, 1991 ; Pitman, 1989）。

海　馬

海馬系は解剖学的に扁桃核に隣接しており，記憶という現象において経験の時間的，空間的次元を記録していると考えられている。海馬は記憶における入

力刺激の範疇化と貯蔵に重要な役割を果たしている。海馬は特に短期記憶にとって重要である。海馬の働きによってほんの数秒間，情報の一部は心にとどまる。その後，その情報はより永続的な記憶にとどめられるか，それとも，即座に忘却されるかのいずれかである。海馬の適切な機能は顕在性記憶もしくは叙事的記憶にとって必要欠くべからざるものである（Squire & Zola-Morgan, 1991）。経験から学ぶことができるということは，少なくとも部分的には，短期記憶のプロセスがスムーズに進むということに依っているのである。

　海馬は入力刺激がお互いにどのような空間的，時間的関係にあるのか，あるいはこれまでに蓄積された情報とどう関連しているのかを評価するのに関与している。また，海馬は，新たな刺激が報酬をともなったものなのか，罰をともなっているのか，新奇なものか，報酬を持たないかなど判断する（Ademac, 1991; Gray, 1987）。海馬機能の低下は行動の脱抑制や環境内の刺激に対する過剰反応性を引きおこす（Altman, Brunner, & Bayer, 1973; O'Keefe & Nadel, 1978）。緊急反応が役立つことが明確になるまではそうした反応の開始を抑える抑制系の伝達路を活性化させるという海馬系の能力において，神経伝達物質であるセロトニンは重要な役割を果たす（Gray, 1987）。

　動物においては，ストレスによって分泌されるコルチコステロン（Pffaf, Silva, & Weiss, 1971）が，海馬の活動性を減少させる。糖質コルチコイドが高濃度で循環していると，記憶にネガティブな影響があるのは明らかであり，これは，慢性的なストレス状況における糖質コルチコイド系の活動性の持続が最終的には海馬の細胞死につながるという事実と関係している（Sapolsky, Hideo, Rebert, & Finch, 1990; McEwen, Gould, & Sakai, 1992）。この現象はクッシング症候群（Cushing's disease）——副腎や脳下垂体の腫瘍や長期間にわたるコルチコステロイド剤の使用が副腎に高濃度のACTHとコルチゾルを分泌させるという内分泌的状態——の患者によく見られるものである（Bremner et al., 1995）。これらの患者は深刻な短期記憶の障害を呈する。クッシング症候群の患者を対象としたMRIによる研究では，海馬の縮小や萎縮がみられ，コルチゾルのレベルは縮小の度合いに比例していることが明らかになっている（Starkman, Gebarski, Berent, & Schteingart, 1992）。

「情動的記憶は永遠なのかもしれない」

　動物においては，扁桃核への高度の刺激が海馬の機能を妨害することが確認されている（Ademac, 1991）。このことは，強烈な情動は経験を適切に評価し範疇化するのを妨げる可能性があることを意味する。成熟した動物における扁桃核に対する１回の強い刺激は，神経の興奮性に永続的な変化もたらし，「闘争か逃走か」という方向への行動上の変化を長期にわたって生じる（LeDoux, Romanski, & Xagorasis, 1991）。動物におけるキンドリングの実験で，アデマック，スターク=アデマック，リビングストン（Ademac, Stark-Ademac, & Livingston, 1980）は，扁桃核と海馬における発作活動の振幅の増加に続いて，辺縁系の生理の永続的な変化が防衛と捕食攻撃性に持続性の変化をもたらすことを示した。扁桃核の刺激の行動的影響をネコを用いて調べた実験では，以前からの「性格」が重要な役割を果たしていることが明らかになった。気質的に脅威に対して鈍感で攻撃傾向のあったネコは，より攻撃的になったが，防衛傾向が高かったネコでは別の伝達路が活性化され，行動抑制傾向が増大した（Ademac et al., 1980）。

　一連の実験で，ルドゥ（LeDoux）らは，電気刺激を扁桃核に繰り返し与え，恐怖反応の条件づけを行った。彼らは，皮質の損壊によって，これらの反応が消去されなくなることを見出した。こうした結果から，ルドゥらは，一旦形成された恐怖反応の皮質下の痕跡は消去不能であり，「情緒的記憶は永遠なのかもしれない」（LeDoux et al., 1991, p. 24）と結論づけている。この結論は，PTSDを生じた人は，学習，慣れ，刺激弁別などを司る皮質下領域に対する皮質のコントロールに障害を生じているのではないかとするローレンス・コルブ（Kolb, 1987）の推測と同じ線上にあるものである。抑制系のコントロールの低下は，さまざまな状況下で起こりうる。アルコールや薬物の影響下で，睡眠時に（悪夢として）トラウマとなった過去を想起させる強烈な刺激の後，などである。そのため，トラウマ性の感覚が，通常の想起の歪んだ様式としてではなく，感情状態や，身体感覚，あるいは視覚イメージ（悪夢やフラッシュバックなど）として再現される――これらは，長い時間を経ても変わることなく，それ以降の経験をもってしても修正されない――のではないだろうか

(第10章を参照)。皮質下の情動反応は皮質や中隔―海馬系の活動によってさまざまな程度に制御されているが,それが消去不能であるという概念は,次のような推論を導く。すなわち,遅発性のPTSDは,皮質下において媒介された情動反応のうち,皮質の(そしておそらくは海馬系の)抑制コントロールを逃れたものの表れなのかもしれないということである (van der Kolk, & van der Hart, 1991 ; Pitman et al., 1993 ; Charney, Deutch, Krystal, Southwick, & Davis, 1993 ; Shalev et al., 1992)。

PTSDに特異的な辺縁系の異常

海　馬

最近の一連の研究では,PTSDを呈する人における海馬の体積の減少が報告されている。ブレンナーら (Bremner et al., 1995) は,PTSDの症状を示してないヴェトナム帰還兵と比較して,PTSDを生じた帰還兵には海馬の8％の減少が見られたと報告している。スティンら (Stein et al., 1994) は,子どもの頃から繰り返し性虐待を受け,PTSDの状態にある女性の海馬が7％の減少を見たと報告し,また,ガーヴィッツ,シェントン,ピットマン (Gurvitz, Shenton, & Pitman, 1995) は,もっとも激烈な戦闘を体験し最重度のPTSDを呈しているヴェトナム帰還兵は,戦闘を目撃してはいるが症状を示していない帰還兵と比較した場合,左側の海馬の平均26％の縮小,右側の海馬の22％の縮小を生じていたとしている。海馬の縮小は,細胞群の消失の可能性を示唆する。この消失が樹枝状突起の萎縮の結果なのか,それとも実際の細胞の死滅からくるのかは,今のところ不明である。ブレンナーらの研究の被験者である帰還兵は,言語性記憶検査で,年齢および教育水準が同じくらいの人に比べて40％程度低い結果を示した。確かに,トラウマへの曝露だけがこうした現象の唯一の説明ではないだろう。例えば,海馬の小さい人がPTSDを発症する可能性が高いのだといった説明も可能であろう。しかしながら,もっとも妥当性の高い説明は,海馬に対して有害な作用をおよぼすと思われるコルチゾルの濃度が高まることによって,海馬が縮小したというものである。

扁桃核

　最近，われわれはPTSD患者に陽電子放射撮影法（positron emission tomography：PET）を用いた共同研究を行っている。この研究では，PTSD患者は，彼らにとってトラウマとなった経験が詳細鮮明に語られるのを聞かされる（Rauch et al., 印刷中）。以前に彼らから聴取した物語を読んで聞かせたわけである。この読み聞かせによって顕著な自律神経反応が生じフラッシュバックが起こった段階で，PETによるスキャンを実施した。比較のために，被験者に中性的な場面を喚起するような事柄を書いてもらって，後にその話も彼らに聞かせた。トラウマとなった経験の物語を聞かされているときには，被験者の右半球――扁桃核と連絡している辺縁系の一部である傍辺縁帯――のみが活性化された。もっとも活発であったのは扁桃核そのものと，島皮質，後眼窩前頭皮質，帯状皮質前部，および，前側頭皮質であった。こうした組織の活性化に，右側視覚野の活性化がともなっていたが，これは，患者がトラウマとなった出来事を視覚的に再体験していることを示唆している。おそらくもっとも重要なことは，ブローカ領域が「スイッチが切られていた状態」になったことであろう。これは，言語に置き換えられた経験としてではなく，身体生理的な状態として情動を経験するというPTSDの傾向を表したものであるとわれわれは考えている。これらの結果は，PTSD患者における感情の言語化の困難性が実際の脳の活動の変化に現れていることを示唆している。

左右局在性

　われわれの研究が示した非常に重要な知見（Rauch et al., 印刷中）のひとつは，入力情報の情動的な重要性の評価およびこれらの入力刺激に対する自律神経系反応とホルモン反応の制御に関連する右半球に，顕著な活性化の局在が見られるということである。それとは対照的に，トラウマを想起させる刺激にさらされている間は，ブローカ領域――個人的な経験を伝達可能な言語に翻訳するという機能を果たす左半球の部位――の酸素消費量が有意に低下した。おそらく，これは，トラウマになった記憶が活性しているときには，脳がそれを「現に経験している」ことを示しているのであろう。つまり，その人は，トラ

ウマとなった経験の感覚的要素を感じ,見,あるいは聞いているのだろう。さらに彼らにとっては,その経験を伝達可能な言語に翻訳することが,生理学的に不可能になっているのかもしれない。PTSD の被害者にトラウマの想起が生じているとき,彼らは文字通り「感情とのコンタクトを失った」状態のなかで,声にならない恐怖を感じているのかもしれない。

われわれの研究結果は,新皮質による入力情報の意識的な評価がなくても情動的記憶が成立する可能性があり,扁桃核および関連構造の高レベルの活性化が,対象や出来事の全体的な知覚ではなく断片的な情報に基づいた情緒反応および感覚記憶の生起を促進しうるとしたルドゥ(LeDoux, 1992)の仮説を支持している。動物実験の結果に基づき,ルドゥは,扁桃核への強い刺激が,特定の刺激に対する情動反応と主観的な知覚との間の連関を断ち切るのではないか,そのため,強い感情的な刺激によって,経験の適切な評価および範疇化が阻害されるのではないかという考えを提出している。

われわれのデータは,トラウマ性の記憶が活発になっているときには,左右局在性に顕著な非対称が生じ,右半球の活性化が起こることを明らかにした。一般的には,左半球は認知的分析と言語表出を司り,一方右半球は,情動,とりわけ否定的な情動の知覚および表出において重要な役割を果たしていると理解されている(例えば,Silberman & Weingartner, 1986; Tomarken, Davidson, Wheeler, & Ross, 1992)。右半球は,左半球の積極的な関与がなくとも,それとは独立して記憶や知覚に基づいて想起したり活動したりする社会―情動系を維持することができると考えられている(Joseph, 1988)。PTSD を生じた人の心理的な過程に関するわれわれのコメント――「これらの患者は,直後の感情経験を,経験主体の認知的構造に統合することができない。統合の欠如が環境に対する内省の介在を欠いた極端な反応性を生じる」(van der Kolk & Ducey, 1989, p. 272)――の神経生理学的な証拠となりうるものを,このデータは提示している。トラウマの再現という経験に対して意味表象を与える能力が高まれば,トラウマの想起をもたらす刺激にさらされているときに扁桃核と感覚連合野の活動が低下するかどうかは,今後の研究を待たねばならない。

Bessel A. van der Kolk

(稲川美也子=訳)

第 8 章　記録する身体　271

文献

Ademac, R. E. (1978). Normal and abnormal limbic system mechanisms of emotive biasing. In K. E. Livingston & O. Hornykiewicz (Eds.), *Limbic mechanisms*. New York: Plenum Press.

Ademac, R. E. (1991). Partial kindling of the ventral hippocampus: Identification of changes in limbic physiology which accompany changes in feline aggression and defense. *Physiology and Behavior, 49,* 443–454.

Ademac, R. E., Stark-Ademac, & C., Livingston, K. E. (1980). The development of predatory aggression and defense in the domestic cat. *Neurological Biology, 30,* 389–447.

Akil, H., Watson, S. J., & Young, E. (1983). Endogenous opioids: Biology and function. *Annual Review of Neuroscience, 7,* 223–255.

Altman, J., Brunner, R. L., & Bayer, S. A. (1973). The hippocampus and behavioral maturation. *Behavioral Biology, 8,* 557–596.

American Psychiatric Association (APA). (1987). *Diagnostic and statistical manual of mental disorders* (3rd ed., rev.). Washington, DC: Author.

American Psychiatric Association (APA). (1994). *Diagnostic and statistical manual of mental disorders* (4th ed.). Washington, DC: Author.

Asberg, M., Traskman, L., & Thoren, R. (1976). 5-HIAA in the cerebrospinal fluid: A biochemical suicide predictor. *Archives of General Psychiatry, 33,* 93–97.

Axelrod, J., & Reisine, T. D. (1984). Stress hormones, their interaction and regulation. *Science, 224,* 452–459.

Beecher, H. K. (1946). Pain in men wounded in battle. *Annals of Surgery, 123,* 96–105.

Blanchard, E. B., Kolb, L. C., & Gerardi, R. J. (1986). Cardiac response to relevant stimuli as an adjunctive tool for diagnosing post traumatic stress disorder in Vietnam veterans. *Behavior Therapy, 17,* 592–606.

Bohus, B., & DeWied, D. (1978). Pituitary–adrenal system hormones and adaptive behavior. In I. Chester-Jones & I. W. Henderson (Eds.), *General, comparative, and clinical endocrinology of the adrenal cortex* (Vol. 3). New York: Academic Press.

Bowlby, J. (1969). *Attachment and loss* (Vol. 1). New York: Basic Books.

Bremner, J. D., Randall, P., Scott, T. M., Bronen, R. A., Seibyl, J. P., Southwick, S. M., Delaney, R. C., McCarthy, G., Charney, D. S., & Innis, R. B. (1995). MRI-based measures of hippocampal volume in patients with PTSD. *American Journal of Psychiatry, 152,* 973–981.

Brown, G. L., Goodwin, F. K., Ballenger, J. C., Goyer, P. F., & Major, L. F. (1979). Aggression in humans correlates with cerebrospinal fluid metabolites. *Psychiatry Research, 1,* 131–139.

Butler, R. W., Braff, D. L., Jenkins, M. A., Sprock, J., Geyer, M. A., & Rausch, J. L. (1990). Physiological evidence of exaggerated startle response in a subgroup of Vietnam veterans with combat-related PTSD. *American Journal of Psychiatry, 147*(10), 1308–1312.

Calvin, W. H. (1990). *The cerebral symphony*. New York: Bantam Books.

Charney, D. S., Deutch, A. Y., Krystal, J. H., Southwick, S. M., & Davis, M. (1993). Psychobiologic mechanisms of post-traumatic stress disorder. *Archives of Gen-*

eral Psychiatry, 50, 294–305.
Cicchetti, D. (1985). The emergence of developmental psychopathology. Child Development, 55, 1–7.
Coccaro, E. F., Siever, L. J., Klar, H. M., & Maurer, G. (1989). Serotonergic studies in patients with affective and personality disorders. Archives of General Psychiatry, 46, 587–598.
Cole, P. M., & Putnam, F. W. (1992). Effect of incest on self and social functioning: A developmental psychopathology perspective. Journal of Consulting and Clinical Psychology, 60, 174–184.
Davis, M. (1984). The mammalian startle response. In R. C. Eaton (Ed.), Neural mechanisms of startle behavior. New York: Plenum Press.
DeBellis, M., Burke, L., Trickett, P., & Putnam, F. (in press). Antinuclear antibodies and thyroid function in sexually abused girls. Journal of Traumatic Stress.
DeMasio, A. (1995). Descartes' error. New York: Grosset/Putnam.
Depue, R. A., & Spoont, M. R. (1986). Conceptualizing a serotonin trait: A behavioral dimension of constraint. Annals of the New York Academy of Sciences, 487, 47–62.
Dobbs, D., & Wilson, W. P. (1960). Observations on the persistence of traumatic war neurosis. Journal of Nervous and Mental Disease, 21, 40–46.
Donald, M. (1991). Origins of the modern mind. Cambridge, MA: Harvard University Press.
Dunn, A. J., & Berridge, C. W. (1987). Corticotropin-releasing factor administration elicits stresslike activation of cerebral catecholamine systems. Pharmacology, Biochemistry and Behavior, 27, 685–691.
Fisler, R., & van der Kolk, B. A. (1995). [Unpublished raw data.]
Foa, E., Zinbarg, R., & Rothbaum, B. O. (1992). Uncontrollability and unpredictability in post-traumatic stress disorder: An animal model. Psychological Bulletin, 112(2), 218–238.
Gerson, S. C., & Baldessarini, R. J. (1980). Motor effects of serotonin in the central nervous system. Life Sciences, 27, 1435–1451.
Gray, J. F. (1987). The neuropsychology of anxiety: An enquiry into the functions of the septo-hippocampal system. New York: Oxford University Press.
Green, A. H. (1978). Self-destructive behavior in battered children. American Journal of Psychiatry, 135, 579–582.
Grinker, R. R., & Spiegel, J. J. (1945). Men under stress. Philidelphia: Blakiston.
Gurvitz, T. V., Shenton, M. E., & Pitman, R. K. (1995). Reduced hippocampal volume on magnetic resonance imaging in chronic post-traumatic stress disorder. Paper presented at the annual meeting of the International Society for Traumatic Stress Studies, Miami.
Herman, J. L. (1992). Complex PTSD: A syndrome in survivors of prolonged and repeated trauma. Journal of Traumatic Stress, 5, 377–391.
Herman, J. L., Perry, J. C., & van der Kolk, B. A. (1989). Childhood trauma in borderline personality disorder. American Journal of Psychiatry, 146, 490–495.
Horowitz, M. J. (1978). Stress response syndromes (2nd ed.). New York: Jason Aronson.
Horowitz, M. J. (1986). Stress-response syndromes: A review of posttraumatic and adjustment disorders. Hospital and Community Psychiatry, 37(3), 241–249.
Jenike, M. A., Baer, L., Summergrad, P., Minichiello, W. E., Holland, A., & Seymour,

K. (1990). Sertraline in obsessive–compulsive disorder: A double blind study. *American Journal of Psychiatry, 147*, 923–928.
Joseph, R. (1988). Dual mental functioning in a split-brain patient. *Journal of Clinical Psychology, 44*(5), 770–779.
Kardiner, A. (1941). *The traumatic neuroses of war.* New York: Hoeber.
Keane, T. M., & Kaloupek. D. G. (1982). Imaginal flooding in the treatment of posttraumatic stress disorder. *Journal of Consulting and Clinical Psychology, 50*, 138–140.
Kolb, L. C. (1987). Neurophysiological hypothesis explaining posttraumatic stress disorder. *American Journal of Psychiatry, 144*, 989–995.
Kolb, L. C., & Multipassi, L. R. (1982). The conditioned emotional response: A subclass of chronic and delayed post traumatic stress disorder. *Psychiatric Annals, 12*, 979–987.
Kosten, T. R., Mason, J. W., Giller, E. L., Ostroff, R. B., & Harkness, L. (1987). Sustained urinary norepinephrine and epinephrine elevation in PTSD. *Psychoneuroendocrinology, 12*, 13–20.
Krystal, H. (1978). Trauma and affects. *Psychoanalytic Study of the Child, 33*, 81–116.
Krystal, J. H., Kosten, T. R., Southwick, S., Mason, J. W., Perry, B. D., & Giller, E. L. (1989). Neurobiological aspects of PTSD: Review of clinical and preclinical studies. *Behavior Therapy, 20*, 177–198.
Lang, P. J. (1979). A bio-informational theory of emotional imagery. *Psychophysiology, 16*, 495–512.
LeDoux, J. E. (1986). Sensory systems and emotion: A model of affective processing. *Integrative Psychiatry, 4*, 237–243.
LeDoux, J. E. (1990). Information flow from sensation to emotion: Plasticity of the neutral computation of stimulus value. In M. Gabriel & J. Moore (Eds.), *Learning computational neuroscience: Foundations of adaptive networks.* Cambridge, MA: MIT Press.
LeDoux, J. E. (1992). Emotion as memory: Anatomical systems underlying indelible neural traces. In S.-A. Christianson (Ed.), *Handbook of emotion and memory.* Hillsdale, NJ: Erlbaum.
LeDoux, J. E., Romanski, L., & Xagoraris, A. (1991). Indelibility of subcortical emotional memories. *Journal of Cognitive Neuroscience, 1*, 238–243.
Lerer, B., Bleich, A., & Kotler, M. (1987). Post traumatic stress disorder in Israeli combat veterans: Effect of phenelzine treatment. *Archives of General Psychiatry, 44*, 976–981.
Lewis, D. O. (1992). From abuse to violence: Psychophysiological consequences of maltreatment. *Journal of the American Academy of Child and Adolescent Psychiatry, 31*, 383–391.
Lindemann, E. (1944). Symptomatology and management of acute grief. *American Journal of Psychiatry, 101*, 141–148.
Litz, B. T., & Keane, T. M. (1989). Information processing in anxiety disorders: Application to the understanding of post-traumatic stress disorder. *Clinical Psychology Review, 9*, 243–257.
MacLean, P. D. (1985). Brain evolution relating to family, play, and the separation call. *Archives of General Psychiatry, 42*, 405–417.

Malloy, P. F., Fairbank, J. A., & Keane, T. M. (1983). Validation of a multimethod assessment of post traumatic stress disorders in Vietnam veterans. *Journal of Consulting and Clinical Psychology, 51,* 4–21.

Mann, J. D. (1987). Psychobiologic predictors of suicide. *Journal of Clinical Psychiatry, 48,* 39–43.

McEwen, B. S., Gould, E. A., & Sakai, R. R. (1992). The vulnerability of the hippocampus to protective and destructive effects of glucocorticoids in relation to stress. *British Journal of Psychiatry, 160,* 18–24.

McFarlane, A. C. (1988). The longitudinal course of posttraumatic morbidity: The range of outcomes and their predictors. *Journal of Nervous and Mental Disease, 176,* 30–39.

McFarlane, A. C., Weber, D. L., & Clark, C. R. (1993). Abnormal stimulus processing in PTSD. *Biological Psychiatry, 34,* 311–320.

Meaney, M. J., Aitken, D. H., Viau, V., Sharma, S., & Sarieau, A. (1989). Neonatal handling alters adrenocortical negative feedback sensitivity and hippocampal Type II glucocorticoid binding in the rat. *Neuroendocrinology, 50,* 597–604.

Moleman, N., van der Hart, O., & van der Kolk, B.A. (1992). The partus stress reaction: A neglected etiological factor in post-partum psychiatric disorders. *Journal of Nervous and Mental Disease, 180,* 271–272.

Murburg, M. (Ed.). (1993). *Catecholamine function in posttraumatic stress disorder.* Washington, DC: American Psychiatric Press.

O'Keefe, J., & Bouma, H. (1969). Complex sensory properties of certain amygdala units in the freely moving cat. *Experimental Neurology, 23,* 384–398.

O'Keefe, J., & Nadel, L. (1978). *The hippocampus as a cognitive map.* Oxford: Clarendon Press.

Ornitz, E. M., & Pynoos, R. S. (1989). Startle modulation in children with post traumatic stress disorder. *American Journal of Psychiatry, 146,* 866–870.

Paige, S., Reid, G., Allen, M., & Newton, J. (1990). Psychophysiological correlates of PTSD. *Biological Psychiatry, 58,* 329–335.

Papez, J. W. (1937). A proposed mechanism of emotion. *Archives of General Psychiatry, 38,* 725–743.

Perry, B. D., Giller, E. L., & Southwick, S. M. (1987). Altered plasma alpha-2 adrenergic receptor affinity states in PTSD. *American Journal of Psychiatry, 144,* 1511–1512.

Pfaff, D. W., Silva, M. T., & Weiss, J. M. (1971). Telemetered recording of hormone effects on hippocampal neurons. *Science, 172,* 394–395.

Pitman, R. K. (1989). Post traumatic stress disorder, hormones and memory. *Biological Psychiatry, 26,* 221–223.

Pitman, R. K., & Orr, S. P. (1990a). The black hole of trauma. *Biological Psychiatry, 26,* 221–223.

Pitman, R. K., & Orr, S. P. (1990b). Twenty-four hour urinary cortisol and catecholamine excretion in combat-related post-traumatic stress disorder. *Biological Psychiatry, 27,* 245–247.

Pitman, R. K., & Orr, S. P. (1995). [Unpublished raw data.]

Pitman, R. K., Orr, S. P., Forgue, D. F., de Jong, J., & Claiborn, J. M. (1987). Psychophysiologic assessment of posttraumatic stress disorder imagery in Vietnam com-

bat veterans. *Archives of General Psychiatry, 44,* 970– 975.
Pitman, R., Orr, S. P., & Lasko, N. B. (1993). Effects of intranasal vasopressin and oxytocin on physiologic responding during personal combat imagery in Vietnam veterans with posttraumatic stress disorder. *Psychiatry Research, 48,* 107–117.
Pitman, R. K., Orr, S. P., & Shalev, A. (1993). Once bitten, twice shy: Beyond the conditioning model of PTSD. *Biological Psychiatry, 33,* 145–146.
Pitman, R. K., van der Kolk, B. A., Orr, S. P., & Greenberg, M. S. (1990). Naloxone reversible stress induced analgesia in post traumatic stress disorder. *Archives of General Psychiatry, 47,* 541–547.
Rainey, J. M., Aleem, A., Ortiz, A., Yaragani, V., Pohl, R., & Berchow, R. (1987). Laboratory procedure for the inducement of flashbacks. *American Journal of Psychiatry, 144,* 1317–1319.
Raleigh, M. J., McGuire, M. T., & Brammer, G. L. (1984). Social and environmental influences on blood serotonin concentrations in monkeys. *Archives of General Psychiatry, 41,* 505–510.
Rauch, S. L., van der Kolk, B. A., Fisler, R. E., Alpert, N. M., Orr, S. P., Savage, C. R., Fischman, A. J., Jenike, M. A., & Pitman, R. K. (in press). A symptom provocation study of posttraumatic stress disorder using positron emission tomography and script-driven imagery. *Archives of General Psychiatry.*
Reite, M., & Fields, T. M. (Eds.). (1985). *The psychobiology of attachment and separation.* Orlando, FL: Academic Press.
Resnick, H., Yehuda, R., Pitman, R. K., & Foy, D. W. (1995). Effect of previous trauma on acute plasma cortisol level following rape. *American Journal of Psychiatry, 152,* 1675–1677.
Ross, R. J., Ball, W. A., & Cohen, M. E. (1989). Habituation of the startle response in post traumatic stress disorder. *Journal of Neuropsychiatry, 1,* 305–307.
Sapolsky, R. M., Hideo, E., Rebert, C. S., & Finch, C. E. (1990). Hippocampal damage associated with prolonged glucocorticoid exposure in primates. *Journal of Neuroscience, 10,* 2897–2902.
Sapolsky, R. M., Krey, L., & McEwen, B. S. (1984). Stress down-regulates corticosterone receptors in a site specific manner in the brain. *Endocrinology, 114,* 287–292.
Saxe, G. N., Vasile, R. G., Hill, T. C., Bloomingdale, K., & van der Kolk, B. A. (1992). SPECT imaging and multiple personality disorder. *Journal of Nervous and Mental Disease, 180,* 662–663.
Shalev, A. Y., Orr, S. P., Peri, T., Schreiber, S., & Pitman, R. K. (1992). Physiologic responses to loud tones in Israeli patients with post-traumatic stress disorder. *Archives of General Psychiatry, 49,* 870–875.
Shalev, A. Y., & Rogel-Fuchs, Y. (1993). Psychophysiology of PTSD: From sulfur fumes to behavioral genetics [Review]. *Journal of Nervous and Mental Disease, 55*(5), 413–423.
Siegfried, B., Frischknecht, H. R., & Nunez de Souza, R. (1990). An ethological model for the study of activation and interaction of pain, memory, and defensive systems in the attacked mouse: Role of endogenous opioids. *Neuroscience and Biobehavioral Reviews, 14,* 481–490.
Silberman, E. K., & Weingartner, H. (1986). Hemispheric lateralization of functions related to emotion. *Brain and Cognition, 5,* 322–353.
Soubrie, P. (1986). Reconciling the role of central serotonin neurons in human and

animal behavior. *Behavioral and Brain Sciences, 9,* 319–364.
Southwick, S. M., Morgan, C. A., Bremner, J. D., Nagy, L., Krystal, J. H., & Charney, D. S. (1990, December). *Yohimbine and M-CPP effects in PTSD patients.* Poster presented at the Annual Meeting of the American College of Neuropharmacology, Puerto Rico.
Southwick, S. M., Krystal, J. H., Morgan, A., Johnson, D., Nagy, L., Nicolaou, A., Henninger, G. R., & Charney, D. S. (1993). Abnormal noradrenergic function in post traumatic stress disorder. *Archives of General Psychiatry, 50,* 266–274.
Squire, L. R., & Zola-Morgan, S. (1991). The medical temporal lobe memory system. *Science, 253,* 2380–2386.
Starkman, M. N., Gebarksi, S. S., Berent, S., & Schteingart, D. E. (1992). Hippocampal formation volume, memory of dysfunction, and cortisol levels in patients with Cushing's syndrome. *Biological Psychiatry, 32,* 756–765.
Stein, M. B., Hannah, C., Koverola, C., Yehuda, R., Torchia, M., & McClarty, B. (1994, December 15). *Neuroanatomical and neuroendocrine correlates in adulthood of severe sexual abuse in childhood.* Paper presented at the 33rd annual meeting of the American College of Neuropsychopharmacology, San Juan, PR.
Teicher, M. H., Glod, C. A., Survey, J., & Swett, C. (in press). Early childhood abuse and limbic system satings in adult psychiatric outpatients. *Journal of Neuropsychiatry and Clinical Neuroscience.*
Terr, L. C. (1991). Childhood traumas: An outline and overview. *American Journal of Psychiatry, 148,* 10–20.
Thatcher, R. W., Walker, R. A., & Giudice, S. (1987). Human cerebral hemisphere development at different rates and ages. *Science, 236,* 1110–1113.
Tomarken, A. J., Davidson, R. J., Wheeler, R. E., & Ross, R. C. (1992). Individual differences in anterior brain asymmetry and fundamental dimensions of emotion. *Journal of Personality and Social Psychology, 64,* 676–687.
Valentino, R. J., & Foote, S. L. (1988). Corticotropin releasing hormone increases tonic, but not sensory-evoked activity of noradrenergic locus coeruleus in unanesthetized rats. *Journal of Neuroscience, 8,* 1016–1025.
Valzelli, L. (1982). Serotonergic inhibitory control of experimental aggression. *Psychopharmacological Research Communications, 12,* 1–13.
van der Kolk, B. A. (1987). *Psychological trauma.* Washington, DC: American Psychiatric Press.
van der Kolk, B.A. (1988). The trauma spectrum: The interaction of biological and social events in the genesis of the trauma response. *Journal of Traumatic Stress, 1,* 273–290.
van der Kolk, B. A. (1994). The body keeps the score: Memory and the evolving psychobiology of PTSD. *Harvard Review of Psychiatry, 1,* 253–265.
van der Kolk, B. A., Dreyfuss, D., Michaels, M., Shera, D., Berkowitz, B., Fisler, R., & Saxe, G. (1994). Flouxetine in posttraumatic stress disorder. *Journal of Clinical Psychiatry, 55*(12), 517–522.
van der Kolk, B. A., & Ducey, C. P. (1989). The psychological processing of traumatic experience: Rorschach patterns in PTSD. *Journal of Traumatic Stress, 2,* 259–274.
van der Kolk, B. A. Greenberg, M. S., Boyd, H., & Krystal, J. H. (1985). Inescapable shock, neurotransmitters and addiction to trauma: Towards a psychobiology of

post traumatic stress. *Biological Psychiatry, 20,* 314–325.
van der Kolk, B. A., Greenberg, M. S., Orr, S. P., & Pitman, R. K. (1989). Endogenous opioids and stress induced analgesia in post traumatic stress disorder. *Psychopharmacology Bulletin, 25,* 108–112.
van der Kolk, B. A., Perry, J. C., & Herman, J. L. (1991). Childhood origins of self-destructive behavior. *American Journal of Psychiatry, 148,* 1665–1671.
van der Kolk, B. A., Roth, S., & Pelcovitz, D. (1993). *Field trials for DSM-IV, post traumatic stress disorder: II. Disorders of extreme stress.* Washington, DC: American Psychiatric Association.
van der Kolk, B. A., & Saporta, J. (1991). The biological response to psychic trauma: Mechanisms and treatment of intrusion and numbing. *Anxiety Research, 4,* 199–212.
van der Kolk, B. A., & van der Hart, O. (1991). The intrusive past: The flexibility of memory and the engraving of trauma. *American Imago, 48,* 425–454.
Yehuda, R., Giller, E. L., Southwick, S. M., Lowy, M. T., & Mason, J. W. (1991). Hypothalamic–pituitary–adrenal dysfunction in posttraumatic stress disorder. *Biological Psychiatry, 30,* 1031–1048.
Yehuda, R., Kahana, B., Binder-Byrnes, K., Southwick, S., & Mason, J., & Giller, E. L. (1995). Low urinary cortisol excretion in Holocaust survivors with post traumatic stress disorder. *American Journal of Psychiatry, 152,* 982–986.
Yehuda, R., Southwick, S. M., Krystal, J. H., Bremner, D., Charney, D. S., & Mason, J. W. (1993). Enhanced suppression of cortisol following dexamethasone administration in post traumatic stress disorder. *American Journal of Psychiatry, 150,* 83–86.
Yehuda, R., Southwick, S. M., Mason, J. W., & Giller, E. L. (1990). Interactions of the hypothalamic–pituitary–adrenal axis and the catecholaminergic system of the stress disorder. In E. L. Giller (Ed.), *Biological assessment and treatment of PTSD.* Washington, DC: American Psychiatric Press.
Zager, E. L., & Black, P. M. (1985). Neuropeptides in human memory and learning processes. *Neurosurgery, 17,* 355–369.

第9章
臨床と研究場面における外傷後ストレス障害の評価

　1980年に外傷後ストレス障害（PTSD）が公式な診断名となって以来，トラウマへさらされることの影響に関する信頼性と妥当性のある尺度の作成が，さまざまな研究における目標となってきた。概してこうした努力は成功してきており，PTSDの診断や評価，および広範囲な評価に対する確実な数量的基礎が提供されてきた。本章の目的は，成人のPTSDについて入手可能な構造化あるいは半構造化面接，自記式の評価法，およびその他の評価を記述し，その評価手段に備わった長所や短所を詳しく述べることである。これと関連して，いくつかの評価の目標を列挙し，複数の方法によるPTSDの評価のための方略の理論的根拠とその実施方法についても明らかにしたい。この点の理解の手始めとして，トラウマにさらされた可能性のある人の診断的評価について，評価の状況と方法に影響を与えるいくつかの見解を概観する。

評価の対象，目標，および複雑化の要因

　診断に要求される詳細さと信頼性の程度は，評価の目的によって異なる。例えば臨床場面でのPTSDの評価は，包括的な治療計画を考えるうえで有用であり，初期の介入やその後のPTSD評価に対するスクリーニングとして役立てばよい。以下に詳しく述べるように，それぞれの評価状況に応じて，可能な限り包括的で多くの評価方法を用いた評価の方略を提唱したい，とわれわれは考える。理論的に言えば，こうした方法としては，トラウマとなりうる出来事への生涯を通じての曝露ならびにPTSDとその他の障害を評価するための半構造化された臨床面接法，自記式の方法や精神生理学的な評価，そして副次的な情報による評価などがある。しかしながら，このような詳細なものが常に必

要となるわけではないので,本章では特定の目的に適したPTSDの評価技法を選択する際の困難や原理について記述することにする。

本章の目的のためにわれわれは,『DSM-Ⅲ-R 精神障害の分類と診断の手引』(American Psychiatric Association, 1987),そして可能な場合にはDSM-Ⅳ American Psychiatric Association, 1994)で定義された症状とその持続期間の基準に従ったPTSDの評価に焦点を置く。これらの基準を踏まえたうえでのPTSD評価の基本的な課題は,この障害に特異的な症状の存在を明らかにすることである。言い換えれば,重度のストレス要因にさらされたからといって,臨床家は単純にPTSDであるとの判断を下すことはできない。その生涯において重度のストレス要因にさらされた多くの者のうち,最終的にPTSDを発症させる者は少数にすぎない(例えば,Breslau, Davis, Andreski, & Peterson, 1991)。また,いくつかの研究によれば,トラウマとなりうる出来事にさらされることは,精神保健上の多くの問題に対する危険因子なのであって,PTSDはそうした問題のひとつの可能性にすぎない(例えば,Burnam et al., 1988 ; Keane & Wolfe, 1990 ; Shore, Tatum, & Vollmer, 1986)。このように,非常にストレスの大きい出来事にさらされたとしても,必ずしもその本人を苦しめるPTSD症状が出現するわけではないことは明らかである。したがって臨床家はその務めとして,トラウマにさらされた者に対して,侵入,麻痺,回避,そして過覚醒などのすべての症状を,定められた基準と時間枠に照らして調べなくてはならないのである(APA, 1980, 1987, 1994)。

調査データによると,ひとつの重度のストレス要因を経験した者は,その後の人生で同様に重度な,それ以外のストレス要因にさらされる率が増大するという(例えば,Breslau et al., 1991 ; Kilpatrick, Saunders, Veronen, Best, & Von, 1987)。したがってトラウマに関する成人の臨床評価を行う場合には誰に対しても,これまでに何らかの深刻なストレス要因を経験してきた可能性があるかどうかを,ルーティンとして調べるべきであろう。こうした見解を述べるのは,ひとつのトラウマになるような出来事にさらされたという体験が,その後のトラウマになりえる出来事への曝露の危険性と,その反応としてPTSDを発症させる確率の両者を増大させうるということが明らかになっているためである(例えば,Helzer, Robins, & McEvoy, 1987 ; Kulka et al., 1990)。

トラウマとなりえる出来事が生じたときの生理的，社会的，政治的状況などを知ることで，再体験症状などの心理的反応を評価する際に念頭におくべきコンテクストに関する重要な情報も得られる。また，心理的反応としての回避や過覚醒といった症状の現れ方は，トラウマとなりうる出来事の種類に応じて明らかに異なっている。そのために臨床家は，出来事の性質，ジェンダー，人種，社会階層，そして文化との交互作用を考慮しなくてはならない。さらに，症状とストレス要因の関係がどのような性質を持つかは，明白なこともあれば，複雑で見分けにくいこともある。悪夢を例に挙げると，これは明らかにトラウマとなりうる出来事の反復であるが，事態がもっと複雑になる場合もある。すなわち，トラウマ性の出来事にさらされた者が自ら危険な状況にその身を置くことにより，その体験に対する制御の感覚を得ようとする状況も存在するのである。このような複雑な関係を臨床的に明らかにする方法としては，本人の人口統計学的な特徴の慎重な調査や，症状の内容や初期症状，そして症状を引き起こした外的な契機についての慎重な質問が役に立つ。

　トラウマ後の症状の一時的な安定（もしくは不安定）もまた評価における貴重な目標である。どのような症状の組み合わせが出現するかは，この障害の進行の段階やライフ・ステージもしくは他の発達的指標，あるいはストレス要因に応じて異なってくる（Keane, 1989）。臨床的には，症状の現れ方はトラウマとなった出来事の（1周年などの）記念日，人生の節目，そして家族がそろって過ごす休日などに影響されるようである。それと同様に最近の研究データによれば，PTSDはさまざまな変化を示しながら長期的な経過をたどるようである。一例を挙げると，50人のオーストラリアの森林消防士に対して，トラウマとなる出来事の4か月，8か月，11か月，29か月，そして42か月後に評価を行ったところ，彼らは多様な侵入，回避，過覚醒症状を示したが，全体的な反応様式においては，初期には侵入症状が顕著であるが，時間の経過にしたがって減少することが明らかとなった（McFarlane, 1988）。

　評価の目標としては，単にPTSD症状を注意深く吟味するだけではなく，それ以外の心理的障害の有無を吟味することも必要とされる。PTSDの診断を受けた場合のそれ以外の疾患の合併率は，一般人口・臨床患者双方において非常に高く（例えば，Boudewyns, Albrecht, Talbert, & Hyer, 1991 ; Davidson & Fairbank, 1993 ; Davidson, Hughes, & Blazer, 1991 ; Keane & Wolfe,

1990 ; Jordan et al., 1991)，薬物乱用や感情障害，またその他の不安障害は，すべての集団において PTSD と診断された者にもっともよく見られる合併診断である (Davidson & Fairbank, 1993)。同様に，PTSD を有する人には人格障害の合併する率も高いとされている（例えば，Faustman & White, 1989 ; Southwick, Yehuda, & Giller, 1993)。また，DSM の I 軸および II 軸すべての障害を評価する診断面接の使用は，合併する障害を検出する際に有効である。さらに，全般的な精神症状や健康，精神的苦悩，社会的・機能的な障害の心理測定的な評価からは，合併症状の重症度についての重要なデータを得ることができる。症状チェックリスト-90 改訂版 (Symptom Checklist-90-Revised ; SCL-90-R ; Derogatis, 1977)，GHQ 精神健康調査票 (General Health Questionnaire ; Goldberg, 1972)，社会適応尺度改訂版 (Social Adjustment Scale-Revised ; Weissman & Bothwell, 1976)，そして全般的機能評価尺度 (Global Assessment of Functioning Scale ; APA, 1994) といった尺度は，機能的な障害と症状の重症度に関する情報を提供してくれる。

各個人のトラウマ性の出来事への適応に関する生活史を注意深く聴き取ることは，PTSD とその他の合併障害との潜在的な相互作用についての手がかりを提供してくれるかもしれない。例えば，トラウマ体験にさらされた者に薬物乱用が見られた場合，それは侵入的な思考や感情，麻痺，心理的苦悩に対する自己治療の試みとも考えられる。またそれ以外の合併障害も，トラウマ以前に存在していた脆弱性の現れとみることもできる。これまでに 2 つの研究が，トラウマ以前に障害が存在した場合に，ストレス要因にさらされた後に PTSD 発症の危険が高まることを示している (Breslau et al., 1991 ; Resnick, Kilpatrick, Best, & Kramer, 1992)。

複数の方法による評価

包括的な評価が目指すのは，生活や人生のコンテクスト，症状，信念，強み，弱さ，そして対処行動のレパートリーについてのデータを収集することである。臨床的な PTSD 評価の課題は，トラウマとなりうる出来事にさらされた者のうち，その後に PTSD を発症する者としない者を判別しうる適切な尺

度を組み合わせることである。さらに、多くの状況において、もっとも包括的で正確な診断が下せる評価方法を考え、その一方でその効率を高めるために用いる尺度の数を最小限にとどめる工夫が求められるのである。

複数の尺度を用いた PTSD 評価を勧める理由はいくつかある。第一の理由は、現在のところ PTSD の決定的な指標として機能しうる尺度は一つもないということである (Keane, Wolfe, & Taylor, 1987 ; Malloy, Fairbank, & Keane, 1983 ; Kulta et al., 1988)。このように絶対的な基準が存在しない背景には、回答者が特定のテスト形式に困難を感じたり、ある一回のテスト場面で疲労や注意の困難を経験する、あるいは、特定のテストにおいて回答にバイアスが生じるという事実がある。ただし、こうした外因的な要素の影響は、いくつかの評価方法を組み合わせて用いることで軽減させることができる。第二の理由としては、さまざまな評価尺度はそれぞれに異なった利点を持つことがあげられる。例えば面接者は、質問を別の言葉で言い換えることによって、回答者の理解を確かめるだけでなく、その理解をより深めることもできる。また、ある種の経験を他人の前で打ち明けることをためらう者もいるので、面接者が決まった形式によって質問することは、回答を不正確なものにする場合もある。これとは対照的に自己記式尺度では、回答者と検査者との直接の対話にはあまり影響されない情報が得られるが、その一方で、理解を促進したり、質的な情報を収集するための柔軟性は失われる。観察によるデータおよび生理学的なデータからは、回答者のバイアスにあまり依存しない情報が得られるが、この測定法は複雑で費用がかかることが多い。したがって、複数の手段を組み合わせて評価を行うことは、それぞれの尺度の持っている心理測定的な限界を克服するための一つの手段であると考えられる (Keane et al., 1987)。

複数の手段による評価の心理測定上の利点をより完全に理解するためには、診断行為に関わるいくつかの用語を定義することが有用である。「診断的有用性」(diagnosiic utility) とは、被験者がある特定の範疇に属するのか属さないのかを、あるテスト指標が一般的にどの程度正確に予測できるのかをあらわす。診断的有用性は、感受性 (sensitivity)、特異性 (specificity)、そして効率 (efficiency) という用語によって測られるものである。「感受性」とは、そのように診断される者がテスト得点によって正確に同定される（例えば、あるテストにおいてカットオフ・ポイントより高い得点を持つ）確率を指す。ま

た，「特異性」とは，そのように診断されない者が正しく同定される（例：カットオフ・ポイントより低い得点をもつ）確率である。そして，「効率」とは，真の事例とそうでない事例とが，正確にカテゴリー分けされる全体的な確率のことである。感受性，特異性，そして効率はパーセンテージ（0～100％），もしくは，0から1の間に分布する小数点として量的にあらわされる。

　異なったPTSD尺度の診断的有用性は，対象集団によって変動する。例えば，いくつかの研究（例えば，Green, 1991 ; Kulka et al., 1991）によれば，PTSD構造化面接は臨床患者に対しては良好な心理測定的な効果を持つが，一般人口に対して必ずしもそうではない（逆の場合も同じである）。こうした変動が生じる理由のひとつは，少なくとも，その集団においての障害の基本比率（base rate）が，PTSDが検出される正確さに影響を及ぼすからである（例えば，Green, 1991 ; Kulka et al., 1991）。それに加えて，これまでのところPTSD尺度はある特定のトラウマを受けた集団を対象に作成，適用されてきており（例えば，性的暴行の被害者とPTSD症状尺度面接：PTSD Symptom Scale Interview［PSS-I］，PTSD症状自記式尺度：PTSD Symptom Scale Self-Report［PSS-S］ ; Foa, Riggs, Dancu, & Rothbaum, 1993），それらをトラウマを受けたすべての集団に同じように使用できるとは限らないのである。というのは，それぞれの尺度は特異的な用語の用い方や，その対象とする集団に特異的な得点基準を持っており，尺度の妥当性を検討した際に対象とした集団によってこの障害の基本比率が変動するためである。

　また，特異性と感受性の水準の異なった尺度を統合するためにテストバッテリーを組むことにより，全体としての評価の持つ予見能力を最大にすることができる。尺度を組み合わせることで，全体としての評価の感受性と特異性を高めることは有益である。例えば，非常に高い特異性をもったテストは，感受性とは無関係に，PTSDでない者を有効に除外するスクリーニングとしては有用であろう。同様にすぐれた感受性をもつテストは，潜在的な事例を広く検出するうえで有用であり，それに別の評価法を組み合わせることで特異性と全体的な効率を高めることができる。

　複数の尺度を組み合わせてPTSDの評価を行う場合，それらの尺度の指標が一致しないことがよくおこる。測定方法に矛盾がある場合には（例えば，尺度間で時間枠が異なっているなど），矛盾する結果が出ることがある。また，

PTSDの現れ方が時間経過により変動することで結果に矛盾が生じることもある。あるいは，ある尺度がPTSDのあるひとつの次元に焦点を当てている一方で，他の尺度は違った次元に焦点を当てているような場合にも矛盾が生じる。異なった尺度の間の不一致を統合し，結果を臨床的に解釈するためには，臨床的判断が必要である。例えば自記式尺度ではPTSDが否定され，面接では肯定された場合，この相違を統合するためには関連する別のデータが必要となるかもしれない。そのために調べるべき点としては，例えば，機能障害の開始時期，過覚醒についての精神生理学的なデータ，そしてミネソタ多面人格目録第2版（Minnesota Multiphasic Personality Inventory-2：MMPI-2）に含まれるような妥当性の指標への過小もしくは過大な反応様式についての何らかのデータなどがある。

　研究においてはこれらの不一致の分析のために評価の様式や全体的な反応のバイアス，他の障害の影響，そして機能障害の生じている側面を考慮し，また尺度間の相違を統合するために統計的なアルゴリズムを作成してもよい。連邦ヴェトナム帰還兵再適応研究（The National Vietnam Veterans Readjustment Study：NVVRS）は，複数の情報源が与えられている場合に臨床的な意志決定を行うためにはどのようなプロセスをとればよいかを，データを用いた体系的かつ論理的な方法で示してくれている（Kulka et al., 1990；Schlenger et al., 1992）。この研究では，PTSDのいくつかの指標間で不一致が生じた事例に関して総合的な判断を行うため，統計的なアルゴリズムが作成され用いられた。このようにして，その大規模な疫学研究の被験者のほぼ全員について，事例性に関する問題が解決できたのである。

　これまで私たちは，PTSD評価に際して，現在用いられている異なったカテゴリーに属する複数の評価尺度の使用を提唱してきた。そこで以下に，PTSD評価のためのいくつかの方法を詳しく概観する。それらの方法とは，構造化および半構造化診断的面接法，自記式チェックリスト，実証研究から作成された心理測定法，精神生理学的測定法，そして副次的測定方法である。こうした測定方法のほとんどは出版されており，トラウマとなる出来事にさらされた被験者に対して標準化が行われているが，なかには出版されておらず妥当性の検討を経ていないものもある。しかしそれらにも他の測定法にはない特徴があるので本章で扱うこととした。以下で個々の評価尺度を説明する際には，

次の4点を中心に述べる。すなわち，①尺度の心理測定的特徴，②その尺度の対象となった被験者，③おおよその施行時間，そして④相対的な強度と限界，である。尺度間での直接の比較を支持するような証拠は得られないことが一般的なので，それぞれの尺度をその内容，構造，そして臨床的・診断的有用性に基づいて吟味した。ここで報告されたすべてのデータはDSM-III-RのPTSDの診断基準（APA, 1987），もしくは，特にそう記してある場合にはDSM-IIIの診断基準（APA, 1980）に基づいている。

構造化および半構造化診断面接

すべてのPTSD症状に確実で詳細な検討を行うためには，包括的な構造化もしくは半構造化面接法が推奨される（例えば，Green, 1990；Resnick, Kilpatrick, & Lipovsky, 1991；Weiss, 1993；Wolfe & Keane, 1993）。半構造化という形式には，被面接者が自分自身の言葉と比喩を用いて経験を語ることが可能でありつつ，一方で組織化と整合性が提供されるという利点がある。これを施行する面接者は被面接者の反応に対して，解釈，明確化，方向づけ，ペースの調整，リフレクション，傾聴などを行うための臨床的な技能が要求される。また，回避，過覚醒，感情的な無関心（detachment），あるいは音への驚愕反応といったPTSDの行動面での症状に注意を向けることは，臨床的な判断を行ううえでの助けとなる。

表9・1はPTSD評価のためのこうした構造化もしくは半構造化面接と自記式評価方法のうち，入手可能なものについての主な特徴の一覧である。表に要約されている項目は以下の通りである。①その尺度が依拠しているDSMの版，②その尺度が評価する情報の種類，③尺度の施行に際して高度な訓練が必要か否か，そして④その尺度が使われてきた対象集団。施行の様式とおおよその時間，そして心理測定的な知見についても記している。感受性，特異性，評定者間の信頼性，再検査における信頼性，そして内的な整合性といった変数は，出版文献から入手可能であった場合には記述した。

表 9・1 形式的な PTSD 診断

検査	診断の版	様式	関連特徴	頻度と強度	平均施行時間(分)	臨床的熟練を要するか	連続量または二者択一的な測定	地域サンプルか臨床サンプルか
SCID	DDSM-III DSM-III-R DSM-IV	面接	なし	なし	25	要	二者択一	地域 臨床
DIS	DSM-III-R DSM-IV	面接	なし	なし	15	不要	二者択一	地域 臨床
SI-PTSD	DSM-III	面接	なし	なし	20	要	両方	臨床
PTSD-I	DSM-III-R	面接	なし	なし	10	不要	両方	臨床
ADIS ADIS-R	DSM-III-R	面接	あり	なし	20	不要	二者択一	地域
SCAN	ICD-10	面接	なし	なし	5	要	二者択一	臨床
CAPS	DSM-III-R	面接	あり	あり	60	要	両方	臨床
PSS-I	DSM-III-R	面接	なし	なし	10	不要	両方	両方
PCL	DSM-III-R	自記式	なし	なし	10	不要	両方	両方
PSS-S	DSM-III-R	自記式	なし	なし	10	不要	両方	両方
MPSS-S*	DSM-III-R	自記式	なし	あり	10	不要	両方	両方
PENN	DSM-III-R	自記式	なし	なし	10	不要	両方	臨床
DUTCH	DSM-III-R	自記式	なし	なし	10	不要	両方	地域

注　―　　　　　報告なし
　　n/a　　　　not applicable　適応なし
　　SCID　　　DSM-III-R のための構造化臨床面接　Structured Clinical Interview for DSM-III-R
　　DIS　　　 診断面接スケジュール　Diagnostic Interview Schedule
　　SI-PTSD　 PTSD 構造化面接　Structured Interview for PTSD
　　PTSD-I　　PTSD 面接　PTSD Interview
　　ADIS　　　不安障害面接スケジュール　Anxiety Disorder Interview Schedule
　　ADIS-R　　不安障害面接スケジュール改訂版　Anxiety Disorder Interview Schedule-Revised
　　SCAN　　　神経精神医学における臨床評価尺度　Schedule for Clinical Assessment in Neuropsychiatry

＊(訳注)　原文では MPSS-R となっているが，MPSS-S の誤りであると思われるので訂正した。

の可能な評価法

トラウマのタイプ	心理測定的研究に用いられた性別	感受性	特異性	効率	評定者間信頼性(κ係数)	再検査による信頼性	内的整合性(α係数)
戦闘 犯罪 災害 全体	男女	0.81	0.98	—			
事故 戦闘 全体	男女	地域=.22 臨床=.81−.89 .23−.89	地域=.98 臨床=.92−.94 .92−.98	0.64			
戦闘	男性	0.96	0.8	—			
ベトナム帰還兵[a]	男性	0.89	0.94 0.91	—			
退役軍人	男性 男女	1	0.94	—			
—	—	—	—	—			
戦闘	男性	0.84	0.95	0.89			
性的暴行	女性	0.88	0.96	—			
戦闘	男性	0.82	0.83	—			
性的暴行	女性	0.62	1	—			
混合	男女	地域=.63 臨床=.70	地域=.92 臨床=.92	—	n/a	—	.96, .97
事故 戦闘 精神科患者	男性	.90−.97	.61−1	0.94	n/a	—	
オランダのレジスタンス兵士	男女	0.84	0.79	0.82	n/a	0.91	0.88

    CAPS   臨床家施行用PTSD尺度　Clinician-Administered PTSD Scale
    PSS-I   PTSD症状尺度面接　PTSD Symptom Scale Interview
    PCL   PTSDチェックリスト　PTSD Checklist
    PSS-S   PTSD症状自記式尺度　PTSD Symptom Scale Self-Report
    MPSS-S* 修正版PTSD症状自記式尺度　Modified PTSD Symptom Scale Self-Report
    PENN   トラウマ後ストレスのためのペンシルバニア調査用紙　Penn Inventory for
             Posttraumatic Stress
    DUTCH   オランダPTSD尺度　Dutch PTSD Scale
    [a]   81人の退役軍人のうち6人が研究スタッフの一員

DSM-III-R のための構造化臨床面接

DSM-III-R のための構造化臨床面接 (Structured Clinical Interview for DSM-III-R : SCID ; Spitzer, Williams, Gibbon, & First, 1990) の PTSD モジュールは，さまざまなトラウマを受けた集団についての研究で，これまでもっともよく用いられてきた半構造化面接である。この面接はすぐれた臨床家間の信頼性を示し，MMPI-2 のキーン PTSD 尺度 (Keane PTSD scale of the MMPI-2 : PK) や戦闘関連 PTSD のためのミシシッピィ尺度 (Mississippi Scale for Combat-Related PTSD) などの PTSD の心理測定的尺度と高い相関を示している（例えば，Kulka et al., 1990)。SCID の PTSD モジュールの利点としては，その広い適応範囲，多様な臨床集団での使用，そしてその心理測定上の諸特徴がある。SCID の短所のひとつは，それが PTSD 症状および全体としての PTSD 診断について，「ある」か「ない」か，もしくは「疑わしい」だけしか評価しないことである（回答が「はい─いいえ」の二者択一によるため)。したがって，研究の目的が時間経過にともなう PTSD 症状の変化の記録である場合には，SCID は微妙な変化を同定するための十分な方法とはならない。さらに，SCID は PTSD の生涯診断を下すに当たって，個々の症状について，その症状がいつ起こったかとは無関係に，回答者は「これまでで最悪だった」経験の記憶に基づくよう求められる。経験されたすべての症状が同時に生起していたとは限らないので，このことは PTSD の生涯診断を不当に高く見積もることになりかねない。

診断面接スケジュール

診断面接スケジュール (Diagnostic Interview Schedule : DIS ; Robins, Helzer, Croughan, & Ratliff, 1981 a) は，主としてコミュニティを対象とした研究で用いられており，トレーニングを受けた専門家によって施行される半構造化面接である。DIS の PTSD 項目は災害研究において広く使われてきたが，その診断的な有効性についての実証的な証拠は驚くほど少ない。ワトソン (Watson, 1990) は PTSD 評価尺度の概説のなかで，帰還兵に関する 2 つの研

究に言及し，DIS が臨床場面においてすでに確立された PTSD の心理測定尺度と良好な相関を示したと述べている。しかしながら NVVRS から得たデータによれば，DIS は PTSD の発症がそれほど多く見られない一般のコミュニティ集団においては，PTSD をあまり正確に同定することができないようである。DIS は特異性には優れているが感受性には乏しく，熟練した臨床家が他の PTSD 尺度を用いて診断を下した5つの PTSD 事例のうち，1つしか同定することができなかった (Kulka et al., 1991)。ある研究では，3週間のインターバルをおいた再検査法による良好な信頼性が示されているが (Breslau & Davis, 1987)，DIS の診断的感受性については疑問があり，フィールド・スタディにおいてさらに心理測定的な吟味を重ねる必要があると思われる。DIS の主な利点は，ほとんどのコミュニティにおいて使用されてきたという事実である。そのために異なった時期における異なった知見の比較が可能になっている。さらに，医療や心理の専門家ではない面接者でも使用可能であるため，診断情報を得るための費用が削減できることも利点である。DIS の主な弱点は，感受性が疑わしいことと，二者択一（「はい―いいえ」）の評点を用いているために症状の幅や経時的変化の検出能力が制約されていることである。さらに DIS は被面接者に対して，個々の PTSD 症状を直接に特定のトラウマ性の出来事に結びつけるように求めている。意図しない結果ではあるが，この必要条件が，PTSD 症状を認めにくくしているようである。というのも，トラウマを受けた者のなかには，症状を特定の人生体験（例えば，子どもの頃の性的虐待）に帰属させることができない者がいるからである。

PTSD 構造化面接

PTSD 構造化面接 (Structured Interview for PTSD : SI-PTSD ; Davidson, Smith, & Kudler, 1989) は，SCID と DIS に代わるものとして作成され，個々の症状に対してある種の行動の重症度と頻度を結びつけるような評定法を用いている（例えば，悪夢はその頻度とそれによってもたらされた混乱により評定される。具体的には，配偶者とともに寝ることができるかどうか，といったアンカーポイントを用いる）。SI-PTSD の独自な特徴のもう一つは，「感情狭窄」について，回答者への質問よりは，面接者の観察に基づいて評定

を行う点である。作成者の報告によれば，SI-PTSD は PTSD の SCID モジュールと比較して，すぐれた診断的感受性と良好な特異性を有するという。SI-PTSD は 2 週間のインターバルをおいた再検査法で，ほぼ良好な信頼性，すぐれた内的整合性，そして良好な評定者間信頼性を示した。これまでのところ，SI-PTSD は，帰還兵についてのみ妥当性が確認されているが，今後の妥当性検定のためのデータが現在集められているところであり，その研究には一般市民と戦闘帰還兵の 2 つの集団が含まれ，DSM-III-R の診断基準が用いられている (R. D. Smith，私信，1993 年 10 月 21 日)。SI-PTSD の利点は二者択一と連続量の双方を用いることができ，症状の重症度を評定するための基準が明確であり，そして心理測定上の良好な特性を持つことである。SI-PTSD の弱点のひとつは，SCID と同様に PTSD の生涯診断に際して「これまでで最悪だった」という，問題の多い方法を踏襲しているという点である。

PTSD 面接

PTSD 面接 (PTSD Interview ; Watson, Juba, Manifold, Kucula, & Anderson, 1991) は，短い面接で被験者に自分の症状の重症度を 7 段階のリッカート尺度で評価させる。この尺度は，61 人のベトナム帰還兵から成る臨床集団において，1 週間のインターバルをおいた再検査によるすぐれた信頼性，すぐれた内的信頼性，そして良好な評定者間の一致度を示した。DIS を基準として用いた場合，PTSD 面接はすぐれた感受性と特異性を示した。PTSD 面接の利点は短いこと，医療や心理の専門家でない者が面接できること，心理測定的な特性が優れていること，そして PTSD を連続量によって評定していることである。主な弱点は質問紙のような形式であることと，被面接者の反応を信頼していることであり，不正確な自己評価や自記式につきものの欠点のためにバイアスが生じることである。

不安障害面接スケジュール改訂版

不安障害面接スケジュール改訂版(Anxiety Disorders Interview Schedule-Revised : ADIS-R ; DiNardo & Barlow, 1988) は，構造化された診断面接で

あり，不安と気分障害に焦点を当てているが，他の障害を評価するための短縮版項目も含んでいる。2人の面接者が戦争帰還兵を最大で10日のインターバルで互いに独立に評価したところ，ADISのPTSDモジュールの最初の評定者間信頼性は良好であった（Blanchard, Gerardi, Kolb, & Barlow, 1986）。しかしながら，一般地域住民を0～44日のインターバルで調査したところ，このモジュールはさほど安定していないとの結果となった（DiNardo, Moras, Barlow, Rapee, & Brown, 1993）。ここで重要な点を指摘しておくと，この第二の研究の知見は非常に少ないPTSDの症例（n=11）に基づいており，その結果は慎重に解釈しなくてはならない。信頼性が低かったのは，サンプルが少なかったためなのか，この調査で使用されたADISが原版を多少修正した改訂版であったことが影響しているのか，もしくはコミュニティやフィールドにおけるADIS改訂版の診断的能力のためなのかは不明である。ADIS改訂版の利点としてはパニック症状についての質問が含まれていることがあげられる。この配慮は，パニック障害とPTSDの関係を調査する必要があるときには非常に役立つと思われる。ADIS改訂版の弱点は，心理測定的データがまだ暫定的であることと，PTSD症状の「あり―なし」をコード化するための明確な行動上のアンカーポイントがないことである。また，面接を進めるための指示も書かれていない。その他の弱点としては，PTSDもしくはPTSD症状を連続量によって測定できないこと，PTSDの生涯にわたる存在の探索方法が不適切なことがある。

統合的国際診断面接

世界保健機構（WHO）の精神保健部門は，医師以外の医療関係者がコミュニティを対象に用いるための統合的国際診断面接（Composite International Diagnostic Interview：CIDI）を作成した（Robins, Helzer, Croughan, Williams, & Spitzer, 1981 b; Robins et al., 1988）。CIDIは，国際疾病分類第10版（ICD-10）の精神障害に関する基準に基づいているが，DSM-III-Rの診断基準に基づいて評価することもできるという。CIDIはフィールド・トライアルによる検討を経ているが，PTSDの評価に用いられた場合の信頼性と妥当性についてのデータは，現在までのところ出版されていない。

神経精神医学における臨床評価尺度

　世界保健機構（WHO）の精神保健部門は，精神保健の専門家が臨床患者に用いるために，もうひとつの国際的な面接法として神経精神医学における臨床評価尺度（Schedules for Clinical Assessment in Neuropsychiatry：SCAN；Wing et al., 1990；Sartorius et al., 1993）を作成した。SCAN もまた ICD-10 の精神障害の基準に基づいているが，DSM-III-R の基準にしたがって評点することもできる。PTSD についての SCAN の項目は選択制であるが，DSM で認められた 17 の症状のうちの 7 つしか評価しないので，施行には 5 分しかかからない。SCAN のモジュールは過去 6 か月について現在症状を質問している。この方法は DSM-III-R が定める 1 か月という時間枠からは離れている。SCAN のフィールド・トライアルでは，PTSD の評定者間の一致度は，臨床家がもう一人の臨床家を観察した場合でも，あるいは患者と面接した結果がケースカンファレンスに提示された場合でも，適正なものであった。しかしながら，主診断が PTSD であった患者は非常に少なかったので（Sartorius et al., 1993），さらなる SCAN の感受性の吟味が必要である。SCAN の利点は，ICD の診断システムを用いる人びとに対して，文化，トラウマ，言語の相違を越えた，PTSD に関する有用な情報が提供できることである。しかしながら，SCAN にはいくつかの弱点もある。第一に，PTSD のモジュールを施行するかどうかは選択制なので，単純な見落としによって PTSD 診断が下されない可能性がある。それに加えて，PTSD モジュールだけを用いた場合には，DSM-III-R の PTSD 症状のいくつかは評価されなくなる。さらに，現在症状の時間枠が最近 6 か月とされているために，過去 5 か月間以上症状がないという場合でも「現在」PTSD であるとの診断がされる可能性がある。そのために SCAN は現在の PTSD ケースを過剰に診断してしまう可能性がある。それ以外の弱点としては，内容の標準化，詳細で探索的な質問，面接者の症状の有無を決定するための標準化された行動面でのアンカーポイントの欠如がある。また，PTSD モジュールの心理測定的情報はごく限られたものでしかないことも弱点としてあげられる。

臨床家施行用 PTSD 尺度

　臨床家施行用 PTSD 尺度（Clinician-Administered PTSD Scale : CAPS ; Blake et al., 1990, 1995 ; Weathers, 1993 ; Weathers et al., 1996 a）は，他の構造化された PTSD 面接の限界を意識して作られた。この尺度は症状の強度と頻度の双方を特定するための基準を持っている。そのため，強度の症状をときおり呈する者も，軽度の症状を頻繁に生じる者も，診断基準を同様に満たすことができる。それに加えて，CAPS の項目は PTSD の 17 の主要症状と 13 の関連特徴の両方を扱っている。個々の項目は症状の強度と頻度を評定するための明白な行動面でのアンカーポイントを有し，また現在症状に対する 1 か月という時間枠は，DSM-III-R と DSM-IV の診断基準と合致する。また「これまでで最悪だった」1 か月間という時間枠を用いており，生涯にわたる発症率が過大となることも防いでいる。それに加えて，CAPS の情報によって，PTSD についての連続量による指標および二分法による指標の双方を得ることができる。現在までの研究が示すところによると，CAPS は，2 人の臨床家が 1 人の戦闘帰還兵を 2 日もしくは 3 日のインターバルで互いに独立に評定した場合，再検査法によるすぐれた信頼性と，良好な評定者間信頼性を持っていた。さらにこの方法は，戦闘関連 PTSD のためのミシシッピィ尺度（Mississippi Scale for Combat-Related PTSD, r＝.91），MMPI 第 2 版における PK PTSD 下位尺度（PK PTSD subscale of the MMPI-2, r＝.77），そして SCID（r＝.89）のような，標準化された PTSD 尺度と良好な収束的妥当性を持つ。カットオフ・ポイントを 65 点として戦闘帰還兵の診断を行った場合，CAPS は良好な感受性とすぐれた特異性，そして良好な全体的な効率を示した。CAPS が研究と臨床場面の双方でのすぐれた選択肢となっている理由としては，強固な心理測定的特性を持っていること，PTSD の生涯診断を付けるために「これまでで最悪だった」1 か月間という時間枠を用いていること，症状の強度と頻度の評定を含んでいること，そして PTSD 症状を診断するための明白な行動面でのアンカーポイントを持っていることが挙げられる。その主たる弱点には，施行に必要とされる時間が長いことと，非戦闘員での妥当性が検証されていないことがある。

PTSD 症状尺度面接

　PTSD 症状尺度面接（PTSD Symptom Scale Interview：PSS-I；Foa et al., 1993）は 17 項目から成る半構造化面接であり，医療や心理の専門家ではない者が，過去 2 週間の PTSD 症状の重症度を評価するために用いる。性的暴行を受けた者を含む 118 人の女性にこの尺度を施行したところ，すぐれた評定者間の信頼性，良好な内的整合性，良好な感受性，そしてすぐれた特異性が報告された。また，1 か月後の再検査法による信頼性も良好であった。PSS-I の利点は施行時間が短いこと，すぐれた心理測定的特性を備えていること，そして連続量として評点できることである。PSS-I の弱点としては，明白な評定のための行動面でのアンカーポイントがないことと，生涯診断がつけられないことがあげられる。さらに，この尺度は女性の性的，身体的暴行の被害者に対してしか妥当性が検証されておらず，また 2 週間の時間枠は DSM-III-R と DSM-IV の基準とは異なっている。

自記式の PTSD チェックリスト

　時間と費用をかけずに PTSD の情報を収集する手段として，いくつかの自記式 PTSD チェックリストが作成されてきた。こうしたチェックリストは，複数の方法を組み合わせて行う評価手続きにおいて重要な方法となりうる。というのも，それらが面接者との直接的な相互作用に影響を受けずに，回答者が自分の症状をどのように見ているのかについての情報を費用をかけず提供してくれるからである。残念なことに以下に述べる尺度はいずれも，回答者に見られる協調性や防衛性，症状の過大評価傾向や過小評価傾向，混乱，もしくは質問への場当たり的な回答などを測定するための妥当性の指標を含んでいない。以下，簡略な記述と表 9・1 によってこれらの自記式尺度を概観することにしたい。

PTSD チェックリスト

PTSD チェックリスト (PTSD Checklist; Weathers, Litz, Herman, Huska, & Keane, 1993) は，PTSD を連続量によって測定するための 17 項目のチェックリストである。戦闘帰還兵の集団に対してカットオフ・ポイントを 50 に設定して適用した場合，感受性と特異性は良好であった。さらに他の標準化された PTSD 尺度との強い相関も示した（ミシシッピィ尺度，r=.93；MMPI 第 2 版における PK PTSD 尺度，r=.77；インパクト・オブ・イベント・スケール〔Impact of Event Scale〕: IES, r=.90）。PTSD チェックリストの利点は短いことと，良好な心理測定的特徴が証明されていることである。弱点としては，男性の戦闘帰還兵以外では妥当性が検討されていないことがあげられる。

PTSD 症状自記式尺度

PTSD 症状自記式尺度 (PTSD Symptom Scale Self-Report: PSS-S; Foa et al., 1993) は 17 項目から成る自記式尺度で，PSS-I（前述）と同じ項目によって構成されている。PSS-S は，46 人の性的暴行の被害者を含む 118 人の女性を対象として，SCID による PTSD 診断に対して妥当性が証明されている。PSS-S の長所はその短さと高い特異性，そして連続量による測定形式である。短所としては，性的暴行以外のトラウマにさらされた集団で妥当性の検討がなされていないことと，PTSD 患者を同定する能力に若干の制限があることである。さらに，評価の対象となる時間枠を短く設定しているために，DSM の基準とは一致していない。この特徴は，経過を追って症状変化を見るときには利点となるが，DSM の診断を確立するうえでは長所となっている。

修正版 PTSD 症状自記式尺度

修正版 PTSD 症状自記式尺度 (Modified PTSD Symptom Scale Self-

Report : MPSS-S ; Falsetti, Resnick, Resick, & Kilpatrick, 1993) は修正版 PSS-S で，過去2週間の症状の頻度と強度を評定する。さまざまなタイプのトラウマにさらされた患者集団において，カットオフ・ポイントを71点にしたときに，MPSS-S はほぼ良好な感受性と特異性を示した（S. A. Falsetti, 私信，1993年11月24日）。重症度と強度の評価を追加したことによって，PSS-S との比較でこの尺度の診断的な正確さが改善されたかどうかは不明であるが，データの収集の質や経時的変化を検出する能力は改善されたと思われる。PSS-S の場合と同様に，2週間の時間枠を用いているために DSM の基準からははずれていることが弱点としてあげられる。

トラウマ後ストレスのためのペンシルバニア調査用紙

ペンシルバニア調査用紙（Penn Inventory for Posttraumatic Stress ; Hammerberg, 1992）は，26項目からなる質問紙で，カットオフ・ポイントを35点としたときに，ミシシッピィ尺度よりも幾分低い特異性と，同等の感受性および全体的効率を示す。ペンシルバニア調査用紙の利点は，質問がすべてのタイプのトラウマに適用できることと，複数の男性の集団（事故の生存者，戦闘帰還兵，そして精神科で治療中の退役軍人）で，妥当性が検討されたことである。現在までのところ，女性の集団においての妥当性は，検討されていない。

オランダ PTSD 尺度

オランダ PTSD 尺度（Dutch PTSD Scale ; Hovens et al., 1993）は28項目からなり，第二次世界大戦でのオランダのレジスタンス兵士に用いるために作成された。当初，この尺度の心理測定的特徴はかなり期待できるものであったが，これまでのところ年配の退役軍人に対してしか用いられていない。また，この尺度の質問は戦闘体験を想定しているために，適用には限界がある。

実証研究に基づいた PTSD の心理測定尺度

本節では，PTSD の診断基準に形式的に基づいた尺度ではなく，理論的な手続きによって作成されたものを展望する。それぞれの尺度は，臨床的な PTSD 診断を満たす者と満たさない者とを判別する能力に関しての実証的な検証を経てきている。表9・2は，おおよその施行時間，評定の種類（二者択一か連続量か），重要な特徴，尺度の妥当性を検討した対象集団，および感受性，特異性，再検査法による信頼性，内的整合性についての指標を概観したものである。さらに，本表ではその尺度が他の測定法の一部として施行されるのか，あるいは独立して施行されるかについても記載している。

戦闘関連 PTSD のためのミシシッピィ尺度

戦闘関連 PTSD のためのミシシッピィ尺度(Mississippi Scale for Combat-Related PTSD; Keane, Caddell, & Taylor, 1988) は 35 項目からなり，もっとも広く使われている PTSD 尺度のひとつである（例えば，Kulka et al., 1990; McFall, Smith, MacKay, & Tarver, 1990）。この尺度は NVVRS では SCID と併用されて PTSD の第一の指標として用いられ，PTSD の最良の自記式尺度とされた（例えば，Kulka et al., 1990, 1991）。また戦闘関連以外の集団に対しても適用できるように，いくつかの版のミシシッピィ尺度が作成されている。NVVRS では一般市民と女性退役軍人のための版も作成された。この尺度には2つの短縮版もあるが，それぞれ原版と良好な相関を示している（各々 .95 と .90; Fontana & Rosenheck, 1994; Wolfe, Keane, Kaloupek, Mora, & Wine, 1993 b）。全体的にみるとミシシッピィ尺度は，PTSD の良好な指標として用いられているが，PTSD のすべての症状を直接的に評価しているわけではない。

表 9・2 実証研究に基づいた PTSD の心理測定尺度

検　査	平均施行時間(分)	独立の尺度か他の尺度の一部か	連続量または二択的な測定	地域サンプルかまた臨床サンプルか	トラウマのタイプ	心理測定的研究に用いられた性別	感受性	特異性	効　率	再検査による信頼性	内的整合性(α係数)
Mississippi	15	独立した尺度	両方	両方	戦闘一般市民	男女	.77 – .93	.83 – .890	.90	.970	.94
MMPI-PK	20	両方	両方	両方	戦闘航空機事故車両事故犯罪	男女	0.57 – 0.90	0.55 – 0.95	0.87	.86 – .94 .86 – .89	.95 – .96 .85 – .87
MMPI-PS	90	MMPIの一部	両方	両方	戦闘	男女	0.82	0.88	—	.88 – .92	.89 – .91
CR-PTSD	25	SCL-90改訂版の一部	両方	地域	犯罪	女性	0.75	0.9	0.89	—	—
Green PTSD	25	SCL-90改訂版の一部	両方	地域	事故	男女	0.78	0.82	—	—	—
WZ-PTSD	25	SCL-90改訂版の一部	両方	両方	戦闘	男性	0.87 – .90	0.65 – 0.72	0.81 – 0.82	—	0.97
IES	10	独立した尺度	両方	臨床	人為・被人為的な PTE	男女	0.91	0.61	—	侵入 = .89 回避 = .79	侵入 = .78 回避 = .82
TSI	30	独立した尺度	連続的	臨床	人為・被人為的な PTE	男女	—	—	—	—	0.87 .74 – .90

注　— 報告なし
Mississippi 戦闘関連 PTSD のためのミシシッピ尺度 (Mississippi Scale for Combat-Related PTSD)
MMPI-PK キーン PTSD 尺度 (Keane PTSD Scale)
MMPI-PS シュレンジャー－クルカ PTSD 尺度 (Schlenger and Kulka PTSD Scale)
CR-PTSD 犯罪関連 PTSD 尺度 (Crime-Related PTSD scale)
Green PTSD グリーン災害 PTSD 尺度 (Green's Disaster PTSD Scale)
WZ-PTSD 戦闘区域関連 PTSD 尺度 (War-Zone-Related PTSD scale)
IES インパクト・オブ・イベント・スケール (Impact of Event Scale)
TSI トラウマ症状調査用紙 (Trauma Symptom Inventory)
PTE トラウマとなり得る出来事 (potentially traumatizing event)

MMPI/MMPI 第 2 版におけるキーン PTSD 尺度

MMPI における PK 尺度 (Keane PTSD Scale of the MMPI/MMPI-2 ; Keane, Malloy, & Fairbank, 1984) は退役軍人における PTSD 患者とそうでない者とを判別するための 49 個の MMPI 項目からなっている。PK 尺度の感受性と特異性は研究によって異なるが，大部分の研究では適正もしくは良好な心理測定的特徴を備えているように思われる (例えば，Graham, 1993 ; Keane et al., 1984 ; Koretzsky & Peck, 1990 ; Kulka et al., 1991 ; McFall et al., 1989 ; Watson, 1990)。またこれまでに多様な集団に対して，さまざまな評価状況での研究が行われてきており，適正なカットオフ・ポイントが 8.5 から 30 といった広範囲にわたっている点は重視すべきだろう (例えば，Graham, 1993 ; Koretzsky & Peck, 1990 ; McCaffrey, Hickling, & Marazzo, 1989 ; Orr et al., 1990 ; Query, Megran, & McDonald, 1986 ; Sloan, 1988 ; Sutker, Bugg, & Allain, 1991 a ; Watson, Kucula, & Manifold, 1986)。そのためにライオンスとキーン (Lyons & Keane, 1992) は，それぞれの現場ごとに PK 尺度の基準を選ぶことを強調しており，トラウマを受けたそれぞれの集団に対して適切なカットオフ・ポイントを選択するための方法を紹介している。MMPI 第 2 版の作成にともなって PK 尺度も改訂されているが，原版 PK 尺度から 3 項目を削除したにすぎない。この 46 項目からなる尺度もやはり心理測定的特徴は良好であり，信頼性や妥当性などの特徴は原版の尺度とほぼ同じである (Litz et al., 1991 ; Graham, 1993)。重要なことは，PK 尺度は独立して用いられたときにも，MMPI 第 2 版の一部として用いられたときと同じように有用だということである (Herman, Weathers, Litz, & Keane, 1995)。全体として PK 尺度は，良好な心理測定尺度であり，とりわけ，本来は PTSD 評価を目的とはしていないトラウマ関連のデータ記録を後になって分析する際に有用である。この尺度は，単独で使用することによって PTSD に対する良好なスクリーニング指標となるが，臨床的な状態を研究する場合には，これと平行して他の PTSD 尺度を用いることが望ましい。

MMPI 第2版用シュレンジャー-クルカ PTSD 尺度

シュレンジャーとクルカ（Schlenger & Kulka, 1989）もまた MMPI 第2版のための PTSD 尺度として MMPI-PS を作成し，これを NVVRS において用い，ヴェトナム帰還兵のうちで PTSD を有する者，その他の精神障害を有する者，そして精神障害ではない者とを判別した。PS 尺度は 75 項目からなり，そのうち 45 項目は PK 尺度と重複している（Graham, 1993；Schlenger & Kulka, 1989）。また，PK 尺度に対する PS 尺度の利点は分かっていない。この新しい尺度の独自の利点を見定めるためには，心理測定的な特徴についての今後の研究を待たねばならない。

症状チェックリスト-90 改訂版尺度

症状チェックリスト-90 改訂版（SCL-90-R）の項目の一部を用いて PTSD 尺度を構成した研究もある（Derogatis, 1977）。こうした試みの意義は，SCL-90 改訂版を用いた既存の研究や臨床的評価で，新たに PTSD 専用尺度を加えることなく PTSD の評価ができる点にある。さらに，SCL-90 改訂版は長年にわたって臨床と研究場面で広く用いられてきており，この測定法に基づいた PTSD 尺度を用いることは，元来 PTSD の調査を目的としないデータ記録の分析を可能とするはずである。

サンダース，アラタ，キルパトリック（Saunders, Arata, & Kilpatrick, 1990）は，28 項目の犯罪関連 PTSD 尺度（Crime-Related PTSD scale）を作成し，またグリーン（Green, 1991）らは 12 項目から成る災害被災者用の SCL-90 改訂版の PTSD 下位尺度を作成した。グリーン（1991）は，自分とサンダースが作成した，これらの SCL-90 改訂版関連尺度に関して一定の注意を呼びかけている。彼女によれば，どちらの尺度も SCL-90 改訂版の全般的重症度指標（Global Severity Index）に比べて予測的な妥当性が優れているという証拠はない。非特異的な障害の評価尺度よりもすぐれた性能を持つべきだとの基準は，SCL-90 改訂版関連尺度だけではなく，すべての PTSD の心理測定尺度に適用されるべきである。

ウェザースら(Weathers et al., 1996 b)は25項目からなる戦闘区域関連PTSD尺度(War-Zone-Related PTSD scale)を作成している。興味深いことに、この25項目のうちで犯罪関連PTSD尺度(Crime-Related PTSD scale)の28項目と重複しているのは11項目にすぎない。この尺度は2つの研究において全般的重症度指標よりも明らかに優れていることが示されている。戦闘区域関連PTSD尺度は、多くの評価環境で有効に使用できる信頼しうるPTSD尺度であると思われるが、戦闘と関連しないストレスへの適用可能性はまだ検証されていない。

インパクト・オブ・イベント・スケール

IES(Impact of Event Scale ; Horowitz, Wilner, & Alvarez, 1979 ; Zilberg, Weiss, & Horowitz, 1982)は15項目からなり、もっとも広く使用されているPTSD関連尺度のひとつであり、複数の異なったトラウマ集団に対して適用されてきた(例えば、Horowitz et al., 1979 ; Kulka et al., 1990 ; Schwarzwald, Solomon, Weisenberg, & Mikulincer, 1987 ; Zilberg et al., 1982)。IESは回避/麻痺と侵入症状の重症度を評価するが、すべてのPTSD症状を評価しているわけではない。グリーン(Green, 1991)によれば、IESについてのこれまでの研究では、2つの異なった評点システムが使われてきた。したがって、異なった研究の結果を比較する際には注意が必要である。この尺度は単純ではあるが、施行が容易であり、さまざまな場所や集団に広く用いられている。ただし、PTSDの回避に関する側面だけを強調しているという点で限界もある。

トラウマ症状調査用紙

トラウマ症状調査用紙(Trauma Symptom Inventory : TSI ; Briere, Elliott, Harris, & Cotman, 1995)は100項目からなる新しい尺度で、過去6か月間に生じたいくつかのトラウマ後症状の頻度を評価する。TSIは10個の臨床尺度を持っており、それが評価するのは以下の領域である。すなわち、不安/覚醒、怒り/苛立ち、抑うつ、防衛的回避、解離、性的不能、侵入体験、自

己関係性の障害，性的関心，そして緊張をやわらげるための外的行動である。それに加えて，反応様式の妥当性を評価するための2つの尺度も考案されている。ただし，それら尺度の臨床的および心理測定的な有用性はまだ研究の途上である。TSIの特異性と感受性についても，今後の課題として残される。TSIの重要な特徴は妥当性尺度を含んでいることと，他の尺度ではとらえられないトラウマ後のいくつかの機能障害を扱っていることである。

トラウマとなり得る出来事への曝露心理測定法

　ある出来事がPTSDの診断基準のA項目を満たすのに十分な性質と広がりを持つということをどのように認めたらよいのかという問題をめぐって，これまでに多くの議論がなされてきた。ストレス要因は出来事の種類やサバイバーの主観的な経験のとらえ方，その体験からの回復力（例えば，身体的なトラウマの程度，逃げる能力など）によって分類されてきたが，それはこうした特徴がPTSD (Sutker, Uddo-Crane, & Allain, 1991 b) の原因であると仮定されてきたためである。DSM-IVは診断基準のA項目の定義にこれらの特徴をいくつか含んでおり，トラウマとなりうる出来事は自分もしくは他人に対する実際の危害かその恐れを有し，恐怖と無力感，または戦慄の入り交じった感情を生じるものだと定義している。

　トラウマとなりうる出来事の概念化が進むにつれて，多重のストレスや体験の強度，特定のストレス要因の持つ独自の性質を適切に評価するための包括的な方法が発展してきた。初期の頃の測定法はトラウマとなりうる出来事のうち特定のものに的を絞って，その出来事と体験からの回復可能性とを詳細に評価するものだった（例えば，性的虐待——Herman & van der Kolk, 1990 ; Russel, 1986 ; Wyatt, 1985 ; 戦闘——Figley & Stretch, 1986 ; Foy, Sipprelle, Rueger, & Carroll, 1984 ; Keane et al., 1989 a ; Gallops, Laufer, & Yager, 1981 ; Watson, Juba, & Anderson, 1989 ; Watson, Kucula, Manifold, Vassar, & Juba, 1988 ; Wilson & Kraus, 1985)。

　こうした努力は一部の出来事だけを扱うものであり，それなりに成功を収めはしたが，診断基準のA項目を満たしうるすべての出来事を評価する方法は

第9章 臨床と研究場面における外傷後ストレス障害の評価 303

表 9・3 トラウマへの曝露の心理測定法

検査	様式	評価されるトラウマの種類	平均施行時間(分)	心理測定的研究に用いられた性別	再検査による信頼性	内的整合性(x 係数)	DSM-IV診断基準への準拠
CES	自記式	戦闘	5	男性	0.97	0.85	×
WWTSS	自記式	軍隊	10	女性	0.91	0.89	×
HTQ	面接	拷問	40	男女	0.23(本人の負傷)[a] 0.9(家族に対する殺人)	—	○
TSS	面接	複数	10	—	—	—	—
PSEI	面接	複数	25-90	男女	—	—	○
ETI	面接	幼児期	60	—	—	—	×
ELS	自記式面接	複数	45-90	男女	—	—	○

注   — 報告なし
     CES   戦闘曝露尺度   Combat Exposure Scale
     WWTSS   女性戦時ストレス尺度   Women's War-Time Stressor Scale
     HTQ   ハーバードトラウマ質問法   Harvard Trauma Questionnaire
     TSS   トラウマ性ストレス尺度   Traumatic Stress Schedule
     PSEI   ストレス可能性出来事面接   Potential Stressful Event Interview
     ETI   早期トラウマ面接   Early Traumatic Interview
     ELS   生涯ストレス要因評価   Evaluation of Lifetime Stressors
     [a]   1週間間隔の再検査による信頼性はトラウマの種類によって異なった；全体として一般的なトラウマ（水不足など）よりは個人的なトラウマ（拷問など）に関しての一貫性が高かったという

なかなか作成できなかった。それにはいくつかの理由がある。第一に PTSD を発症した者は，健忘（例えば，Briere & Conte, 1993）や，トラウマに関する事柄の回避（例えば，Mollica & Caspi-Yavin, 1991），解離（例えば，Kirby, Chu, & Dill, 1993）といった症状を呈するので，トラウマとなった出来事のさまざまな側面を思い出しにくいことが多い（Green, 1993）。それ以外にも，トラウマ体験のサバイバーはその体験を語ろうとしないことがあるが，それは他の人に信じてもらえないと思っていたり，非難されることや，恥やスティグマへの恐れを抱いているからである（Kilpatrick, 1983）。トラウマ性のストレス要因の測定は，社会的で画一的な見方によっても影響されてきた。また研究者が文化的な誤解に基づいたり，社会の暴力的な現実から目を背けようとし，トラウマとなり得る体験をあまりに狭く定義してきたところもある（例えば，Resnick et al., 1991）。男性への性的虐待は，研究者も臨床家も最近になるまで注意を払おうとしなかったテーマの一例である（例えば，Briere,

Evans, Runtz, & Wall, 1988；Lisak, 1993；Watkins & Bentovim, 1992)。同じことは，人種や民族，宗教そして性的志向性に基づいた暴力に関してもあてはまる (Berrill & Herek, 1990；Berrill, 1990)。

広範なタイプのトラウマへの曝露を評価するような尺度で，心理測定的な妥当性の検討を経たものはまだ出版されていない。ストレス可能性出来事面接 (Potential Stressful Events Interview：PSEI；Falsetti, Resnick, Kilpatrick, & Freedy, 1994；Kilpatrick, Resnick, & Freedy, 1991) と生涯ストレス要因評価 (Evaluation of Lifetime Stressors：ELS；Krinsley et al., 1994) を例外として，出版された評価尺度のうちで，新しいDSM-IVの統合モデル，すなわち体験の客観的および主観的側面を統合したモデルに対応しているものはない。以下では簡単に，トラウマ体験への曝露について現在もっともよく用いられている尺度をいくつか紹介する。また表9・3は，それらの心理測定的な特徴，施行時間，尺度の用いられてきた対象集団の一覧である。可能な場合には再検査法による信頼性についても記した。ただし信頼性の評価には注意を要する。というのも，臨床的な経験から言えることだが，最初にトラウマとなった体験をたずねることが，その後の別のトラウマ体験にさらされたという報告を促進するからである。したがって定型的な再検査法による信頼性が，常に尺度の性能を適切もしくは有意義に考察しているとは限らない。

戦闘曝露尺度

戦闘曝露尺度 (Combat Exposure Scale；Keane et al., 1989 a) は7つの項目からなり，特にヴェトナム戦争の従軍者について，トラウマとなりえる戦闘体験への曝露を精神医学的に評価するために作成された。尺度の内的整合性は良好で，1週間のインターバルによる再検査法での信頼性もすぐれている。しかしその主たる限界は，戦闘地域に関連したストレス体験という狭い内容しか評価対象にしていないことである。

女性戦時ストレス尺度

ウルフ，フレイ，サンデッキ (Wolfe, Furey, & Sandecki, 1989) は女性退

役軍人に特異的と思われる心理社会的なストレス要因を評価するための27項目からなる女性戦時ストレス尺度（Women's War-Time Stressor Scale）を作成した。この尺度は，予備的分析で良好な内的整合性と12～18か月での再検査法によるすぐれた信頼性を示し，またPTSDのいくつかの尺度との良好な一致を示した（Wolfe, Brown, Furey, & Levin, 1993 a）。トラウマへの曝露の尺度としての主な限界は，内容が軍隊経験だけに限られていることと，男性に適用できるかどうかが不明なことである。

ハーバードトラウマ質問法

ハーバードトラウマ質問法（Harvard Trauma Questionnaire ; Mollica, Wyshak, & Lavelle, 1987 ; Mollica & Caspi-Yavin, 1991）は実施の手順が定められた面接法であり，面接の第一部では，インドシナ難民に特異的な17種類のトラウマ体験を評価する。第二部は難民の感じた最悪の体験についての自由回答による質問からなっており，ストレス要因を明確な形で取り出せるようになっている。第三部では拷問とトラウマに関する30の症状が取り扱われており，そのうち16個はDSM-III-Rの診断基準と合致する。この測定法の強力な利点は，英語の他に，3種類のインドシナ言語版があることである。おそらくさらに重要なことは，この測定法には，トラウマへの曝露と症状を文化横断的に評価しようとする努力が見られる点であろう。現在までのところ，この課題に取り組んだ研究者はほとんどいないからである。

トラウマ性ストレス尺度

トラウマ性ストレス尺度（Traumatic Stress Schedule ; Norris, 1990）は医療や心理の専門家以外の面接者が施行するための，9つの一般的な質問からなる簡単なスクリーニング用の方法である。盗難，身体的暴力，レイプ，重度の交通事故，それ以外の悲嘆，傷害，または財産の喪失，強制避難や，その他のストレスを生じたり生活を変えてしまうような体験が，面接者の特定する時間枠のどこかで生じていないかをたずねる。回答者が，そうした出来事があったとした場合には，さらに12の質問によって，その影響の範囲，生命と身体

の安全への脅威,非難,侵入症状,悪夢,回避症状について評価が行われる。この測定法は,疫学研究で役立つようなスクリーニング法としての機能を持っている。構造が柔軟になっているため,さまざまな目的で使うことができるが,一方でそのために標準化がされておらず,この方法を用いた研究間の比較ができない。心理測定的な信頼性,妥当性のデータも公表されていない。

ストレス可能性出来事面接

　ストレス可能性出来事面接(Potential Stressful Events Interview : PSEI ; Falsetti et al., 1994 ; Kilpatrick et al., 1991)は構造化面接であり,その対象は性的・身体的虐待,戦闘,災害,深刻な傷害または死の目撃,友人や家族に対する殺人によるトラウマ性の悲嘆,盗難,経済的・対人的なストレス,そして家族の病気である。この面接法はキルパトリック(Kilpatrick)らが,地域および臨床疫学研究のために出来事報告面接(Incident Report Interview)を開発した経験に基づいて開発したものである(例えば,Kilpatrick et al., 1989)。DSM-Ⅳのフィールド・トライアルの一部として用いられた(Kilpatrick et al., 印刷中)ことで,PSEIの多くの利点が明らかになった。その利点とは,出来事を同定するための行動上の手がかりが適切に定義されていること,明確な用語を用いていること,予測的変数の測定を含むこと,DSM-Ⅳでのストレス要因の定義と一致していることである。用語が明確であることは他方で弱点ともなりうる。というのは,被面接者によっては,専門的な用語を用いるために報告が妨げられることもあるからである。これまでのところ,PSEIについての心理測定的な信頼性,妥当性のデータは出版されていない。

新たな発展

　その他にも,トラウマの既往歴を見出すための尺度が作成されつつある。早期トラウマ面接(Early Traumatic Interview : ETI ; Kriegler et al., 1992)は回答者の小児期における自然災害と性的,感情的,そして身体的な虐待への曝露に焦点を当てた面接法である。個々の質問は加害者・被害者の年齢,3つ

の発達段階を通じての体験の頻度，をたずねている。回答者は，トラウマとなりうる出来事の衝撃をどのように捉えているかを，それが生じた時点と評価時点の双方について評価される。ETI の心理測定的な特徴についての評価は目下行われているところである。

ETI を用いた研究を発展させる形で，クリンスレイら (Krinsley et al., 1994) は ELS を作成した。これは生涯を通じてのトラウマ体験を二段階で評価をしており，臨床的な感受性が鋭い。スクリーニング用の質問紙とフォローアップ用の面接によって，情緒的，身体的，性的な虐待を含めた，トラウマとなりうるすべての範囲の出来事への曝露が評価される。ELS の心理測定的な性質もまだ研究の途上ではあるが，この方法が注目されるのは，それが回想的な評価を適正に行う際に生じる障害の解消を目的としているためである。すなわち，幼児期のトラウマにともなう家族環境についての実証的な指標（家庭不和，幼児期に友人が家に呼ばれなかったことなど），初回記入時の曖昧さを許容するような回答の選択肢，情報の開示を最大限にするようなフォーマットの組み合わせ，そして質問の進め方や区切り方，に関して臨床的な感受性を高めるような工夫がなされている。

研究の最前線

精神生理学的な評価

精神症状測定のためにもっとも頻繁に用いられている方法は臨床面接，心理測定検査，そして生理学ないし生物学的な測定法である。典型的な精神生理学的および生物学的検査は独特の視座を提供してくれる。というのは，それが本人による報告ではないからであり，そのおかげで回答の決まった様式やバイアスの影響を最小限にすることができるからである。典型的な精神生理学的な測定方法というのは，心拍数，血圧，筋緊張，皮膚電導レベルと電導反応，そして末梢体温などである。PTSD への応用に際しては，精神生理学的な評価は一種の負荷試験の様相を帯びる（例えば，Blanchard, Kolb, Pallmeyer, & Gerardi, 1982 ; McNally et al., 1987 ; Malloy et al., 1983 ; Pallmeyer, Blanchard, & Kolb, 1985; Pitman, Orr, Forgue, de Jong, & Claiborn, 1987; Shalev, Orr, & Pitman, 1992）。PTSD に関して行われたほとんどの研究では，こうした測定チャンネルのひとつもしくは複数での反応を記録している間に，トラウマとなり得る体験を想起させるための標準的な，または特異的（個人的）な想起刺激が提示される。例えば交通事故の犠牲者は，血圧や心拍数といった測定方法での生理的な反応性を記録している間に，事故の描写を見ることになる。

　PTSD を発症した者は，トラウマを生じた体験を想起させる刺激にさらされると，いくつかの測定チャンネルでの数値が上昇することが多い。精神生理学的な研究では，生理機能の活動性，個人の行動についての主観的および客観的な評価といった，少なくとも 3 つのタイプのデータを同時に収集することができる。主観的および生理的な測定値は，PTSD を発症した退役軍人のトラウマ関連刺激（例えば，戦闘の写真を見せる，トラウマ体験の話をテープで聞かせるなど）への反応を中立的刺激への反応から判別し，またトラウマにさらされたものの PTSD は発症しなかったグループの反応からも判別することが見出されている（例えば，Blanchard et al., 1986; Malloy et al., 1983; Pitman et al., 1987）。PTSD の生理心理学的研究は最近になって拡大し，トラウマを持った広範な対象者を扱うようになっており（例えば，Shalev, Orr, & Pitman, 1993），この分野への理論的，実証的な興味が増大している（Resnick et al., 1991）。これまでの知見によれば生理学的な反応性は高い特異性を持つが，感受性の評価は一定しない（Gerardi, Keane, & Penk, 1989）。こうした評価方法が，トラウマ体験にさらされたという経験をもつ多様な集団において，どの程度有効に PTSD を生じた者とそうでない者とを見分けうるかについては，いくつかの研究が現在も進行中である（例えば，Keane, Kolb, & Thomas, 1989 b）。

副次的な情報による評価

　副次的な情報による PTSD の評価を通じて，この障害についての重要な情報，とりわけ精神機能へのインパクトを知ることができる。PTSD を生じた者は，否認や健忘，回避，防衛的な過小評価，あるいは認知的な障害のため

に，自分の状態を述べることが難しくなっている場合がある。したがって配偶者やパートナー，家族や友人からの副次的な報告が，臨床家や研究者にとって重要な情報を提供してくれることがある。医療記録や法律上の記録，あるいは学校や軍隊などでの記録も，PTSD 症状と以前の精神機能についての患者の自己報告の補強や拡大をもたらす。さらに，本人が述べていることと副次的な情報との食い違いは，トラウマを受けた人がどのような印象を他人に与え，また自分の症状や経験をどのように解釈するのかについての評定者の理解を促進する。また副次的な情報は，それ以外の評価状況では観察できないような補足的なデータを与えてくれる。

　PTSD の副次的な評価を目的として開発された，適切な心理測定法はほとんど存在しない。これまでのところもっとも注目に値する試みは，ミシシッピィ配偶者・パートナー (S/P) 尺度 (Spouse/Partner [S/P] Mississippi Scale) であり，これは NVVRS において，帰還兵に対するそのパートナーの観察と知覚を確認するための方法として，ミシシッピィ尺度の原版の内容に基づいて開発された (Keane et al., 1988)。この尺度は「知らない」というカテゴリーを持っており，ある種の情報をパートナーが知らないがために低い評点が生じることを防いでいる。222 人の帰還兵のパートナーに対して予備調査を行ったところ (Caddell, Fairbank, Schlenger, Jordan, & Weiss, 1991)，S/P ミシシッピィ尺度は SCID による PTSD 診断と比較してすぐれた信頼性（クロンバックの α 係数 = .93），適切な感受性 (.68)，そして良好な特異性 (.86) を示した。もうひとつの予備研究 (Niles, Herman, Segura-Schultz, Joaquim, & Litz, 1993) では 54 人の退役軍人と配偶者の間で，全般的な症状評価の一致度が調査された。症状の合計得点については，退役軍人とパートナーとの間で中等度の一致度（$\gamma = .54$）が示された。項目ごとの分析では，外からの観察が可能な PTSD 症状（例えば，再体験，回避，そして過覚醒）については両者の報告が一致していたが，主観性の強い症状（例えば，感情的麻痺，罪責感）については，配偶者の報告の信頼性は低いという結果となった (Niles et al., 1993)。

評価の手続き

　どのような臨床的な試みにおいても言えることだが，評価の手続きにおいては対象者の安全を確保することが非常に重要となる。第一に，対象者が評価によって加えられたストレスのために危険な状況に陥らないように，身体的に安全な環境が確保されていなければならない。例えば虐待のまっただなかにあったり，監禁されていたり，家屋を失ったままの人について，他ならぬその環境における当人の身体的および心理的な安全が回避や過敏といったPTSD症状に依存している場合には，評価を行うことは禁忌となろう（例えば，Herman, 1992）。第二に，安全の確保は評価それ自体を行うあいだも主要な課題となる。というのは，PTSDの全般的な評価は，本人にトラウマ性の記憶，感情，症状を同定して述べることを求めるため，しばしば強い感情的な反応をともなうからである。臨床家を信頼することができ，強烈な感情や反応を伝えてもよいのだと思えることが，被面接者に心理的な安全感をもたらし，評価によって自己破壊的な行動（例えば，薬物乱用，自殺企図，その他の自傷行為）が増加する危険を低めてくれる。面接者が，面接の形式とそれを進めるペースについて繊細な気づきを持つことが，こうした安全な雰囲気を育むことにつながる。

　同様に重要なのは，評価を受ける個人が，評価の目的や，それが包括的なものなのか短いものなのかを理解することである。診断に関する契約が交わされているときには，評価者と評価を受ける者双方の役割および責任を話し合うことが，契約の取り消しや遵守といった交渉を容易にするために役立つ。すべての評価，とりわけ司法精神医学的な評価の場合には，守秘義務が守られない可能性があることが，被評価者により明確に理解される必要がある。その点に関しては文書化したものを用意しておくべきであろう。

　また，PTSDの評価を行うためには臨床的なラポールの形成が本質的に重要ではあるが，非常に難しい場合もある。トラウマとなりうる出来事への曝露は，さまざまな感情を呼び起こし，そのために評価の手続きが妨げられることがある。こうした感情としては，不信，コントロールされることへの過敏性，

恥辱感，怒り，そして回避的な反応様式があり，これらの感情が評価の手続きと得られたデータの信頼性に影響を与えることも少なくない。こうした要素についての実証的なデータは少ないが，臨床経験によれば，面接者が柔軟性を持ち回答者を尊重し，面接の手続きを注意深くモニターすることによって，上記の困難を大きく減らすことができるように思われる。評価の手続きを容易にする臨床的な方法としては，「正常であることを示す」返答の使用や，評価への「参加者」として被評価者自身が手続きをコントロールしていると感じられるように選択と機会を与えることなどがある。「正常であることを示す」返答というのは，他にもこうした反応を体験をした人がいたことを，直接的，間接的にあらゆる伝達方法を使って知らせることである。このことを伝えるには，予期や予測を示す反応や感情のリフレクション，あるいはトラウマとなりうる体験にさらされた他の人の経験についての開かれた質問を行うことなどが有効であろう。同様に，評価のペースの調整のためには，評価を受ける者に日程を選んでもらったり，質問に答えたり，生じうる可能性のある精神的ストレスを前もって告げておくのがよい。例えばわれわれの経験では，面接の後で回答者が感じるかもしれない精神的ストレスや反応，差し支えのない場合にはそうした反応に対する対処方法について話し合ったり，回答者に今後起こりうる困難をどう処理したらよいか準備してもらうことが有益であった。

要約と今後の研究方向

　本章では PTSD を評価するためのいくつかの技法を要約した。それらの技法とは，自記式質問紙，構造化および半構造化面接法，実証研究に基づいた心理測定尺度，精神生理学的なアプローチ，そして副次的な評価法である。どの領域においても，特定の評価手段には長所と短所があることが示された。臨床評価を目的とした理想的な検査バッテリーのためには，異なった角度から作られた多様な測定方法を組み合わせて用いるべきである。そうすることで最大限の個人情報が特定され，いくつかの出来事や行動，そして症状との関係をもっとも機能的に理解することができる。時間と資金に余裕があり，詳細な情報が必要とされる場合には，PTSD とそれに併存する障害についての半構造化的

臨床面接が勧められる。加えて，精神生理学的な評価と，補足的な評価尺度と家族などからの副次的な情報を得ることが望ましい。多くの場合，評価の目的，対象となる集団，そして調査のために使うことのできる人材や資金などのリソースを考慮することが，検査バッテリーのための評価尺度を選択する際の指針となる。例えば精神療法の効果を研究する際には，臨床家や研究者は，伝統的にDSMで用いられてきた時間枠ではなく，治療間隔と一致するような妥当性のある方法を使いたいと思うであろう。疫学研究では，時間的制約と医療や心理の専門家でない者を面接者に使うといった条件を考慮に入れることが，尺度の選択にあたって非常に重要である。どのような場合でも，PTSD評価の目的は，PTSDとそれに付随する障害を評価するための信頼性と妥当性のある複数の尺度を組み合わせて用いることにより達成される。

　PTSD評価の尺度化という領域は非常に洗練され複雑なものになってきたが，さらなる進歩によって，トラウマについてのわれわれの理解が深められる必要がある。私たちがもっとも必要としているのは，異なったトラウマ間の比較を可能にするような，さまざまなトラウマについて妥当性が確認された評価手法である。災害についての評価を一貫させるために，専門家委員会（Baum et al., 1993）は，地域災害の研究のために次の方法を用いるよう推奨している。すなわち，SCL-90改訂版（Derogatis, 1977），MMPI第2版（Butcher, Dahlstrom, Graham, & Kaemmer, 1989），ベックうつ病尺度（Beck Depression Inventory ; Beck, Ward, Mendelson, Mock, & Erbaugh, 1961），地域研究センターうつ病尺度（Center for Epidemiologic Studies Depression Scale ; Radloff, 1977），状態・特性不安検査（State-Trait Anxiety Inventory ; Spielberger, Gorsuch, & Lushene, 1970），ツングうつ病尺度（Zung Depression Scale ; Zung, 1965），そして家族環境尺度（Family Environment Scale ; Moos & Moos, 1986）を用いる方法である。さまざまな研究所やクリニック，またすべてのタイプのトラウマの比較研究を行うためには，治療環境や状況を越えた比較を可能にしうる適切な評価尺度が，実証的な研究により作られるのを待たなくてはならない。

　この数年間におけるPTSD評価の急激な進歩を見ると，今後もその評価手続きは系統的に進歩し続けるものと思われる。本章では，現在のところ入手可能な評価尺度についての展望を行い，PTSD評価のためのよりよい方法につ

いて，研究者と臨床家の双方がその価値を判断したり，あるいは自ら開発するための技術的な枠組みを提示した。

Elana Newman
Danny G. Kaloupek
Terence M. Keane
(柳田多美＝訳)

文献

American Psychiatric Association (APA). (1980). *Diagnostic and statistical manual of mental disorders* (3rd ed.). Washington, DC: Author.

American Psychiatric Association (APA). (1987). *Diagnostic and statistical manual of mental disorders* (3rd ed., rev.). Washington, DC: Author

American Psychiatric Association (APA). (1994). *Diagnostic and statistical manual of mental disorders* (4th ed.). Washington, DC: Author.

Baum, A., Solomon, S. D., Ursano, R. J., Bickman, L., Blanchard, E., Green, B. L., Keane, T. M., Laufer, R., Norris, F., Reid, J., Smith, E. M., & Steinglass, P. (1993). Emergency/disaster studies: Practical, conceptual and methodological issues. In J. P. Wilson & B. Raphael (Eds.), *International handbook of traumatic stress syndromes* (pp. 125–133). New York: Plenum Press.

Beck, A. T., Ward, C. H., Mendelson, M., Mock, J., & Erbaugh, J. (1961). An inventory for measuring depression. *Archives of General Psychiatry, 4,* 53–63.

Berrill, K. T. (1990). Anti-gay violence and victimization in the United States. *Journal of Interpersonal Violence, 5,* 274–294.

Berrill, K. T., & Herek, G. M. (1990). Primary and secondary victimization in anti-gay hate crimes. *Journal of Interpersonal Violence, 5,* 401–413.

Blake, D. D., Weathers, F. W., Nagy, L. N., Kaloupek, D. G., Gusman, F., Charney, D. S., & Keane, T. M. (1995). The development of a clinician-administered PTSD scale. *Journal of Traumatic Stress, 8,* 75–90.

Blake, D. D., Weathers, F. W., Nagy, L. N., Kaloupek, D. G., Klauminser, G., Charney, D. S., & Keane, T. M. (1990). A clinician rating scale for assessing current and lifetime PTSD: The CAPS-1. *The Behavior Therapist, 18,* 187–188.

Blanchard, E. B., Gerardi, R. J., Kolb, L. C., & Barlow, D. H. (1986). The utility of the Anxiety Disorders Interview Schedule in the diagnosis of post-traumatic stress disorder (PTSD) in Vietnam veterans. *Behaviour Research and Therapy, 24,* 577–580.

Blanchard, E. B., Kolb, L. C., Pallmeyer, T. P., & Gerardi, R. (1982). A psychophysiological study of post traumatic stress disorder in Vietnam veterans. *Psychiatric Quarterly, 54,* 220–229.

Boudewyns, P. A., Albrecht, J. W., Talbert, F. S., & Hyer, L. A. (1991). Comorbidity and treatment outcome of inpatients with chronic combat-related PTSD. *Hospi-*

tal and Community Psychiatry, 42, 847–849.
Breslau, N., & Davis, G. C. (1987). Posttraumatic stress disorder: The etiologic specificity of wartime stressors. *American Journal of Psychiatry, 144,* 578–583.
Breslau, N., Davis, G. C., Andreski, P., & Peterson, E. (1991). Traumatic events and posttraumatic stress disorder in an urban population of young adults. *Archives of General Psychiatry, 48,* 216–222.
Briere, J. (1995). *Professional manual for the Trauma Symptom Inventory.* Odessa, FL: Psychological Assessment Resources.
Briere, J., & Conte, J. (1993). Self-reported amnesia for abuse in adults molested as children. *Journal of Traumatic Stress, 6,* 21–31.
Briere, J., Elliott, D. M., Harris, K., & Cotman, A. (1995). The Trauma Symptom Inventory: Reliability and validity in a clinical sample. *Journal of Interpersonal Violence, 10,* 387–401.
Briere, J., Evans, D., Runz, M., & Wall, T. (1988). Symptomatology in men who were molested as children: A comparison study. *American Journal of Orthopsychiatry, 58,* 467–461.
Burnam, M. A., Stein, J. A., Golding, J. M., Siegel, J., Sorenson, S. B., Forsythe, A. B., & Telles, C. A. (1988). Sexual assault and mental disorders in community population. *Journal of Consulting and Clinical Psychology, 56,* 843–851.
Butcher, J. N., Dahlstrom, W. G., Graham, J. R., & Kaemmer, B. (1989). *Manual for the restandardization of the Minnesota Multiphasic Personality Inventory: MMPI-2, and interpretative and administrative guide.* Minneapolis: University of Minnesota Press.
Caddell, J. M., Fairbank, J. A., Schlenger, W. E., Jordan, B. K., & Weiss, D. S. (1991, August). *Psychometric properties of Spouse's Mississippi Scale for Combat-Related PTSD.* Paper presented at the annual convention of the American Psychological Association, San Francisco.
Davidson, J. R. T., & Fairbank, J. A. (1993). The epidemiology of posttraumatic stress disorder. In J. R. T. Davidson & E. B. Foa (Eds.), *Posttraumatic stress disorder: DSM-IV and beyond* (pp. 147–169). Washington, DC: American Psychiatric Press.
Davidson, J. R. T., Hughes, D., & Blazer, D. (1991). Posttraumatic stress disorder in the community: An epidemiological study. *Psychological Medicine, 21,* 1–9.
Davidson, J. R. T., Smith, R. D., & Kudler, H. S. (1989). Validity and reliability of the DSM III criteria for posttraumatic stress disorder: Experience with a structured interview. *Journal of Nervous and Mental Disease, 177,* 336–341.
Derogatis, L. R. (1977). *The SCL-90 manual: Vol. 1. Scoring, administration and procedures for the SCL-90.* Baltimore: Johns Hopkins University School of Medicine, Clinical Psychometrics Unit.
DiNardo, P. A., & Barlow, D. H. (1988). *Anxiety Disorders Interview Scale—Revised.* Albany, NY: Center for Phobia and Anxiety Disorders.
DiNardo, P. A., Moras, K., Barlow, D. H., Rapee, R. M., & Brown, T. A. (1993). Reliability of DSM-III-R anxiety disorder categories: Using the Anxiety Disorders Interview Schedule—Revised (ADIS-R). *Archives of General Psychiatry, 50,* 251–256.
Falsetti, S. A., Resnick, H. S., Kilpatrick, D. G., & Freedy, J. R. (1994). A review of the Potential Stressful Events Interview: A comprehensive assessment instrument of high and low magnitude stressors. *The Behavior Therapist, 17,* 66–67.

第9章 臨床と研究場面における外傷後ストレス障害の評価　315

Falsetti, S. A., Resnick, H. S., Resick, P. A., & Kilpatrick, D. G. (1993). The Modified PTSD Symptom Scale: A brief self-report measure of posttraumatic stress disorder. *The Behavior Therapist, 16,* 161–162.

Faustman, W. O., & White, P. A. (1989). Diagnostic and psychopharmacological treatment characteristics of 536 inpatients with posttraumatic stress disorder. *Journal of Nervous and Mental Disease, 177,* 154–159.

Figley, C. R., & Stretch, R. H. (1980). Vietnam Veterans Questionnaire Combat Exposure Scale. In *Vietnam Veterans Questionnaire: Instrument development* (Final Report). West Lafayette, IN: Purdue University.

Foa, E. B., Riggs, D. S., Dancu, C. V., & Rothbaum, B. O. (1993). Reliability and validity of a brief instrument for assessing post-traumatic stress disorder. *Journal of Traumatic Stress. 6, 459–474.*

Fontana, A., & Rosenheck, R. (1994). A short form of the Mississippi Scale for Measuring Change in Combat Related PTSD. *Journal of Traumatic Stress, 7,* 407–414.

Foy, D., Sipprelle, R. C., Rueger, D. B., & Carroll, E. (1984). Etiology of posttraumatic stress disorder in Vietnam veterans: Analysis of premilitary, military and combat exposure influences. *Journal of Consulting and Clinical Psychology, 52,* 79–87.

Gallops, M., Laufer, R. S., & Yager, T. (1981). Revised Combat Scale. In R. S. Laufer & T. Yager (Eds.), *Legacies of Vietnam: Comparative adjustments of veterans and their peers* (Vol. 3, p. 125). Washington, DC: U.S. Government Printing Office.

Gerardi, R., Keane, T. M., & Penk, W. (1989). Utility: Sensitivity and specificity in developing diagnostic tests of combat-related post-traumatic stress disorder. *Journal of Clinical Psychology, 45,* 691–703.

Goldberg, D. P. (1972). *The detection of psychiatric illness by questionnaire.* London: Oxford University Press.

Graham, J. R. (1993). *MMPI-2: Assessing personality and psychopathology.* New York: Oxford University Press.

Green, B. L. (1990). Defining trauma: Terminology and generic stressor dimensions. *Journal of Applied Social Psychology, 20,* 1632–1642.

Green, B. L. (1991). Evaluating the effects of disasters. *Psychological Assessment: A Journal of Consulting and Clinical Psychology, 3,* 538–546.

Green, B. L. (1993). Identifying survivors at risk: Trauma and stressors across events. In J. P. Wilson & B. Raphael (Eds.), *International handbook of traumatic stress syndromes.* New York: Plenum Press.

Hammerberg, M. (1992). Penn Inventory for Posttraumatic Stress Disorders: Psychometric properties. *Psychological Assessment: A Journal of Consulting and Clinical Psychology, 4,* 67–76.

Helzer, J. E., Robins, L. N., & McEvoy, L. (1987). Post-traumatic stress disorder in the general population: Findings of the Epidemiologic Catchment Area survey. *New England Journal of Medicine, 317,* 1630–1634.

Herman, D. S., Weathers, F. W., Litz, B. T., & Keane, T. M. (1995). *The PK scale of the MMPI-2: Reliability and validity of the embedded and stand-alone versions.* Manuscript submitted for publication.

Herman, J. L. (1992). *Trauma and recovery.* New York: Basic Books.

Herman, J. L., & van der Kolk, B. A. (1990). *Traumatic Antecedents Questionnaire.* Unpublished manuscript.

Horowitz, M. J., Wilner, N. R., & Alvarez, W. (1979). Impact of Event Scale: A measure of subjective distress. *Psychosomatic Medicine, 41,* 208–218.
Hovens, J. E., Falger, P. R. J., Op den Velde, W., Mweijer, P., de Grown, J. H. M., & van Duijn, H. (1993). A self-rating scale for the assessment of posttraumatic stress disorder in Dutch resistance veterans of World War II. *Journal of Clinical Psychology, 49,* 196–203.
Jordan, B. K., Schlenger, W. E., Fairbank, J. A., Marmar, C., Weiss, D., Hough, R. L., & Kulka, R. (1991). Lifetime and current prevalence of specific psychiatric disorders among Vietnam veterans. *Archives of General Psychiatry, 48,* 207–215.
Keane, T. M. (1989). Post-traumatic stress disorders: Current status and future directions. *Behavior Therapy, 20,* 149–153.
Keane, T. M., Caddell, J. M., & Taylor, K. L. (1988). Mississippi Scale for Combat-Related Posttraumatic Stress Disorder: Three studies in reliability and validity. *Journal of Consulting and Clinical Psychology, 56,* 85–90.
Keane, T. M., Fairbank, J. A., Caddell, J. M., Zimering, R. T., Taylor, K. L., & Mora, C. A. (1989a). Clinical evaluation of a measure to assess combat exposure. *Psychological Assessment: A Journal of Consulting and Clinical Psychology, 1,* 53–55.
Keane, T. M., Kolb, L. C., & Thomas, R. T. (1989b). [A psychophysiological study of chronic post-traumatic stress disorder]. Unpublished raw data, VA Cooperative Study Programs.
Keane, T. M., Malloy, P. F., & Fairbank, J. A. (1984). Empirical development of an MMPI subscale for the assessment of combat-related posttraumatic stress disorder. *Journal of Consulting and Clinical Psychology, 52,* 888–891.
Keane, T. M., & Penk, W. (1988). The prevalence of post-traumatic stress disorder [Letter to the editor]. *New England Journal of Medicine, 318,* 1690–1691.
Keane, T. M., & Wolfe, J. (1990). Comorbidity in post-traumatic stress disorder: An analysis of community and clinical studies. *Journal of Applied Social Psychology, 20,* 1776–1788.
Keane, T. M., Wolfe, J., & Taylor, K. L. (1987). Post-traumatic stress disorder: Evidence for diagnostic validity and methods of psychological assessment. *Journal of Clinical Psychology, 43,* 32–43.
Kilpatrick, D. G. (1983). Rape victims: Detection, assessment, and treatment. *The Clinical Psychologist, 36,* 92–95.
Kilpatrick, D. G., Resnick, H. S., & Freedy, J. R. V. (1991). *Potential Stressful Events Inventory.* Charleston: Crime Victims Treatment and Research Center, Medical University of South Carolina.
Kilpatrick, D. G., Resnick, H. S., Freedy, J. R. V., Pelcovitz, D., Resick, P., Roth, S., & van der Kolk, B. (in press). The posttraumatic stress disorder field trial: Emphasis on Criterion A and overall PTSD diagnosis. In *DSM-IV sourcebook.* Washington, DC: American Psychiatric Press.
Kilpatrick, D. G., Saunders, B. E., Amick-McMullan, A., Best, C. L., Veronen, L. J., & Resnick, H. S. (1989). Victim and crime factors associated with the development of crime-related post-traumatic stress disorder. *Behavior Therapy, 20,* 199–214.
Kilpatrick, D. G., Saunders, B. E., Veronen, L. J., Best, C. L., & Von, J. M. (1987). Criminal victimization: Lifetime prevalence, reporting to police, and psychological impact. *Crime and Delinquency, 33,* 479–489.

Kirby, J. S., Chu, J. A., & Dill, D. D. (1993). Correlates of dissociative symptomatology in patients with physical and sexual abuse histories. *Comprehensive Psychiatry, 34,* 258–263.

Koretzky, M. B., & Peck, A. H. (1990). Validation and cross-validation of the PTSD subscale of the MMPI with civilian trauma victims. *Journal of Clinical Psychology, 46,* 296–300.

Kriegler, J., Blake, D., Schnurr, P., Bremner, D., Zaidi, L. Y., & Krinsley, K. (1992). *Early Trauma Interview.* Unpublished manuscript.

Krinsley, K., Weathers, F., Vielhauer, M., Newman, E., Walker, E., & Young, L. (1994). *Evaluation of Lifetime Stressors Questionnaire and Interview.* Unpublished manuscript. (Available from K. Krinsley, National Center for Posttraumatic Stress Disorder, Boston Department of Veterans Affairs Medical Center [116-B], 150 South Huntington Ave., Boston, MA 02130)

Kulka, R. A., Schlenger, W. E., Fairbank, J. A., Hough, R. L., Jordan, B. K., Marmar, C. R., & Weiss, D. S. (1988). *National Vietnam Veterans Readjustment Study (NVVRS): Description, current status, and initial PTSD prevalence estimates.* Research Triangle Park, NC: Research Triangle Institute.

Kulka, R. A., Schlenger, W. E., Fairbank, J. A., Jordan, B. K., Hough, R. L., Marmar, C. R., & Weiss, D. S. (1990). *Trauma and the Vietnam War generation: Report of findings from the National Vietnam Veterans Readjustment Study.* New York: Brunner/Mazel.

Kulka, R. A., Schlenger, W. E., Fairbank, J. A., Jordan, B. K., Hough, R. L., Marmar, C. R., & Weiss, D. S. (1991). Assessment of posttraumatic stress disorder in the community: Prospects and pitfalls from recent studies of Vietnam veterans. *Psychological Assessment: A Journal of Consulting and Clinical Psychology, 3,* 547–560.

Lisak, D. (1993). Men as victims: Challenging cultural myths. *Journal of Traumatic Stress, 6,* 577–580.

Litz, B. T., Penk, W., Walsh, S., Hyer, L., Blake, D. D., Marx, B., Keane, T. M., & Bitman, D. (1991). Similarities and differences between Minnesota Multiphasic Personality Inventory (MMPI) and MMPI-2 applications to the assessment of post-traumatic stress disorder. *Journal of Personality Assessment, 57,* 238–254.

Lyons, J. A., & Keane, T. M. (1992). Keane PTSD scale: MMPI and MMPI-2 update. *Journal of Traumatic Stress, 5,* 111–117.

Malloy, P. F., Fairbank, J. A., & Keane, T. M. (1983). Validation of a multimethod assessment of posttraumatic stress disorders in Vietnam veterans. *Journal of Consulting and Clinical Psychology, 83,* 488–494.

McCaffrey, R. J., Hickling, E. J., & Marazzo, M. J. (1989). Civilian-related posttraumatic stress disorder: Assessment-related issues. *Journal of Clinical Psychology, 45,* 76–79.

McFall, M. E., Smith, D. E., MacKay, P. W., & Tarver, D. J. (1990). Reliability and validity of Mississippi Scale for Combat-Related Posttraumatic Stress Disorder. *Psychological Assessment: A Journal of Consulting and Clinical Psychology, 2,* 114–121.

McFarlane, A. C. (1988). The longitudinal course of post-traumatic morbidity. *Journal of Nervous and Mental Disease, 176,* 30–39.

McNally, R. J., Luedke, D. L., Besyner, J. K., Peterson, R. A., Bohm, K., & Lips, O. J. (1987). Sensitivity to stress-relevant stimuli in post-traumatic stress disorder. *Journal of Anxiety Disorders, 1,* 105–116.

Mollica, R. F., & Caspi-Yavin, Y. (1991). Measuring torture and torture-related symptoms. *Psychological Assessment: A Journal of Consulting and Clinical Psychology*, *3*, 581-587.

Mollica, R. F., Wyshak, G., & Lavelle, J. (1987). The psychosocial impact of war trauma and torture on Southeast Asian refugees. *American Journal of Psychiatry, 144,* 1567-1572.

Moos, R. H., & Moos, B. S. (1986). *Family Environment Scale manual* (2nd ed.). Palo Alto, CA: Consulting Psychologists Press.

Niles, B., Herman, D. S., Segura-Schultz, S., Joaquim, S. G., & Litz, B. (1993, October). *The Spouse/Partner Mississippi Scale: How does it compare?* Paper presented at the Ninth Annual Meeting of the International Society for Traumatic Stress Studies, San Antonio, TX.

Norris, F. H. (1990). Screening for traumatic stress: a scale for use in the general population. *Journal of Applied Social Psychology, 20,* 1704-1718.

Orr, S., Clairborn, J. M., Altman, B., Forgue, D. F., de Jong, J. B., Pitman, R. K., & Herz, L. R. (1990). Psychometric profile of PTSD, anxious and healthy Vietnam veterans: Correlations with psychophysiological responses. *Journal of Consulting and Clinical Psychology, 58,* 329-335.

Pallmeyer, T. P., Blanchard, E. B., & Kolb, L. C. (1985). The psychophysiology of combat-induced post-traumatic stress disorders in Vietnam veterans. *Behaviour Research and Therapy, 24,* 645-652.

Pitman, R. K., Orr, S. P., Forgue, D. F., de Jong, J. B., & Claiborn, J. M. (1987). Psychophysiologic assessment of posttraumatic stress disorder imagery in Vietnam combat veterans. *Archives of General Psychiatry, 44,* 970-975.

Query, W. T., Megran, J., & McDonald, G. (1986). Applying posttraumatic stress disorder MMPI subscale to World War II POW veterans. *Journal of Clinical Psychology, 42,* 315-317.

Radloff, L. S. (1977). The CES-D scale: A self-report depression scale for research in the general population. *Applied Psychological Measurement, 1,* 385-401.

Resnick, H. S., Kilpatrick, D. G., Best, C. L., & Kramer, T. L. (1992). Vulnerability-stress factors in development of posttraumatic stress disorder. *Journal of Nervous and Mental Disease, 180,* 424-430.

Resnick, H. S., Kilpatrick, D. G., & Lipovsky, J. A. (1991). Assessment of rape-related posttraumatic stress disorder: Stressor and symptom dimensions. *Psychological Assessment: A Journal of Consulting and Clinical Psychology, 3,* 561-572.

Robins, L. N., Helzer, J. E., Croughan, J. L., & Ratliff, K. S. (1981a). National Institute of Mental Health Diagnostic Interview Schedule: Its history, characteristics, and validity. *Archives of General Psychiatry, 38,* 381-389.

Robins, L. N., Helzer, J. E., Croughan, J. L., Williams, J. B. W., & Spitzer, R. L. (1981b). *NIMH Diagnostic Interview Schedule, Version III* (DHHS Publication No. ADM-T-42-3). Washington, DC: U.S. Government Printing Office.

Robins, L. N., Wing, J., Wittchen, H. U., Helzer, J. E., Babor, F., Burke, J., Farmern, A., Jablenski, A., Pickens, R., Reiger, M. A., Sartorius, N., & Towle, L. H. (1988). The Composite International Diagnostic Interview. *Archives of General Psychiatry, 45,* 1069-1071.

Russell, D. E. H. (1986). *The secret trauma: Incest in the lives of girls and women.* New York:

Basic Books.
Sartorius, N., Kaelber, C. T., Cooper, J. E., Roper, M. T., Rae, D. S., Gulbinat, W., Ustun, T. B., & Regierm, D. A. (1993). Progress toward achieving a common language in psychiatry. *Archives of General Psychiatry, 50,* 115–124,
Saunders, B. E., Arata, C. M., & Kilpatrick, D. G. (1990). Development of a crime-related post-traumatic stress disorder scale for women within the Symptom Checklist-90—Revised. *Journal of Traumatic Stress, 3,* 439–448.
Schlenger, W. E., & Kulka, R. A. (1989). *PTSD scale development for the MMPI-2.* Research Triangle Park, NC: Research Triangle Institute.
Schlenger, W. E., Kulka, R. A., Fairbank, J. A., Hough, R. L., Jordan, B. K., Marmar, C. R., & Weiss, D. S. (1992). The prevalence of post-traumatic stress disorder in the Vietnam generation: A multimodal, multisource assessment of psychiatric disorder. *Journal of Traumatic Stress, 5,* 333–363.
Schwarzwald, J., Solomon, Z., Weisenberg, M., & Mikulincer, M. (1987). Validation of the Impact of Event Scale for psychological sequelae of combat. *Journal of Consulting and Clinical Psychology, 55,* 251–256.
Shalev, A. Y., Orr, S. P., & Pitman, R. K. (1992). Psychophysiologic responses during script-driven imagery as an outcome measure in posttraumatic stress disorder. *Journal of Clinical Psychiatry, 532,* 324–326.
Shalev, A. Y., Orr, S. P., & Pitman, R. K. (1993). Psychophysiologic assessment of traumatic imagery in Israeli, civilian patients with posttraumatic stress disorder. *American Journal of Psychiatry, 150,* 620–624.
Shore, J. H., Tatum, E. L., & Vollmer, W. M. (1986). Psychiatric reactions to disaster: The Mount St. Helens experience. *American Journal of Psychiatry, 143,* 590–595.
Sloan, P. (1988). Post-traumatic stress in survivors of an airplane crash-landing: A clinical and exploratory research intervention. *Journal of Traumatic Stress, 1,* 211–229.
Southwick, S. M., Yehuda, R., & Giller, E. L. (1993). Personality disorders in treatment-seeking combat veterans with post-traumatic stress disorder. *American Journal of Psychiatry, 150,* 1020–1023.
Spielberger, C. D., Gorsuch, R. L., & Lushene, R. E. (1970). *Manual for the State–Trait Anxiety Inventory (self-evaluating questionnaire).* Palo Alto, CA: Consulting Psychologists Press.
Spitzer, R. L., Williams, J. B., Gibbon, M., & First, M. B. (1990). *Structured Clinical Interview for DSM-III-R—Patient edition (SCID-P).* New York: Biometrics Research Department, New York State Psychiatric Institute.
Sutker, P. B., Bugg, F., & Allain, A. N. (1991a). Psychometric prediction of PTSD among POW survivors. *Psychological Assessment: A Journal of Consulting and Clinical Psychology, 3,* 105–110.
Sutker, P. B., Uddo-Crane, M., & Allain, A. N. (1991b). Clinical and research assessment of posttraumatic stress disorder: A conceptual overview. *Psychological Assessment: A Journal of Consulting and Clinical Psychology, 3,* 520–530.
Watkins, B., & Bentovim, A. (1992). The sexual abuse of male children and adolescents: A review of current research. *Journal of Child Psychology and Psychiatry, 33,* 197–248.
Watson, C. G. (1990). Psychometric posttraumatic stress disorder techniques: A review.

Psychological Assessment: A Journal of Consulting and Clinical Psychology, 2, 460–469.
Watson, C. G., Juba, M. P., & Anderson, P. E. D. (1989). Validities of five combat scales. *Psychological Assessment: A Journal of Consulting and Clinical Psychology, 1*, 98–102.
Watson, C. G., Juba, M. P., Manifold, V., Kucula, T., & Anderson, P. E. D. (1991). The PTSD Interview: Rationale descriptions, reliability, and concurrent validity of a DSM-III based technique. *Journal of Clinical Psychology, 47*, 179–188.
Watson, C. C., Kucula, T., & Manifold, V. (1986). A cross-validation of the Keane and Penk MMPI scales as measures of post-traumatic stress disorder. *Journal of Clinical Psychology, 42*, 727–732.
Watson, C. C., Kucula, T., Manifold, V., Vassar, P., & Juba, M. (1988). Differences between post-traumatic stress disorder patients with delayed and undelayed onsets. *Journal of Nervous and Mental Disease, 176*, 568–572.
Weathers, F. M. (1993). *Empirically derived scoring rules for the Clinician Administered PTSD Scale*. Unpublished manuscript.
Weathers, F. W., Blake, D. D., Krinsley, K. E., Haddad, W. H., Huska, J. A., & Keane, T. M. (1996a). *The reliability and validity of the Clinician-Administered PTSD Scale*. Manuscript submitted for publication.
Weathers, F. W., Litz, B. T., Herman, D. S., Huska, J. A., & Keane, T. M. (1993, October). *The PTSD Checklist: Reliability, validity and diagnostic utility*. Paper presented at the annual meeting of the International Society for Traumatic Stress Studies, San Antonio, TX.
Weathers, F. W., Litz, B. T., Keane, T. M., Herman, D. S., Steinberg, H. R., Huska, J. A., & Kraemer, H. C. (1996b). The utility of the SCL-90-R for the diagnosis of war-zone-related post-traumatic stress disorder. *Journal of Traumatic Stress, 9*, 111–128.
Weiss, D. S. (1993). Structured clinical interview techniques. In J. W. Wilson & B. Raphael (Eds.), *International handbook of traumatic stress syndromes* (pp. 179–188). Plenum Press: New York.
Weissman, M. M., & Bothwell, S. (1976). Assessment of social adjustment by patient self-report. *Archives of General Psychiatry, 33*, 1111–1114.
Wilson, J., & Kraus, G. E. (1985). Predicting post-traumatic stress disorders among Vietnam veterans. In W. E. Kelly (Ed.), *Posttraumatic stress disorder and the war veteran patient* (pp. 102–147). New York: Brunner/Mazel.
Wing, J. K., Babor, T., Crugha, T., Burke, J., Cooper, J. E., Giel, R., Jablenski, A., Regier, D., & Sartorius, N. (1990). SCAN: Schedules for Clinical Assessment in Neuropsychiatry. *Archives of General Psychiatry, 47*, 589–593.
Wolfe, J., Brown, P. J., Furey, J., & Levin, K. B. (1993a). Development of a war-time stressor scale for women. *Psychological Assessment, 5*, 330–335.
Wolfe, J., Furey, J., & Sandecki, R. (1989). Women's Military Exposure Scale (Available from J. Wolfe, National Center for Posttraumatic Stress Disorder, Boston Department of Veterans Affairs Medical Center [116B], 150 South Huntington Ave., Boston MA 02130)
Wolfe, J., & Keane, T. M. (1993). New perspectives in the assessment and diagnosis of combat-related post-traumatic stress disorder. In J. Wilson & B. Raphael (Eds), *International handbook of traumatic stress syndromes*. New York: Plenum Press.
Wolfe, J., Keane, T. M., Kaloupek, D. G., Mora, C. A., & Wine, P. (1993b). Patterns of

positive readjustment in Vietnam combat veterans. *Journal of Traumatic Stress, 6*, 179–193.

Wyatt, G. E. (1985).The sexual abuse of Afro-American and white American women in childhood. *Child Abuse and Neglect, 9*, 231–240.

Zilberg, N. J., Weiss, D. S., & Horowitz, M. J. (1982). Impact of Event Scale: A cross validation study and some empirical evidence supporting a conceptual model of stress response syndromes. *Journal of Consulting and Clinical Psychology, 50*, 407–414.

Zung, W. (1965). A self-rating depression scale. *Archives of General Psychiatry, 12*, 63–70.

第 IV 部
記憶：そのメカニズムとプロセス

第10章
トラウマと記憶

> トラウマ性の記憶は，ある種の神経症や精神病において重要な役割を果たしている。医師のなかには，トラウマ性の記憶のことで頭を悩ましたことなど一度もないという者もいるし，あるいはそんなものが存在するという事実をついぞ意識にのぼらせたことがない医者もいよう。また一方では，そこここにトラウマ性記憶の存在を空想している医者もいる。ちょうどその中間あたりに，つまりある特定のケースにトラウマ性の記憶の存在を見出す余地があるのだ。
> ―― Janet（1919/1925, vol. 1, p. 670）

　この1世紀間というもの，トラウマ性記憶の性質とその信頼性は，精神医学にとって論争のテーマであった。外傷後ストレス障害（PTSD）を生じるような深刻な情緒的混乱をもたらす体験というものを実験的な場面で作り出すことができないがために，トラウマ性記憶の研究は困難なものとなる。例えば，普通の大学生に実際の死刑場面のビデオテープを見せても，外傷後ストレス障害の症状を生じさせることはできない（R. K. Pitman, 1994年の私信）。「トラウマ」というものを，その人に備わっている対処のメカニズムを圧倒してしまうほどのストレスに満ちた回避不能な出来事と定義するなら，実験室でビデオテープを見せられた一般の被験者に見られる記憶の歪曲という現象がトラウマ性記憶の本質を理解していくうえで役立つという考えには，いささかの疑念が生じる。テレビの画面で自動車事故のシミュレーションを目撃するということと，自分がハンドルを握っていて事故を起こして同乗していた自分の子が死ぬという体験には，重なり合う部分がほとんどないことは明らかであろう。ストレスに対する反応には，自己保存（self-conservation）とリソースの配分（resource allocation）につながるホメオスタシスというメカニズムが含まれているのに対して（例えば，Selye, 1956），PTSDは過覚醒，学習による条件づけ，意味体系の崩壊の混在という独特の特徴を呈する。シャレフ（第4章を

参照）は，この複雑さを理解するためには，いくつかの病理的なプロセスが相互に絡み合っているのだと考えればよいと述べている。つまり，①神経生物学的なプロセスが変性し，それが刺激の弁別に影響している（これは，覚醒の昂進と注意の低減という形で現れる），②トラウマに関連した刺激に対する恐怖反応の条件づけが形成される，③認知的枠組みと社会的な意味の理解が変性する，というプロセスが相互に関連してPTSDの複雑な症状となるというわけである。

トラウマを実験室でシミュレートできないとするなら，トラウマ性記憶というものを探っていくために残された道は，以下のものに限られることになる。それらの方法とは，①トラウマを体験した人がその体験を振り返って報告したものを集める，②観察を続け，トラウマを生じるような事態が起こるのを待つ，③実験室でトラウマ性記憶を活性化させたりフラッシュバックを起こさせたりする，といったものである。トラウマによる症状を生じている人が自分自身について報告した内容を使ってトラウマ性記憶の特性を探ったという系統だった研究は，驚くべきことにほとんどなされてきていない。また，トラウマ性記憶をよみがえらせるというタイプの研究は精神生理学の領域（Pitman, Orr, Forgue, de Jong, & Claiborn, 1987；Rauch et al., 印刷中）や，PTSD症状を呈する人に神経伝達物質の働きを変化させる薬物を投与してトラウマに関連した記憶へのアクセスを促進するといった実験によって行われてきている（Rainey et al., 1987；Southwick et al., 1993）。

本章では，まず，非常に強いストレスを体験した人，およびトラウマとなる体験をした人について，その人自身の記憶を扱った研究を概観し，この2つのタイプの記憶の違いを吟味する。そして次に，解離こそがPTSDという病理状態を生じる中核的なメカニズムであり，トラウマ性記憶とは，この解離のために，トラウマとなった体験の感覚的要素および感情的要素が心的な刷り込み（mental imprint）という形で（少なくとも当初は）保持されたものであることを示すデータを概観する。そのうえで，こうした異常な記憶のプロセスにおいて重要な役割を果たしているように思われる，PTSDにおける脳の構造的変化および機能的変化に関する実験結果を提示する。そして，通常の出来事の記憶と比較しながら，トラウマ性記憶の特性に関するさらにつっこんだ議論を提示して本章を締めくくりたい。

ストレスとなる出来事の記憶とトラウマ体験

背景：記憶システムの複雑さ

　今日の記憶研究は，人間の記憶システムが非常に複雑なものであることを示している。これらの記憶の機能は，そのほとんどが自覚的な意識にのぼることはなく，また，お互いにある程度独立したものとして作用している。こうした記憶システムのうちで，主要な2つについて，以下に簡略に示す。

- （1）「記述的」記憶（「顕在的」記憶とも言われる）とは，その個人に起こった事実や出来事に関する自覚的な意識を言う（Squire & Zola-Morgan, 1991）。この形態の記憶機能は，前頭葉および海馬の損傷によって重大な影響を受ける。この前頭葉や海馬は，PTSDの神経生物学的側面にも関連していることが示されてきている（van der Kolk, 1994）。
- （2）「非記述的」記憶，「潜在的」記憶，あるいは「手続き的」記憶とは，技術や習慣に関する記憶，情緒的反応の記憶，反射的行為と古典的条件づけを生じた反応の記憶のことである。これらの潜在的な記憶サブシステムは，それぞれ，中枢神経系の特定の領域に結びついている（Squire, 1994）。シャクター（Schacter, 1987）は，潜在的記憶の一例として，トラウマ性記憶（例えば，ピエール・ジャネが記述したタイプの記憶）の生理学的な説明をあげている。

ストレスとなった出来事の記憶の安定性および正確さ

　トラウマと記憶の関係をピエール・ジャネがはじめて記述したのは1889年のことであるが，少なくともそのとき以来，今日で言うところの記述的記憶，あるいは顕在的記憶は常に変化し，構成的なものであることが広く認識されてきている。その人が何を記憶しているかは，そのときの心理的な枠組みいかん

である。ある出来事や情報のある特定部分が,現在の心的枠組みに統合されてしまうと,それらはもはや切り離された不変の実態としては存在しえなくなり,それに関連した経験だとか,そのことを想起する際のその人の情緒状態の影響によって歪められることになる (Janet, 1889 ; van der Kolk & van der Hart, 1991)。シャハテル (Schachtel, 1947) が定義したように,「現在の人格における機能としての記憶とは,現在の欲求,恐れ,関心の影響を受けつつ,過去の経験を構造化し再構成する能力」(p. 3) なのである。とはいえ,記憶の正確さは,その経験の持つ情緒的要素の程度によって影響されるものである。個人的に非常に重要な出来事についてのその人自身の主観的な報告に関する研究は,彼らの記憶が驚くべきほど正確であり,かつ,長期にわたって変化しないということを示している (Bohannon, 1990 ; Christianson, 1992 ; Pillemer, 1984 ; Yuille & Cutshall, 1986)。おそらく,進化という観点から見た場合,個人にとって重要な意味を持つ記憶は固定化しているほうがよいということなのだろう。例えば,ユールとカッツホル (Yuille & Cutshall, 1989) は,殺人を目撃した22人のうちの13人を,その事件から4～5か月の時点で面接している。これらの目撃者は全員,殺人事件の発生から2日以内に警察に何らかの情報提供をしていた。ユールとカッツホルの面接は,彼らの記憶が非常に正確であり,時間がたってもほとんど失われないことを示した。彼らは,こうしたショッキングな出来事の情緒的記憶は「詳細で,正確で,持続性が高い」(p. 181) と結論している。また彼らは,本当の「トラウマ」を目撃することは,「無害な実験室での出来事とは量的に異なった記憶」を生じるのだと示唆している (p. 181)。

また,例えばケネディ大統領の暗殺やスペースシャトル・チャレンジャーの爆発事故などといった,文化社会的な重要性を持つ出来事の記憶の正確さに関する研究もある。ブラウンとクリック (Brown & Kulik, 1977) は,こういった出来事の記憶を「フラッシュ球記憶」(flashbulb memories) と呼んだ。一般に,こうした体験は人びとの心に刻み込まれるものだと言われているが,研究の結果,こうした記憶ですら,時間の経過とともにある程度歪曲され,構造が変化するものであることが示された。例えば,ニーザーとハーシュ (Neisser & Harsch, 1992) によると,チャレンジャーの大惨事に関する人びとの記憶は,年の経過とともにかなりの変化を示したという。しかしながら,こうし

た研究者たちは、研究の対象となった人びとがその出来事にどの程度の個人的な重要性を見出していたかは測定していない。PTSDと診断された人についての臨床的観察からは、フラッシュ球記憶と、PTSDに特徴的なトラウマ後知覚の間に非常に大きな違いがあるように思われる。1995年の時点で、私の知る限り、PTSD患者のトラウマとなった出来事に関する侵入的想起が時間経過とともに自然に歪んでいった、あるいは人為的な歪曲を示したとする学術的な研究論文は、実験的な状況あるいは臨床場面を問わず、一編も見あたらなかった。

トラウマ性記憶の明らかな独自性

DSM-IVによるPTSDの定義では、トラウマは極端な保持と極端な忘却を生じる可能性があると考えられる。非常に恐ろしい出来事が極端な鮮明さをもって記憶されることもあれば、その逆にまったく記憶から排除されてしまうこともある。トラウマを体験した人の多くは、この両方の特徴のいずれをも経験するようである。自分にとって親しみのある出来事や予期していた事柄は簡単にその人の意識に同化されてしまうし、また、日常的な出来事の記憶は時間の経過とともにその明確さが失われて他の記憶と融合していくものであるが、トラウマとなった出来事のある局面はまるで心の中で凝結したかのような状態となり、いかに時間が経過しようとも、あるいは、その後の経験がいかなるものであろうと、変化を生じることがないように思われる。例えば、トラウマ後の悪夢に関するわれわれの研究で、その被験者はトラウマとなった出来事の一場面を、何回も繰り返し、しかもまったく同じ内容で15年もの間、夢に見続けたと述べている（van der Kolk, Blitz, Burr, & Hartmann, 1984）。この1世紀の間、トラウマの研究者たちの多くは、トラウマとなった体験の「刷り込み」（imprint）は、通常の出来事の記憶とは質的に異なるものだと考えてきた。トラウマを受けた患者の記憶については、記述的な要素よりも情緒的および知覚的要素のほうがより顕著であるということが、ジャネ以来繰り返し指摘されてきている（例えば、Grinker & Spiegel, 1945 ; Kardiner, 1941 ; Terr, 1993）。トラウマ性記憶の不変性がさまざまな形で繰り返し観察されるなか、次第に次のような考えが生まれてきた。つまり、トラウマ性記憶は通常の出来

事の記憶とは異なった形で記銘されているのではないか，そしてそれは，注意の集中が変化したためか，あるいは，情緒的な興奮が海馬の機能を妨害したためではないか，というのである (Christianson, 1992; Heuer & Rausberg, 1992; Janet, 1889; LeDoux, 1992; McGaugh, 1992; Nilsson & Archer, 1992; Pitman, Orr, & Shalev, 1993; van der Kolk, 1994)。

健忘と解離された記憶の再来

全般的記憶障害

　成人期のトラウマ体験の後に健忘が生じることはこれまでの研究でも多く述べられてきているが，一方でこうした記憶障害がどのようなメカニズムで生じるのかについては，十分理解されているとは言いがたい。トラウマが子どもの頃の体験である場合には，話は一層複雑なものとなる。というのは，トラウマとなるような出来事を筋道の通った物語として記述的に構成する心的能力が子どもには十分備わっていないからである。子どもの頃に慢性的なトラウマを体験した成人は，それが社会文化的なものであれ，あるいは個人的な出来事であれ，その体験についての記憶に何らかの障害を持つようになるということは臨床場面では繰り返し観察されてきている。しかし，この点について探求を深めるためには，さらなる研究が必要となる。このような体験をした人は自分自身の歴史に何らかの空白部分や食い違いを経験しやすく，また一方で，現在でも解離に頼る傾向がある。この両者があいまって，彼らにとっては，自分の過去と現在の現実とをひとつの物語として構成することがとても困難になる。こうした自伝的記憶の欠落と，現在も続く解離，そして「被害化」「無力化」「裏切られ」からなる意味づけの枠組みがあいまって，こういった人は被暗示性が高くなってしまい，トラウマに関連した感情について，自分自身の人生の実際的な現実とはほとんど関係のないような説明を作り上げてしまう可能性が高くなるのである。

トラウマ性の健忘と遅延した記憶の回復に関する研究

　PTSDの最も劇的な現れとして，トラウマとなった出来事の鮮明なイメージや感覚の侵入が知られているが，一方で，トラウマ体験の想起の欠落についても，これまでさまざまな形で述べられてきている。このトラウマ性記憶の欠落という複雑な現象や，その体験自体が心理的にはどのような影響を生じるのかという点に関しては，精神医学の文献にはかなり古くから記述が見られる。シャルコー（Charcot, 1887）は，馬車の事故に巻き込まれ，事故後に下肢に麻痺を生じたルログという男性のケースを報告している。ルログはこの事故で地面に叩きつけられ，意識を失いはしたものの，麻痺が身体的な原因で生じたことを示すような神経学的な兆候は一切見られなかった。その後の診察で，地面に倒れて意識を失う直前に，彼は目の前に迫ってくる馬車の車輪を見て，自分はひかれるに違いないと強く思ったということがわかった。このファンタジーが解離されて，彼の麻痺を生じたわけである（van der Hart, Steele, Boon, & Brown, 1993 より引用）。ジャネ（Janet, 1893）もトラウマ性の健忘を示した女性について書いているが，彼女は自分の身に起こった出来事をまったく思い出すことができないままに，そのトラウマ体験を行動的に再現していたのである（van der Kolk & van der Hart, 1991 より引用）。私自身，トラウマを体験した患者と関わりはじめた当初，ボストンのココナッツグローブのナイトクラブ火災に巻き込まれながら，その火災に関連した一切の記憶を失ってしまった女性のケースを報告した（van der Kolk & Kadish, 1987）。彼女は記憶を失いながらも，毎年，火災があった日になると自分が経験したことを行動上で再現していたのである。また，私はかつて，ヴェトナムの帰還兵のケースを報告したが，彼は戦場で自分とペアを組んでいた同僚の命日になると決まって，警察を挑発して銃撃の場面を再現していたのである。しかしながら，彼には戦友の死に関する意識化された記憶が一切なかった（van der Kolk, 1989）。

　この100年間に書かれた研究文献のいたるところに，トラウマを受けた患者のトラウマ経験の健忘に関する記述が見られる。詳細なケース報告では，これらの健忘には解離が重要な役割を担っていることが容易に見て取れる。『戦争による外傷神経症』（1941）において，カーディナーはある患者について次の

ように記している。

> ［患者は］その事件の以前に起こったことはすべて忘れ去っていた。したがってこの話は，彼が自分自身に関連した記憶の断片をつなぎあわせて再構成したものである。記憶にない1か月の間，彼は数度にわたって病院を砲撃するように命ぜられた。そのとき以来，この患者は12時間から11日間におよぶ意識の消失に見舞われるようになった。後になって，彼は病院に担ぎ込まれたことと，意識が消失している間も彼は完全に覚醒していて活発に動き回り，たばこを吸い，本を読み，しゃべっていたことを聞かされたが，彼にはまったく覚えがなかった。彼はまた，そのときの様子が彼らしくないようだったとも聞かされた。こうした大きな意識の消失は5年の間，間歇的に起こった。その後は，大きなものは起こっておらず，ちょっとした消失のエピソードのみになった。こうしたエピソードは，上肢か下肢が麻痺したような感じで始まることが多かった。また時には，めまいだけですむこともあった (p. 63)。

　カーディナーは，この患者の解離した記憶の断片が，解離性のフーグ状態の際に戻ってくる場合があることに気づいていた。例えば，感覚的な刺激が引き金となって，患者が興奮して攻撃的になり，戦闘場面で捕らえられたときのような言葉を発することがあった。また，ヴェトナム帰還兵の患者の多くが，ニューヨークの地下鉄の車両内で（特にトンネルの入ったようなときに），塹壕にこもっている場面のフラッシュバックが生じるという体験をしていた。また別のケースでは，トラウマとなった経験を思い出させるような刺激に反応してパニック発作を起こしながら，自分が今感じていることと，以前のトラウマ体験とを結びつけて考えることができないといったこともあった。
　今日，一般的に言って，記憶システムは相互に関連した情報のネットワークによって構成されており，こうしたネットワークの一部が活性化されると，それと関連した記憶がよみがえってくるのだと考えられている (Collins & Loftus, 1975; Leichtman, Ceci, & Ornstein, 1992)。こうした連想による経路では，情緒と感覚が情報を再起させるうえで非常に重要なきっかけになるようである。つまり，ある特定の経験に結びついた情緒が，認知的枠組みのなかで

どのようなものが活性化されるかを決定するうえで重要な役割を果たしていると考えられるわけである。これは，レイプや夫婦間暴力，子どもの頃の虐待などといったトラウマを過去に体験した人が，そのトラウマ性記憶に関連した感情が刺激されない限り，外見上はかなりうまく機能しているように見えるということと関連している。しかしながら，こういった人も，ある特定の情緒的あるいは感覚的な引き金にさらされた場合には，再びトラウマを体験したかのように感じたり，行動したりすることもある。これらの引き金は，それ自体が人に脅威を与えるものである必要は必ずしもない。ある特定のトラウマ体験に関連した感情あるいは感覚は，それがきっかけとなって，例えば恐怖や欲求，親密さを求める感覚や性的な興奮など，関連した感覚を呼び覚ますことがあるのである。

　自然災害や事故（Janet, 1889 ; Madakasira & O'Brian, 1987 ; van der Kolk & Kadish, 1987 ; Wilkinson, 1983），戦争関連のトラウマ（Archibald & Tuddenham, 1965 ; Grinker & Spiegel, 1945 ; Hendin, Haas, & Singer, 1984 ; Kardiner, 1941 ; Kubie, 1943 ; Myers, 1915 ; Sargant & Slater, 1941 ; Sonnenberg, Blank, & Talbott, 1985 ;. Southard, 1919 ; Thom & Fenton, 1920），誘拐，拷問，強制収容所での生活（Goldfeld, Mollica, Pesavento, & Faraone, 1988 ; Kinzie, 1993 ; Niederland, 1968），身体的虐待および性的虐待（Briere & Conte, 1993 ; Burkett & Bruno, 1993 ; Janet, 1893 ; Loftus, Polensky, & Fullilove, 1994 ; Williams, 1994），殺人犯罪（Schacter, 1986）の後に，トラウマとなった出来事についての健忘が生じうるということは，その出来事の全部あるいは一部がかなり後になってよみがえってくるという場合があるということを含め，従来から知られてきた。ダイアナ・エリオットとジョン・ブリア（Elliott & Briere, 1995）による一般人口を対象とした最近の研究では，トラウマになりうると考えられるあらゆる体験（自分の子どもの死の目撃は除く）の後，それを体験した人たちのなかに，ある一定の割合で，トラウマ体験に対する完全な健忘が生じていることが観察されている。また，これらのトラウマ体験のある一部分についての健忘を含めるならば，健忘が生じる率はかなり高くなるとのことであった。その理由はよくわかっていないが，全健忘を示す人たちのなかでは，子どもの頃の性的虐待を体験したものの割合がもっとも高く，19%（Loftus et al., 1994）から38%（Williams, 1994）であった。情緒的

な内容および認知的な内容に関する健忘は,おそらく年齢と,トラウマ体験の「量」に関係しているように思われる。例えば,トラウマを体験したときの年齢が若く,そしてその体験が長期にわたるものであるほど,重大な健忘が生じる可能性が高くなると考えられるのである(Briere & Conte, 1993 ; Herman & Shatzow, 1987 ; van der Kolk et al., 1996)。

トラウマと解離

クリスチャンソン(Christianson, 1984)は,人が脅威を感じた場合,かなりの意識狭窄が生じ,その状況の中心となる細部に知覚が限定されてしまうと述べている。人がトラウマを受けた場合には,この意識の狭窄が完全な健忘へと発展していく可能性がある。85年以上も前に,ジャネ(Janet, 1909)は次のように述べている。「ある情緒を刺激するような出来事を忘れてしまうという現象は,進行性の逆行性健忘という形で,強烈な情緒体験にはよく見られるものである。……[これは]あらゆる情緒がその特性として備えている一般的な記憶への妨害作用が強まったものなのである」(p. 1607)。彼はさらに,人があまりにも興奮したり取り乱したりしたときには,記憶は中性的な記述へと変形されなくなると述べている。つまり「われわれがいうところの記述的記憶,つまりその出来事についての物語を作ることができず,その人は,いまだにその困難な状況に直面し続けている」(Janet, 1919/1925, vol. 1, p. 660)というわけである。その結果が「記憶恐怖症」(phobia of memory, vol. 1, p. 661)であり,そのためにトラウマとなった体験の統合が妨げられ,トラウマ性記憶が通常の意識からは切り離されてしまうことになる。ジャネは,トラウマの記憶痕跡はわれわれが「無意識に固着した観念」(unconscious fixed ideas)と呼んでいるものとしてそこにとどまり,それが個人的な記述内容に翻訳されない限り,「清算」されることはないのだと主張している。こうしたことが起こった場合,トラウマ性記憶は恐ろしい知覚,強迫観念,不安反応のような身体的な再現として侵入し続けることになる(van der Kolk & van der Hart, 1991を参照)。

トラウマを受けた人と関わる臨床家のなかには,ジャネの記述と同様の報告をするものが少なくない。例えば,グリンカーとスピーゲル(Grinker &

Spiegel, 1945）は，兵士のなかにはストレス下で過剰な反応を示すものがおり，こうした過剰反応がストレスを永続的な障害へと変形させる原因となるのだと述べている。「恐怖や怒りは，それが少しの量である場合には自我を刺激し，あるいは自我に警告を発して自我の効率性を増すと考えられる。しかし，心理的なトラウマによる刺激が繰り返し起こった場合，情緒の強度が高まりすぎて，ついには自我の働きは失われ，まったくの機能不全の状態に陥ることになる」(p. 82)。彼らは，このような状態となった兵士を，混乱，緘黙，混沌などをともなう重度の不安状態にあるものとして記述している。一般人口のトラウマ体験の被害者について，ホロウィッツ（Horowitz, 1986）は，パニック，認知的解体，失見当，解離を特徴とする「急性破局的ストレス反応」（acute catastrophic stress reaction）を記述している。最近の研究（Holen, 1993 ; Marmar et al., 1994 ; Spiegel, 1991）では，トラウマを体験した時点で解離を体験したことが，その人がPTSDを生じるかどうかについて，ある程度長期的な見通しを予測する際の重要な要素になるとされている。カールソンとロッサー=ホーガン（Carlson & Rosser-Hogan, 1991）は，カンボジア難民について，トラウマの重度性と解離症状およびPTSDの間に非常に強い関係があることを見出している。ブレムナーらの研究（Bremner et al., 1992）では，PTSDと診断されたヴェトナム帰還兵は，PTSDにならなかった者と比べて，戦闘場面で経験した解離症状の重度性が高かった。クープマン，クラッセン，スピーゲル（Koopman, Classen, & Spiegel, 1994）は，自然災害の被害にあってからの経過で，早期の解離症状の出現が7か月後のPTSDの予測因子になることを見出した。イスラエルで負傷した51人のトラウマの被害者の追跡調査（Shalev, Orr, & Pitman, 1993）では，6か月後のフォローアップ時点でのPTSD症状の変化のうち，その30％がトラウマを体験しているときの解離の存在によって説明され，この数字は，性，教育，年齢，出来事の重度性の効果をしのいでおり，さらには，その出来事の後に生じた侵入，回避不安（avoidance anxiety），および抑うつの効果をも上回っていたのである。また，トラウマを体験している時点での解離は，その出来事から6か月が経過した時点でのPTSD診断の有無を予測する因子のなかではもっとも強力なものであった（PTSDにおける解離の重要性に関する詳細な議論については，第11章を参照）。

極端なストレス状況の下では，確かに解離は適応的であるかもしれないが，トラウマ性記憶の統合の欠落は，複雑な生物行動学的変化を発展させる病理的な要因になると考えられている。そして，こうした変化の臨床的な現れがPTSDであると考えられるのである。これを最初に観察したのはジャネであり，その後，1世紀にわたる臨床や研究の蓄積がこの観察を裏づけることになった。ジャネは，強い覚醒（「激烈な情緒」）が適切な情報処理を妨げ，物語記憶（顕在的記憶）の形での情報の蓄積を阻害するのだと考えた。彼と，彼に続いてこの問題を追求した研究者たちは，過覚醒状況においては「顕在的記憶」がうまく形成されない場合があると記している。トラウマを受けた人は，「言葉にならない恐怖」の状態におかれることがある。この状態では，起こった出来事を言葉で記述することができなくなる。しかし，その出来事をひとつのまとまりを持った物語として表すことができなくとも，潜在的な記憶には何ら問題がないかもしれない。トラウマを受けた人は，その刺激の情緒的な要素を「知って」おり，それに関連した知覚には気づいているかもしれない。ただ，自分がどうしてそのように感じ，あるいは行動するのかを言葉で説明することができないのである。ジャネは，トラウマ性の記憶は意識から切り離され（つまり解離され），感覚的知覚，強迫的な考え，あるいは行動的な再現として蓄積されるのだと述べている（Nemiah, 1995 ; van der Kolk & van der Hart, 1989, 1991）。ジャネに学んだピアジェ（Piaget, 1962）は，意味記憶（semantic memory）の失敗が，どのようにして身体感覚レベルあるいは図像的（iconic）なレベルの記憶の組織化に至るのかを述べている。彼は「まさしく，直後の調整がないがために，内的な活動を外界から完全に解離するということが起こるのだ。外界は単なるイメージとなってしまい，無意識の自我に何の抵抗もなく（つまり，他の記憶とは無関係に）同化されてしまうのだ」と述べている。

　トラウマを受けた人に関するこれらの観察や，それ以降に行われた観察によって，トラウマとなった体験を言葉でコミュニケートする能力を混乱させてしまう最大の要因について，ある一定の示唆が得られている。その要因とは，トラウマ性記憶は，言語的（顕在的）要素をいかなる形でもまったく備えていないかもしれない，ということである。トラウマ性記憶は，潜在的あるいは知覚的なレベルで組織化されており，何が起こったのかという「物語」を一切と

もなっていないかもしれないのだ。PTSDと診断された人についての症状喚起状態における神経画像による最近の研究は、こうした臨床的な観察を支持する結果を示している。トラウマ性記憶が喚起された状態では、ブローカ領域の活動に抑制が生じる（Rauch et al., 印刷中）。このブローカ領域とは、大脳の一部で、主観的な経験を言語へと変形する際にもっとも中心的な役割を果たす部分である。それと同時に、強烈な情緒や視覚的イメージを処理すると考えられている右半球の諸領域が有意に活性化されるのである（詳細は第8章を参照）。

トラウマとなった体験の知覚的な組織化

これまでにトラウマについて述べている数多くの研究者たち——例えばジャネ（1889；van der Kolk & van der Hart, 1991も参照）、カーディナー（Kardiner, 1941）、テア（Terr, 1993）——は、トラウマは知覚的なレベルで記憶として組織化されると述べ続けてきている。トラウマを受けた何百人という成人や子どもたちから、長年にわたってトラウマを生じた体験の物語を聞き続けるという作業によって、私や私の同僚たちは、成人の場合にも子どもの場合にも、トラウマを生じた体験は初めのうちは非言語的なレベルで組織化されていたのだということを知るようになった。臨床的な経験を積み上げながら、一方でさまざまなタイプのトラウマを受けた人びとに関する臨床家たちの1世紀以上におよぶ観察記録を読むうちに、われわれの頭にある仮説が浮かぶようになった。その仮説とは、トラウマ性記憶は——少なくとも初めのうちは——その出来事についての感覚的な要素の断片として経験されるという傾向があるのではないかというものである。ここで言う感覚的な要素とは、視覚的、嗅覚的、聴覚的イメージや身体運動的な感覚、あるいは、強烈な波のように押し寄せてくる感情などを意味しており、患者はこれらを、トラウマとなったもともとの出来事の代表的な要素であると述べることが多い。何とも興味深いのは、患者が口々に、自分たちの知覚はトラウマが生じたときの感覚そのものであると主張する点である。例えば、サウスウィックら（Southwick et al., 1993）は、PTSDと診断されたヴェトナム帰還兵にヨヒンビンを投与したが、彼らの半数はトラウマに関係した知覚を報告しており、しかも、それが「まさしく

ヴェトナムで体験したとおりのもの」であると述べている。

　最近の研究で，われわれ（van der Kolk & Fisler, 1995）は「トラウマ性記憶質問紙」（Traumatic Memory Inventory：TMI）を考案し，試行した。この質問紙は，トラウマとなった経験の記憶は，個人的に意味はあってもトラウマを生じるようなものではない記憶とその想起のされ方に違いがあるのか，あるとすればどのように違うのかを記録するための構造化された方法である。トラウマ性記憶の想起のされ方を見るという目的で，TMIは特に思い出され方の感覚的側面，感情的側面，および物語としての想起についての質問と，意思とは無関係にトラウマ性記憶の再生をもたらしたきっかけ，および侵入的想起に対処する方法に関する質問からなっている。TMIの質問は，以下のような構成となっている。

（1）　トラウマの性質
（2）　その期間
（3）　トラウマとなる出来事があったのだということを，その人が常に意識してきたかどうか。もし常に意識してきたのでないとしたら，いつ，どこで，意識するようになったか。
（4）　その人がどういった状況で侵入的想起を体験したか。また，もっとも最近起こった侵入的想起は，どのような状況下のものであったか。
（5）　その記憶が経験される感覚様式：ⓐ物語として，ⓑイメージとして（何を見たか），ⓒ音として（何を聞いたか），ⓓ臭いとして（どんな臭いがしたか），ⓔ身体の感覚として（何を感じたか，身体のどこで感じたか），ⓕ情緒として（何を感じたか，それはどんなふうだったか）。
　　　これらのデータは，ⓐ最初にトラウマの想起が生じたとき，ⓑこれらの感覚的な経験によってその人がもっとも苦痛を感じたとき，そして，ⓒ最近の想起のそれぞれに関して収集される。
（6）　フラッシュバックの性質
（7）　悪夢の性質
（8）　フラッシュバックや悪夢を生じた刺激

（9）侵入的な想起に対処する方法（例えば，食べる，働く，薬物やアルコールを摂取する，掃除をするなど）
（10）確認：記録（裁判所や病院の記録），直接の目撃者，同じトラウマを体験した関係者，その他。

　それに続いて，今度は被験者に，個人的に非常に意味のある体験（例えば結婚や子どもの誕生など）について，同様の質問を行った。被験者は，非トラウマ性の記憶に関連した質問の大半を無意味でばかげたものだと感じた。これらの出来事について，嗅覚的，視覚的，聴覚的あるいは身体運動的な再体験を経験したものはひとりもおらず，全員が，出来事を明瞭な夢で見たりフラッシュバックを経験したことはないと述べた。また，被験者たちは，これまでの人生で，これらの出来事についての健忘が生じたことも一切なかったとしている。さらに，これらの出来事についての写真様の想起を経験したことがあると報告したものはひとりもなかった。誰ひとりとして，環境的な刺激が引き金となって明瞭で詳細な記憶が突然現れることもなかったし，記憶を抑圧するために何らかの特定的な努力をする必要性もなかったのである。
　トラウマ性記憶について尋ねられた際，被験者全員が，最初の頃はその出来事の物語的な記憶はなかったと述べている。つまり，何が起こったのかをストーリーとして話せる者はいなかったのである。これは，トラウマとなる事態が起こったのだということがはじめから意識されていたのか，それとも意識にない時期があって，後になってその記憶を取り戻したのか，ということとは無関係であった。トラウマとなる体験が生じた時点での年齢とは関係なく，被験者のすべてが，その体験を最初に思い出したのは身体感覚的なフラッシュバックの体験という形であったと述べている。これらのフラッシュバックは，実にさまざまな感覚様式（視覚，嗅覚，聴覚，身体運動感覚）で生じているが，最初の頃は複数の異なった様式が同時に絡むことはなかった。トラウマが意識にのぼってくる強度が増すにしたがって，複数の様式が同時に活性化されるようになり，そして，時間の経過とともに，実際に何が起こったのかを自分自身に，あるいは他者にしゃべることができるようになったようである。
　この研究は，トラウマ性記憶とその他の重大な個人的な出来事の記憶とでは，その経験のされ方に決定的な違いがあることを示した。トラウマ性記憶の

性質とは，まさに解離されるということにあり，また，初期の段階では言語的な要素を持たない感覚の断片として保持されるのだという考えをこの研究は支持している。本研究の被験者は全員，トラウマとなった出来事を物語として話せるようになったのはかなり時間が経ってからのことであったと述べた。事実，子どもの頃に虐待されたという体験を持つ被験者のうち5人は，現在成年に達しているにもかかわらず，自分の身に起こったことを完全に話せるようにはなっていなかったのである。彼らの記憶は断片的なものであって，その記憶は，彼らが虐待を受けていたとする他の人の話と照合することによって初めて理解できるものであったり，あるいは，自分が虐待されていたのだという彼ら自身の侵入的な感情との関連でそれと認識できるに過ぎなかった。

このように，被験者のトラウマとなった体験の記憶は，最初の段階では物語的なものとして組織化されておらず，コミュニケーションとしての機能を果たしうるものではなかったようである。彼らは，トラウマとなった体験について，より多くの要素を意識化できるようになるにしたがって，自分の身に起こったことを「説明」する物語を構成していったように思われる。バラバラに存在する体験の感覚的要素から物語を紡ぎ上げていくというこのプロセスは，日常的な状況下で人が自然に物語を構成するというのと，おそらくはさほど大きな違いがあるわけではないだろう。しかしながら，人が日常的な非トラウマ性の経験をする場合には，経験の感覚的要素がバラバラに意識に登録されるのではなく，個人的な物語として自然に統合されるだろう。

この研究は，記憶が意味的・言語的レベルで統合され得ない場合には情報処理におけるより原始的なレベル（つまり，視覚的イメージ，あるいは身体的感覚として）で組織化される傾向があるとするピアジェ（Piaget, 1962）の考えを支持している。かなりの時間が経過しても，そしてトラウマとなった体験を個人的な物語とすることができていても，被験者の大半は，これらの体験はいまだに感覚的知覚や感情状態としてよみがえってくると述べている。物語として構成された後ですら，トラウマに関連した侵入的な感覚が持続するということは，トラウマとなった経験を言葉にすることができればフラッシュバックは生じなくなるとするさまざまな治療技法の中心的な仮説となっている考えとは矛盾するものである。

トラウマを受けた子どもについてのプロスペクティヴな研究

　トラウマを受けたと確認されている子どもが，その記憶をどのようにプロセスしていくのかをプロスペクティヴに追跡した研究は，これまでに3つ行われている。3か所の保育所における身体的および性的虐待のケースに関する一連の研究で，アン・バージェスら（Burgess, Hartman, & Baker, 1995）は，34人の子どもについて，虐待の最初の発見から数年後の経過をフォローした。虐待の事実が分かった時点で，子どもたちは全員2歳半以下の年齢であった。その時点で集められた情報としては，調査を担当した専門家の報告書と，子どもの行動，症状および変化についての親の報告があった。初回の面接時，子どもたちは全員，虐待によるものと思われる症状を呈していた。ヘルペス，性器の出血，痣などの身体的問題を持った子どもが多かった。子どもたちの多くは，自分の身に起こったことを性化行動（sexualized behaviors）として表していた。気分の変動性，かんしゃく行動，および友人関係における困難が，すべての子どもに見られた。フォローアップの面接が5年後に実施され，両親の面接および子どもの面接が行われた。両親は，自分自身と子どもそれぞれについて，症状のチェックリストを記入した。子どもには面接と行動観察が行われ，さらに「トラウマ描画シリーズ」（Trauma Drawing Series）が実施された。

　面接の担当者は，子どもたちの記憶のプロセスに身体的，行動的，視覚的，および言語的という4つの基本的なレベルがあることに気づいた。虐待の事実が最初に分かった時点で，子どもたちは全員，身体的な記憶を示していた。この身体的な記憶は，生理学的な覚醒や，子どもが体験したトラウマの要素に密接に関連した身体症状という形で現れた。こういったトラウマの身体的な表現は初回と5年後のフォローアップでの面接の間に減少した。フォローアップの時点では，子どもの身体的記憶は，肛門に異物を挿入された数名に観察された子どもたちの肛門の痛みの訴えという形でその痕跡をとどめていた。また，子どものなかには，脚を抱えて床に座り込み，小便や大便をする子もいた。肛門検温を嫌がって暴れる子どもがいることも両親の報告からわかった。また，腸炎になった子どもも何人かいたようである。口腔性交を強いられた子どもたち

のなかには，食べることに関する問題を呈した子もいた。しかし，こうした身体的な問題を過去の虐待と結びつけて考えている子どもはひとりもいなかった。

　虐待の発見時，子どもたちの 75% が行動記憶を有していることを示しており，フォローアップ時にはその割合は 63% になっていた。「行動」記憶とは，例えば性的な挑発的遊び（人形を使ったセックスごっこなど）や子ども同士での不適切な性的遊びなどといった，日常的な活動として自発的に表現されるトラウマに関係した行動のことを意味する。虐待を受けていたことが判明した時点で，59% の子どもが自分の身に起こったことを言葉で説明することができたが，その詳細さの程度はまちまちであった。5 人には断片化した言語記憶の痕跡が見られた。残りの子どもたちは起こったことを言葉にすることはできなかった。子どもの 60% は，虐待の体験を表す完全な絵を描くか，あるいはその体験の一部を絵にした。

　3 歳以前にトラウマを体験した 20 人の子どもたちに関する研究（Terr, 1988）で，テアは 20 人中 15 人に何らかの形の言語的記憶が見られることを見出した。子どもの半数は，公式の調査結果とかなり一致する内容の話をした。20 人中 18 人が遊びのなかでトラウマに関連した恐怖を表現した。そのうちの 16 人は，トラウマ体験を強迫的に再現するポストトラウマティック・プレイを示し，9 人は頻繁に起こる再現，もしくは長期間の悲哀や怒りに関連した人格変化を呈し，9 人はトラウマとなった体験に特定的な恐怖を示した。

　同じようなケースをゲンスバウアーら（Gaensbauer, Chatoor, & Drell, 1995）やジェームズ（James, 1989）が報告している。これらの研究は，子どもたちの多くはトラウマを受けた大人と同じように，トラウマに関連した感覚や知覚を顕在的記憶へと統合することができないことを示唆している。統合されない代わりにトラウマは行為として再現されるのだが，遊びの形で表現されているものが自分の過去にあった実際の体験であるという意識はともなっていない。

トラウマ性記憶に関連した心理生物学的問題

トラウマ後記憶の固定化における神経ホルモンの役割

　第8章で論じたように，人がストレスを受けた場合には，記憶の固定化の強度に影響するストレス・ホルモンを分泌する。動物を用いたモデルから，トラウマが生じた際の神経ホルモンの多量分泌が，トラウマとなった体験が長期記憶に据えつけられる（固定される）うえで重要な役割を果たしているのだという推論がさまざまな形でなされている。ここで重要なのは，記憶痕跡の長期的な潜在力である（van der Kolk & van der Hart, 1991；Pitman et al., 1993）。哺乳動物には記憶の貯蔵機構があり，この機構の働きで，それにともなうホルモンの刺激の強度にしたがって記憶がどの程度の強さで固定化されるかが調整される（McGaugh, 1989；McGaugh, Weinberger, Lynch, & Granger, 1985）。この能力のおかげで，生体は感覚的な入力の重要性を，それに関連した記憶痕跡がどれほどの強度で刻み込まれるかによって評価することができる。情緒的に重要な事柄は，高覚醒の状況で固定化されることになり，その後，高覚醒の状態で容易にアクセスされることになる。トラウマを受けた個体は，適切な記憶にアクセスする能力を失ってしまったかのように見える。彼らはあまりにも容易にトラウマに関連した記憶の痕跡にアクセスしてしまう。そのため，彼らは非常に簡単に，トラウマを「思い出して」しまうのだ。それが，現在の体験とは無関係なものであっても，である（Pitman & Orr, 1990）。

　第8章では，ノルエピネフリン（norepinephrine：NE）の扁桃核への入力量が，記憶痕跡の固定化の強度を決定すると述べた（Ademac, 1978；LeDoux, 1990）。記憶の固定化におけるNEの役割は，逆U型の関数になることが示されている（McGaugh, 1989；McGaugh et al., 1985）。つまり，中枢神経におけるNEの活動が極度に低いか，もしくはきわめて高いレベルにあるときには，記憶の蓄積を阻害することになるのである。一般的な生理学的興奮は，トラウマに関連した記憶を出現させることになり，また逆に，トラウマに関連した記憶が生理学的な興奮を生じることになるのだ。したがっ

て，フラッシュバックや悪夢などでトラウマとなった出来事を頻繁に再体験することによってストレス・ホルモンが再放出され，それがさらに記憶痕跡を強化することになるのである（van der Kolk, Greenberg, Boyd, & Krystal, 1985）。

トラウマ性記憶の想起の状況依存性

PTSDの診断を受けた人は，普通の状況下では，心理社会的な適応はそれほど悪くはないことがこれまでの研究で明らかになっている。しかし，ストレスに対して，彼らは通常とは違った反応を示す。先述したように，ストレスがかかった状況では，彼らは再びトラウマを体験しているかのごとくに感じたり振る舞ったりすることがある。覚醒水準の高さがトラウマ性記憶や感覚情報の想起，およびトラウマに関連した行動の再現を選択的に促進しているように思われる（American Psychiatric Association, 1987, 1994）。トラウマを受けた動物は，マイナーなストレスに反応して，その状況とは無関係な緊急行動を示すことが知られている。発達初期に深刻な母性剥奪を経験したリーサス・モンキーは，情緒的あるいは身体的な刺激（例えば大きな音を聞かせるとか，あるいはアンフェタミンを投与するなど）に対して極端な引きこもり反応や激しい攻撃性を示すようになる（Kraemer, 1985）。ミッチェル，オズボーン，オボイル（Mitchell, Osbourne, & O'Boyle, 1985）は，新奇な状況に対するマウスの反応が，その状況に入る以前に高ストレスにさらされていたかどうかによって異なることを見出した。低覚醒の状態では，マウスは好奇心に満ち，新奇なものを求める傾向がある。通常の状態では，提示された2つの選択肢のうちで，自分にとってより快適であるほうを選んだ。しかしながら，高覚醒の状態では，彼らは新奇なものを回避し，その結果がどうであろうと自分にとってなじみのあるほうを選択したのである。ミッチェルらの実験では，箱に閉じ込められて電気ショックを受けたマウスは，その箱から出された後にストレスをかけられると，閉じ込められ電気ショックを受けたまさにその箱に舞い戻ったのである。彼らは，この，なじみのある行動パターンに戻るという傾向は連合学習によるものではない（つまり，通常の報酬システムと関連していない）と結論している。

人間の場合にも似通った現象が記録されている。身体的に，あるいは象徴的にトラウマに関連する記憶は，覚醒を高めることで引き出される (Solomon, Garb, Bleich, & Grupper, 1987)。高覚醒状態，あるいは変性意識状態において得た情報は，その人が再びその意識状態になったときに再生されやすい (Phillips & LePiane, 1980 ; Rawlins, 1980)。状態依存的な記憶の再生は解離現象においても観察されることがある。このような場合，トラウマを受けた人は，変性意識状態で体験した記憶や行動のすべて，あるいは一部を忘れてしまうといったことが観察される (van der Kolk & van der Hart, 1989, 1991 ; Putnam, 1989)。

生理学関係の研究者たちは，PTSDと診断された人に自律神経系を興奮させる薬物を投与すると，以前のトラウマに関連した視覚的イメージや情緒状態が再生されることを示した。PTSDと診断されていないコントロール群ではこうした現象は観察されない。PTSDの被験者では，乳酸塩 (Rainey et al., 1987) もしくはヨヒンビン (Southwick et al., 1993) の投与がパニック発作や以前のトラウマのフラッシュバックを引き起こすことが知られている。こうした現象は，おそらく，状態依存的な記憶の再生の例であろう。われわれの実験では，驚愕反応を生じさせるような音響刺激を提示すると，PTSDとの診断を受けた被験者の20%がフラッシュバックを生じた。高覚醒状態が，通常ではアクセスされないようなトラウマの感覚的要素の再生をもたらしたのである (van der Kolk, 1994)。

PTSDの機能的および神経解剖学的相関現象：
トラウマ性記憶のプロセスとの関連の可能性

第8章で述べたように，最近の脳画像診断によるPTSD患者の研究によって，辺縁系の関与が大きいことが示されてきている。こうした研究によって，PTSD患者の記憶の蓄積および再生の問題への理解が深まってきている。実験室においては，①PTSD診断を受けた人の海馬の総体積の減少と，②患者がトラウマの再体験に導入された場合の扁桃核および関連領域の過剰活性化，異常な側性，およびブローカ領域の不活発化という，2群の重要な発見が行われてきている。

(1) 別々の研究室で行われた3つの研究の結果，PTSD診断を受けた人の海馬の体積は，コントロール群のそれに比べて減少していた（Bremner et al., 1995; Stein et al., 1994; Gurvitz, Shenton, & Pitman, 1995; 詳細は第8章を参照）。

(2) われわれは最近，PTSD患者の陽電子放射撮影法（PET）の研究を行った。この実験では，被験者に，自分のトラウマ体験について書き出したものを詳しく読み聞かせるという手法をとった（Rauch et al., 印刷中; 詳細は第8章を参照）。その結果を簡単に述べると，トラウマとなった出来事の話を読み聞かせられているときには，被験者の大脳右半球と，情緒的な興奮ともっとも関係が深いとされる扁桃核，および扁桃核に密接の関係した辺縁系の一部に活性化の様相が観察されたということである。これらの機構は不安を経験する中心的な座であり，そのために「心配の回路」（worry circuit）と呼ばれている。こうした機構の活性化と，それにともなう右半球の視覚野の活発な活動とは，患者の報告するフラッシュバックを生理学的レベルで反映していると言えよう。おそらくもっとも重要なことは，個人的な体験を伝達可能な言語へと翻訳するという作業を担う，左半球の一部であるブローカ領域が「オフになっている」ということである。これは，患者が経験する「言葉にならない恐怖」と，情緒が言語的に置き換えられた経験としてではなく，身体的な状態として経験される傾向の生理学的な現れであろうとわれわれは考えている。こうした発見は，PTSDと診断された患者が抱える，感情を言葉にする際の困難性というものが，大脳レベルの活動の実際的な変化の現れであることを示している。

トラウマ性記憶の統合不能に関する神経生理学的モデル

PTSDの性質を理解するという目的に照らした場合，これらの研究結果はどのように解釈されるのだろうか。図10・1は，情報の解釈，貯蔵，再生に関わる脳の諸構造の関係のシェーマを示し，PTSDに悩まされている人に生じているかもしれない現象を理解するための枠組みを提示したものである。感覚的情報は，感覚器官（目，鼻，皮膚，耳）を経由して中枢神経に入る。この情

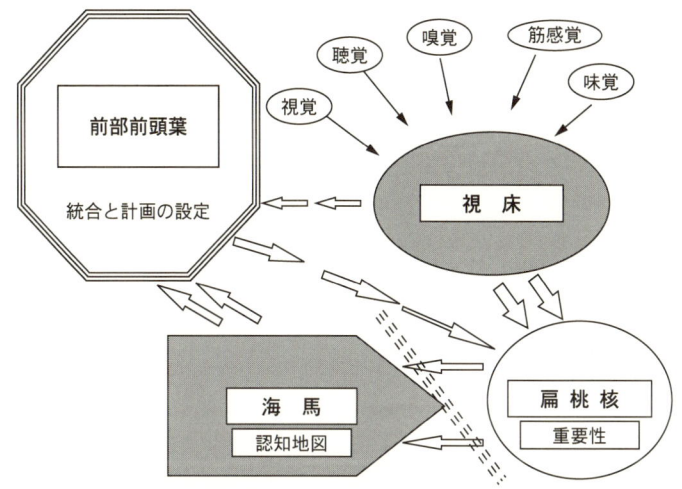

入ってくる感覚情報を段階的に統合したり解釈するのには，視床，扁桃核，海馬および前部前頭葉のすべてが関与している。高レベルの覚醒がこの統合を阻害する可能性がある。扁桃核の活動が中程度から高度である場合には，海馬が仲介する記述性記憶の有効性が長期にわたって高まることになる。一方で，極端な覚醒は海馬の機能を阻害し，記憶は，例えば身体感覚や視覚イメージなどのような，感情状態あるいは感覚運動様態のままにおかれることになる。こうした，扁桃核が介在する情動的記憶は，消去が比較的困難であると考えられている。しかし，こうした情動的記憶の表出は，前部前頭葉からのフィードバックによって修正される可能性がある。

図 10・1　記述性記憶に対する情動的覚醒の影響に関する仮説の図式

報は視床に伝えられ，そこでその一部が統合される。視床は，この感覚の生情報をさらに詳しく評価するという目的で，扁桃核と前頭葉に送る。扁桃核は送られてきた情報の情緒的負荷を解釈する。つまり，入ってきたものに情緒的な重要性をつけるわけである（第8章を参照）。扁桃核によって評価された情報は，行動，自律神経，神経ホルモン反応システムをコントロールする脳幹領域に送られる。この過程で，扁桃核は感覚刺激を情緒およびホルモンの信号へと変形させるが，この働きによって扁桃核は情緒反応を生じせしめたり，制御したりするわけである（LeDoux, 1992）。

　ルドゥ（LeDoux）は，扁桃核には，新皮質からの情報より早く視床からの入力情報が到着するため，この視床からの感覚入力が，後になって到着する皮

質からの情報を扁桃核がプロセスするための準備状態をつくることになるのだろうと述べている。このように，感覚入力に関する情緒的評価が，意識的な情緒的経験よりも先に生じているわけである。自分が何に反応しているのかを意識的に評価できるようになる以前に，人は自律神経あるいはホルモンのレベルで活性化されるのだと言えよう。このように，扁桃核とそれに関連した機構の高度の活性化が，情報の断片に基づいた情緒的反応と感覚的な印象を生じるのであり，この反応や印象は，対象や出来事の全体的な知覚に基づいたものではない。ルドゥ（LuDoux, 1992）は，情緒それ自体が記憶となり得るものであると指摘し，情緒は，単に記憶に影響するプロセスとしてではなく，記憶プロセスとして取り扱われるべきであると主張している。

　扁桃核は，感覚入力に情緒的な意味づけを行った後，海馬を含む脳の諸機構にその評価を伝達する。海馬の役割は，この情報を組織化し，類似の感覚入力に関する既存の情報と，この新たな情報を統合することにある（第8章を参照）。海馬の活動の強度は，扁桃核からの入力の強さの影響を受ける。扁桃核による意味づけが重大であるほど，入力はより詳細にチェックされ，その記憶はより強力に保持されることになる。しかしながら，この関係は，逆U型の関数をなしている。動物実験では，扁桃核の刺激を非常に強くすることで，海馬の機能が抑制されることが示されている（Ademac, 1991; Squire & Zola-Morgan, 1991）。これが何を意味するかというと，情緒的な興奮があまりにも強すぎる場合には，海馬の機能が阻害され，そのために経験を適切に評価したり，分類したりすることができなくなるということである。であるとするなら，次のような仮説をたてることが可能となる。つまり，こうした事態が生じた場合，経験の感覚的入力は記憶に貯蔵されるが，海馬はその統合的な機能を果たすことができないため，これらの多様な入力が統合された全体に組織化されなくなるという仮説である。その経験は貯蔵され，後になって取り出されることになるが，それは孤立化したイメージ，身体感覚，臭い，音など，その他の生活経験から切り離された，異質なものとしてなのである。海馬が，入力情報を時間的，空間的に定位するのを助けるというその通常の役割を果たさないがために，これらの断片は孤立した存在であり続けることになる。トラウマ性記憶には時間というものがなく，自我にとって異物なのである。

扁桃核の高レベルの活動と海馬の体積の減少との影響

　2つの研究者グループが，扁桃核への単回の強烈な刺激が，神経学的な興奮と「闘争か逃走か」のいずれかの方向への行動的変化——いずれも長期にわたるもの——を生じることを示している（LeDoux, Romanski, & Xagoraris, 1991; Ademac, Stark-Ademac, & Livingston, 1980）。動物の幼体を用いた実験で，アデマックら（Ademac et al., 1980）は，辺縁系生理の恒久的な変化は防衛行動および食餌攻撃性に長期にわたる変化を生じたと報告している。実験以前から存在した動物の個体ごとの「人格」は，扁桃核への高レベルの刺激の効果に大きく影響した。というのは，恐れを知らない個体はより攻撃的になり，内気で引きこもり傾向のあった個体はその傾向をより強めたのである。このように，動物においては，以前に見られた性格がトラウマによってより強化されたと言える。このことは，人間においても同様なのではないだろうか。

　慢性的PTSDの状態にある人の海馬の体積が減少しているということが二度にわたって確かめられているが，このことが彼らに見られる行動の異常性の一部を説明してくれるかもしれない。動物の場合，海馬の機能の減少が行動上の抑制につながる。つまり，この機能の減少が動物をして，入力刺激を緊急（闘争か逃走か）反応を要するものとして解釈せしめるようになるのではないかと考えられるわけである。もし同じことが人間にも当てはまるとしたら，PTSD患者が示す，興奮を生じるような情報の取り入れと処理をめぐる困難性や，経験からの学習の困難性の理由を説明できるかもしれない。生物学的な変性のために，病前性格によっては，彼らは興奮を生じるような新規の刺激を脅威だとして反応してしまうのかもしれない。また，ブローカ領域の機能の減少の結果，彼らは何が起こっているのか「理解」できなくなり，自分の感情がどのようなものであるかを言葉で表すことができないままに強烈な情緒を体験しているのかもしれないのだ。体は興奮し，おそらくは記憶の断片が活性化されながら，自分が体験していることに関する明確な心的構成物を作ることができないのである。内的なホメオスタシスを回復する必要性から，彼らは筋肉を使うことになる。平滑筋を使っての解放は身体化反応となり，横紋筋による解放は行為を生じる。こうした解放のための方法はいずれも良くない結果をもた

らすことが多い。そして，いずれの方法も，経験から学ぶというチャンスをその人から奪い去ってしまうのである。

結　論

　感覚の入力があった場合，人は，既存の情報の大きな貯蔵庫にその入力情報を統合していく。一般的に言って，この過程は自動的に生じるのものである。その出来事が個人的に重要な意味を持っている場合は，通常これらの感覚は物語へと置き換えられる。その際，感覚的な印象を個人的な物語に翻訳するプロセスが自覚的な意識にのぼることはない。われわれの研究が示すところでは，トラウマとなる経験はまず感覚あるいは情緒状態として刷り込まれるが，その後，照合のもとに個人的な物語へと転写されることがなく，この点が通常の情報をプロセスする場合とは異なっていると考えられる。われわれが行ったトラウマを受けた人たちの面接調査では，トラウマ性の記憶は情緒状態あるいは感覚状態としてよみがえってくるものであり，それを言語的に表現することはほとんどできないという結果が得られている。また，脳の画像診断を用いた研究でも同様の結果が示唆されている。適切な分類と他の経験との統合の基礎をなす象徴的なレベルでの情報処理の欠落が，まさに PTSD の中核をなすのだと言えよう。

　ジャネがトラウマ性の記憶と通常の記憶との違いを明確にしていたことについては，すでに報告した（van der Kolk & van der Hart, 1991）。ジャネは，トラウマ性の記憶はイメージ，感覚，感情状態および行動から成っており，これらイメージや感情状態は，時の経過によっても変化しないとした。また彼は，これらの記憶は非常に状況依存的であり，意志の力で思い起こしたりできるものではないと考えている。さらにこういった記憶は，社会的な期待に適合するような形に圧縮され得るものではないのである。トラウマ性の記憶とは対照的に，記述性（顕在性）の記憶は意味的で象徴的な性格を持っている。つまり，話し手および聞き手のニーズに適合しているという意味で社会的なものなのである。また，記述性の記憶は，社会的な要請に応じて拡張されたり，あるいは圧縮されたりもするのである。

PTSDと診断された人が報告する感覚的な知覚は、トラウマとなる体験が生じたまさにその時に刷り込まれた感覚そのものである可能性があるのに対して、これは多少皮肉な話であるが、記述的記憶の場合には刷り込まれた感覚を次第に薄めていって社会的に伝達可能な物語の形にしていくため、圧縮や装飾、あるいは混濁などが起こる可能性が生じることになる。このようにトラウマは消去不能な刷り込みを残す可能性があるが、トラウマを受けた人がそういった感覚について話し始め、その意味するところを理解しようと努力するようになると、刷り込まれていたこれらの感覚は次第に通常の記憶へと変化していくのかもしれない。そうなると、通常の記憶がそうであるように、これらの記憶もまた歪んでしまう可能性があるのだ。経験に何の意味をも見出せない場合、人はその経験を受け入れることができないように思われる。だから、人は自分の感情がいったい何を意味するのかを理解しようとするのだと考えられる。トラウマの侵入的な要素が意識化できるようになった段階で、人は自分の記憶の空白部分を埋めてジグソーパズルを完成させようと試みるのだ。

　人が作り上げるあらゆる物語と同じように、われわれ自身に関する物語（自伝）にも、真実の要素、こうであって欲しかったが実際にはそうならなかった事柄の要素、そして聞き手を喜ばせるための要素が含まれている。したがって、人が自分のトラウマ体験についての物語を語るときにも、その他の事柄に関する物語と同様、歪曲が生じる可能性があると言えよう。しかしながら、大脳が「写真を撮る」ことができるのかどうか、あるいは、ある種の臭いやイメージ、音、身体的感覚といったものが心に刻み込まれるのかどうか、そして、その後にいかなる経験をしようとも、あるいはどれだけの時が経過しようとも、その写真や刻み込まれた感覚がずっと変化しないままでそこにあり続けるのかどうかという問いに答えるためには、今後のさらなる研究の蓄積が必要である。

Bessel A. van der Kolk
（西澤　哲＝訳）

文献

Ademac, R. E. (1978). Normal and abnormal limbic system mechanisms of emotive biasing. In K. E. Livingston & O. Hornykiewicz (Eds.), *Limbic mechanisms.* New York: Plenum Press.

Ademac, R. E. (1991). Partial kindling of the ventral hippocampus: Identification of changes in limbic physiology which accompany changes in feline aggression and defense. *Physiology and Behavior, 49,* 443–454.

Ademac, R. E., Stark-Ademac, C., & Livingston, K. E. (1980). The development of predatory aggression and defense in the domestic cat. *Neurological Biology, 30,* 389–447.

American Psychiatric Association. (1987). *Diagnostic and statistical manual of mental disorders* (3rd ed., rev.). Washington, DC: Author.

American Psychiatric Association. (1994). *Diagnostic and statistical manual of mental disorders* (4th ed.). Washington, DC: Author.

Archibald, H. C., & Tuddenham, R. D. (1965). Persistent stress reaction after combat. *Archives of General Psychiatry, 12,* 475–481.

Bohannon, J. N. (1990, February). *Arousal and memory: Quantity and consistency over the years.* Paper presented at the Conference on Affect and Flashbulb Memories, Emory University, Atlanta, GA.

Bremner, J. D., Randall, P., Scott, T. M., Bronen, R. A., Seibyl, J. P., Southwick, S. M., Delaney, R. C., McCarthy, G., Charney, D. S., & Innis, R. B. (1995). MRI-based measures of hippocampal volume in patients with PTSD. *American Journal of Psychiatry, 152,* 973–981.

Bremner, J. D., Southwick, S. M., Brett, E., Fontana, A., Rosenheck, R., & Charney, D. S. (1992). Dissociation and posttraumatic stress disorder in Vietnam combat veterans. *American Journal of Psychiatry, 149,* 328–332.

Briere, J., & Conte, J. (1993). Self-reported amnesia for abuse in adults molested as children. *Journal of Traumatic Stress, 6*(1), 21–31.

Brown, R., & Kulik, J. (1977). Flashbulb memories. *Cognition, 5,* 73–99.

Burgess, A. W., Hartmann, C. R., & Baker, T. (1995). Memory representations of childhood sexual abuse. *Journal of Psychosocial Nursing, 33*(9), 9–16.

Burkett, E., & Bruno, F. (1993). *A gospel of shame.* New York: Viking.

Carlson, E. B., & Rosser-Hogan, R. (1991). Trauma experiences, posttraumatic stress, dissociation, and depression in Cambodian refugees. *American Journal of Psychiatry, 148,* 1548–1551.

Charcot, J. M. (1887). *Leçons sur les maladies du système nerveux faites à la Salpêtrière* [*Lessons on the illnesses of the nervous system held at the Salpêtrière*] (Vol. 3). Paris: Progrès Médical en A. Delahaye & E. Lecrosnie.

Christianson, S.-A. (1984). The relationship between induced emotional arousal and amnesia. *Scandinavian Journal of Psychology, 25,* 147–160.

Christianson, S.-A. (1992). Emotional stress and eyewitness memory: A critical review. *Psychological Bulletin, 112,* 284–309.

Collins, A. M., & Loftus, E. F. (1975). A spreading activation theory of semantic processing. *Psychological Bulletin, 82,* 407–428.

Demitrack, M. A., Putnam, F. W., Brewerton, T. D., Brandt, H. A., & Gold, P. W. (1990).

Relation of clinical variables to dissociative phenomena in eating disorders. *American Journal of Psychiatry, 147*, 1184–1188

Elliott, D. M., & Briere, J. (1995, November). *Epidemiology of memory and trauma.* Paper presented at the annual meeting of the International Society on Traumatic Stress Studies, Chicago.

Goldfeld, A. E., Mollica, R. F., Pesavento, B. H., & Faraone, S. V. (1988). The physical and psychological sequelae of torture: Symptomatology and diagnosis. *Journal of the American Medical Association, 259*, 2725–2729.

Grinker, R. R., & Spiegel, J. P. (1945). *Men under stress.* Philadelphia: Blakiston.

Gurvitz, T. V., Shenton, M. E., & Pitman, R. K. (1995). *Reduced hippocampal volume on magnetic resonance imaging in chronic posttraumatic stress disorder.* Paper presented at the annual meeting of the International Society on Traumatic Stress Studies, Miami.

Hendin, H., Haas, A. P., & Singer, P. (1984). The reliving experience in Vietnam veterans with posttraumatic stress disorder. *Comprehensive Psychiatry, 25*, 165–173.

Herman, J. L., & Shatzow, E. (1987). Recovery and verification of memories of childhood sexual trauma. *Psychoanalytic Psychology, 4*, 1–14.

Heuer, F., & Rausberg, D. (1992). Emotion, arousal, and memory for detail. In S.-A. Christianson (Ed.), *The handbook of emotion and memory* (pp.151–206). Hillsdale, NJ: Erlbaum.

Holen, A. (1993). The North Sea oil rig disaster. In J. P. Wilson & B. Raphael (Eds.), *International handbook of traumatic stress syndromes.* New York: Plenum Press.

Janet, P. (1889). *L'automatisme psychologique.* Paris: Alcan.

Janet, P. (1893). L'amnésie continué. *Revue Générale des Sciences, 4*, 167–179.

Janet, P. (1909). *Les névroses.* Paris: Flammarion.

Janet, P. (1925). *Psychological healing* (Vols. 1–2). New York: Macmillan. (Original work published 1919)

Kardiner, A. (1941). *The traumatic neuroses of war.* New York: Hoeber.

Kinzie, J. D. (1993). Posttraumatic effects and their treatment among Southeast Asian refugees. In J. P. Wilson & B. Raphael (Eds.), *International handbook of traumatic stress syndromes* (pp. 311–319). New York: Plenum Press.

Koopman, C., Classen, C., & Spiegel, D. (1994). Predictors of posttraumatic stress symptoms among survivors of the Oakland/Berkeley, California firestorm. *American Journal of Psychiatry, 151*, 888–894.

Kraemer, G. W. (1985). Effects of differences in early social experiences on primate neurobiological–behavioral development. In M. Reite & T. M. Fields (Eds.), *The psychology of attachment and separation* (pp. 135–161). Orlando, FL: Academic Press.

Kubie, L. S. (1943). Manual of emergency treatment for acute war neuroses. *War Medicine, 4*, 582–599.

LeDoux, J. E. (1990). Information flow from sensation to emotion: Plasticity of the neutral computation of stimulus value. In M. Gabriel & J. Moore (Eds.), *Learning computational neuroscience: Foundations of adaptive networks* (pp. 3–51). Cambridge, MA: MIT press.

LeDoux, J. E. (1992). Emotion as memory: Anatomical systems underlying indelible neural traces. In S.-A. Christianson (Ed.), *Handbook of emotion and memory* (pp. 269–288). Hillsdale, NJ: Erlbaum.

LeDoux, J. E., Romanski, L., & Xagoraris, A. (1991). Indelibility of subcortical emotional memories. *Journal of Cognitive Neuroscience, 1,* 238–243.
Leichtman, M. D., Ceci, S., & Ornstein, P. A. (1992). The influence of affect on memory: Mechanism and development. In S.-A. Christianson (Ed.), *Handbook of emotion and memory* (pp. 181–199). Hillsdale, NJ: Erlbaum.
Loftus, E. F., Polensky, S., & Fullilove, M. T. (1994). Memories of childhood sexual abuse: Remembering and repressing. *Psychology of Women Quarterly, 18,* 67–84.
Madakasira, S., & O'Brian, K. (1987). Acute posttraumatic stress disorder in victims of a natural disaster. *Journal of Nervous and Mental Disease, 175,* 286–290.
Marmar, C. R., Weiss, D. S., Schlenger, W. E., Fairbank, J. A., Jordan, K., Kulka, R. A., & Hough, R. L. (1994). Peritraumatic dissociation and post-traumatic stress in male Vietnam theater veterans. *American Journal of Psychiatry, 151,* 902–907.
McGaugh, J. L. (1989). Involvement of hormonal and neuromodulatory systems in the regulation of memory storage. *Annual Review of Neuroscience, 2,* 255–287.
McGaugh, J. L. (1992). Affect, neuromodulatory systems, and memory storage. In S. A. Christianson (Ed.), *Handbook of emotion and memory* (pp. 245–268). Hillsdale, NJ: Erlbaum.
McGaugh, J. L., Weinberger, N. M., Lynch, G., & Granger, R. H. (1985). Neural mechanisms of learning and memory: Cells, systems and computations. *Naval Research Reviews, 37,* 15–29.
Mitchell, D., Osbourne, E. W., & O'Boyle, M. W. (1985). Habituation under stress: Shocked mice show non-associative learning in a T-maze. *Behavioral and Neural Biology, 43,* 212–217.
Myers, C. S. (1915, January). A contribution to the study of shell-shock. *Lancet,* 316–320.
Neisser, U., & Harsch, N. (1992). Phantom flashbulbs: False recollections of hearing the news about *Challenger.* In E. Winograd & U. Niesser (Eds.), *Affect and accuracy in recall* (pp. 9–31). New York: Cambridge University Press.
Nemiah, J. (1995). Early concepts of trauma, dissociation, and the unconscious: Their history and current implications. In J. D. Bremner & C. R. Marmar (Eds.), *Trauma, memory, and dissociation.* Washington, DC: American Psychiatric Press.
Niederland, W. G. (1968). Clinical observations on the "survivor syndrome." *International Journal of Psycho-Analysis, 49,* 313–315.
Nilsson, L. G., & Archer, T. (1992). Biological aspects of memory and emotion: Affect and cognition. In S.-A. Christianson (Ed.), *Handbook of emotion and memory* (pp. 289–306). Hillsdale, NJ: Erlbaum.
Phillips, A. G., & LePiane, F. G. (1980). Disruption of conditioned taste aversion in the rat by stimulation of amygdala: A conditioned effect, not amnesia. *Journal of Comparative and Physiological Psychology, 94,* 664–674.
Piaget, J. (1962). *Play, dreams, and imitation in childhood.* New York: Norton.
Pillemer, D. B. (1984). Flashbulb memories of the assassination attempt on President Reagan. *Cognition, 16,* 63–80.
Pitman, R. K., & Orr, S. (1990). The black hole of trauma. *Biological Psychiatry, 26,* 221–223.
Pitman, R. K., Orr, S. P., Forgue, D. F., de Jong, J., & Clairborn, J. M. (1987). Psychophysiologic assessment of posttraumatic stress disorder imagery in Vietnam com-

bat veterans. *Archives of General Psychiatry, 17,* 970–975.
Pitman, R. K., Orr, S., & Shalev, A. (1993). Once bitten, twice shy: Beyond the conditioning model of PTSD. *Biological Psychiatry, 33,* 145–146.
Putnam, F. W. (1989). *Diagnosis and treatment of multiple personality disorder.* New York: Guilford Press.
Rainey, J. M., Aleem, A., Ortiz, A., Yaragani, V., Pohl, R., & Berchow, R. (1987). Laboratory procedure for the inducement of flashbacks. *American Journal of Psychiatry, 144,* 1317–1319.
Rauch, S., van der Kolk, B. A., Fisler, R., Alpert, N. M., Orr, S. P., Savage, C. R., Fischman, A. J., Jenike, M. A., & Pitman, R. K. (in press). A symptom provocation study of posttraumatic stress disorder using positron emission tomography and script-driven imagery. *Archives of General Psychiatry.*
Rawlins, J. N. P. (1980). Associative and non-associative mechanisms in the development of tolerance for stress: The problem of state dependent learning. In S. Levine & H. Ursin (Eds.), *Coping and health.* New York: Plenum Press.
Sargant, W., & Slater, E. (1941). Amnesic syndromes in war. *Proceedings of the Royal Society of Medicine, 34,* 757–764.
Schachtel, E. G. (1947). On memory and childhood amnesia. *Psychiatry, 10,* 1–26.
Schacter, D. L. (1986). Amnesia and crime: How much do we really know? *American Psychologist, 41*(3), 286–295.
Schacter, D. L. (1987). Implicit memory: History and current status. *Journal of Experimental Psychology: Learning, Memory, and Cognition, 13,* 510–518.
Selye, H. (1956). *The stress of life.* New York: McGraw-Hill.
Shalev, A. Y., Orr, S. P., & Pitman, R. K. (1993). Psychophysiologic assessment of traumatic imagery in Israeli civilian patients with posttraumatic stress disorder. *American Journal of Psychiatry, 150,* 620–624.
Solomon, A., Garb, R., Bleich, A., & Grupper, D. (1987). Reactivation of combat-related post-traumatic stress disorder. *American Journal of Psychiatry, 144,* 51–55.
Sonnenberg, S. M., Blank, A. S., & Talbott, J. A. (1985). *The trauma of war: Stress and recovery in Vietnam veterans.* Washington, DC: American Psychiatric Press.
Southard, E. E. (1919). *Shell-shock and other neuropsychiatric problems.* Boston: W. W. Leonard.
Southwick, S. M., Krystal, J. H., Morgan, A., Johnson, D., Nagy, L., Nicolaou, A., Henninger, G. R., & Charney, D. S. (1993). Abnormal noradrenergic function in posttraumatic stress disorder. *Archives of General Psychiatry, 50,* 266–274.
Spiegel, D. (1991). Dissociation and trauma. In A. Tasman & S. M. Goldfinger (Eds.), *American Psychiatric Press annual review of psychiatry* (Vol. 10). Washington, DC: American Psychiatric Press.
Squire, L. R. (1994). Declarative and nondeclarative memory; Multiple brain systems supporting learning and memory. In D. L. Schacter & E. Tulving (Eds.), *Memory systems.* Cambridge, MA: MIT Press.
Squire, L. R., & Zola-Morgan, S. (1991). The medial temporal lobe memory system. *Science, 153,* 2380–2386.
Stein, M. B., Hannah, C., Koverola, C., Yehuda, R., Torchia, M., & McClarty, B. (1994, December 15). *Neuroanatomical and neuroendocrine correlates in adulthood of severe*

sexual abuse in childhood. Paper presented at the 33rd Annual Meeting of the American College of Neuropsychopharmacology, San Juan, PR.
Terr, L. C. (1988). What happens to early memories of trauma? *Journal of the American Academy of Child and Adolescent Psychiatry, 1,* 96–104.
Terr, L. (1993). *Unchained memories.* New York: Basic Books.
Thom, D. A., & Fenton, N. (1920). Amnesias in war cases. *American Journal of Insanity, 76,* 437–448.
van der Hart, O., Steele, K., Boon, S., & Brown, P. (1993). The treatment of traumatic memories: Synthesis, realization, and integration. *Dissociation, 6,* 162–180.
van der Kolk, B. A. (1989). The compulsion to repeat trauma: Revictimization, attachment and masochism. *Psychiatric Clinics of North America, 12,* 389–411.
van der Kolk, B. A. (1994). The body keeps the score: Memory and the evolving psychobiology of posttraumatic stress. *Harvard Review of Psychiatry, 1*(5), 253–265.
van der Kolk, B. A., Blitz, R., Burr, W. A., & Hartmann, E. (1984). Nightmares and trauma: Lifelong and traumatic nightmares in Veterans. *American Journal of Psychiatry, 141,* 187–190.
van der Kolk, B. A., & Fisler, R. (1995). Dissociation and the fragmentary nature of traumatic memories: Review and experimental confirmation. *Journal of Traumatic Stress, 8*(4), 505–525.
van der Kolk, B. A., Greenberg, M. S., Boyd, H., & Krystal, J. H. (1985). Inescapable shock, neurotransmitters and addiction to trauma: Towards a psychobiology of post traumatic stress. *Biological Psychiatry, 20,* 314–325.
van der Kolk, B.A., & Kadish, W. (1987). Amnesia, dissociation, and the return of the repressed. In B. A. van der Kolk, *Psychological trauma.* Washington, DC: American Psychiatric Press.
van der Kolk, B. A., Pelcovitz, D., Ross, S., Mandel, F., McFarlane, A. C., & Herman, J. L. (in press). Dissociation, affect dysregulation, and somatization: The complexity of adaptation to trauma. *American Journal of Psychiatry.*
van der Kolk, B. A., & van der Hart, O. (1989). Pierre Janet and the breakdown of adaptation in psychological trauma. *American Journal of Psychiatry, 146,* 1530–1540.
van der Kolk, B. A., & van der Hart, O. (1991). The intrusive past: The flexibility of memory and the engraving of trauma. *American Imago, 48*(4), 425–454.
Wilkinson, C. B. (1983). Aftermath of a disaster: The collapse of the Hyatt Regency Hotel skywalks. *American Journal of Psychiatry, 140,* 1134–1139.
Williams, L. (1994). Adult memories of childhood abuse. *Journal of Consulting and Clinical Psychology, 62*(6), 1167–1176.
Yuille, J. C., & Cutshall, J. L. (1986). A case study of eyewitness memory of a crime. Journal of *Applied Psychology, 71,* 318–323.
Yuille, J. C., & Cutshall, J. L. (1989). Analysis of the statements of victims, witnesses and suspects. In J. C. Yuille (Ed.), *Credibility assessment.* Dordrecht: The Netherlands: Kluwer.

第11章
外傷後ストレス障害における
解離と情報処理過程

> 災害によってすべての側面に影響が出そうなとき，人の魂がその悲惨さの全体に直面することは決してない。苦い薬は一服ごとに分割される。すなわち，今日にはその悲惨の一部をとり，明日はもっとほかのものを取り，そうやって，最後の一滴を飲み干すまで。
> —— Herman Melville, *Pierre*

トラウマとなる体験の認知構造

　人が圧倒されてしまうこと，またストレスフルな出来事が個人的なトラウマに転化することの原因は何なのだろうか。人びとが，避けられないことをかろうじてくいとめる何らかの方法を思いつく限りは，また自分自身より強い誰かが面倒を見てくれると感じる限りは，心理的生物学的システムは圧倒されてしまわずに守られるように見える。多くの人間の活動は，世界の機能の仕組みや，多かれ少なかれ予測可能な安定した社会環境といったものについての気づきを発達させるところがあるように見える。発達的には，これらの過程は子どもの外側にいるケアの提供者が子どもに基本的安心感を供給して，子どもがケアの提供者を信頼するところから始まる。子どもは成長して，ものごとの仕組みについての知識を拡大し，外的な脅威に対処するのに助けになる技術を発達させ，次第により自律的になる。時がたって，予測能力とコントロール能力は，人や制度や価値体系との関わりを作る。これらは意味や所属の感覚，あるいは脅威に対する保護を与えることになる（Erikson, 1963）。
　安心感と予測可能性は，内的なリソースと外的なリソースのバランスを信頼することができるかどうかということによっている。もし人が外部の脅威に対

処するのに十分なリソースを持っていなければ，また外部からの救助が失敗すれば，脅威を排除して適切な行動をとることができず，急性ストレス反応が起こりやすくなるだろう。人が圧倒されたり，心理的，身体的な構造に持続的な変化が生じたりすることにどんな変数が関係しているのかについて，本書の前半で検討してきた。本章では，これらの変化の精神的なプロセスについて見ていく。

　人間は意味を作り出す生き物である。発達するにしたがい人間は，それぞれが現実に関して持っている「理論」にしたがって世界を組織化するようになる。これらの一部は意識的であろうが，多くの部分は蓄積された経験の無意識的統合である（Janet, 1889；Freud, 1920/1955；Horowitz, 1986；Harber & Pennebaker, 1992）。そして，これらの認知的枠組みのおかげで，強い情緒を生じるような体験の意味を理解できるようになるのであり，また，この枠組みが圧倒されてしまうことに対する緩衝材となるのだ（Epstein, 1991；Janoff-Bulman, 1992）。これらの内的な枠組みがフィルターとして機能することによって，適切な入力刺激を選択して記号化，範疇化することが可能になり，また，現在の体験を分析する道筋が形成されるのである（van der Kolk & Ducey, 1989；本書の第10章を参照）。トラウマを構成するものはきわめて個人的であり，それ以前に存在していた精神的な枠組みによってさまざまである。例えば，救急医療の専門家は，パニックに陥っているけが人を目撃しても，ほかの準備のない人たちに比べれば，起こす反応は非常に少ないだろう。

　対処行動は大きく2つのカテゴリーに分けられる。すなわち，①問題解決指向（problem focused）型対処行動（ストレス源になる問題を解決するリソースに接続する）と，②情緒指向（emotion focused）型対処行動（脅威によって高められた緊張を精神内界の活動によって和らげる。例えば，脅威を与える環境に対して否認したり，態度を変えたりといった具合に）（Lazarus, 1966；Solomon, Mikulincer, & Avitzur, 1988）。この2つのタイプのうち，問題解決型の対処行動のほうが表面的には優れているように見える。確かに，戦闘を経験した兵士においては，こうした対処行動はPTSDの発症率の低さと関連があった。しかしながら，異なった状況においては異なった対処行動が役に立つのである。自己主張的であることが危険の回避に役立つことは少なくない。しかしながら，拷問されているときや，子どもが身体的あるいは性的な虐

待を受けているとき，あるいは暴力を目撃するときに自己主張的であることは危険かもしれない。出来事の結果に全く影響を与えることができないような状況というものが存在するのである。子どもの虐待やレイプや政治的拷問の場合には，積極的な抵抗は加害者の報復を挑発する可能性がある。このような場合には「受動的」な対処行動は悪くない適応である。すなわち時には「ボーッとなること」や関わりを絶つことがサバイバルを助けるのである。

PTSD における情報処理過程

PTSD になった人の情報処理過程には 3 つの決定的な問題が影響を与える。第一に，彼らはトラウマとなった体験を思い出させるような現在の刺激を過大解釈する。小さな刺激がトラウマの侵入的想起を賦活する力を持つようになる（第 1 章を参照）。第二に，そういった人たちは全般的な過剰覚醒と，何が関係あって何が無関係かを弁別することの困難を抱えている（第 4 章，第 8 章を参照）。第三にトラウマ体験の瞬間に解離を生じた場合，多くの人は，トラウマに関連した侵入症状に対処するための，また引き続き起こるその他のストレスに満ちた生活体験に対処するための方法として解離を使い続けるのである。

過剰覚醒と刺激弁別の問題

今世紀の前半，エイブラム・カーディナーは，PTSD になった人たちは情報を処理する方法に深刻な歪みを持つことを最初に指摘した（Kardiner, 1941）。なぜなら，彼らの注意の焦点は脅威になる可能性のあるものに向かって狭められるからである。この過剰覚醒は悪循環をもたらす。すなわち，状況依存的な記憶の回復はトラウマ性記憶へのアクセスの増大をもたらし，自分の意思とは関係なく起こるトラウマの侵入の原因となり，それが次にはさらなる覚醒を導く。トラウマ性の記憶を呼び起こすきっかけになる感覚を表面的に避けようとして，多くの患者が情緒的な関わりを避けるように自分の生活や人生を構成するようになる。コントロールに関するこのような試みはさまざまな異なった形をとる。例えば，単純に，きっかけを提供するような人や状況を避け

るという人もいるが，一方では苦悩に満ちた情緒的な状態についての自覚を麻痺させるために薬やアルコールを摂取する人もいる。多くの人は意識から不快な経験を抹消するために解離を使うことを学ぶ。しかしながら長い目で見れば，トラウマの記憶を追い払うためのこのような試みはすべて，この人たちが自分の人生を生きる力を妨げる。

　PTSDになった大人も子どもも，苦痛を生じるような情緒をうまく操ることが難しいというだけでなく，中立的な，あるいは楽しみをもたらす刺激に対応することにも苦労している。PTSD患者の身体的覚醒を測定した研究がいくつかあるが，患者は正常の被験者よりも音に対して敏感であることが示されている。マクファーレン，ウェーバー，クラーク（McFarlane, Weber, & Clark, 1993）は，事象関連電位を用いた実験で，PTSDになった人は適切な刺激と不適切な刺激を分類することに困難があることを示した。彼らは，情緒的に中立的であっても現在の自分にとって重要である出来事に注意を向けにくく，またトラウマを持たない人に比べて通常の経験に反応するのにより多くの努力を要した。実際的な課題への注意集中に関するこの問題は，これらの患者の生活においてトラウマの果たしている中心的役割を強調して示している。不注意であることで，今ここで起こっていることから楽しみを得ることが妨げられるし，特別なスキルやマスタリーの感覚の獲得が妨害される。自分が何を感じているかを「知ること」の困難や，強い情緒的な興奮を生じることなくさまざまなイメージを選択することの困難もまた，彼らがトラウマそれ自体を統合し解決できるようになるのを妨げている。彼らは漠然とした情緒によって圧倒されがちであるのに，こういった強烈な感情がいったい何であるのか，全く気づいていないことがしばしばある。このように，自分の感じていることを同定することができないために，彼らはそれについて何かをすることが難しい（Krystal, 1978; van der Kolk & Ducey, 1989）。

　情緒を統制することの困難は日常の問題や葛藤を何とかやりぬく能力をも阻害する。PTSDになった人は情緒的な関わりを避けるか，あるいは関わりの程度を調整することに失敗するかであるので，回復をもたらしてくれるような満足のいく経験を蓄積できないことが多い。多くの人が日常的な傷つきに対処していけるのはこのような心理的報酬によってなのであるが，PTSDの人たちはまさにそのような心理的報酬を奪われてしまうのである。こうして彼らは

日常生活から満足を得ることを犠牲にしてトラウマに占有されてしまった状態におかれる。本来はそのような日常の満足が，自分の人生や生活におけるトラウマの中心的役割に打ち勝つ助けとなってくれるかもしれないのだが。

解 離

解離は情報を組織化する方法のひとつである。近年，精神医学は解離の過程がトラウマに関連した心理学的な問題の発展のなかで決定的役割を果たしていることを再発見した（例えば，Briere & Conte, 1993 ; Spiegel & Cardeña, 1991 ; Marmar et al., 1994 b ; Shalev, Peri, Caneti, & Schreiber, 1996）。解離はトラウマとなる出来事の最中にも（Bremner et al., 1992 ; Marmar et al., 1994 b ; Noyes & Kletti, 1977），またトラウマにさらされた後の長期的な結果としても，すなわちポストトラウマ的にも生じる（Bremner, Steinberg, Southwick, Johnson, & Charney, 1993 ; Cardeña & Spiegel, 1993 ; Chu & Dill, 1990 ; Saxe et al., 1993）。

「解離」は経験のコンパートメント化に関係がある。トラウマの要素はひとつの全体ないし自己の感覚に統一されない。イギリスの精神医学者チャールズ・サミュエル・マイヤーズは第一次世界大戦中に「シェル・ショック」という言葉を作り出したが，トラウマを受けるということの本質は，個人がそれを通常の人格状態に統合することができないことであると主張した。統合されないまま，このトラウマの記憶はその特徴として別の人格状態において他の記憶と分けて格納される。「……正常なものは情緒的人格状態と呼べるようなものに置き換わっている。徐々にあるいは急激に，一見正常に見える人格が戻ってくる。それは直接にショックと結びつく出来事のすべての記憶がないことを除けば正常であり，精神的解離を示すようなその他の（身体的な）ヒステリー障害が現れていることを除けば正常である」（Myers, 1940, p. 67）。カーディナーも彼の見たトラウマを持つ戦闘帰還兵における解離の中心的役割について述べている。解離性遁走状態の間，「被験者はもともとのトラウマの状況が未だに存在しているかのようにふるまう。そして身を守る工夫をする。もともとの出来事の際にはこの工夫は失敗したのであるが」（Kardiner, 1941, p. 82）。感覚的な刺激によってきっかけを与えられて，ある患者は突然走り始めたが，

その際の彼の言葉からすると，戦闘での突撃の際に自分を守ろうとしているようであった。ニューヨークで地下鉄に乗ってトンネルに入るときに，カーディナーの患者の多くは塹壕にいる場面のフラッシュバックを体験した。

解離という言葉は現在，3つの異なる，しかしながら関連する精神的な事象に対して使われている (van der Hart, van der Kolk, & Boon, 1996)。

第一次解離

子どもや大人の多くは圧倒的な脅威に直面したとき，起こっていることの全体像を意識に統合することができない。出来事の感覚的および情緒的要素は個人の記憶やアイデンティティに統合されず，通常の意識から孤立して取り残されることになる。すなわち，経験は個人の物語に統合されることなく (van der Kolk & Fisler, 1995)，孤立した感覚的要素に分断される。この断片化には意識の通常の状態とは区別される自我状態が伴う。この状態が「第一次解離」(primary dissociation) であり，PTSD の特徴である。PTSD の最も劇的な症状は解離したトラウマ性の記憶の表出——強烈な動揺を起こさせるような想起，悪夢，フラッシュバックなどである。

第二次解離

ひとたび個人が精神的にトラウマを受けた（解離の）状態になると，個人の経験の要素の解体がさらに起こる可能性がある。「観察する自我と経験する自我の解離」(Fromm, 1965) は近親姦のサバイバーや交通事故の被害者あるいは戦闘経験者など，トラウマを受けた人がしばしば述べることである (Gelinas, 1983 ; Noyes, Hoenck, & Kupperman, 1977)。彼らはトラウマの瞬間，精神的に身体を離れ，何が起こるか観察していたと報告している。距離を置くという第二次解離 (secondary dissociation) の方策によって，個人はトラウマ体験を目撃者として観察するようになり，痛みや苦痛を制限することができるようになる。すなわち，出来事の衝撃全体を知ることから保護されるのである。第一次解離はトラウマとなる経験の現実に関する認知を制限し，とりあえず何も起こらなかったかのようにやり過ごすことを可能にする (Christianson & Nilsson, 1984, 1989 ; Spiegel, Hunt, & Dondershine, 1988)。第二次解離は人がトラウマに関する感覚や情緒と接触しないようにする。いわば人を

無痛化する。最近の論文では，第二次解離は「周トラウマ期（peritraumatic）の解離」と名づけられている（Marmar et al., 1994 b）。

第三次解離

トラウマ体験を含むような異なった自我状態――異なる認知，感情，行動パターンを有する複雑なアイデンティティから構成される――が発達するとき，それを「第三次解離」（tertiary dissociation）と呼ぶ。いくつかの自我状態は，特定のトラウマの経験に関する痛み，恐怖，怒りを保持しているが，ほかの自我状態はトラウマとそれに付随する感情には気づかないまま，日常のルーチンワークを行い続けている。その例は解離性同一性障害（DID）における多重解離性アイデンティティ（交替）部分であり，それらのうちのいくつかは，ひとつあるいはそれ以上のトラウマの事件に関して異なった局面を経験している。そして他のものはこの耐えがたい経験に気づかないままいるのである。解離性健忘の許す範囲内で，これらの患者は，典型的には，非常に早期に開始された慢性の激しい性的，身体的，あるいは心理的虐待を報告する。

精神医学における解離の歴史

解離過程の初期の研究者たちは，事例研究において注意深い報告を残しており，また，解離現象とその治療方法に関する彼らの理解は1世紀前と同様今日でもなお明快で適切であるので，ここで少し詳しくトラウマと解離の関係の歴史的様相について見ていこう。解離の概念が最初に系統だてて議論されたのは1880年代のことである。イギリスのフレデリック・マイヤーズの研究やフランスのジャン=マルタン・シャルコー，ジル・ド・ラ・トゥーレット，ピエール・ジャネの研究がそれにあたる。マイヤーズはおそらく初めて多重人格を持つ患者の記憶，能力，感受性の解離の程度を示した．。シャルコーは「精神の統一性は容易に解離するために，精神器官のある中心は，その器官の他の場所がそれに気づかされたり過程に参加することを求められることなく，機能する」（van der Hartによる引用，1993）と述べた。ジル・ド・ラ・トゥーレットは解離の概念をヒステリーの患者における一定の身体的感覚の廃絶を記述す

るのに用いた (van der Hart, 1993 を参照)。最後にジャネは, ルアーブルの精神病院とその後のパリのサルペトリエール病院での仕事を通じて, 解離と心理的トラウマの関係についての最初の系統的な探求者となった (Janet, 1889; van der Kolk & van der Hart, 1989, 1991)。

ジャネは解離がトラウマとなった体験の結果としての適応を決定する重要な要素であると信じていた。何が解離の原因なのかを説明しようと試みるなかで, ジャネは以下のように記している。「私は多くの患者に, 彼らの過去の生活のひとつあるいはいくつかの出来事が果たしている役割を認めるようになった。これらの出来事は激烈な感情と心理的システムの破壊を引き起こし, その痕跡を残していた。これらの出来事の回想は莫大なエネルギーを奪い去り, 持続的な弱体化に一定の役割を果たした」(Janet, 1932, p.128)。ジャネによれば, 「激烈な感情」の強度は出来事の起きたときの被害者の感情状態と, 状況の認知的評価の両方によっている。

したがって感情的反応の強度——これは出来事そのものよりも出来事に付与される意味によって決まるのだが——が, そこから帰着する精神病理を説明することになる。つまり「人が激烈な感情に打ち負かされたときには, 彼自身ではなくなる。感情を引き起こした出来事を忘れることは, 持続性や逆行性の健忘の形で, 強烈な感情体験を伴ってよく見られることである」(Janet, 1909 b, p.1607)。そのような例では, 人は「私たちが叙述的記憶と呼ぶような物語を作ることができず, 困難な状況に直面したままである」(Janet, 1919/1925, vol.1, p.660)。結果としての「記憶恐怖症」はトラウマとなった出来事の統合（総合）を妨げ, 通常の意識からトラウマの記憶を分断する (Janet, 1898, p.145)。このような分断された記憶の痕跡が個人的な物語に翻訳されない限り, それらは恐ろしい知覚として, 強迫的な先入観念や身体的な再体験として, 侵入し続けるだろう (van der Kolk & van der Hart, 1991 を参照)。

ジャネは人がトラウマを思い出させるものに直面したとき, トラウマの身体感覚的要素が意識に戻ってくるのだろうと考えた。したがって, トラウマは身体的感覚として（例えばパニック発作のように）, 視覚的イメージとして（フラッシュバックや悪夢のように）, 強迫的な思考として, あるいは行動的な再現として, 再体験されるのかもしれない (Janet, 1904)。例えば, ジャネ (1889) は若い女性の事例について述べている。その女性は左目が見えなかっ

たが，それは，膿痂疹の子どもと同じベッドに顔の左側を下にして寝させられたことにさかのぼることができた。支配的な人格は出来事を体験してはいなかったけれども，意識の分裂した部分は通常の認識の外にこれを記録していた。ジャネはまた，解離がもう有効な機能ではなくなって適応的な価値を欠くようになっても，その後のストレスに対する対処行動として存在し続けることがしばしばあるとも述べている。これは，現在の行動に対する意識下のトラウマ性記憶の力をさらに強固なものとすることになる。ジャネは，ストレスに対して解離し続ける人たちが，感情的に抑制された状態となり，私たちが今日同一の自我状態と呼ぶところの範囲の感情全体を経験できないということを記述した（Janet, 1909 a）。この最も極端な例は，現在では DID と呼ばれているものである。DID では固定化した観念は，全く分離したアイデンティティにまで発達する（Janet, 1909 b ; van der Kolk & van der Hart, 1991）。

ウィリアム・ジェームズ（James, 1894）はサイコロジカル・レビュー誌上でジャネの仕事を振り返って，2人のウィーンの精神科医，ヨゼフ・ブロイアーとジグムント・フロイトは今多くのジャネの発見を明確化しつつあると付け加えている。フロイトがシャルコーを訪れたとき，彼は当時のサルペトリエールにあった多くのアイデアを取り入れた（例えば，Breuer & Freud, 1893-95/1955 ; MacMillan, 1990 ; 本書の第3章を参照）。ブロイアーはもともと感覚の情緒的表現よりも言語的表現を強調したが，ブロイアーとフロイトは，有名なアンナ・Oの多彩なヒステリー症状を催眠によって探索を行った。そうして，トラウマとなった出来事が，それに関連した感情をともなって生々しい形でよみがえることが，症状の解消につながることを発見した。ブロイアーの技法は，病理的なトラウマの記憶を意識内に導入し，出来事に関連した苦痛な感情を言語化し，ブロイアーとフロイトが「カタルシス」（catharsis）（除反応［abreaction］）と名づけた過程において感情を放出することを強調した。

われわれ（van der Kolk & van der Hart, 1991）とネミア（Nemiah, 1996）はジャネのアプローチとフロイトのそれとのいくつかの基本的理論的な違いを指摘した。精神分析的観点からは，トラウマ性記憶は苦痛な記憶から個人を守るための防衛の自我装置によって，意識から能動的に押し出される。ジャネの観点からは，解離を生じる人は能動的な抑圧ではなく，「激烈な感情」に

よって精神的な受容力が弱体化し、そのために精神的諸要素を統合する能力が障害を受けたがゆえだと考えられる。トラウマを受けた人はトラウマの記憶を個人の意識に統合することができない。ジャネ（Janet, 1904, 1919/1925）はこれを、トラウマ性の記憶に対する「恐怖症」と呼んだ。この公式化は抑圧による能動的な追放という精神分析的な考え方とは、はっきりしたコントラストをなしている。現在のほとんどの専門家が解離性障害の治療において考えているように、ジャネは、除反応それ自体には治癒力がないと信じていた。解離の精神病理の性質そのもののために、このような患者の多くは、何の解決もなく、日常的にトラウマ体験を一部分を、あるいは全体を再体験するような状態に陥る。解離のコントロールとトラウマの体験の統合が目標とならねばならない。

このような最初の研究成果の後、トラウマと解離の関係についての興味は衰退した。ボストンの精神科医モートン・プリンス（Prince, 1911）は解離性障害の治療を専門としたが、解離の研究は、ニューイングランドの大きな波にさらされる貝のごとく、精神分析の到来にさらされることになったと嘆いている。職業としての精神医学はフロイトにしたがって、ヒステリーについての症状形成と心理的葛藤の性質を組み直した。最初、フロイトはヒステリー症者を「回想によって苦しんでいる」と考えたが、さらなる臨床的研究によって、幼少時のトラウマとなった出来事だと主張される記憶は、実は現実のトラウマ体験の記憶がよみがえったのではなく、子どものころの性的発達の過程で生じる性的幻想の記憶であるという結論に至った。

2つの世界大戦の間、精神医学は再び力強く解離の問題に立ち向かった。第一次世界大戦中とその後、イギリスの精神科医は戦傷を治療し、トラウマ性の記憶の抑圧や解離の性質について議論を重ね、また、解離した記憶を意識のなかに統合することと除反応のいずれが治療的により有効かについて議論を続けた（van der Hart & Brown, 1992）。ユング（Jung, 1921-1922）は治療における過剰な感情の放出は効果がないと主張して討論に加わった。彼はまた、除反応は役に立たないばかりでなく、しばしば実害があることも認識していた。ユングはポスト・トラウマのストレスにおいて決定的な問題は心理的解離であるという点でマクドゥガル（McDougall, 1926）やマイヤーズ（Myers, 1940）と同意見であった。彼はトラウマ性の記憶は心の解離を生むと主張した。すな

わち「それは意志のコントロールを離れ，それゆえ，心的自動性（psychical aoutonomy）という性質を持つに至る」(p. 15)。「治療者の支持と理解は患者の気づきの度合いを増し，意識の上で自動的に解離したトラウマ性の記憶を再び意識的なコントロールの下に置くことを可能にする」。

すでに述べたように（第3章），第二次世界大戦の後，苦労して得られたこれらの過程について知識は消失し，臨床家がトラウマと解離性障害の関係を1980年代中盤に再び発見することになった。

トラウマの解離の過程についての現代的見解

『DSM-IV 精神疾患の診断・統計マニュアル』（American Psychiatric Association, 1994）において新たに採用された急性ストレス障害（ASD）という診断はトラウマ体験の直後の解離に焦点を当てている。トラウマとなる出来事を経験している間か，経験した後に，人は以下の解離の症状のうち少なくとも3つを示した場合，この診断がなされる。① 疎隔感（feeling of detachment），麻痺，感情反応の欠如の感覚，② 周囲への注意の減弱，③ 非現実感，④ 離人症，⑤ トラウマの重要な局面についての追想不能。このように，トラウマとなった経験の解離は，トラウマ体験が継続している段階ですでに生じうる。人を圧倒する経験を押しのけるような能動的プロセスの存在についての証拠はほとんどないのだ。また，切り離し（uncoupling）にはほかのメカニズムが存在するように思われる。

ASDもPTSDも解離状態にアクセスする個人の能力に由来するようである（Spiegel & Cardeña, 1991）。発達の早期に脅威に対してこの対処様式を身につけた人は，急性ストレスが生じた際に再びこの対処様式を使うことについてとりわけ抵抗力がないようだ。このことは，自分に何が起こっているのか完全に知ることを妨げ，そして体験を自分のものとすることの妨げになるのである。すなわち体験を解離することとは，体験から学ぶことができなくなるということである。急性期におけるトラウマの統合の失敗は，その後のPTSDの発症の危険性を増大させる。

長期的な経過でさまざまな範囲の精神障害を発展させることによって，人は

解離と，トラウマに対するその他の対処方法の組み合わせに適応することがある。トラウマが生じた際の発達レベルによって，トラウマの深刻度と慢性度によって，また個人の気質とトラウマの後の環境によって，トラウマを受けた人はDSMの一軸，二軸にあるさまざまな障害のうちのいずれかを呈するようになるかもしれない（第5章，第7章を参照）。人によっては，トラウマ体験の解離した断片が埋め込まれてしまい，全体としての機能には明確な影響を与えずにいるかもしれないし，あるいは，トラウマの後遺症への対処を中心にして人格全体を組織化する人がいるかもしれない。後者は，特に境界性人格障害（borderline personality disorder: BPD）を呈する患者の場合である（Herman, Perry, & van der Kolk, 1989）。身体化障害，BPD，PTSDを呈する患者に高度の解離が報告されているが（van der Kolk et al., 印刷中*），DSM-IIIは，意識状態が交替する人たちに関連する現象をとらえるために，解離性障害というまったく別のカテゴリーを設定した（それは「通常統合されている意識，記憶，アイデンティティ，環境の知覚の破綻」として特徴づけられる。American Psychiatric Association, 1994, p. 477）。したがって，DSMはトラウマへの適応のあり方の一群であり部分であるさまざまな人格構造のことはまったく別にして，情報処理の方法を記述するためのカテゴリーを創設したことになる（van der Kolk et al., 印刷中*；第7章を参照）。

臨床と研究における問題

第一次解離：トラウマの記憶の断片的性質

これまで見てきたように，トラウマは記憶のなかで，まず知覚のレベルにおいて組織されることが多い（第10章を参照）。トラウマの「記憶」はまず出来事の感覚的要素の断片として経験される——視覚的イメージとして，嗅覚的，聴覚的，運動的感覚として，あるいは，もともとのトラウマとなった出来事の

＊（訳注） van der Kolk, B. A., Pelcovitz, D., Roth, S., Mandel, F., McFarlane, A. C., & Herman, J. L. (1996). Dissociation, somatization, and affect dysregulation: The complexity of adaptation to trauma. *American Journal of Psychiatry*, v. 153, no. 7, Festschrift Supplement, pp. 83-93.

諸要素だと患者がよく訴えるような，強い波のように押し寄せる感覚として。トラウマ記憶質問紙（Traumatic Memory Inventory：TMI）はこの断片化した（解離した）トラウマ性の記憶の性質を測定するひとつの方法である（van der Kolk & Fisler, 1995）。TMI は 60 項目からなる構造化面接で，個人にとって情緒的に非常に重要ではあるが，トラウマとはなっていない記憶の再生と比較して，トラウマ性の記憶の再生を生じる環境と方法について系統的な評価が可能である。ある研究（van der Kolk & Fisler, 1995）では，すべての被験者がトラウマの起こった年齢にかかわらず，あるいは健忘の期間があったかどうかにかかわらず，トラウマはまず，身体感覚的なフラッシュバックの体験という形式で意識に上ってきたと報告した。このようなフラッシュバックは多様な様式で生じた。はじめのうちは，これらの多様な感覚様式が同時に起こることはなかった。しかしトラウマがより大きな強度で意識に上ってくるようになると，より多くの感覚が同時に活性化されるようになった。時間が経つにつれてより多くの感覚様式が同時に生じるようになり，個人的な物語（narrative）が徐々に出現するようになった。

　このようにトラウマとなった経験の刷り込みは最初はバラバラの状態であり，言語的な要素は非常に少ないか全くなく，感覚の断片として再生される。トラウマを受けた人は彼らの経験について，次第に多くの要素に気づくようになり，利用可能な記憶の断片を使って彼らに何が起こったかを「説明する」物語を作る。経験にまつわる，バラバラの状態にある感覚要素から次第に物語を編んでいくというこのプロセスは，通常の状況において人が自動的に物語を構成していく方法とおそらく全く異なるわけではないだろう。あるいは PTSD の効果的な治療中に起こるプロセスと全く異なるものでもないだろう（第 16 章を参照）。それとは対照的に，日々の，トラウマとならない経験は，その経験の分離した感覚的要素として意識に登録されることなく，自動的に一貫した個人の物語に統合される。

第二次解離（周トラウマ期における解離）

　前に述べたように子どもの虐待のサバイバーや交通事故の被害者，トラウマを受けた兵士は頻繁に二次的な解離に苦しめられる。すなわち観察する自我と

経験する自我の解離である（Fromm, 1965）。トラウマを受けた被害者は時間や場所や人についての経験がしばしば変化することを報告している。それは起きている出来事が非現実であるような感覚を与えるものである。すなわち，トラウマとなる出来事の最中の解離では時間感覚が変化する。時間の流れがゆっくりになったり，あるいは加速されたりして経験される。多くの被害者が離人体験，体外離脱体験（out-of-body experience），困惑状態や錯乱，失見当識，痛覚の変化，ボディイメージの変化，トンネル視野や，直接の解離体験を経験する。マーマーらはこのような急性の解離反応を「周トラウマ期の解離」と呼んだ（Marmar et al., 1994 b ; Marmar, Weiss, & Metzler, 印刷中 a ; Weiss, Marmar, Metzler, & Ronfeldt, 1995）。

　周トラウマ期の解離についての臨床報告は 1 世紀近く前にさかのぼるが，ごく最近まで系統的に研究されてこなかった。ノイズとクレッティ（Noyes & Kletti, 1977）は 101 人の交通事故と身体的暴行の被害者を調査した。72％ が，現実でない感じや，事故後の時間経過の変容の感覚を経験したと報告し，57％ が自動運動を，52％ が疎隔感を，56％ が離人感を，34％ が身体からの離脱を，30％ が非現実感を報告した。ヒルマン（Hillman, 1981）は，刑務所の暴動で捕虜になった 14 人の矯正官が，時間の歪曲と，激しい痛みに対抗するための心理的な無痛を経験したと報告している。ウィルキンソン（Wilkinson, 1983）はハイアット・リージェンシー・ホテルの空中回廊の崩壊事故の生存者の心理的反応を調査した。この事故では 112 人が死亡し 200 人が負傷した。生存者には崩壊の時点で離人感と非現実感が見られるのが普通であった。シーゲル（Siegel, 1984）は，31 人の誘拐の被害者とテロの捕虜を研究し，捕虜体験中に 25.8％ がボディイメージと感覚の変容，離人感，失見当識を経験し，12.9％ は体外離脱体験をしたと報告している。

　最近では，さまざまなトラウマを受けた人の研究によって，トラウマとなった体験が生じている間の解離が，その後の PTSD の発生に関する重要な予測因子であることが示されてきた。ホーレン（Holen, 1993）はこのことを北海重油流出事故の被害者に関して見出し，カルデーニャとスピーゲル（Cardeña & Spiegel, 1993）はカリフォルニアのロマ・プリエタ地震の後，100 人の大学院生に，クープマン，クラッセン，スピーゲル（Koopman, Classen, & Spiegel, 1994）は，カリフォルニア州オークランドとバークレイの大火の被害者に見出

した。臨床研究では，カールソンとロッサー=ホーガン（Carlson & Rosser-Hogan, 1991）はカンボジア難民のトラウマの深刻さと解離の症状とPTSDに強い関係があることを見出した。ブレンナーら（Bremner et al., 1992）はPTSDを生じたヴェトナムの戦闘帰還兵はPTSDになっていない兵士に比べて，より高いレベルの解離症状を経験していたと報告していることを発見した。イスラエルの51人の負傷のトラウマの経験者に対するプロスペクティヴな研究（Shalev et al., 1996）では，人口統計学的変数や出来事の深刻さ，出来事の後1週間のその他のタイプの症状を考慮したうえでも，周トラウマ期に見られた解離の程度が，6か月後のPTSD症状の分散の29.4%を説明した。

これらの研究がもたらした知見は，当初は驚くべきことであった。臨床的には命を脅かすような，あるいはその他の恐ろしい出来事が起こったときのトラウマに対する解離性の反応によって，被害者は心理的な距離をとることが可能となり，安心感を得ることができると信じられてきたからである。例えば，子どもの頃に近親姦の被害にあって大人になったサバイバーが，性的虐待の体験の間，自分の身体を離れて，疎隔感（feeling of detachment）と性的に虐待されている無力な小さな子どもへの同情心をもって，上のほうから暴行を眺めていたと報告することはよく見られる。トラウマ体験が起こっているときの体外離脱と，その他の周トラウマ期における解離の使用が，孤立無援（helplessness）と恐怖という破局的状況から自分を守ってくれるのかもしれないのだが，トラウマの際の解離は，その後の慢性的なPTSD発症の最も重要なリスクファクターのひとつなのである。

周トラウマ期の解離経験質問紙

慢性PTSD発症のリスクファクターとしての周トラウマ期の解離に関する初期の3つの研究の知見に基づき，マーマーらは，周トラウマ期の解離に関する信頼性と妥当性を持った評価尺度の開発のための一連の研究に乗り出した。この評価尺度（Peritraumatic Dissociative Experience Questionnaire: PDEQ）は，トラウマとなる出来事が起こったときの解離の経験を評価する9項目からなっている。すなわち，わからなくなったり空白になったりした瞬間があった，自分が「自動運転」しているようにふるまっていることに気づいた，出来事の間に時間の感覚が変化した，出来事が夢やお芝居のように非現実

的に感じられた，その場面の上に浮かんでいるような気がした，身体から切り離されたか身体が歪んだ感じがした，自分の身に起こっているのか他の人に起こっているのか混乱した，普通なら気づくようなことにその出来事の間は気づかなかった，身体的なけがに対して痛みを感じなかった，の9項目である。

　PDEQ を使ってマーマーら（Marmar et al., 1994 b）はヴェトナムでの戦闘体験のある 251 名の帰還兵を対象に，トラウマ後ストレスと周トラウマ期の解離の関係について調査した。PDEQ の合計スコアはトラウマ後ストレス症状の程度，ストレスにさらされた程度，一般的な解離傾向と強く関連していた。この研究はトラウマ性のストレスにさらされていた間の解離の程度が大きいほど，調査時点で PTSD の診断基準に合致する可能性が高くなることを示した。トラウマとなるような危機的事件に遭遇した 367 名の救急の職員，すなわち警察官や消防隊員，救急隊員や救急医療技術者，あるいはカリフォルニアの救急搬送部職員においても，同様の知見がもたらされた（Weiss et al., 1995 ; Marmar, Weiss, Metzler, Ronfeldt, & Foreman, 1996）。この 367 名のなかには 1989 年のロマ・プリエタ地震の際の，州間高速道路 880 号線ニミッツ・フリーウェイの崩壊事故に関わって救助を行った 154 名の職員が含まれていた。危機的事件にさらされた程度，社会的なサポート，心理的傾向，ローカス・オブ・コントロール［訳注：第2章の p. 41 の訳注を参照］，全般的な解離傾向，周トラウマ期の解離の経験など，現在の症状の苦痛を予測するかもしれないさまざまな因子が測定された。トラウマ体験への曝露の程度とその後の適応の程度をコントロールした場合，社会的なサポート，仕事上の経験，ローカス・オブ・コントロール，全般的な解離傾向，そして危機事態に直面していた際の解離体験とが，現在の症状による苦痛を予測しうるという結果となった。解離に関する2つの変数，すなわち解離経験尺度（Dissociative Experiences Scale : DES ; Bernstein & Putnam, 1986 の合計スコアと PDEQ の合計スコアとは，症状の程度を強く予測した。

　これらの結果はさらに 1994 年のロサンジェルス地域ノースリッジ地震の震源近くに住んでいた 60 人の成人男女の研究でも確認された（Marmar, Weiss, Metzler, & Ronfeldt, 1994 a）。また戦闘経験のある女性のヴェトナム帰還兵（Tichenor, Marmar, Weiss, Metzler, & Ronfeldt, 1994）においても確認された。この発見はさらに2つの別の研究によって強化された。ブレンナーら

(Bremner et al., 1992) はヴェトナム帰還兵においてトラウマ後ストレス反応と周トラウマ期解離の強い関連を報告している。PDEQ を使った最初のプロスペクティヴな研究において (Shalev et al., 1996)，1週間後の測定は5か月後の症状を予測していた。トラウマとなった出来事から何か月，何年，あるいは何十年たってから，レトロスペクティヴに周トラウマ期解離を測定した場合には歪みが生じる可能性がある（すなわち，現在の苦痛が大きいものであればあるほど，トラウマが起きた時点での解離を想起する可能性が高くなる）けれども，プロスペクティヴに行ったこのシャレフらの研究の結果は，周トラウマ期の解離についてのレトロスペクティヴな評価の妥当性を支持していると言えよう。

周トラウマ期の解離のメカニズム

周トラウマ期の解離とその後に生じる PTSD とを関連づけるこれらの知見は，周トラウマ期の解離のメカニズムに関して重要な疑問を浮かび上がらせることとなった。これまで見てきたように，トラウマに関連した解離の基礎をなす心理的要因に関する臨床的観察は，シャルコー (Charcot, 1887) やジャネ (Janet, 1889) の，そしてブロイアーとフロイト (Breuer & Freud, 1893-1895/1955) らの時代にまでさかのぼる。周トラウマ期の解離についての現代心理学の研究は，解離を起こす閾値の個人差に目を向けている。先述のように，トラウマとなった出来事が起きている間に解離を生じた成人の被害者は，子どもの頃や思春期にトラウマとなるような出来事をより多く経験しているようであり，それが解離の閾値を下げていると考えられる。不安についての神経生理学的研究と神経薬理学的研究は，周トラウマ期の解離をもたらすメカニズムに関して重要な手がかりを与えてくれる。ヨヒンビンを使用したサウスウィックらの研究 (Southwick et al., 1993) は，PTSD を生じた人ではフラッシュバックが高い覚醒状態に反応して生じることを示唆した。恐慌障害の患者はしばしば不安発作の頂点で解離性の反応を報告する (Krystal, Woods, Hill, & Charney, 1991)。モールマン，ヴァン・デア・ハート，ヴァン・デア・コルク (Moleman, van der Hart, & van der Kolk, 1992) は PTSD になった女性の症例を報告している。彼女は複雑な出生歴を持ち，PTSD になってパニックから解離状態への進行が見られたという。周トラウマ期の解離

とPTSDの関係は，トラウマとなった体験が生じている間の高レベルの不安によって媒介されていることをこれらの研究は示唆している。現在の研究は未だに「激烈な感情」が解離現象の基礎を作るというジャネの主張が正しいことを証明していると言えよう。

マーマー，ワイス，メツラー，デリュッキ（Marmar, Weiss, Metzler, & Delucchi, 印刷中b*）は，周トラウマ期の解離がより高いレベルになることに関連するものとして以下の要因を見出した。すなわち，若年，曝露のレベルが高いこと，主観的に知覚された脅威が大きいこと，一般的な心理的適応の悪さ，アイデンティティ形成の貧しさ，ホーガン人格目録（Hogan Personality Inventory）で定義される「野心」の低さと「慎重さ」の高さ，外的なローカス・オブ・コントロールが大きいこと，逃避/回避および情緒指向的対処の使用が多いこと，である。まとめると，これらの発見から示唆されるのは，仕事の経験が少なく，人格構造が脆弱で，安全の感覚を得るのに外的な世界をよりどころとすること大であり，不適応的な対処様式を多用するような人は，周トラウマ期に解離をより生じやすいということである（第15章を参照）。

第三次解離：解離性障害の進展

トラウマへの反応として一度解離することを学習すると，その後ストレスに直面するたびに解離が使われる傾向にあるということは繰り返し報告されてきた。解離の継続は現在の情報の意識上の処理過程を妨害するだけではない。それはまた，別の対処方法を発展させること妨げ，結局，全般的な適応をも妨げる。たとえ，恐怖を生じさせる可能性のある刺激を聞こえなくすることによって，圧倒されてしまうと感じなくてすむようにできたとしても，長期の経過では，トラウマの被害者は積極的な問題解決のためのストラテジーを持つことが困難になる危険性がある。それはすなわち，彼らが無力で受動的な社会的姿勢に固定化されてしまうということである（Wolfe, Keane, & Kaloupek, 1993）。解離反応の日常的な利用の測定にはDES（Bernstein & Putnam, 1986）が最

＊（訳注）　Marmar, C. R., Weiss, D. S., Metzler, T. J., & Delucchi, K. (1996). Characteristics of emergency services personnel related to peritraumatic dissociation during critical incident exposure. *American Journal of Psychiatry*, v. 153, no. 7, Festschrift Supplement, pp. 94-102.

も適しており，また，トラウマ性の体験をカプセルに閉じこめること（encapsulation）によって切り離された意識状態におくことについては解離性障害面接尺度（Dissociative Disorders Interview Scale：DDIS；Ross et al., 1992），あるいはDSM-III-Rの解離性障害のための構造化臨床面接（Structured Clinical Interview for DSM-III-R Dissociative Disorder：SCID-D；Steinberg, Rounsaville, & Cicchetti, 1990）が最も適している。

解離と自己感覚

　トラウマを受けてPTSDを生じた人たちを治療する臨床家の多くが，トラウマを抱えた人のなかには，実際には中立的なある一定の刺激に対して，まるでもう一度そっくりトラウマを受けたかのようにふるまい，もともとのトラウマ体験の時点に戻ったかのような精神状態を経験する者がいると述べている。たとえ，そのような振る舞いを示す際にトラウマとなった出来事を明瞭に思い出していなくても，である（例えば，Kardiner, 1941；Spiegel, 1993）。トラウマを受けた人は解離した記憶を普段は意識されない自我状態のなかに保持することができる。すなわちマクドゥガル（McDougall, 1926）は，トラウマ性の記憶は常にある人格の一部分である（p. 543）と述べている。この章の始めに，マイヤーズの観察（Myers, 1940）について書いた。すなわち，トラウマとなる出来事の後には，「見かけ上は正常」な人格と，トラウマとなる出来事とそれに対する反応を抱えるものとして機能しているかのような「情緒的」人格とが交替して出現する，という観察である。近年のニッセン，ロス，ウィリンガム，マッケンジー，シャクター（Nissen, Ross, Willingham, MacKenzie, & Schacter, 1988）の研究によれば，完全なDIDの状態にある患者の場合でも，正常な意識状態や解離の状態における潜在的な記憶と，顕在的な記憶の貯蔵の間で，また，それぞれの解離状態における記憶の貯蔵の間で解離は完全ではなく，通常，異なった自我状態間にある程度の共通の意識が見られるとのことである。

　解離によって，存在している複数のシェーマを維持することができ，精神の分離したそれぞれの状態がトラウマとなった出来事を処理する。結果として，トラウマ性記憶の構造は，トラウマに関連した認知と自己のシェーマを保持することになるが，こうした認知や自己のシェーマはお互いに異なったものであ

り，また通常の状態とも異なっている。というのは，それぞれが異なった人生や生活上の体験に基づいているからである。つまり，認知的シェーマ——それは自己のシェーマを含むものである——はその人の存在する状態によって異なるのだ。解離性障害の患者が通常の状態にあるときにはこう主張するかもしれない。「私は虐待なんかされていない」。解離された別の認知システムは「私は弱くて無力で，何の価値もない」というような信念を含んでいるのにもかかわらず，である。このことから，実際の認知は活性化している状態に依存するのだと言えよう。

分離した，異なった自我状態にトラウマが保持されるとするなら，人格のある部分はトラウマ性の記憶による影響が比較的少ない状態で発達していくことができることになる。トラウマ性記憶を保持する人格のある側面が，トラウマ体験が生じた精神発達段階に固着するのなら，トラウマは発達の異なった段階で異なった長期的影響を及ぼすということになる。例えば，3歳のときにトラウマを受けた人は，幼い子どもの発達的能力によって強烈な情緒状態を処理しようとし続けるだろう。それに対して，発達のもっと後の段階でトラウマを受けた人は，ストレスになる後の経験に対処するために別のメカニズムを利用するだろう (van der Kolk, Hostetler, Herron, & Fisler, 1994)。

第7章で見たように，大人になってから最初のトラウマが生じた場合は，現在定義されているようなPTSDを生じる傾向がある。しかしながら，幼少時のトラウマは，少なくとも部分的には心理的成熟の早期の段階への発達的固着の結果として理解されうるような，より複雑な症状を生じさせる傾向がある。

解離の病理とその他の精神障害

DID患者の状態像は，トラウマを受けたというコンテクストのなかで，断片化が多くの異なるレベルで起こっていることを示している。トラウマの記憶それ自体が断片化するだけでなく，想起という行為に関わる自己のアイデンティティも同様に，多くの解離した断片となる。これらの自己の断片のいくつかは，トラウマとなった出来事には複数の異なった様相があることに気づいているのに対して，これらの耐えがたい経験に気づかないままの自己断片もある。これまでの研究は，子どもの頃のトラウマとDID（以前は多重人格性障害と呼ばれていた）の進展の間には非常に強い関連があることを一貫して示し

てきている。クーンズとミルスタイン（Coons & Milstein, 1986）は多重人格性障害の 20 人の患者のうち 85％ に子どもの頃の虐待の既往が報告されたとしているし，フリシュホルツ（Frischholz, 1985）とパットナムら（Putnam et al., 1986）は，深刻な子どもの頃の虐待の割合は，彼らの被験者において 90％ 以上であると報告した。大抵の場合，これらの慢性的な解離状態にある患者の子どもの頃のトラウマの深刻さは異常としか言いようのないものである。すなわち，深刻で長期間にわたる身体的または性的虐待，生命の危険，主たる養育者による虐待からくる主観的な安全感の全くの欠如，などである。

しかしながら，DID だけが，トラウマの既往と強く結びついた高レベルの解離の見られる精神医学的状態であるというわけではない。解離性障害の患者に見られる（Bernstein & Putnam, 1986；Boon & Draijer, 1993；Saxe et al., 1993）のと同様に，高いレベルのトラウマと解離の両方が，BPD（例えば，Herman et al., 1989；Ogata et al., 1990），身体化障害（Saxe et al., 1994），大うつ病と PTSD（Bremner et al., 1992, 1993；Spiegel et al., 1988）に見出されてきた。プロスペクティヴには，解離は自傷行為と自殺企図の予測因子である（van der Kolk, Perry, & Herman, 1991）。

チュウとディル（Chu & Dill, 1990），およびサックスら（Saxe et al., 1993）の研究によれば（第 7 章を参照），解離性障害はアメリカの精神科入院患者にはきわめてありふれたものである。サックスらの研究からもたらされた有症率は，一般の解離性障害と DID でそれぞれ 15％ と 4％ である。しかしながら，臨床家はこれらの患者を正しく診断するための訓練をめったに受けていない。すなわち，サックスらの研究（1993）で行われたカルテの再調査では，健忘，離人症，自動症，麻痺などの解離を経験した患者のうち，そういった解離について診断が行われていたのは全体の約 17％ でしかなかった。また，PTSD と解離性障害を両方合わせた場合，症状がこれらの解離性障害の診断基準に合致する患者のうちで，診断がついていたのはわずかに 8％ であった。解離性障害の患者のうちで非常に多くの者が，特定の質問に対し性的あるいは身体的虐待があったと答えているが（100％ が性的虐待を報告し，86％ が身体的虐待を報告した），これらの経験が患者の医学的な記録に記載されているのはさほど多くなかった（それぞれ 58％ と 25％）。

治療の原則

　急性，慢性のトラウマの治療は，3つの原則となる要素から成り立っている。患者を援助するために，①心理的，生理的反応をコントロールし統御する，②恐れおののき圧倒された体験を加工処理し，体験と折り合っていく，③安全な社会的関係，個人の有能感と対人関係における効力感を再建する。トラウマを受けた人が解離し続ける限り，自分の意志とは関わりなく起きるトラウマの断片の侵入に悩まされている限り，治療においては自己調節と再建が強調される必要がある。治療の初期の段階で，トラウマとなった経験の探求と除反応を，安定の感覚を確立しないうちに行おうとすれば，大変よくない治療結果を招きそうである。このことは，治療は，その初期段階において，安全と予測可能性の問題に焦点をあわせ，また適応的な行動を積極的に行えるように援助する必要があることを意味しよう。

　急性ストレス反応を示す人のうち，ある限られた者が引き続きPTSDを発症する。最初の反応を克服することができる人たちは，身体生理的にも再安定化を得ることができる可能性が高い。急性期の介入に関する研究の結果からは，治療の初期段階で情緒的なワーク・スルーを行うことの効用に対する疑問が増大してきていることがわかる（第14章を参照）。対象群を使った研究が不足しているため，われわれは今のところ，トラウマへの最初の対応は患者を日常のサポーティブなネットワークに再び結びつけることと，マスタリーの感覚を再建することから成り立っているという臨床的な印象を持つにとどまっている。

　現在までにトラウマに関連した解離に特定して焦点をしぼった心理学的，薬理学的介入に関する研究で，対象群を設定した臨床研究は報告されていない。現在の研究者は，主として，解離性障害の患者に対する心理療法的アプローチに関してジャネが提示した以下に示す段階 (Janet, 1919/1925) にしたがっている (Braun, 1986 ; Brown & Fromm, 1986 ; Kluft, 1987 ; Herman, 1992 ; van der Hart, Brown, & van der Kolk, 1989 ; van der Hart et al., 1996)。

（1） 安定化，症状志向的治療，近づいてくるトラウマ性の記憶への準備
（2） トラウマの記憶の同定，展開，変容
（3） 再発の防止，残遺症状の緩和，人格の再統合，リハビリテーション

　これらのステージ（最初の2つについては以下で簡単に考察する）は，それぞれ異なった治療技術を要求する。複雑でないケースでは，トラウマ性の記憶とそれに関連した心理的負荷とは，「水面近く」にあり，往々にして非催眠的方法でもアクセスすることができる。安全な状況でこれらの患者の経験を話し合い，個人的なトラウマ体験を思い出させるもの（例えば写真や日記）を治療者と一緒に見ていけるよう援助するだけで，解決に導くことが可能な場合もある。慢性的な解離の問題を持つ患者にはもっと複雑なアプローチが必要であるが，その詳細はこの章の範囲を超えている。これらのアプローチとは，一番脅威を与えない記憶から開始し，次第に最もトラウマ性の高い記憶の同化に向けて段階的に進んでいくという形で，トラウマとなった体験の再現と言語化とを促進するというものである（Putnam, 1989；Kluft, 1991；van der Hart et al., 1996）。これらの患者の治療では，トラウマに関連した自己（あるいは自己の断片）の概念に特別な注意が払われる必要がある。というのは，これらの概念が転移において活性化される可能性があるからである。このことは，患者が治療者との関係において認識した脅威を，解離を用いることなくプロセスできるように援助していくうえで，非常に重要である（例えば，Horowitz, 1986；Marmar, 1991；Pearlman & Saakvitne, 1995）。

安定化

　身体的な安全性の感覚はトラウマが帰ってこないという知識によるところ大である。このことは，実際の手順としては，トラウマを受けた患者は身体的にも情緒的にも安全な環境にあることを保障するための関わりを積極的に行う必要があることを意味する。そのコンテクストにおいては，治療の第一の目的は，患者が解離的な精神状態の変動に対するコントロールを獲得するのを促進することに，すなわち，恐怖からの退却と段階的な統合を可能にすることにおかれる。解離反応は激しい情緒をもたらす想起のきっかけへの反応として生じ

るため，治療初期には問題を見極め，目標を設定することが必要となる。解離反応はしばしば自己催眠をともなうため，こうした状態に陥った患者に対しては「現実との接触を回復」するための援助が必要となる。そのために，患者が感覚を同定することを援助したり（「何が見えますか，どんな音が聞こえますか，どんな匂いがしますか，身体に何を感じますか」），現実に存在しているものに注意を向けるよう援助したり，情緒に名前をつけるのを援助したりするわけである。トラウマを受けた人が現実との接触を回復するのを援助するために，身体的接触が有効であることが多い。すなわち身体感覚への気づきを増すのである。また，援助者と患者の間で何らかの身体接触（例えば手や肩に触るなど）をあらかじめ決めておくことも有効である。性的虐待など個人的な領域を侵害されたという被害体験のある患者に対しては，治療において身体的接触を活用する前に，その意味を明確な形で説明し，十分な理解と同意を得ておく必要がある。接触を伴う介入は，患者が自分の反応を自信を持ってはっきり示せるような安全な関係を確立した後に，適切なタイミングを見計らって行われるべきである。

　解離は時間の持続的感覚の消失を伴うため，日常の予定や約束など，日常生活上でなすべきことが重要となる。疲れとストレスは解離のエピソードをおそらく悪化させるので，通常の睡眠─覚醒のサイクルや活動─休養のスケジュール，食事の時間などが重要である。こういった患者は強迫的行動によって感覚を回避しようとやっきになることがあるが，こうした行為は脅威と不安定さを増悪させるだけに終わるものである。治療は患者が自分の行動の結果をよく考えることへの援助に焦点を当てる必要がある。これらの患者の多くは不安定な社会生活を送るようになっており，それがしばしば不愉快な驚愕の原因になっている。したがって，社会的なサポート構造の分析が必要であり，患者が頭の中が空白になったとかコントロールを失ったと感じるときに，安定して信頼できる人や組織を見つけられるよう援助する必要がある。治療の焦点が安定化のどの局面であろうと，患者がコントロールとマスタリーの感覚を得ることが常に重要なのである。

　司法のプロセスにおいて事実を明らかにするという目的がある場合，催眠は有用ではないが，解離の患者の治療においては巨大な利益をもたらす。ヴァン・デア・ハートとスピーゲル（van der Hart & Spiegel, 1993）は，催眠は

以下に述べる目的での催眠の活用を奨励している。①トラウマの記憶の招かれざる侵入に対してコントロールを獲得することを学習できるような安全な精神状態を作り出すため，②ヒステリー性精神病として表現されるトラウマのもたらす解離状態の治療へのアプローチとして。それと同様に運動は，身体感覚に対するコントロール感を強化するために大変有益である。解離のエピソードのきっかけを同定することも治療の重大な要素である。

トラウマ性の記憶を扱う

　トラウマ性の記憶の治療のエッセンスは次のように記述できよう。①トラウマに関連した，解離した自己への恐怖症を克服する。またトラウマについての思考に関連する恐怖と恥辱の感覚を克服する。②解離したトラウマの記憶への恐怖症に打ち勝つ。トラウマ性の記憶は，個人的な意識の流れにおいて見出され，トラウマに関連した感情や感覚の侵入的再体験という形から，トラウマに関連した物語へと変容される必要がある。③人生そのものへの恐怖症を克服する。この恐怖症には，再被害を受けることへの恐怖や，被害者が自分自身の運命を引き受けることができなくなるという感覚が含まれる（van der Hart, Steele, Boon, & Brown, 1993 ; van der Hart et al., 1996 ; 詳細については本書第 14 章を参照）。トラウマ性の記憶はその感情的，感覚運動的要素が他の記憶から孤立したままである場合には適切に処理されない（van der Hart & Op den Velde, 1991）。適切な処理が生じるには，すべての解離された局面が統合されねばならない。悪夢やフラッシュバックという形でのトラウマの再生が，記憶の処理にとって有効に作用しないのは，出来事のいくつかの要素が，統合され，意味論的に表現された自伝的記憶にならねばならない他の要素から解離したままであるからである。

　解離性障害の治療についての定則を明確に打ち出す前に，学ぶべきことはたくさん残っている。急性，慢性のトラウマを受けた患者の両方に対する現在の治療方法の系統的探求と妥当性の検証を行うためには，解離の心理学的，神経学的理解の進展を十分に考慮に入れる必要がある。この点に関して，本書で記述を試みたような，トラウマへの適応の中核的メカニズムと処理過程の理解

に関する今日の進歩が,トラウマとなる体験にさらされたときに解離によって反応する患者を治療するためのより良い方法を明らかにすることを望むものである。

Bessel A. van der Kolk
Onno van der Hart
Charles R. Marmar
(小西聖子＝訳)

文献

American Psychiatric Association. (1994). *Diagnostic and statistical manual of mental disorders* (4th ed.). Washington, DC: Author.

Bernstein, E. M., & Putnam, F. W. (1986). Development, reliability, and validity of a dissociation scale. *Journal of Nervous and Mental Disease, 174*, 727–735.

Boon, S., & Draijer, N. (1993). Multiple personality disorder in the Netherlands: A clinical investigation of 71 patients. *American Journal of Psychiatry, 150*, 489–494.

Braun, B. G. (1986). Issues in the psychotherapy of multiple personality disorder. In B. G. Braun (Ed.), *Treatment of multiple personality disorder* (pp. 3–28). Washington, DC: American Psychiatric Press.

Bremner, J. D., Southwick, S., Brett, E., Fontana, A., Rosenheck, R., & Charney, D. S. (1992). Dissociation and posttraumatic stress disorder in Vietnam combat veterans. *American Journal of Psychiatry, 149*, 328–332.

Bremner, J. D., Steinberg, M., Southwick, S. M., Johnson, D. R., & Charney, D. S. (1993). Use of the Structured Clinical Interview for DSM-IV Dissociative Disorders for systematic assessment of dissociative symptoms in posttraumatic stress disorder. *American Journal of Psychiatry, 150*(7), 1011–1014.

Breuer, J., & Freud, S. (1955). Studies on hysteria. In J. Strachey (Ed. and Trans.), *The standard edition of the complete psychological works of Sigmund Freud* (Vol. 2, pp. 1–305). London: Hogarth Press. (Original work published 1893–1895)

Briere, J., & Conte, J. (1993). Self-reported amnesia for abuse in adults molested as children. *Journal of Traumatic Stress, 6*, 21–32.

Brown, D. P., & Fromm, E. (1986). *Hypnotherapy and hypnoanalysis*. Hillsdale, NJ: Erlbaum.

Cardeña, E., & Spiegel, D. (1993). Dissociative reactions to the Bay Area earthquake. *American Journal of Psychiatry, 150*, 474–478.

Carlson, E. B., & Rosser-Hogan, R. (1991). Trauma experiences, posttraumatic stress, dissociation, and depression in Cambodian refugees. *American Journal of Psychiatry, 148*, 1548–1551.

Charcot, J. M. (1887). *Leçons sur les maladies du système nerveux faites à la Salpêtrière* [*Les-*

第11章 外傷後ストレス障害における解離と情報処理過程 383

sons on the illnesses of the nervous system held at the Salpêtrière] (Vol. 3). Paris: Progrès Médical en A. Delahaye & E. Lecrosnie.
Christianson, S.-A., & Nilsson, L.-G. (1984). Functional amnesia as induced by a psychological trauma. *Memory and Cognition, 12,* 142–155.
Christianson, S.-A., & Nilsson, L.-G. (1989). Hysterical amnesia: A case of aversively motivated isolation of memory. In T. Archer & L.-G. Nilsson (Eds.), *Aversion, avoidance and anxiety* (pp. 289–310). Hillsdale, NJ: Erlbaum.
Chu, J. A., & Dill, D. L. (1990). Dissociative symptoms in relation to childhood physical and sexual abuse. *American Journal of Psychiatry, 147,* 887–892.
Coons, P. M., & Milstein, V. (1986). Psychosexual disturbances in multiple personality. *Journal of Clinical Psychiatry, 47,* 106–110.
Epstein, S. (1991). The self-concept, the traumatic neurosis, and the structure of personality. In D. Ozer, J. M. Healy, Jr., & A. J. Stewart (Eds.), *Perspectives in personality* (Vol. 3, Part A, pp. 63–98). London: Jessica Kingsley.
Erikson, E. H. (1963). *Childhood and society* (2nd ed.). New York: Norton.
Freud, S. (1955). Beyond the pleasure principle. In J. Strachey (Ed. and Trans.), *The standard edition of the complete psychological works of Sigmund Freud* (Vol. 18, pp. 3–64). London: Hogarth Press. (Original work published 1920)
Frischholz, E. J. (1985). The relationship among dissociation, hypnosis, and child abuse in the development of multiple personality disorder. In R. P. Kluft (Ed.), *Childhood antecedents of multiple personality* (pp. 99–126). Washington, DC: American Psychiatric Press.
Fromm, E. (1965). Hypnoanalysis: Theory and two case excerpts. *Psychotherapy: Theory, Research, and Practice, 2,* 127–133.
Gelinas, D. (1983). The persisting negative effects of incest. *Psychiatry, 46,* 312–332.
Harber, K. D., & Pennebaker, J. W. (1992). Overcoming traumatic memories. In S.-A. Christianson (Ed.), *The handbook of emotion and memory: Research and theory* (pp. 359–386). Hillsdale, NJ: Erlbaum.
Herman, J. L. (1992). *Trauma and recovery.* New York: Basic Books.
Herman, J. L., Perry, J. C., & van der Kolk, B. A. (1989). Childhood trauma in borderline personality disorder. *American Journal of Psychiatry, 146,* 490–495.
Hillman, R. G. (1981). The psychopathology of being held hostage. *American Journal of Psychiatry, 138,* 1193–1197.
Holen, A. (1993). The North Sea oil rig disaster. In J. P. Wilson & B. Raphael (Eds.), *International handbook of traumatic stress syndromes* (pp. 471–479). New York: Plenum Press.
Horowitz, M. J. (1986). *Stress response syndromes* (2nd. ed.). New York: Jason Aronson.
James, W. (1894). Book review of Janet's *Etat mentale des hystériques* and of J. Breuer & S. Freud's *Über den Psychischen Mechanismus Hysterischer Phänomene. Psychological Review, 1,* 195–199.
Janet, P. (1889). *L'automatisme psychologique.* Paris: Alcan.
Janet, P. (1898). *Névroses et idées fixes* (Vol. 1). Paris: Alcan.
Janet, P. (1904). L'amnésie et la dissociation des souvenirs par l'émotion [Amnesia and the dissociation of memories by emotions]. *Journal de Psychologie, 1,* 417–453.
Janet, P. (1909a). *Les névroses.* Paris: Flammarion.
Janet, P. (1909b). Problèmes psychologiques de l'emotion. *Revue Neurologique, 17,*

1551-1687.
Janet, P. (1925). *Psychological healing* (2 vols.). New York: Macmillan. (Original work published 1919)
Janet, P. (1932). *La force et la faiblesse psychologiques*. Paris: Maloine.
Janoff-Bulman, R. (1992). *Shattered assumptions: Towards a new psychology of trauma*. New York: Free Press.
Jung, C. G. (1921-1922). The question of the therapeutic value of abreaction. *British Journal of Medical Psychology, 2*, 13-22.
Kardiner, A. (1941). *The traumatic neuroses of war*. New York: Hoeber.
Kluft, R. P. (1987). An update on multiple personality disorder. *Hospital and Community Psychiatry, 38*(4), 363-373.
Kluft, R. P. (1991). Multiple personality disorder. In A. Tasman & A. Goldfinger (Eds.), *American Psychiatric Press review of psychiatry* (Vol. 10, pp. 161-188). Washington, DC: American Psychiatric Press.
Koopman, C., Classen, C., & Spiegel, D. (1994). Predictors of posttraumatic stress symptoms among survivors of the Oakland/Berkeley, California, firestorm. *American Journal of Psychiatry, 151*, 888-894.
Krystal, H. (1978). Trauma and affects. *Psychoanalytic Study of the Child, 33*, 81-116.
Krystal, J. H., Woods, S., Hill, C., & Charney, D. S. (1991). Characteristics of panic attack subtypes: Assessment of spontaneous panic, situational panic, sleep panic, and limited symptom attacks. *Comprehensive Psychiatry, 32*, 474-480.
Lazarus, R. S. (1966). *Psychological stress and the coping process*. New York: McGraw-Hill.
Loewenstein, R. J., & Putnam, F. W. (1990). The clinical phenomenology of males with multiple personality disorder. *Dissociation, 3*, 135-143.
MacMillan, M. (1990). Freud and Janet on organic and hysterical paralyses: A mystery solved? *International Review of Psychoanalysis, 17*, 189-203.
Marmar, C. R. (1991). Brief dynamic psychotherapy of post-traumatic stress disorder. *Psychiatric Annals, 21*, 405-414.
Marmar, C. R., Weiss, D. S., & Metzler, T. J. (in press-a). The Peritraumatic Dissociative Experiences Questionnaire. In J. P. Wilson & T. M. Keane (Eds.), *Assessing psychological trauma and PTSD: A practitioner's handbook*. New York: Guilford Press.
Marmar, C. R., Weiss, D. S., Metzler, T. J., & Delucchi, K. (in press-b). Characteristics of emergency services personnel related to peritraumatic dissociation during critical incident exposure. *American Journal of Psychiatry*.
Marmar, C. R., Weiss, D. S., Metzler, T. J., & Ronfeldt, H. M. (1994a). Predicting symptomatic distress in emergency services personnel. *Journal of Consulting and Clinical Psychology*.
Marmar, C. R., Weiss, D. S., Metzler, T. J., Ronfeldt, H. M., & Foreman, C. (1996). Stress response of emergency services personnel to the Loma Prieta earthquake Interstate 880 freeway collapse and control traumatic incidents. *Journal of Traumatic Stress, 9*, 63.
Marmar, C. R., Weiss, D. S., Schlenger, W. E., Fairbank, J. A., Jordan, K., Kulka, R. A., & Hough, R. L. (1994b). Peritraumatic dissociation and posttraumatic stress in male Vietnam theater veterans. *American Journal of Psychiatry, 151*, 902-907.
McDougall, W. (1926). *An outline of abnormal psychology*. London: Methuen.
McFarlane, A. C., Weber, D. L., & Clark, C. R. (1993). Abnormal stimulus processing

in PTSD. *Biological Psychiatry, 34,* 311–320.
Melville, H. (1984). *Selections.* New York: Viking Press.
Moleman, N., van der Hart, O., & van der Kolk, B. A. (1992). The partus stress reaction: A neglected etiological factor in post-partum psychiatric disorders. *Journal of Nervous and Mental Disease, 180,* 271–272.
Myers, C. S. (1940). *Shell shock in France 1914–18.* Cambridge, England: Cambridge Unversity Press.
Nemiah, J. C. (1996). Early concepts of trauma, dissociation, and the unconscious: Their history and current implications. In J. D. Bremner & C. R. Marmar (Eds.), *Trauma, memory, and dissociation.* Washington, DC: American Psychiatric Press.
Nissen, M. J., Ross, J. L., Willingham, D. B., MacKenzie, T. B., & Schacter, D. L. (1988). Memory and awareness in a patient with multiple personality disorder. *Brain and Cognition, 8,* 117–134.
Noyes, R., Hoenck, P. R., & Kupperman, B. A. (1977). Depersonalization in accident victims and psychiatric patients. *Journal of Nervous and Mental Disease, 164,* 401–407.
Noyes, R., & Kletti, R. (1977). Depersonalization in response to life-threatening danger. *Comprehensive Psychiatry, 18,* 375–384.
Ogata, S. N., Silk, K. R., Goodrich, S., Lohr, N. E., Westen, D., & Hill, E. M. (1990). Childhood sexual and physical abuse in adult patients with borderline personality disorder. *American Journal of Psychiatry, 147,* 1008–1013.
Pearlman, K. W., & Saakvitne, L. A. (1995). *Trauma and the therapist.* New York: Norton.
Prince, M. (1911). *The dissociation of personality.* New York: Longmans, Green.
Putnam, F. W. (1985). Dissociation as a response to extreme trauma. In R. P. Kluft (Ed.), *Childhood antecedents of multiple personality* (pp. 65–97). Washington, DC: American Psychiatric Press.
Putnam, F. W. (1989). *Diagnosis and treatment of multiple personality disorder.* New York: Guilford Press.
Putnam, F. W., Guroff, J. J., Silberman, E. K., Barban, L., & Post, R. M. (1986). The clinical phenomenology of multiple personality disorder. *Journal of Clinical Psychiatry, 47,* 285–293.
Ross, C. A., Anderson, G., Fraser, G. A., Reagor, P., Bjornson, L., & Miller, S. D. (1992). Differentiating multiple personality disorder and dissociative disorder not otherwise specified. *Dissociation, 5,* 87–91.
Saxe, G. N., Chinman, G., Berkowitz, R., Hall, K., Lieberg, G., Schwartz, J., & van der Kolk, B. A. (1994). Somatization in patients with dissociative disorders. *American Journal of Psychiatry, 151,* 1329–1335.
Saxe, G. N., van der Kolk, B. A., Berkowitz, R., Chinman, G., Hall, K., Lieberg, G., & Schwartz, J. (1993). Dissociative disorders in psychiatric inpatients. *American Journal of Psychiatry, 150,* 1037–1042.
Shalev, A. P., Peri, T., Caneti, L., & Schreiber, S. (1996). Predictors of PTSD in injured trauma survivors: A prospective study. *American Journal of Psychiatry, 153,* 219–225.
Siegel, R. K. (1984). Hostage hallucinations. *Journal of Nervous and Mental Disease, 172,* 264–272.
Solomon, Z., Mikulincer, M., & Avitzur, E. (1988). Coping, locus of control, social support, and combat-related posttraumatic stress disorder: A prospective study. *Journal of Personality and Social Psychology, 55,* 279–285.

Southwick, S. M., Krystal, J. H., Morgan, C. A., Johnson, D., Nagy, L. M., Niculaou, A., Heninger, G. R., & Charney, D. S. (1993). Abnormal noradrenergic function in posttraumatic stress disorder. *Archives of General Psychiatry, 50*, 266–274.

Spiegel, D. (1984). Multiple personality disorder as a post-traumatic stress disorder. *Psychiatric Clinics of North America, 7*, 101–110.

Spiegel, D. (1993). Dissociation and trauma. In M. D. Lutherville (Ed.), *Dissociative disorders: A clinical review.* Baltimore: Sidran Press.

Spiegel, D., & Cardeña, E. (1991). Disintegrated experience: The dissociative disorders revisited. *Journal of Abnormal Psychology, 100*, 366–378.

Spiegel, D, Hunt, T., & Dondershine, H. E. (1988). Dissociation and hypnotizability in post traumatic stress disorder. *American Journal of Psychiatry, 145*, 301–305.

Steinberg, M., Rounsaville, B., & Cicchetti, D. V. (1990). The Structured Clinical Interview for DSM-III-R Dissociative Disorders: Preliminary report on a new diagnostic instrument. *American Journal of Psychiatry, 147*, 76–82.

Tichenor, V., Marmar, C. R., Weiss, D. S., Metzler, T. J., & Ronfeldt, H. M. (1994). *The relationship of peritraumatic dissociation and posttraumatic stress: Findings in female Vietnam theatre veterans.* Unpublished manuscript.

van der Hart, O. (1993). *Trauma, memory and dissociation* [In Dutch]. Lisse, The Netherlands: Swets & Zeitlinger.

van der Hart, O., & Brown, P. (1992). Abreaction re-evaluated. *Dissociation, 5*(4), 127–140.

van der Hart, O., Brown, P., & van der Kolk, B. A. (1989). Pierre Janet's treatment of post-traumatic stress. *Journal of Traumatic Stress, 2*, 356–380.

van der Hart, O., & Op den Velde, W. (1991). Traumatische herinneringen [Traumatic memories]. In O. van der Hart (Ed.), *Trauma, dissociatie en hypnose* [Trauma, dissociation, and hypnosis] (pp. 71–90). Lisse, The Netherlands: Swets & Zeitlinger.

van der Hart, O., & Spiegel, D. (1993). Hypnotic assessment and treatment of trauma-induced psychoses: The early psychotherapy of H. Breukink and modern views. *International Journal of Clinical and Experimental Hypnosis, 41*, 191–209.

van der Hart, O., Steele, K., Boon, S., & Brown, P. (1993). The treatment of traumatic memories: Synthesis, realization, and integration. *Dissociation, 6*, 162–180.

van der Hart, O., van der Kolk, B. A., & Boon, S. (1996). The treatment of dissociative disorders. In J. D. Bremner & C. R. Marmar (Eds.), *Trauma, memory and dissociation.* Washington, DC: American Psychiatric Press.

van der Kolk, B.A., & Ducey, C. (1989). The psychological processing of traumatic experience: Rorschach patterns in PTSD. *Journal of Traumatic Stress, 2*(3), 259–274.

van der Kolk, B.A., & Fisler, R. (1995). Dissociation and the fragmentary nature of traumatic memories: Review and experimental confirmation. *Journal of Traumatic Stress, 8*, 505–525.

van der Kolk, B. A., Hostetler, A., Herron, N., & Fisler, R. E. (1994). Trauma and the development of borderline personality disorder. *Psychiatric Clinics of North America, 17*(4), 715–730.

van der Kolk, B. A., Pelcovitz, D., Roth, S., Mandel, F., McFarlane, A. C., & Herman, J. L. (in press). Dissociation, affect dysregulation and somatization: The complexity of adaptation to trauma. *American Journal of Psychiatry.*

van der Kolk, B. A., Perry, C., & Herman, J. L. (1991). Childhood origins of self-

destructive behavior. *American Journal of Psychiatry, 148,* 1665–1671.
van der Kolk, B. A., & van der Hart, O. (1989). Pierre Janet and the breakdown of adaptation in psychological trauma. *American Journal of Psychiatry, 146,* 1530–1540.
van der Kolk, B. A., & van der Hart, O. (1991). The intrusive past: The flexibility of memory and the engraving of trauma. *American Imago, 48,* 425–454.
van der Kolk, B. A., van der Hart, O., & Brown, P. (1989). Pierre Janet and psychological trauma: The centenary of the publication of *L'automatisme psychologique. Journal of Traumatic Stress, 2*(4), 365–378.
Weiss, D. W., Marmar, C. R., Metzler, T. J., & Ronfeldt, H. M. (1995). Predicting symptomatic distress in emergency services personnel. *Journal of Consulting and Clinical Psychology, 63,* 361–368.
Wilkinson, C. B. (1983). Aftermath of a disaster: The collapse of the Hyatt Regency Hotel skywalks. *American Journal of Psychiatry, 140,* 1134–1139.
Wolfe, J., Keane, T. M., & Kaloupek, D. G. (1993). Patterns of positive readjustment in Vietnam combat veterans. *Journal of Traumatic Stress, 6,* 179–193.

第 V 部

発達的・社会的・文化的諸問題

第12章
幼少期・思春期のトラウマ性ストレス
——近年の進展と現在の論争——

　この20年間にトラウマ性ストレスにさらされた幼少期，思春期の子どもの反応についての知見が増えてきている。世界中で，家庭内暴力，対人的暴力，および地域ぐるみの暴力（政治的暴力，自然あるいは人為的な災害，重大な事故，生命がおびやかされるような疾患）にさらされた子どもについての研究がなされている。本章では，この分野の研究の発展について振り返り，近年の重要な進展と現在の関心事および論議についていくつか選んで焦点をあてることとする。

　ここ10年ほどの間に，家庭内暴力の被害者となった子どもに対する関心が広まってきた。近年，アメリカ合衆国において地域ぐるみの暴力の被害を受けた幼い子どもたちが重大なリスクを抱えることが報告されるようになってきた。テロリズムや戦争，市民への残虐行為，民族や宗教にまつわる暴力，政治的圧力，拷問などにさらされた子どもたちへの認識も高まってきている。自然災害における疾病率や死亡率は先進諸国においては減少しているにもかかわらず，開発途上国では死や負傷，破壊は広汎にみられ，多くの子どもの被害者が出ている（Weisaeth, 1993）。

　子どもがトラウマとなる状況にさらされるという事態の広がりやトラウマに引き続いて起こる急性期の苦痛の重症度，および潜在する深刻な長期にわたる精神的な後遺症について，われわれが十分に正しく理解するようなるにつれ，健全な発達の枠組みのなかでの研究と臨床的な実践の必要性が明らかになってきた。この発達の枠組みにおいてはトラウマと発達の間に基本的な関係があることが認識されている。

　このことは，幼少期・思春期のトラウマ性ストレスの問題すべてにあてはまるものである。この問題としては以下のようなことがあげられる。すなわち，トラウマにさらされる危険性，トラウマとなる状況の主観的体験，事件直後の

苦痛の特徴と反応，トラウマに関連した精神病理学上の特性，トラウマの重症度，経過，抵抗性や回復力に対する子どもの素因の影響，両親の機能や仲間との関係，学校環境などによるトラウマ性のストレスの緩和および予防と介入の方法である。

　小プリニウス（Pliny the Younger）の手紙（100-113 A. D. /1931）には，ヴェスビオ火山の噴火という破滅的な災害を経験した青少年の最も古い話がのっている。また，マキシム・ゴーキイ（Maxim Gorky）は『私の子ども時代』（*My Childhood*, 1913/1965）という本のなかで，家族からの虐待と社会的暴力についての自分の体験を記している。エリー・ヴィッセル（Elie Wiesel）は『夜』（*Night*, 1958/1960）という本のなかで，ホロコーストについて力強い描写をしている。マヤ・アンジェロウ（Maya Angelou）は『私はなぜ籠の鳥が歌うか知っている』（*I Know Why the Caged Birds Sings*, 1969）という本のなかで子どもの頃のレイプの強烈な体験を語っている。これらの著者は，子どもの頃のトラウマ体験が与えた発達への影響をよく表している。実のところ，創造性や性格がしばしば，人生の早期の悲劇から生まれることはよく知られた仮説である。われわれは子どもの頃のトラウマ性ストレスの研究を行っているうちにある核心にたどりついた。それは，急速に拡大しつつある発達心理学の分野から新たな知識と方法を取り入れることによって，トラウマ性ストレスの発達への影響についての理解を深められるということである。トラウマ性ストレスの発達への影響としては，能力の獲得，発達上の移行の達成，倫理観の発達および人格の表出への影響などがあげられる。

　トラウマ性ストレスと人格の間の重要な関連は，トラウマ性の予期によって形成されることをわれわれは提唱したい。こうした予期は，発達段階の途中にある子どもの思考，感情，行動，生理反応において見られる。その人への衝撃の性質や程度に応じて，トラウマ体験は世界についての予期や，対人関係上の安全性や安心感，個人の統合性に関する子どもの感覚を歪めていく。ボウルビイ（Bowlby, 1973）が述べているように，こういった予期が世界についての子どもの内的な「構造図」を形作り，自分と他人についての概念を形成し，現在と将来の行動に深刻な影響を与えるであろう将来についての予想をもたらす。今のところ，子どもの頃のトラウマ性ストレスの影響は，PTSDの症状に限定されている。ごく最近，抑うつ，分離不安障害など，PTSDに合併す

る精神病的な状態が評価の対象になってきている（Goenjian et al., 1995）。トラウマ性の予期という概念は，トラウマによる影響として，近い将来とさらに先の将来における発達の障害，人生の方向性の変化，後年の身体的な健康上のリスク，および将来の生活上のストレスに対する脆弱性が発生することを十分に考慮しなければならないということを意味している。

本研究分野についての概観

　子どものトラウマ性ストレスについての研究はこの10年間に急速に発達した。幼少期や思春期の子どもについての研究は，成人のトラウマ性ストレスについての理解が科学的に進んできたことからかなりの恩恵を受けている。同時に，子どもの頃のトラウマについての豊富な知識は，子ども時代のトラウマがどのように成人の機能に影響を与えるか（特に成人になってトラウマ性ストレスから回復した場合）というような，子どものトラウマと成人のトラウマの間の相互作用についての理解を深めてくれる。

　子どもの頃のトラウマ性ストレスに関する研究の分野は，それ自身がいくつかの発達段階を経てきている。その乳幼児期とでも言える段階では，トラウマとなる状況にさらされた子どもへの面接を，心理学的，臨床的に適切なものにするための方法の開発に向けた努力が払われたことが特徴的である。この初期の臨床記述学的な研究は，子どもに直接関わることに対する科学分野の抵抗と社会的な抵抗を乗り越えなければならなかった。こういった研究によって，トラウマにさらされていた間とその直後に子どもの精神活動のレベルが高まること，トラウマ性の体験の複雑性，さらにその結果である苦痛の重症性について，初めて集団規模のデータが集められた。同時に，このような研究から，両親の自殺や，殺人，レイプなどのきわめて残虐な暴力を目撃した子どもへ注意が向けられるようになった。このような研究の進展とともに，目撃者となった子どもの証言への信頼性と子どもの被暗示性について社会的な疑問が呈されるようになった。そのような社会現象が，記憶や学習のプロセスについての理解や，幼い子どもたちの集団がトラウマとなった出来事についての物語を共同で構築することについての理解を得ようとする努力に拍車をかけること

になった。

　第二段階では，研究者は，PTSDという名称で表されるような子どもの苦痛についての複雑な症状を系統的にまとめあげ，幼少期および思春期にこれらの症状がどのように現れてくるかをより正確に記述しようとするようになった。このような研究では，評価を行うための妥当性と信頼性が備わった尺度が必要となる。PTSDの反応に特定化した評価が，それまで一般的に使われていた全般性不安についての尺度に取って代わるようになった。このような面接技術や構造化された自己記述式の質問紙は，コミュニティと集団を対象としたより体系的な調査で利用されるようになった。一般人口を対象とした調査は，子どものトラウマ研究は科学的手法として発展し，「曝露量」(dose-exposure) モデルの導入をもたらした。このモデルを用いることにより，幼少期および思春期の子どもにおけるトラウマ後の反応の重症度と経過の予測因子や，媒介因子をより厳密に研究できるようになった。

　これらの研究では，以下のような知見が得られている。

（1）　子どもは，トラウマ後の症状をすべての範囲にわたって体験する。
（2）　曝露のレベルがトラウマ後の反応の重症度と経過に強く関係する。
（3）　悲嘆反応，トラウマ後ストレス，抑うつ，分離不安反応は別個の症状ではあるが，実際には相互に関連している。
（4）　同じトラウマを体験した場合，その反応として親と子の苦痛には有意な相関がみられる。

　また，その他の重要な知見として，事象特異的な新たな恐怖が発現すること (Dollinger, O'Donnell, & Staley, 1984)，PTSDの重症化および慢性化のリスク要因としての罪悪感や極端な驚愕反応の重要性 (Pynoos et al., 1993 a)，悪影響（学習の障害など）をともなう特定の症状の孤立化（長引く睡眠障害など，Pynoos et al., 1987）などが挙げられる。PTSDと抑うつ反応を評価するためには，カテゴリー的な診断分類よりも連続スケールによる診断分類を使ったほうが，リスク評価や段階的介入の方法，あるいは回復過程のモニターリングを行ううえで，よりよい情報を得ることができるだろう (Pynoos et al., 1993 a)。

第三段階では3つの広汎な領域を対象とした研究が明らかになってきた。第一の領域は，初期のコホート研究の所見によって示唆された病因とそれに関連するより深い研究に焦点をあてたものである。例えば，いくつかの研究では，PTSDやその他の反応を生じる危険性が高いと考えられるトラウマ体験の特徴を，客観的および主観的により明確に規定している（Yule, 1993；Freedy, Kilpatrick, & Resnick, 1993；Berkovitz, Wang, Pynoos, James, & Wong, 1994）。他には，親の症状や反応の影響（例えば，トラウマに関連したものに対する母親の回避傾向と，トラウマ後の子どもの苦痛の増大との関連性）についてより詳しく研究したもの（Bat-Zion & Levy-Shiff, 1993；Stuber, Nader, Yasuda, Pynoos, & Cohen, 1991）などがある。

第二の領域では，研究および臨床の関心の範囲が，単なるPTSDの範囲を越えて拡大してきている。そこでは以下のことに焦点が置かれている。

（1） トラウマの想起のきっかけとなる刺激と，トラウマによって二次的に生じうる有害な出来事の役割
（2） 合併症
（3） 特定的な発達上の影響
（4） 人格形成や道徳性の発達への衝撃
（5） 連続的，反復的なトラウマ体験
（6） ネグレクトや虐待，あるいは親の精神病理的な問題などを背景とした，複数のトラウマ体験間の相互作用
（7） 気質や知能，あるいは過去の適切な対処行動など，子どもに固有の要因が果たす役割
（8） PTSDと特定の家族的素因によって二次的に生じた障害との関連性

第三の領域としては，幼少期および思春期の子どものPTSD症状に関係する生物学的変化についての予備的調査が挙げられる。これらの研究は，神経生理学的機能の調節（例えば，驚愕反射；Ornitz & Pynoos, 1989）や，ストレスホルモンの基礎レベルと反応性（De Bellis et al., 1994；Goenjian et al., 印刷中）における末梢自律神経機能の変化に関する探求を開始した（Perry, 1994）。

子どもについての生物学的研究では，調査時の生物学的システムの成熟度や正常な生理学的発達の障害が潜在していることに注意をはらう必要がある。

世界のさまざまな地域で集積された知識により，暴力や災害，トラウマとなるような死別体験にさらされた子どもを対象とした精神保健に関する厳密な調査プログラムの実行への道が開かれるようになった。戦乱にある旧ユーゴスラビア全土に設立されたユニセフの心理社会的プログラム（Kuterovac, Dyregrov, & Stuvland, 1994 ; Stuvland, 1993）や，1988年のアルメニア地震後に作られたアルメニア救援協会の精神医学的アウトリーチ・プログラム（Goenjian, 1993）では，こうした新しい方法が用いられた。これら最新のアプローチは，曝露の程度とトラウマ後反応の存在に関する学校で実施可能な体系的なスクリーニングを，緊急の心理的援助とともに提供するものである。このスクリーニングから得た情報をもとに，リスクの高い集団を同定し事例を発見するとともに，どの程度のアウトリーチが必要かを判断し，それぞれリスクの高さが異なる集団に適切なタイミングで介入を行う計画をたて，適切な治療技法を選択していくのである。定期的にさらなるスクリーニング（子どもや家族が直面しているトラウマを想起させる刺激と二次的なストレスについての評価を組み合わせたもの）を行うことで，回復過程をモニターし，予期しない出来事や併発したトラウマ，あるいはよくない出来事に起因する症状の悪化をすばやく認知でき，介入の有効性を評価できるのだ。

これらのプログラムでは，個人，集団，家族，学級，地域レベルの介入を行い，以下のような治療様式を個別に，あるいは組み合わせて用いている。

（1）　心理教育的アプローチ
（2）　ソーシャル・スキル・トレーニング（社会技能訓練）
（3）　精神力動的心理療法
（4）　認知行動療法
（5）　薬物療法
（6）　教育上の支援
（7）　発達上の障害に重点をおいた治療教育的介入

同時にわれわれは，以下のような因子を減少させるための予防的介入の開発

と実行に鋭意努力している。それらの因子とは，被害の曝露の発生率，曝露後の急性精神疾患の発生率，合併症の発生率，正常な発達や学業および家族の機能の阻害，付加的なリスクに関連して別個に発生する行動や行為の障害の発生である。アメリカで実施されている代表的なプログラムとしては，子どもの発達と地域の治安についてのエール子ども研究センターのプログラム（Yale Child Study Center's Program on Child Development and Community Policing；Marans & Cohen, 1993），と暴力と社会の変化についてのチャールズ・ドリュー大学研究センターでのUCLAのトラウマ精神医学プログラム（Charles Drew University Center for the Study of Violence and Social Change—UCLA Trauma Psychiatry Program）があげられる。エール子どもセンターのプログラムでは暴力にさらされた子どもへ対応性を向上し，曝露を最小限にし，すばやい心理学的介入と照会を促進するために，地域の警察官にトラウマ性ストレスと子どもの発達についての訓練を行っている。UCLAのプログラムは，リスクのある小学生を対象に，行動と学業面での障害と家庭内外での暴力，トラウマ性の傷害，喪失などへの曝露について，体系的なスクリーニングを提供するものである。また，このプログラムでは個人療法，集団療法，助言という3段階から成る学校を基盤とした介入を行っている。イギリスでは，臨床家と研究者のチームが国レベルで，家族の殺人の被害にあった子どもへの予防・介入プログラムを実施している（Hendricks, Black, & Kaplan, 1993）。

　このようなプログラムは，今後より必要とされる予防的介入の成果についての研究という新しい時代を開くだろう。この段階の臨床研究から得られた知見は，より効果的な社会政策や社会資源の活用の促進のために用いられることによって，公衆衛生や精神保健活動に対して非常に重要な意味を持つことになる。例えば，暴力の被害にあった青少年についての臨床的知見が増えることによって，暴力を予防するアプローチへの再考を促すようになるといった具合である。現在は，初期に使われていた葛藤を解決するための教育的アプローチから，過去あるいは現在の思春期の子ども間での暴力体験と，このような体験の発達上の影響に重点をおいたより治療指向性の高い予防・介入の方法に向かってきている。

臨床評価および治療のための発達的アプローチ

　われわれは最近，子どものトラウマ性ストレスについての発達概念モデルを作成した。これは，トラウマ性ストレスを抱えている子どもの発達とその後遺症の複雑な関係を表すものである (Pynoos, 1993 ; Pynoos, Steinberg, & Wraith, 1995)。このモデルは，トラウマを受けた子どもの体系的な臨床評価と治療について直接的な影響を及ぼすものである。評価は，相互に関連する3つの因子（トラウマ性の体験，トラウマを想起させる刺激，二次的に起こる有害な出来事）の特徴を明らかにすることにより，苦痛を構成する3つの原因に的を絞る必要がある。それぞれの評価は，以下の部分より成る。①客観的特徴を明確に記述し，トラウマとなったエピソードについて子どもが主観的に体験したことを詳細に記述すること，②トラウマを想起させる刺激（内部刺激と外部刺激の両方）と，それらの予想される将来の発現についてそのタイプと頻度を決定すること，③現存する，あるいは潜在的に存在する二次的ストレスと有害な出来事について詳細に記述すること。

　かつて，臨床家や研究者は子どものトラウマ性の体験を分類するのに広いカテゴリーを用いるのが一般的であった。近年のアプローチでは，重度のトラウマ後反応をともなうトラウマ性の体験の客観的特徴をより厳密に記述するようになっている。これらの特徴を以下に示す。

(1) 直接的に生命の脅威にさらされること
(2) かなりの身体の痛みをともなう身体的な傷害
(3) 身体の切断やグロテスクな死を目撃すること（特に家族や友人の）
(4) 他者への暴力行為を行うこと
(5) 何の反応も得られない助けを求める叫び声や苦痛の泣き声を聞いたり，異常な有害臭にさらされること
(6) 閉じ込められたり，助けが得られないこと
(7) 暴力の脅威が身近にあること
(8) 事態が予測できないこと，被害体験が継続すること

(9) 暴力的な力の程度と武器や危険物の使用
(10) 暴力的出来事の間の脅迫の頻度と性質
(11) 残虐行為を目撃すること
(12) 加害者や他の被害者との関係
(13) 身体的拘束が用いられること
(14) 子どもの身体的な統合性を侵害すること
(15) 残虐さと悪意の程度

　これらの因子はすべて，幼少期・思春期の子どものPTSDの発症と症状の持続性に密接に関連している（Gleser, Green, & Winget, 1981 ; Pynoos et al., 1993 a ; Yule & Williams, 1990 ; Pynoos, Sorenson, & Steinberg, 1993 b）。残虐行為を写した写真やメディア報道を見たり家族や友人の切断された身体を見ることもまた，二次的なリスクの重大な源泉となる（Nader, Pynoos, Fairbanks, Al-Ajeel, & Asfour, 1993）。
　近年の研究では，脅威に対する子どもの主観的な認知とトラウマ後の苦痛の深刻さとの関連が扱われるようになった（Yule, Bolton, & Udwin, 1992 ; Schwartz & Kowalski, 1991）。1994年のロサンジェルスのノースリッジで起きた地震の後の子どもの状態に関するわれわれの最新の研究（Berkovitz et al., 1994）では，閉じ込められたり，けがをするというような客観的な特徴に加えて，死の恐怖を感じたとか，心臓の鼓動が速まるのを感じたとか，地震の際に誰かがとった行動についてひどく戸惑いを感じたといったような主観的な体験が，5か月後のPTSDの全般的な重症度を予測する因子であることが明らかになった。また，自分の行為のために，あるいは自分が行わなかった行為のために他者を危険にさらしたという罪悪感も，トラウマ後の苦痛を予測する因子であることがわかった。恥辱感や怒りといった否定的な感情の発生も同様の影響を与える可能性がある（Lansky, 1992）。
　次節からは，われわれの提唱するトラウマ性ストレスのモデルの3つの要素——トラウマ性の体験，トラウマを想起させる刺激，二次的に発生する有害な出来事——について述べていく。

子どもの頃に受けたトラウマ体験についての発達論的分析

　アメリカ精神医学会（American Psychiatric Association, 1994）および，WHO（World Health Organization, 1992）による最新のトラウマ体験の定義は，特定の主観的，客観的基準を提示することで以前のものよりかなりの改善を示している。しかし，この定義では，発達面への考慮が欠けている。研究と臨床の両方の目的で，トラウマ性の体験に発達面からのより詳細な分析が必要とされている。刺激障壁の破綻としての子どものトラウマというフロイトの最初の記述が，しばしば彼の思想の代表的なものとして考えられているが，彼は，「抑圧，症状，不安」（Inhibitions, Symptoms and Anxiety, 1926/1959）のなかで，より複雑な発達的定義を記している。フロイトはトラウマとなるような状況（traumatic situation）を，「外的および内的な，あるいは現実的および本能的な危険が集中する」（p. 168, 傍点は筆者）ものとして定義づけている。トラウマとなるような状況において，外的な脅威体験は，脅威の最悪の事態の予想，自分あるいは他者がやろうとした，あるいは実際に行った防衛行動の無益さや無効さ，取り返しのきかないトラウマ体験の瞬間における身体的な無力性の経験を含んでいる。また，内的な脅威体験には，情動反応や生理反応に耐えられないという感覚や，個人にとっての破滅的な結果の感覚などが含まれる。後者には，外的な脅威と心理力動的な脅威が含まれる。

　内的あるいは外的な脅威体験は，主観的な評価によって影響を受けるし，また，状況に注意を向けて内的な反応を調節しようとする努力がどの程度適切であるかということによっても影響を受ける。このような評価と対処のための努力は，子どもの発達や経験による成熟にともなって変化するものであり，その場合，特に親や大人の養育者（caretaker），兄弟，仲間をどのくらい信頼しているかということが関係する。内的な反応としては，自律神経系の反応や情動反応だけでなく，象徴的な意味や心理性的（psychosexual）な解釈といった属性も現れる。ローゼンブラットとシックスタン（Rosenblatt & Thickstun, 1977）の報告によると，脅威の直接的な認知がなくなっても自律神経系の覚醒は継続することが多く，覚醒自体が危険の徴候と見なされてしまう可能性がある。それによって，トラウマ性の体験が維持されるだけでなく，「危機

感情」(emergency emotion; Rado, 1942) と行動も持続する可能性がある。

　ひどいトラウマを受けた子どもや青少年に関する実験的研究によって，子どもたちのトラウマ性の体験の複雑性に関する臨床的知見が増えてきている(Pynoos, 印刷中)。まず，急性期の感情状態や認知的な先入観 (preoccupations)，あるいはトラウマ性ストレスが生じた時点での発達的な事柄に関係する子どもの人生や生活のコンテクストを理解しなくてはならない。第二に，トラウマ性の体験は，強烈で瞬時に移り変わる知覚的，運動感覚的，身体的体験であり，そこには外的あるいは内的脅威に関する子どもの主観的な評価がともなう。強烈で持続する生理的な興奮，情緒反応および精神力動的脅威が子どもに襲いかかる。子どもは行動，思考，空想によって現在の状況を何とか把握しようとし，身体的，情緒的な反応を制御しようと努力する。

　第三に，子どもの関心や注意の中心が変化する可能性がある。子どもは両親や兄弟，あるいは友人に危険が迫ったり，彼らがけがをしたりすると，自分自身の安全に関心を向けなくなり（あるいは恐怖を抑え込んでしまい），癒しがたい共感的苦痛を体験することがある (Hoffman, 1979)。一方で，子ども自身が脅威に直面していたりけがをした場合には，他の家族が脅威にさらされていても家族に対して無関心になったり，彼らから心が離れてしまうことがある。思春期の子どもでは，他人のために行動するか，あるいは自分を守ろうとするかという葛藤などの「実存的ジレンマ」(existential dilemma) を実際に経験するかもしれない。自分や他者に傷害が生じた場合には，とたんに子どもの頭は，その傷がどの程度か，助けてもらえるか，治るかということで一杯になってしまう。暴力的な環境にある子どもでは，加害者からの報復を引き起こすのではないかという恐怖のために，助けたいという気持ちをはばまれたり，反撃への衝動を抑え込まれたように感じるかもしれない。

　第四に，子どもの身体統合性や自律性が損なわれるようなことが起こってくると，子どもの関心と注意により急激な変化が生じる可能性がある。そういった場合，子どもの注意は，精神，身体への危害の性質とその程度に関する恐怖や空想にもっぱら向けられるようになり，援助のことは考えられなくなる。子どもは，内的恐怖に向き合うため，自己防衛メカニズムを使おうとする。そのひとつとして解離反応があげられるが，それによって子どもが出来事の現場から離れていると感じたり，その出来事が自分の身には起こっていないように感

じたり,苦痛な感覚を消してしまったり,自律神経の覚醒状態や不安をコントロールしたり,ある特定の自我機能を保護し,実際に自分が関与しているという感覚を減じたりすることが可能となる(Rose, 1991)。暴力的な近親姦の被害にあったり捕虜になるという状況では,自分の身にそういった状況が生じているという感覚を遮断するための方法として否認をしたり,あるいは,身体的な脅威や精神的屈辱,それにともなう苦痛を軽減するために,自分自身がそういった状況を必要としていた,あるいは求めたのだと思い込もうとするかもしれない(Bernstein, 1990 ; Strenz, 1982)。

第五に,トラウマ性ストレスには,付加的なトラウマ状況が含まれることもある。例えば,暴力や脅威が終了した後,救援が来るまでの間,負傷したり死んでしまった家族とともにいなければならないといったこと,止血しようとしたり蘇生を行ったりすること,警察や救急隊の到着や活動を目撃すること,救急室での処置や外科的手術,家族や友人がどうなったかを知らされずに過ごすことなどがあげられる。

第六に,多くの場合トラウマ性ストレスは重層的なものである。隣の部屋であろうと別の場所にいようと,家族や友人の安否について心配することは,さらなる強いストレスを与えることとなる。危険は子どもに過去の状況を思い起こさせ,以前の恐怖や不安を新たに呼び起こし,現在の脅威の主観的評価に影響を与え,身体的,精神的な反応を悪化させるかもしれない。愛着をもっていた人物や仲間の死を目撃することは,自分の生命への脅威が続いている事態であるにもかかわらず,喪失に対する急性反応を引き起こしてしまう可能性がある。

子どものトラウマ性の体験の複雑性が過小評価されているのに加えて,トラウマ後ストレス反応に対するわれわれの関心から,発達への影響がしばしば抜け落ちてしまっている。一般的に言って,トラウマ性の体験は,外的な危険を評価し対処しようとする努力に関連した発達的な期待の展開を妨害する。その例としては,① 警戒反応(Krystal, 1991)や社会的な関係性の把握(Emde, 1991),あるいは防御壁の失敗,② 強制力を持った暴力に対して抵抗できないこと(Murray, 1938),③ 基本的な親和性への期待の裏切られ,④ 傷つけられることから身を守るための壊滅的な感情(catastrophic emotions)が生じないこと(Rangell, 1991),⑤ 社会的にコントロールされた世界という信頼感

の崩壊，⑥回避できない危険に屈服しなればならない状況での諦めの感覚（Krystal, 1991），などが指摘される。

トラウマを想起させるきっかけ

　トラウマを想起させるきっかけは，子どものトラウマ性の体験についての外的，内的な特定の手がかりのなかに埋め込まれている。トラウマを想起させるきっかけがどの程度起こりうるかということは，トラウマとなる体験の性質とトラウマ後の環境の状況によって決まる。トラウマを想起させるきっかけの役割はいまだ十分に理解されていない。現段階では，行動上の変化の出現，神経生理学的反応性の昂進および興奮後の神経生理的な回復の遅延などの危険性の増大といった，トラウマ後ストレス反応の各段階の特性に関わっていると考えられている。予期されていない状況でトラウマの想起のきっかけが生じた場合には，自分が無防備であるという感覚を喚起し，その結果，再発に対する恐怖が高まる。トラウマを想起させるきっかけへの反応性に対する治療としては，何がきっかけとなっているのかを同定し，それとトラウマとの関連性に関する子どもの理解を深め，認知的な弁別を援助し，予測される反応に対する子どもの耐性を強化し，きっかけが起こった後の回復を促進する子どもの能力を高めるといった方略をとる必要がある。

　社会環境的介入（socioenvironmental interventions）として次の3つの側面を考慮しなければならない。第一は，トラウマを想起させるきっかけの作用についての両親，教師，治療者の理解を高め，そのようなきっかけの予期や発生に関する適切なコミュニケーションを促進し，反応の期間や強度を緩和するための支援を行うことによって，そのきっかけの影響を和らげるということである。第二点として，トラウマを想起させるきっかけの発生頻度を少なくし，トラウマとなった出来事の生々しい記述に子どもをさらすなどの不要な再曝露を少なくするために適切な環境的介入を行うことである。第三点としては，親が過敏な反応を示すことにより子どもへの不必要な曝露を生じるといった事態を減少させるために，両親を援助し支えることがあげられる。想起させるきっかけに対して親が反応して何らかの行動を生じた場合，その行動が子どもの不安を増強し，子どもに対する親としての適切な行動ができなくなるかもしれな

い。1994年のノースリッジ地震の後にわれわれが行った調査（Berkovitz et al., 1994）では，トラウマを想起させる事柄への現時点での反応性と想起後の沈静の困難性が，その後の慢性的PTSDの発症を高率に予測する因子であることが明らかとなった。

二次的に起こる有害な出来事

　トラウマ状況には，しばしば急性の，あるいは長期にわたる有害な出来事と二次的なストレスの両方が関係している。これらには，急性期の傷害とその後の障害への内科的，外科的治療，あるいはリハビリテーションのための治療や，移住や移民あるいは再定住，養育関係の変化，家族の経済状況の変化，トラウマ後ストレス反応による役割関係や学校の成績の変化，友人などから質問に答えるというストレスなどが含まれる（Pynoos et al., 1993）。研究においても臨床実践においても，トラウマ体験そのものの影響と二次的ストレスに関連する影響は，十分に区別されてはこなかった。二次的なストレスは，①合併症の危険性を増大させ，②適応へ努力を困難なものとし，③不適応行動を引き起こし，④社会的支援の活用，家族の機能，仲間との再結合を阻害する。家族への二次的なストレスの影響は，子どもに対する親としての機能の低下として徐々に現れてくることが多い。
　二次的に生じる有害な出来事に対する治療としては，二次的ストレスのもとが同定できるように子どもを援助し，結果として生じる内的な情緒的葛藤を扱い，対処技能を促進することなどがあげられる。二次的ストレスを最小限にするための社会環境的介入として，子どものアドヴォカシー活動（child advocacy）が必要となることが多い。

トラウマに関する精神病理学

　幼少期・思春期の子どものトラウマに関する精神病理学の研究は新たな段階に入っている。子どものPTSDの測定法を改善し，就学前の子どもおよび乳幼児に適用可能な補助的観察技法を開発するための努力が重ねられてきた。最

新の傾向としては，より広い診断スペクトラムで症状の評価を行うことや，さまざまな症状の要因を弁別しそれらの相互作用を研究するといったことが行われている。これらの研究は，抑うつ，分離不安，複雑な悲嘆などを対象としている。その他の重要な研究分野としては，トラウマ後に生じる注意欠陥/多動性障害（attention-deficit/hyperactivity disorders）や，さまざまな恐怖症，行為障害，薬物乱用の発症についての研究があげられる。

子どもについての多数の文献がひとつの重要な問題を取り上げている。それは，トラウマ後のストレス症状と悲嘆反応を弁別し，その相互作用を明らかにすることが困難であるということだ。幼少期・思春期の子どもについての多くの研究から（Pynoos, 1992 ; Goenjian et al., 1995），われわれは，複雑な悲嘆反応と死別による抑うつの両方が生じることを見出したが，それは，最近では，成人についても記述されている（Prigerson et al., 1995）。われわれはまた，死とそれにまつわる問題をめぐるトラウマ状況に再三注意を向けることによって，PTSDがどのように悲嘆反応の経過を複雑にしていくかということについてずっと観察を続けてきた（Pynoos, 1992）。そのなかで，PTSDが喪失に目を向けたりその後の人生の変化に適応しようとする努力を阻害していることがわかった。

われわれは，1988年に起こったアルメニア地震の被害を受けた幼少期・思春期の子どもに関する縦断的な研究（Goenjian et al., 1995）を現在も引き続き行っているが，最近わかってきたことは，PTSDの症状と抑うつ症状および分離不安障害の3つの間に相互関係がみられるということである。重度で長く続くPTSDの症状によって引き起こされた苦痛は，不安に満ちた愛着の症状や，養育者から慰撫を引き出すためのしがみつきを増悪させていた。被害がまた起こるのではという恐怖感が，安全に対する子ども自身と家族の不安を増大させ，その結果，子どもが家族のもとから離れられない状態となった。逆に，分離不安はPTSDの症状，特に過覚醒を悪化させた。

重症で慢性のPTSDは，二次的な抑うつの発症の危険因子であることが認められた。われわれの研究では，この危険性は2つの独立した原因から発生していることが明らかになった。マクファーレン（McFarlane, 1995）は次のように述べている。すなわち，PTSDの症状が長期にわたって続くこと自体が，子どもや家族の苦痛と混乱を継続させる主たる原因になっているというのであ

る。長期の PTSD 症状はまた，子どもがトラウマ後の出来事に対処する能力を損なっているようである。もうひとつの原因は，二次的に起こる有害な出来事が積み重なっていくと，子どもがさらにうつ状態をきたす危険性が増大するということである。そのうえ，抑うつは，トラウマ後ストレスの症状の解消を阻害する方向に作用する。PTSD と抑うつ障害，喪失，二次的な有害な出来事は，悪性の相互関係を生む基盤を形成し，幼少期・思春期の子どもとその家族の適応や回復に大きな影響を与える。

トラウマ後早期の発達の障害

　子どものトラウマ性ストレスに関する研究では，トラウマの結果として生ずる発達の障害について適切な評価を行わなくなってしまった。こうした評価には，トラウマ後早期の発達と長期間が経過した段階での発達的な能力の達成と，重要な発達段階の移行の両者が含まれる必要がある。これらの発達上のリスクと精神病理との双方に同様の関心が払われることで初めて，これらの相互作用を確認し，モニターし，適切に取り扱うことが可能となるのだ。図 12・1 に，トラウマ後早期の発達とストレスに関連した精神病理上の問題についての重要な領域の概要を示した。

トラウマ後早期の発達	トラウマ後早期のストレスに関連して起こる精神病理
選択的な注意・認知・学習 強い否定的感情の発生 原因を自分に帰する傾向 自律的な努力 自己の有効性の認識 特定の精神力動的・心理社会的・自己愛的関心 衝動の制御 道徳観念の発達 過去から現在までの時間の継続性への気づき/感覚 自己および他者の表象 生理学的な成熟 対人関係や家族関係の変化 能力の発達	PTSD 抑うつ 恐怖症 後天性の注意欠陥/多動性障害 その他の不安障害 睡眠障害 身体化障害 愛着障害 行為障害 解離性障害 摂食障害 薬物乱用

図 12・1　トラウマ後早期の発達とストレスに関連して起こる精神病理問題の相互作用

子どもの発達心理学の進歩によって，トラウマ性ストレスが発達能力に与える影響を評価するためのより洗練された方法が見出されてきている。例えば，近年の研究では，一貫性をもって話す能力の獲得に関する正常な発達（話す内容を，始まり，中頃，終わりの部分に構成する能力）が明らかになってきている。家族や地域での暴力にさらされた就学前の子どもについての現在の研究では，この能力の発達が阻害され，そうした体験のない子どもに比べ，混沌とした陳述構成しかできないことが示されている（Osofsky, 1993）。この発達課題の達成は，その後に発達する読み，書き，コミュニケーション技能の能力を獲得するうえで不可欠である。一貫性のない陳述しかできない場合，トラウマ体験のその後の処理のプロセスが妨げられ，解離現象として誤った構成が行われる可能性がある。

　強い否定的な感情の発生に関する発達的な研究では，子ども時代のトラウマ性の体験が，情緒を調節するメカニズムの成熟にどのような問題を生じるかが検討されている（Parens, 1991）。強烈な感情に対する恐れがあると，就学前の課題である感情状態を弁別する能力の発達，学童期での感情を詳しく表現する能力の発達，思春期での否定的な感情の原因と結果をより洗練された形で理解しようとする努力が阻害されてしまう。感情調節の達成は，これらの技能がうまく獲得されたかどうかにかかっている。発達に応じた適切な感情調節能力の存在は，家族内での機能や，仲間関係や学校における機能にとって非常に重要である。

　トラウマ性の体験は，重要な発達段階の移行を遅滞させたり，促進する可能性がある。例えば，トラウマ性の体験は，親子関係での依存と自律のバランスを狂わせてしまう。親と子の両者が防御壁の崩壊を感じてしまうと，幼い子どもでは両親への信頼と安全感や安心感に変化が生じ，両親は自分の子どもを守ることができるという自信に変化が起こる可能性がある。学童期の子どもでは，家族や自分の安全についての心配から愛着行動が増えるかもしれない。その結果，家族関係から仲間関係への移行に危機を生じ，親子関係にさらなるフラストレーションを付加し，子どもに当惑感や恥辱感を生じさせうる。自律的な努力の昂進は，前思春期や思春期前期の子どもの発達的な能力をはるかに超えた，大胆な試みに子どもを駆り立てるかもしれない。同時に，思春期中期の子どもでは，トラウマ後ストレスに関連した親子関係の不和がある場合，物事

を判断したりあえて危険を冒したりという発達上の重大な局面で親に相談を求めなくなるかもしれない。思春期後期の子どもは，自己充足へ急激な動きを示すか，あるいは逆に，他の家族の安心と安全を心配するがゆえに，家族を離れての自立を延期するかもしれない。

　家族関係から同年代の仲間関係への移行にもまた，悪影響がみられる。他の子どもとの関係で協調したり分かち合ったりすることは就学前の子どもの課題であるが，これらの課題は，引きこもりや情緒の抑圧，衝動コントロールの障害によって妨げられる。トラウマティック・プレイ (traumatic play) は，例えば就学前の子どもの共同の空想遊びを阻害するというような形で，その他の発達に必要な遊びの柔軟性を制限してしまう (Parker & Gottman, 1989)。トラウマ後の症状，行動，身体の変形や瘢痕のために，親友との親密な関係が展開できなくなり，仲間からの孤立感を生じ，社会的な排斥へといたる可能性がある。トラウマの再演——特に不適切な性的行動や攻撃行動——は，親や教師，他の子どもから「逸脱者」(deviant) とのレッテル貼られる原因となることもある。仲間からの拒絶は，二次的に発達に影響を及ぼし，さらなる精神病理を引き起こす重要な独立した危険因子である (Howes, 1987; Rubin, LeMare, & Lollis, 1990)。思春期の愛着関係に突然の変化が生じることもある。例えば，突然に友人との関係を解消したり，仲間集団を防御壁と見なして異常な愛着関係を示したり，普通の仲間関係ではなく逸脱的な子どもとの関わりが強くなるといった具合である (Pynoos & Nader, 1993)。臨床的な印象では，子どもが成熟するにつれ，彼らは人生へのトラウマの侵入がどのような発達的影響を与えているのかをイメージし考えられるようになると思われる。思春期の子どもの場合には，関わりの初期段階では，症状を検討したりそれらの症状が当然起こってくるものだといった心理教育的な理解を提供するよりも，トラウマ性の体験の発達に対する影響を話し合うことのほうが彼らには重要であるように思われる。例えば，ボスニアの少年兵は負傷して身体の障害を負ったのだが，彼は筆者の一人に，親族のなかで初めて大学に行ってサッカーの才能を伸ばすという彼の計画がめちゃめちゃになったという話をしてくれたが，その話は聞き手の心を大きく揺さぶるものであった。

　トラウマ後早期の発達の障害を取り扱うために必要となる介入の方法は，PTSD の臨床評価や治療に使われているものと異なっている。われわれは，

両親の暴力的な死を目撃した後で重症の読字障害を呈した2人の子どもの事例について調べたことがある。トラウマに関連して起こった視覚情報を処理する過程での障害の治療には，治療教育的な援助を併用する必要があった。自己評価の低下や仲間との関係における問題などとともに，学習面で二次的な悪影響が起こるのを予防することで，その後の発達の障害や精神病理の発生のリスクを低下させることができた。

　学校の子どもたちの大半が深刻なレベルの被害を受けるような災害の後では，学業成績が目に見えるほどの減退を示すことがある（Tsui, Dagwell, & Yule, 印刷中）。トラウマや悲嘆の後の反応から回復するまでは，最も深刻な影響を受けた子どもたちを援助するための段階的なカリキュラムを実施することが不可欠である。それまで成績があまりよくなかった子どもたちは学習面で最も大きなリスクを抱える可能性があり（Yule, 1991），学習面での失敗が自己評価の深刻な低下をもたらし，その後の精神的混乱を生じる危険性を高める（Saigh, 1991）。

PTSDの具体化と子どもの発達

　幼少期・思春期の子どもにおけるPTSDの診断についての信頼性と妥当性が改善されるにつれ，PTSDの概念もより具体的なものになってきた。PTSDの診断は，一種，観念的なものだと言える。その結果，PTSDの症状と，個々の子どもの非常に複雑な体験との密接な関係が見落とされる危険がある。例えばわれわれは，侵入イメージのことを，あたかも元々のぞっとする光景のネガフィルムの単なる再生であるかのような言い方をしてしまいがちである。そういうふうに言ってしまうことで，「子どもの心に刻まれた画像」の経験的，臨床的な重要性を見過ごしてしまう危険性が生じる。むしろ，侵入イメージは，トラウマとなった体験が生じているときの孤立無援感，恐怖，ぞっとするような感覚，まったく何もできないという感覚——例えば，両親が暴力によって取り返しのつかないような傷を負った場合に起こるもの——を保存する記憶の指標（memory marker）として存在し続ける。特に重要なのは，このような記憶の指標は，発達的な期待（幼い子どもでは防御壁に対する期待）

に対する「傷」(injury)の指標でもあるという事実であり，その傷は発達に重大な影響を与える。

トラウマ性のイメージとして保存されているトラウマの瞬間は，救援願望を含んだ無意識的，意識的なファンタジーを生じる。こういった救援のファンタジーは子どもの発達段階とそれぞれの過去の経験によって形作られる。トラウマの瞬間を想起させるきっかけは，選択的にトラウマのイメージを再びよみがえらせ，このイメージが今度は新たなトラウマ性の予期（暴力がひどくなることや発達上の期待の失敗など）を生じる可能性がある。これらの予期は，その直後に，あるいはある程度時間をおいてから，行動上に表現され，親子関係と友人関係の両方に影響を与えるかもしれない。結局のところ，トラウマ性のイメージは子どもの心の活動を表すのであって，時間の経過とともに興味深い微妙な修正が行われるのだ。

子どものトラウマ性ストレスについての研究の最近の動向

子どものトラウマ性ストレスに関する最近の研究では，これまで別々の流れで行われてきたさまざまな研究の情報が統合されてきている。この傾向を推進してきた要因としては，以下のような認識が挙げられる。それらの認識とは，①さまざまな形のトラウマ性ストレスにさらされた子どもは，同じようなPTSD型の反応を示す，②同一の環境にいる子どもは，一群の関連したトラウマ，あるいはそれぞれ独立した一群のトラウマにさらされる危険性がある，③時間の経過とともに，子どもはさまざまな異なったタイプのトラウマにさらされる危険性がある，というものである。こうした進展の結果，典型的には急性の状態を指した従来の概念の枠組みに代わって，蓄積的な緊張（Khan, 1963）やタイプⅠおよびタイプⅡトラウマ（Terr, 1991）などの慢性的なトラウマ状況に言及する概念が現れるようになった。こうした知識，方法論，治療技術の統合にしたがって，トラウマを受けた子どもたちへのよりよい治療，評価のアプローチが可能になるだろう。

1回限りの暴力事件（例えば狙撃の目撃など）による急性のトラウマ後スト

レス反応についての知識は，慢性的な危険が存在する環境で生活した場合の発達の影響を正しく理解することによって，より完全なものとなってきている。慢性的な危険が存在する状態で生活してきた子どもについて考える場合には，急性の暴力体験にさらされた子どもにおけるトラウマ後ストレス反応の直後の深刻な性質——例えば，アイスクリームトラックの運転手が殺人事件にあい，死の淵で自分に倒れかかってきたという体験をした女の子の反応など——を考慮に入れる必要がある。しかし一方で，臨床家は，トラウマ後ストレス反応にのみ注意を奪われないようにしなくてはならない。PTSDにのみ目を奪われることによって，先ほどの例で言うと，この告発されなかった殺人を自分の地域でのギャングがらみの銃撃戦というよくあるパターンの一部として認識することによって，この少女の社会的契約の感覚の発達にいかなる影響が生じるかを無視してしまうことになるのだ。

　また，家庭内で起こったトラウマと家庭外で起こったトラウマの，時間の経過に伴う複雑な相互作用についての関心も高まってきている（Bell & Jenkins, 1993 ; Cicchetti & Carlson, 1989 ; Garbarino, Kostelny, & Dubrow, 1991 ; Macksoud, Dyregrov, & Raundalen, 1993 ; Richters & Martinez, 1993）。例えば，近年の災害の研究では，災害後の夫婦間暴力，子どもの虐待，非行の増加が報告されている（Goenjian, 1993）。銃器の入手がますます容易になっているという現状は，一部は犯罪への不安によるものであるが，実際上は銃による自殺や家庭内での事故の増加を生じている。かつての子どもは家族の誰かが薬の過量服用によって自殺を図ったのを見つけることが多かったが，今日，UCLAトラウマ精神医学研究所では，銃によって自ら致命的な傷を負った家族を発見した子どもの治療が増えてきている。戦争地域では，戦闘から帰還した兵士——彼らはしばしばトラウマを受け抑うつ状態を呈している——が兵器で自殺を企て，それを子どもが目撃したというケースをわれわれは経験している。

　家庭内で起こる暴力についての研究によって，子どもたちが複数の体験からなる一群のトラウマ体験にさらされる傾向があることが明らかになってきた。例えば，虐待を受けている子どもの場合，夫婦間虐待や両親の自殺，あるいは両親が他人を殺害するようなトラウマに対するさらなる曝露が，（子どもの人生のさまざまな時点における）その後の発達の障害のタイプや内容にどのよう

な影響を与えるのかが理解されてきている。このような研究によって、発達にどのような影響が生じるのかということとともに、世界が友好的な場所であるという、子どもが形成しつつある仮説がどのような形で影響され、蝕まれるのかが示されるようになった。

また、子どもの頃のトラウマ性ストレスについての知識と、関連分野から得られた知識との統合が行われる必要もある。診断可能な精神病理（例えば、気分障害、境界性人格障害など）を持つ親に養育された子どもたちについての研究は、トラウマを生じるような子どものそれぞれの体験（例えば、自殺を企て意識を失ったり傷を負った親を目撃することなど）や、そういった体験のもたらす精神病理や発達への影響を見過ごしがちである。逆に、躁うつ病の父親の殺人や自殺といった暴力行為に曝露された後に急性のストレス反応から回復した段階では、親の精神的な病理、特に子どもの個人的な境界を認識できないような病理の間主観的な経験に徐々に気づくようになり、子どもは危機的な状態に陥るのである。

発達内容の変化を考慮した観点を持つことで、特別な種類のトラウマ性ストレスにおいても、その特徴をより明確にすることができる。例えば、反復的な身体的、性的虐待の性質や暴力行為を目撃したときの状況は、時間の経過とともに、子どもや環境の状況の変化によって必然的に変化する。親の示す理由づけや脅し、子どもの意味づけ、復讐の怒りや防御、逃避の空想の内容などは発達上の成熟とともに変化する（Mones, 1991）。

トラウマ性の記憶と発達

子どもの頃のトラウマ性の記憶に関しては、現在全く対極をなす2つの流れがあり、それが議論の発展をはばんでいる。成人における「抑圧された記憶」(repressed memories) と「偽りの記憶症候群」(false memory syndrome) をめぐる近年の論争と、就学前の子どもの性的虐待を主張する裁判事例は、子どものトラウマ性の記憶を認めるか、却下するかという社会的な対立を生む結果となった。同時に、このトラウマ性の記憶を生物学的な用語——例えば「悪性記憶」(malignant memories)，「超記憶」(super memories)，「潜在的—顕

在的記憶」(implicit-explicit memories)——で説明しようとする試みも行われた。しかし，このような社会的な対立や生物学的還元主義はいずれも，トラウマとなった状況を刻々と体験し記憶する子どもの心の通常でない驚くべき活動を過小評価することになる。

発達的モデルは子どもがトラウマ状況をどのように体験し，統合し，想起するかということをよりよく理解するための重要な示唆を与えてくれる (Pynoos, 1993 ; Pynoos et al., 1995)。知覚情報を記銘し，加工し，分析する過程は，知覚的，運動的，身体的記録の相対的な重要性だけではなく，ある特定の知覚情報の入力に応じて発達的に変化する。例えば，銃撃事件で経験した硝煙の臭いは，ほとんど加工されずに記録されるかもしれない。これは，おそらく臭覚の神経解剖学的な特徴に関連しているであろう (Buck & Axel, 1991)。しかし，脅威を定位しそこからの距離を見定めて調整するために「視覚—空間パッド」(Baddeley, 1984) を使う視覚情報は，より発達した弁別能力を必要とする。子どもが時間的な記銘を行うためには，出来事の正確な空間的配列を把握する必要があるようである (Baddeley, 1976)。そのため，幼い子どもの場合には，出来事を想起する際に，その流れについて継時的な歪みが起こりやすいようである。

トラウマ性の記憶の情緒的な内容は，情動のメタ認知についての理解能力がどの程度成熟しているかによって決まる (Saarni & Harris, 1991)。トラウマが起こっている状況が複雑であると，2つ以上の感情——例えば，恐れ，悲しみ，興奮，怒りなど——が同時に，あるいは連続して湧き上がってくる。同時に発生した情動のメタ認知機能に欠落があると，同時に湧き上がった感情を体験の別々の部分に割り振るか，矛盾する感情のどちらかを無視することが必要となり，就学前の子どもでは体験の再構築が妨げられる。より成長した子どもの場合には，感情の弁別能力，特に否定的な感情についての能力が増大するため (Parens, 1991)，複雑にからみあった状況を弁別することができるようになる。

また，発達的な成熟によって，扁桃核，海馬，大脳皮質からのフィードバックの相互的な神経プロセスシステム内で，脅威に関する単一様式の感覚情報と感情誘発および空間的表象とを統合する能力が次第に形成されるようになる。このシステムは「刺激の完成」(stimulus completion) に向けて機能する傾向

がある（Rolls, 1989）。すなわち，ひとつの知覚，感情，あるいは認知上の想起のきっかけが，全範囲にわたる関連した刺激，感情，そして意味を生じる傾向があるのだ。フロイト（Freud, 1900/1953）が最初に述べたように，幼い子どもは「刺激の完成」を阻止すべく，恐怖の記憶に対して抑制，抑圧，統合の不能，断片化を生じやすい。潜在期には，大脳皮質における抑制系の複合的成熟（Shapiro & Perry, 1976）と，コンテクストの弁別や感情耐性の能力の増大が，このような保護的なメカニズムの防衛的な活用を減少させることになる。

　内的，および外的な脅威の記銘と記憶は，発達や経験に大きく影響される。例えば，幼い子どもは近づいてくる加害者の表情（加害者の悪意をよく表すもの）や家族の苦痛の叫びに注意を集中し，よく覚えているものである。しかし，注意が（自分の）内的な脅威――例えば，子どもの身体が侵害され，傷つけられたり，力で脅されたりした場合――に移った場合には，幼い子どもは，その時々の感覚や感情，あるいは思考を記銘し定位し，モニターするための成熟した自我の観察力をもっていないかもしれない。

　侵入的な思考，イメージ，トラウマティック・プレイおよび夢などにあらわれるトラウマ性の記憶の性質や内容は，「図像記憶」（iconic memory：断片的な像をひとつの感覚に統合したもの）と自伝的物語的記憶の構成要素である「反響記憶」（echoic memory：短期の感覚的物語）の成熟に部分的に関係している（Baddeley, 1984）。典型的には，子どもが幼いほど記憶は単一のイメージ，音，臭いなど，たいていは子どもがそのときの脅威や負傷に最も強く結びつけた行為を意味するものに限定される傾向がある。

　子どもは個人的な生命への脅威，きょうだいへの心配，両親の苦痛の叫びのなど，注意を向ける記憶のアンカーポイントはそれらの意味がそれぞれ異なるため，記憶の構造化と想起の方略は子どもによってさまざまである。特に重要性を持つのは，負傷の瞬間や保護的な介入の瞬間だけでなく，感情や言葉が交わされるような重要な交流が行われている瞬間である。それまでの人生経験から，子どもは，トラウマの起こった状況のある一定の細部を強調し，それに対して特別な意味をもたせようとするかもしれない。

　トラウマ性の状況が進行している間，あるいはその後に生じる救援ファンタジーは，トラウマ性の記憶の不可欠の部分であり，ある特定のトラウマの瞬間

を想起にともなって生じる (Pynoos & Nader, 1993)。救援ファンタジーとは，①それを引き起こした出来事を変えること，②トラウマとなる行動を妨げること，③致命的な，あるいは有害な影響を取り消すこと，④自分に危険のおよばない報復手段を手に入れること，⑤将来のトラウマと喪失を防止すること，である。このようなファンタジーは，成熟，性別，人生体験の影響を受ける。

記憶の障害は，想起中に発生するある特定の修正を反映している可能性がある (Bjork & Richardson-Klavehn, 1989)。これについては，3つの重要なメカニズムが明らかになっている。第一に，これはフロイト (Freud, 1900/1953) が述べたことでもあるが，強度のトラウマを受けた子どもでは，再演行動，遊び，思考，言語などの表現において典型的に「意味の弱化」が見られることである。歪曲や省略，体験した光景の再構築，脅威や故意性，動機の不正確な表現および結果の深刻さの否認は，想起の最中での客観的な脅威を最小限にし，情緒的苦痛を制御しようとする努力のすべてを反映しているものである (Pynoos & Nader, 1989)。第二に，就学前および学童期の子どもでは救援ファンタジーは実際に救援が起こったという話に結びつく場合がある。第三に，幼い子どもの想起が未成熟な形で生じるということである (Johnson & Foley, 1984)。断片化あるいは「解離」のように見えるものが，実はトラウマ体験のさまざまな瞬間を想起し統合する方法の不適切さのゆえだという場合もある。

子どものトラウマに関する物語は，典型的には親や他の養育者との共同作業によって構成される。共同作業によって，子どもはトラウマ性の体験の詳細を明らかにし，そのコンテクストと意味を理解し，認知面の混乱を取り扱うことができるようになる。しかし一方で，共同作業であることで，養育者が子どもの話に禁止を加えたり，誤解を導く説明をしたり，あるいは沈黙の共謀を生じたりすることがある (Bowlby, 1979; Cain & Fast, 1972; Kestenberg, 1972)。特に注目すべきは，共同作業が，責任や心理性的葛藤に関する不正確性や誤った帰属に由来する「病理を生じる信念」(pathogenic belief; Weis, 1990) を生じる危険性があるということである。

発達的観点から，われわれは「トラウマ性の記憶」の概念を「トラウマ性の予期」(traumatic expectation) という，より広い概念のなかに置くことを

検討している。一般的に子どもの頃のトラウマ性の体験は，世界の図式化——特に安全，安心，危険，損傷，喪失，防御，介入の図式化——に影響を与える。トラウマ性の記憶が重要になるのは，脅威の再発，保護的介入の失敗，孤立無縁感の予期——これらが子どもの情緒的な生活と行動とを支配している——を形作るという役割があるからである。「トラウマによる予期」は，子どもの人格の発達に対するトラウマの長期的影響を理解するためのより適切な説明概念を提供してくれる。

発達的神経生物学とトラウマ性ストレス

　トラウマを受けた子どもについての神経生理学的研究はほとんどなされていない。トラウマを受けた成人についての神経生物学上の解明は急速に進歩したが，子どもの頃のトラウマ性ストレスに関する研究では，神経発達について観点の重要性は見過ごされる傾向があった。この観点は2つの側面がある。ひとつは，トラウマを受けた子どもでは神経生物学上の変化が生じ，それが正常の生物学的成熟を阻害するということである（Perry, 印刷中）。もうひとつは，これらの変化が，長期的な影響とともに，子どもの発達のその他のさまざまな側面に重要な影響を与えるということである。

　驚愕反応はこれらの2点を考えるうえで好例である。トラウマ性ストレスの急性期の衝撃は，背後にある驚愕メカニズムが相対的な可塑性を持っているのか，あるいは固定化されたものであるのかによって異なる（Ornitz, 1991）。驚愕メカニズムの成熟が阻害されると他の発達領域に深刻な影響を与える可能性がある。オルニッツとパイヌース（Ornitz & Pynoos, 1989）は予備的な研究において，子ども時代の中期に生じる驚愕反射を抑制的に制御する機能の強化が，トラウマへの曝露によって妨害され，驚愕の制御の早期パターンへの「神経生理学的退行」を生じる可能性があることを示した。

　さらに，扁桃体の中心核は，恐怖によって引き起こされる驚愕を制御し（Ornitz, 1991），さらに抑制されている子どもの新たな刺激に対する反応性をおそらくは制御している（Kagan, 1991）。過剰な驚愕反射を抑制することができないと，例えば，過剰な興奮の制御や内省能力，学習，注意の集中など多

くの潜在能力の獲得が妨げられることになるであろう。

　睡眠に関連した事象や攻撃性を統御する他の調節メカニズムの障害についても，同様に発達面からの考察が重要である。子どもでは，特にトラウマの後の睡眠の第2相および第4相の割合の増加，夢中遊行，寝言，身体運動的な落ち着きのなさ，夜驚などの病的な睡眠をともなう非レム睡眠の障害を生じやすいようである（Pynoos, 1990）。慢性的な睡眠障害があると日中に焦燥感が生じたり，注意集中困難を来しやすくなったりする。そのため，家庭生活や友人関係，学業に影響が出てしまう。加えて，一次的なあるいは慢性的な攻撃性の制御困難があると子どもは，イライラしたり怒りっぽくなったりする。その結果，クラスメイトや家族の通常の行動や取るに足らない行動に対する耐性が減弱し，その結果，非常に激しい攻撃的行動や社会的引きこもりを示すことがある（Pynoos, Nader, & March, 1991）。そのため，この時期に現れてくる攻撃性の建設的な活用と攻撃性の敵対的な表現とのバランスが変化するかもしれない（Atkins, Stoff, Osborne, & Brown, 1993）。

　神経調節と生理的反応におけるこれらのトラウマによる変化が，トラウマ性の予期に関する生物学的側面について同様の変化を生じるのかもしれない。このような変化には，危険を発見し，適切な防御反応を行うために，トラウマに関連した刺激に対する中枢神経系の反応および外的刺激への注意集中の昂進が含まれる（Krystal et al., 1989）。このような変化によって「予期バイアス」（anticipatory bias）あるいは極度に否定的な感情についての「準備状態」や「予感への不安」（anxiety of premonitions）が生じるかもしれない（Kagan, 1991）。これらのトラウマ性の予期は，反復性の激しい恐怖，スリルを求める行為，あるいは攻撃性などに関係しており，それがこの時期に現れてくる子どもの——臆病，勇気，恐れ知らずなどの自己属性を含む——自己概念に深刻な影響を与える可能性がある。リーダーとチチェッティ（Rieder & Cicchetti, 1989）は，これらの変化が一般的な情報処理に有害な影響を与えうることを指摘している。

子どもの頃のトラウマと人格および複雑な障害の発生

　子どもの頃のトラウマ性ストレス関する知識の蓄積と，子どもの頃のトラウマを成人の人格障害（境界性人格障害など；Herman, Perry, & van der Kolk, 1989）やその他の複雑な障害に関係づけるような研究の進展によって，成人の人格に対する子どもの頃のトラウマの長期的影響について関心が持たれるようになった。子どもの頃のトラウマ性ストレスの長期的影響に関するプロスペクティヴおよびレトロスペクティヴな研究を進めていくためには，人生の歴程に基礎をおく複雑な発達モデルが——子どもの頃の死別に関する研究（Clark, Pynoos, & Goebel, 1994）において提唱されているモデルと同じく——必要となるのだ。そのようなモデルにとっては，トラウマ性の体験の既往が関係していると考えられる複雑な障害についての再考が必要となる。症状の診断基準は，時間の経過によって生じる影響の層構造化を考慮に入れたものでなければならない。症状の違いや人格傾向の違いは，①発達のさまざまな段階でのトラウマ性曝露の特徴，②二次的に生じる有害な出来事（不適切な養育など），③発達的な予期の障害および発達的な能力の獲得と統合の障害，④発達的な移行の崩壊，⑤正常な生物学的成熟の障害，⑥トラウマ性の予期と救援ファンタジーの表れ，などの結果であるのかもしれない。

　成人での自傷行為のような一般的な行動パターンが，子どもの頃のトラウマやネグレクト，分離体験などの危険因子と関連しているとすれば（van der Kolk, Perry, & Herman, 1991），特定の自傷行為や自殺行動は，特定の子どもの頃のトラウマ体験とそれと一緒に存在する救済ファンタジーの再演という側面をもっているのかもしれない。クーパー（Cooper, 1986）は成人期の単独で存在するあまり一般的ではない症状は，子どもの頃の特定のトラウマ体験が病因となっている可能性があると述べている。ストーラー（Stoller, 1989）は，成人の常態を逸した行動がより固定的で強迫的であるほど，トラウマ性の曝露や家族力動がその行動の発現と維持に関与している可能性が高いと述べている。

子どもの頃のトラウマと関連した人格障害やその他の複雑な障害もまた，発達的な視点から理解されなくてはならない。例えば，思春期の解離性同一性障害（従来，多重人格性障害と呼ばれていたもの）についての近年の研究（Dell & Eisenhower, 1990）では，中心人格は，就学前の頃にその起源があることがわかってきた。また，主として人格には3つのタイプ——恐怖に満ちた自己，保護あるいは介入を行う自己，復讐的あるいは攻撃的な自己——が記述されてきているが，これらの人格は特定のトラウマ性のエピソードに関係している。解離の状況依存モデルによる説明と異なり，発達病理的アプローチは，このような複数の自己を，それぞれの発達段階に応じた救済ファンタジーが孤立し統合された役割演技へと取りこまれ，固定化した結果であると見る視点を提供してくれる（Parker & Gottman, 1989）。

結　論

　幼少期・思春期の子どものトラウマ性ストレスに関する理論的，研究的，臨床的アプローチは，新たな時代へと進んできている。今後の10年間で，この章で論じてきたすべての分野において，新たな知識が生まれることが望まれる。この分野が進展し続けるためには，子どものPTSDに関する議論に発達的観点を再導入する必要がある。発達過程とトラウマ性ストレスとの相互作用に関する理解が深まることによって，研究や臨床の新たな地平が開かれていくであろう。

謝辞
本章の執筆にあたり，ビング基金（Bing　Fund）とロバート・エリス・シモン財団（Robert Ellis Simon Fundaition）に御支援いただきましたことに深謝いたします。

Robert S. Pynoos
Alan M. Steinberg
Armen Goenjian
（中島聡美＝訳）

第Ⅴ部　発達的・社会的・文化的諸問題

文献

American Psychiatric Association. (1994). *Diagnostic and statistical manual of mental diorders* (4th ed.). Washington, DC: Author.

Angelou, M. (1969). *I know why the caged bird sings.* New York: Random House.

Atkins, M., Stoff, D., Osborne, M. L., & Brown, K. (1993). Distinguishing instrumental and hostile aggression: Does it make a difference? *Journal of Abnormal Child Psychology, 21,* 355-365.

Baddeley, A. D. (1976). *The psychology of memory.* New York: Basic Books.

Baddeley, A. D. (1984). Memory theory and memory therapy. In B. Wilson & N. Moffat (Eds.), *Clinical management of memory problems* (pp. 5-27). London: Aspen.

Bat-Zion, N., & Levy-Shiff, R. (1993). Children in war: Stress and coping reactions under the threat of the Scud missile attacks and the effect of proximity. In L. Lewis & N. Fox (Eds.), *The psychological effects of war and violence in children* (pp. 143-161). Hillsdale, NJ: Erlbaum.

Bell, C. C., & Jenkins, E. J. (1993). Community violence and children on Chicago's south side. *Psychiatry, 56,* 46-54

Berkovitz, I. H., Wang, A., Pynoos, R., James, Q., & Wong, M. (Chairs). (1994, October). *Los Angeles earthquake, 1994: School district reduction of trauma effects.* Symposium presented at the annual meeting of the American Academy of Child and Adolescent Psychiatry, New York.

Bernstein, A. E. (1990). The impact of incest trauma on ego development. In H. B. Levine (Ed.), *Adult analysis and childhood sexual abuse* (pp. 65-91). Hillsdale, NJ: Analytic Press.

Bjork, R. A., & Richardson-Klavehn, A. (1989). On the puzzling relationship between environmental context and human memory. In C. Izawa (Ed.), *Current issues in cognitive processes: The Tulane Flowertree Symposium on Cognition* (pp. 313-344). Hillsdale, NJ: Erlbaum.

Bowlby, J. (1973). *Attachment and loss: Vol. 2. Separation: Anxiety and anger.* New York: Basic Books.

Bowlby, J. (1979). *The making and breaking of affectional bonds.* London: Tavistock.

Buck, L., & Axel, R. (1991). A novel multigene family may encode odorant receptors: A molecular basis for odor recognition. *Cell, 65,* 175-187.

Cain, A., & Fast, I. (1972). Children's disturbed reactions to parent suicide: Distortion and guilt, communication and identification. In A. Cain (Ed.), *Survivors of suicide* (pp. 93-111). Springfield, IL: Charles C Thomas.

Cicchetti, D., & Carlson, V. (1989). *Child maltreatment: Theory and research on the causes and consequences of child abuse and neglect.* New York: Cambridge University Press.

Clark, D. C., Pynoos, R. S., & Goebel, A. E. (1994). Mechanisms and processes of adolescent bereavement. In R. J. Haggerty, N. Garmezy, M. Rutter, & L. Sherrod (Eds.), *Stress, risk, and resilience in children and adolescents: Process mechanisms and interventions* (pp. 100-146). Cambridge, England: Cambridge University Press.

Cooper, A. M. (1986). Toward a limited definition of psychic trauma. In A. Rothstein (Ed.), *Clinical Workshop Series of the American Psychoanalytic Association: Monograph*

2. *The reconstruction of trauma: Its significance* (pp. 41–56). New York: International Universities Press.
De Bellis, M. D., Chrousos, G. P., Dorn, L. D., Burke, L., Helmers, K., Kling, M. A., Trickett, P. K., & Putnam, F. W. (1994). Hypothalamic–pituitary–adrenal axis dysregulation in sexually abused girls. *Journal of Clinical Endocrinology and Metabolism, 78,* 249–255
Dell, P., & Eisenhower, J. W. (1990). Adolescent multiple personality disorder: A preliminary study of eleven cases. *Journal of the American Academy of Child and Adolescent Psychiatry, 29*(3), 359–366.
Dollinger, S. J., O'Donnell, J. P., & Staley, A. A. (1984). Lightning-strike disaster: Effects on children's fears and worries. *Journal of Consulting and Clinical Psychology, 52*(6), 1028–1038.
Emde, R. N. (1991). Positive emotions for psychoanalytic theory: Surprises from infancy research and new directions. *Journal of the American Psychoanalytic Association, 39,* 5–44.
Freedy, J. R., Kilpatrick, D. G., & Resnick, H. S. (1993). Natural disaster and mental health: Theory, assessment, and intervention. *Journal of Social Behavior and Personality, 8*(5), 49–103
Freud, S. (1953). The interpretation of dreams. In J. Strachey (Ed. and Trans.), *The standard edition of the complete psychological works of Sigmund Freud* (Vol. 4, pp. 1–338; Vol. 5, pp. 339–627). London: Hogarth Press. (Original work published 1900)
Freud, S. (1959). Inhibitions, symptoms and anxiety. In J. Strachey (Ed. and Trans.), *The standard edition of the complete psychological works of Sigmund Freud* (Vol. 20, pp. 75–175). London: Hogarth Press. (Original work published 1926)
Garbarino, J., Kostelny, K., & Dubrow, N. (1991). What children can tell us about living in danger. *American Psychologist, 46*(4), 376–383.
Gleser, G., Green, B., & Winget, C. (1981). *Prolonged psychosocial effects of disaster: A study of Buffalo Creek.* New York: Academic Press.
Goenjian, A. (1993). A mental health relief program in Armenia after the 1988 earthquake: Implementation and clinical observations. *British Journal of Psychiatry, 163,* 230–239.
Goenjian, A., Pynoos, R. S., Steinberg, A. M., Najarian, L. M., Asarnow, J. R., Karayan, I., Ghurabi, M., & Fairbanks, L. A. (1995). Psychiatric co-morbidity in children after the 1988 earthquake in Armenia. *Journal of the American Academy of Child and Adolescent Psychiatry, 34,* 1174–1184.
Goenjian, A., Yehuda, R., Pynoos, R. S., Steinberg, A. M., Tashjian, M., Yang, R. K., Najarian, L. M., & Fairbanks, L. A. (in press). Basal cortisol, dexamethasome suppression of cortisol and MHPG among adolescents after the 1988 earthquake in Armenia. *American Journal of Psychiatry.*
Gorky, M. (1965). *My childhood.* (R. Wilks, Trans.). Harmondsworth, England: Penguin Books. (Original work published 1913)
Herman, J. L., Perry, J. C., & van der Kolk, B. A. (1989). Childhood trauma in borderline personality disorder. *American Journal of Psychiatry, 146,* 490–495.
Hendriks, J. H., Black, D., & Kaplan, T. (1993). *When father kills mother: Guiding children through trauma and grief.* London: Routledge.

Hoffman, M. L. (1979). Development of moral thought, feeling, and behavior. *American Psychologist, 34*, 959–966.
Howes, C. (1987). Social competence with peers in young children: Developmental sequences. *Developmental Review, 7*, 252–272.
Johnson, M. K., & Foley, M. A. (1984). Differentiating fact from fantasy: The reliability of children's memory. *Journal of Social Issues, 40*(2), 33–50
Kagan, J. (1991). A conceptual analysis of the affects. *Journal of the American Psychoanalytic Association, 39*, 109–130.
Kestenberg, J. S. (1972). How children remember and parents forget. *International Journal of Psychoanalytic Psychotherapy, 1*, 103–123.
Khan, M. (1963). The concept of cumulative trauma. *Psychoanalytic Study of the Child, 18*, 286–306.
Krystal, H. (1991). Integration and self-healing in post-traumatic states: A ten year retrospective. *American Imago, 48*(1), 93–117
Krystal, J. H., Kosten, T. R., Perry, B. D., Southwick, S., Mason, J. W., & Giller, E. L. (1989). Neurobiological aspects of PTSD: Review of clinical and preclinical studies. *Behavior Therapy, 20*, 177–198.
Kuterovac, G., Dyregrov, A., & Stuvland, R. (1994). Children in war: A silent majority under stress. *British Journal of Medical Psychology, 67*, 363–375.
Lansky, M. R. (1992). *Fathers who fail: Shame and psychopathology in the family system.* Hillsdale, NJ: Analytic Press.
McFarlane, A. C. (1995). Stress and disaster. In S. E. Hobfoll & M. deVries (Eds.), *Extreme stress and communities: Impact and intervention* (pp. 247–265). Dordrecht, The Netherlands: Kluwer.
Macksoud, M. S., Dyregrov, A., & Raundalen, M. (1993). Traumatic war experiences and their effects on children. In, B. Raphael & J. P. Wilson (Eds.), *International handbook of traumatic stress syndromes* (pp. 625–633). New York: Plenum Press.
Marans, S., & Cohen, D. J. (1993). Children and inner-city violence: Strategies for intervention. In L. A. Leavitt & N. A. Fox (Eds.), *The psychological effects of war and violence on children* (pp. 281–301). Hillsdale, NJ: Erlbaum.
Mones, P. (1991). *When a child kills: Abused children who kill their parents.* New York: Pocket Books.
Murray, H. A. (1938). *Explorations in personality.* London: Oxford University Press.
Nader, K., Pynoos, R. S., Fairbanks, L. A., Al-Ajeel, M., & Asfour, A. (1993). Acute post-traumatic reactions among Kuwait children following the Gulf crisis. *British Journal of Clinical Psychology, 32*, 407–416
Osofsky, J. D. (1993). Applied psychoanalysis: How research with infants and adolescents at high psychosocial risk informs psychoanalysis. *Journal of the American Psychoanalytic Association, 41*, 193–207.
Ornitz, E. M. (1991). Developmental aspects of neurophysiology. In M. Lewis (Ed.), *Child and adolescent psychiatry: A comprehensive textbook* (pp. 38–51). Baltimore: Williams & Wilkins.
Ornitz, E. M., & Pynoos, R. S. (1989). Startle modulation in children with post-traumatic stress disorder. *American Journal of Psychiatry, 147*, 866–870.
Parens, H. (1991). A view of the development of hostility in early life. *Journal of the*

American Psychoanalytic Association, 39, 75–108.
Parker, J. G., & Gottman, J. M. (1989). Social and emotional development in a relational context. In T. J. Berndt & G. W. Ladd (Eds.), *Peer relationships in child development* (pp. 95–131). New York: Wiley.
Perry, B. D. (1994). Neurobiological sequelae of childhood trauma: Post-traumatic stress disorders in children. In M. Murberg (Ed.), *Catecholamine function in posttraumatic stress disorder: Emerging concepts* (pp. 233–255). Washington, DC: American Psychiatric Press.
Perry, B. (in press). Incubated in terror: Neurodevelopmental factors in the "cycle of violence." In J. D. Osofsky (Ed.), *Children, youth, and violence: Searching for solutions.* New York: Guilford Press.
Pliny the Younger. (1931). *Letters* (W. Melmoth, Trans., revised by W. M. L. Hutchinson). London: Heinemann. (Original works written 100–113 A.D.)
Prigerson, H. G., Frank, E., Kasl, S. V., Reynolds, C. F., Anderson, B., Zubenko, G. S., Houck, P. R., George, C. J., & Kupfer, D. J. (1995). Complicated grief and bereavement-related depression as distinct disorders: Preliminary empirical validation in elderly bereaved spouses. *American Journal of Psychiatry, 152,* 22–30.
Pynoos, R. S. (1990). Post-traumatic stress disorder in children and adolescents. In B. D. Garfinkel, G. A. Carlson, & E. B. Weller (Eds.), *Psychiatric disorders in children and adolescents* (pp. 48–63). Philadelphia: W.B. Saunders.
Pynoos, R. S. (1992). Grief and trauma in children and adolescents. *Bereavement Care, 11*(1), 2–10.
Pynoos, R. S. (1993). Traumatic stress and developmental psychopathology in children and adolescents. In J. Oldham, M. Riba, & A. Tasman (Eds.), *American Psychiatric Press review of psychiatry* (Vol. 12, pp. 205–238). Washington, DC: American Psychiatric Press.
Pynoos, R. S. (in press). Children exposed to catastrophic violence and disaster. In C. R. Pfeffer (Ed.), *Intense stress and mental disturbance in children.* Washington, DC: American Psychiatric Press.
Pynoos, R. S., Frederick, C., Nader, K., Arroyo, W., Steinberg, A., Eth, S., Nunez, F., & Fairbanks, L. (1987). Life threat and posttraumatic stress in school-age children. *Archives of General Psychiatry, 44,* 1057–1063.
Pynoos, R. S., Goenjian, A., Tashjian, M., Karakashian, M., Manjikian, R., Manoukian, G., Steinberg, A., & Fairbanks, L. (1993a). Posttraumatic stress reactions in children after the 1988 Armenian earthquake. *British Journal of Psychiatry, 163,* 239–247.
Pynoos, R. S., & Nader, K. (1989). Children's memory and proximity to violence. *Journal of the American Academy of Child and Adolescent Psychiatry, 28,* 236–241.
Pynoos, R. S., & Nader, K. (1993). Issues in the treatment of post-traumatic stress in children and adolescents. In J. P. Wilson & B. Raphael (Eds.), *International handbook of traumatic stress syndromes* (pp. 535–549). New York: Plenum Press.
Pynoos, R. S., Nader, K., & March, J. (1991). Post-traumatic stress disorder. In J. Weiner (Ed.), *Textbook of child and adolescent psychiatry* (pp. 339–348). Washington, DC: American Psychiatric Press.
Pynoos, R. S., Sorenson, S. B., & Steinberg, A. M. (1993b). Interpersonal violence and traumatic stress reactions. In L. Goldberger & S. Breznitz (Eds.), *Handbook of stress:*

Theoretical and clinical aspects (2nd ed., pp. 573–590). New York: Free Press.
Pynoos, R. S., Steinberg, A. M., & Wraith, R. (1995). A developmental model of childhood traumatic stress. In D. Cicchetti & D. J. Cohen (Eds.), *Manual of developmental psychopathology* (pp. 72–95). New York: Wiley.
Rado, S. (1942). Pathodynamics and treatment of traumatic war neurosis (traumatophobia). *Psychosomatic Medicine, 4*, 362–368.
Rangell, L. (1991). Castration. *Journal of the American Psychoanalytic Association,* 39(1), 3–23.
Rieder, C., & Cicchetti, D. (1989). Organizational perspective on cognitive control functioning and cognitive–affective balance in maltreated children. *Developmental Psychology, 25*(3), 382–393
Richters, J., & Martinez, P. (1993). NIMH Community Violence Project: I. Children as victims of and witnesses to violence. *Psychiatry, 56,* 7–21.
Rolls, E. T. (1989). Functions of neuronal networks in the hippocampus and neocortex in memory. In J. H. Byrne & W. O. Berry (Eds.), *Neural models of plasticity: Experimental and theoretical approaches* (pp. 240–264). New York: Academic Press.
Rose, D. (1991). A model for psychodynamic psychotherapy with the rape victim. *Psychotherapy, 28*(1), 85–95.
Rosenblatt, A. D., & Thickstun, J. T. (1977) *Modern psychoanalytic concepts in a general psychology.* New York: International Universities Press.
Rubin, K. H., LeMare, L. J., & Lollis, S. (1990). Social withdrawal in childhood: Developmental pathways to peer rejection. In S. R. Asher & J. D. Cole (Eds.), *Peer rejection in childhood* (pp. 217–240). Cambridge, England: Cambridge University Press
Saigh, P. A. (1991, November). *Academic variations among traumatized Lebanese adolescents.* Paper presented at the 25th Annual Convention of the Association for Advancement of Behavior Therapy, New York.
Saarni, C., & Harris, P. L. (1991). *Children's understanding of emotion.* Cambridge, England: Cambridge University Press.
Schwarz, E. D., & Kowalski, J. M. (1991). Malignant memories: PTSD in children and adults after a school shooting. *Journal of the American Academy of Child and Adolescent Psychiatry, 30,* 936–944.
Shapiro, T., & Perry, R. (1976). Latency revisited. *Psychoanalytic Study of the Child, 31,* 79–105.
Stoller, R. (1989). Consensual sadomasochistic perversions. In H. Blum, E. Weinshel, & F. Rodman (Eds.), *The psychoanalytic core* (pp. 265–282). Madison, CT: International Universities Press.
Strenz, T. (1982). The Stockholm syndrome. In F. Ochberg & D. Soskis (Eds.), *Victims of terrorism* (pp. 149–164). Boulder, CO: Westview Press.
Stuber, M. L., Nader, K., Yasuda, P., Pynoos, R. S., & Cohen, S. (1991). Stress responses after pediatric bone marrow transplantation: Preliminary results of a prospective longitudinal study. *Journal of the American Academy of Child and Adolescent Psychiatry, 30*(6), 952–957.
Stuvland, R. (1993). *Psychological and educational help to school-children affected by war: Results from a screening of children in Croatia.* Zagreb: Ministry of Education, Government of Croatia, in cooperation with UNICEF Zagreb.

Terr, L. C. (1991). Childhood traumas: An outline and overview. *American Journal of Psychiatry, 148,* 10–20.
Tsui, E., Dagwell, K., & Yule, W. (in press). *Effects of a disaster on children's academic attainment.* Manuscript submitted for publication.
van der Kolk, B. A., Perry, J. C., & Herman, J. L. (1991). Childhood origins of self-destructive behavior. *American Journal of Psychiatry, 148,* 1665–1671.
Weis, R. T. (1990). The centrality of adaptation. *Contemporary Psychoanalysis, 26,* 660–676.
Weisaeth, L. (1993). Disasters: Psychological and psychiatric aspects. In L. Goldberger & S. Breznitz (Eds.), *Handbook of stress: Theoretical and clinical aspects* (2nd ed., pp. 591–616). New York: Free Press.
Wiesel, E. (1960). *Night.* (S. Rodway, Trans.). New York: Hill & Wang. (Original work published 1958)
World Health Organization. (1992). *International classification of diseases* (10th revision). Geneva: Author.
Yule, W. (1991). Resilience and vulnerability in child survivors of disasters. In B. Tizare & V. Varma (Eds.), *Vulnerability and resilience in human development* (pp. 182–197). London: Jessica Kingsley.
Yule, W. (1993). Technology-related disasters. In C. F. Saylor (Ed.), *Children and disasters* (pp. 105–121). New York: Plenum Press.
Yule, W., Bolton, D., & Udwin, O. (1992, June). *Objective and subjective predictors of PTSD in adolescence.* Paper presented at the annual conference of the International Society for Traumatic Stress Studies, Amsterdam.
Yule, W., & Williams, R. M. (1990). Post-traumatic stress reactions in children. *Journal of Traumatic Stress, 3,* 279–295.

第13章
外傷後ストレス障害における法的問題

　おそらく外傷後ストレス障害（PTSD）ほど，法律に影響を与え，与えられてきた心理学的，医学的な障害はないだろう。民事と刑事のすべてのシステムにみられる，精神医学的ではない動機（例えば，経済収入の見込みや刑事罰の回避）が，PTSD診断の妥当性に暗い影を投げかけ，精神医学の診断体系への受け入れを遅らせた。しかし，これが受け入れられて以来，PTSDは司法精神医学と法に劇的な衝撃を与えてきた（Stone, 1993）。

　民事においては，精神障害の直接的な原因として外的な出来事が提示されうるという重要な認識をPTSD診断はあらわしている。そして「PTSDの特異的症状を正確に評価することが法律における精神的外傷（psychic injury）の定義の基礎を作り上げる」と言い切る専門家もいる（Raifman, 1983, p. 124）。刑事においては，検察や弁護側による申し立てられ方の点でPTSDは精神障害のなかでも特殊なものである。PTSDであり現実との接触を短期的に失い「一時的な精神異常」になっていたと申し立てる精神病ではない被告に関して，解離性の「フラッシュバック」体験は心神喪失抗弁などの刑事抗弁に新しい次元を与えてきた（Appelbaum et al., 1993 ; Sparr & Atkinson, 1986）。被害者にPTSDがあることが，レイプのような犯罪が起こったことを示唆する「症候群証拠」（syndrome evidence）として検察から提示される場合もありうる。PTSDは，精神病院への入院措置を講ずる場合の理由にされる場合もある。

　本章では，PTSDに関する民事および刑事上の法律的な問題について概観し考察する。司法精神医学領域の新しい，そして急速な発展のなかでの司法精神医学的な評価と鑑定証言についても論ずる。

民事上の問題

外傷神経症 対 賠償神経症

　補償の対象となる実態としての精神的傷害（mental injury）——その頂点にPTSDが存在する——という概念は，不完全なかたちながら，身体的外傷（physical injury）の歴史的コンテクストから徐々に生まれてきた。今日では精神科的に理解されている状態像も，1世紀前には「鉄道脊椎症」（railway spine），「過敏性心臓」（irritable heart），「奮闘症候群」（effort syndrome），「神経循環無力症」（neurocirculatory asthenia），「シェル・ショック」（shell-shock）などと呼ばれる身体的様相をもって表されていた。「外傷神経症」（traumatic neurosis）という言葉でさえ，それ自体，身体的な異常（つまり神経の病的状態）を意味する。身体外傷に関連する精神障害の原因と徴候の心理的精神的な側面は，今世紀に入ってからようやく認識されるようになってきた（Hoffman, Rochon, & Terry, 1992）。

　賠償の可能性がトラウマを受けた人に疑いの目を向ける雰囲気を長い間作り出してきた。彼らの苦痛の訴えが物質的な利益に動機づけられているという可能性があるためである。身体的理由では説明のつかない鉄道事故の被害者の訴えに対して1世紀前に作られた「賠償神経症」（compensation neurosis）という相矛盾する2つの単語からなる言葉は，このような疑惑の表れのよい例である。第一次世界大戦後には，シェル・ショックへの年金給付には遷延症状を重症化させるという批判の目が向けられていた。このことから，それ以降の戦争ではこのような障害に対する補償はされるべきではないと提案された。実際，第二次世界大戦後のドイツにおいてこのことは事実となった。

　かつて，「賠償神経症」と呼ばれる症候群は，訴訟の解決とともに速やかに消失すると言われていた。この安易な断定は広く疑われてきている（Resnick [1994] のレビューを参照）。メイヨー，ブライアント，デュシィー（Mayou, Bryant, & Duthie, 1993）が，一部の被害者だけが訴えを起こすことができた自動車事故の影響について調べたところ，訴訟の状況は精神科的な障害の有病

率，経過，合併障害の慢性度には全く影響しなかった。訴訟をしない群においても重症で慢性の身体症状と精神症状が認められたのである。マクファーレン（McFarlane，印刷中）は，聖灰水曜日に起こったオーストラリアの森林火災に関する11年にわたる追跡調査の結果，訴訟群と非訴訟群から同様の所見を見出している。スコットランドのロッカービーの上空でジェット旅客機がテロリストにより爆破墜落した事故のあと，ブルックスとマッキンレイ（Brooks & McKinlay, 1992）が現場の住民66人を，レズニックが策定した基準を用いて調べたところ，彼らは症状を捏造しているわけではないことが明らかとなった。逆に，フルー，スミス，バーカー（Frueh, Smith, & Barker，印刷中）は，ヴェトナム帰還兵に対する心理学的検査で，訴訟請求している者たちはそうでない者に比べてより症状を誇張していたと報告している。

このような研究がなされてはいるが，PTSDと賠償神経症の違いについては未だ混乱が多い。このような状況に対するPTSDの司法精神医学的な主張には，確実で詳細な研究を求められることが予想される。

不法行為訴訟

簡単に言えば「不法行為」は，不作為ないし犯罪の実行（故意もしくは過失）の結果として傷害を与えることであり，その場合，被害者には潜在的に損害賠償を受ける権利があることになる。伝統的には，司法システムは精神的損害の賠償請求に抵抗を示してきた。精神病への偏見や，精神症状は個人の自主的なコントロールのもとにあるものだという考え，詐病への疑惑，精神的損害の存在と範囲を決定するための信頼のおける基準の欠如，「不真面目な訴訟」（frivolous litigation）＊が起こることへのおそれなどが，その原因となっているであろう。

不法行為の訴訟で成功するためには，請求は一連の「フィルター」を通過しなければならない（Spaulding, 1988）。第一に，被告が原告に対する注意義務をもち，その義務を怠っていたことが明らかにされなければならない。次に，被告の行動が合理的に近接した原告の傷害の直接的な原因であることが示され

＊（訳注）訴訟の重要点を論じておらず一見して不十分であり，単に相手方を困惑させ，または手続きを遅延させる目的で申し立てされるような訴えをさす。

なければならない。さらに，損害があったことが証明されなければならない。また，多くの司法区において，精神的損害の賠償請求は，この種の請求に対する法システムの疑念を反映したようなさらにひとつ以上のフィルターを通過していなければならないことになっている。これらのフィルターは，次のようなさまざまな程度の制限的要求である。

(1) 原告に対する身体的な危害が加えられたこと。
(2) 原告がいわゆる「危険区域」におり，そのため身体的な危害を受ける可能性にさらされていたこと。
(3) 精神的な受傷の結果として身体的な問題が生じていること。
(4) 精神的な傷害が身体的兆候を呈していること。

　PTSDには，精神的損害の請求に対する伝統的な法的制約を乗り越える可能性がある。そのため，PTSDは人身被害に関する司法精神医学上の最も重要な診断となっている。精神医学的疫学研究は，PTSD症候群が外的な出来事によって引き起こされるものであり，そのため，原因結果の近接性の原則を満たしていることを示してきた。精神障害の原因が特定の出来事でありえるという考えが受け入れられるためには，小児期早期に起源を持つ内的な葛藤，生来的な器質的異常性，あるいはその他の未知の要因が精神障害の原因であるという，現在の精神医学においてかなりの影響力をもつ考え方に打ち勝たなければならなかった。非常に衝撃的な出来事によって確かにPTSDが発症するということが，したがってPTSDの発症の予測が可能であることが疫学的研究によって示されてきた（Spaulding, 1988）。PTSD診断によって，原告が「身体的な危害」や「危険区域」などのより制限性の高いフィルター———これらのフィルターは，ほとんどの司法区において次第に撤廃されつつある———を通過しやすくなるということはない。しかし，精神的な損害の訴えに対して自由裁量によって適用される制限性の低いフィルターの通過を助けることにはなるであろう。裁判所は，何をもって「身体的な問題」や「身体的兆候」とするのかに関して一様の見解を示してはいない。しかしなかには，それらの概念は，その状態が客観的な医学的判断が可能な障害であるということのみを要求しているだという見解を示した裁判所もある。一般的に言って裁判所は，公式の精神

医学的な診断分類にPTSDが含まれているという事実をもって，この標準への一致の根拠としている（Saunders, Pitman, & Orr, 1993）。PTSDの最近の診断基準は潜在的に測定可能な身体的兆候（例えば，過剰な驚愕反応や特定的な生理的反応など）を含んでいる。

　PTSDは，原因がわかっていると理解されている数少ない障害の一つである（American Psychiatric Association, 1994; World Health Organization, 1992）。つまり，直接の因果関係と予知可能性という法的要請に応える点に関して，トラウマの賠償請求の対象となることの多いその他の精神障害（例えば，気分障害，身体表現性障害，その他の不安障害など）はPTSDよりも大きな困難に直面していると言える。スポールディング（Spaulding, 1988）が述べているように「評価者がPTSDの診断から離れれば離れるほど，因果関係の見解はより推論的になる」（p. 13）。この理由からスポールディングは，司法精神医学的な「評価の過程は，PTSDの診断を含むものと，含まないものに訴訟を分類するように試みることから始められるべきである」と提言している（p. 12）。PTSDは精神的な不法行為訴訟における分水嶺になったのだ。

労働災害補償

　伝統的に労働災害補償法は，精神的な損害賠償請求が疑いの目で見られるという点では，不法行為法と同じ立場にある。こうした疑惑の存在は，多くの司法区において，「どのような人生にも起こり得る病気」の賠償請求と，いわゆる「精神—精神」の賠償請求を除外していることからも明らかである（Colbach, 1982; Sersland, 1983-1984）。「精神—精神」の賠償請求とは，原因にも結果にも身体的要素が含まれない，心理的ストレス要因に由来する心理的問題のことを指す。不法行為法の場合と同じように，PTSDの特性が労働災害補償法に関する法的な障壁を乗り越えるのに役立つ。気分障害と他の不安障害は「どのような人生にも起こり得る病気」であるとされるであろう。これに対してPTSDは，個別的で外的な出来事（例えば職場での事故）に由来するという認識によって，この排斥的な分類から除外されることになる。PTSDに合併する身体的兆候も「精神—精神」を理由とした排除を逃れる可能性を与えてくれる。トラウマ性の出来事が戦闘に深くかかわっている場合，論理的には，

数ある精神障害のなかでPTSDは労災補償のひとつである退役軍人障害給付金の対象となる可能性がもっとも高いと言える。

民間障害保険

民間保険会社の多くは，保険契約者が，その人の特定的な職業が要求する特定的な業務を遂行できなくなったときに，たとえその他の業務が遂行できるとしても，支払いが行われるという障害保険を設定している。職業に関連した出来事の結果として障害が生じてきたようなケースで，より一般的な気分や不安の症状が生じている場合には，その人の仕事の遂行に対する特異的な障害であるとの主張は困難であるかもしれない。しかしPTSDの症状（例えば，トラウマ性の出来事を想起させるきっかけにさらされることによる強烈な心理的な苦痛と，そうしたきっかけを回避しようとする努力）の場合にはそのような主張が可能であるかもしれない。

PTSDの患者に対する訴訟過程の影響

精神医学的な総体的症状を強化するうえで賠償という動機づけが果たす役割は，「二次利得」(secondary gain)という概念に具体化されている。しかし，訴訟はまた，再トラウマ化の過程を通じてPTSDの基本症状に影響を与える可能性もある。検事と弁護士の面接，宣誓証言，法廷証言などにおいて，PTSDの患者に対して自分のトラウマとなった過去の体験への直面化を求めることで，特徴的な回避の努力を妨害し，ひいては侵入的思考と覚醒亢進の再燃をもたらすことが予想される。トラウマとなった体験を繰り返して語ることによる苦痛を避けようとして，原告は適切な判決以下のもので妥協するかもしれない。裁判の対審構造によって，PTSD患者は，トラウマとなった出来事においてすでに彼にとって敵となっている被告と，再度戦うことになる。こうしたシステムをよく知らない患者は，司法のシステムが不法行為者側を擁護し，原告側を公判に付しているような印象（この印象は正しいとも誤っているとも言えよう）を持つかもしれない。そういう認識をPTSDの患者がもつことで，その脆弱性は増し，被害を受けているという感覚がさらに悪化する可能

性がある。原告はトラウマとなった出来事の結果として大きな喪失に耐えている状況にあることが多い。訴訟の継続は，不安とともに，さらなる経済的な危機をももたらす。有利な判決が下りることが保証されているわけではないからである。皮肉なことに，多くの原告が金銭よりも理解を求めている。すべての損害を経済的な収支へと転換しようとするシステムは，そういった理解への要求に応えられないかもしれない。

災害の状況を認定するための司法手続きに非常に時間がかかり，場合によっては認定ができないという状況が被害者にさらなる被害を与える，とネピア (Napier, 1991) は述べている。

> ……司法システムは災害後の状態にうまく適用できるようには十分に構築されていない……。被害者は，自分たちの利益は司法プロセスでの審理リストの後ろのほうに回されてしまっていると感ずることが多い。被害者や一般市民の正当な求めに対する回答にすら，長時間を要し非効率的であるこの混乱したシステムとの格闘を被害者は経験する。この経験は被害者にとってさらなるトラウマとなり，災害の結果として生じた医療的なトラウマの増悪をもたらす (p.158)。

法定入院

非同意入院（緊急にせよ非緊急にせよ）を許可する特定の法的基準は司法区によってさまざまである。しかし原則として，非同意法定入院は，精神疾患による自傷他害のおそれがあるという医療的，法的あるいは行政的な判断に基づく場合，適法とされる。なかには法的措置の対象となる精神疾患を精神医学的に公式に認められている精神障害に限っていない司法区もある。それでも入院という措置を取るべきかどうかの法的判断を行う場合には，公式に認められた精神障害がひとつもしくはそれ以上が認められることが重要であると見なされる。

過去にトラウマの既往をもつ自殺の危険性がある人（例えば，子どもの虐待の被害者）の非同意の緊急入院が求められることはまれではない。そういう人の自殺企図や自殺のそぶりが精神疾患によるものだということを主張する目的

で，PTSDの診断が提出されることがある。しかし，自己破壊的な行動はPTSDの特徴としては認識されていない。むしろPTSDの人にそれが現れたときには，合併状態（例えば，抑うつ，物質依存ないし乱用，あるいは境界性人格障害）によるものであるとされることがほとんどである。そのようなケースでは，当然，PTSDの状態ではなく合併症の現在の状態に焦点をあてて，自己に対する危険性を判断すべきである。

　怒りの暴発はPTSDの覚醒の障害であるとかつては認識されてきた。しかし，そういった暴発はふつう間歇的である。精神分裂病やメランコリーに典型的にみられる思考と感情の持続的な障害は将来の危険性を確実に予測できるけれども，PTSDがそのような持続的な障害をともなうことはない。要するにPTSD単独の診断だけでは，強制的な抑止が必要な自傷他害のおそれがあることの信頼にたる根拠として容認されることはほとんどない。

他の民事的問題

　民事の領域では，離婚訴訟に際して離婚の原因を問う法律を堅持している司法区では，一方の配偶者がPTSDであることが他方の配偶者の極端な暴力性を証明するものとして申し立てられるかもしれない。同様に，幼い子どもの保護監督権の裁定で，子どもにPTSDがあることが親の暴力性や不適格さの証明であると主張されるかもしれない。逆に，大人は自分自身がPTSDの状態にあることを，配偶者や子どもへの行動に関する責任を軽くする理由として引き合いに出すかもしれない。実際，次項でさらに詳細に示すように，訴訟においてPTSD診断は際限なく創作的に使われているようである。

刑事上の問題

刑事弁護としてのPTSD

　刑事的に有責性が問われるためには2つの要素，つまり犯罪行為（悪しき行為）と犯罪を行う意思（犯意）が必要である。精神疾患の存在によって犯罪の

意志の低減を計ろうとする刑事弁護では，精神異常，限定能力，および意識喪失/自動症を理由とした無罪の申し立てが行われる。PTSDであると主張された状態の影響のゆえに無罪ないし減刑を求める被告の数は1980年以来，増加の一途をたどっている (Speir, 1989)。しかし，犯罪意志を減ずる理由としてPTSDを用いることは難しい。なぜならばPTSDを生じている人は普通，現実とのつながりも，不法性を理解する力も失っていないからである。こうした理由から，PTSDを理由とする刑事弁護においては，解離状態がほとんど必須条件となっているという感がある。PTSD診断は，他の診断と同様，法的な論争に対して脆弱である。ストレス要因の特定に対して異議が申し立てられたり，症状評価や因果関係に関してもともとの感受性や介在する要因などが指摘される可能性もある。

心神喪失抗弁

心神喪失抗弁は世間一般にかなり広く知れわたっているが，それが使用されることはさほど多くない。多くの司法区では，心神喪失は「積極的」な抗弁であるとされる。すなわち，被告人は当該犯罪の時点において自分が心神喪失の状態にあったということを証明する責任を負っている。この証明は「明白で説得力のある証拠」によってなされなければならないとされる場合もある。96万7,209件の重罪による起訴に関する最近の研究では，心神喪失抗弁を行ったのは8,953件（0.93%）のみで，無罪率は29%であったことが明らかとなっている (Callahan, Steadman, McGreevy, & Robbins, 1991)。これらの心神喪失抗弁のうち，たった28人（0.30%）がPTSD診断によるものであり，うち29%が無罪となっている (Appelbaum et al., 1993)。これらのデータは2つの事実を明示している。すなわち，PTSDの心神喪失抗弁はまれにしか求められず，そして他の心神喪失抗弁と同様に，ほとんど不成功に終わるということである。

心神喪失に対する法的な基準は2つある。ひとつは認知能力に関する基準で，今ひとつは意思能力に関するものである。前者では「マクノートン準則」(M'Naghtan rule) が最も有名であり，これは「正邪」(right or wrong) のテストとしても知られている。この基準は，被告が自分の行っている行為が何であり，どういう性質のものであるか知らず，または知っていてもその行為が

悪いことであるということを知らなかったことを要求する。これは，ほとんどすべての司法区で心神喪失を立証するに十分とされている。マクノートン準則だけでは十分でないとする司法区のほとんどは，別の方法として心神喪失の意思能力テストを加えている。典型的には，意思能力の基準は自分の行為を法律の要請に一致させる能力に欠陥があることを要求する。他に，当該行動が抗しがたい衝動の産物であることを求める意思能力テストもある。激情犯罪などはこのモデルに合うであろう。しかしこの準則には明らかに問題がある。真に抗うことのできない衝動によるものであったという場合と，理由は何にしろ単に衝動を抑制しなかっただけという場合とをどのように区別するかという問題である（Gutheil, 1989）。

マクノートン準則のもとに PTSD によって被告人が心神喪失であったとの認定が行われる，考えうるほとんど唯一の場合とは，その行為の際に，完全な解離ないしフラッシュバックの状態において PTSD が出現していることである。被告人は，その結果として，自分が現実へのつながりと判断を欠いていたことを示さなければならない。そういった抗弁にとって，事件当時の理性的な行動（例えば，事件を隠蔽しようとしたこと）のいかなる証拠も，かなり不利になる。心神喪失の意思能力テストでは，自分の行為が悪いということをいくらかでも認識する力を保っていた場合でも，少なくとも部分的に現実との接触を保っているような PTSD の人が，PTSD に由来する極端に強い衝撃のために自分の行為を合法的な範囲にとどめておけなくなることが示されている。

これまで述べてきた心神喪失のテストには，その認知能力や意思能力の障害が精神的な病気や欠陥によるものであるという要求が付加されている。司法区のなかには，神経症，非精神病性の行動障害，物質乱用，ないし反社会的傾向では心神喪失抗弁に十分ではないということを明確に示すために，精神障害ないし精神的欠陥が重症なものでなければならないとしているところもある。PTSD が重症の精神障害とみなされるかどうかが重要な問題となる。少なくとも，個人の認知能力に劇的な変化を生じせしめているような PTSD の解離状態は重症の精神障害と認められるべきであろう（Davidson, 1988）。それでもやはり，重症度による制限は心神喪失抗弁の理由としての PTSD の有効性に対して不利に働く傾向がある。

限定能力

司法区のなかには，心神喪失に達さない程度の精神状態の異常では証拠として採用しないこともある。しかし，当該犯罪を行うにあたって必要となる精神状態を被告人が有していなかったという論争のためのものとして，こうした証拠を採用する司法区もある。これは「限定責任能力」「部分責任能力」「限定能力」「部分能力」ないし「部分心神喪失」などさまざまに言われ方をする (Morris, 1975 ; Slovenko, 1992)。限定能力抗弁では，被告に有責性があるとされた犯罪が争点となる。例えば第一級謀殺*の起訴では，多くの司法区で，犯行を行った者があらかじめ犯行を企てるような精神能力をもっておらず，それゆえせいぜい第二級謀殺にあたるだけであるとする証拠の提出を認めている。また法廷は量刑においても限定能力を考慮する場合がある。

心神喪失の基準が厳格になったため，刑事裁判の過程においては，限定能力をめぐる争点でPTSD診断がより有効に活用される可能性が多くなったと考えられ，PTSDにそういった役割が与えられることが実際に増えている。PTSDのさまざまな力動的側面が被告に限定能力をもたらす可能性がある (Grant & Coons, 1983 ; Sparr, Reaves, & Atkinson, 1987)。すなわち，①刺激希求性，ないしはいわゆる「トラウマ嗜癖」(addiction to trauma)，②トラウマ性の出来事に関係した自責感を緩和しようとするための処罰欲求，そして，③トラウマ後の精神的苦痛を麻痺させようとする薬物乱用とその結果として起こる脱抑制された行動である。

意識喪失/自動症

犯意に関する抗弁では，意識による統御や意識そのものさえも及ばないような解離状態を利用することがある。このような解離状態をもたらしうる障害のほとんどは器質性のものであり，PTSDはその最終候補となる。自発的な意思を身体生理的な要素が圧倒してしまうようなトラウマ性の体験は，その時点での解離を促進し，また，その後の解離反応を生じやすくする可能性がある。この抗弁のもとでは，被告人は自分の行動を意識していなかったと主張し，そ

---

*（訳注）　アメリカの多くの州では謀殺（予謀のある殺人）を2ないし3等級に分けている。このうち放火，強姦，強盗などの一定の凶悪犯罪の過程で行われた故意の殺人を第一級謀殺としている。

の結果，刑事上の責任を求められないと訴える（Higgins, 1991,; Thomson, 1991）。しかし法廷は，伝統的に，健忘や主観的な意識喪失の訴えによって犯人を免責することに大いなる抵抗を持つ。犯人はしばしば不法行為に対して健忘を訴える。その人の行動が真の解離の結果である場合と詐病とを区別することは困難である。

この種の抗弁に関連したものとして「自動症」がごく稀に用いられるが，それは意思的行動に対する歴史的な法的要請から生じたものである。例えば，戦闘状況において許可された暴力行為を繰り返し，その結果，市民生活に戻った後に暴力行動を制御できなくなっているPTSDを生じた退役軍人などの場合に，この抗弁が適用されることになろう（Erlinder, 1984）。もっとも一般的な自動症の臨床例としては，睡眠中にゆすられたり，つつかれたり，あるいは単に触れられただけで，暴力的に激怒で目を覚ますような戦闘帰還兵の事例がある。別の例としては，仕事の性質からトラウマ性の体験を背景をもっているような警察官があげられる。なかには銃撃戦の最中に「自動操縦」になってしまい，自分が撃っている銃弾の数にさえ気づかなくなっていると報告する警察官もいる。そういった例では，事実認定者*は，自動症の状態になる以前に暴力行為の一部がすでにあったと法的に認めるかどうかを決定することが求められるかもしれない（Kleinman, Martell, & Gioiella, 1993）。一例としては，PTSDの人が自己防衛において過剰な暴力を行使したとして訴えられた事例で，暴行を受けたあとに自動症の状態に入り，そのために当該行為を行うのに必要とされる意志をもつことができなかったとする証言によって無実とされたものがあげられる。

正当防衛

フェミニストと被害者のアドボケータは，心神喪失抗弁よりも政治的に受け入れられやすい正当防衛抗弁を行うためにPTSDを用いる傾向がある。それは理性の喪失というスティグマを被害者に与えないからである。積極的な抗弁では，行為の時点での正当防衛的な反応が主観的にみて正当であったこと——つまり，自己防衛のために暴力の行使の必要性が理にかなっているとその

＊(訳注)　陪審裁判のときは陪審が，陪審なしの裁判のときは裁判官が事実認定を行う。

人が信じていたということ——を被告人が証明しなければならない。事例によっては，過去のトラウマのために被告人がある種の刺激に対して特に過敏になっており，そのために身体的な脅威を感じて正当防衛の反応が生じたということを示すうえで，PTSD 診断が有効となる場合がある。もっとも馴染みのある例としては，配偶者やパートナーに対する女性の暴力行為を説明する際の「バタード・ウーマン症候群」(battered woman syndrome; Goodstein & Page, 1981) の活用があげられる。バタード・ウーマン症候群はそういった状況におかれた女性たちがなぜ虐待者から逃げるという単純な選択ができないのかを説明するために用いられることもある。配偶者やパートナーの手による虐待の経験が，自分に危険が差し迫っていると信じていたという女性の訴えの裏づけとなりえるということを陪審員に説明することを目的として，バタード・ウーマン症候群に関する専門家の証言を認めている法廷もある。一方では，対照的にバタード・ウーマン症候群を証拠として認めない裁判所もある。被告人は当該犯罪行為の発生時点で差し迫った危険になかったのであるから，こうした証拠は正当性の問題とは無関係であるとしているのだ (Lustberg & Jacobi, 1992)。

PTSD の刑事弁護を支持する精神医学的要因

以下に述べる諸要因が PTSD 関連の刑事弁護を支持する傾向にある (Auberry, 1985 ; Blank, 1985 ; Marciniak, 1986)。その要因とは，① その行為が個人的な特徴を有しない，特発的で非計画的な行動であること，② 時と場所に適切に関連した一貫性のある会話がなされていないこと，③ 被害者が選択した行為が偶発的なもの，あるいは過失によるものであること，④ その反応が刺激に程度に比して大きすぎること，⑤ その行為が合理的に説明できず，目下の動機を欠いていること，⑥ その行為が，もともとのトラウマ性ストレス因子の要素を心理学的に意味のあるかたちで再現していること，⑦ 被告人が，自分がトラウマ性の体験を再演していることに気づいていないこと，⑧ 未解決の葛藤への直面を現実的あるいは象徴的にその人に強いるような出来事や状況によってその行為が引き起こされていること，⑨ その出来事の間に健忘があること，である。

刑事訴追における PTSD

　刑事裁判において PTSD の恩恵をこうむっているのは被告人だけではない。検察は犯罪の発生を示唆する状況証拠として，被害者の PTSD 診断を利用することがある。その理論的説明は単純明快ではあるが，循環論法的でもある。つまり，トラウマ性の出来事は PTSD の発症に必要であるから，被害者が PTSD 症候群を有しているならば，その人の身にはトラウマ性の出来事が起こっているはずだとするものである。そのような「症候群証拠」（syndrome evidence；Slovenko, 1984）はレイプ裁判でもっとも頻繁に見られるが（Burgess & Holstrom, 1974），持兇器強盗や謀殺未遂のようなその他の暴力犯罪にも適用される可能性がある。裁判所は全般的にレイプの民事裁判で PTSD だとする証言を認めているが，その証言はレイプが起こったということを証明するためにではなく，レイプの存在が証明されたうえでの損害の程度を評価するという目的で行われる。しかし，レイプの刑事訴訟では，この種の証言はレイプが実際に起こったということを証明するために用いられており，「レイプトラウマ症候群」（rape trauma syndrome）の法的な扱いは非常に複雑なものとなっている。この症候群証拠は，性交渉があったことは認めるけれどもその行為は合意によるものであったと被告人が主張するような訴訟でもっとも頻繁に提示される。このような状況では，検察は事実を傍証する目的でこうした証拠を提出する。陪審はレイプ被害者がどのような典型的反応を示すかを知らないことが多いため（Frazier & Borgida, 1988），専門家証言（例えば，PTSD に関するもの）が役に立つことを示す研究もある。

　法律では，証言の信頼性の判断は伝統的に陪審員にゆだねられている。先入観を与えて陪審の事実認定職務を侵害するという理由で，レイプトラウマ症候群についての専門家証言を除外している法廷もある。先入観の影響の問題は有益性と密接に関係している。レイプトラウマ症候群の証拠が先入観を抱かせるのは，専門家が「特別の信頼性と信憑性のオーラ」を作り上げることで検察の信頼性を不適切に高めようとしているような場合である（Frazier & Borgida, 1985, p. 992）。証拠の提示方法も判断に与える先入観の影響を決定する可能性がある。鑑定人の証言が被害者の行動を単に記述するだけのものならば，与え

る先入観は最も少ない。被害者の行動が当該レイプと因果関係を持つとされるならば，先入観は増大する。レイプが真に起こったという被害者の主張を信じていると専門家が証言するならば，先入観はさらに強まるだろう。

PTSD 症候群の証拠としての提示は，被害者にとって諸刃の剣である。というのは，被害者の事件以外の個人的生活の詳細が反対尋問によって明らかとされる可能性があるからである（Frazier & Borgida, 1985)。被告人側の弁護士は，PTSD が生活史における他のトラウマ性の出来事によるものではなく，レイプであるとする考え方は信頼に値しないということを示そうとし，そのために被害者の過去の秘密を暴こうとするかもしれない。被告人側は被害者に自分側の専門家による精神鑑定を受けさせようとするかもしれないが，この診察はきわめてストレスの高いものとなる場合もある（Buchele & Buchele, 1985)。被害者が被告人側の専門家を満足させる程度の十分な PTSD 症状を有していない場合，被告側は「症候群証拠」の問題を逆手にとって，レイプはなかったということを主張するためにこれを使おうとするかもしれない（Trosch, 1991)。

PTSD の司法評価と鑑定

司法精神鑑定

ライフ・ヒストリー

ライフ・ヒストリーの聴取は PTSD の司法評価者をジレンマに陥らせる。PTSD 患者にはトラウマについての悲痛な回想を避けようとする傾向があるため，表面的な問診では実際に存在するすべての症状を聞き出せないかもしれない。一方，PTSD の診断基準を考慮に入れた直接的な質問は，意欲的な回答者にとっては誘導尋問となってしまい，PTSD の過剰診断を導くような回答を誘発するかもしれない。PTSD の診断基準は出版物や口コミで知り得る。そのため，診断に当てはまるにはどのような症状が述べられる必要があるかを意欲的な被鑑定人に知られないようにするのはほとんど不可能である（Sparr & Pankratz, 1983)。この現実への純真なる無関心と不純なる没頭という次々

と降りかかる2つの難題を，証人となった精神科医や臨床心理評価者は乗り越えていかねばならない。信頼するに足るPTSDの司法評価を実施するには難しい障壁がある。しかし，熟練した評価者はそれを乗り切るための方法を持っていないわけではない。

第一の方法は非指示的な面接である。面接者は被鑑定人にその人が体験している問題を述べるように促し，そして，できるだけ話を妨げることなく被鑑定人に語らせる。15〜30分の陳述でPTSDと一致する症状を示すことのなかった被鑑定人が，指示的な質問に対しては，ほとんどすべて，PTSD症状を肯定するような回答をする場合は，もっとも疑わしいと言えよう。

また，詳細な描写を強く求めるという方法もある。知識をつけられたり，事前の指導を受けたような被鑑定人は，どういった症状を報告すべきかを知っている。しかし，そうした知識があることと，個人的な生活の詳細によって，説得力をもって描写できることとは別問題である。面接者は単に悪夢や侵入的な回想で悩まされているという被鑑定人の言葉を額面どおりに捉えるだけではなく，被鑑定人にできるだけ十分にそれらに関する詳細を述べるように求めなければならない。でっち上げられた症状は曖昧で誇張される傾向がある。提示されたライフ・ヒストリーが個人的な自伝としての質をもっているのか，それとも単に見本の復唱なのかを面接者は見分けなければならない。

ライフ・ヒストリーを聴取する過程で詳細な個人的情報を収集する際には，面接者は司法鑑定書を，また最終的には法廷での証言を念頭においていなければならない。司法の場における評価者は，（治療の場とは違って）被鑑定人がある症状を持っているという被鑑定人の言葉を，その症状がどういったものであり，それがどうして生じたかを提示されていないにもかかわらず鵜呑みにすることはない。これと同様に，その様態や理由が明らかにされないままに，被鑑定人がPTSDを有しているのかいないのかについて評価者の言葉を陪審が鵜呑みにすることもない。評価者の最終的な目的は，それ自体がある事実を物語るライフ・ヒストリーを陪審員に提示することなのだ。

構造化面接の活用

評価者は非指示的な面接に引き続き，PTSDの診断基準と，その鑑別診断の対象となる可能性のあるその他の第I軸および第II軸の精神障害の診断基準

を確認するための指示的な面接を行う必要がある。現在，精神医学の研究者たちは系統的な信頼のおける方法で診断基準の有無を判断するよう求められる。通常，それは構造化面接のフォーマットを用いて行われる。司法医学の現場においても，同様に信頼性に対する必要性が高まっているため，司法評価においても同じような方法が求められることになる。構造化面接のフォーマットの例としては，臨床家施行用 PTSD 尺度（Clinician-Administered PTSD Scale [CAPS] ; Blake et al., 1995)，DSM-IV 第 I 軸障害のための構造化臨床面接（Structured Clinical Interview for DSM-IV Axis I Disorders [SCID-I] ; First, Spitzer, Gibbon, & Williams, 1994 a），そして DSM-IV 第 II 軸の人格障害のための構造化臨床面接（Structured Clinical Interview for DSM-IV Axis II Personality Disorders [SCID-II] ; First, Spitzer, Gibbon, & Williams, 1994 b) などがある。CAPS は PTSD の分類尺度としてだけでなく，重症度尺度をも併せ持つという利点を有している。詐病を見出すために利用できるフォーマットとしては，報告された症状のための構造化面接（Structured Interview for Reported Symptoms) がある (Rogers, Bagby, & Dickens, 1992)。

CAPS, SCID-I, および SCID-II のような専門的に使用されるフォーマットでは，非面接者の単なる肯定や否定の回答だけに基づく採点が求められているわけではないことを十分に心にとめておかなければならない。詳細なライフ・ヒストリーのデータが問題となっている症状の基準を満足させるかどうかを綿密な探索を通じて判断することが面接者の責務となっている。

精神状態の検査（Mental Status Examination）

ヒストリーを聞き取っていく際，評価者は被鑑定人の行動に細かな注意を払わなければならない。PTSD 症状のうちのいくつか（例えば，興奮，集中困難，あるいは過剰な驚愕反応）は，直接観察される可能性がある。被鑑定人の行動と情動がその人の語るヒストリーと一致しているかどうかということも重要な情報である。トラウマとなった出来事とその影響を表現する際に，偽りのない感情の表出やその欠如が明らかになることもある。法廷で原告が証言しているときには，陪審員も同じことを確かめているだろう。

心理測定的テスト (Psychometric Testing)

PTSDの有無と重症度に関して数値得点を与える質問紙検査はいくつもある（第9章を参照）。しかし評価者はこれらの質問紙検査の多くが，症状の誇張をチェックするための妥当性尺度を備えていないということに留意しなければならない。さらに，最良の妥当性尺度を備えている質問紙（すなわち，ミネソタ多面式人格目録）でさえ，偽りのPTSDを見つけ損ねる可能性があるということを示す研究もある (Lees-Haley, 1990; Perconte & Goreczny, 1990)。このことは，心理測定的テストが単にスクリーニング，ないし評価者の総合的な印象を確認したり疑ったりするための補助的なテストとしてのみ有用であるということを意味している。

心身医学的テスト (Psychophysiological Testing)

トラウマ性の出来事に関連した刺激への曝露の最中に起こる心身学的反応に対する実験室的測定法は「PTSDのための最良でもっとも特異的な生物学的診断テスト」とされてきた (Friedman, 1991, p. 74)。ピットマンとオア (Pitman & Orr, 1993) は最近，そういった測定法が「現在の主観的な判断からPTSD診断を救出し，PTSD訴訟の司法評価においてもみ殻の山から麦粒を選別する助けになる可能性をもっている」(p. 40) と述べている。これらの心身医学的テストの利用については，心理測定的テストの結果と同様に，そのテスト結果単独では信頼性がなく，PTSDの包括的な司法精神医学的評価のひとつの要素としての役割を果たすに過ぎないということが強調されている。

機能障害の評価

PTSD診断それ自体は，司法プロセスに有益な情報を与えるものではない。ひとつ，ないしはそれ以上の機能障害に翻訳することが必要となる (Spaulding, 1988)。予後は個々の事例に即して評定されなければならないが，PTSDの経過に関する研究知見との一致が求められる（第6章を参照）。慢性の経過が明らかになった場合に永続的な障害の存在が時として認められることもあるが，PTSD事例の多くは時がたつにつれて回復するということを研究報告が示しており，トラウマ性の出来事の直後には障害が全体的で永続的なものとな

るという予測はなしえない。PTSD診断が再発を生じやすいということについては，一般的な合意がある。

機能性の判断のなかには慎重な臨床的判断を必要とするものがある。例えば職業に関連したトラウマ性の出来事の事例では，評価者はその出来事が起こった職場に被評価者が復帰することができるかどうかの判断をするように求められることがある。それがPTSDを抱えた人にとって苦痛に満ちた想起の刺激となることは予測可能であろう。問題は，職場復帰が結果として仕事環境への脱感作をもたらし，PTSDの回復をともなって雇用可能な状態になるのか，あるいは，さらなるトラウマとなって症状が増し，気力や自尊感情の喪失が生じるのかである。そういった事例では，PTSDに直接は関連しない事柄（例えば被評価者の職場復帰への動機づけや利用可能な支援システムの存在）が決定要因となるかもしれない。

機能障害の評価は精神病院への入院措置の事例でも重要であるが，その際に問題となる障害は，その人の自傷他害の反復の可能性だけに厳密に限られる。刑事犯罪の心神喪失抗弁において重要な問題となるのは，予測的ではなく回顧的な障害である。

随伴的な資源の利用

精神科医や臨床心理学者は探偵になるべきではない。しかし司法評価では，一般の臨床評価とは違って，外部の情報資源を重要視するそれ相当の理由がある。トラウマ性の出来事の発生と深刻さの程度や，その結果として起こったと被鑑定人が述べている精神的苦痛や機能障害について，外部の情報資源が確証を与えたり，疑問を投げかける可能性があるからである。戦闘に関連したPTSDの評価では，通常，軍隊の記録（前線での活動報告，勲章，除隊書類など）が評価委員会よって検討されている。軍隊とは関係のないPTSD事例における情報資源として重要性を持つ可能性があるものとしては，警察の記録，医療記録，被雇用者技能報告書などがある。トラウマ性の出来事と，その後の被鑑定人の行動や機能に関して証人が得られる場合には，電話や面談によって証人からの聞き取りを行うべきである。

PTSDを考慮した専門鑑定

領　域

　法廷弁護人たちは専門的精神医学的および心理学的鑑定証人を強く求めている。ときにはそういった専門家に，彼らの知識の限界を超えたことを求める (Sparr & Boehnlein, 1990)。このような状況にあるため，司法精神医学的評価について質を確保するための努力が必要となる。鑑定を実施する精神保健の専門家たちは，被評価者のライフ・ヒストリー，兆候，症状，診断状況，および精神障害を記述することに専念することによって，望むと望まざるとにかかわらず，問題を回避することが可能となり，裁判官と陪審員にその法的基準のコンテクストに基づいた評定を託することができる。専門家は損害，補償，あるいは刑事責任能力の問題に答えを出そうとすべきではない。専門家の意見の許容性を判断するうえで，裁判官は証拠価値と先入観の効果とを慎重に比較検討するだろう。裁判官は，科学的であるとして提出された鑑定意見の妥当性をも評定するであろう (Marwick, 1993; Steinberg, 1993)。

陪審員に対するPTSDの教育

　専門家の主要な役割のひとつは，陪審員に彼らの一般的理解を超えた事柄に関する知識を与えることである。PTSDはその好例である。陪審員は原告や被告に対して投影性同一視を生ずる傾向がある。そして陪審員にとって，原告や被告がどう感じ行動したのかを理解することは，彼ら自身が同じ状況下でどのように感じ行動するか（あるいは，そのようにしそうだと考えるか）を理解するよりも難しいようである。例えば，どうして何年もまえに起こった出来事にいまだに悩まされ続けるのかを理解できず，なぜ原告がその人の人生を単にうまくやっていくだけのことが——そうするのが合理的なのにもかかわらず——できないのかを不思議に思う陪審員もいる。専門家は，PTSDのような精神障害が非合理な現象であるということを陪審員が理解できるように手助けしなければならない。

PTSD の誤用

しばしば法律家による PTSD の乱用が非難される。しかしこれは誤解である。臨床家だけが診断を下せるのであるから，臨床家だけがそれを乱用しうる。法律家は，臨床の専門家の証言を通じる以外，PTSD 診断を証拠として導入する方法をもたない。臨床の専門家による PTSD 診断の誤用は，知識の不足や偏見から生ずる。教育を受けていない専門家のなかには，不運な出来事の後のほとんどすべての情緒的な苦痛を PTSD と同義に捉え，診断基準を適用しなかったり，鑑別診断を考慮しない者がいる。逆に PTSD をまったく見出さない場合もある。それは，PTSD を認識するための方法を知らないからである。PTSD についての偏見はときに，同情や反感，「被害者に関する社会政治的イデオロギー」から生ずる (Stone, 1993, p. 24)。PTSD 診断の誤用は，ツァズ (Szasz, 1962)＊が「精神医学を用いた人道主義の密輸」と呼んだものの手段となることがある。そういった誤用がもくろまれることは多い。しかし，それは診断と専門家から信頼性を奪うことになる。

PTSD の司法上の過剰診断に至る共通の要因は以下のようなものである。

（1） 精神障害と区別されるべき精神的な苦痛を除外しないこと
（2） 適格な診断のために必要とされる診断基準を十分に検討しないこと
（3） 被評価者の病気の原因として，当該事件と無関係の，より早期のトラウマ性の出来事が寄与している可能性があることを考慮せず，訴訟で取り上げられている出来事が寄与していると誤って判断すること
（4） 事件以前にあった精神症状を診断しないこと
（5） 他の病因を示唆するような精神障害の家族歴を見落とすこと
（6） 鑑別診断を考慮しないこと

PTSD の司法上の過少診断に至る共通の誤りには以下のものがある。

（1） トラウマ性の出来事に対する，単なる理解可能な普通の反応として

＊（訳注） アメリカの精神科医。反精神医学で知られている (1920〜　)。

PTSD症状を見ること
(2) トラウマ性の出来事とそれによる症状を詳細に探ろうとせずに，表面的で，自由回答式の面接にだけ基づいて判断すること
(3) 独特な診断基準を適用すること
(4) 重要な脆弱性の因子がある場合であってもPTSD診断が下される可能性があるという事実を認めないこと
(5) 事件以前から存在していた精神症状として誤認すること
(6) 被評価者の症状の原因を誤って他の生活上の出来事に帰属させること
(7) 一般市民に広まっているような偏見に捕われたり，病因に関する偏狭で時代遅れな説を採用すること（例えば「すべての精神病は小児期初期に由来する」とか「すべての精神病は遺伝する」という説）
(8) PTSDを支持する研究結果を考慮しないこと

刑事事例における特別の配慮

　これまで述べてきたような理由から，専門家は，PTSDの存在が犯罪の発生や不履行の発生までも証明するような内容を被告側に立って証言することに特に注意すべきである。「個人の行動や精神状態を過去の単一の出来事に帰属させる科学的な根拠を欠いているときに，そのような証言を行うことは精神医学という専門性の誤用である」とまで断言する精神科関係の作業委員会も存在する (Halleck, Hoge, Miller, Sadoff, & Halleck, 1992, p. 495)。刑事事件における専門家による鑑定は，一方ではPTSDの存在を慎重に弁別することに専念し，他方ではPTSDと当該行為との因果関係に特に注意を払うべきである。刑事訴追では診断に対する異議の申し立てがなされない場合が多いが，犯罪行動への直接の動機として経済的問題，個人間の葛藤，あるいは薬物乱用などの要因の存在が指摘されることが少なくない。これらの要因のいくつかはPTSD症状の現れと見なされうるが，一般的に言って，それらが個人の刑事責任の免除するに足るものであるとの判断が下されることはない。専門家はこれらの問題に取り組むための準備をしておかなければならない。

結 論

　法律家たちは，自分たちのケースに対して何らかの助けになるを意見を提供できる可能性のある，PTSDに親しんでいる精神医学，心理学，その他の精神保健領域の専門家たちを頼り続けるかもしれない。そういった要求に応える専門家は，PTSDに関する専門的技術および経験を積んでおり，診断が司法の場で活用され，同時に乱用されるという点で，自ら学んでいく責任を有している。それは自分たちの関与が公平な審判の遂行を妨げるよりもむしろ促進することを目指すからである。専門家は，PTSD患者が傷つきやすい存在であること，また，彼らが司法の手続きで二次的な被害を受ける可能性があることを認識しなければならない。司法に関わる臨床家は自分たちが評価する相手に対して治療上の責任を負ってはいないものの，正直に，客観的に，共感的に，そして有害にならないように彼らを扱うという倫理的な責任はあるのだ。

Roger K. Pitman
Landy F. Sparr
Linda S. Saunders
Alexander C. McFarlane
（岡田幸之＝訳）

文献

American Psychiatric Association. (1994). *Diagnostic and statistical manual of mental disorders* (4th ed.). Washington, DC: Author.

Appelbaum, P. S., Jick, R. Z., Grisso, T., Givelber, D., Silver, E., & Steadman, H. J. (1993). Use of posttraumatic stress disorder to support an insanity defense. *American Journal of Psychiatry, 150,* 229–234.

Auberry, A. R. (1985). PTSD: Effective representation of a Vietnam veteran in the criminal justice system. *Marquette Law Review, 68,* 648–675.

Blake, D. D., Weathers, F. W., Nagy, L. M., Kaloupek, D. G., Gusman, F. D., Charney, D. S., & Keane, T. M. (1995). The development of a clinician-administered PTSD scale. *Journal of Traumatic Stress, 8,* 75–90.

Blank, A. S. (1985). The unconscious flashback to the war in Viet Nam veterans: Clinical mystery, legal defense, and community problem. In S. M. Sonnenberg, A. S. Blank, & J. A. Talbott (Eds.), *The trauma of war: Stress and recovery in Viet Nam veterans* (pp. 293–308). Washington, DC: American Psychiatric Press.

Brooks, N., & McKinlay, W. (1992). Mental health consequences of the Lockerbie disaster. *Journal of Traumatic Stress, 5*, 527–543.

Buchele, B. J., & Buchele, J. P. (1985). Legal and psychological issues in the use of expert testimony on rape trauma syndrome. *Washburn Law Journal, 25*, 26–42.

Burgess, A., & Holmstrom, L. (1974). Rape trauma syndrome. *American Journal of Psychiatry, 131*, 980–986.

Callahan, L. A., Steadman, H. J., McGreevy, M. A., & Robbins, P. C. (1991). The volume and characteristics of insanity defense pleas: An eight-state study. *Bulletin of the American Academy of Psychiatry and the Law, 19*, 331–338.

Colbach, E. M. (1982). The mental–mental muddle and work comp in Oregon. *Bulletin of the American Academy of Psychiatry and the Law, 10*, 165–169.

Davidson, M. J. (1988). Post-traumatic stress disorder: A controversial defense for veterans of a controversial war. *William and Mary Law Review, 29*, 415–440.

Erlinder, C. P. (1984). Paying the price for Vietnam: Post-traumatic stress disorder and criminal behavior. *Boston College Law Review, 25*, 305–347.

First, M. B., Spitzer, R. L., Gibbon, M., & Williams, J. B. W. (1994a). *Structured Clinical Interview for DSM-IV Axis I Disorders, Version 2.0* (May 1994 draft). New York: New York State Psychiatric Institute.

First, M. B., Spitzer, R. L., Gibbon, M., & Williams, J. B. W. (1994b). *Structured Clinical Interview for DSM-IV Axis II Personality Disorders, Version 2.0* (July 1994 draft). New York: New York State Psychiatric Institute.

Frazier, P., & Borgida, E. (1985). Rape trauma syndrome evidence in court. *American Psychologist, 40*, 984–993.

Frazier, P., & Borgida, E. (1988). Juror common understanding and the admissibility of rape trauma syndrome evidence in court. *Law and Human Behavior, 12*, 101–122.

Friedman, M. J. (1991). Biological approaches to the diagnosis and treatment of post-traumatic stress disorder. *Journal of Traumatic Stress, 4*, 67–91.

Frueh, B. C., Smith, D. W., & Barker, S. E. (in press). Compensation seeking status and psychometric assessment of combat veterans seeking treatment for PTSD. *Journal of Traumatic Stress, 9*.

Goodstein, R. K., & Page, A. W. (1981). Battered wife syndrome: Overview of dynamics and treatment. *American Journal of Psychiatry, 138*, 1036–1044.

Grant, B. L., & Coons, D. J. (1983). Guilty verdict in a murder committed by a veteran with post-traumatic stress disorder. *Bulletin of the American Academy of Psychiatry and the Law, 11*, 355–358.

Gutheil, T. G. (1989). Legal issues in psychiatry. In H. I. Kaplan & B. J. Sadock (Eds.), *Comprehensive textbook of psychiatry* (5th ed., Vol. 2, pp. 2107–2124). Baltimore: Williams & Wilkins.

Halleck, S. L., Hoge, S.K., Miller, R.D., Sadoff, R.L., & Halleck, N.J. (1992). The use of psychiatric diagnoses in the legal process: Task force report of the American Psychiatric Association. *Bulletin of the American Academy of Psychiatry and the Law, 20*, 481–499.

Higgins, S. A. (1991). Post-traumatic stress disorder and its role in the defense of Vietnam veterans. *Law and Psychology Review, 15,* 259–276.
Hoffman, B. F., Rochon, J. P., & Terry, J. A. (1992). *The emotional consequences of personal injury: A handbook for psychiatrists and lawyers.* Toronto: Butterworths.
Kleinman, S. B., Martell, D., & Gioiella, R. (1993). Dissociation and the "mens rea" defense. *American Academy of Psychiatry and the Law Annual Meeting Continuing Medical Education Syllabus, 24,* 21.
Lees-Haley, P. R. (1990). Malingering mental disorder on the Impact of Event (IES) Scale: Toxic exposure and cancerphobia. *Journal of Traumatic Stress, 3,* 315–321.
Lustberg, L. S., & Jacobi, J. V. (1992). The battered woman as reasonable person. *Seton Hall Law Review, 22,* 365–388.
Marciniak, R. D. (1986). Implications to forensic psychiatry of post-traumatic stress disorder: A review. *Military Medicine, 151,* 434–437.
Marwick, C. (1993). Court ruling on "junk science" gives judges more say about what expert witness testimony to allow. *Journal of the American Medical Association, 270,* 423.
Mayou, R., Bryant, B., & Duthie, R. (1993). Psychiatric consequences of road traffic accidents. *British Medical Journal, 307,* 647–651.
McFarlane, A. C. (in press). Attitudes to victims: Issues for medicine, the law and society. In C. Sumner, M. Israel, M. O'Connor, & R. Snare (Eds.), *International victimology: Selected papers from the 8th International Symposium on Victimology.* Canberrra: Australian Institute of Criminology.
Morris, G. H. (1975). *The insanity defense: A blueprint for legislative reform.* Lexington, MA: D. C. Heath.
Napier, M. (1991). The medical and legal trauma of disasters. *Medico-Legal Journal, 59*(3), 157–179.
Perconte, S. T., & Goreczny, A. J. (1990). Failure to detect fabricated posttraumatic stress disorder with the use of the MMPI in a clinical population. *American Journal of Psychiatry, 147,* 1057–1060.
Pitman, R. K., & Orr, S. P. (1993). Psychophysiologic testing for post-traumatic stress disorder: Forensic psychiatric application. *Bulletin of the American Academy of Psychiatry and the Law, 21,* 37–52.
Raifman, L. J. (1983). Problems of diagnosis and legal causation in courtroom use of post-traumatic stress disorder. *Behavioral Sciences and the Law, 1,* 115–131.
Resnick, P. J. (1994). Malingering. In R. Rosner (Ed.), *Principles and practice of forensic psychiatry* (pp. 417–426). New York: Chapman & Hall.
Rogers, R., Bagby, R. M., & Dickens, S. E. (1992). *Structured Interview for Reported Symptoms.* Odessa, FL: Psychological Assessment Resources.
Saunders, L. S., Pitman, R. K., & Orr, S. P. (1993). Providing objective proof of mental harm through psychophysiologic testing for post-traumatic stress disorder. *Trial Bar News, 15,* 72–80.
Scrignar, C. B. (1988). *Post-traumatic stress disorder: Diagnosis, treatment, and legal issues* (2nd ed.). New Orleans: Bruno Press.
Sersland, S. J. (1983–1984). Mental disability caused by mental stress: Standards of proof in workers compensation cases. *Drake Law Review, 4,* 751–816.

Slovenko, R. (1984). Syndrome evidence in establishing a stressor. *Journal of Psychiatry and Law, 12,* 443–467.
Slovenko, R. (1992). Is diminished capacity really dead? *Psychiatric Annals, 22,* 566–570.
Sparr, L. F., & Atkinson, R. M. (1986). Posttraumatic stress disorder as an insanity defense: Medicolegal quicksand. *American Journal of Psychiatry, 143,* 608–613.
Sparr, L. F., & Boehnlein, J. K. (1990). Posttraumatic stress disorder in tort actions: Forensic minefield. *Bulletin of the American Academy of Psychiatry and the Law, 18,* 283–302.
Sparr, L. F., & Pankratz, L. D. (1983). Factitious posttraumatic stress disorder. *American Journal of Psychiatry, 140,* 1016–1019.
Sparr, L. F., Reaves, M. E., & Atkinson, R. M. (1987). Military combat, posttraumatic stress disorder, and criminal behavior in Vietnam veterans. *Bulletin of the American Academy of Psychiatry and the Law, 15,* 141–162.
Sparr, L. F., White, R., Friedman, M. J., & Wiles, D. B. (1994). Veterans psychiatric benefits: Enter courts and attorneys. *Bulletin of the American Academy of Psychiatry and the Law, 22,* 205–222.
Spaulding, W. J. (1988). Compensation for mental disability. In R. Michels (Ed.), *Psychiatry* (Vol. 3, pp. 1–27). Philadelphia: J. B. Lippincott.
Speir, D. E. (1989, June). Application and use of post-traumatic stress disorder as a defense to criminal conduct. *Army Lawyer,* 17–22.
Steinberg, C. E. (1993). The *Daubert* decision: An update on the *Frye* rule. *American Academy of Psychiatry and the Law Newsletter, 18,* 66–69.
Stone, A. A. (1993). Post-traumatic stress disorder and the law: Critical review of the new frontier. *Bulletin of the American Academy of Psychiatry and the Law, 21,* 23–36.
Szasz, T. S. (1962). Bootlegging humanistic values through psychiatry. *Antioch Review, 22,* 341–349.
Thomson, J. (1991). Post traumatic stress disorder and criminal defenses. *University of Western Australia Law Review, 21,* 279–304.
Trosch, L. A. (1991). *State v. Strickland:* Evening the odds in rape trials! North Carolina allows expert testimony on post traumatic stress disorder to disprove victim consent. *North Carolina Law Review, 69,* 1624–1643.
World Health Organization. (1992). *ICD-10 classification of mental and behavioural disorders: Clinical descriptions and diagnostic guidelines.* Geneva: Author.

第 VI 部
外傷後ストレス障害の治療

第14章
外傷後ストレス障害の治療に関する概略

> 歴史というものは，それがいかに苦痛に満ちたものであろうと，それを生きないでいることはできない。しかし，勇気をもってそれに立ち向かうなら，もう一度その歴史を繰り返す必要などなくなるのだ。
>
> —— Maya Angelou（1993）

　外傷後ストレス障害（PTSD）は，精神的な障害のなかではもっとも一般的なもののひとつでありながら（Breslau, Davis, Andreski, & Peterson, 1991; Saxe et al., 1993），その効果的な治療法に関する系統だった研究については，いまだ幼児の段階にあると言わざるを得ない。現在入手可能な治療に関する研究報告の大半は，認知行動療法（第16章を参照）に関するもの，眼球運動による脱感作と再処理（EMDR；Wilson, Tinker, & Becker, 1995；Vaughan et al., 1994 a；Vaughan, Wiese, Gold, & Tarrier, 1994 b）を用いたもの，そして薬物療法（第17章を参照）に関するものとなっている。全般的な予後研究ではPTSDの長期的な予後が非常に良くないということが示されているものの（第6章を参照），認知行動療法や薬物療法の効果に関する研究はかなり有望な結果を提出している。その一方で，精神力動的な心理療法の治療効果に関する研究は少なく（例えば，Lindy, 1987），そのほとんどはPTSD症状の大きな減少を示してはいない。精神力動的な心理療法の効果に関する研究で肯定的な結果を示したものが2つあり，そのひとつは交通事故の被害にあった人の治療に関するもので（Brom & Kleber, 1989），今ひとつがトラウマを受けた警察官に関するものである（Gersons & Carlier, 1994）。この2つは例外的であると言ってよいだろう。
　PTSDの症状を軽減させることができたという研究報告の大半は認知行動療法の枠組みで行われているという事実が存在するにもかかわらず，トラウマ

を受けた患者の治療に当たっている臨床家のほとんどは精神力動的な治療法を採用しているといった現状がある（Blake, 1993）。この現実を知るとき，次のような疑問が沸き起こってくる。臨床家の大半は治療法の選択に関して間違いをおかしているのだろうか。それとも，PTSD という診断を受けた患者の多くは，PTSD の症状の治療を第一に求めているのではなく，PTSD の関連特徴（例えば感情調整障害，解離性の問題，身体化症状，抑うつ，信頼および親密な人間関係の困難性など。第7章を参照）の治療を求めてくるのであって，これらの関連特徴については，力動的な治療がもっとも適しているということなのであろうか。この2つの疑問に答えるような治療に関する研究は存在しない。というのは，治療効果に関する従来の研究は，PTSD の中核症状に対する治療効果と，PTSD の合併症や機能的な問題についての治療効果を同時に扱ってはいないからである。さらには，認知行動療法と精神力動的な心理療法とを綿密に比較したような研究も存在しない。

　治療効果に関する包括的な研究が行われるまでは，PTSD との診断を受けた患者の治療にあたっては臨床的な知恵に頼らざるを得ないといった状況にある。こうした事態にあってわれわれは，臨床的な印象と科学的なデータとの間には無視することのできないようなギャップが生じるかもしれないという警告を常に意識しておく必要がある。コーチ・プロジェクト（Koach Project ; Solomon, Bleich, Shoham, Nardi, & Kotler, 1992）はこうした警告を提示した。コーチ・プロジェクトとは，治療効果を測定するためのものとして細心の注意を払って行われたもので，1982年のレバノン戦争の帰還兵のなかで慢性的な PTSD 症状があって治療にうまく反応しないものを援助することを目的に，イスラエル国防省の精神保健局が実施したものである。トラウマを生じるようなストレスに関する専門家から成るチームが結成され，PTSD の認知的治療，行動療法，そして社会的治療法に関する最新の見解をもとに，革新的な治療プログラムが組まれた。研究の最終段階においては，治療に当たったセラピストとプログラムに参加した患者はともに，治療の効果と結果について肯定的な印象を持つにいたった。しかし，心理測定法を用いた評価を実施してみると，こうした主観的な印象とは対照的に，短期的な治療効果も長期的な治療効果もともに否定的な結果が出たのである。コントロール群との比較では，いくつかの機能の領域において，治療を受けた帰還兵は治療を受けなかった者より

も，より多くの症状や困難性を示すようになっていたのだ。

コーチ・プロジェクトに関する報告は，PTSD についての高度な知識をもって，活用可能な治療法に関する文献に述べられたことを注意深く実施したとしても，否定的な結果に終わる可能性があることを示唆している。さらに，たとえセラピストと患者が治療プロセスに対していい感じを持ったとしても，そのことは必ずしも患者が実際に良くなったということを意味しない。精神的なケアを提供するものにとって，そのケアが患者に何をもたらしたかを常に評価し続けなければならないということを，このコーチ・プロジェクトは教えてくれている。そのなかには，トラウマに関連したある特定の問題にはどのような援助的介入が適しているのかを常に評価する必要があるということも含まれる。例えば，PTSD の中核症状（侵入，麻痺，過覚醒）と，職業上の問題と，対人関係の問題および社会的孤立とでは，有効な治療法が違ってくるかもしれない。かくして，PTSD の治療もまた，他領域の心理療法の実践が抱えているのと同じ問題を持つことになるわけである。つまり，研究上必要とされる情報の多くが存在しないのだ。それゆえ，臨床的な判断と，PTSD の病因と長期にわたる経過に関する入手可能な知識とから，治療法を導き出してくるほかないということになる。

治療に関する基本的原則

PTSD の症状を持つにいたった人と，一時的なストレスにさいなまれながらも PTSD 症状を示すにはいたらなかった人とを区別するのは，PTSD にいたった人がトラウマに「つかまった」ということに他ならない。彼らは，思考，感情，行動，そしてイメージのなかで，トラウマを再体験しているのである。トラウマとなった出来事そのものよりも，この侵入的な再体験こそが，PTSD という名称を与えられた複雑な生物行動的変化の原因なのである（McFarlane, 1988）。いったんトラウマの侵入に支配されてしまえば，トラウマを受けた人は自分の生活や人生を，こうした侵入という経験を避けることを中心に構成することになってしまう。回避はさまざまな形態で生じうる。例えば，トラウマとなった出来事を思い出させるような人，状況，感情を避けると

いう形をとったり，苦痛な情緒状態についての意識を麻痺させるためにアルコールや薬物を摂取したり，あるいは，不快な経験を自覚的意識から遠ざけておくために解離を活用したりなど，さまざまである。慢性的な無力感，生理的な過覚醒，トラウマに関連したそれ以外の変化といったもののために，その人がストレスに対処する方法が変化したり，その人の自己感覚が変化したり，あるいは，世界や環境が操作可能な場所だと見ることができなくなってしまうかもしれない。

　安全だという感覚と予期可能だという感覚とは，効果的な計画をたてて目標に向かった行為を行うための前提条件となる。フロイト (Freud, 1911/1958) は，人が適切に機能していくためには，まず自分のニーズが何であるかを把握し，そのニーズを満たすための方法を可能な限り思い浮かべることが大切であって，その際に早計な行動を起こさないことが必要であると考えた。彼はこの能力のことを「行為の実験としての思考」と呼んでいる。トラウマを受けた人は強い情緒に耐えることが困難であり，自分を興奮させたり困惑させたりする可能性のある認知を，情緒的な圧倒を経験することなく思い浮かべるといったことが非常に難しい (van der Kolk & Ducey, 1989)。そのため，行為を導くものとして情緒を活用することができなくなってしまう。PTSDの状態にある人は，内的な世界をトラウマに関連した思考や感情に満ちあふれた危険な領域であると経験してしまう。そこで彼らは，考えず計画せずの状態でいるために多くのエネルギーを消費するようである。こうした情緒的なきっかけの回避は，現在の自分を取り巻く現実の重要性を減じることになり，その結果，皮肉なことに，過去への固着を増加させてしまうのである。

　トラウマを受けた人の治療の目的は，過去にとりつかれ，その結果として生じる情緒的興奮をトラウマの再来と解釈してしまう状態から脱して，現在の状況に完全に関われるようになり，現実の危急の事態にうまく対処できるようになることにある。そのためには，患者は自分の情緒的な反応を再びコントロールできるようになり，トラウマを彼らの生活や人生のより広い展望のなかにおくことができるようになること，つまり，トラウマが特定の時間に特定の空間で起こった歴史的な出来事であり，患者が自分の生活や人生の責を取る限りは再来する可能性のないものだという位置を与えることが重要となる。PTSDの状態にある人の心理療法の鍵となる要素は，自分とは「異なるもの」「受け

入れることのできないもの」「恐ろしいもの」「理解できないもの」を，その人の自己概念に統合することである。当初は異物として経験された生活上の出来事，受動的な被害者に外部から降りかかってきた出来事が，個人の歴史，人生の体験としての側面を持つ「自分個人のもの」として統合される必要がある (van der Kolk & Ducey, 1989)。その体験の直後に緊急の保護手段として確立された全般的な防衛は，その被害者の精神（psyche）を握りしめていたこぶしの力を次第に緩めていかなくてはならない。その結果，その体験の解離された側面がその人の生活や人生に侵入し続けることによって，すでにトラウマを受けた人に再びトラウマを与え続けるようなことがなくなるのである。

　心理療法はPTSDの2つの基本的な側面を取り扱わなくてはならない。その2つとは，①不安の条件づけを解除することと，②個人の統合性とコントロールの感覚を再確立することによって被害を受けた人の自分自身と世界に対する見方を変化させることである。もっとも単純なケースの場合には，トラウマに関連した不安の条件づけを解除するだけで十分なこともある。しかし，患者の大半は，この2つの側面両方を扱う必要がある。ということは，不安の条件づけを解除するための手続きと，コントロールの感覚を再確立するための手続き（ここには，身体的な側面の問題から精神的なレベルにおける意味の感覚の再確立まで，という広範囲の課題が含まれる），そして，他者との意味のある相互に満足のいく関係を形成するための手続きとを組み合わせて用いることが必要となるわけである。悲しいことに，トラウマを受けた人は，現在もなおトラウマとなりうるような状況に関わりを持ち続けていることが多い。そういった状況にあっては，彼らの身に起こっていることに対して，その人自身が何らかのコントロールを保持することはほとんど，もしくはまったく不可能である。それでもなお，そこで起こっていることを適切に評価し，自分がどのように反応すればいいかを計画できるようになることは，彼らにとって大いに役立つものなのである。

　PTSDの状態にある患者との治療関係は非常に複雑なものとなる傾向がある。それは，トラウマの対人関係的側面，つまり，不信，裏切り，依存，愛，憎しみといったものが，治療関係のなかで再現される傾向があるからである（第18章および第19章を参照）。心理療法でトラウマを扱うことによって，無力感から強烈な復讐欲求にいたるまでの強い情緒的な体験を，患者だけではな

くセラピストも突きつけられることになる。その場合，セラピストは代理性のトラウマ体験をし，代理性の戦慄を感じることになるのだ（van der Kolk, 1994）。感情調整や注意，認知へのトラウマの破壊的な影響，あるいは，喜びを与えたりもらったりすることへの破壊的影響は，患者とセラピストを人間としてのあらゆる情緒に直面させることになる。こういった情緒は，愛したいという欲求や安全を感じたいという欲求から，他者を支配し，利用し，傷つけたいという欲求にまでも及ぶのである（Wilson & Lindy, 1994）。

診断と評価

　治療の開始に先だって，全般的な成育歴の聴取を行う必要がある。成育歴の聴取においては，以下に列記する各点を含める必要がある。トラウマとなったストレス要因はどういった性質のものであったか。トラウマとなった体験にその患者自身がどのような役割を果たしたか。患者がとった行為およびとらなかった行為について，患者はどう考え感じているか。トラウマが患者の人生や生活にどのような影響を及ぼし，また，自己および他者に対する認知にどう影響したか。その体験以前に何かトラウマになるような経験をしているか。患者の習慣的な対処様式とはどのようなものか。認知的な機能のレベルはどうか。その人はどのような領域で個人的な強さや能力を持っているか。その体験以前の精神的な病歴はどうであったか。その他の医療歴や，社会生活，家族生活，および職業生活に関する成育歴はどうであったか。自分の身に起こったことを説明するような文化的，あるいは宗教的な信念を持っているか。持っているとすればそれはどのようなものであるか。また，最初の診断的評価を行う際には，以下に述べる問題に注意を払っておく必要がある。

侵入的な再体験

　トラウマの想起や侵入はさまざまな形をとって現れるものである。さまざまな形とは，フラッシュバック，感情状態，身体的な感覚，悪夢，対人関係における再現（転移性の反復を含む），性格スタイル，普遍的な人生のテーマなど

である。ラウブとオウエルハーン（Laub & Auerhahn, 1993）は，トラウマとなった体験について「知っている」という状態をいくつかの形態に分類し，トラウマとなった経験からの情緒的距離によってそれらを連続線上に配して整理している。以下にこの分類について述べるが，あとのものになるほど「知っているというレベル」がより深く，より統合が進んだものであると考えられる。①知らない。②フーグ状態（その出来事が変成意識状態で再体験される）。③トラウマとなった体験を，未消化な認知の断片として他のものとは区切って保持しており，それが意識に侵入してくる（侵入してくるものについて，その意味を意識することができず，あるいは自分自身にどういった関係があるのかを意識できない）。④転移現象（転移においてトラウマの残滓が，その人の抗い難い運命として再現される）。⑤自分を圧倒してしまうかのような物語としてその体験を表現するが，部分的であり，また，かなりの抵抗を感じながら表現する。⑥抗し難い，自分探しの，普遍的な人生のテーマの表現。⑦自分が目撃したことの物語としての組織化された表現。これら「知っている」ということに関するさまざまな形態は，相互に排他的なものではない。

自律神経系の過覚醒

PTSDの状態にある人は情緒を強く抑え込みながら環境に関わるといった傾向があるが，一方で彼らの生理的な反応は，トラウマを思い出させる刺激に対して緊急事態として反応するように条件づけられてしまっている。自律神経系の興奮はその生体に対して潜在的な危険を警告するという本質的な機能を有しているが，PTSDの状態にある人にあっては自律神経系の興奮はこの機能を失ってしまっている。というのは，何でもないようなきっかけで身体的なストレス反応が起こってしまうために，身体的な感覚を迫りくる脅威に対する警告であると信じることができなくなり，その結果，身体的な反応が適切な行為を取らせるための警戒信号としての意味を失ってしまうからである。自律神経系の興奮が高まることによって心理的な平静が妨げられるだけでなく，不安そのものがかつてのトラウマ性の体験を思い出させるきっかけとなることもある。何らかの興奮を生じせしめるような状況が，常に遠い昔のトラウマ性の体験を想起させてしまい，その結果，現在の状況とは何の関係もないような行為

を取らせてしまうといったことが起こりうるのである（第8章を参照）。

反応性の麻痺

　トラウマを受けた人は自分にとって感情のコントロールが非常に困難であることを意識しており，そのため，苦痛となるような内的な感覚を回避することに多量のエネルギーを使い，その結果，現在の環境が自分に何を要請しているのかに注意を向けることができなくなってしまう。さらに，こういった人は，かつては満足を感じられていた事柄にほとんど，あるいはまったく満足を得ることができなくなり，自分が「世界に対する死」という状態にあると感じるかもしれない。情緒的な麻痺は，抑うつという形をとって現れるかもしれないし，あるいは失快楽（anhedonia）やモティベーションの欠如として現れるかもしれない。または，精神身体的反応や解離状態という形を取る可能性もある。PTSDの侵入性の症状が特定の刺激に対する反応として生じるのに対して，麻痺はその人のベースライン機能の一部となってしまう。トラウマを受けた後には，好奇心を満たすような何らかの活動に関わることに喜びを見出せなくなってしまう人が多い。彼らは毎日の生活で単に「動き続けている」だけだと感じている。また，情緒的な麻痺が心理療法においてトラウマを解消するのを妨害してしまうこともある。というのは，この情緒的麻痺のために，患者の多くが自分の将来というものをもはやイメージできなくなってしまうからである。

強烈な情緒反応

　神経系の調整機能の喪失はPTSDの中核をなすものであるが，これは感情調整の喪失へとつながっていく。トラウマを受けた人は刺激を受けると直ちに反応してしまい，反応する前にまず何がこんなに自分を混乱させ，あるいは興奮させているのかを理解するということができなくなってしまっている。彼らは，取るに足らないような刺激に対してさえ，強度の恐怖，不安，怒り，あるいはパニックを経験してしまう傾向がある。そのために彼らは過剰反応を示して周囲の人間を脅えさせるか，あるいは心を閉じて凍りついてしまうかのいず

れかとなってしまう。こうした過覚醒状態にある人は，大人であっても子どもであっても，睡眠障害を経験することが多い。というのは，こうした人は入眠できる程度にまで自分を落ち着かせることができない状態となったり，あるいは，トラウマ性の悪夢を見るのを恐がるためである。

学習上の困難

生理的な過覚醒は注意を集中するという能力を妨げ，経験からの学習を阻害する。トラウマのある側面に関する健忘とは別に，トラウマを受けた人は日常的な出来事を思い出すことにも問題を抱えてしまうことが多い。トラウマに関連した刺激がきっかけとなって容易に過覚醒状態に陥り，さらに一定の事柄に対する注意集中困難があいまって，彼らは注意欠陥/多動性障害の症状を呈することがある。トラウマを生じるような経験の後では，これまでの成熟過程で獲得してきたものの一部を失ってしまい，ストレスへの対処に際して幼い頃の行動様式に退行してしまうことがある。子どもの場合，こういったことは，食事やトイレット・トレーニングなどの領域でこれまでできていた自立ができなくなるといった形で現れたりする。成人の場合には，過剰な依存という形をとったり，十分に考えたうえでの自主的な決定を下す能力の欠如という現れ方をすることがある。

記憶の障害と解離

慢性的なトラウマを受けた人，とりわけ子どもは，あまりにも鮮明で強烈な侵入性の記憶に加えて，トラウマとなった出来事に対する健忘性症候群を呈するようになるかもしれない。ある一定の発達段階において，通常，子どもは日常の遊びのなかでさまざまな役（アイデンティティ）になりきってその役割を試すものであるが（訳注：例えば「ごっこ遊び」など），そうした段階で長期にわたる深刻なトラウマにさらされた子どもは，トラウマとなる経験に対処するために人格の断片全体を組織化するといったことが起こりうる（Putnam, 1989）。トラウマとなるような生活上の経験に対する解離性の反応スペクトラムの一方の極に，解離性同一性障害（かつての多重人格性障害）の症候群が存

在する。こうした解離性同一性障害は，アメリカの精神科入院患者の約4％を占めている（Saxe et al., 1993）。

トラウマへの反応として解離を身につけた患者は，新たなストレスに直面した場合に解離性防衛を用い続ける可能性が高くなる。彼らはある経験に対しては健忘を発展させ，脅威を感じた場合には「闘争か闘争か」反応を生じるが，後にはそのことが意識的な記憶にとどまっていない，といったことが起こる。解離性障害を呈する患者の存在は，臨床的には非常に興味深いものである。とりわけ，彼らが自分の行動や反応に対して個人的な責任の感覚を獲得できるためにはどのような援助を提供すればいいのかという点に関しては特にそうである。一方で，司法的には，彼らの存在は悪夢以外の何ものでもない。

自己および他者への攻撃性

トラウマを受けた成人および子どもは，その攻撃性を他者あるいは自分自身に向ける傾向があるということが，さまざまな研究で示されている。子どもの頃に虐待を受けた場合には，その人が後に非行や暴力的な犯罪行為を生じる危険性は極端に高くなる。87人の精神科の外来患者を対象にした研究でヴァン・デア・コルク，ペリー，ハーマン（van der Kolk, Perry, & Herman, 1991）は，自傷行為を生じる患者にはすべて例外なく，子どもの頃に深刻な虐待もしくはネグレクトの被害を受けたという成育歴があることを見出した。他者への攻撃性という問題は，戦争帰還兵に関する研究，トラウマを受けた子どもについての研究，および幼少期にトラウマを経験した受刑者に関する研究で特に指摘されてきている（Lewis, 1990, 1992）。

精神身体化反応

自分の内的な状態がどうであって自分がどうしたいのかを同定し，それを明確に表現できるようになることに対して，慢性的な不安と情緒的な麻痺は妨害的に作用してしまう（Krystal, 1978 ; Pennebaker, 1993）。

トラウマを受けた人のなかには，失感情症（alexithymia）――身体的な感覚を，怒り，幸せ，あるいは恐怖といった基本的な感情に置きかえる能力の欠

如——を呈する人が少なくない。身体的な状態を言葉や象徴に翻訳できないことによって，情緒が単に身体的な問題として経験されてしまうことになる。このことは当然，対人関係におけるコミュニケーションに大きな打撃を与える。こういった人は，苦痛を身体的な問題として経験するのみで，心理的状態としては経験できなくなってしまうのである（Saxe et al., 1994）。

治療プランの確立

　これら多様な症状のクラスターがどの程度の重要性を持っているのかを適正に評価することは，適切な治療プランを設定するうえで非常に重要である。例えば，フラッディング療法は高レベルの回避を示す患者には適していないかもしれないし，あるいは，解離性の症状を呈する患者には，トラウマとなった経験に関する記憶を取り扱おうとする前に，ストレスがかかった事態で「頭が真っ白になる」(spacing out)状態をコントロールできるようにならねばならないだろう。さらに，ある特定の心理的な介入は，その他の問題——特に，非常に具体的な性質を備えたものであることが多い——を扱ってからでないと行えないという場合もある。例えば，自然災害の被災者にとっては，寝る場所を確保し，自分の所有物を安全に保管できるようになることがまずは重要となろう。あるいは，拷問を受けた政治犯にとっては，そのトラウマの意味を見つめることができるようになるまえに，社会への再適応が重大な課題となるかもしれない。おそらく，最も重大かつ困難な問題のひとつに，性的虐待が現在も進行している家族にどのように介入していくかという問題がある。こうしたケースの場合には，早急な子どもの身体的保護と法律的な問題が，トラウマの探求よりも常に優先事項となるのだ。

治療に抵抗を示す患者の問題をどう扱うか

　治療の有効な実施を妨げる深刻な問題のひとつが，トラウマを受けた患者の多くがトラウマを想起させるものとの直面化に激しく抵抗するということであり，そうした事態を引き起こす状況のひとつが心理療法なのである。ブロム，

クレーバー，ドゥフェアズ（Brom, Kleber, & Defares, 1989）の研究では，自動車事故の被害者のなかで事故後に長期間のモニターを受けることに同意した人は36％いたが，苦痛の程度が相当なものであるにもかかわらず援助的な介入に参加する意志を示したのはたった13％であった。PTSDの診断を受ける患者のなかで，心理治療的な援助を求めない人の割合はかなり高く，そのため，治療的な介入を行う場合には治療契約をきちんと結ぶことが必要となる。また，後々のためにも，心理療法室のドアを常に開けておくような柔軟性が望まれる（Bernstein, 1986）。臨床家は患者に対してコンサルテーションを提供する立場を維持する必要がある。コンサルテーションとして，患者がどの程度のことに耐えることができるかをモニターし，どの程度のペースで進んでいけばいいかを決定し，トラウマ後のさまざまな症状がどのような経過を示すかを患者との共同作業で追跡するわけである。自分の情緒に耐えられる患者の能力がどの程度であるかを常に再評価することが，高率で生じがちな治療中断や治療失敗を予防するうえできわめて重要である（McFarlane, 1994）。

対人関係において生じるトラウマは，ルールが不明瞭なコンテクストで，秘密にされている環境において，責任の所在があいまいな条件の下で生じる傾向がある。そのために，ルール，境界，契約，相互責任の問題が明確にされ，また，しっかりと守られる必要がある（Kluft, 1990；Herman, 1992）。これらの問題に十分注意が払われない場合，治療状況においてトラウマのある側面の再生を生じる危険性が高くなる。

段階に応じた，異なったアプローチ

トラウマに対しては，その体験をした後のその人の人生の段階に応じて，それぞれ異なった治療的アプローチを提供する必要がある。治療のある段階で効果のあった治療法が，別の段階においても同様に有効であるとは限らない。例えば，薬物療法で言えば，自律神経系の興奮を抑制するような薬物を最初に用いることによって，悪夢やフラッシュバックが減少し，睡眠が促進され，長期にわたるPTSD症状の固定化の基礎になっていると考えられている辺縁系のキンドリング（第8章および第16章を参照）を予防する効果が得られることが多い。しかし，われわれがPTSDと呼んでいる状態がいったん固定化して

しまうと，こうした薬物は症状を緩和する程度の効果しか表さなくなってしまう。この時点では，直後にはほとんど効果がないように思われたセロトニン再取り込み抑制薬が，患者が現在の課題に注意を向けられるようにするうえで，そして，過去の恐怖や解釈へのとらわれや固着を減少させるうえで，効果を見せ始めることが多い。

同じようなことが心理療法についても言える。トラウマ記憶の断片の侵入が症状の中心である場合には，曝露と脱感作が患者のもっとも必要とするところのものであるかもしれない。しかし，この障害の経過のもっと後の段階では——こうした段階では，患者はトラウマのきっかけになるような事柄をどのように回避するかを中心に自分の生活を構造化するようになっており，トラウマ性の侵入のきっかけになるものとして他者を見るようになっている——無力感，疑念，怒り，そして対人関係における問題が症状の中心となってきている可能性がある。そうした場合には，社会的な領域における安定化に治療の焦点がおかれる必要が生じる。

急性トラウマの治療

人がトラウマを受けた直後には，自己調整と立て直しに重きがおかれる必要がある（第15章を参照）。これは，安全性の再確立と予測性の再生とが重要であることを意味する。また，ダメージを受けた所有物の現状復帰，他の被害者との関わり，自分や他の被害者への身体的なケアなどといった適応的行為に従事することが重要であるという意味をも併せ持っている。トラウマを受けた人のうちで，ごく限られた人数の人しかPTSDという状態にはいたらない。トラウマを受けた人のほとんどは，こうした初期の適応段階をうまく切り抜けることができ，急性ストレス反応をPTSDに発展させるという長期にわたる経過を示すことはない。彼らにとって，トラウマは過去の恐ろしい出来事のひとつに過ぎなくなるのである。

何があったのかを話すということが常に有効であるのかどうかということについては，今のところはっきりしていない。重大な出来事によるストレスに対するデブリーフィング（debriefing）に関する研究は興味深い知見を示してく

れている。トラウマとなる出来事にさらされた直後のデブリーフィングの持つ予防的な効果を，コントロール群を設定して調査した研究は少ないが，その数少ない研究はデブリーフィングを行わなかった群に比べて，行った群のほうがより悪い結果を示したとしている（McFarlane, 1994）。コントロール群を用いた研究がほとんどないなかで，これは臨床的な判断に頼るしかないのだが，トラウマに対する初期の反応にとって必要なのは，通常の支持的なネットワークへのその人のつながりを回復させることであり，マスタリーの感覚の再構築につながるような活動へと従事させることなのかもしれない。そうだとしたら，被害を受けた人を支援しようとするこの段階では，精神保健の専門家の果たすべき役割はそう多くはないと言えよう。

段階に応じた PTSD の治療

トラウマを受けた人への治療はすべて，意志に反したトラウマの侵入がどの程度のものであるのかということと，その人がどの程度の強度の情緒に耐えることができるのかということを考慮しながら進められる必要がある。臨床家は，トラウマ性の内容の記憶を取り扱う際にその人が用いるさまざまな心理的防衛を見定め，それを尊重しなくてはならない。効果的な治療は段階的に進められていく必要があるが，そこには次の各点が含まれていなければならない（van der Hart, Brown, & van der Kolk, 1989 ; van der Hart, Steele, Boon, & Brown, 1993 ; Herman, 1992）。

(1) ⓐ教育とⓑ身体的な状態を言語化することによる感情の同定という要素を備えた安定化（stabilization）
(2) トラウマ性の記憶と反応の条件づけの解除
(3) トラウマに関する個人のシェーマの再構築
(4) 安全な社会的つながりと対人関係能力の再構築
(5) 回復的な情緒体験の蓄積

単純性の PTSD のケースの治療においては，一つの段階から次の段階へと

すばやく移っていくことが可能になる場合も少なくない。より複雑なケースでは，日常生活のさまざまな側面をトラウマの再体験として人格全体が反応する傾向があるため，安定化の段階を何度も繰り返す必要が生じることもめずらしくない（例えば，Brown & Fromm, 1986）。

安定化：トラウマと関連した情緒への恐怖を乗り越える

　安定化の段階では，圧倒的な情緒をどのようにコントロールするか，解離の継続などの病理的な防衛操作をどのようにコントロールするのかを患者に教える必要がある。そのためには，以下の各点が必要となる。すなわち，情緒を同定しそれにラベルをつけること，社会的なサポートを探して適切に活用すること，感情ではなく内容に焦点をあてること，日常の活動のスケジュール・計画・予定を立てること，適切な運動と食事に心がけること，リラクセーションやストレス接種法（stress inoculation exercises）を行うこと（Foa, Rothbaum, Riggs, & Murdock, 1991；Linehan, 1993；van der Hart et al., 1993）である。この段階では，薬物療法が中心的な統合的要素となることが少なくない（第17章を参照）。

教　育
　患者のなかには症状に混乱してしまい，「気が変になってしまうのではないか」と心配になる人も少なくない。家族や同僚，友人たちもまた，何をすればいいのか分からなくなって混乱をきたしてしまうこともある。場合によっては，友人たちが怒りや悲しみや引きこもりなどといった患者の激しい情緒性に直面して，患者から遠ざかってしまうかもしれない。患者が，自らに起こっている侵入や回避の意味を理解できるための認知的な枠組みを形作っていくことによって，その体験から一定の情緒的な距離をとることが可能となり，その出来事を，人生や生活というより大きなコンテクストに位置づけることができるようになる。彼らにとってまず必要なのは，時間の感覚を取り戻すことである。つまり，この体験には始めの段階があり，今は次の段階に入っており，いずれ終わりとなるのだ，と思えるようになるということである。セラピストとの初めての出会いが，トラウマに関連した思考と感情との意識的な関連づけを

行う最初の機会になることが多い。詳細な行動分析を行うことで，トラウマとなった体験の記憶をよみがえらせるきっかけの範囲が明らかとなり，その人の自律的な反応や認知的・行動的反応がどういったものかが明確になることもある。

身体的な状態を言語化することによる感情の同定

情緒の心理的な機能とは，主観的な体験の発生，重要性，および性質について，本人に警報を鳴らすことにある。環境や世界に対するその人の期待を再適応させるための，あるいは適応的な行為をとらせるためのシグナルとして情緒が機能するわけである。世界や環境に対するその人の認知が実際に起こっていることと同調すれば，通常，情緒は非活性化するものである (Horowitz, 1986)。これは，同化（新たな経験を取り入れることができるようにその人の世界の概念を変えるなど）によって生じることもあれば，調整（何らかの行為をすることによって，自分の持っている期待に当てはまるように現状を戻すなど）を通じて行われることもある。

PTSDの状態にある人においては，情緒はその危険信号としての機能を失ってしまっているようだとクリスタル (Krystal, 1978) は述べている。つまり，情緒的な興奮と目標にしたがった行為との間に解離が生じてしまうということであろう。PTSDの状態にある人にとっては，情緒的な興奮の意味を解釈することがもはや不可能となってしまったかのようであり，そのために情緒的な興奮が変化を求める信号とは無関係な存在となってしまっているのだ。実際，感情を持つこと自体が不快な体験となってしまうようである。こうした人たちは適応的な行為という出口を見出すことができなくなってしまい，そのために情緒は，自分は自分自身の人生の結果に影響を与えることができないということを思い起こさせるきっかけでしかなくなる。それゆえ，トラウマの具体的，感覚的イメージだけが想起を引き起こすきっかけとなるわけではない。感情それ自体がトラウマの想起を引き起こすものとして経験されるようになることもある。そのため，情緒を回避する必要が生じるのだ (van der Kolk & Ducey, 1989)。

効果的な行為を行うことによって情緒を中性化するということができないため，トラウマを受けた人は感情を平滑筋や横紋筋の活動として経験する傾向が

ある。そのため、こういった人は情緒を身体化するか (Saxe et al., 1994)、あるいはその情緒を引き起こした刺激とは無関係な行為という形で解放するかのいずれかである。こうした解放は、自己や他者に対する攻撃的な行動として起こることが多い (van der Kolk et al., 1991)。トラウマを受けた人の治療の重要な要素とは、彼らが情緒状態を表現する言葉を見つけられるように援助することである。感情に名前をつけることによって、患者はマスタリーの主観的な感覚を得ることができ、また、他の情緒や他の状況との比較を促進するような精神的な柔軟性を獲得できるわけである。第1章、第2章および第11章で述べたように、子どもの場合も大人の場合も、自分の認知を区別し分類できるようになることによって、ストレスに満ちた状況にうまく対処することが可能となるのだ。

　PTSDの状態にある人にとっては、トラウマの連想にいたる道は無数に存在するようになってしまう。そのため、彼らの努力の大半は、何も感じないこと、何も考えないことのために向けられることになる。彼らは、自分の内的な状態をどう調整すればいいのかが理解できるようになるとは信じられなくなってしまっている。自分の激しい感情を制御できるようになるといったイメージを持つことができなくなってしまった結果、PTSDの状態にある人は自分にケアを提供してくれる人（彼らはこの人に魔法的な力を付与することになる）にそれを求めることになる。彼らは、まるで幼い子どものように、あるもの（例えばトラウマを想起させるもの）がどのような感じなのかということと、実際に何が起こっているのかということの区別がつかなくなってしまうという問題を抱える。フラッシュバックの症状があるPTSDの患者は、自分の身に起こっていることから距離をとれなくなってしまい、きっかけになった事柄とそれに対する自分の反応との区別が困難になってしまう。そのため、彼らにとっては、トラウマとなった出来事が繰り返し繰り返し起こってしまうことになる。

　治療とは、人の発達と同じように、自分自身の経験を制御できるようになること、そして、その経験を自らのものとできるようになることを目的とするものである。トラウマを受けた人は、その経験に「埋もれてしまった」状態から自分自身を引き離すことができなければならない。感覚と知覚とが今一度個人的な事柄という分類に戻される必要がある。それが可能となるためには、人

は，これらの出来事が実際には何であるかを「知り」，それを適切な時間と空間とに位置づけられるようにならなければならない。その人にとって必要なのは，現在経験していることは，別の出来事の後に起こったものであり，またその後には別の出来事が生じるのだということを再発見することである。これを知ることが，現在起こっている事柄と別の経験とを比較できるようになるために決定的な重要性を持つことになる。さらにそれが，現在起こっている事柄に自分がどのような役割を果たしているのかをイメージするというきわめて重要な能力を発達させるための前提条件となり，その結果，その出来事の結果に影響を及ぼすことが可能になっていくのだ。

トラウマ性の記憶と反応の条件づけの解除

　患者が安定を得て，コントロールや展望を回復できたら，治療は終結してよい。患者が現在の生活に満足を得ることができ，現在が情緒的，認知的，行動的な意味で過去からの侵入を受けていないのであれば，過去のトラウマをほり返すことには何の意味もない。しかしながら，もし非自発性の情緒的，認知的，行動的侵入が，その人の現在の機能を妨げ続けているのなら，トラウマ性の記憶に対して，コントロールされた予測可能な形での曝露を行うことが必要となり，そうすることでマスタリーを再度獲得するための援助が可能となる。何が繰り返されているのかについて一切の認識を持たぬままに，強迫的にトラウマを繰り返すことは，決してマスタリーを生じはしない。そればかりか，その人の生活や人生にさらなるダメージを与えることにもなるのだ（van der Kolk, 1989）。トラウマの断片を再体験する（悪夢やフラッシュバックにおけるような）だけでは，何らの解決にもならない。というのは，トラウマの知覚的，あるいは情緒的要素の不完全な再体験は，記憶全体を統合して再構成するという作業を妨げてしまうからである——記憶の全体像が統合されることによって，記憶はもはや条件づけられた反応のきっかけとはならなくなるのである（van der Hart & Op den Velde, 1991）。

　セラピストは，その自然な傾向として，患者が過度の苦しみを経験するのを回避できるような援助を行おうとするものである。しかしながら，強い情緒体験の記憶に耐えられるようになることが，回復にとっては非常に重要な要素と

なる。トラウマの性格を理解しているセラピストは，患者が苦しみを体験しそれをくぐり抜けるのに寄り添うことによって，苦しみには意味があり，また耐えられるものであるという展望を提供する。また，その経験を象徴的で伝達可能な形（例えば知覚や感覚を言葉にするなど）にするという作業を通じて，トラウマのマスタリーを促進することで統合のプロセスを援助することができるのだ。患者の行為レベルでのトラウマの「繰り返し」は，トラウマに関する「記憶を回復」し，それを言葉によって象徴的に表現できるようになることの先駆体なのである。そして，記憶の回復や象徴的な言語表現は，情緒的な体験としてその経験を「ワーク・スルー」するための先駆者であり，また並走者たるものなのだ。

　トラウマ性の記憶は知覚および感情状態として保持される傾向があり，そのほとんどが言語的な表象を伴わないものであるということについては，第10章で詳しく述べた。トラウマを受けた人の多くは「それら」（統合されていないトラウマ性の記憶）にとりつかれてしまったという状態にあり，これらの感情や知覚を全体的な展望に位置づける「私」という存在を失ってしまっている。この段階での治療は，トラウマ性の記憶の非言語的で解離された領域を，言葉が意味と形を有する二次的な精神的プロセスへと翻訳するという作業からなる。そうすることで，トラウマ性の記憶を物語的記憶（narrative memory）へと変成することになるのだ。言い換えると，今は潜在的なものである記憶を顕在的なもの，つまり自叙伝的記憶（autobiographical memory）へと変換するのである。

記憶と解離の中心的問題

　トラウマの中心的な問題が解離であり，それがどのような作用を及ぼすかということを最初に記述したのは，ピエール・ジャネ（Janet, 1889）である。自分の身に起こったことの記憶を，それまでの経験によって作られてきた一般的なシェーマに統合することができず，その結果，これまでの個人的な経験から切り離してしまうわけである。シェーマのレベルで統合されていないため，その体験はトラウマ体験の感情状態や身体感覚といった要素で貯蔵されることになる。そして，トラウマを想起させるような何らかの刺激によって習慣性の反応パターンが活性化された場合に，これらの感情状態や身体感覚

といった要素が意識に戻ってきて，身体的感覚（パニック発作など）や視覚的イメージ（フラッシュバックや悪夢など），あるいはトラウマの要素の強迫的な反復や行動上の再現を生じるわけである（詳しくは第10章および第11章を参照）。

　PTSDの状態になった人に関する研究のほとんどは，彼らにかなり深刻な解離性症候群を認めている（Bremner et al., 1993 ; Marmar et al., 1994）。ポスト・トラウマ性の解離のうちで最も極端なのは，解離性同一性障害の患者の示す状態である。トラウマを受けた人がどのようにしてそのトラウマに「固着」（ジャネは"attached"と記述した。フロイトはその後"fixated"という言葉を使うようになる）するようになるのかを初めて記したのはジャネ（Janet, 1889）である。「トラウマの記憶を統合できないことによって，彼らは新たな経験を同化していく能力をも失ってしまったかのように見える。それはまるで……（中略）……彼らの人格がある時点でまったく停止してしまい，新たな要素をつけ加えたり同化したりすることによってさらに拡張していくことがこれ以上不可能になってしまったかのようである」（Janet, 1919/1925, vol. 1, p. 532）。トラウマを受けた人は，新たなストレスに直面した場合に，情報の認知的な処理において発達的に低い段階の様式に戻ってしまう傾向があることは，多くの臨床家が繰り返し観察してきたとおりである。

　PTSDの中核的な問題は，自分に興奮や混乱をもたらした体験を自叙伝的記憶として統合できないことにある。したがって，治療は，トラウマとなった出来事の一部始終を再体験することなしに，何が起こったのかという現実を理解できるための方法を見つけ出すという作業からなる。そのためには，記憶を再発見するだけでは十分ではない。トラウマ性の記憶が，その他の日常経験に関する記憶と同じようなものとならねばならない。つまり，トラウマ性の記憶が，適切なコンテクストに位置づけられて意味のある記述へと再構成されることにより，修正され，変容されることが必要となる。トラウマ性の記憶の断片すべてが統合された場合にのみ完全な解決が可能となるのだ。トラウマとなった出来事への十分な曝露を行う目的は，トラウマとなった出来事の断片が有している力を失わせることにある。この断片が有する力とは，トラウマと関連した，しかしながら現在の経験とは無関係な感情や行動を再活性化するものとして条件づけられた刺激として作用する力なのである。したがって，これは逆説

的な言い方だが，治療において記憶は，静的な記録——これはトラウマに基づいた記憶としての性格である——ではなく，創造の行為になるのだ。

コントロールされた曝露と記憶の再活性化

トラウマ性の記憶を再活性化し修正するための方法としてのコントロールされた曝露は，PTSDおよびトラウマに関連したその他の障害の治療を行ううえで鍵となる。この曝露という手法については，さまざまな学派がさまざまな形でその理論的根拠や実践法を提示している。これらすべてに共通しているのは，固定化したトラウマ性の記憶とは相容れないような新たな情報が導入されなければならないというフォアら（Foa, Steketee, & Rothbaum, 1989）の原則を採用しているということである。フォアとコザック（Foa & Kozak, 1985；詳しくは第17章を参照）は，恐怖を低減させるためには——ひいてはPTSDの治療そのものにとっては——次の2つの条件が必要であるとしている。

(1) その人がトラウマに関連した情報に注意深く耳を傾けながら，自分自身のトラウマ性記憶を活性化できなければならない。トラウマに関係した感情が経験されなければ，トラウマの構造は修正されない。恐怖もしくは不安の低減は，トラウマ性記憶の持つⓐ刺激の要素（環境的なきっかけ），ⓑ反応の要素（身体運動をともなう行為，鼓動など），そして，ⓒ意味の要素（道徳性や罪悪感に関するきっかけなど）がどれだけ喚起されたか，しかもそれがコントロールされ調整された状態で起こったか，にかかっているのである（Keane & Kaloupek, 1982；Foa et al, 1989；Litz & Keane, 1989）。

(2) その人が，新たな，トラウマ性を有さない構造を作るためには，トラウマとは相矛盾した情報が提供されなければならない。非常に困難な点は，その人のトラウマを活性化するのに十分な程度の類似性をもった要素を含んだ経験に患者をさらしながら，一方で，それと同時に，そのトラウマを変化させるに足るほどの相容れない要素を含ませるということにある。

もっとも重要な新たな情報とは，患者がトラウマ性の記憶に，信頼できるセラピストとともに安全な環境において直面するという事実であろう（van der Hart & Spiegel, 1993）。セラピストに対する安全な愛着は，情緒的な興奮を調整できるようになるために欠かせない要素である。治療連盟（therapeutic alliance）はすべての治療にとって要石となるものである。行動療法を用いるセラピストたちは曝露の手続きを強調する傾向があるが，一方であらゆる心理療法の手続きにおいて治療を成功へと導くための決定的ともいえるような重要性を持ったこのきわめて個人的な要素を無視しがちである。そのため，こういった臨床家や研究者は，トラウマ性の記憶の刺激―反応対と意味的要素に対するコントロールされた曝露による恐怖や不安の減少を示すデータのみに限って報告する傾向があるが，彼らの示す結果には，患者が少しでも改善できるようにとセラピスト自身が行った個人的な努力が大きく影響しているのである。そして，こうした努力が患者に伝わり，彼らの安全感につながっているのだ。

フラッディングと曝露療法には，決して危険が伴わないわけではない。トラウマ性記憶に関連した情報にさらされることは不安を増大させうる（その結果，患者がより敏感になって，PTSDの症状を悪化させることもありうる）。繰り返しになるが，トラウマの感覚―運動的な要素の侵入を克服するためには，その人がトラウマ性の（つまり非言語性の）記憶を個人の物語へと翻訳することが必要となる。その結果，大変なショックを引き起こした出来事を，その一部始終をもう一度体験することなく，物語として話すことができるようになるのだ。

過度の興奮は新たな情報の獲得を妨げることになり，その結果，PTSDの悪化が生じ得る（Strian & Klicpera, 1978）。その場合，トラウマ性記憶は修正されず，単に強化されるだけといったことが起こってしまう。つまり，慣れの促進ではなく，トラウマに関連した刺激に対する過敏性が強化されてしまうわけである。

治療を妨げるもうひとつの要因は，PTSD構造に含まれる反応要素があまりにも強力であるため，回避を促進する危険性が存在するということである。強い恐怖や不快感があるために，患者がトラウマを思い起こさせるような状況への直面化を避けようとしてしまうかもしれない。したがって，この段階での

治療の目的は、患者が安全でかつコントロールのきいた環境においてトラウマ性の記憶を再体験し、トラウマに関連した情緒に圧倒されたという感じを持つことなくトラウマのイメージを喚起できるということにある。治療においてトラウマとなった体験に関連したすべての要素が同定され、それらを徹底的に吟味し経験することができたならば、統合がうまく行われるということを示す研究が近年増えてきている（例えば，Resick & Schnicke, 1992）。

トラウマに関連した認知シェーマの再構造化：
生活・人生そのものの恐怖の克服

人間とは意味を作り出す生き物である。人類は進化とともに，現実に関する自分たちの理論に見合うように世界を組織化してきた。これらのなかには意識化されたものもあるが，その多くは蓄積された経験を無意識のうちに統合したものである（Harber & Pennebaker, 1992 ; Janet, 1889）。ホロウィッツ（Horowitz, 1986）とエプステイン（Epstein, 1991）が指摘しているように，自己概念と世界に関する概念は比較的安定した認知的シェーマによって組織化される（このシェーマは，有能感と依存性，力の感覚と無力感，信頼と不信などに関するものである）。こうした心的なシェーマは，同化と調整のプロセスによって心理的な経験を組織化し，個人のアイデンティティの連続性を確実なものとする。ほとんどの人は，自分の心的なシェーマの内容を明確に言葉にすることはできないが，入力情報のうちでどれを選択してコード化し，分類，蓄積しておくのかを決定したり，ストレスに直面した際にどのような行動に出るのかを決めるうえで，この心的シェーマは非常に重要な役割を果たしている。こうした心的シェーマによって，人は情緒的な経験や自分を興奮させるような経験から意味を見出すことが可能となる。また，シェーマが緩衝材として作用することで，人はこれらの体験に圧倒されてしまうことがないわけである。

ストレスに満ちた出来事を適切に解決するということには，自分自身および他者に対するその人の見方が修正され，現実の日常生活において必要とされる事柄に対する注意の集中を継続できるということが含まれる。深刻な苦痛をもたらした出来事をうまく処理するためには，その経験を存在全体に般化するこ

となく，その出来事が，非常に恐ろしいことではあったけれどもある特定の時間にある特定の場所で起こった事件に過ぎないのだという見方ができなくてはならない（Epstein, 1991；Janoff-Bulman, 1992）。トラウマとなった経験は，現在の心的シェーマによってのみプロセスされるのではない。そこには，人生初期の経験によって形作られた潜在的な自己概念や関係性についての見方までもが活性化され，関わってくることになる。以前に何らかのトラウマを受けたという成育歴がその人にある場合には，こうした潜在的なシェーマの活性化の問題が大きく関わってくることになる。たとえその人が，かつてのトラウマの後，適応的な生活を送っている場合であっても，である。トラウマがこうした発達初期の自己に関するシェーマを活性化した場合，トラウマの原因—結果関係を説明しようとする際に，これらの発達初期のシェーマが発達的により成熟したシェーマと競合したり，共存することになる。こうしたさまざまな心的シェーマ——これらは互いに競合関係にあることもしばしばであるが——によって，トラウマとなった経験がどのように心理的に組織化されるかが決定されることになる。

　PTSDの状態にある人の多くにおいて，トラウマに関連した自己概念および世界についての概念が，日常の自分という存在を支配してしまうようになる。トラウマへの対処技術として解離という要素が中心となっている場合には，切り離し（split）が起こっているかもしれない。その場合，何らかのシェーマが作られ，ストレスに満ちた状況に再びさらされたときにのみ活性化されるようなトラウマ関連のシェーマと共存するようになるのかもしれない。トラウマを受けた患者の多くは，認知的シェーマとして，トラウマに基づいたシェーマとトラウマに基づかないシェーマを持っているものである。解離傾向のある患者は，ある状態におかれたときには「私は虐待などされていない」と信じているが，解離された認知システムにおいては「私は弱くて，無力で，価値がない」，あるいは「私は冷酷で攻撃的な人間だ」と信じているかもしれない。ストレスにさらされることによって，トラウマ性の記憶が活性化されるだけではなく，自己や他者についてのトラウマに基づいたシェーマも活性化されることになるのだ。

　連邦ヴェトナム帰還兵再適応研究（Kulka et al., 1990）などの研究において，トラウマが人間としての機能全般に大きく影響していることを示す豊富な

データが得られながらも，これまで述べてきたような問題はPTSDの治療において適切に評価されてこなかった。精神療法や心理療法が有効に機能するためには，トラウマがその人の自己有能性（self-efficacy）の感覚や，信頼したり親密な関係をもったりする能力にどのような影響をおよぼしたか，自分の欲求を適切な方法で満たしていく能力や他者に共感する能力にどのような影響を与えたかを，注意深く見ていく必要があるのだ（McCann & Pearlman, 1990；Herman, 1992）。こうしたテーマは，グループによる心理療法で扱うことが望ましい場合が多い。

安全な社会的つながりの再確立と対人関係における有能性

情緒的な愛着はおそらく，トラウマを受けることに対するもっとも基本的な防御となりうるものである。非常に困難な事態に遭遇することを予期したとき，実際にそういった事態にあったとき，あるいは，そういった経験からの回復をはかろうとするとき，人は他者との密接な人間関係を求める。最近の研究（第15章を参照）では，社会的なサポートが正常に機能していれば，たとえ壊滅的なストレスにさらされようとも人はある程度保護されるものであることが示されている。幼い子どもにとってトラウマに対するもっとも有効な保護を提供し得るのは，通常の場合，家族である。子どもにとって保護者が情緒的，物理的に身近な存在である場合には，子どもは驚くほどの強さを見せるものである（van der Kolk et al, 1991；McFarlane, 1988）。成人の場合には，家族や同僚，あるいは友人が「トラウマ保護膜」といったものを提供してくれることになる。そのため，急性期の危機介入における社会的サポートの提供の重要性が認識されてきている。トラウマから守られるためには親密な関係が必要だということが認識されるようになって，社会的なサポートを提供したり，あるいはその人が従来持っていた社会的サポートの再確立を促進することが，急性期の危機介入の中心的な課題であるとの意識が次第に広まってきている（Lystad, 1988；Raphael, 1986）。

トラウマを受けた人の治療においては，それが急性のものである場合にも慢性的なトラウマである場合にも，ある種のグループ療法が選択されることが少なくない。グループ療法やコミュニティを基盤とした介入の主要な課題は，被

害を受けた人が安心感を回復し，マスタリーの感覚を持てるようになることである。急性のトラウマの後に，短期間のものではあるが最も効果的な人間的つながりを提供できるのは，同じような被害を受けた人であることが往々にしてある。というのは，トラウマの経験を共有できることが，共同体の感覚を回復するための核となるからである。慢性的なトラウマを体験した人にとっては，グループ療法が相互性の感覚を提供してくれる場となり，発達初期の対人関係におけるトラウマによって壊された安全と信頼の問題を扱っていくためのフォーラム的な機能を果たしてくれる場合もある。

　トラウマがどういった性格のものであるかにかかわらず，あるいはグループの構造がどのようなものであるかにかかわらず，グループ療法の目的は，その人が過去の認知や経験からの過大な侵入を受けることなく，現在の状況が要求してくるものに注意を向けられるようになるということにある。グループ療法は，人間関係における暴力の被害を受けた人（Mitchell, 1983），自然災害の被災者（Lystad, 1988 ; Raphael, 1986），子どもの頃の性的虐待のサバイバー（Herman & Schatzow, 1987 ; Ganzarian & Buchele, 1987），レイプの被害者（Yassen & Glass, 1984），夫婦間暴力の被害者（Rounsaville, Lifton, & Bieber, 1979），強制収容所のサバイバー（Danieli, 1985），および戦争によるトラウマを経験した人（Parson, 1985）を対象に行われている。同じような体験をした人たちのグループにおいて，多くの人がいずれかの段階で自分の身に起こった出来事を表現するのにふさわしい言葉を見出すことができるようである。これは50年以上もの長きにわたって観察されてきたことであるが，「最初は小さなグループで自分の問題を何とか取り扱うことができる。その次には，例えば世界といったようなもっと大きなグループに，前よりはずっと楽に直面できるようになる」（Grinker & Spiegel, 1945）。

　トラウマに関係したグループ療法にはさまざまなレベルのものがある。そして，これらのグループは，安定化，記憶の回復，人と人との心のつながり，個人間の違いに関する折り合い，サポートなどといったさまざまな要素のうち，どれを重視するかでそれぞれ違いがある。しかしながら，程度の差こそあれ，トラウマに関連した問題を扱うグループはすべて，次の事柄を援助の目的にしていると言ってよい。その事項とは，①トラウマに対する心理的および生理的反応を安定化させること，②知覚と情緒を探り，その正統性を認めること，

③現在の感情や行動に及ぼす過去の経験の影響を理解すること，④対人関係でのストレスに対処するための方法を新たに身につけること，である（van der Kolk, 1992 を参照）。

回復的な情緒体験の蓄積

　トラウマを受けた人の場合，トラウマ性記憶を再体験することと，その記憶を閉ざしてしまうことが，心理的な活動の中心を占めるようになる。そのため，過去の傷の回復を促してくれる可能性のある新たな，満足のいくような経験のための余地はほとんど残っていない。こういった患者にとっては，マスタリーの感覚や喜びをもたらしてくれるような経験に積極的に関わっていくことが必要となる。身体的な活動（例えばスポーツや野外活動など）やその他の身体に関わる活動（マッサージなど），あるいは芸術的な創作活動といったものが，トラウマによって汚されることのない経験を患者に提供し，その結果，新たな喜びの源となる可能性がある。

現在実施されている治療法の効果に関する研究の概観

曝露療法およびそれと関連した治療法

　近年，治療効果に関する研究が数多く実施されてきており，それらの研究の結果は，PTSDの心理療法の本質的な特徴として，おおざっぱにではあるがこれまで述べてきた要素が存在することを示唆している。エドナ・フォア（Edna Foa）ら（第16章を参照）は，PTSDの症状を呈しているレイプの被害女性45人を対象に，ストレス接種療法，長期にわたるイメージを用いた曝露療法，支持的なカウンセリングといった治療法について，治療の予約リストに名前を載せている人をコントロール群にして治療効果の比較研究を行った。治療終了後間もない時点において，ストレス接種療法とイメージを用いた曝露療法とでは，両者ともPTSD症状，不安，抑うつについて効果的であることがわかった。4か月後のフォローアップの時点では，イメージを用いた曝露療

法の効果がストレス接種療法のそれよりも優れていた。フォアらは，この結果はストレス接種療法の治療効果を長期にわたって維持するためにはグループ療法を継続することが必要であり，フォローアップの時点で治療グループが終了していたことがこういった結果を生じたのではないかと推論している。それに対して，曝露療法はトラウマの記憶表象自体を変化させる可能性があり，記憶表象の変化が長期にわたる症状緩和へとつながった結果，曝露療法が長期的な効果を示すという結果を生んだのだとフォアらは考えている。

イメージを用いたフラッディング法に関しては，PTSDの症状を示す帰還兵を対象としてコントロール群を用いたさまざまな研究が行われており，その効果が主張されてきている。クーパーとクラム（Cooper & Clum, 1989）は，イメージを用いたフラッディング法による治療を受けた患者について，治療終結後3か月の時点で睡眠障害と不安症状の軽減を見たが，抑うつ症状に関しては効果がなく，その点では「伝統的」なPTSDの治療法が優れていることを見出した。キーン，フェアバンク，カドル，ツィメリング（Keane, Fairbank, Caddell, & Zimering, 1989）は，インプロージョン療法（implosion therapy）を受けた人は，治療終結後6か月の時点で，抑うつ，恐怖，不安状態および侵入性症状の軽減を示していたが，情緒的麻痺や回避に関してはこの治療法は有効でなかったとしている。ボウドウィンズ，ハイヤー，ウッズ，ハリソン，マクラニー（Boudewyns, Hyer, Woods, Harrison, & McCranie, 1990）は，フラッディングは3か月後のフォローアップにおいて有意な改善をもたらしたが，カウンセリングにはそういった効果が見られないことを示している。この研究では，治療効果を測定するための方法として，症状尺度と，戦闘場面という刺激に直面させた際の心拍数の変化を用いている。バイオフィードバックを用いた系統的脱感作による治療を受けた8人の帰還兵の治療終結後2年経過時のフォローアップにおいても，インプロージョン療法が長期的な効果を持つことが示されている（Peniston, 1986）。子どもを含むさまざまなトラウマを受けた人たちの一事例研究も，これらの結果を支持している（Blake, 1993）。

このように，治療効果に関する従来の研究は，トラウマとなった出来事に関する記憶にさらされることが，PTSDの治療がうまくいくための本質的な要素であるという考えを非常に強く支持していることになる。これは，フラッ

ディングやインプロージョン療法を用いないその他の形態の治療についても言えることである。例えば，レジックとシュニック（Resick & Schnicke, 1992）の研究では，心理的教育，曝露，および認知的な再処理作業を組み合わせて治療を行った患者は，治療終結直後の段階においても6か月後の時点においても，治療の予約リストに名前を載せている人たちからなるコントロール群と比較して有意に優れた結果を示している。

　これまでの研究で示されたことを見ると，患者がトラウマ性の記憶に直面できるように援助する際にどういった技法を用いるのかということが決定的な変数になるというわけではなさそうである。例えば，フランク，コステン，ギラー，ダン（Frank, Kosten, Giller, & Dan, 1988）は，レイプの被害を受けた患者の治療で，認知療法と系統的脱感作との間には統計的な差が見られなかったとしている。この研究では，どちらの治療法も不安，抑うつ，および恐怖の低減を生じている。また，レジック，ジョーダン，ギレリ，ハッター，マーヘッファー＝ドゥボラック（Resick, Jordan, Girelli, Hutter, & Marhoefer-Dvorak, 1988）はレイプの被害を受けて急性の苦痛状態を呈している患者の治療に関する優れた研究を行っているが，この研究では，自己主張訓練，ストレス接種法，および情報の提供と心理的教育を組み合わせた方法が，不安と抑うつの改善について同程度の効果を示したとしている。精神力動的な治療に関する研究は数少ないが，そのうちにひとつがブロムとクレーバー（Brom & Kleber, 1989）の研究である。彼らは，さまざまなトラウマを体験してPTSDの症状を呈している112人の患者を対象に，精神力動的な治療，催眠療法，脱感作法を受けたそれぞれの治療群と，予約リストからなるコントロール群を比較した。その結果，症状の改善はコントロール群を除くすべての治療群において見られた。この研究結果から，侵入性の症状および不安をコントロールするためにはフラッディングがおそらくもっとも有効なのだろうが，回避を克服するためには精神力動的な心理療法がもっとも有効に作用すると考えられる（Brom et al., 1989）。

　ここでは，トラウマ体験への曝露がかなり深刻な症状の悪化を生じる危険性のあることを指摘しておく必要があろう。ヴォーンとタリアー（Vaughan & Tarrier, 1992）は，曝露という技法が7人の患者に対して有効に作用した一方で，2人については効果が見られず，さらに1人は侵入性の症状および回避

性の症状をともに悪化させたと報告している。ピットマンら（Pitman et al., 1991）は，ヴェトナム帰還兵にフラッディングを用いた治療を行った場合，それに反応して深刻な症状悪化を示す人が数多くいるため，今後この技法を用いた研究は実施しないと述べている。

眼球運動による脱感作と再処理（EMDR）

EMDR（eye movement desensitization and reprocessing）はフランシン・シャピーロ（Shapiro, 1989, 1995）が考案した，急速でリズミカルな眼球運動を用いて行うPTSDの新たな治療法である。トラウマとなったもともとの経験のイメージを思い描くように患者に指示し，眼球運動を行いながらその出来事とそれに関連した感情とを同時に持ちつづけさせる。EMDRの効果に関する初期の研究にはいくつかの点で方法論上の致命的問題があったが（Herbert & Mueser, 1992），その後，成功事例の報告が相次いだため，EMDRの効果に関する研究が精力的に行われるようになった。リトル（Lytle）が行った予備的な研究では（Metter & Michelson, 1993 からの引用），EMDRを，眼球運動を用いない脱感作および非指示的なカウンセリングと比較している。この研究では，EMDRを行った群とコントロール群との間には有意な差はなく，また，「壁のしみを見つめていて」と指示して脱感作を行った群のほうが治療効果が高いのではないかと考えられるような結果となった。しかし，その他の研究では非常に有望な結果が得られており，この新たな治療技法は，効果を生じるメカニズムが不明であるにもかかわらず，PTSD症状を呈するある種の患者にはかなり強力な治療効果をもたらす可能性があると考えられている（Wilson et al., 1995; Vaughan et al., 1994 a, 1994 b）。

薬物療法

近年，PTSDの治療に薬物を用いた事例研究が数多く見られるようになり，また，コントロール群を設定した研究も現時点で5つほどある。こうした薬物療法に関する研究については，第17章で詳しく述べる。

結　語

　実存的な無力感と脆弱性とを突きつけてくるようなトラウマを経験した後には，事態はその体験をする以前ともはや同じではありえない。つまり，トラウマを生じるような体験が，何らかの形でその人の生活や人生の一部となってしまうのである。何があったのかを正確に整理し，自分はどのような反応を起こしたのかを他者と分かち合うことは，その被害にあった人が適応を回復していくうえで，非常に重要な効果をおよぼすことになる。しかしながら，トラウマに関連した感情や認知を言葉にするだけでは十分でないように思われる。被害を受けた人にとっては，自分の感情や行為に対するコントロールを回復するための積極的な方法を見出す必要があると考えられる。患者がトラウマの再体験をしないですむようにセラピストが多大なエネルギーを傾注して努力したとしても，そうした共感的な努力の結果，想起に対する患者の抵抗が突然溶解するといったようなことは期待できない。患者の自己感覚や他者への信頼感に対するトラウマの影響は，必ずや治療関係に侵入してくるものである。そのため，安全，信頼，失望，境界などといったテーマを治療関係において丁寧に取り扱っていくことによって，治療上重要な前進が得られる可能性が高まる。

　対人関係における安全性の問題がうまく取り扱われることができてはじめて，身体的な統合性を破壊しかねないような脅威の再体験が生じたときにも，治療関係を活用して患者の精神（psyche）がバラバラにならないように抱きかかえることが可能となる。トラウマに関連した事柄をうまく取り扱えないでいると，ポストトラウマ性の症状が次第にひどくなる可能性がある（例えば，身体感覚的あるいは視覚的な再体験や行動レベルでの再体験など）。トラウマとなった体験が時間的，空間的に同定されることで，その人は現在の生活上のストレスと過去のトラウマとを区別することができるようになり，現在の経験に対するトラウマの衝撃を減少させていくことが可能となるのである。

　繰り返しになるが，トラウマについて話すだけでは決して十分ではない。トラウマのサバイバーには，無力さと絶望とに勝利したことを象徴するような何らかの行為が必要なのだ。エルサレムのホロコースト祈念碑（Yad Vashem）

やワシントンのヴェトナム戦争祈念碑は，それぞれの出来事を生き延びた人たちが死んでいった人たちを悼むことを可能にし，トラウマとなった出来事に歴史的，文化的な意味を打ち立てるための象徴の好例である。そして何よりも，これらの象徴は，連帯感と共感の可能性が現在でも存在しているのだということを生き延びた人びとに思い起こさせるのである。こうしたことは，他のタイプのトラウマのサバイバーにも言えることである。彼らもまた，悲嘆し，自分たちの羞恥心や脆弱性の表現を支えてくれるような記念碑や共通の象徴――ホロコースト記念碑やヴェトナム記念碑ほどはっきりしたものではないとしても――を作り上げる必要があるのかもしれない。そういった象徴の例としては，本を書いたり政治的な活動を行ったり，同じような被害にあった人たちを援助したりといったことがあげられる。あるいは，もっとも絶望的な苦境にすら立ち向かうために人類が見出した創造的な活動といったものが無数に存在するのである。

Bessel A. van der Kolk
Alexander C. McFarlane
Onno van der Hart
（西澤　哲＝訳）

文献

Angelou, M. (1993). *On the pulse of morning.* New York: Random House.

Bernstein, A. (1986). The treatment of non-compliance in patients with posttraumatic stress disorder. *Psychosomatic Medicine, 27,* 37–40.

Blake, D. D. (1993). Treatment outcome research on post traumatic stress disorder. *C P Clinician Newsletter, 3,* 14–17.

Boudewyns, P. A., Hyer, L., Woods, M. G., Harrison, W. R., & McCranie, E. (1990). PTSD among Vietnam veterans: An early look at treatment outcome using direct therapeutic exposure. *Journal of Traumatic Stress, 3,* 359–368.

Bremner, J. D., Scott, T. M., Delaney, R. C., Southwick, S. M., Mason, J. M. (1993). Deficits in short-term memory in posttraumatic stress disorder. *American Journal of Psychiatry, 150*(7), 1015–1019.

Breslau, N., Davis, G. C., Andreski, P., & Peterson, E. (1991). Traumatic events and posttraumatic stress disorder in an urban population of young adults. *Archives of General Psychiatry, 48,* 216–222.

Brom, D., & Kleber, R. J. (1989). Prevention of post-traumatic stress disorders. *Jour-*

nal of Traumatic Stress, 2(3), 335–351.
Brom, D., Kleber, R. J., & Defares, P. B. (1989). Brief psychotherapy for posttraumatic stress disorders. *Journal of Consulting and Clinical Psychology, 57*(5), 607–612.
Brown, D. P., & Fromm, E. (1986). *Hypnoanalysis and hypnotherapy.* Hillsdale, NJ: Erlbaum.
Cooper, N. A., & Clum, G. A. (1989). Imaginal flooding as a supplementary treatment for PTSD in combat veterans: A controlled study. *Behavior Therapy, 20*(3), 381–391.
Danieli, Y. (1985). The treatment and prevention of long-term effects and intergenerational transmission of victimization: A lesson from Holocaust survivors and their children. In C. R. Figley (Ed.), *Trauma and its wake* (Vol. 1). New York: Brunner/Mazel.
Epstein, S. (1991). The self-concept, the traumatic neurosis, and the structure of personality. In D. Ozer, J. M. Healy, Jr., & A. J. Stewart (Eds.), *Perspectives in personality* (Vol. 3, Part A, pp. 63–98). London: Jessica Kingsley.
Foa, E. B., & Kozak, M. J. (1985). Treatment of anxiety disorders: Implications for psychopathology. In A. H. Tuma & J. D. Maser (Eds.), *Anxiety and the anxiety disorders.* Hillsdale, NJ: Erlbaum.
Foa, E. B., Rothbaum, B. O., Riggs, D. S., & Murdock, G. B. (1991). Treatment of posttraumatic stress disorder in rape victims: Comparison between cognitive-behavioral procedures and counseling. *Journal of Consulting and Clinical Psychology, 59*, 715–723.
Foa, E. B., Steketee, G., & Rothbaum, B. O. (1989). Behavioral/cognitive conceptualizations of post-traumatic stress disorder. *Behavior Therapy, 20*, 155–176.
Frank, J. B., Kosten, T. R., Giller, E. L., & Dan, E. (1988). A preliminary study of phenelzine and imipramine for post-traumatic stress disorder. *American Journal of Psychiatry, 145*, 1289–1291.
Freud, S. (1958). Formulations on the two principles of mental functioning. In J. Strachey (Ed. and Trans.), *The standard edition of the complete psychological works of Sigmund Freud* (Vol. 12). London: Hogarth Press. (Original work published 1911)
Ganzarian, R., & Buchele, B. (1987). Acting out during group psychotherapy for incest. *International Journal of Group Psychotherapy, 37*, 185–200.
Gersons, B. P. R., & Carlier, I. V. E. (1994). Treatment of work related trauma in police officers: Post-traumatic stress disorder and post-traumatic decline. In M. B. Williams & J. F. Sommer (Eds.), *Handbook of post-trauma therapy* (pp. 325–336). Westport, CT: Greenwood Press.
Grinker, R. R., & Spiegel, J. P. (1945). *Men under stress.* Philadelphia: Blakiston.
Harber, K. D., & Pennebaker, J. W. (1992). Overcoming traumatic memories. In S. A. Christianson (Ed.), *The handbook of emotion and memory: Research and theory* (pp. 359–386). Hillsdale, NJ: Erlbaum.
Herbert, J. D., & Mueser, K. T. (1992). Eye movement desensitization: A critique of the evidence. *Journal of Behavior Therapy and Experimental Psychiatry, 23*(3), 169–174.
Herman, J. L. (1992). *Trauma and recovery.* New York: Basic Books.
Herman, J. L., & Schatzow, E. (1987). Recovery and verification of memories of childhood sexual trauma. *Psychoanalytic Psychology, 4*(1), 1–14.

Horowitz, M. J. (1986). *Stress response syndromes* (2nd ed.). New York: Jason Aronson.
Janet, P. (1889). *L'automatisme psychologique.* Paris: Alcan.
Janet, P. (1925). *Psychological healing* (2 vols.). New York: Macmillan. (Original work published 1919)
Janoff-Bulman, R. (1992). *Shattered assumptions: Towards a new psychology of trauma.* New York: Free Press.
Keane, T. M., Fairbank, J. A., Caddell, J. M., & Zimering, R. T. (1989). Implosive (flooding) therapy reduces symptoms of PTSD in Vietnam combat veterans. *Behavior Therapy, 20*(2), 245–260.
Keane, T. M., & Kaloupek, D. G. (1982). Imaginal flooding in the treatment of post-traumatic stress disorder. *Journal of Consulting and Clinical Psychology, 50,* 138–140.
Kluft, R. (1990). *Incest-related syndromes of adult psychopathology.* Washington, DC: American Psychiatric Press.
Krystal, H. (1978). Trauma and affects. *Psychoanalytic Study of the Child, 33,* 81–116.
Kulka, R. A., Schlenger, W., Fairbank, J., Hough, R. L., Jordan, B. K., Marmar, C. R., & Weiss, D. S. (1990). *Trauma and the Vietnam war generation.* New York: Brunner/Mazel.
Laub, D., & Auerhahn, N. C. (1993). Knowing and not knowing massive psychic trauma: Forms of traumatic memory. *International Journal of Psycho-Analysis, 74,* 287–301.
Lewis, D. O. (1990). Neuropsychiatric and experiential correlates of violent juvenile delinquency. *Neuropsychology Review, 1*(2), 125–136.
Lewis, D. O. (1992). From abuse to violence: Psychophysiological consequences of maltreatment. *Journal of the American Academy of Child and Adolescent Psychiatry, 31,* 383–391.
Litz, B. T., & Keane, T. M. (1989). Information processing in anxiety disorders: Application to the understanding of post-traumatic stress disorder. *Clinical Psychology Review, 9,* 243–257.
Lindy, J. D. (1987). *Vietnam: A casebook.* New York: Brunner/Mazel.
Linehan, M. M. (1993). *Cognitive-behavioral treatment of borderline personality disorder.* New York: Guilford Press.
Lystad, M. (Ed.). (1988). *Mental health response to mass emergencies.* New York: Brunner/Mazel.
Marmar, C. R., Weiss, D. S., Schlenger, W. E., Fairbank, J. A., Jordan, B. K., Kulka, R. A., & Hough, R. L. (1994). Peritraumatic dissociation and post-traumatic stress in Vietnam theater veterans. *American Journal of Psychiatry, 151,* 902–907.
Metter, J., & Michelson, L. K. (1993). Theoretical clinical research and ethical constraints of the eye movement desensitization reprocessing technique. *Journal of Traumatic Stress, 6,* 413–415.
McCann, I. L., & Pearlman, L. A. (1990). *Psychological trauma and the adult survivor: Theory, therapy, and transformation.* New York: Brunner/Mazel.
McFarlane, A. C. (1988). Recent life events and psychiatric disorder in children: The interaction with preceding extreme adversity. *Journal of Clinical Psychiatry, 29*(5), 677–690.
McFarlane, A. C. (1994). Individual psychotherapy for post-traumatic stress disorder. *Psychiatric Clinics of North America, 17*(2), 393–408.

Mitchell, J. (1983). When disaster strikes: The critical incident stress debriefing process. *Journal of Emergency Medical Services, 8,* 36–39.

Parson, E. R. (1985). Post-traumatic accelerated cohesion: Its recognition and management in group treatment of Vietnam veterans. *Group, 9*(4), 10–23.

Peniston, E. G. (1986). EMG biofeedback-assisted desensitization treatment for Vietnam combat veterans with post-traumatic stress disorder. *Clinical Biofeedback and Health, 9*(1), 35–41.

Pennebaker, J. W. (1993). Putting stress into words: Health, linguistic, and therapeutic implications. *Behaviour Research and Therapy, 31*(6), 539–548.

Pitman, R. K., Altman, B., Greenwald, E., Longpre, R. E., Macklin, M. L., Poire, R. E., & Steketee, G. S. (1991). Psychiatric complications during flooding therapy for posttraumatic stress disorder. *Journal of Clinical Psychiatry, 52*(1), 17–20.

Putnam, F. W. (1989). *Diagnosis and treatment of multiple personality disorder.* New York: Guilford Press.

Raphael, B. (1986). *When disaster strikes: How individuals and communities cope with catastrophe.* New York: Basic Books.

Resick, P. A., Jordan, C. G., Girelli, S. A., Hutter, C. K., & Marhoefer-Dvorak, S. (1988). A Comparative outcome study of behavioral group therapy for sexual assault victims. *Behavior Therapy, 19,* 385–401.

Resick, P. A., & Schnicke, M. K. (1992). Cognitive processing therapy for sexual assault victims. *Journal of Consulting and Clinical Psychology, 60*(5), 748–756.

Rounsaville, B., Lifton, N., & Bieber, M. (1979). The natural history of a psychotherapy group for battered women. *Psychiatry, 42,* 63–78.

Saxe, G. N., Chinman, G., Berkowitz, R., Hall, K., Lieberg, G., Shcwartz, J., & van der Kolk, B. A. (1994). Somatization in patients with dissociative disorders. *American Journal of Psychiatry, 151,* 1329–1335.

Saxe, G. N, van der Kolk, B. A., Hall, K., Schwartz, J., Chinman, G., Hall, M. D., Lieberg, G., & Berkowitz, R. (1993). Dissociative disorders in psychiatric inpatients. *American Journal of Psychiatry, 150*(7), 1037–1042.

Shapiro, F. (1989). Eye movement desensitization: A new treatment for post-traumatic stress disorder. *Journal of Behavior Therapy and Experimental Psychiatry, 20,* 211–217.

Shapiro, F. (1995). *Eye movement desensitization and reprocessing: Basic principles, protocols, and procedures.* New York: Guilford Press.

Solomon, Z., Bleich, A., Shoham, S., Nardi, C., & Kotler, M. (1992). The Koach project for the treatment of combat related PTSD: Rationale, aims and methodology. *Journal of Traumatic Stress, 5,* 175–194.

Strian, F., & Klicpera, C. (1978). Die bedeuting psychoautotonomische reaktionen im entstehung und persistenz von angstzustanden. *Nervenartzt, 49,* 576–583.

van der Hart, O., Brown, P., & van der Kolk, B. A. (1989). Pierre Janet's treatment of posttraumatic stress. *Journal of Traumatic Stress, 2*(4), 379–395.

van der Hart, O., & Op den Velde, W. (1991). Traumatische herinneringen [Traumatic memories]. In O. van der Hart (Ed.), *Trauma, dissociatie en hypnose* [Trauma, dissociation, and hypnosis] (pp. 71–90). Lisse, The Netherlands: Swets & Zeitlinger.

van der Hart, O., & Spiegel, D. (1993). Hypnotic assessment and treatment of trauma-

induced psychoses: The early psychotherapy of H. Breukink and modern views. *International Journal of Clinical and Experimental Hypnosis, 41,* 191–209.
van der Hart, O., Steele, K., Boon, S., & Brown, P. (1993). The treatment of traumatic memories: Synthesis, realization, and integration. *Dissociation, 6,* 162–180.
van der Kolk, B. A. (1989). The compulsion to repeat trauma: Revictimization, attachment and masochism. *Psychiatric Clinics of North America, 12,* 389–411.
van der Kolk, B. A. (1992). Group psychotherapy with post traumatic stress disorders. In H. Kaplan & B. Sadock (Eds.), *Comprehensive group psychotherapy* (pp. 550–560). Baltimore: Williams & Wilkins.
van der Kolk, B. A. (1994). Foreword. In J. P. Wilson & D. Lindy (Eds.), *Countertransference in the treatment of PTSD* (pp. vii–xii). New York: Guilford Press.
van der Kolk, B. A., & Ducey, C. P. (1989). The psychological processing of traumatic experience: Rorschach patterns in PTSD. *Journal of Traumatic Stress, 2,* 259–274.
van der Kolk, B. A., Perry, J. C., & Herman, J. L. (1991). Childhood origins of self-destructive behavior. *American Journal of Psychiatry, 148,* 1665–1671.
Vaughan, K., Armstrong, M. S., Gold, R., O'Conner, N., Jenneke, W., & Tarrier, N. (1994a). A trial of eye movement desensitization compared to image habituation training and applied muscle relaxation in post-traumatic stress disorder. *Journal of Behavior Therapy and Experimental Psychiatry, 25,* 283–291.
Vaughan, K., & Tarrier, N. (1992). The use of image habituation training with post-traumatic stress disorders. *British Journal of Psychiatry, 161,* 658–664.
Vaughan, K., Wiese, M., Gold, R., & Tarrier, N. (1994b). Eye movement desensitization: Symptom change in post-traumatic stress disorder. *British Journal of Psychiatry, 164,* 533–541.
Wilson, J. P., & Lindy, J. D. (Eds.). (1994). *Countertransference in the treatment of PTSD.* New York: Guilford Press.
Wilson, S. A., Tinker, R. H., & Becker, L. A. (1995). Eye movement desensitization and reprocessing (EMDR) treatment for psychologically traumatized individuals. *Journal of Clinical and Consulting Psychology, 63,* 928–937.
Yassen, J., & Glass, L. (1984). Sexual assault survivor groups. *Social Work, 37,* 252–257.

第15章
トラウマ後ストレスの予防
——コンサルテーション，トレーニング，早期治療——

　災害とトラウマへの曝露は，世界中いたるところで，ふつう想像されるよりずっとありふれた日常生活の一側面となっている。WHO (World Health Organization, 1988) の算定によると，1900年から1988年までに，ハリケーンが120万の人びとの家を奪い，350万人の生活に直接影響を及ぼした。同時期に，地震，台風，サイクロンはその他の2600万人に影響を及ぼし，1000万人が家を失った。大抵の場合，資産を持たない者がもっとも影響を受ける。1960年から1987年の間のもっともひどい自然災害109件のうち，41件が発展途上国で起きている (Berz, 1989)。発展途上国が災害に襲われると，より発展している国と比較して，人口密度を勘案してもなお，高い罹病率と死亡率を示す (Guha-Sapir, 1989)。一般に，経済的に発展していない地域ほど，損害と死者の数が多い。財源の乏しい地域ほど，人工が密集し，自然的（河川など），人工的（石油コンビナートなど）危険要因に隣接している。そこでは，資産価値は低く評価され，住宅建設も低廉で，安普請であることが多い。こういう地域が災害においてもっともひどい損害を被りやすい (Lima et al., 1989 ; Lima, Shaila, Santacruz, & Lozano, 1991 ; Weisaeth, 1993)。人間が災害から受ける損害を認識した国連総会は，1990年代を自然災害低減の10年に指定した (World Health Organization, 1988)。

　トラウマとなる出来事の影響を予測する因子に関する知識が蓄積され，災害やトラウマとなる出来事のあとのトラウマ後ストレスへの予防戦略を考案することが可能になってきた。災害によって人間が陥る混乱は無法則のものではない。むしろ，災害時に見られる心理上，行動上の反応は予測可能な構造と時間経過を示すことが多い (Ursano, McCaughey, & Fullerton, 1994)。ほとんどの人の場合，トラウマ後の精神医学的症候は一過性のものである。しかし，トラウマを引き起こした出来事が過ぎ去った後も，災害の影響が長く残る場合も

ある。

　また，災害やトラウマを起こし得るストレスへの曝露が当然あると考えられる人びともいる（消防士，警察，災害ワーカー，兵士など）。曝露があまり起こらない人たちにおいても，曝露後早期に介入すれば，慢性期症候への進行を予防し，回復を促進する介入のための方略を実施することができる。

　どのようにしてトラウマや災害による心理的悪影響を予防するか，あるいは少なくとも最小限にとどめるか，どのようにして回復を促進するかを論じることが本章の課題である。予防には，一次予防（事が起こるより前の準備，「予防接種」に例えられるもの），二次予防（早期の診断と障害進行の阻止），三次予防（慢性期の社会生活上の障害を防ぐためのリハビリテーション）がある。技術的側面から言えば，本章で検討する治療形態はすべて，症候や障害の進行や慢性化を避けることを目的としており，そのほとんどが第三次予防に分類されるものである。本章の残りの部分で，災害やトラウマに先立って行われる予防の方略（一次予防）や，トラウマへの曝露後の早期介入（二次予防）に焦点をあてることにする。他のタイプの治療に関して述べた他章を参照していただければ，本章における考察を予防の三段階全体に敷衍することができよう。

予防の目標：疾病を予防し，回復力を育てる

　トラウマ後ストレスの予防の目標は，トラウマと災害による人びとの苦痛と犠牲の双方を十分に軽減することにある。精神疾患の予防においては，外傷後ストレス障害（PTSD）にのみ焦点が当てられることが多い。しかし災害にともなう精神疾患はPTSDだけではない。実際のところ，PTSDが最も多く見られるわけでもないのかもしれない。PTSD，大うつ病，物質乱用，全般性不安障害，適応障害のいずれも，災害やトラウマの後に認められ（Rundell, Ursano, Holloway, & Silberman, 1989），身体的障害や疾病に対する心理的反応も，同様に災害後の反応として重要である（完全なリストは表15・1を参照）。

　アメリカ精神医学会は，その診断マニュアルに急性ストレス障害（ASD）という災害関連の新しい診断名をつけ加えた（American Psychiatric Association, 1994）。災害後早期に適用されるASDは，最近研究の対象になり始め

表 15・1 災害に対する精神医学的反応

急性ストレス障害
外傷後ストレス障害
大うつ病
全般性不安障害
物質乱用
身体的疾患に影響を与える心理的要因（負傷者の場合）
頭部外傷，毒物への被曝，感染および脱水からくる器質性精神障害
適応障害
死別反応
家庭内での暴力
子ども・配偶者虐待
精神障害なし（異常な出来事に対する正常な反応）

たばかりである。さまざまな研究が，ASD（おそらく，なかでも解離性症状）は予後不良や後のPTSD発現の先行指標であるとしている（Cardeña & Spiegel, 1993 ; Koopman, Classen Cardeña, & Spiegel, 1995 ; Koopman, Classen, & Spiegel, 1994 ; Staab, Grieger, Fullerton, & Ursano, 1995）。したがって，ASDの予防は重要な焦点となる。うつ病は，災害のあとにしばしば認められ，PTSDに随伴することが最も多い障害である。コミュニティによる喪失と死の取り扱い方が，災害後のうつ病の発生に影響を及ぼす可能性がある（Lundin, 1987 ; Raphael, 1983, 1986 ; Wright ; Ursano, Bartone, & Ingraham, 1990）。①コミュニティで起こった災害の1週間目に，高いレベルの侵入症状と回避症状を生じた人，②近親者を亡くした人，③低いレベルの社会的援助しか受けなかった人，④最も長くそのコミュニティのメンバーであった人は，うつ病発症の危険性が最も高いようである（Fullerton, Ursano, Kao, & Bhartiya, 1992 b, 1992 c）。

　トラウマや災害に対する急性と慢性の反応をめぐる問題は，トラウマ後ストレスの予防に特に重要である。二次予防の目的は，初期のストレス症状が「消化」ないし「代謝」されること，慢性化して精神病的な構造や行動パターンに結晶化しないこと，を保証することにある。

　PTSDの予防では，急性の障害と，そしてより重要なものとして慢性の障害に焦点があてられる。臨床的には，急性反応と長期にわたる反応はかなり違っており，これらを区別することが非常に重要である。急性反応と長期的な反応の先行症状は異なり，したがって必要とされる予防的な介入方略も当然

違ってくる（Ursano, Fullerton, Kao, & Bhartiya, 1995）。グリーン，リンディ，グレース（Green, Lindy, & Grace, 1989）は，バッファロー河川ダム災害（ダムの決壊とこれによる洪水）の生存者を調査し，18〜26か月後のPTSD罹病率は44％，14年後で28％であることを明らかにした。スタイングラスとゲリティ（Steinglass & Gerrity, 1990）による洪水被災者調査では，PTSDの罹病率は4か月後で14.5％，16か月後で4.5％であった。また，彼らは，竜巻に襲われた16か月後のあるコミュニティのPTSDの率は人口の21％であったと報告している。

犯罪被害者や災害復旧に従事する人びとを対象とした調査でも同様に，急性と慢性のPTSDの違いが示されている。あるコミュニティを対象とした調査で（n=214），キルパトリック，レズニック，アミック（Kilpatrick, Resnick, & Amick, 1989）とキルパトリック，アミック，レズニック（Kilpatrick, Amick, & Resnick, 1990）は，殺人犯罪にみまわれた家族のうち，成人の家族生存者の29％が，事件後のある時点においてPTSDを経験していることを見出した。これは，調査時（事件からの時間は特定できない）には7％まで下がっていた。アルコールに関連した交通事故死の生存者のサンプルにおいて，事故後のある時点で34.1％，そして調査時点で2.2％のPTSDが報告された。キルパトリックらの所見は，これらのコミュニティ・サンプルにおいては，急性のPTSD症状を呈した人のなかで慢性のPTSDを発展させたのはごくわずかに過ぎなかったことを示している（Kilpatrick & Resnick, 1993）。同様にウルサノら（Ursano et al., 1995）は，災害援助にあたるワーカーの曝露直後の明白なPTSD症状（11％）は，1年間のうちに回復する傾向（2％）があることを見出している。このように，PTSDの発症から人を守るのは何であるかという問題と，PTSDの慢性化から何が人を守るかという問題は，重要でありかつ異なった問題なのである。

しかし，病気を予防することだけが，予防的介入の唯一のゴールではない。回復力を増し，肯定的な影響を増加させることは，重要であるにもかかわらず，しばしば忘れられる予防的方略の目標である。実際，回復力はほとんどの災害の後に最も普通にみられる現象である。つけ加えれば，トラウマとなる出来事の影響が常に悪いものであるということはない。1974年のオハイオ州ゼニアにおける竜巻で多くのサバイバーが心理的な苦痛を経験したが，そのうち

の大多数が肯定的な影響についても述べている。彼らは，自分たちが危機に効果的に対処できるということを学び，そしてこのような「挑むべき」機会に出会ったことで，より向上したと感じていた（Quarentelli, 1985 ; Taylor, 1977）。このような「肯定的な反応」は，戦闘トラウマ関連の文献でも同様に報告されている。スレッジ，ボイスタン，ラーエ（Sledge, Boydstun, & Rahe, 1980）は，ヴェトナムでの戦争捕虜経験者のおよそ3分の1が，捕虜体験から得るものがあったと述べたと報告している。そのように述べる人たちの多くは，もっとも激しいトラウマを体験してきていた。

人によっては，トラウマと喪失が，健康に向けての動きを実際に促進することもある（Card, 1983 ; Sledge et al., 1980 ; Ursano, 1981）。トラウマ性の経験は，被害者がそれ以前の混乱した人生や生活を再編成する核となり，価値や目標を導いてくれるものとなりえる（Ursano, 1981, 1987）。トラウマ性の出来事は，精神を構造化するもの，いわば「精神的な接着剤」として機能するようにもみえる。つまり，象徴的，環境的，生物学的な刺激のあとに表現される感情や認知や行動を結びつけるのである（Holloway & Ursano, 1984）。

トラウマ後ストレスへの予防的介入の理論とコンサルテーションの意義

災害への反応とその結果に影響を及ぼす，相互に連動する変数を知っていることは，効果的な一次的，二次的介入を展開するうえできわめて重要である。予防的介入とその効果を直接的に検証するようにうまく計画され構造化された実験的研究はほとんどみあたらない。以下に示す事柄のほとんどは，臨床的な観察と，トラウマ性ストレスを媒介するものについての研究から導かれたものである。

専門家の集団は，危険への曝露が予期されているため，予防的な介入が必要であると考えられる数少ない集団のひとつである。消防士，災害援助にあたるワーカー，警察官，兵士，医療関係者などは特殊な技能を有し，通常は専門家として高度の訓練を受け，慎重に選別された集団であり，断続的ではあるけれども予期可能なかたちでトラウマに直面する。このような集団は一般的にはさ

表 15・2　予防的介入の目標

ストレス因子(toxin)	症状・障害	トラウマの段階
生命への脅威	侵入的記憶	トラウマの予期
死や死体への直面	回避	急性トラウマへの暴露
死別反応	覚醒	トラウマ後の初期相
財産の喪失	抑うつ	トラウマ後の中期相
スティグマを受けること	不安	トラウマ後の後期相
身体的外傷	解離	
疲労	物質乱用	
生理的混乱	家庭内での暴力	
	社会的引きこもり	
	社会恐怖	
	身体的外傷への反応	
	孤立無援感	
	うまくいかないことの予測	

まざまな経験を持ち訓練を受けているが，トラウマや災害のストレスに対する訓練はされていない。これらのうちのひとつの専門家集団について得られた知見を一般化し，他の専門家集団に無条件に適用することには十分慎重でなければならない。特別な任務を有し，高度に訓練された専門家について得られた結果を，経験や訓練の程度がさまざまに異なる多くの人びとの機能に当てはめようとする場合には，特にそうである。例えば，竜巻，森林火災，ハリケーンやその他の自然災害の被害者は，レスキュー隊員や消防士，あるいは警察官が必要とする介入とは非常に異なった介入を必要とするかもしれない。専門家集団はさまざまなレベルの訓練を受け，厳しい選抜に合格し，専門家としてのサポートを得ているが，一方では，曝露の程度は高く，睡眠や食べ物などの身体的サポートは少なく，またさまざまな複合したストレス要因にさらされるといった特徴を持つ。こうした問題点があるにもかかわらず，これら専門家集団に関する研究は非常に重要である。なぜならば，これらの集団にはニーズがあるし，予測された危険に対して，可能な予防的介入法を研究する数少ない方法のひとつだからである。

　予防的介入は，特定の曝露，特定のタイプの障害および行動上の問題，そして災害の特定の段階を目標に行われる。そのため，予防的介入を次のように区別することが重要となる（表15・2参照）。すなわち，①その個人が曝されたトラウマとなる経験（害毒を及ぼすもの［toxin］）の性質は何か，②どんな

症状もしくは障害が予防されるべきか，③トラウマや災害のどの段階で介入がなされるか，である。

害毒を及ぼすもの

トラウマとなる出来事や災害は通常，複数のストレス因子を含む。生命への脅威，死や死者への直面，死別反応，財産の喪失，スティグマを与えられること，身体的外傷，生理的混乱（睡眠・食事・水などの剥奪）などである。このような害毒を及ぼす要素（toxin）は，個人における意味に翻訳され，また支援か孤立かといった集団の反応へ書き換えられる過程において，精緻化されたり，強化されたり，あるいは低減されたりする。これら個人的な意味と集団の反応という「トラウマ体験の二次的なメッセンジャー」の持つ意味は，例えば私たちが，細菌が混入した井戸からの汚染にさらされた場合にどういった媒介因子が作用するかを考えればわかる。細菌がひとつの井戸に限定されているのではなく，中央給水に達したなら汚染の影響は一層急速に広まるであろう。反対に，細菌が地域の個々人に達する前にろ過プラントを通過しなければならないのであれば，汚染の影響は低いであろう。予防的介入とは，上述のトラウマの要素のそれぞれに影響を与えることを目的にすると同時に，害毒因子への直接的な曝露あるいは二次的メッセンジャーに影響を与えることを目的とするように検討することができる。

症候と障害

トラウマ後ストレスの症状には，これまで述べてきたものや，表15・1に記述した障害の症候などがある。侵入的な記憶，回避，覚醒，抑うつ，不安，解離症状，中毒性の物質乱用，家庭内での暴力，社会的引きこもり，社会恐怖，身体の傷害に対する広範な反応が含まれる。

被災における段階と反応

災害とトラウマの段階は実際の曝露以前からはじまる。災害に際して出動を

要請される専門家の集団（警察官，消防士，災害援助のワーカー，兵士など）や，事前の警報が発せられる災害（例えば，ハリケーン，毒性の物質を含んだ降雨，戦争など）にさらされた人たちにとっては，トラウマ曝露の予期段階が存在する。その後，実際の災害の衝撃と余波が生じ，それらの段階は，トラウマ曝露の急性期，トラウマ後初期，トラウマ後中期，トラウマ後後期とに分けることができる。それぞれの段階には固有の害毒性と反応，および介入の可能性がある。

　災害曝露以前の段階は重要な意味をもつが，その重要性はしばしば見落とされてしまう。したがって，曝露を予期することによるストレスについて概観しておくことには大きな意味があろう。消防や警察などの専門家集団においてはよくあることであるが，曝露の予期によるストレスは自然災害（ハリケーンなど）や人災（航空機事故など）の場合にも同様に生じる。予期ストレスについては，人や動物のストレス・モデルで広く研究されてきており，さまざまなタイプのストレス性の出来事において重要な役割を演じているように思われる。ゼイスラーら（Czeisler et al., 1976）は，本人の希望による外科手術を待つ患者群と入院コントロール群とで，血漿コルチゾル分泌作用を比較した。この2つの群は，断続的なコルチゾル分泌については差が見られなかったが，手術を控えている群は，術前の準備のような不安を引き起こす経験をしているときに，コルチゾル値が明らかに高かった。この研究結果は，特異的なストレスを生じる前災害期の局面を同定するための研究が必要であることを示唆している。例えば，災害が起こっているときにひたすら時間が過ぎ去るのを待つことはストレスにならないかもしれないが，指示を受けたり，災害の状況をテレビで見たりすることはストレスとなるかもしれない。

　同じように，パイロットの予期ストレスについての研究も行われている。慣れない任務のためのフライトの準備と通常の任務のためのフライトの準備とでパイロットの予期ストレスに違いあるかどうかを，内分泌の指標を用いて調査した。その結果，フライトの準備段階では，いずれの場合にも非特異的なストレス反応が起きることが明らかとなった。しかし，初回のフライト訓練を受けるパイロットの場合，ストレスのその後の影響が長く続くのに対して，2回目の訓練に望むパイロットの場合には，ストレスの影響は長くは続かなかった。つまり，「慣れ」が見られたのである（Demos, Hale, & Williams, 1969）。

いくつかのデータが，経験の有無によって予期ストレスの影響が異なることを示唆している。パラシュート・ジャンパーの研究では，初心者と経験をつんだ者とで，ジャンプする前の皮膚電気抵抗，心拍数，呼吸数によって測定した覚醒のレベルに違いがあることがわかった。初心者と経験をつんだジャンパーの両者ともに，覚醒レベルの上昇を伴う初期の活性化パターンを示した。しかしながら，まさにジャンプの瞬間まで活動の昂進が継続する初心者とは対照的に，経験をつんだジャンパーの覚醒レベルはジャンプそのものが近づくにつれ低下した。ジャンプのときまでには，彼らの生理学的指標は正常レベルに戻っていたのである (Fenz & Epstein, 1967)。このように，経験者の活性化のピークは，初心者のそれに比して早い段階で起きていたわけである。ストレスの動物モデルも，ストレス因子としての予期の重要性を示唆している。避けられない刺激を予期することが，おそらく，内因性オピオイドの刺激によって二次的に無痛覚状態（analgesia）を生じるのではないかと示唆する研究がいくつか見られる (Sumova & Jakoubek, 1989)。

同様に，身体的ストレスを予期することについても研究されている。これは，災害援助活動に重要な意味を持つ。なぜならば，災害環境には身体的脅威がつきものだからである (Mefferd, Hale, Shannon, Prigmore, & Ellis, 1971 ; Mefferd & Wieland, 1966)。メファードとウィランド (Meffered & Wieland, 1966) は，低酸素状態を予期した人の，自律過程，代謝過程，および心理過程のベースラインの測定値を比較した。実際に低酸素状態にさらされた場合，かなりの個人差は存在するものの，ベースラインが全般的に上昇し，①コントロール期，②予想期，③低酸素曝露期の順に高い反応が見られた。

災害時の予期ストレス研究は，災害援助にあたるワーカーのなかでも死体を扱わねばならないことが予期されるワーカーに関するもののみが行われている (McCarroll et al., 1993 b ; McCarroll, Ursano, Fullerton, & Lundy, 1993 a, 1995 ; McCarroll, Ursano, Wright, & Fullerton, 1993 c)。こうした研究から，意志とは無関係にその任にあたらねばならなくなった者，女性，これまでにそうした経験がない者，死体の損傷の恐怖をより強く持つ者ほど，予期ストレスがより高いことがわかっている。災害の曝露における予期段階に関するさらなる研究が望まれる。

予防のための方略

訓　練

　訓練によって，これまで述べてきた予防のためのさまざまな目標を扱うことが可能になる。訓練は曝露を制限し，そのタイプを変え，驚きと意外さを減らし，マスタリーと希望の感覚を（無力感と敗北感に対処して）より増大させる。訓練は，個人に対しても集団に対しても実施可能である。

　ヒッテン（Hytten, 1989）は，生き延びるために最も役に立ったのは訓練のどのような要素であったかを見定めるために，ヘリコプターの墜落事故の生存者に面接調査を行った。彼らの報告でもっとも一般的であったのは，訓練によって極度の脅威にもかかわらず，冷静さを保ち，状況を評価することが可能だったというものだった。冷静さと状況判断によって，彼らは，最初に選択した脱出方法が不可能であると気づいたときに，すぐに別の方法を探すことができたのである。類似した訓練環境におけるかつての成功体験が，現実の経験をも切り抜けられるという自信を与えたのだ。

　塗料工場の爆発火災に巻き込まれた 123 人の従業員の行動や認知機能に関する調査において，ウェイゼス（Weisaeth, 1989 a, 1989 b, 1995）は高ストレス群の 34% が認知的コントロールのほとんどすべてを失い，20% が自分やその他の人びとの生命の危険を増すような行動反応を起こしていたことを見出した。37% が非常に適切な行動を示したが，彼らの多くはそれまでに高いレベルの災害訓練を受けていたか，あるいはかなり重大な被災を体験していた。また，彼らの長期的な予後は良かった。ただし，その訓練や被災体験は，陸・海軍の兵役の一部として行われたり体験されたものであって，決して工場での危険を想定したものではなかった。一般的な災害・緊急訓練であっても，何らかの利点はあると言えるかもしれない。おそらく，適切な行動をとるためには，予期されないことや驚愕を体験し準備しておくことが必要なのだろう。

　このように，一般的な訓練がトラウマの一定の影響からの保護を提供することになるかもしれないが，一方でトラウマが長期にわたるものであったり，あ

るいは回避不能という性質を備えたものである場合には，その効果はあまり望めない。ウェイゼス（Weisaeth, 1989 c）は，67日以上にわたる拷問にさらされた船員の54％にPTSD症状の発症を認めた。監禁状態によるストレスは，予期不能性とコントロール不能性をもたらす。この事件では，拷問を行ったテロリストには政治的な計画やマスコミへの接触がほとんどなかったため，被害者はこの出来事を，個人的な重要性や政治的な重要性という点で捉え直すことができなかった。その結果，この体験に肯定的な意味を付与することができなかったのである。

　災害の重度性が訓練で想定されていた程度を凌駕する場合もある。アースランド，ウェイゼス，サンド（Ersland, Weisaeth, & Sund, 1989）は，油田掘削工場事故現場でのレスキュー隊員におけるトラウマの衝撃を報告している。プロのレスキュー隊員は災害状況でどのように行動すればいいかの訓練を受けてはいたものの，この破滅的な事故の重度性は，自分たちが受けてきた訓練の範囲をはるかに越えたものであると感じていた。レスキュー活動が部分的にしか成功せず，その結果，レスキュー隊員たちが成功感とともに，失敗感にも対処しなければならないといった訓練シナリオを実施することの価値に関する系統だった研究はほとんど行われていない。こうした訓練は，自分たちの救援活動が十分な成果を得られないような災害において共通して生じる感情にレスキュー・ワーカーが対処するうえで役立つかもしれない。

　フラートン，マキャロル，ウルサノ，ライト（Fullerton, McCarroll, Ursano, & Wright, 1992 a）は，災害救助作業に従事した2つの消防士のグループで，ストレス源とストレスを緩和する因子について研究した。レスキューの任務には4つのストレス源があることがわかった。この4つとは，被害者との同一化，孤立無援感と罪悪感，見知らぬものへの恐怖，そして生理的反応であった。この研究者たちは，また，ストレスを緩和する4つの因子も見出している。その4つとは，社会的支援，リーダーシップのタイプ，訓練のレベル，そして習慣の活用であった。彼らは，災害救助にあたるワーカーには，できるかぎり被害者に同一化しないようにして，一方で社会的な支援を利用して罪悪感や孤立無援感を解決するようにさせることが可能であるかもしれないと示唆している。また彼らは，「悲嘆のリーダーシップ」（grief　leadership；Ingraham, 1987）——リーダーが自分自身の悲嘆を表現することで，他のメンバー

表 15・3 トラウマ性のストレスの予防に向けた介入

訓練
経験
グループ・組織のリーダーシップ
意味のマネジメント
曝露のマネジメント
疲労,睡眠,消耗のマネジメント
バディ(相棒)のケア
自然発生的な社会的サポートとケア提供者
健康のためのケア提供者の教育
スクリーニング

の表現を促す――が,ワーカーたちが集団として回復を遂げるための価値ある方法であるかもしれないと述べている。彼らが提示した事例は,実際の災害に直面している際のマスタリーと最大限の達成を得るために,また,罪悪感を持ち自分自身が被害者と同じように感じる傾向を減じるためには,トレーニングが不可欠であることを示している(表15・3参照)。

ヒッテンとヘイル(Hytten & Hasle, 1989)は,質問紙を使って,ホテル火災におけるレスキュー活動に参加した専門職ではない58人の消防士のアセスメントを行った。その際のコメントのなかには「火災は実際訓練のようなものだった……訓練が現実性を持ったものであれば,現実の火災は訓練のそれとほとんど変わらないものとなる」(p.53)といった驚くべきものがあった。また,専門家とパートナーシップをもって働くことに対して高い価値を見出したとの結果も示されている。動けなくなること,時間のプレッシャー,死んだり負傷した人の発見は,自分が負傷したり死ぬのではないかという心配や,期待に添った達成ができないのではないかという心配よりも,より多くの不安をもたらした。

経 験

マキャロルら(McCarroll et al., 1993 b)は,死体の運搬に携る人を対象とした研究を行い,死体運搬に関連した予期ストレスは,以前に同様の経験をしたことのある人の場合により低いことを見出した。「砂漠の嵐作戦」(Operation Desert Storm) で死者の運搬作業をした集団としなかった集団を比較して，マキャロルら (McCarroll et al., 1993 a, 1995) は，このような業務を以前に経験していなかった人においては，そうした経験のある人と比較して，インパクト・オブ・スケール (IES : Impact of Event Scale) における侵入および回避の反応が明らかに高いことを見出した。

　ソロモン，ミクリンサー，ジェイコブ (Solomon, Mikulincer, & Jakob, 1987) は，以前の戦闘体験と戦闘ストレス反応 (CSR : Combat Stress Reaction) の発展の関連を調べた。CSR は，戦闘にさらされた経験がない兵士と比較して，以前に戦闘を体験している兵士の間でより低かった。以前にCSRのエピソードがある兵士は，レバノン戦争において，戦闘体験のない兵士と比較してより CSR を体験しやすかった。ソロモンらは，以前のストレスに満ちた体験が，その後の症状の出現の可能性を規定するという考えを提出している。リーダーシップの観点から，以前に CSR を生じたことのある兵士は，高レベルの戦闘を経験する可能性の少ない部隊に配属するほうがいいのかもしれないと示唆している。マキャロルとソロモンらの研究をあわせて考えた場合，死体の搬送というストレスには「ストレス接種法」が有効であり，戦闘には「接種法」と「感作」が効果的だということになる。

　その他のトラウマへの曝露に対して，「ストレス接種仮説」(inoculation hypothesis) を支持するデータもある。つまり，一度ある経験を切り抜けることができれば，その人はその後の曝露の悪影響から守られるかもしれないということである。ある一定の頻度で災害や危険が起こるような場合には脅威が常態化されて，その体験に意味を与え，体験の理解を可能にするような枠組みのなかにその体験を位置づけるようになるのではないかという考えが提示されてきている (Anderson, 1968 ; Bolin & Kenlow, 1982 ; Quarantelli, 1985 ; Warheit, 1985)。ノリスとマレル (Norris & Murrell, 1988) は，ケンタッキー郊外で洪水の被害を受けた 55 歳以上の成人 204 名のインタビュー調査を実施した。それまでに洪水被害や洪水ではない被害を切り抜けたという体験は，特性不安と天候に関連した状況不安の双方を和らげる傾向があることを見出した。ノリスとマレルの研究では，以前に類似のトラウマを経験している人のほうが，それまでにトラウマの経験はあるもののそれが今回のものと似ていない経験である人に比べて，この「予防接種」的な効果は高かった。この結果

から，彼らは，災害訓練は予期される災害に可能な限り似通った状況で行われるべきであるとしている。

グループ/組織的リーダーシップ

　組織のリーダーは，共通の目的や与えられた課題を達成するために，他者の努力を調整し導く責務を負っている。リーダーには，あらゆるレベルで部下が適切な訓練を受けられることを保障する責任がある。また，彼らは，作業の課題が効率的に達成されうるように環境を整えねばならず，質の高い生産物やサービスを最大限に生み出せるように組織の構造と作業手続きを整える義務もある。さらにリーダーは，彼らがそのうちにあって機能する社会の道徳的，倫理的基準の維持に努め，自分たちの組織的な努力の意味と展望を培い，方向づけることも期待される。

　こうしたグループや組織のリーダーの職務のひとつに，トラウマになるような出来事の発生を最小限にするというものがある。暴力などの個人的なトラウマの場合，自分の安全を守るために教育し，潜在的に危険な状況に身をさらさないようにさせる（例えば，子どもに夜の公園を歩かないように教えたり，消防士に熱く焼けたドアを開けないように指導するなど）ことで，ある程度の予防が可能になる。こうした教育は，雇用者だけではなく，市民グループのリーダーや学校の責任者の責務でもある。工場などでは，そのプラントの手続きに関する適切なトレーニングを実施し安全基準を遵守させることで，災害などのストレス性の出来事を最小限にとどめることができる。連邦政府による監督と規制は，災害ストレスの予防において重要な役割を果たす。ただし，こうしたことで，常にうまくいくわけではないことを肝に銘じておく必要がある（例えば，スリー・マイル・アイランドと原子力規制機構，航空機事故と全米運輸委員会など）。

　海上の海底油田採掘工場の崩壊事故で，バラバラになった身体の一部を集めるという任にあたった警察官のグループでは，組織および管理上の強いリーダーシップが身体を復元するという作業のストレスをある程度低下させたようである（Alexander & Wells, 1991）。彼らは，リーダーが身体的な安全性と作業環境の維持のために最大限の努力をしたと報告している。必要であるとされ

たデブリーフィングは毎日実施され，警察官たちは，自分の任務が——決して心地よいものではないが——災害の犠牲者の遺族にとって非常に重要なものであるということを思い出す機会を頻繁に与えられた。経験の少ない警察官は，自分の仕事に自信と能力を有する経験豊かな同僚とペアを組まされた。彼らのほとんどが，グループには一体感とチーム・スピリットがあったと報告している。また，彼らは，自分の職務が明確に定められており，自分たちがうまくやれているかどうかというフィードバックを定期的に受けることができたとしている。

　この災害の全体を通して，リーダーはメンバーに対する精神保健チームによるコンサルテーションを確保した。ケアの提供にあたっては，ワーカーが「患者」役割をとることがないよう注意が払われ，サポートのための枠組みを提供するものとして組織の構造やポリシーが活用された。精神保健チームとのリエゾンは，死体を取り扱う作業が開始される以前に設定されていた。そのため，コンサルタントたちが「部外者」と見られることはほとんどなかった。救援活動後，侵入性のイメージなど，心理的な影響に関する報告はいくつかあったが，欠勤や精神科症状の増悪などの報告はなかった。

　トラウマを体験した個人におよぼすリーダーシップの効果に関して研究する場合，軍隊は独特の機会を提供してくれる。ランデル，ホロウェイ，ウルサノ，ジョーンズ（Rundell, Holloway, Ursano, & Jones, 1990）は，アメリカ空軍のパイロットと地上勤務者の戦闘ストレスの予防における軍のリーダーシップの役割に関して，第二次世界大戦にまでさかのぼって文献研究を行った。その結果，休息期間，作戦行動の間隔，リスクのコントロール，戦闘のための飛行の長さなどの問題に注意を払うことによって，パイロットの戦闘ストレスがある程度予防されることが明らかとなった。また，地上勤務者では，死体を取り扱うこと以外に，化学兵器や生物兵器を用いた交戦の可能性が，心理的トラウマの危険性を生じていた。リーダーの一般的職務のガイドラインには部隊への情報提供が含まれていたが，そこでは，戦闘状況における行動のコントロールの重要性を強調すること，部隊の凝集性を高めること，常にリーダーシップを発揮すること，常に事実に忠実であること，といったことが述べられていた。その他のさまざまな要素——適度の睡眠，「悲嘆のリーダーシップ」，精神保健のサポート，十分な牧師の確保，メンバー相互間のサポート——の重

要性に関する検討も行われていた。

　軍隊における効率的なリーダーシップの例が，1985年の12月に見られた。中東での平和維持活動からの帰還のフライト中に起こった航空機事故によって，アメリカ陸軍の上級戦闘部隊に属する248名が死亡したのである。部隊の生存者，死亡したものの遺族，死体安置所でバラバラになった死体を扱った作業員などの悲嘆のプロセスをサポートするために，さまざまな専門領域からなる精神保健チームが組織された。ライト（Wright, 1987）は，この経験によって得られたデータをまとめ，将来の類似した出来事に遭遇するかもしれない人びとのための提言をなしている。この報告書は，事故の性格上，その他のタイプのリーダーシップとの直接的な比較はできていないものの，そこでの結論は信頼性が高く，また，この研究に参加した10人の専門家の意見も一貫したものであった。

　肯定的なリーダーシップの様式は，アメリカ大統領，師団，大隊，旅団の司令官，兵士，下士官など，あらゆるレベルで発揮される。適切なリーダーシップには「悲嘆のリーダーシップ」（grief leadership；Ingraham, 1987）が含まれるが，これは，グループのリーダーが悲嘆の正常さおよび必要性を強調することによって悲嘆の表出を促進することである。また，リーダーは社会的サポートや家族のサポートを使って喪失の苦痛を分かち合うことの意味を強調する。噂話から生じる不安や不確実感を中性化するためには，オープンなコミュニケーションが有効な方法であると考えられている。ライト（Wright, 1987）は，また，リーダーにとっては，悲劇が生じている間やその後に，最大限に効率的な機能を確保するため，身体的な運動，睡眠，あるいはその他自分の回復につながるような活動の時間を確保することが必要であるとしている。また，その組織の活動の実態に通じているコンサルタントを一時的に任命することが，情報の提供や安心感の回復のために非常に役立つことがわかっている。さらに，経験豊かなリーダーは，経験や感情を社会的なサポートのネットワークと分かち合うようにするといいだろう。

意味のマネジメント

　アレキサンダーとウェルズ（Alexander & Wells, 1991）が論じているよう

に，身の毛もよだつような災害に際して働くことの意味と重要さを強化すると，従事者らはその経験をより耐えうるものとしてとらえなおすことができる。パイパーアルファ油田掘削災害における死体運搬者の良好な適応が報告されたのに比して，ジョーンズ（Jones, 1985）は，ジョーンズタウンのガイアナ寺院における大量自殺・虐殺事件の身体復元作業に関わった救急隊員の32％が，短期間の気分変調を経験したという報告を行っている。救援参加者の主観的なコメントのなかには，カルトに加わった犠牲者に対する怒りや，心ならずも任務に派遣されたこと，適切なデブリーフィングの欠如，指令系統や監督者からの支援の欠如があった。ジョーンズは，意味の感覚を養い，集団の団結をはかり，しかるべき権威からの承認を得ることは，これらがないと耐えられないような状況を何とか耐えられるようにするための道具として価値があると述べている。意味のマネジメントについては，コミュニティやグループのリーダー，マスメディアの働きが大いに関係している（Ursano, Kao, & Fullerton, 1992）。

曝露のマネジメント

災害やトラウマとなる出来事の重度性は，災害後の精神障害の発生可能性と発生頻度双方の最も信頼できる予測因子である。ヴェトナム帰還兵を対象とした疫学的なキャッチメント・エリア調査においては，身体的な負傷を負った帰還兵にPTSDが高率に起きたと報告されている（Helzer, Robins, & McEvoy, 1987）。類似の所見が連邦ヴェトナム帰還兵再適応研究において示された（Kulka et al., 1990, 1991）。ヴェトナムでの戦闘への曝露の多さが，PTSD，うつ病，アルコール乱用の高率の発生と有意に関係していた（Kulka et al., 1990）。興味深いものとして，ゴールドバーグ，トゥルー，アイセン，ヘンダーソン，ロビネット（Goldberg, True, Eisen, Henderson, & Robinette, 1987）が行った，ヴェトナムでの戦闘参加の経験が異なる単一接合子をもった双生児を対象とした研究がある。双子のうちヴェトナムでの戦闘に参加した者のPTSDの発症率が16.8％であったのに対して，参戦しなかった者の発症率は5.0％に過ぎなかった。また，ヴェトナムで高レベルの戦闘への曝露体験を持つ者の一方のPTSDの発症率は，戦闘に曝露された体験を持たない双子の

もう一方の発症率の9倍であった。また，セント・ヘレンズ火山の爆発による災害への曝露の強度が，のちの精神科的な状態を予測するとした研究がいくつか見られる (Shore, Tatum, & Vollmer, 1986; Shore, Vollmer, & Tatum, 1989)。これらの研究によると，火山近くに住居を構えていた人に，PTSD，全般性不安障害，抑うつなどの災害関連の疾患がより多く見られている。

これらの重要な，一貫した結果から，人びとを災害現場から避難させること，そして，災害のストレス因子から保護することの重要性が指摘できる。例えば災害の救助活動にあたるワーカーなどの集団に対してこれを実行するためには，活動する地域のローテーションを組むなどの工夫が考えられる。また，被災者には，衣食住や（将来の）仕事を確保するなど，実際的，具体的な援助によって安全感を保障することが，トラウマ性のストレスを大いに低減させる可能性がある。

疲労と睡眠と消耗の管理

極端な疲労と身体的な消耗の問題が生じることは少なくないが，災害ワーカーについてこれらの問題はほとんど扱われてこなかった (Fullerton & Ursano, 1994; Fullerton et al., 1992 b, 1992 c)。あるグループは，非常に危険で有毒な環境のなかで任務にあたったが，その際には防御服が必要であり，そのために異常な高熱やその他の身体的な負担が強いられた。

化学生物兵器を用いられる可能性のある戦争（chemical and biological warfare: CBW）という環境下で活動した兵士に関する研究は，これらのストレス因子に関するデータを提供してくれている。1995年の東京での化学兵器を用いたテロリスト活動（訳注：オウム地下鉄サリン事件のこと）においては，これらの研究が示してきた知見のすべてがきわめて重要であることが示された。CBW環境下で活動する人は，非常に不快で行動の妨げになる防御服を着用して有害物質にさらされ，激しい緊張を強いられる任務（おそらくは，激しい緊張の期間と脱力の期間とが交代で出現するものと思われる）を，グループメンバー間のストレスや，死体や死にゆく人への過剰な曝露の下に遂行しなくてはならない (Fullerton & Ursano, 1990)。ストレス前の不安が低く，トラウマの間の社会的サポートがより多く得られるほど，CBW環境下における

強いストレスのもつ心理学的な負の影響からよりよく守られることがわかっている (Fullerton et al., 1992 b, 1992 c) CBW 訓練の参加者 366 人に関する報道によると 10～20% の参加者が，不安や閉所恐怖，パニックなど中等度ないし重度の心理学的症候を経験していた。参加者の 4～8% が訓練の中断を余儀なくされる。中断の理由は，過呼吸発作，激しい震え，援戦，混乱，死の恐怖，視野の歪み，時間感覚の崩壊，閉所恐怖，不安，精神生理学的な問題，転換，恐怖の状況からの脱出の希求など，さまざままである。なかには，防護服を脱ぎ捨てる者もいるが，こうした行為は，実際の有害物質環境内においては致命的なものであることは言うまでもない。

被害者や災害ワーカーにとって，災害への曝露による身体的な負担を適切に管理することは，余分なストレスによる負荷を軽減するうえで非常に重要である。これらのストレス因子がどのような心理的影響を生じるのかを理解するには，さらなる研究が必要である。災害ワーカーなどトラウマへの曝露が生じるであろうことが予期されるグループに対しては，その活動に伴う身体的なストレス因子を最小限にとどめるための訓練を行うとよいかもしれない。過剰な献身的努力は，心理的な影響という意味でも，活動遂行上のエラーという面においても，深刻なリスク・ファクターになるようである。

バディ（相棒）・ケア

シャレフ，シュライバー，ガライ (Shalev, Schreiber, & Galai, 1993) は，16 のテロ事件の被害者において，ケアと回復の複数の側面に関する研究を行った。彼らは二層構造からなる治療チームを編成した。第一の層は直接的に患者のケアに関わるケースマネジャーによって構成され，第二の層は，直接的に患者と接触しないコンサルタントからなっていた。直接の関わりを持たないコンサルタントは，プライマリ・ケアの提供者が示す情緒的な負荷を受けとめて抱え，彼らが自分たちの介入を組織的，構造的に行うのを援助することができた。公式のデブリーフィングの実施によって，最前線でのプライマリ・ケアの提供者は，自分自身のケアがおろそかになってしまうことが明らかになった（自身の社会的サポートが信じられなくなったり，自分の心理的苦痛による症状を看過してしまったりなど）。この研究の結果は，プライマリ・ケアの提供

者に対する社会的なサポートが構造化されていない場合には、トラウマ体験後に支援的役割を担う精神保健関係の専門職の人たちに生じる精神的な苦痛を十分には減らすことができない可能性があることを示している。

CBW環境を想定した医療ケアチームのストレスの研究も実施されている (Fullerton & Ursano, 1994；Fullerton et al., 1992 b, 1992 c)。この研究では、訓練中に精神的なケアを担当するグループがお互いに高レベルのサポートを提供しあうことによって、心理的な影響がかなり軽減することが明らかとなった。

自然発生的な社会的サポートとケア提供者

社会的サポートは、物理的なものや情緒的なもの、専門家などの公式のネットワークで提供されるものと、家族や友人などの非公式のネットワークによるものといった具合にさまざまである。サービスを提供する専門職は、大規模な災害の場合、自分の能力の範囲を越える程度の負担を背負い込むことになる。この場合、自分の配偶者や近親者がそうした教育を受けていて支えになってくれるのであれば、家族がいるという状況は専門職のワーカーにとって大いに支えになるものである。自然発生的な社会的サポートが存在し、その活用が可能である場合には、精神病理の発生は少なくなるとする研究もある (Fullerton et al., 1992 b, 1992 c；Fullerton & Ursano, 印刷中；Green, Grace, & Gleser, 1985；Turner, 1981)。

災害時の援助にあたる専門家の訓練には、一般の人びとを訓練して、サポートの提供が可能になるようにするということが含まれる場合がある。キーコルト=グレイサーら(Kiecolt-Glaser et al., 1993)は、「全米調査のデータによると、仕事や友人関係の満足度などといった他のどんな変数よりも、夫婦関係についての幸福度が全般的な幸福度と関連していると思われる」(p. 409) と述べている。援助が必要な人にとっては、公的に指名されたどんな援助者よりも、家族と友人が身近で、かつ信頼がおける存在なのだ (Collins & Pancoast, 1976)。ケリー、ケリー、ゴーロン、ローリングス (Kelly, Kelly, Gauron, & Rawlings, 1977) は、農村地域においてこうした「自然発生的な援助者」のためのトレーニング・プログラムを作成している。ウェイセンフェルトとウェイ

ス（Weisenfeld & Weis, 1979）は，美容師のグループに対して，いかにして顧客の情緒的なニーズに応えるかに関する公式の教育プログラムを，精神保健のコンサルテーションの形式で行っている。こうした，自然発生的な援助者をトレーニングしようとする試みは，いまのところうまくいっているようである。

　フラートンとウルサノ（Fullerton & Ursano, 印刷中）は，災害ワーカーの配偶者が彼らのケアをすることは，よく見られることであると同時に，ストレスの多いことであり，災害ワーカーの妻たちには侵入や回避の症候が高いレベルで認められるとしている。災害ワーカーの配偶者を教育すれば，自然な回復過程を促進し，かつ，配偶者本人を極端な症候から守ることにつながる可能性がある。

災害によるストレスと緊張状態に関する教育

　ノリスとアール（Norris & Uhl, 1993）は，ストレス因子，脅威の認識，およびトラウマへの反応は，急性のものでも慢性のものでもあり得るが，ストレス因子と脅威の認識が慢性的なものである場合には，トラウマ反応も慢性になりやすいという概念を提示している。彼らの考えによれば，ある時期におけるストレス度は，個々の人生上の出来事の影響やそれほど劇的ではない困惑，プレッシャー，緊張の影響を受けるという。ヒューゴ・ハリケーンの被害を受けたグループと，類似した人口統計的なバックグラウンドをもった人によって構成されたコントロール群とを比較したノリスとアールの研究によると，慢性的ストレスは急性ストレスの影響を受けており，慢性的ストレスは心理学的な苦痛の尺度における18～32%の差異の原因であった。慢性的な身体的ストレスは，苦痛に対して単独で最も強く影響しており，経済的なストレスと夫婦関係のストレスがそれに次いで強い影響を与えていた。抑うつと敵意に対する身体的負傷の影響は，慢性的なストレスを媒介とした影響であることが明確に示された。この研究はレトロスペクティヴであるという点で限界があり，ノリスとアールも，急性ストレス因子が慢性的なストレス因子の認知に影響を与えた可能性は否定できないことを認めている。例えば，暴風で脅威を感じたことによって生じた過敏性が，その後の人ごみや騒音に対する認知に影響を与えた

り，災害後に起こった犯罪に対する恐怖の程度に影響する可能性があると考えられる。

これらを総合して考えると，援助にあたるワーカーと被害者はともに，災害とトラウマのストレス因子——そこには，日常的な些細な煩わしさや緊張の果たす役割も含まれる——に関する教育を受けなければならないということになる。人間としての基本的なニーズが満たされて初めて，回復のプロセスが生じることは言うまでもないが，この基本的なニーズには，夫婦関係の問題，育児上の問題，経済的問題，環境からくるストレス，身体的な障害などへの援助が含まれなくてはならない。援助にあたるワーカーもまた，「被害者」であるかもしれない。であるとしたら，彼らも，自分自身の日常における些細な煩わしさに注意を向けなければならないのだ。

教育と精神保健提供者

災害による被害者には，まず，プライマリ・ケアを担当する精神保健の専門家が関わりを持つようになることが多い。これらのいわば「門番」の役割を果たすワーカーが，トラウマに対する正常な反応に注意を払っておくことは，正常な回復を「病理化」するようなことを防ぐためにも重要である。さらに加えて，トラウマ性のストレスが慢性の経過をとるかもしれないケースを認識したり，身体症状がPTSDの最初の現れかもしれないといった認識を持つことも重要である。精神保健を担当するワーカーに対してアウトリーチに関する教育プログラムを提供することで，長期的な疾病や慢性化を減少する可能性がある。

スクリーニング

精神疾患や精神症状がそれ以前に存在していたかどうかということは，トラウマとなった出来事の後の精神疾患の診断にとって，必要条件でもなければもちろん十分条件でもない (Goldberg, True, Eisen, & Henderson, 1990 ; Ursano, 1981 ; Ursano, Boydstun, & Wheatley, 1981)。そのため，さらには（第二次世界大戦中にアメリカでみられたような）財政的な理由のため，スク

リーニング・プログラムは，ハイリスクでハイコストである一部の職業についている者を除いては，限られた有効性しかない可能性がある。ほとんどの研究において，伝統的な精神保健の尺度ではなく，達成基準尺度（performance criteria: トレーニングの実施の有無など）のほうが優れたスクリーニングの方法である可能性があるとされている。伝統的な精神保健の尺度は，大きなコミュニティのサンプルを対象にした場合には，あまりに大雑把すぎて，偽陽性（訳注：誤って陽性とされること）とされるケースがあまりにも多すぎるのが常である。災害やトラウマ性の出来事の深刻度が低いほど，災害以前の精神病理の重要性が増すように思われる（McFarlane, 1986 a, 1986 b, 1988 a, 1988 b）。スクリーニングとは対照的に，リスク要因に関してこれまで提出された所見は，早期介入プログラムの対象となりうるようなハイリスク・グループを同定するために大いに役立つ。これらの知見を総合すれば，女性で，自分の意志とは無関係に，身体的な損壊に対して恐怖を持っている人が，死体の身体復元作業にあたるときに，リスクが最も高まる可能性がある（McCarroll et al., 1995）。

　マクファーレン（McFarlane, 1988 a, 1988 b）は，森林火災災害で活動した469名の消防士を対象とした研究で，その人が，神経症傾向，精神障害の治癒歴，問題について考えるのを避けようとする傾向といったような，一定の問題傾向を災害以前に示していた場合には，慢性的な疾患の発生が予測されることを見出した。また彼の研究では，PTSDの症状を示していない人は，PTSDの症状を生じる人に比べて，トラウマとなるような出来事の最中に被った身体的な負傷のことを忘れてしまう傾向があった。彼の研究の結果からは，ある一定のパーソナリティや認知傾向をスクリーニングすることによって，PTSDの発症の可能性を低減させることが可能になるかもしれないという示唆が得られる。これはより深刻度の低いトラウマ性の出来事についてのみ言えることなのかもしれないが，こうした深刻度の低いトラウマ性の曝露の場合には，トラウマの程度よりもパーソナリティのほうが予測性が高い可能性がある。バートン，ウルサノ，サジンスキィ，イングラム（Bartone, Ursano, Saczynski, & Ingraham, 1989）は，いわゆる「たくましい」人で，コントロールや克服，あるいは挑戦といった態度を備えた人格を有する人は，災害ストレスを体験した後の影響が少ないとしている。これらの研究は，トラウマ性ストレスのメカ

ニズムに関するわれわれの理解を深めるうえで重要である。しかしながら現時点では，予防のための戦略としてのスクリーニングは，その実施に足るだけの十分な科学的根拠を備えていない。

結論

災害やトラウマ性の出来事による心理，行動，健康面への否定的な影響を予防するためには，経験にもとづいた研究の蓄積が今後とも必要である。研究文献には興味を引くような可能性が多く示唆されてはいるものの，十分に検証されたものはほとんどない。予防的な働きかけの機会としては，災害後のコンサルテーションがもっとも重要である。コンサルテーションを行うものは，障害の進行の阻止と，それぞれのコミュニティの構造と機能の回復を目的とした介入を実施するために，コミュニティのリーダーを組織することが可能である。PTSDとその他のトラウマ後の精神疾患や反応は，予防的介入を行ううえで重要な対象である。今後の研究においては，有害となる曝露のタイプと，それにともなう特徴的な症状や障害を明らかにする必要がある。また，こういったタイプや症状は，災害の衝撃が襲う以前の予兆的段階を含め，災害のさまざまな経時的段階において概念化されねばならない。

Robert J. Ursano
Thomas A. Grieger
James E. McCarroll
(稲川美也子＝訳)

文献

Alexander, D. A., & Wells, A. (1991). Reactions of police officers to body-handling after a major disaster: A before-and-after comparison. *British Journal of Psychiatry, 159*, 547–555.

American Psychiatric Association. (1994). *Diagnostic and statistical manual of mental disorders* (4th ed.). Washington, DC: Author.

Anderson, J. W. (1968). Cultural adaptation to threatened disaster. *Human Organiza-*

第15章 トラウマ後ストレスの予防 515

tion, 27, 298–307.
Bartone, P., Ursano, R. J., Saczynski, K., & Ingraham, L. H. (1989). The impact of a military air disaster on the health of assistance workers: A prospective study. *Journal of Nervous and Mental Disease, 177,* 317–327.
Berz, G. (1989). List of major natural disasters, 1960–87. *Earthquakes and Volcanoes, 20,* 226–228.
Bolin, R., & Kenlow, D. (1982). Response of the elderly to disaster: An age-stratified analysis. *International Journal of Aging and Human Development, 16,* 283–296.
Card, J. J. (1983). *Lives after Viet Nam.* Lexington, MA: Lexington Books.
Cardeña, E., & Spiegel, D. (1993). Dissociative reactions to the San Francisco Bay Area earthquake of 1989. *American Journal of Psychiatry, 150,* 474–478.
Collins, A. G., & Pancoast, D. L. (1976). *Natural helping networks: A strategy for prevention.* Washington, DC: National Association of Social Workers.
Czeisler, C. A., Ede, M. C. M., Regestein, Q. R., Kish, E. S., Fang, V. S., & Ehrlich, E. N. (1976). Episodic 24-hour cortisol secretory patterns in patients awaiting elective cardiac surgery. *Journal of Clinical Endocrinology and Metabolism, 42,* 273–283.
Demos, G. T., Hale, H. B., & Williams, E. W. (1969). Anticipatory stress and flight stress in F-102 pilots. *Aerospace Medicine, 40,* 385–388.
Ersland, S., Weisaeth, L., & Sund, A. (1989). The stress upon rescuers involved in an oil rig disaster: "Alexander L. Kielland" 1980. *Acta Psychiatrica Scandinavica, 80*(Suppl. 355), 38–49.
Fenz, W. D., & Epstein, S. E. (1967). Gradients of physiological arousal in parachutists as a function of an approaching jump. *Psychosomatic Medicine, 29,* 33–51.
Fullerton, C. S., McCarroll, J. E., Ursano, R. J., & Wright, K. M. (1992a). Psychological responses of rescue workers: Fire fighters and trauma. *American Journal of Orthopsychiatry, 62,* 371–378.
Fullerton, C. S., & Ursano, R. J. (1990). Behavioral and psychological responses to chemical and biological warfare. *Military Medicine, 155*(2), 54–59.
Fullerton, C. S., & Ursano, R. J. (1994). Health care delivery in the high-stress environment of chemical and biological warfare. *Military Medicine, 159*(7), 524–528.
Fullerton, C. S., & Ursano, R. J. (in press). Post-traumatic response in spouse/significant others of disaster workers. In C. S. Fullerton & R. J. Ursano (Eds.), *Posttraumatic stress disorder: Acute and long-term responses to trauma and disaster.* Washington, DC: American Psychiatric Press.
Fullerton, C. S., Ursano, R. J., Kao, T., & Bhartiya, V. (1992b). The chemical and biological warfare environment: Psychological responses and social support in a high stress environment. *Journal of Applied Social Psychology, 22,* 1608–1623.
Fullerton, C. S., Ursano, R. J., Kao, T., & Bhartiya, V. (1992c). *Community bereavement following an airplane crash.* Paper presented at the annual conference of the International Society of Traumatic Stress Studies, Amsterdam.
Goldberg, J., True, W. R., Eisen, S. A., & Henderson, W. G. (1990). A twin study of the effects of the Vietnam War on posttraumatic stress disorder. *Journal of the American Medical Association, 263*(9), 1227–1232.
Goldberg, J., True, W., Eisen, S., Henderson, W., & Robinette, C. D. (1987). The Vietnam Era Twin (VET) Registry: Ascertainment bias. *Acta Geneticae Medicae Gemellologiae* (Roma), *36,* 67–78.

Green, B. L., Grace, M. C., & Gleser, G. C. (1985). Identifying survivors at risk: Long term impairment following the Beverly Hills supper club fire. *Journal of Consulting and Clinical Psychology, 53*(5), 672–678.

Green, B. L., Lindy, J. D., & Grace, M. C. (1989). Posttraumatic stress disorder. *Journal of Nervous and Mental Disease, 173*, 406–411.

Guha-Sapir, D. (1989). Rapid assessment of health needs in mass emergencies: Review of current concepts and methods. *World Health Statistics Annual, 43*, 171–181.

Helzer, J. E., Robins, L. N., & McEvoy, L. (1987). Post-traumatic stress disorder in the general population. *New England Journal of Medicine, 317*, 1630–1634.

Holloway, H. C., & Ursano, R. J. (1984). The Vietnam veteran: Memory, social context, and metaphor. *Psychiatry, 47*, 103–108.

Hytten, K. (1989). Helicopter crash in water: Effects of simulator escape training. *Acta Psychiatrica Scandinavica, 80*(Suppl. 355), 73–78.

Hytten, K., & Hasle, A. (1989). Fire fighters: A study of stress and coping. *Acta Psychiatrica Scandinavica, 80*(Suppl. 355), 50–55.

Ingraham, L. H. (1987). Grief leadership. In K. Wright (Ed.), *The human response to the Gander military air disaster: A summary report* (Division of Neuropsychiatry Report No. 88-12, pp. 10–13). Washington, DC: Walter Reed Army Institute of Research.

Jones, D. R. (1985). Secondary disaster victims: The emotional effects of recovering and identifying human remains. *American Journal of Psychiatry, 142*, 303–307.

Kelly, V. R., Kelly, P. L., Gauron, E. F., & Rawlings, E. I. (1977). Training helpers in rural mental health delivery. *Social Work, 22*, 229–232.

Kiecolt-Glaser, J. K., Mararkey, W. B., Chee, M. A., Newton, T., Cacioppo, J. T., Mao, H. Y., & Glaser, R. (1993). Negative behavior during marital conflict is associated with immunological down-regulation. *Psychosomatic Medicine, 55*, 395–409.

Kilpatrick, D. G., Amick, A., & Resnick, H. S. (1990). *The impact of homicide on surviving family members.* Bethesda, MD: National Institute of Justice. (Grant No. 87-IJ-CX-0017, Final Report).

Kilpatrick, D. G., & Resnick, H. S. (1993). Posttraumatic stress disorder associated with exposure to criminal victimization in clinical and community populations. In J. R. T. Davidson & E. B. Foa (Eds.), *Posttraumatic stress disorder: DSM-IV and beyond* (pp. 113–143). Washington, DC: American Psychiatric Press.

Kilpatrick, D. G., Resnick, H. S., & Amick, A. (1989, August). *Family members of homicide victims: Search for meaning and post-traumatic stress disorder.* Paper presented at 97th Annual Convention of the American Psychological Association, New Orleans.

Koopman, C., Classen C., Cardeña, E., & Spiegel, D. (1995). When disaster strikes, acute stress disorder may follow. *Journal of Traumatic Stress, 8*, 29–46.

Koopman, C., Classen, C., & Spiegel, D. (1994). Predictors of posttraumatic stress symptoms among survivors of the Oakland/Berkeley, California firestorms. *American Journal of Psychiatry, 151*, 888–894.

Kulka, R. A., Schlenger, W. E., Fairbank, J. A. Hough, R. L., Jordan, B. K., Marmar, C. R., & Weiss, D. S. (1990). *Trauma and the Vietnam War generation.* New York: Brunner/Mazel.

Kulka, R. A., Schlenger, W. E., Fairbank, J. A., Jordan, B. K., Hough, R. L., Marmar,

C. R., & Weiss, D. S. (1991). Assessment of posttraumatic stress disorder in the community: Prospects and pitfalls from recent studies of Vietnam veterans. *Psychological Assessment: A Journal of Consulting and Clinical Psychology, 3*(4), 547–560.

Lima, B. R., Chavez, H., Samaniego, N., Pompei, S., Pai, S., Santacruz, H., & Lozano, J. (1989). Disaster severity and emotional response: Implications for primary mental health care in developing countries. *Acta Psychiatrica Scandinavica, 79,* 74–82.

Lima, B. R., Shaila, P., Santacruz, H., & Lozano, J. (1991). Psychiatric disorders among poor victims following a major disaster: Armero, Colombia. *Journal of Nervous and Mental Disease, 179,* 420–427.

Lundin, T. (1987). The stress of unexpected bereavement. *Stress Medicine, 4,* 109–114.

McCarroll, J. E., Ursano, R. J., Fullerton, C. S., & Lundy, A. C. (1993a). Traumatic stress of a wartime mortuary: Anticipation of exposure to mass death. *Journal of Nervous and Mental Disease, 181,* 545–551.

McCarroll, J. E., Ursano, R. J., Fullerton, C. S., & Lundy, A. C. (1995). Anticipatory stress of handling human remains from the Persian Gulf War: Predictors of intrusion and avoidance. *Journal of Nervous and Mental Disease, 183,* 700–705.

McCarroll, J. E., Ursano, R. J., Ventis, W. L., Fullerton, C. S., Oates, G. L., Friedman, H., Shean, G. L., & Wright, K. M. (1993b). Anticipation of handling the dead: Effects of gender and experience. *British Journal of Clinical Psychology, 32,* 466–468.

McCarroll, J. E., Ursano, R. J., Wright, K. M., & Fullerton, C. S. (1993c). Handling of bodies after violent death: Strategies for coping. *American Journal of Orthopsychiatry, 63,* 209–214.

McFarlane, A. C. (1986a). Long-term psychiatric morbidity after a natural disaster. *Medical Journal of Australia, 145,* 561–563.

McFarlane, A. C. (1986b). Posttraumatic morbidity of a disaster: A study of cases presenting for psychiatric treatment. *Journal of Nervous and Mental Disease, 174,* 4–14.

McFarlane, A. C. (1988a). The phenomenology of post-traumatic stress disorders following a natural disaster. *Journal of Nervous and Mental Disease, 176,* 22–29.

McFarlane, A. C. (1988b). The longitudinal course of posttraumatic morbidity: The range of outcomes and their predictors. *Journal of Nervous and Mental Disease, 176,* 30–39.

Mefferd, R. B., Hale, H. B., Shannon, I. L., Prigmore, J. R., & Ellis, J. P. (1971). Stress responses as criteria for personnel selection: Baseline study. *Aerospace Medicine, 42,* 42–51.

Mefferd, R. B., & Wieland, B. A. (1966). Comparison of responses to anticipated stress and stress. *Psychosomatic Medicine, 28,* 795–807.

Norris, F. H., & Murrell, S. A. (1988). Prior experience as a moderator of disaster impact on anxiety symptoms in older adults. *American Journal of Community Psychology, 16*(5), 665–683.

Norris, F. H., & Uhl, G. A. (1993). Chronic stress as a mediator of acute stress: The case of Hurricane Hugo. *Journal of Applied Social Psychology, 23*(16), 1263–1284.

Quarentelli, E. L. (1985). An assessment of conflicting views on mental health: The consequences of traumatic events. In C. R. Figley (Ed.), *Trauma and its wake.* New York: Brunner/Mazel.

Raphael, B. (1983). *The anatomy of bereavement.* New York: Basic Books.

Raphael, B. (1986). *When disaster strikes: How individuals and communities cope with catastrophe.* New York: Basic Books.
Rundell, J. R., Holloway, H. C., Ursano, R. J., & Jones, D. R. (1990). Combat stress disorders and the U.S. Air Force. *Military Medicine, 155*(11), 515–518.
Rundell, J. R., Ursano, R. J., Holloway, H. C., & Silberman, E. K. (1989). Psychiatric responses to trauma. *Hospital and Community Psychiatry, 40*(1), 68–74.
Shalev, A. Y., Schreiber, S., & Galai, T. (1993). Early psychological responses to traumatic injury. *Journal of Traumatic Stress, 6*(4), 441–450.
Shore, J. H., Tatum, E. L., & Vollmer, W. M. (1986). Psychiatric reactions to disaster: The Mount St. Helens experience. *American Journal of Psychiatry, 143,* 590–595.
Shore, J. H., Vollmer, W. M., & Tatum, E. L. (1989). Community pattern of posttraumatic stress disorders. *Journal of Nervous and Mental Disease, 177,* 681–685.
Sledge, W. H., Boydstun, J. A., & Rahe, A. J. (1980). Self-concept changes related to war captivity. *Archives of General Psychiatry, 37,* 430–443.
Solomon, A., Mikulincer, M., & Jakob, B. R. (1987). Exposure to recurrent combat stress: Combat stress reactions among Israeli soldiers in the Lebanon War. *Psychological Medicine, 17,* 433–440.
Staab, J., Grieger, T. A., Fullerton, C. S., & Ursano, R. J. (1995). *Acute stress disorder and PTSD after Typhoon Omar.* Paper presented to the Braceland Seminar, conducted at the annual meeting of the American Psychiatric Association, Miami, FL.
Steinglass, P., & Gerrity, E. (1990). Natural disasters and post-traumatic stress disorder: Short-term versus long-term recovery in two disaster-affected communities. *Journal of Applied Psychology, 20,* 1746–1765.
Sumova, A., & Jakoubek, B. (1989). Analgesia and impact induced by anticipation stress: Involvement of the endogenous opioid peptide system. *Brain Research, 503,* 273–280.
Taylor, V. (1977). Good news about disaster. *Psychology Today,* pp. 93–94, 124–126.
Turner, R. J. (1981). Social support as a contingency in psychological well being. *Journal of Health and Social Behavior, 22,* 357–367.
Ursano, R. J. (1981). The Vietnam era prisoner of war: Precaptivity personality and development of psychiatric illness. *American Journal of Psychiatry, 138*(3), 315–318.
Ursano, R. J. (1987). Comments on "Posttraumatic stress disorder: The stressor criterion." *Journal of Nervous and Mental Disease, 175,* 273–275.
Ursano, R. J., Boydstun, J. A., & Wheatley, R. D. (1981). Psychiatric illness in U.S. Air Force Vietnam prisoners of war: A five-year follow-up. *American Journal of Psychiatry, 138,* 310–314.
Ursano, R. J., Fullerton, C. S., Kao, T. C., & Bhartiya, V. R. (1995). Longitudinal assessment of posttraumatic stress disorder and depression after exposure to traumatic death. *Journal of Nervous and Mental Disease, 183,* 36–43.
Ursano, R. J., Kao, T., & Fullerton, C. S. (1992). PTSD and meaning: Structuring human chaos. *Journal of Nervous and Mental Disease, 180,* 756–759.
Ursano R. J., McCaughey, B. C., & Fullerton, C. S. (1994). *Individual and community responses to trauma and disaster: The structure of human chaos.* Cambridge, England: Cambridge University Press.

Warheit, G. T. (1985). A propositional paradigm for estimating the effects of disasters on mental health. In B. J. Sowder (Ed.), *Disasters and mental health: Selected contemporary perspectives* (pp. 196–214). Rockville, MD: National Institutes of Mental Health.
Weisaeth, L. (1989a). The stressors and the post-traumatic stress syndrome after an industrial disaster. *Acta Psychiatrica Scandinavica, 80*(Suppl. 355), 25–37.
Weisaeth, L. (1989b). A study of behavioral responses to an industrial disaster. *Acta Psychiatrica Scandinavica, 80*(Suppl. 355), 13–24.
Weisaeth, L. (1989c). Torture of a Norwegian ship's crew. *Acta Psychiatrica Scandinavica, 80*(Suppl. 355), 63–72.
Weisaeth, L. (1993). Disaster: Psychological and psychiatric aspects. In L. Goldberger & S. Breznitz (Eds.), *Handbook of stress* (pp. 591–616). New York: Free Press.
Weisaeth, L. (1995). Risk and preventive intervention. In B. Raphael & E. Burrows (Eds.), *Handbook of preventive psychiatry* (pp. 301–322). Amsterdam: Elsevier.
Weisenfeld, A. R., & Weis, H. M. (1979). Hairdressers and helping: Influencing the behavior of informal caregivers. *Professional Psychology, 10,* 786–792.
World Health Organization. (1988). *Resolution on the International Decade for Natural Disaster Reduction.* Geneva: Author.
Wright, K. (Ed.). (1987). *The human response to the Gander military air disaster: A summary report* (Division of Neuropsychiatry Report No. 88-12). Washington, DC: Walter Reed Army Institute of Research.
Wright, K., Ursano, R. J., Bartone, P., & Ingraham, L. H. (1990). The shared experience of catastrophe: An expanded classification of the disaster community. *American Journal of Orthopsychiatry, 60,* 35–42.

第16章
外傷後ストレス障害の認知行動療法

　暴力，自然災害，事故，戦争その他の主たるストレス因子にさらされた人がいかに多いかを考えれば，トラウマ性の体験は非常に一般的なことである。そうした経験の後に最もよく見られる障害は，外傷後ストレス障害（PTSD）である。この障害はアメリカの人口の9％に見られると推定され（Breslau, Davis, Andreski, & Peterson, 1991），診断基準を満たすにはいたらないケースを合わせると疾病率はおよそ14～15％にまでなる（Davidson, Hughes, Blazer, & George, 1991）。疫学研究によればPTSDは西欧世界では深刻な問題になっていることが示唆される。
　多くの専門家がPTSDに現在重大な関心を向けているということは，世界規模の問題としての本障害の重大性を反映しており，効果的，効率的，永続的な治療を発展させることが最優先課題のひとつであるということを常に思い起こさせる。PTSDがいかに広範かつ慢性的な問題であり，そしてそれが日常機能にしばしば深刻な障害を与えるかという事実を考えると，効果的，効率的な治療法を開発することがどれほど重要であるかがわかる。これは，医療・保健関係者に対する最大の挑戦であると言えよう。
　過去10年間に，集団心理療法，個別の精神力動的療法，認知行動療法などのPTSDの心理社会的治療が多くの論文で論じられてきた（全体的レビューは，Solomon, Gerrity, & Muff, 1992を参照）。心理社会的治療のうち，認知行動療法はいろいろな形で最もよく研究された治療法であり，適切なコントロール群を設定した研究がその有効性を確かめるために行われてきた。しかしこれらのプログラムは，トラウマの被害者を第一線で援助する精神保健の専門家にあまり知られていない。本章では，認知行動療法的介入のうち適切なコントロール群を設定した研究，あるいは少なくとも半構造化されたアセスメントによって治療結果を評価する手続きをとっている研究だけを紹介する。まず，PTSDの認知行動療法の基礎となる理論を簡単に振り返ることから始める。

理論的考察

　PTSD はトラウマ性の経験を適切に処理することができない場合に生じると考えられている (Foa, Steketee, & Rothbaum, 1989 b)。情緒的な処理がうまくいかない結果，PTSD 症状が現れているとすれば，こうした症状を減らすためには，感情処理を促進すればよいと考えられる。曝露療法が病的不安を減らすのになぜ効果があるのかを説明するために，フォアとコザック (Foa & Kozak, 1986) は恐怖に関するラング (Lang, 1977) の理論を援用している。その理論によれば，恐怖はある種の認知構造であり，恐怖を与える刺激，恐怖の反応，およびこれらの刺激と反応に結びつけられた意味の３つの表象から成っている。不安障害者の恐怖の認知構造には病的要素があり，その治療は病的要素を修正するものだと考えられると彼らは述べている。

　この理論によれば，恐怖低減のためには以下の２つが必要とされる。第一に，恐怖の記憶が活性化されなくてはならない。第二に，認知構造に存在する病的要素とは相容れない要素を含む情報をつけ加えることで，新たな記憶が形成されなければならない。曝露の手続きは，認知構造を活性化させ（すなわち，恐怖を引き出し），統合されるべき修正情報を与え，その結果，恐怖の構造が調整される機会を提供する。こうした調整の結果として症状が低減する可能性が生じる。トラウマ性の記憶に繰り返しさらされることによって慣れが生じ，サバイバーは激しい恐怖反応を起こさずにその記憶を想起できるようになる。曝露によって，それまで激しい恐怖を引き起こしていた状況が，恐怖を引き起こさなくなる。認知構造における恐怖の要素が弱められると，それまで一般化によって恐怖と結びつけられていた多くの刺激が，もはや恐怖を生じさせることはなくなる。フォアとコザック (Foa & Kozak, 1986) は曝露セッション中およびセッション間の慣れと，恐れに対する評価の変化は，恐怖構造に変化が生じている徴候であると述べた。いくつかの研究がこれらの仮説を支持した（詳細は，Foa & Kozak, 1986 ; Kozak, Foa, & Steketee, 1988 を参照）。PTSD に特に関連するのは，治療中に恐怖を活性化したことが成功に結びついたことを示した２つの研究である (Brom, Kleber, & Defares, 1989 ; Foa,

Riggs, Massie, & Yarczower, 1993)。

　フォアら（Foa et al., 1989 b）の研究をさらに進め，フォアとリッグス（Foa & Riggs, 1993）は PTSD 患者のトラウマ性の記憶は，「常に危険に満ちた世界」および「うまく対処できない自分」という表象に特徴があると記している。PTSD を生じた被害者がこの種の二分法的思考をするという観察はアルフォード，マホーン，フィールステイン（Alford, Mahone, & Fielstein, 1988）によってもなされている。さらにフォアとリッグスは，トラウマ性の記憶における恐怖の認知構造は，他の記憶より一層混乱しており，混乱した記憶は修正がより困難であると述べている。もしそうであるとすれば，治療は記憶を組織化することと，不適応的な信念を修正することの両方を目指すべきであろう。

　レイプ被害者の治療経験に基づいて，フォアとリッグス（Foa & Riggs, 1993）は長時間曝露（prolonged exposure：PE）を提案した。PE はトラウマ性の記憶と結びついた不安を低減させ，記憶が持つ意味の再評価を可能にするからである。PE で再体験を繰り返すことによって記憶がより組織化され，既存の認知的枠組み（シェーマ）に統合しやすくなると彼らは考えた。曝露の最中に被害者が表現したトラウマ体験の物語を分析した研究によっても，この主張に対する支持が得られている（DiSavino et al., 1993）。曝露の開始直後に比べ，最後の頃にはトラウマとなった体験を話す際に混乱した表現（例えば，終わりのないとりとめのない思考）が減少し，この減少は症状の改善と相関していた。トラウマを再体験する治療法は，世界と自己に関する被害者のシェーマを直接は扱わない。しかし，トラウマ性の記憶を情緒的に処理できれば，被害者は，世界を一くくりにして危険な場所だと見なすことはなくなり，トラウマを生じた体験を特別な出来事と見ることができるようになり，危険と安全とを区別できるようになる。さらに，トラウマ性記憶を適切に処理することは，PTSD 症状，特に侵入と回避の症状の減少をもたらす。これらの症状の減少は，被害者の自己認識が「対処できない自分」から「適切に対処できる自分」に変化するのに役立つ。また曝露療法は，肯定的な社会相互作用をも間接的に促進しうる。被害者が世界を無差別に危険な場所として，また自分を対処できない存在として見ないようになれば，彼あるいは彼女は，より容易に社会的支援を求められるようになるだろう。

ストレス接種法（stress inoculation training：SIT）は，被害者の自己認知の枠組みにより直接的影響を及ぼすと思われるが，トラウマ性の記憶の組織化の問題を直接扱うものではない。リラクセーションや認知的再構成といったストレスと不安に対処する技能を被害者に教えることは，「適切に対処できる自分」というイメージを強化させる。またSITは2つの方法で被害者の世界に関する認識に間接的な影響を与える可能性がある。第一に，コントロール力が増したと感じられるようになることで，被害者がより長い時間にわたってトラウマ性の記憶に耐えさせることができるようになり，その結果，PEを自発的に行っているのと同じような効果を生じるかもしれない。第二に，ストレスに適切に対処できるという感じを持てることで，将来の恐れに対してもそれほど怯えずにすむようになる。自身を「適切に対処できる人」と見ることのできる被害者は，危険をうまく避けることができると考えるであろう。ここでもまた，これらの認知的枠組みの変化が肯定的な社会相互作用を促進させ，認知的枠組みの機能をさらに高めるであろう。

まとめると，フォアとリッグス（Foa & Riggs, 1993）は，トラウマを繰り返し再体験することがトラウマ性の記憶の組織に直接的影響を与え，その結果として世界に関する認知の枠組みを変化させることになると述べている。他方，SITは自己認知の枠組みに直接影響を与える。したがって，この2つの治療法を組み合わせた場合のほうが，どちらか一方を適用した場合よりも，被害者の自己と世界に関する認知的枠組みを変えることになり，PTSD症状を減少させるのに一層効果的であるのは当然のことであろう。実際，問題解決に焦点を合わせたカウンセリングの治療効果（Foa, Rothbaum, Riggs, & Murdock, 1991；Resick, Jordan, Girelli, Hutter, & Marhoefer-Dvorak, 1988）は，被害者の自己認知の枠組みに変化を生じさせることに帰因するのかもしれない。

パニック障害においては，その基盤となる特定の問題が判明したことが，非常に強力な治療に導いた（Margraf, Barlow, Clark, & Telch, 1993）。PTSDの背景に存在する特定の認知的問題を解明することが直接これらの問題を扱うプログラムの発展をもたらし，それがPTSDとその関連する精神病理をより効果的，効率的に低減させるようになることをわれわれは期待している。

治療方法の定義

　不安障害のための認知行動療法は，2つのカテゴリーに分けられる。ひとつは曝露療法であり，もうひとつは不安対応トレーニング(anxiety management training：AMT) である。曝露療法は，クライエントが恐れている状態に直面するのを援助するという共通した特徴を持っている技法である。AMTは特定の技術を使って激しい不安をコントロールする方法をクライエントに教えるものである。曝露療法は恐怖症的な恐れへの最も効果的な介入方法であり，AMTは，全般性不安障害に見られるような慢性的不安に対する治療選択である。特定的な恐怖と全般的で慢性的な興奮とは，ともにPTSDを定義する特徴であり，したがってこの2つの治療法がPTSDの治療に適用できることになる。

　曝露療法の技法は，トラウマ性記憶における病理的な連合を修正して，新たな病理的ではない連合を生じさせることを目的として，トラウマ性記憶を活性化するようになっている。一方で，AMTは不安が生じたときにその不安にうまく対処することを目指している。AMTで強調されるのは，不安を管理する技術をクライエントに与えることであり，恐怖を活性化させることではない。本章ではまず曝露療法の効果に関する文献を概観し，次いでAMTの有効性に関する文献を要約する。その後に，曝露とAMT両方を採用した研究を検討し，最後の部分で臨床的考察を行う。

曝露療法

　曝露療法のPTSDに対する有効性を最初に示したのは，戦闘帰還兵を対象とするいくつかの事例報告である (Fairbank, Gross, & Keane, 1983；Fairbank & Keane, 1982；Johnson, Gilmore, & Shenoy, 1982；Keane & Kaloupek, 1982；Schindler, 1980)。イメージを用いたフラッディング法（例えば，Fairbank & Keane, 1982；Keane, Fairbank, Caddell, & Zimering,

1989) とトラウマに関連した出来事への実際のフラッディング法（Johnson et al., 1982）は，両方とも治療に有効であると思われた。しかしこれらの治療のほとんどが，怒りのコントロールあるいはリラクセーション・トレーニングといった別の技法も同時に使っていたため，曝露療法が全体としての改善にどれほど有効であったのかははっきりしていない。

　リラックスした状態で恐ろしいイメージにさらされる系統的脱感作（systematic desensitization: SD）の成功例が，帰還兵を対象とする2つの研究で報告された（Peniston, 1986 ; Bowen & Lambert, 1986）。治療を行わないコントロール群と比較して，治療は効果的であったが，長期間にわたる多数のセッションを必要とした。しかし，PTSD症状のパターンと全般的機能に関するこの治療法の効果は確認されていない。というのは，PTSDと，それに関連した病理の重度性が測定されていなかったからである。

　コントロール群を用いてはいないが，SDがレイプ被害者の恐怖，不安，抑うつと社会的不適応を減らすのにも有効であることを示している研究がいくつかある（Frank & Stewart, 1983, 1984 ; Turner, 1979）。帰還兵を対象とする治療とは異なり，これらの治療はより少ない数のセッションで十分であったが，ここでもPTSD症状のアセスメントが行われていなかったので，PTSD症状の低減にこの治療がどれぐらい有効であったかを判断することは不可能であった。さらに，コントロール群を欠いているため，不安と抑うつに対する治療の積極的な効果についても解釈が難しい。またクライエントの多くは最近被害にあった者だったので，治療後のアセスメントで見られた改善のいくらかは，単に被害後最初の数か月に通常見られる自然な症状回復によるものだったのかもしれない（Kilpatrick & Calhoun, 1988を参照）。SDはレイプ被害による慢性的不安に苦しむ女性の障害を減少させるのには有効ではなかったという研究報告（Becker & Abel, 1981）からも，この解釈は支持される。

　PTSD症状を減らすのにSDが有効であることの直接的証拠は，種々のトラウマの被害者を対象とした2つの研究報告に求められる。3人の自動車事故の被害者に対するSD（13～18セッション。うち最後の2セッションは実際の曝露にあてられた）が，セラピストとクライエントによって有効であったと評価された（Muse, 1986）。15セッションのSD，催眠療法，および短期精神力動的療法が，治療を待っている人たちをコントロール群として，それぞれ比較

された（Brom et al., 1989）。クライエントのほとんどは，犯罪，事故，あるいは突然の病気などによる身近な人との死別のために苦痛を感じていた。どの治療法も治療を待っているコントロール群に比べると，PTSD症状および一般的精神病理症状を減らすのに有効であった。

これらを要約すると，多様なトラウマの被害者を対象にいくつかの研究がSDの効果を調べ，そのほとんどが，SDはある程度有効であるという結果を示したことになる。しかし，ほとんどの研究に方法論的問題があり，またPTSD診断とその客観的測定が欠如しているので，それらの研究結果から結論を出すには注意が必要である。

恐怖対象に直面する際にリラクセーションは必ずしも必要ではないという考え（Foa, Rothbaum, & Kozak, 1989 a），および広場恐怖のような複雑な不安障害に対してSDはフラッディング法ほど有効ではないという研究結果（Marks, Boulougouris, & Marset, 1971）を受け，PTSDの治療にSDは使われなくなった。そこで研究者は，中から高レベルの不安に直面させる多様なイメージ上および実際上の曝露手続きを採用した。PTSDの治療では，曝露はトラウマとなった体験のイメージ上での再体験を繰り返すことを意味する。前述のように，慢性的PTSDの状態にある被害者において損なわれていると考えられるトラウマ性の記憶の処理を促進することがその目的である（Foa et al., 1989 b ; Foa, Rothbaum, & Molnar, 1995 b）。

PTSDとそれに関連する病理を低減させることを目的としてイメージを用いた曝露の有効性を検討した，コントロール群を設定した研究は5つある。うち3つは男性ヴェトナム帰還兵を，2つは女性の暴行被害者を対象としている。帰還兵を対象とする研究では，イメージを用いてトラウマに関連した出来事への曝露を行うという治療が6から16セッション行われた。第一の研究では，クライエント全員が曝露に加え，PTSDの「標準的」治療（週1度の個人療法とグループ療法）を受けていた（Cooper & Clum, 1989）。第二の研究では，イメージを用いた曝露療法が，ウェイティング・リストに名前を載せている人を対象とした治療なし条件と比較された（Keane et al., 1989）。各セッションで，最初にクライエントはリラックスするよう指示された。続いてクライエントは45分間のイメージを用いたフラッディングを行い，再度リラクセーションをした。第三の研究では，クライエント全員がグループ治療を受け

た。加えて半数はイメージを用いた曝露を受け，残りの半数は週に1度の伝統的個別心理療法を受けた（Boudewyns & Hyer, 1990; Boudewyns, Hyer, Woods, Harrison, & McCranie, 1990）。

3つの研究はすべて，イメージを用いた曝露療法がコントロール群に比して多少よい結果をもたらしたものの，効果の程度は少ないものであったとした。クーパーとクラム（Cooper & Clum, 1989）の研究では，イメージを用いた曝露療法はPTSD症状を改善したが，抑うつあるいは特性不安にはほとんど効果がないことが示された。キーンら（Keane et al., 1989）の研究では，結果は混乱したものであった。セラピストは，曝露群ではコントロール群よりPTSD症状が改善されたと評価したが，これらの症状に関するクライエント自身の自己評定では群間の有意差は示されなかった。自己評定では，曝露療法を受けたクライエント群は，ウェイティング・リストの治療なしのコントロール群より，一般的病理尺度においてより改善したと報告している。曝露の前後にリラクセーションを使うことはあまり一般的ではない。各技法がそれぞれどの程度有効であるかを確認するためには，曝露とリラクセーション・トレーニングの効果を別々に調べることが必要であろう。

ボウドウィンズとハイアー（Boudewyns & Hyer, 1990）は，心理生理的尺度では群間の有意差を見出さなかったが，3か月後のフォローアップでは，帰還兵適応尺度（Veterans Adjustment Scale）で測定される改善の程度が，曝露群のほうが勝っていた。興味深いことに，治療方法に関係なく，治療後に戦闘関連刺激に対する心理生理的反応が減少することと，帰還兵適応尺度で示される改善との間には正の相関関係が見出された。クライエントを増やしてさらにデータを分析すると，わずかな優位が曝露群に見られた。伝統的な治療を受けたクライエントより曝露療法を受けた者のほうが，「治療成功」と分類された割合が高かったのである（Boudewyns et al., 1990）。

女性の暴行被害者のPTSDに対するPE治療と，他の治療法およびウェイティング・リスト・コントロール群とを比較した研究は2つある。これらの研究は，暴行被害後に生じる症状の自然減少（Rothbaum, Foa, Riggs, Murdock, & Walsh, 1992）を統制するため，被害後最低3か月をすぎていた者を対象としている（ひとつの研究では暴行後平均6.7年，もうひとつでは4.2年である）。治療の有効性は誰がどの治療を受けたかは知らない複数の評定者に

よってそれぞれ別々に評価された。アセスメントは，アメリカ精神医学会 (American Psychiatric Association, 1980) によって定義された PTSD の重度性に関する尺度とトラウマに関連する病理についての標準的尺度によって行われた。PE 治療は隔週で全 9 回の個別セッションで行われた。最初の 2 回のセッションは，情報収集と治療の原理および治療計画の説明にあてられた。また，実際の曝露に使用する恐怖状況のヒエラルキーの構成もこの段階で行った。続く 7 セッションで，被害者はイメージを用いて彼らのトラウマ経験を再体験し，「それが今起きているかのように」声に出してトラウマ体験を話すよう指示された。曝露は約 60 分間続き，テープに録音された。被害者はテープを聞いて，イメージを用いた曝露を家庭で行うという課題を出された。もうひとつの宿題として，被害者は，恐怖反応を喚起はするが現実には安全である状況または対象に接近するよう指示された。PE の実施に当たっての詳細は，本章末の「臨床的考察」の節で述べる。

第一の研究 (Foa et al., 1991) では，PE は SIT (次節で述べる)，支持的カウンセリング，ウェイティング・リスト・コントロール群と比較された。治療はすべて隔週個別の 9 セッションで行われた。支持的カウンセリングは，その問題が暴行に関係している，していないにかかわらず，クライエントが日々の問題を解決できるように支援することを焦点とした。暴行自体に関する話はしないことを原則とし，クライエントがトラウマとなった体験の話をしようとすると，「今ここで」の問題に話題を戻すようにした。クライエントは問題解決の方法を教えられ，セラピストは傾聴とサポートに徹した。ウェイティング・リストに名前を載せている被害者は，治療を受けた被害者と同様に 5 週間ごとにアセスメントを受け，アセスメントとアセスメントの間には，接触を絶やさぬよう電話による連絡が行われた。

PE 治療を受けた被害者は，治療直後には，PTSD 症状の 3 つの症状群すべてにおいて改善を示した。支持的カウンセリングを受けた被害者とウェイティング・リストによるコントロール群の被害者は，覚醒症状においては改善を示したが，回避と再体験症状では改善は見られなかった。治療終了後 3.5 か月が経過した時点においても，PE はより優れた治療法であるように思われたが，PE の優位性が示されたのは PTSD 症状に関する尺度上だけであり，精神病理の他の尺度ではこうした優位性は見られなかった。フォローアップの時点で

は，SITを受けたクライエントの50%，PEを受けた者の55%が，PTSDの基準を満たさなくなっていた。

第二の研究（現在進行中）はPE, SIT, SITとPEの組み合わせ，およびウェイティング・リスト・コントロール条件を比較している。予備分析では，PEがウェイティング・リスト・コントロール群より効果的であったことが示された。PE治療を受けた被害者のうち29%だけが，治療後も変わらずPTSD診断がついた。それに対してウェイティング・リスト・コントロール群では，全員がPTSDの診断基準を満たしていた。さらに，PE群被害者の68%が，PTSD症状において少なくとも50%の改善を示し，コントロール群被害者の7%とは対照的であった。ウェイティング・リストに対するPEの優位性は抑うつ尺度上でも見られた（Foa et al., 1994）。

新しい技法である「眼球運動による脱感作と再処理」（EMDR；Shapiro, 1989）は，サーカディック（saccadic）な眼球運動に伴う強力な認知的要素を持つ曝露法（脱感作）の一形式である。簡単に言うと，このテクニックは，トラウマとなった体験の一場面をクライエントがイメージし，それに伴って生じる思考と生理的覚醒に集中しつつ，セラピストの素早い指の動きを目で追う，というものである。その手順はクライエントが不安を報告しなくなるまで繰り返される。不安が生じなくなった時点で，クライエントは，トラウマ体験をイメージしながら目を動かし続ける間に，より肯定的な思考を持つよう指示される。EMDRの有効性ははっきりしてない。この治療の提案者は，治療セッション内に不安が低減したと報告されたことを治療の成功として解した（例えば，Lipke & Botkin, 1993；Shapiro, 1989）。しかし，PTSD症状の評価尺度あるいは抑うつに関する質問紙などといった標準化された測定尺度を実施していないため，EMDRの有効性は確かめられない。

コントロール群を設定してEMDRの効果を調べた研究が2つある。ひとつは，EMDRを，眼球を動かさない曝露による治療と比較したものであり（Boudewyns, Stwertka, Hyer, Albrecht, & Sperr, 1993；Pitman et al., 1993），もうひとつは，入院事態における環境療法と比較したものである（Boudewyns et al., 1993）。両方の研究において，セッション中に報告された不安は，曝露法を用いたコントロール群よりEMDR群でより減少した。しかし，標準化された自己報告尺度を用いた評価や，トラウマ体験の記述を録音し

たテープを聞いた際の心理生理的反応を分析した評価結果においては，どちらの研究でも群間の有意差は見られなかった（Boudewyns et al., 1993）。EMDRの有効性に関するこれら2つの研究を考察する際には，両研究ともヴェトナム帰還兵を対象としており，彼らは一般に治療への抵抗が強いことを考慮に入れる必要がある。

　これまでに述べてきたことを要約すると，曝露技法はトラウマ後の苦痛を軽減する効果があるという点で強い支持を得ていると言えよう。しかしPTSD症状に対するこの治療の効果は，女性の暴行被害者を対象とする研究において見られたもののほうが，ヴェトナム帰還兵を対象とする研究で見られたものより大きいように思われる。前述の通り，ヴェトナム帰還兵は，薬物療法にも心理社会的治療にも抵抗が大きい（Foa, Davidson, & Rothbaum, 1995 a）。帰還兵にはより合併症が多いことが，暴行被害者に比べて治療への反応が悪いという事態を一部説明するであろう。加えて，ヴェトナム帰還兵のトラウマ性の記憶の多くは，彼らが行ったか目撃した残虐行為にまつわる罪責感と結びついているのに対し，暴行のサバイバーのトラウマ性記憶は暴力の被害者になったことによる不安から成っている。曝露を繰り返すことで不安には慣れが生じるということを多くの研究は示唆しているが，罪責感を引き起こす経験に繰り返し曝露することが罪責感を低減させるかどうかを扱った研究はない。臨床的経験からは，クライエントを罪責的，抑うつ的思考に繰り返しさらすことは，これらの思考に伴う不快を軽くするよりかえって重くさせるかもしれないことが示唆される。これは，曝露の逆効果を見出した研究者もいるという事実を説明するかもしれない（Pitman et al., 1991）。PTSD患者における罪責感の果たす役割の大きさを考えると，罪責感を低減するためのテクニックを開発してその効果を評価することが喫緊の課題であると言えよう。そういった技法が開発されるまでの間は，不安を引き起こさせる刺激に対しては曝露技法を使い，罪責感に関わる問題に対しては認知的テクニックを用いるといいだろう。

不安対応トレーニング
(anxiety management training:AMT)

　AMTは，典型的にはバイオフィードバック，リラクセーション，認知再構成法など多様な手順を含んでいる。したがって，特定の手順が全体としての結果にどの程度貢献したのかを確定することは不可能である。いくつかの治療プログラムを以下に論じる。

　フランクらはレイプ被害後の抑うつと不安に照準を合わせた認知療法の効果を調査した (Frank et al., 1988 ; Frank & Stewart, 1984 ; Turner & Frank, 1981)。これらの研究では，レイプ被害後すぐに治療を受け始めたクライエントもいれば（平均20日），被害後数か月が経ってから治療を開始した者もいた（平均129日）。この研究では，診断名による分類は行っていない。認知療法は恐怖，不安，抑うつおよび社会適応の尺度において肯定的変化を生じさせた。認知療法はSDと同程度の効果を示した。コントロール群の設定がなく，また，PTSDの診断がなされていないので，この研究から結論を導き出すには注意を要する。興味深いことに，レイプ被害後どのくらい時間が経過していたかは，治療結果に影響しなかった。すぐに治療を求めた者だけではなく，ある程度時間が経過して症状が重度性を増してから治療を求めたクライエントにも改善が見られたという結果は，認知療法，SDともに積極的な治療効果を有していることを示唆している。

　種々のAMTプログラムのうち，慢性的障害を呈する被害者のために作られたSIT (Kilpatrick, Veronen, & Resick, 1982) が最も注目を集めた。オリジナルのSITプログラムは20時間のセラピーと宿題で構成されていた。治療の開始段階で，治療プログラムの原理と治療のための理論的基礎を説明するために2時間の教育段階が設けられた。SITの第2段階は対処技能の獲得と適用を集中的に行った。そこでは，メイヘンバウム (Meichenbaum, 1974) のストレス接種法にしたがって，深部筋肉弛緩法，呼吸コントロール法，ロールプレイ法，潜在的モデリング，思考停止法，自己対話法を行った。

　このプログラムの効果に関する研究において，ヴェロネンとキルパトリック

(Veronen & Kilpatrick, 1982) は恐怖の昂進と特定の恐怖刺激を回避するという症状を示す，レイプ被害を受けてから3か月が経過した女性被害者を対象とした。レイプ被害に関連する恐怖，不安，恐怖症的不安，緊張および抑うつに関してはっきりした治療効果が認められた。コントロール群を設定していなかったので，データの解釈には限界がある。引き続いて行われた研究で，ヴェロネンとキルパトリック (Veronen & Kilpatrick, 1983) は SIT，ピアカウンセリング，SD（各10セッション）を比較した。被害者は治療法を選択することが許されたが，被験者の半分以上が治療を受けることを拒んだ。治療を受けることを選んだ人たちの大多数は SIT を選び，ピアカウンセリングを選んだ者はほとんどおらず，SD を選んだ者は一人もいなかった。SIT を終了したクライエントに関して正式の統計的分析は行われていないが，ほとんどの尺度で顕著な治療後の改善が見られたと彼らは報告している。

同様にレイプ被害者を対象としたコントロール群を設定した別の研究 (Resick et al., 1988) では，2時間のグループセッション6回による SIT が，同じ形式で行われた自己主張訓練および支持的心理療法と比較された。3つの治療法は，ウェイティング・リストを用いたコントロール群と比較された。ここで用いられた SIT は，キルパトリックら (Kilpatrick et al., 1982) によるオリジナルのプログラムから認知再構成法，自己主張訓練およびロールプレイを除いたものであった。というのは，これら3つの技法は，比較の対象となる治療法で使われていたからである。代わりに，適用段階に実際の曝露が加えられた。3つの治療法はすべて，症状を減らすのに同じくらい効果的であった。6か月後のフォローアップにおいて，その改善は，レイプ被害の恐怖に関する尺度では維持されたが，抑うつ，自尊心と社会的恐怖の尺度では維持されなかった。ウェイティング・リスト・コントロール群は，何の改善も示さなかった。

前に述べた2つの研究は，PTSD の診断基準を満たしたレイプの女性被害者と性的ではない暴力行為の女性被害者を対象に SIT の有効性も調査している。第一の研究 (Foa et al., 1991) では，SIT が PE，支持的カウンセリング，ウェイティング・リスト・コントロール群と比較された。研究のデザインと，PE およびカウンセリングの結果は前述の通りである。第二の研究 (Foa, 1993) では，SIT は，PE, SIT と PE の組み合わせ，およびウェイティング・

リスト・コントロール群と比較された。

両研究ともに，前述のキルパトリックら（Kilpatrick et al., 1982）のプログラムによる SIT を採用している。最初のセッションで，暴行被害と被害者の成育歴に関するデータが集められ，ついで暴行被害の話をしたことによって喚起された不安を軽減するために短い呼吸法が行われた。2回目のセッションで治療原理が説明され，3〜9回目のセッションで対処技能が教えられた。対処技能としては，深部筋肉弛緩法，区別的弛緩法，思考停止法，認知再構成法，ストレス因子準備法，潜在的モデリング，ロールプレイが行われた。各技能はまず暴行に関係しない例に，ついで暴行に関係する例に適用された。各セッションは前のセッションでやったことを簡単に振り返ることから始まり，クライエントが日常環境で最新の対処技能を使えているかどうかを検討し，それから，宿題をチェックする。宿題とは，そのセッションとそれ以前のセッションで教えられた技能を実践的に練習することであった。

第一の研究では，治療直後において，SIT はウェイティング・リスト・コントロール群より有意に PTSD 症状を改善した。フォローアップにおいては，PE が PTSD 症状の改善によりすぐれた結果を出したが，他の尺度ではそうした結果は見られなかった。PE を受けたクライエントは治療が終わってからも引き続き改善を示したが，SIT と支持的カウンセリングでは，治療直後とフォローアップでは改善の度合いに差が見られなかった（Foa et al., 1991）。

継続中の研究ではあるが，その予備的分析では，SIT を受けたクライエントの60％が，治療直後のアセスメントで，もはや PTSD の診断が下される状態ではないことを示した（Foa et al., 1994）。SIT と PE とを組み合わせた治療の結果は次節で述べる。

これまでの結果を要約すると，性的でない暴行の女性被害者を対象とするフォア（Foa, 1993）の研究を例外として，検討の対象となった AMT に関する研究はすべて女性のレイプ被害者を対象としていて，これらの技法が恐怖と抑うつの尺度において肯定的変化を生じさせたことを示した。フォアら（Foa et al., 1991）とフォアら（Foa et al., 1994）の研究を例外として，PTSD 診断がついていることを対象を選定する基準としたり，あるいは PTSD の重度性の評価を考慮に入れた研究はなかった。これには，PTSD が疾病分類システムに導入されるまで（American Psychiatric Association, 1980），レイプ後

の一連の症状はPTSDとは考えられていなかったという事実が一部関係している。しかし、フランクらの研究を除いては、クライエントが暴行を受けてから治療にかかるまでに少なくとも3か月という期間が経過しており、彼らが慢性的障害に苦しんでいたこと、したがってPTSDであった可能性が高いことが示された。

曝露療法とAMT

　PTSDに対してはPEが効果的であり、慢性的恐怖症を示すレイプ被害者に対してはSITが効果的であるという結果から、恐怖刺激への直面化と不安への対処技法とを組み合わせたプログラムがより治療効果が高いのではないかという仮説が導かれた。こうした考えに基づき、2つを組み合わせた治療法が開発された。この治療方法によって、患者は恐ろしい記憶とその想起のきっかけとなる刺激に直面しながら、極端なストレスと不安にうまく対処する手立てを得ることができるであろうと考えられた。慢性的PTSDを示す暴行の女性被害者を対象に、こうした考えに基づく2つのプログラムが研究されている。

　ひとつはSITとPE（SIT/PE）とを組み合わせたものであり、そのプログラムを、PEだけの群、SITだけの群、およびウェイティング・リスト・コントロール群と比較した。SITとPEプログラム個々についての詳細は前節で述べた。SIT/PEでは、セッション1では情報の収集と呼吸訓練法が行われ、セッション2で治療原理が説明された。深部筋肉弛緩法がセッション3で教えられ、イメージを用いた曝露がセッション4で行われた。セッション5から9で、SITと曝露の両方が同じセッション内で行われた。予備的分析では、3つの治療法はすべてPTSD症状を減らすのに等しく効果的であったことが示されたが、PEはトラウマに関連した精神病理を低減させるのにより効果的であるという傾向が見出された（Foa et al., 1994）。

　PTSDを呈するレイプ被害者を対象とする第二のプログラムの効果測定は擬似実験デザインで行われている（Resick, Schnicke, 1992）。性的暴行を受けた女性サバイバーが、週1度のグループによる認知処理療法（cognitive processing therapy）を12セッション受けた。この心理療法は、PTSDの情

報処理に関する理論に基づき，教育，曝露，認知再構成法を行うものである。曝露は，被害にあった暴行について詳しく書いて，それを治療グループで音読するという形で行われた。認知再構成法は，ベック，ラッシュ，ショウ，エメリー（Beck, Rush, Shaw, & Emery, 1979）の抑うつのための認知療法の手続きに基づいて行われた。ここでは，被害によって混乱を生じたと思われる機能領域，すなわち安全，信頼，力，尊厳と親密さといった問題に焦点を合わせているが，これはマッキャン，サクハイム，エイブラハムソン（McCann, Sakheim, & Abrahamson, 1988）の理論に基づいたものである。

　治療を受けたクライエントがウェイティング・リスト・コントロール群と比較されたが，クライエントはランダムに割り当てられたわけではなく，コントロール群の全員がクライエントと同じ尺度で評価されたわけでもない。加えて，評価に明らかな偏りが見られたわけではないものの，セラピスト自身がアセスメントの多くを行っているといった問題点もあった。認知処理療法を受けたクライエントは，PTSDと抑うつの尺度において，治療の前後で有意な改善を示し，その改善は6か月のフォローアップ期間中維持された。実際のところ，治療直後には，治療を受けたクライエントのなかでPTSDの診断基準を満たしたものは一人もいなかった。しかし，フォローアップ時には12.5％がPTSDの診断基準を満たしていた。ウェイティング・リスト・コントロール群の被験者は同じ12週間に何の変化も示していなかった。

研究の考察

　本章ではこれまで，PTSDに対する認知行動療法の効果の評価に関する研究について，批判的展望を試みてきた。この領域の知識のほとんどは，ヴェトナム帰還兵あるいはレイプ被害者を対象とした研究とケース報告によっている。初期の頃は，認知行動療法はフラッディング，SD，そしてAMTという形で行われた。1980年代の初めまでに，中程度から高程度の不安をクライエントに経験させるPEが，不安障害に対する最も一般的な治療法としてSDに取って代わるようになり，その後，PTSDを呈する帰還兵を対象とした治療法として採用されるようになった。しかしレイプ被害者にこの治療を行うこと

にはためらいがあった。レイプ被害者を対象とした治療法の研究が，AMT あるいは SD を採用していたのは，このためらいのためであった。理論的考察に基づき，帰還兵と同じように，PTSD を呈するレイプ被害者にもレイプに関連する不安を活性化し，それを修正する治療法が効果的であろうという仮説が導かれた。実際，女性の暴行被害者に PE を実施した 2 つの研究が，この仮説を確証した。

　コントロール群を適切に設定した研究――こういった研究はそう多くはないが――とケース報告とが一貫して，曝露療法と AMT の両方が，PTSD 症状を減らし，また抑うつのような関連症状をも減らすのに効果的であることを示している。いまだ予備的な段階ではあるが，PE と AMT の組み合わせが慢性 PTSD 治療の第一選択になるかもしれないことを示す論拠があると言えよう。

臨床的考察

　文献のレビューから明らかなように，この治療によっては効果が得られないクライエントや，治療後にも多少の症状が残ってしまうクライエントもいるが，認知行動療法の技法は PTSD の重度性を減少させるのに非常に効果があると言える。PE と AMT はいずれも効果的であるが，ここで注意していただきたいのは，本章で引用した研究はすべて，治療法の持つ落とし穴を認識し，それを克服するだけの知識を持った専門家の手によって実施されたという点である。これらの落とし穴とその対策のいくつかを以下に述べる。

　曝露に関して重要なポイントは，PTSD 症状を呈する人は当然トラウマを再体験することに気が進まないということである。結局，この障害の基本的な 2 つの特徴は回避と麻痺の努力――すなわち，トラウマ性の記憶を逃れようとする傾向なのである。われわれの経験では，ランダムに PE に割り当てられたクライエントは AMT に割り当てられた者より治療の中断が少ないが，多分それは彼らになぜこの苦しみを一時的に増加させる必要があるのかについての理由を入念に説明するためであると考えられる。われわれが行う治療原理の説明の要約は以下の通りである。

苦痛な経験を消化していくのは容易なことではない。もしあなたがトラウマとなった経験について考えるか，思い出させられるかしたなら，あなたは極限の恐怖やそれに関連した他の否定的感情を経験するかもしれない。そういった感情を持つことは不快であるので，たいていの人びとは恐ろしい苦痛な記憶を追いやるか無視する傾向がある。あるいは，周囲の人の態度のために，あなたはその経験について話したり考えたりしないようになっているかもしれない。残念ながら，トラウマとなった出来事を無視することは，それを消し去ってしまうわけではない。その経験は，悪夢，フラッシュバック，恐怖症などとして戻ってきてあなたにつきまとう。というのは，それが「未了の仕事」であるからである。われわれがこの治療でしようとしていることは，避けようとする傾向の正反対である。これからわれわれは，あなたに何が起きたか思い出させ，それに慣れるためにその経験を十分に味わうことによって，あなたがその経験を処理するのを手伝っていく。ここでの目標は，あなたの生活を混乱させている激しい不安を経験しないで，トラウマとなった出来事について考えたり，話せるようになることであり，また，トラウマを想起させるようなきっかけとなる刺激を見ることができるようになることである。

　セラピスト自身が激しい情緒的痛みを引き出す治療方法を使うことに抵抗を感じることもめずらしくない。このようなセラピストにとっては，短期的な苦しみが長期的には効果をもたらすということを確信し，クライエントにこの信念を伝えることが重要である。また，セラピストにとっては，クライエントがトラウマとなった経験を詳しく話す際に彼らが口にする恐ろしい物語に対して積極的に耳を傾けるといった態度が必須である。セラピストが精神保健関係の専門家に手伝ってもらってデブリーフィング（debriefing）をする時間を持つことが，こうした恐ろしい物語の情報を処理するうえで役立つだろう。
　それが必要だと確信した後さえ，トラウマを再体験するのを感情的に嫌がるクライエントもいる。解離が問題になる場合には，特にそうかもしれない。AMT を数セッション行うことで，この嫌悪を克服するのに役立つ場合もある。この点に関して，PE と AMT を組み合わせた治療は，恐ろしい記憶とその想起のきっかけに直面しながら，極限のストレスと不安をなんとか処理する

方法をクライエントに提供する。セラピストが曝露技法を創造的に使うことも必要かもしれない。例えば、クライエントにその出来事を詳しく話してもらう際に、それがまるでスローモーションで起きているかのように話してもらうとか、あるいは、内的な感覚と考えだけに注意を向けてもらうといった具合である。

　PEにおいてトラウマの再体験を初めて行う場合、セラピストはクライエントがトラウマ性の記憶をゆっくりと扱っていけるように配慮しなくてはならない。トラウマと関連した感情を思い出す過程を自分がコントロールしていると感じられることがクライエントにとって重要である。初めてイメージによる曝露を行う際には、トラウマとなった出来事をどれくらい詳細に語るかはクライエントの決定に委ねられるべきである。そして、その後に行われる曝露においては、トラウマに伴った情緒的、生理的反応を探っていくことで、より詳細に出来事を記述するようセラピストがクライエントを促していかねばならない。

　セラピストは、クライエントが高い不安を経験している場合には、イメージによる曝露が終わってすぐにセッションを終えるべきではない。クライエントの苦痛のレベルを評価するために、終了時に十分な時間がとれるように治療セッションを設定しておく必要がある。トラウマを再体験したことに対する自身の反応について話したり、新たに想起された出来事の細部や連想について話し合えるようにクライエントを励ますことは非常に重要である。必要であれば、イメージによる曝露後に呼吸訓練を行うことが、苦痛を低減させるのに助けになるかもしれない。次のセッションまでの間にイメージ上あるいは実際上の曝露が耐えきれないほどの苦痛をもたらす場合に備えて、セラピストは電話でクライエントと話ができるようにしておく必要があるかもしれない。治療の開始当初は症状が悪化しているかのように感じるのが標準的であるということを、クライエントに話しておくべきである。クライエントはトラウマとなった出来事のことをこれまで以上に考えるようになるかもしれないし、あるいは、より多くの症状を経験するようになるかもしれないのである。われわれは、イメージによる曝露を行うまえにクライエントに次のように説明している。

　　これからあなたにトラウマとなった出来事の記憶を思い出していただきます。気が散らないようにするために目を閉じてください。そして、心の

目でその出来事を見るようしてください。可能な限り鮮明にこれらの苦痛な記憶を思い出してください。われわれはこれを「再体験」と呼んでいます。トラウマの物語を話すときには過去形を使わないようにしてください。それが今，ここで起きているかのように，トラウマとなった体験を現在形で語って下さい。目を閉じて，トラウマとなった体験をしている間に起きたことを，覚えている限り詳しく，私に話してください。われわれは一緒にこれに取り組みます。もしあまりにも苦痛で，イメージから離れて，逃げたり避けたりしたくなり始めたら，あなたがイメージに留まることができるよう，私がお手伝いをします。これからあなたがする話をカセットテープに録音します。あなたはテープを家に持って帰って，宿題としてそれを聞くことができます。あなたがトラウマを再体験している間に，私は時折 0 から 100 の目盛で不安のレベルを尋ねます。0 は不安や不快がないことを示し，100 はパニック・レベルの不安を示します。私が不安のレベルをたずねた際には，できるだけすばやく答えて，イメージから離れないようにして下さい。始めるまえに何か質問はありますか？

イメージ上の曝露を行うのには，まるまる 60 分をかけるのがいいだろう。例えば，クライエントが 15 分かかってトラウマを語り終えたなら，もう一度初めから話してもらい，こうした繰り返しを合計 4 回行うことができる。あるいは，もし 20 分かかるなら，クライエントは 3 回それを繰り返すといった具合である。曝露の間にクライエントを励ますためには，次のような言葉かけが役立つようである。「いいですよ，イメージに留まって」「とてもよくやりましたよ。思い出すのはとても怖かったけど，あなたは勇気がありますね」「難しいのはよくわかります。よくやっていますよ」「イメージに留まってください。あなたはここでは安全なのです」「自分は安全なのだと感じてください。そして，感情を解き放ってください」。また，以下のような質問をすることによって，イメージ上の曝露を行っている間に恐怖を呼び起こすきっかけに直面するのが容易になるかもしれない。「何を感じていますか」「何を考えていますか」「身体に何か反応が起こっていますか。それを話してください」「どんな体感がありますか」「今，何を見ていますか/どんなにおいがしますか/何をしていますか」「身体のどこにそれを感じる？」。約 60 分間のイメージ上の曝露を行っ

た後に，クライエントに目を開けてもらい何回か呼吸をしてもらってから課題を終えるようにする。その後，トラウマを再体験した経験について話し合うようにする。クライエントは以前思い出さなかったことを今回思い出したか，曝露はクライエントが思っていたより簡単だったか難しかったか，クライエントを手伝うために何かセラピストにできたことはあったか，などについて話し合うといいだろう。

　何が起きたとしてもセラピストは対処できるし，クライエントが対処するのをセラピストが手伝えるのだという確信を，セラピストが表現しておく必要がある。クライエントが，イメージによる曝露の間に思い出したことにおびえ，安心感を再度与えられる必要が生じるといったことが時折起こる。何を思い出そうともすでに起きたことを変えるわけではないということ，あるいは，彼らは生き延びたのであり，生き延びるために明らかに正しいことをしたのだという事実を思い出させるようにするといいだろう。われわれは今までのところ，イメージによる曝露の間に想起した細部にうまく対処できなかったというクライエントには出会っていない。あるクライエントは曝露療法のセッションのことを次のように表現した。「数セッションをかけて玉ねぎの皮をむいていったら，真中の臭い部分に達する。そこに達するともう臭わなくなる」。

　認知行動療法の有効性を調べた研究の大半は，トラウマ後少なくとも3か月を経た被害者を対象としていた。これは治療後の変化が，時の経過による自然回復ではなく，治療的な関わりの結果であることを確証するためである。しかし臨床の現場においては，治療の開始を待つ必要はない。トラウマの被害者がトラウマ体験後の最初の数週間にひどい症状を示すのは自然なことである。ときには，これらの反応が正常なものなのだということを説明するだけで治療的効果があり，そのためには1回か2回のセッションで十分であるといった場合もある。ハーストら（Hearst, Foa, & Riggs, 1993）が行ったパイロット的な研究では，トラウマ後の反応に関する教育，リラクセーション，トラウマを物語ること，認知再構成から成る3～4回のセッションが，アセスメントのみのコントロール群と比較して慢性的PTSDと抑うつを回避するのに多大な効果をあげることが示された。

　トラウマとなる体験は世界中のどこにでも存在するものであり，精神保健の専門家として，われわれは被害を受けた人びとにサービスを提供する責任を

負っている。被害者数が膨大なため，利用しやすくて容易に実行できて，効率的で効果的な治療を提供することがわれわれの義務であろう。認知行動療法の専門家として，われわれはこの目標に達するために長い道のりを歩いてきた。現在の課題は，既存のテクニックを改善し続ける一方で，これまでに得られた知識を広めることである。

Barbara Olasov Rothbaum
Edna B. Foa
（藤岡淳子＝訳）

文献

Alford, J. D., Mahone, C., & Fielstein, E. M. (1988). Cognitive and behavioral sequelae of combat: Conceptualization and implication for treatment. *Journal of Traumatic Stress, 1*, 489–501.

American Psychiatric Association (1980). *Diagnostic and statistical manual of mental disorders* (3rd ed.). Washington, DC: Author.

Beck, A. T., Rush, A. J., Shaw, B. F., & Emery, G. (1979). *Cognitive therapy of depression.* New York: Guilford Press.

Becker, J. V., & Abel, G. G. (1981). Behavioral treatment of victims of sexual assault. In S. M. Turner, K. S. Calhoun, & H. E. Adams (Eds.), *Handbook of clinical behavior therapy* (pp. 347–379). New York: Wiley.

Boudewyns, P. A., & Hyer, L. (1990). Physiological response to combat memories and preliminary treatment outcome in Vietnam veteran PTSD patients treated with direct therapeutic exposure. *Behavior Therapy, 21*, 63–87.

Boudewyns, P. A., Hyer, L., Woods, M. G., Harrison, W. R., & McCranie, E. (1990). PTSD among Vietnam veterans: An early look at treatment outcome using direct therapeutic exposure. *Journal of Traumatic Stress, 3*, 359–368.

Boudewyns, P. A., Stwertka, S. A., Hyer, L. A., Albrecht, J. W., & Sperr, E. V. (1993). Eye movement desensitization for PTSD of combat: A treatment outcome pilot study. *The Behavior Therapist, 16*, 29–33.

Bowen, G. R., & Lambert, J. A. (1986). Systematic desensitization therapy with post-traumatic stress disorder cases. In C. R. Figley (Ed.), *Trauma and its wake* (Vol. 2, pp. 280–291). New York: Brunner/Mazel.

Breslau, N., Davis, G. C., Andreski, P., & Peterson, E. (1991). Traumatic events and posttraumatic stress disorder in an urban population of young adults. *Archives of General Psychiatry, 48*, 216–222.

Brom, D., Kleber, R. J., & Defares, P. B. (1989). Brief psychotherapy for post-traumatic stress disorder. *Journal of Consulting and Clinical Psychology, 57*, 607–612.

Cooper, N. A., & Clum, G. A. (1989). Imaginal flooding as a supplementary treatment

for PTSD in combat veterans: A controlled study. *Behavior Therapy, 20,* 381–391.
Davidson, J. R. T., Hughes, D., Blazer, D. G., & George, L. K. (1991). Post-traumatic stress disorder in the community: An epidemiological study. *Psychological Medicine, 21,* 713–721.
DiSavino, P., Turk, E., Massie, E. D., Riggs, D. S., Penkower, D. S., Molnar, C., & Foa, E. B. (1993, November). *The content of traumatic memories: Evaluating treatment efficacy by analysis of verbatim descriptions of the rape scene.* Paper presented at the 27th Annual Meeting of the Association for Advancement of Behavior Therapy, Atlanta, GA.
Fairbank, J. A., Gross, R. T., & Keane, T. M. (1983). Treatment of posttraumatic stress disorder: Evaluation of outcome with a behavioral code. *Behavior Modification, 7,* 557–568.
Fairbank, J. A., & Keane, T. M. (1982). Flooding for combat-related stress disorders: Assessment of anxiety reduction across traumatic memories. *Behavior Therapy, 13,* 499–510.
Foa, E. B., Davidson, J., & Rothbaum, B. O. (1995a). Treatment of posttraumatic stress disorder. In G. O. Gabbard (Ed.), *Treatments of psychiatric disorders: The DSM-IV edition* (pp. 1499–1519). Washington, DC: American Psychiatric Press.
Foa, E. B., Freund, B. F., Hembree, E., Dancu, C. V., Franklin, M. E., Perry, K. J., Riggs, D. S., & Molnar, C. (1994, November). *Efficacy of short term behavioral treatments of PTSD in sexual and nonsexual assault victims.* Paper presented at the annual meeting of the Association for Advancement of Behavior Therapy, San Diego, CA.
Foa, E. B., & Kozak, M. J. (1986). Emotional processing of fear: Exposure to corrective information. *Psychological Bulletin, 99,* 20–35.
Foa, E. B., & Riggs, D. S. (1993). Post-traumatic stress disorder in rape victims. In J. Oldham, M. B. Riba, & A. Tasman (Eds.) *American psychiatric press review of psychiatry* (Vol. 12, pp. 273–303). Washington, DC: American Psychiatric Press.
Foa, E. B., Riggs, D. S., Massie, E. D., & Yarczower, M. (1993). *The impact of fear activation and anger on the efficacy of exposure treatment for PTSD.* Unpublished manuscript.
Foa, E. B., Rothbaum, B. O., & Kozak, M. J. (1989a). Behavioral treatments of anxiety and depression. In P. Kendall & D. Watson (Eds.), *Anxiety and depression: Distinctive and overlapping features.* New York: Academic Press.
Foa, E. B., Rothbaum, B. O., & Molnar, C. (1995b). Cognitive-behavioral treatment of post-traumatic stress disorder. In M. J. Friedman, D. S. Charney, & A. Y. Deutch (Eds.), *Neurobiological and clinical consequences of stress: From normal adaptation to post-traumatic stress disorder* (pp. 483–494). New York: Raven Press.
Foa, E. B., Rothbaum, B. O., Riggs, D. S., & Murdock, T. (1991). Treatment of post-traumatic stress disorder in rape victims: A comparison between cognitive-behavioral procedures and counseling. *Journal of Consulting and Clinical Psychology, 59,* 715–723.
Foa, E. B., Steketee, G., & Rothbaum, B. O. (1989b). Behavioral/cognitive conceptualizations of post-traumatic stress disorder. *Behavior Therapy, 20,* 155–176.
Frank, E., Anderson, B., Stewart, B. D., Dancu, C., Hughes, C., & West, D. (1988). Efficacy of cognitive behavior therapy and systematic desensitization in the treatment of rape trauma. *Behavior Therapy, 19,* 403–420.

Frank, E., & Stewart, B. D. (1983). Physical aggression: Treating the victims. In E. A. Blechman (Ed.), *Behavior modification with women* (pp. 245–272). New York: Guilford Press.

Frank, E., & Stewart, B. D. (1984). Depressive symptoms in rape victims. *Journal of Affective Disorders, 1,* 269–277.

Hearst, D. E., Foa, E. B., & Riggs, D. S. (1993, November). *Brief cognitive-behavioral program to prevent the development of chronic post-trauma reactions in assault survivors.* Paper presented at the 27th Annual Meeting of the Association for Advancement of Behavior Therapy, Atlanta, GA.

Johnson, C. H., Gilmore, J. D., & Shenoy, R. Z. (1982). Use of a feeding procedure in the treatment of a stress-related anxiety disorder. *Journal of Behavior Therapy and Experimental Psychiatry, 13,* 235–237.

Keane, T. M., Fairbank, J. A., Caddell, J. M., & Zimering, R. T. (1989). Implosive (flooding) therapy reduces symptoms of PTSD in Vietnam combat veterans. *Behavior Therapy, 20,* 245–260.

Keane, T. M., & Kaloupek, D. G. (1982). Imaginal flooding in the treatment of post-traumatic stress disorder. *Journal of Consulting and Clinical Psychology, 50,* 138–140.

Kilpatrick, D. G., & Calhoun, K. S. (1988). Early behavioral treatment for rape trauma: Efficacy or artifact? *Behavior Therapy, 19,* 421–427.

Kilpatrick, D. G., Veronen, L. J., & Resick, P. A. (1982). Psychological sequelae to rape: Assessment and treatment strategies. In D. M. Dolays & R. L. Meredith (Eds.), *Behavioral medicine: Assessment and treatment strategies* (pp. 473–497). New York: Plenum Press.

Kozak, M. J., Foa, E. B., & Steketee, G. (1988). Process and outcome of exposure treatment with obsessive–compulsives: Psychophysiological indicators of emotional processing. *Behavior Therapy, 19,* 157–169.

Lang, P. J. (1977). Imagery in therapy: An information processing analysis of fear. *Behavior Therapy, 8,* 862–886.

Lipke, H. J., & Botkin, A. L. (1993). Case studies of eye movement desensitization and reprocessing (EMD/R) with chronic post-traumatic stress disorder. *Psychotherapy, 29,* 591–595.

Margraf, J., Barlow, D. H., Clark, D., & Telch, M. (1993). Psychological treatment of panic: Work in progress on outcome, active ingredients, and follow-up. *Behaviour Research and Therapy, 31,* 1–8.

Marks, I. M., Boulougouris, J., & Marset, P. (1971). Flooding versus desensitization in the treatment of phobic disorders. *British Journal of Psychiatry, 119,* 353–375.

McCann, I. L., Sakheim, D. K., & Abrahamson, D. J. (1988). Trauma and victimization: A model of psychological adaptation. *The Counseling Psychologist, 16,* 531–594.

Meichenbaum, D. (1974). *Cognitive behavior modification.* Morristown, NJ: General Learning Press.

Muse, M. (1986). Stress-related, posttraumatic chronic pain syndrome: Behavioral treatment approach. *Pain, 25,* 389–394.

Peniston, E. G. (1986). EMG biofeedback-assisted desensitization treatment for Vietnam combat veterans with post-traumatic stress disorder. *Clinical Biofeedback and Health, 9,* 35–41.

Pitman, R. K., Altman, B., Greenwald, E., Longpre, R. E., Macklin, M. L., Poire, R. E., & Steketee, G. (1991). Psychiatric complications during flooding therapy for posttraumatic stress disorder. *Journal of Clinical Psychiatry, 52,* 17-20.

Pitman, R., Orr, S. P., Altman, B., Longpre, R. E., Poire, R. E., & Lasko, N. B. (1993, October). *A controlled study of eye movement desensitization/reprocessing (EMDR) treatment for post-traumatic stress disorder.* Paper presented at the annual meeting of the International Society for Traumatic Stress Studies, San Antonio, TX.

Resick, P. A., Jordan, C. G., Girelli, S. A., Hutter, C. K., & Marhoefer-Dvorak, S. (1988). A comparative outcome study of behavioral group therapy for sexual assault victims. *Behavior Therapy, 19,* 385-401.

Resick, P. A., & Schnicke, M. K. (1992). Cognitive processing therapy for sexual assault victims. *Journal of Consulting and Clinical Psychology, 60,* 748-756.

Rothbaum, B. O., Foa, E. B., Riggs, D. S., Murdock, T., & Walsh, W. (1992). A prospective examination of post-traumatic stress disorder in rape victims. *Journal of Traumatic Stress, 5,* 455-475.

Schindler, F. E. (1980). Treatment of systematic desensitization of a recurring nightmare of a real life trauma. *Journal of Behavior Therapy and Experimental Psychiatry, 11,* 53-54.

Shapiro, F. (1989). Efficacy of the eye movement desensitization procedure in the treatment of traumatic memories. *Journal of Traumatic Stress, 2,* 199-223.

Solomon, S. D., Gerrity, E. T., & Muff, A. M. (1992). Efficacy of treatments for posttraumatic stress disorder: An empirical review. *Journal of the American Medical Association, 268,* 633-638.

Turner, S. M. (1979). *Systematic desensitization of fears and anxiety in rape victims.* Paper presented at the 13th Annual Meeting of the Association for Advancement of Behavior Therapy, San Francisco.

Turner, S. M., & Frank, E. (1981). Behavior therapy in the treatment of rape victims. In L. Michelson, M. Hersen, & S. M. Turner (Eds.), *Future perspectives in behavior therapy* (pp. 269-291). New York: Plenum Press.

Veronen, L. J., & Kilpatrick, D. G. (1982, November). *Stress inoculation training for victims of rape: Efficacy and differential findings.* Paper presented at the 16th Annual Meeting of the Association for Advancement of Behavior Therapy, Los Angeles.

Veronen, L. J., & Kilpatrick, D. G. (1983). Stress management for rape victims. In D. Meichenbaum & M. E. Jaremko (Eds.), *Stress reduction and prevention* (pp. 341-374). New York: Plenum Press.

第17章
外傷後ストレス障害の精神薬理学的治療

　現在，外傷後ストレス障害（PTSD）と呼ばれるものは，エイブラム・カーディナー（Kardiner, 1941）の最初の定義では，患者の身体がトラウマの再来を常に警戒しているということから，「生理神経症」（physioneurosis）と呼ばれていた。種々の研究から心理療法が有効な治療法であることが明らかになった（第14章および第16章を参照）が，多数のPTSD患者が総体的症状の改善を期待して薬物療法を選ぶ。薬物はこれらの患者にどのような効果をもたらすことができるのだろうか。トラウマの被害者の苦痛を軽減するための，医師の処方による薬物療法や物質の自己服用は古い歴史を持っている（Davidson & Nemeroff, 1989）。過剰な覚醒，その他のPTSD関連の問題を自身で調節する努力のひとつの現れとして，これらの患者の自己薬物使用率は高い。実際のところ，治療を求める患者の60～80％が，アルコールあるいは薬物乱用・依存である（Branchey, Davis, & Lieber, 1984；Keane, Gerardi, Lyons, & Wolfe, 1988）。オピオイド，アルコール，ベンゾジアゼピンは自己薬物療法として最もよく使用される薬物である（Bremner, 1994）。
　ほぼすべての向精神薬群がPTSD症状のいずれかの面の治療に効果的であるとされてきたが，体系的に効果を検証された物質はほとんどない。ほとんどの研究において対象は男性戦闘経験者の慢性PTSD患者であり，まずそこから成人モデルが導かれた。近年の研究（van der Kolk et al., 1994；本章以下の記述を参照）ではPTSD患者でも戦闘経験者母集団と非戦闘経験者標本とではフルオキセチンに対する反応に顕著な相違があることが示されている。この研究により，戦闘経験者における薬物療法の効果の研究が非戦闘経験者集団に敷衍できないのではという臨床における懸念が深まることとなった。
　二重盲検法＊による研究は時間も費用もかさむことから，徹底的に薬効を検

＊（訳注）　薬効比較の実験において，患者も医師もどの薬が使用されているか知らされていない状態で行われる研究方法。

証された薬は少数にすぎない。どの薬が選択されるかは，臨床的な効果だけでなく調査者の資金力にもかかっている。また，ある薬が二重盲検法による研究で薬効を証明されたといっても，ある患者集団に高い効果を示す患者が何人かいたため偽薬よりは薬効が示されたというにすぎない（van der Kolk et al., 1994）。つまり，検証されていない薬より必ずしも効果的であることを意味しないのである。臨床家が患者に処方する薬を決定する際は，研究論文と臨床経験双方に頼るべきである。研究調査結果に追随することも重要ではあるが，より体系的な検証への貢献のために，患者に対し新しい薬物療法を適用してデータを収集し，臨床家同士で共有できるようにすることもお勧めする。

原　理

PTSDのための薬物療法の機能はいくつかの生物学的モデルの文脈で理解されている。そのモデルはPTSDのメカニズムの説明として，もしくは，どのように薬物が効くかの説明として進歩してきたものである。ここでは主要な生物学的モデルを簡単に述べる。

1. ノルアドレナリン系調節不全

他稿で概説したように（Davidson, 1992），PTSDにおいてカテコールアミン作動システムの調節不全を示唆するかなり有力な証拠がある。青斑核は警戒をつかさどる部位とされている。慢性PTSD患者においては，青斑核調節機能は低く，多分に過剰反応する。コルブ（Kolb, 1987）は青斑核の活性を低下させる治療がPTSDに効果である可能性が高いという仮説をたてた。これらの治療にはモノアミン酸化酵素（MAO）阻害薬，三環系の抗うつ薬，その他（例えば，クロニジン，ベンゾジアゼピン，β-アドレナリン遮断薬）を使用する。

2. セロトニン系調節不全

比較的近年のデータでは，PTSDにおいてはセロトニンの活性が阻害されているという可能性が示されている。また，患者が呈す機能障害も，セロトニン作動性，あるいはカテコールアミン作動性と個人によって異なることもわ

かっている (Krystal, 1990；第8章を参照)。条件回避，ストレス回復力，睡眠調節，そして衝動制御はみなセロトニン作動性ニューロンの活動に強く影響される。これら4つの変数はみな，PTSDを決定する特徴である。PTSDにおいて考えられているセロトニンの重要性を他稿で概説しているので参照されたい (van der Kolk, 1994; Vargas & Davidson, 1993)。近年の治験では，後述のように，PTSDにセロトニン作動性薬剤が有効であることが示されている。

3. キンドリング現象

「キンドリング」(燃え上がり) とは，てんかん発作を引き起こすには不十分なレベルの電気刺激が繰り返し脳に送りこまれることにより，発作閾値が下がることをいう。翻って，PTSDの侵入症状もキンドリングに似たプロセスを経て形成されると推定される。長期のうちに興奮性に変化が生じることにより，患者はいっそう特定の症状を起こしやすくなる。つまり，興奮の閾値が下がるのである (van der Kolk, 1987)。抗キンドリング薬 (例えば，カルバマゼピン) は，PTSDに対し効果が期待され，部分的にこの概念を証明できよう。

4. 驚愕反応性の増大

言い方を変えると，PTSDは驚愕と覚醒が過大・過多になる障害である。ということは，遺伝的な敏感性が関与している可能性も考えられる。驚愕現象は5番染色体長腕の遺伝子位置に関係があるためである。驚愕反応はPTSD症状のなかでも長引く症状のひとつである。PTSDの急性期において，除反応に成功しても，驚愕反応が残ることはめずらしくない (Kardiner, 1941; Sargant & Slater, 1940, 1941)。動物における驚愕反応モデルでは，まるで影響を及ぼさない抗うつ薬もある。それどころか，フルオキセチンは臨床で有用であるが，PTSD患者に適用すると驚愕反応が増大する (Fisler, Orr, & van der Kolk, 1995)。対照的に，動物における驚愕反応モデルでは，クロナゼパムとブスピロンのような抗不安薬が効果的であることが示唆されている (Ryan et al., 1992; Shalev, 1993)。

PTSDにおける薬物療法の目的

PTSDにおける薬物療法の主要な目標は次の通りである。

（1） 侵入症状の頻度および（または）強度の軽減。
（2） 入力刺激をトラウマの再現と解釈する傾向の軽減。
（3） 全般的な過覚醒，およびトラウマを想起させる刺激に対して条件づけられた過覚醒の軽減。
（4） 回避行動の軽減。
（5） うつ，感情麻痺の改善。
（6） 精神病性，解離性症状の軽減。
（7） 自己と他者に対しての衝動的な攻撃の軽減。

侵入的再体験の軽減

　トラウマの侵入は，フラッシュバック，情動状態，身体感覚，悪夢，対人関係における再演など，さまざまな異なったレベルで表現される。自律神経系の覚醒がフラッシュバック現象を引き起こす（Rainey et al., 1987；Southwick et al., 1993）が，これは状況依存的であるようだ。一般に自律神経系の覚醒を減少させる薬であるベンゾジアゼピン，β-アドレナリン遮断薬，クロニジン等がこれらの症状に対しては効果的であると思われる。侵入的な再体験はPTSDになるかならないかの単一でもっとも重要な指標である（第4章および第5章を参照）ので，トラウマ体験の直後に侵入症状に対して積極的な治療を施すことは，PTSDの慢性化を考えれば有益であると考えられる。しかしながら，唯一の実証的な研究では，この仮説に対し否定的であった。最近，シャレフらは，急性トラウマの患者のグループにアルプラゾラムを投与し，非投与の対照群と比較した。その結果，6か月後の調査でPTSD症状を多く呈していたのは，アルプラゾラム投与群のほうであった（A. Y. Shalev, 1995年の私信）。この調査結果から最終的な結論を下すまでには，さらなる追試が

必要があることは明らかである。

入力刺激をトラウマの再来と解釈する傾向の低下

臨床経験と心理テストからは，トラウマを受けた個人はトラウマを思い出させる入力刺激を過大解釈する傾向があることが示されている。まるで，患者のトラウマ関連の連合野はトラウマのごく一部分に合致するわずかなトリガーにさえ敏感に反応しやすいかのようである。フルオキセチンが感覚刺激をトラウマの再来と解釈する患者の傾向を有意に減少させられること，そして情動の負荷のかかる問題を解釈する認知機能を向上させられることが明らかになっている (van der Kolk et al., 1994)。

条件づけられた過覚醒，全般的過覚醒の軽減

トラウマを思い出させるものが自律神経系の覚醒を活性化することもある。また逆に，覚醒自体がトラウマ経験の記憶を喚起することもある (van der Kolk, 第8章を参照)。PTSD患者がトラウマを思い出させるものを避けるのは，主として現在特に必要のない過剰な反応によるものと思われる。結果として，彼らの社会環境への関与は縮小する。トラウマを思い出させるものに対する全般的な過覚醒と条件づけられた生理反応とは，両方とも「全か無か」の感情的反応に寄与している。

PTSD患者の生理反応は緊急時，トラウマを思い出させるものに反応するために条件づけられたものである。自律神経系の覚醒は，有事の際に生体に警告を発するという必要不可欠な機能を果たす。PTSD患者はその機能を失っているのである。すなわち身体性ストレス反応を年がら年中起こしているので，差し迫った脅威に対する警告を発し，適切な行動をとるように促しているはずの自身の身体感覚を信頼することができなくなるのである。PTSDの核である神経調整能力の喪失は感情調節機能の喪失に至る。トラウマを受けた人びとは刺激を受けるとすぐ反応を起こすが，何が原因でそれほど動転しているのかわからないでいることが多い。彼らはささいな刺激にさえ反応し，激しい恐怖，不安，怒り，恐慌を起こす傾向がある。こういった否定的な感情によ

り，過大に反応したり，他人を怯えさせたり，あるいは閉じこもったり，凍りついたようになったりする。このような過覚醒症状がある場合，成人も子どももともに睡眠の問題を起こしやすい。その理由として，眠りにつけるだけの鎮静化を自力で図ることが不可能であること，および，トラウマ性の悪夢をみるかもしれないと恐れていることがあげられる。

　PTSD患者は刺激を受け瞬時に反応する傾向があるので，心理療法を適用しにくいことがよくある。心理療法とは患者が自分の経験の意味を考える手助けをし，回復への行動を計画するものである。彼らが過覚醒を起こしやすい限り，いつまでも，安定した職業的，対人的関係の再確立を阻害され，人生におけるトラウマの衝撃を心穏やかに扱うことができないでいるといえる。PTSDに見られる情動的，認知的狭窄によって，人は想像や表象といった自分自身の心的世界に入ることができなくなる（第11章および第14章を参照）。過覚醒は経験を言葉に翻訳する力を阻害するので，結果として情動的緊張を解放するための行動および（または）アルコールや薬物による自己薬物療法をとることになるかもしれない。アルコールと同様，ベンゾジアゼピンが動物と人間両方で条件づけられた覚醒，一般的覚醒を低下させることが示されている。

回避行動の縮小

　感情をコントロールすることが困難であるとわかっているため，トラウマを負った人びとは環境の需要に注意を集中するのではなく，苦痛である心的感覚を避けることに力を注ぐようである。いったんPTSD患者が自分は回りのトリガーにそれほど敏感ではないと気づくと，回避行動が盛んになるようである。全般的，特異的過覚醒に対する治療を終えた後は，残っている恐怖症的な回避へと治療の焦点を移す必要があろう。

うつと感情麻痺の改善

　うつとPTSDの併発率は非常に高い（Davidson, Swartz, Storck, Hammett, & Krishnan, 1985 ; Davidson et al., 1990）。戦闘帰還兵がうつとPTSDを併発している場合，それは心理的にも生物学的にもPTSDを伴わない大う

つ病とは異なる。また，標準的な抗うつ薬が効きにくいことがわかっている (Southwick, Yehuda, & Giller, 1991)。戦闘経験者集団を対象とする最近の研究（van der Kolk et al., 1994；以下を参照）から，うつと感情麻痺とでは治療効果が異なることがわかっている。というのは，うつが快癒しても，感情麻痺は治らなかったのである。

　感情麻痺は最も手に負えない PTSD 症状のひとつである。トラウマの侵入で苦しまなくなった人びとの多くが，常に何をする気もなく，「世界に対する死」を感じている。外の刺激に反応して起こる侵入的な PTSD 症状と対照的に，感情麻痺はこれらの患者の基礎的な機能である。感情麻痺もまた，心理療法でトラウマを解決することへの妨げになる。自分で未来を想像することができないので，新しい解決法を模索する能力を殺してしまうからである。ヴァン・デア・コルクらによる最近の研究（van der Kolk et al., 1994；以下を参照）では，民間の一般的な被験者では，フルオキセチンが感情麻痺を改善することがわかっている。

精神病性，解離性の症状の軽減

　特に幼少期にトラウマを受け，解離が続いている患者においては，侵入的な再体験は非常に生々しく，現実と区別がつかないこともある。定義によれば，これらの経験は精神病的である。しかし，他の障害で見られる精神病性の症状とは異なる。これらの患者は実際に起こった出来事を再体験しているように見えるからである。出来事は歪曲されていることも，されていないこともある。フラッシュバックにおける幻覚と妄想は，解離性現象と考えたほうがよい。臨床経験からは，こうした場合，抗精神病薬をごく少量投与すると効果があることがわかっている (Saporta & Case, 1991)。

　トラウマに対して解離することを覚えた患者は，新しいストレスにさらされたとき，防衛として解離を利用し続ける可能性が高い。ある経験に対しては健忘が起こってくる。そして脅かされているという感じに対して，「闘争か逃走か」反応が再現されることが多いが，それはあとからは思い出せない。特定の薬物療法の有効性を「もう怪物は大声でわめいたりしない」「2歳のわたしは泣きやんだ」というような患者の表現を評価することで，臨床家は一応何かが

実際に効いたという印象を持つことができるが，科学的な調査に耐えうる言葉に翻訳することは難しい。多重人格性障害（現在では解離性同一性障害）の患者はしばしば幻聴を訴え（通常，頭の中で声がするという体験として），また思考奪取，被害妄想，その他精神分裂症を示唆する症状を呈す（Kluft, 1987）。しかし，これらの症状にはめったに抗精神病薬が効かないとされている（Loewenstein, Hornstein, & Farber, 1988；Putnam, 1989）。

自己と他者に対する衝動的な攻撃の軽減

多数の研究で，トラウマを負った成人と子ども両方ともに攻撃性を他者あるいは自身に向ける可能性が高いことが示されている（第7章を参照）。他者に対する攻撃の問題については，とくに帰還兵，トラウマを受けた子ども，幼児期にトラウマを負っている受刑者についての文献がかなり多く見られる（Lewis, 1990, 1992）。自己破壊的な行動はセロトニン機能の低下と関係している（Brown, Goodwin, Ballenger, Goyes, & Major, 1979；Coccaro et al., 1989）から，フルオキセチン，その他のセロトニン作動薬は理論的には効果的であるはずである。これについての文献はまだない。カルバマゼピンは境界性人格障害患者の自己破壊的な行動の治療に効果的であることが明らかになっている（Cowdry & Gardner, 1988）。ある研究では炭酸リチウムが効果的であるとされている（Wickman & Reed, 1987）のに対して，他の集団においてはオピエート受容体遮断薬が自己破壊的な行動を減少させることがわかっている（Herman et al., 1987）。

攻撃的なPTSD患者はしばしば他のI軸の精神病症候群の診断基準をも満たす。一般的に言って，これらの精神障害に関しては，PTSDおよびその関連症候群に比べて十分な研究がなされてきている。例えば，非定型うつやヒステリー性の身体違和感については治療に関する優れた文献があり，MAO阻害薬の有効性を実証している（Liebowitz et al., 1988；Quitkin et al., 1989）。また，「不安定」な，あるいは「衝動的」な性格異常については，炭酸リチウムが効果的であることが示されている（Rifkin, Quitkin, Carillo, Blumberg, & Klein, 1972；Wickman & Reed, 1987）。これらの研究では，PTSDの有病率は検討されていないが，われわれの臨床経験によれば，PTSD患者の多くが

非定型うつおよび（または）衝動性の障害を有するとの特徴が認められるようである。

薬群別有効性

PTSDについて種々の異なった抗精神薬群が体系的に評価されている。特に評価が進んでいるのがMAO阻害薬，三環系の薬剤，選択的セロトニン再取り込み抑制薬（SSRIs）であり，そしてある程度評価が進んでいるのが抗てんかん薬，β-アドレナリン遮断薬，α_2-アドレナリン作動薬である。

MAO阻害薬

MAO阻害薬群について最初に述べる。これらは歴史的にもっとも早期に詳しく研究された薬剤であり，またフェネルジンは現在PTSDの薬物治療に用いる薬のなかでも最も徹底的に検証されているものである。しかし，臨床家は伝統的なMAO抑制剤をほとんど治療に使用しない。他の治療法を試みて効果がないことが判明して初めて使い始める程度であろう。

2つの二重盲検法による治験がコステン（Kosten, 1992），シェスタツキィ，グリーンバーグ，リーラー（Shestatzky, Greenberg, & Lerer, 1988）によって行われた。コステンによる研究において，フェネルジンは非常に効果的であった。3週目の段階で偽薬と比較して明らかに効果を表していた。全体として，フェネルジンは侵入，回避の徴候をおよそ50%軽減した。侵入に関する効果のほうが若干大きい。これらの結果はフェネルジンが戦闘トラウマの強迫的，再発的，侵入的なイメージあるいは思考を抑制することができるだけではなく，直接的な抗恐怖症効果を持つかもしれないことを示唆する。それとは対照的に，シェスタツキィら（Shestatzky et al., 1988）のイスラエルの戦闘経験者を対象とするフェネルジンの研究では，効果は見出されていない。しかし，この研究では治療期間が短く，投薬量も最適量以下で，かつクロスオーバー・デザインであった。そのため，効果があったとしてもそれを見出すことができなかったのかもしれない。

PTSDにおけるフェネルジンの副作用が問題となり得る。最も顕著に表れるのが睡眠周期の破綻，性機能障害，眩暈である（Davidson, Walker, & Kilts, 1987）。総合的に，フェネルジンはイミプラミンよりも効果的かもしれない（Kosten, 1992）。しかしこの点に関して，そう結論することは時機尚早であろう。フェネルジンの効果は優れているようにみえるが，より安全で，より耐性があり，より選択的な，可逆性MAO抑制薬の開発と治験が待ち望まれる。不幸にも製造業者の事情で開発中止になるまで，ブロファラミンはこの点に関してもっとも有力なものであった。

三環系抗うつ薬

現在，二重盲検法で治験を行った三環系抗うつ薬は，アミトリプチリン（Davidson et al., 1990, 1993），イミプラミン（Kosten, 1992）とデシプラミン（Reist et al., 1989）の3つである。これらの研究すべては男性の戦闘経験者を被験者に行われた。アミトリプチリン研究については入院，外来をとり混ぜた患者を対象に行われた。PTSD，うつ，不安に関するさまざまな評価指標において，アミトリプチリンは偽薬より効果的であることがわかった。PTSD症状の客観評価，自己評価ともに，薬に対して反応はあったが，その効果はそこそこであった。引き続き行われた分析（Davidson et al., 1993）では，以下のことが判明した。薬―偽薬の差が大きかった患者は，症状が軽度の者，比較的激しくない戦闘の体験者，より安定した性格の者，そしてパニック発作があまりないと思われる者であった。集中困難，身体的不安，罪悪感といった症状やトラウマの種々の回避症状に対するアミトリプチリンの薬効は低かった。戦闘経験者の直接曝露治療においても同様の調査結果が報告された（Litz, Blake, Gerardi, & Keane, 1990）。

戦闘PTSDの外来患者においてもイミプラミンが偽薬より効果的であることが分かった。しかし，効果が顕れるまでにおよそ5週を要した（Kosten, 1992）。

デシプラミン（Reist et al., 1989）の研究ではPTSDの徴候に対する薬効が見られなかった。ここで，アミトリプチリン，イミプラミンの研究で見出された薬効が見られなかった理由が問題となる。まず仮説として，デシプラミン治

験においては最大投薬量を引き下げたということ，治療の期間は4週間未満であったこと，そして研究がクロスオーバー・デザインで行われたこと（これにより時間効果と治療効果が混同される）により薬―偽薬の差の検出力が弱まったということがあげられる。2番目の仮説として，デシプラミンが純粋にノルアドレナリン作動性の薬であるのに対して，イミプラミン，フェネルジンとアミトリプチリンにはセロトニン作動性の効果もあるという事実があげられる。この仮説はブプロピオン（選択的なカテコールアミン作動性の薬）をSSRIと比較すれば検証できるであろう。

フルオキセチンとその他の選択的セロトニン再取り込み抑制薬

多くの公開研究でフルオキセチンがPTSDの症状を軽減すると報告されている (Davidson, Roth, & Newman, 1991; Nagy, Morgan, Southwick, & Charney, 1993)。ヴァン・デア・コルクら（van der Kolk et al., 1994）がフルオキセチンと偽薬の二重盲検法による研究論文を出版している。被験者は退役軍人局（VA）クリニックと民間のトラウマ・クリニック外来患者である。これは5週間の治験で，フルオキセチンの最大投薬量は60ミリグラムであった。しかし実際にそれだけの量を投薬した例は数例であった。被験者の内訳は，トラウマ・クリニックから男性12人，女性21人，VAクリニックから男性帰還兵30人，女性帰還兵1人であった。処方の差より，治療場所（トラウマ・クリニック対VAクリニック）の差のほうが顕著であったが，フルオキセチンは全般的なPTSDの症状を有意に軽減させた。基本的に，フルオキセチンはVA集団でほとんど効果を示さなかったのに対して，トラウマ・クリニック集団は非常に感度がよく，本研究においては偽薬群とフルオキセチン群ともに有意に改善した。しかし，トラウマ・クリニック集団において，フルオキセチンは偽薬より有意に効果が高かった。フルオキセチンが最も効果を及ぼしたPTSD症状は，感情麻痺と覚醒であった。

興味深いことに，フルオキセチンは非常に効果的な抗うつ薬であるが，うつ評価尺度上の改善度はPTSD評価尺度の改善度を（感情麻痺でさえ）予測していなかった。VA群において，うつに関してかなり改善が見られたが，感情

麻痺症状に有意な変化はなかった。逆に，トラウマ・クリニック群では，うつの改善がそれほどではなかったのに対し，感情麻痺症状に関してはかなりの改善を示した。感情麻痺症状を回避と分けたところ，フルオキセチンは感情麻痺だけに効くことがわかった。5週を経た段階では，PTSDの全般的症状の改善状態は，患者がトラウマを思い起こさせる刺激にさらされても圧倒的な苦痛を感じなくなるまでには至らなかった。もう少し治験を続ければ，そのうちに，患者はトラウマ関連のストレス因子に対峙できると思えるようになり，したがって，回避性の症状も軽減させることもできるかもしれない。

　これまでの統制された研究のほとんどが戦闘帰還兵を対象としているため，一概に薬効の優劣をこの研究から結論することは難しい。5週間のフルオキセチン治験において，民間のトラウマ・クリニックの患者は，他の治験で5週間以上投与されていたどの帰還兵群よりも改善を示している。しかし，5週間のフルオキセチン投与の後，VA群では他の研究でイミプラミン，アミトリプチリン，フェネルジンを長期服用している帰還兵と同程度の有効性には至っていない。フルオキセチンの治験を長期化することにより帰還兵にトラウマ・クリニックの民間人と同じ効果が見られるようになったり，他の研究の帰還兵と同じ程度の結果が得られるようになるのかは，さらに調査すべき重要な問題であろう。

　ヴァン・デア・コルクら（van der Kolk et al., 1994）の研究でも，感情麻痺とうつは心理カテゴリー上，重なり合っていないことが示されている。VA群でフルオキセチンを投与したところ，うつは軽快したが，感情麻痺症状に有意な変化はなかった。それとは対照的に，トラウマ・クリニック群では感情麻痺とうつ両方で相当な軽快を示した。したがって，PTSDに対するフルオキセチンの薬効は，必ずしもその抗うつ効果によるものであるとはいえない。

　クライン（Kline, 1994）による最近の研究では，サートラリンもPTSDに効果があることが示唆されている*。

抗てんかん薬

　リッパーら（Lipper et al., 1986）とウルフ，アラヴィ，モスネイム（Wolf,

＊（訳注）　その後サートラリン，パロキセチンで二重盲検法によって効果を確認した研究がある。

Alavi, & Mosnaim, 1988）による研究はともに，カルバマゼピンが慢性PTSDに効果があるとしている。フェスラー（Fesler, 1991）によるバルプロ酸の研究でもバルプロ酸がこの障害の治療に一定の役割を果たすかもしれないという仮説を支持している。現在のところ，PTSDに対する抗てんかん薬の二重盲検法による治験は行われていない。新しい抗てんかん薬ガバペンティンを含め，これらの薬は慢性PTSDと解離性障害の治療薬として注目に値する。

β-アドレナリン遮断薬

2つの公開研究でPTSDに対するプロプラノロールの有効性が見出されている。コルブ，バリス，グリフィス（Kolb, Burris, & Griffiths, 1984）は12人のヴェトナム戦闘経験者に対し1日に120〜160ミリグラムを投与し，肯定的な効果を得たと報告している。全般的に症状の改善が見られている。症状別効果で最も顕著だったのは，爆発性，悪夢，侵入的な記憶，睡眠障害，過警戒，驚愕症状であった。自尊感情と心理・社会的機能が改善されたことも指摘されている。投薬量が多い場合に，うつ，疲労，記憶力の減退，性機能障害，徐脈，血圧の低下，錯乱等の問題が起こっている。ある種のPTSDには，β-アドレナリン遮断薬は有益な抗攻撃効果を持つかもしれない。ファムラロ，キンシャーフ，フェントン（Famularo, Kinscherff, & Fenton, 1988）は，急性PTSDを生じた子どもにプロプラノロールが有効であったと報告している。被験者である子どもは全員が身体的または性的虐待の被害者であった。この研究では，コルブらの研究（Kolb et al., 1984）と同様，服薬により，過警戒と過覚醒が改善された。

α_2-アドレナリン遮断薬

クロニジンは青斑核でα_2-ノルアドレナリン作動性の受容体の活動を抑制して，それによりアドレナリン作動系の緊張を低下させる。コルブら（Kolb et al., 1984）はヴェトナム帰還兵に1日に0.2〜0.4ミリグラム投薬したところ薬効があったとしている。ヴァン・デア・コルク（van der Kolk, 1987）は，クロニジンがPTSD患者の自傷行為を軽減することができることを見出した。

また，キンジーとルング（Kinzie & Leung, 1989）は，カンボジア難民9人にイミプラミンとクロニジンを組み合わせて投与したところ，睡眠の改善と悪夢の軽減が見られた。驚愕反応にも若干の改善が見られたが，回避行動の改善は見られなかったと報告している。

その他の薬

ベンゾジアゼピンはPTSDの治療においては理論的に大いなる魅力を持つこともあり，臨床場面で広く使用されている。ただし，アルプラゾラムのような短時間作用性のベンゾジアゼピンの使用については，リバウンドによる不安や退薬症状といった臨床的な合併症状を作り出す可能性が高いという懸念がある（Friedman, 1991; Higgitt, Lader, & Fonagy, 1985）。理論上，PTSDのキンドリングモデルによれば，適切な患者にベンゾジアゼピンを処方することは神経生理学的に正当である。辺縁系のキンドリングはベンゾジアゼピン受容体結合の増大を伴うからである（Friedman, 1991; McNamara et al., 1985）。ヴァーガス，ビセット，オウエンス，アーラース，ネメロフ（Vargas, Bissette, Owens, Ehlers, & Nemeroff, 1992）はアジナゾラム（adinazolam）とアルプラゾラムの急速投与により青斑核における副腎皮質刺激ホルモン放出因子（CRF）の濃度が減少したと報告した。その一方でCRFの濃度は視床下部で増加した。これらの効果は，急性あるいは慢性ストレスにさらしたラットに通常見られる効果と逆である。ヴァーガスらはアルプラゾラムの慢性的投与により青斑核におけるCRF濃度の持続的な低下を引き起こすことも見出した。これらの結果はPTSDにおけるベンゾジアゼピンの使用を支持するといえよう。そして2つの公開研究がアルプラゾラムの薬効（Dunner, Edwards, & Copeland, 1985）とクロナゼパムの薬効（Loewenstein et al., 1988）を示唆している。しかし，戦闘経験者のPTSD患者におけるアルプラゾラム離脱症状のプロセスは，時に非常に憂慮すべき離脱と再発の症状を起こす（Risse et al., 1990）。ベンゾジアゼピンの抗驚愕反応効果については前述のとおりであるし，向精神薬を組み合わせた投薬が性に合う患者がいることも想像に難くない。すなわち，抗うつ薬あるいは抗てんかん薬を侵入および（または）回避症状や衝動抑制能力の低下に対して使用したり，あるいは，高い効力のベンゾジ

アゼピンを驚愕や過覚醒症状の管理のために使用したりする。

　リチウム，睡眠剤，シプロヘプタジンに関する文献は少なく，現時点では治療に使用することもほとんどない（van der Kolk 1987；Brophy, 1991）。

　最後に，ヴァーガスとダヴィッドソン（Vargas & Davidson, 1993）は，大うつを伴うPTSDの治療において，薬物によらない，身体性治療である電気ショック療法が限定的には効果があるかもしれないとしている。

結　論

　この10年，PTSDの神経生理学と精神薬理学的治療に関する興味は増大している。PTSDのメカニズムを説明するために作られてきたさまざまなモデルは，どうしてある特定の薬が効くのかを理解し，症状に合わせた治療選択のためのガイドを提供してくれることになった。現在，急性トラウマ治療ではベンゾジアゼピン，クロニジンのような自律神経系の覚醒を軽減させる薬を使用するのが一番よいようである。急性トラウマ患者においては，トラウマのキンドリング現象を防ぐために，悪夢や他の侵入的な症状を避ける方法を提供することがおそらくは重要である。理論的には，抗てんかん薬も効果があるかもしれないが，これらは試されていない。

　ある人がPTSDになったら，臨床医はまず，選択的セロトニン再取り込み抑制薬（SSRIs）あるいは三環系抗うつ薬を選択するべきである。その際，数週間たっても部分的な効果しか見られないなら，第二の薬（抗てんかん薬，感情安定剤，あるいはベンゾジアゼピン）を導入することを考慮するべきである。二番目の薬は，主に症状のプロフィールによって選択するべきである。慢性のPTSDでは，合併症の精神病理が突出していることもある。慢性PTSDにおいて，臨床家は自己破壊的な行動，衝動的行動と抑うつのような問題に対し異なった薬が効果的であることを示した研究をまず参考にできよう。残念なことに，現在，解離現象に対する治療に特に有効な薬があるということは証明されていない。

　他の主要な精神障害に比べ，PTSDを治癒へと導くような薬物療法は少ない。しかしながら，有効な薬物療法の結果として生じる症状の軽減は，患者がより

生産的な生活への一歩を踏み出すため,そして,より効果的に他の形式の治療に参加するための下地となる。効果的な薬物治療はまた,PTSDに付随して生じる病気の罹患率(そしておそらくは死亡率も)をいくらか減らすことにもなるだろう。

Jonathan R. T. Davidson
Bessel A. van der Kolk
(小西聖子=訳)

文献

Branchey, L., Davis, W., & Lieber, C. S. (1984). Alcoholism in Vietnam and Korean veterans: A long term follow-up. *Alcoholism: Clinical and Experimental Research, 8,* 572–575.

Bremner, J. D. (1994). Neurobiology of post-traumatic stress disorder. In R. S. Pynoos (Ed.), *Posttraumatic stress disorder: A critical review* (pp. 43–64). Lutherville, MD: Sidran Press.

Brophy, M. H. (1991). Cyproheptadine for combat nightmares in posttraumatic stress disorder and dream anxiety disorder. *Military Medicine, 156,* 100–101.

Brown, G. L., Goodwin, F. K., Ballenger, J. C., Goyer, P. F., & Major, L. F. (1979). Aggression in humans correlates with cerebrospinal fluid metabolites. *Psychiatry Research, 1,* 131–139.

Coccaro, E. F., Siever, L. J., Klar, H. M., Maurer, G., Cochrane, K., Cooper, T. B., Mohs, R. C., & Davis, K. L. (1989). Serotonergic studies in patients with affective and personality disorders: Correlates with suicidal and impulsive aggressive behavior. *Archives of General Psychiatry, 46,* 587–599.

Cowdry, R. W., & Gardner, D. L. (1988). Pharmacotherapy of borderline personality disorder with alprazolam, carbamazepine, trifluoperazine, and tranylcypromine. *Archives of General Psychiatry, 45,* 111–119.

Davidson, J. R. T. (1992). Drug therapy of post-traumatic stress disorder. *British Journal of Psychiatry, 160,* 309–314.

Davidson, J. R. T., Kudler, H. S., Saunders, W. B., Erickson, L., Smith, R. D., Stein, R. M., Lipper, S., Hammett, E. B., Mahorney, S. L., & Cavenar, J. O. (1993). Predicting response to amitriptyline in posttraumatic stress disorder. *American Journal of Psychiatry, 150*(7), 1024–1029.

Davidson, J. R. T., Kudler, H., Smith, R., Mahoney, S. L., Lipper, S. Hammett, E., Saunders, W. B., & Cavenar, J. (1990). Treatment of post-traumatic stress disorder with amitriptyline and placebo. *Archives of General Psychiatry, 47,* 259–266.

Davidson, J. R. T., & Nemeroff, C. M. (1989). Pharmacotherapy in PTSD: Historical and clinical considerations and future directions. *Psychopharmacology Bulletin, 25,* 422–425.

第17章　外傷後ストレス障害の精神薬理学的治療　561

Davidson, J. R. T., Roth, S., & Newman, E. (1991). Fluoxetine in post-traumatic stress disorder. *Journal of Traumatic Stress, 4,* 419–423.
Davidson, J. R. T., Swartz, M., Storck, M., Hammett, E. B., & Krishnan, K. R. R. (1985). A family and diagnostic study of PTSD. *American Journal of Psychiatry, 142,* 90–93.
Davidson, J. R. T., Walker, J. I., & Kilts, C. D. (1987). A pilot study of phenelzine in the treatment of post-traumatic stress disorder. *British Journal of Psychiatry, 150,* 252–255.
Dunner, F. J., Edwards, W. P., & Copeland, P. C. (1985). *Clinical efficacy of alprazolam in PTSD patients* [Abstract]. New Research, American Psychiatric Association, 138th Annual Meeting, Los Angeles.
Famularo, R., Kinscherff, R., & Fenton, T. (1988). Propranolol treatment for childhood posttraumatic stress disorder, acute type. *American Journal of Diseases of Children, 142,* 1244–1247.
Fesler, F. A. (1991). Valproate in combat-related posttraumatic stress disorder. *Journal of Clinical Psychiatry, 52,* 361–364.
Fisler, R., Orr, S., & van der Kolk, B. A. (1995). *Fluoxetine increases the startle response in successfully treated PTSD.* Manuscript submitted for publication.
Friedman, M. J. (1991). Biological approaches to the diagnosis and treatment of post-traumatic stress disorder. *Journal of Traumatic Stress, 4,* 67–91.
Herman, B. H., Hammock, M. K., Arthur-Smith, M. A., Egan, J., Chatoor, I., Werner, A., & Zelnick, N. (1987). Naltrexone decreases self-injurious behavior. *Annals of Neurology, 22,* 550–552.
Higgitt, A. C., Lader, M. H., & Fonagy, P. (1985). Clinical management of benzodiazepine dependence. *British Medical Journal, 291,* 688–690.
Kardiner, A. (1941). *The traumatic neuroses of war.* New York: Hoeber.
Keane, T. M., Gerardi, R. J., Lyons, J. A., & Wolfe, J. (1988). The interrelationship of substance abuse and posttraumatic stress disorder in Vietnam veterans. *The Behavior Therapist, 8,* 9–12.
Kinzie, J. D., & Leung, P. (1989). Clonidine in Cambodian patients with posttraumatic stress disorder. *Journal of Nervous and Mental Disease, 177,* 546–550.
Kline, N. A. (1994). Sertraline efficacy in depressed combat veterans with posttraumatic stress disorder. *American Journal of Psychiatry, 151*(4), 621.
Kluft, R. P. (1987). First rank symptoms as a diagnostic clue to multiple personality disorder. *American Journal of Psychiatry, 144*(3), 293–298.
Kolb, L. C. (1987). Neuropsychological hypothesis explaining posttraumatic stress disorder. *American Journal of Psychiatry, 144*(8), 989–995.
Kolb, L. C., Burris, B., & Griffiths, S. (1984). Propranolol and clonidine in the treatment of chronic posttraumatic stress of war. In B. A. van der Kolk (Ed.), *Posttraumatic stress disorder: Psychological and biological sequelae* (pp. 97–107). Washington, DC: American Psychiatric Press.
Kosten, T. R. (1992). Alexithymia as a predictor of treatment response in PTSD. *Journal of Traumatic Stress, 5*(4), 563–573.
Krystal, J. H. (1990). Animal models for post traumatic stress disorder. In E. L. Giller (Ed.), *Biological assessment and treatment of post-traumatic stress disorder* (pp. 1–26). Washington, DC: American Psychiatric Press.

Lewis, D. O. (1990). Neuropsychiatric and experiential correlates of violent juvenile delinquency. *Neuropsychology Review, 1*(2), 125–136.

Lewis, D. O. (1992). From abuse to violence: Psychophysiological consequences of maltreatment. *Journal of the American Academy of Child and Adolescent Psychiatry, 31*, 383–391.

Liebowitz, M. R., Quitkin, F. M., Stewart, J. W., McGrath, P. J., Harrison, W. M., Markowitz, J. S., Rabkin, J. G., Tricamo, E., Goetz, D. M., & Klein, D. F. (1988). Antidepressant specificity in atypical depression. *Archives of General Psychiatry, 45*, 129–137.

Lipper, S., Davidson, J. R. T., Grady, T. A., Edinger, J. D., Hammett, E. B., Mahorney, S. L., & Cavenar, J. O., Jr. (1986). Preliminary study of carbamazepine in post-traumatic stress disorder. *Psychosomatics, 27*, 849–854.

Litz, B. T., Blake, D. D., Gerardi, R. J., & Keane, T. M. (1990). Decision-making guidelines for the use of direct therapeutic exposure in the treatment of post-traumatic stress disorder. *The Behavior Therapist, 13*, 91–93.

Lowenstein, R. J., Hornstein, N., & Farber, B. (1988). Open trial of clonazepam in the treatment of post traumatic stress symptoms in multiple personality disorder. *Dissociation, 1*, 3–12.

McNamara, J. O., Bonhaus, D. W., Shin, C., Crain, B. J., Gellman, R. L., & Giacchino, J. L. (1985). The kindling model of epilepsy: A critical review. *CRC Critical Reviews of Clinical Neurobiology, 1*, 341–391.

Nagy, L. M., Morgan, C. A., Southwick, S. M., & Charney, D. S. (1993). Open prospective trial of fluoxetine for posttraumatic stress disorder. *Journal of Clinical Psychopharmacology, 13*, 107–114.

Putnam, F. W. (1989). *Diagnosis and treatment of multiple personality disorder.* New York: Guilford Press.

Quitkin, F. M., McGrath, P. J., Stewart, J. W., Harrison, W., Wager, S. G., Nunes, E., Rabkin, J. G., Tricamo, E., Markowitz, J., & Klein, D. F. (1989). Phenelzine and imipramine in mood reactive depressives: Further delineation of the syndrome of atypical depression. *Archives of General Psychiatry, 46*, 787–793.

Rainey, J. M., Aleem, A., Ortiz, A., Yeragani, V., Pohl, R., & Berchou, R. (1987). Laboratory procedures for the inducement of flashbacks. *American Journal of Psychiatry, 144*, 1317–1319.

Reist, C., Kauffmann, C. D., Haier, R. J., Sangdahl, C., De Mer, E. M., Chicz-DeMet, A., & Nelson, J. M. (1989). A controlled trial of desipramine in 18 men with posttraumatic stress disorder. *American Journal of Psychiatry, 146*, 513–516.

Rifkin, A., Quitkin, F., Carillo, C., Blumberg, A. G., & Klein, D. F. (1972). Lithium carbonate in emotionally unstable character disorder. *Archives of General Psychiatry, 27*, 519–523.

Risse, S. C., Whitters, A., Burke, J., Chen, S., Scurfield, R. M., & Raskind, M. A. (1990). Severe withdrawal symptoms after discontinuation of alprazolam in eight patients with combat-induced posttraumatic stress disorder. *Journal of Clinical Psychiatry, 51*, 206–209.

Ryan, S. G., Sherman, S. L., Terry, J. C., Sparkes, R. S., Torres, M. C., & Mackey, R. W. (1992). Startle disease or hyperekplexia: Response to clonazepam and assignment of the gene (STHE) to chromosome 5q by image analysis. *Annals of Neurology,*

3(6), 663-668.
Saporta, J. A., Jr., & Case, J. (1991). The role of medication in treating adult survivors of childhood trauma. In P. Paddison (Ed.), *Treating adult survivors of incest* (pp. 101-134). Washington, DC: American Psychiatric Press.
Sargant, W. W., & Slater, E. (1940). Acute war neuroses. *Lancet, 140*, 1-2.
Sargant, W. W., & Slater, E. (1941). Amnesic syndromes in war. *Proceedings of the Royal Society of Medicine, 34*, 757-764.
Shalev, A. Y. (1993). Posttraumatic stress disorder: A biopsychological perspective. *Israel Journal of Psychiatry, 30*(2), 102-109.
Shestatzky, M., Greenberg, D., & Lerer, B. (1988). A controlled trial of phenelzine in posttraumatic stress disorder. *Psychiatry Research, 24*, 149-155.
Southwick, S. M., Krystal, J. H., Morgan, A., Johnson, D., Nagy, L., Nicolaou, A., Heninger, G. R., & Charney, D. S. (1993). Abnormal noradrenergic function in post-traumatic stress disorder. *Archives of General Psychiatry, 50*, 266-274.
Southwick, S. M., Yehuda, R., & Giller, E. L. (1991). Characterization of depression in war related posttraumatic stress disorder. *American Journal of Psychiatry, 148*, 179-183.
van der Kolk, B. A. (1987). The drug treatment of post-traumatic stress disorder. *Journal of Affective Disorders, 13*, 203-213.
van der Kolk, B. A. (1994). The body keeps the score: Memory and the evolving psychobiology of posttraumatic stress. *Harvard Review of Psychiatry, 1*, 253-265.
van der Kolk, B. A., Dreyfuss, D., Michaels, M., Shera, D., Berkowitz, B., Fisler, R., & Saxe, G. (1994). Fluoxetine in posttraumatic stress disorder. *Journal of Clinical Psychiatry, 55*(12), 517-522.
Vargas, M. A., & Davidson, J. R. T. (1993). Post-traumatic stress disorder. *Psychiatric Clinics of North America, 16*(4), 737-748.
Vargas, M. A., Bissette, G., Owens, M. J., Ehlers, C. L., & Nemeroff, C. B. (1992). Effects of chronic ethanol and benzodiazepine treatment and withdrawal on corticotropin-releasing factor neural systems. *Annals of the New York Academy of Sciences, 654*, 145-152.
Wickman, E. A., & Reed, J. V. (1987). Lithium for the control of aggressive and self-mutilating behavior. *International Clinical Psychopharmacology, 2*, 181-190.
Wolf, M. E., Alavi, A., & Mosnaim, A. D. (1988). Posttraumatic stress disorder in Vietnam veterans: Clinical and EEG findings. Possible therapeutic effects of carbamazepine. *Biological Psychiatry, 23*, 642-644.

第18章
外傷後ストレス障害の精神分析的心理療法
―― 治療的関係の本質 ――

　治療状況におけるトラウマの反復傾向は，外傷後ストレス障害の精神分析的心理療法における中心的問題である（Lindy, 1989）。確かに，この様式の心理療法では他の形の治療とはちがって，こうした反復は治療プランにとって一次的には妨げにならない。むしろ，治療過程のなかでは，予測可能で中心的な要素である（Lindy, Spitz, & Moss, 1995）。感覚―運動の長期にわたるトラウマ性の記憶が，特定の形態あるいはシェーマという形をとって侵入してくるというのは，ジャネや神経生理学者たちの知見と一致する（Janet, 1889）。トラウマのサバイバーは，セラピストの空間的，時間的な環境はもちろんのこと，セラピストの行動やその人そのものを，このシェーマのなかに無意識のうちに位置づけるのである。
　治療状況は，このように，過去のトラウマ性の出来事が現在に再現されるための背景あるいはきっかけをもたらすような，多くの機会を与えることになる。セラピストが存在する空間の，それ以外の状況では何の意味ももたない構成要素が，侵入的感覚の想起，不安の症状，身体的再演，恐怖や恥といった情緒状態を誘発するのかもしれない。こうした侵入は，患者に，トラウマにおける空想上の安全な瞬間を想起させることもまた，あり得る。例えば，ある患者は，苦しみから逃れたいと希望しつつも，彼女のセラピストの希望に応えてトラウマとなった出来事の要素を述べることになった。彼女は，治療者のオフィスの高い窓を見ると慰めを得られることに気づいた。それは彼女に，彼女が子どものとき，下の階で家族が感謝祭のごちそうを楽しんでいるのに乗じて，上の階のバスルームでおじが自分にフェラチオを強いていたときに見つめていたらしい天窓を思い起こさせるようになった。しかし，別の患者の場合には，セラピストのオフィスの蛇口から流しに水が流れ落ちる音が不安と身体的再演を誘発させた。例えば，あるセッションで患者の不安が強まったため，セラピ

ストは，その患者を落ち着かせようとあれこれして，水を1杯飲ませることにした。けれども患者にとっては，蛇口から水が流れ落ちる音が再演の引き金となった。彼女は，母親が今まさに自分を痛めつけようとして浣腸を水で満たすのではないかという抑えきれない恐怖から，床をのたうち回った。

　精神分析的な志向を持つサイコセラピストは，治療の開始期からのこうした転移上の再演を観察しつつ，こうした観察を，いつ，どのような形で治療的介入として活用するかを選択しなければならない。その際には「無事これ名馬」の格言にしたがって，慎重を期さねばならない。一方で，セラピストは，トラウマの想起を避けたいというサバイバーの強い欲求を尊重することがあるだろうし，また別の状況においてセラピストは，それまで解離されていたトラウマに関連した事柄について，探求あるいは再構成する必要があると認識することもあろう。とはいえ，たいていは，治療過程でそういった再演を取り扱えるようになるのは，あくまで徐々にである。治療同盟ができてくるのに応じて，また，治療がその同盟のなかでトラウマが表出され取り扱われるのを十分安全に抱えられる環境になるのに応じて，そうした再演を取り扱えるようになるものである。この複雑な二者関係の過程をとおして，サバイバーにとって，トラウマ性の記憶が徐々に物語的な記憶となってくる。すなわち，組織化されない感覚と不快な情動は，危機場面の時点では防衛（例えば解離，スプリッティング，否認）の作用によって収まりがついていたのであるが，それが次第に，悲劇，トラウマ，そして喪失の物語になっていくのである。こうした物語は，サバイバーの切り取られた過去のみならず，彼らの現在や未来をも理解するうえでとても大きな意味を持つようになる。サバイバーとセラピストのどちらにとっても，無意識的な再演は，両者を，トラウマが生じた情動的，防衛的，適応的な過去の世界に放り込むことになる。そして，トラウマを生じるような暴力がいかにサバイバーの自己の内的感覚に刻みつけられるかを理解するうえで，この再演自体が不可欠な構成要素となる。精神分析的な志向性をもったサイコセラピストが，適切に臨床的作業を遂行するために，また特にサバイバーが共感的な文脈のなかで主観的な意味のニュアンスを表現する言葉を見つけることができるように援助するために中立的な自我の資源を見定めつつ，同時に，自分自身の個人的な主観的反応をモニターしている必要があるのは，まさにこの領域においてなのである。さらに，トラウマを受けた人にとって，

シェーマが特定のトラウマ後反応を誘発するのみならず，毎日の生活における経験を組織化するものとしても作用すると考えられる限り，治療的なコンテクスト——つまり，転移と逆転移——においてトラウマ性の反復を取り扱い調整していくことが，全体の回復過程にとって決定的な意味を持つことになる。

それ自体が繰り返されるシェーマは，例えば「加害者」とか「被害者」といった言葉によって単純に表されるような，単次元の現実味のない構成要素によって成り立っている単純なものではないということを忘れてはならない。これらのシェーマにおいては，「被害者」とか「加害者」といった言葉は多くの情緒状態，防衛，対象関係，意味構成体のなかに深く組み込まれたものとなっており，より複雑なものである可能性のほうが大きい。これらに関係することとしては，例えば，危険についての不適切な予測，愚直な思い込み，不可能な選択，罪悪感と恥辱感，トラウマとなった体験の内容を誰かに伝える際の恐怖などといった，重要な自己判断が深く組み込まれた主観的な決定のポイントが存在する。シェーマの構成要素には，この他，一時的な整合性が保たれた自我状態（例えば，スプリッティング，否認，解離）と，一時的な整合性を持つファンタジー状態（報復殺人の念，希死念慮）が含まれる。

本章で述べる見解は，シンシナティ大学およびシンシナティ精神分析研究所での20年間の臨床および調査研究（Lindy, with MacLeod, Spitz, Green, & Grace, 1988；Honig, Grace, Lindy, Newman, & Titchener, 1993；Lindy, Green, Grace, & Titchener, 1983）によって培われたものである。本章で筆者は，治療的な関わりのなかで明らかになったトラウマ反応の独自性や，その構造や深さを提示するつもりである。また，セラピストは治療セッションにおいて，患者にさらなる発見を促すために，いつどのように援助するのがよいか，あるいはそれとは逆に，サバイバーの人生において侵入がより無害になるように，いつどのようにトラウマをカプセルに閉じ込めるのがよいかについて，時々刻々の決断を図っているものであるが，筆者は，その微妙さを強調したい。筆者は，何組かのトラウマのサバイバーに目を向け，独自性について吟味した。すなわち，トラウマに近接した位置にある自我状態（必ずしもトラウマと同じというわけではない）に注目することでトラウマ反応の構造を吟味し，また多くの源をもつトラウマ症状を呈する患者に注目することで深さを吟味し，時機の問題（いつ再構成的解釈を必要とする治療的状況になるか，またい

つ距離をとる防衛［distancing defense］による支えを必要とするか）を吟味することで技法に注目した。

最後に，転移と逆転移の問題および技法的原則の概要について簡潔に論考し，本章を締めくくる。論考にあたっては，可能な限り研究調査というコンテクストにおいて起こった臨床的状況から素材をとるつもりである。また，そこでの観察によって得られた付加的な事実は，この研究デザインにおける変数を扱ううえで助けとなっている。

トラウマ反応の独自性

　シェーマがどのように組織化されるかは，人および状況によってさまざまである。すべての自然災害のサバイバー，すべてのレイプのサバイバー，そしてすべての戦闘のサバイバーが，同一のトラウマ性のシェーマを持つわけではない。そして彼らの症状も——症状があるとして——全く同じように繰り返されるわけではない。

　われわれセラピストは，ある人が特定のトラウマ性の出来事を経験しているからといって，その人のその時の内的主観的な状態について，われわれがアプリオリな知識を持っている，あるいは，その人のトラウマの構造が現在特定の状態にあると断言することはできない。

　われわれが気づいたトラウマが，現在の症状に影響しているただひとつのものであるとはいえない（得てしてこうした状態にある人は，いまだ理解するための準備が十分できていない，より早期のトラウマを体験しているものである）。これまでに聞いたサバイバーの体験と合致しているからといって，われわれは，サバイバーの感情を知っているとはいえない。また，われわれがそのように感じたからといって，トラウマ性の状況を解釈的に再構成したり考察を促進するような作業に取り組む時期が来たと断言することはできないのである。とはいいながらも，転移と逆転移との両方において，トラウマが複雑なあり方で現在も繰り返されることについて注意深く観察を続けることが，先に述べたそれぞれの状況においても有益であるといえよう。

　ほとんど同一の出来事を体験していても，長期にわたる臨床的な現れにおい

てどれほど大きな違いが生じるかに関して，2組のサバイバーの事例が，実証してくれる。1972年の3月に，10歳のパムと妹である4歳のルイーズは，ウエストバージニア州のバッファロークリークの近くにある小さな家にいた。砂防ダムの決壊で，何百万ガロンもの水があふれ，支流の窪地へとなだれ込み，家々が流れ，何百人もの人が亡くなった。筆者らは，2年後の1974年と，20年後の1992年に，この災害のサバイバーに対して面接を行う機会を得た。

　川が増水してきた際，ルイーズは，姉に腕をつかまれて，毛布を持ってくるように言われたこと，丘を駆け上がって，年長の子どもたちと母親を待っているように言われたことを記憶していた。彼女は言われるままに従い，恐怖とともに冒険の興奮も感じていた。しかし，高い平地にある避難所に家族がたどりつくとすぐに，寝入ってしまった。20年後のルイーズは，アパラチアの多くの若い女性がするような平均的な苦労を経験してはいた。しかし彼女は，恐ろしい洪水の一日について，格別トラウマ性の夢も見なかったし，記憶もなかった。彼女は，精神科医である面接者に対して，興味深い質問によって彼女の日常の枠組を広げてくれ，彼女の生活の地平を開いてくれる友好的な人物として（まるでサバイバーのための仕事をする弁護士と接しているかのように）接した。

　パムは，洪水の日の朝，妹の面倒を見るよう言いつかって，一緒にテレビを見ていた。パムが窓の外を見ると，川面が急激に盛り上がっているのが見えた。それは，母親が「ちゃんと静かにさせて！」と彼女に向かって叫んだのと同時だった。彼女が母親にそれを指さし，母親はパニックになった（ルイーズは外を見ようとしたが，窓が高すぎた）。年少の子どもたちは，迅速に無事家から出たにもかかわらず，母親が出口を確保するのは容易ではなかった。母親は何を持ち出すか決めかねているうちに，しまいには大きな布や毛布を持ち出すこともできず，根元から外れたドアに足を取られてしまった。パムは恐ろしかった。自分自身が助かるか，それとも母親を救けるかという，選びようもない選択の板ばさみになった。母親がどうなったかわからないままに丘を登った。

　ひとたび避難所にたどり着くと今度は，泥に厚くおおわれた赤ん坊の死体の光景が目に焼きついた——これはルイーズには隠蔽され，1992年の時点では記憶になかった光景である。

　20年後，パムはロッキングチェアに腰かけ，1972年の洪水のときと同じ向

きで窓の外を見ていた。

　パムは自分の2人の子どもが自分の見えないところに行ったら，彼女たちに何か悪いことが起こるのではないかと恐れ，離さなかった。現時点ではそれは無意味なことと思われる。彼女が洪水について語るとき，彼女は遠くを見るような目をして，それはずっと過去のことであるにもかかわらず，つい昨日のことであるかのように話した。彼女は洪水，ことに泥に厚くおおわれた赤ん坊の死体の悪夢を頻繁に見た。あの恐ろしい日の再来を常に監視できるようにすべての家具を窓とは反対側に据えていたことでも明らかなように，彼女のPTSDはあまねく存在していた。同じ家庭にいて同じ洪水にあったパムとルイーズの体験は，多くの重要な点で異なっていた。パムの年齢と出生順位のために，彼女の肩にはより重い責任がかかった。パムは家から離れることに罪悪感を抱いた。パムは，増水する恐ろしい光景と，赤ん坊の死体のグロテスクなイメージの双方を見た。ルイーズは，トラウマ性の体験のこれらの構成要素のすべてを免れた。これまでの臨床経験から，体験におけるこれらの質的な差異（役割，罪悪感，グロテスクなものにさらされること）によって，長期的な病理にかなりの違いが生じると予測される（Green, Grace & Geser, 1985；Green, Grace, Lindy, Glazer & Leonard, 1990 a；Green, et al., 1990 b）。またそれは，同じ災害に遭遇していても，その主観的体験が非常に異なったものになるということを理解させてくれるものでもある。

　次の事例は，大きなサパークラブで起きた火災（火災で165人が即死）に関するものである。火災が発生したとき，夫と妻が同じテーブルで向かい合って座っていた。表玄関に向かった夫は，危険な群衆を目にし，テーブルの上を飛び越えて，無事に脱出した最後の一群にまじった。6か月後，彼は二度失職し，精神興奮と抑うつ，トラウマ性の火災体験の深刻な侵入に苦しんだ。心理療法においては，突然，彼の主治医の診察室の壁が熱く感じられる，という再演が起こった。彼はパニックになって診察室のある建物から逃走したのだが，後に彼は，問題は危険を誤認したことではなく，またしても，他の人が大丈夫か確かめないうちに逃げてしまったことだ，と泣いて述べた。彼の妻が体験したことは，彼の体験とさほど違ったものではなかった。彼女は背後に出口があることに即座に気づき，そこにいた人たちと一緒に外に逃げた。6か月後，彼女にはPTSDの主だった兆候はみられなかった。2人の婚姻関係は，この火

災の余波に耐えることはできなかった。

　これらの2組の事例について，各々の事例が同じ災害に見舞われたことにその基礎があるかのようにアプリオリに仮定するのは，まったくの誤りであろう。むしろ，彼らのそれぞれ個別の体験のディティールと，主観的な状態においてこそ，われわれはより正確な臨床像を得ることができる。さらに，治療的あるいは診断的な場での再演には，こうした差異に関するディティールが見出される。

トラウマ反応の構造

　治療的状況において起こり得るトラウマ反応の構成要素は，客観的に見てそのトラウマとなった体験の危険のポイントであると一般的に推定されるようなものと，しばしば類似しているかもしれないが，まったく一致しているわけではない。そのトラウマは，孤立した断片として残ることはめったになく，被害を受けた人の自己そして他者についてのシェーマに深く刷り込まれるようになる。たとえば，Aさんは，押し開けたガラスの扉を突き破って落ち，撓骨動脈が損傷を受けるという瀕死の重傷を負った。そのトラウマとなった事故からちょうど2年が経過した日に，彼女の姉がセラピストに電話をしてきて，Aさんが怯えて口をきかなくなったと報告した。緊急のセッションのために彼女がセラピストのオフィスにやってきたとき，Aさんを苦しめていたのは，彼女のセラピストが予期していた侵入（トラウマに対する反応としてよく知られているフラッシュバックなどで，Aさんの場合には，ガラスの砕ける音や身体を覆う暖かい血の感覚などに突然襲われること）ではなかった。彼女のためらいがちの，また不可解そうな様子での話から，ぞっとするような救いのない感情状態になったきっかけは彼女の弁護士からの手紙だったことが明らかになった。その手紙というのは，その日，彼女の家主に対して，現在問題となっている危機的な事柄の原因に関して法的な手段に出たことを告げたものであった。彼女はきちんとした文章として言葉を発することができなかった。彼女は恐怖し，また激怒しているように見えた。

　幸いなことに，セラピストは，Aさんが動脈の重傷で入院した直後のこと

を覚えていた。意識を保つのがやっとで，意思の疎通がうまくいかず，医療スタッフは彼女の事故が自殺企図によるものだと考えた。こうした判断に基づき，スタッフたちは彼女のケアのために取るべき手順に関する「個人的見解」を議論し始めたが，そこには彼女が深い価値をおいている宗教的な信念を侵犯するものが含まれていた。彼女は恐怖に包まれ，瀕死の状況にあった。しかし彼女の関心は，彼女を救助すべき立場にある人が，どうして彼女が最も重要視している権利――自律性を守られ，自分の見解を堅持できかつ尊重されるという権利――を奪おうと議論しているのかという一点に集中した。彼女の反応の中心をなしていたのは，予測されうる臨死の恐怖よりも，この情緒状態と対象の構成――個人的危機を目前にして自分の声が無視されるという――であったのだ。再演された彼女のトラウマの衝撃的部分は，生命に対する最大の危険をもたらすポイントに近接したものではあったが，まったく同期していたわけではない。この場合には，彼女の記念日反応（すなわち彼女の声が奪い去られる恐怖）の意味について彼女の理解を促し，また彼女は今や選択ができる状況にあるという知識を持たせることで，危機的な退行からの回復をはかることができた。本章の後半では，この情動的再演について始めのうちは隠蔽されていた転移の構成要素を論じるつもりである。

　C夫人は，遅延悲嘆反応として容易に認識される情緒状態を示すことはなく，むしろ，他者の欲求を常に気にするという，過活発で統制過剰な対処様式を示していた。C夫人はヘルス・ケアワーカーで4児の母でもあったが，極端な抑うつ（自殺傾向）とPTSDに苦しんでいた。しかしながら彼女は，彼女自身の家族だけではなく，死別を体験した子どもや親たちに対するケアへの過剰な関わりを止めることを拒否していた。C夫人は末の子ども――神経学的な損傷を抱えた5歳の子ども――を肺に関連した突然死で2年前に亡くしていた。子どもの肺の苦しみに十分な注意を払わず，子どもの訴えよりもあまり心配しなくて大丈夫だという小児科医の言葉を重視してしまったと思い込んでいた。子どもが息をしなくなったとき，彼女は洗濯――そのときにはこちらのほうがもっと差し迫った仕事だと感じていた――を片づけるほうを選んだ。この悲劇からの何年かのあいだ，C夫人の心理的状態が喪失や悲嘆の感情に固着するということはあまりなかった。むしろ，彼女が子どもの死後に示したのは，過敏性という対処状態であった。

C夫人が医師に会ったとき，彼女はこのような状態にあった。彼女は治療の開始を待ち望んでいたにもかかわらず，予約をキャンセルしたり，さらには，彼女の子どもたちの明らかに軽度である病気の看護のためにクリニックの待合室から出て行ってしまったりした。彼女は，無意識において他者を助けたり彼らの安全に注意するための行動でいつも忙しくしていれば過ちをあがなうことになり，また悲劇的な喪失の再来を予防できるだろうと考えていたため，自身の欲求を顧みることなどできなかったのである。彼女にとっては，自分の身を酷使してでも他者の状態を監視しているほうが，まだ安全だった。このようにして彼女は，困窮している人たちの世話にますますのめり込むという，果てしなく増え続ける要求に応じる状態となり，罠から逃げられなくなっていたのだ。無意識的な再演によるこの対処反応がどういった性質のものであるかを，その断片を継ぎ合わせることで明確にするような援助によって，治療が開始されることになった。ここで再び，転移と逆転移とが重要となった。C夫人は，医師に会ってもいないうちから彼のもとを逃げ出し，治療が始まるまえから主治医はC夫人に対して怒りを感じた。この事例に関しても，本章の後半でこうした要素について検討したい。

トラウマ反応の深さ

トラウマ性の物語に繰り返し現れる圧縮された感情に注目することで，セラピストが気づいていないトラウマが示唆されることがある。Kさんは，中年期にさしかかった実に優秀な管理職であったが，彼女は15歳のときにレイプの被害にあっていた。彼女は，会社のパーティで酒に酔っているときに，上司の一人が彼女に抱きついてきたためにパニック状態に襲われた。彼女は混雑した部屋で壁に向かって立ち，彼は，彼女の骨盤にぐいぐい体を押しつけてきた。彼女の反応は深刻なものだった。レイプによるPTSDが活性化したことに気づいた彼女は，トラウマの専門家に会うための予約を入れた。セラピストに会って安心し，よくなるという期待をもつことができたKさんはレイプ被害について話し始めたが，そのとたんに彼女は恐怖に陥って話せなくなってしまった。それは戦慄の静寂だった。Kさんの顔や口は歪み，苦悶しているよ

うに見受けられた。その表情は，戦慄と懇願が入り混じったものであった。そうした苦悶のなかで，彼女はひとことも発することができなかった。この状態が数分間続いた。セラピーが終盤にさしかかったころ，ようやく彼女は遊園地の近くで起こったレイプのことを話すことができた。彼女は路地に引きずり込まれ，周囲に疑念を抱かせるような声を少しでも上げるとナイフで殺すと言われていた。それでも彼女は叫び声を上げようとしたのだが，レイプの加害者は，彼女の口の奥まで布切れをつめて，彼女を一層容赦なく攻撃した。言葉により助けを求めようとする彼女の努力は，単に失敗に終わっただけではなかった。より大きな苦しみをもたらしたのである。

　その後の面接においても，この現象は繰り返された。彼女は戦慄し，顔を歪め，（始めのうちは）沈黙していたが，この回では，のどを絞るようにして何とか言葉を出して沈黙が破られた。しかし，その言葉の意味を完全に理解することはできなかった。彼女のセラピストに対する信頼は時を追って増し，そのため，今回の一件が，最初の被害体験の2年後に起こったより恐ろしいレイプおよび拷問のエピソードによるものだということを話せるようになった。彼女を捕えた者たちは，彼女を人里離れた場所に連れて行き，彼らのサディスティックな衝動を満たすために大声で泣き叫ぶよう強要した。以前のトラウマのダブルバインドにとらわれたKさんは，叫ぶこともできなければ，また完全に沈黙を守ることもできなかった——すなわち，彼女はセラピストとの間でこの状態を繰り返していたのである。もちろん，彼女の話が物語の体をなすには，治療関係におけるさまざまな作業が必要であった。彼女がトラウマを話し再現する努力を重ねるなかで，セラピストは当初，まるで冷たく無反応な警察官や，無能な行政職員，あるいは迫害者のように見られていた。しかし徐々に，彼女自身が子どものころに，よくめんどうを見てくれた姉のような存在として，また現在の，大きな支えになってくれている友人と同じような存在としてセラピストのことを見るようになった。Kさんは希望を失わず，理解してくれそうな誰かに自分のトラウマを伝えるという勇気ある努力を，また，彼女のトラウマの証人たる苦しみをともに負う理性と人間性を備えた存在としてセラピストを見るという努力を続けたのだ。

　Jさんは，工業プラントで働く実験系の専門職で，独身者である。彼女のプラントで爆発事故があり，友人のなかから何人かの死者と重傷者が出た。その

後，彼女は重傷のPTSDに苦しむようになった。爆発で深刻な影響を受け，早くから援助を求めた他の人たちとは対照的に，Jさんは自分に問題があることを否定していた。しかし，職場で他の人と関係を持てなくなっており，一人になったときには泣き叫んでいるとの報告が彼女のスーパーヴァイザーの耳に届くにおよんで，ついに彼女はこの件で人と会うことに同意した。この報告は，当然，会社の医療管理者の注意をひくところとなった。問題を否認している間，彼女は爆発の恐怖を体験した人たちとの接触をすべて回避し，苦しみのなかで全くの孤独を感じるようになっていた。しかし最終的には，彼女の発作的な叫び声が，何も起こっていないかのように見せようとする彼女の努力を中断させることになった。トラウマ体験とそれをめぐる状況をセラピストに詳しく話している際に，彼女は，自分に注目が集まることに対する強い恥辱感，自分が勇敢に振舞えなかったという感情，自分が何か間違ったことをしたのではないかという恐れなどを頻繁に口にした。さらには，研究室で何かミスを犯し，それで爆発が起こったのではないかという非合理的な懸念を持っていることが明らかになった。

　その少し後に，Jさんは，右手に持った試験管を落としてしまうという独特の症状を報告した。この症状は何回も繰り返され，特に化学反応が起こると予測した際によく起こった。神経学的な診断では何の問題も発見されず，彼女の主治医は，発達早期のトラウマが圧縮されてこの症状となっている可能性があると示唆した。彼女の手のうちにある，暖かな爆発反応を生じているシリンダーは，次には，子どもの頃の多重の近親姦体験の侵入をもたらした。この近親姦の体験で最も多かったのは，彼女が継父のペニスを握らされてマスターベーションをさせられたことであった。この近親姦の既往歴はJさんにトラウマをもたらしたが，そのトラウマが，成人期になってから生じた化学プラントでのトラウマの上に重ねられたのだ。特に，彼女の恥辱感，苦しみのうちの孤立感，恐ろしい出来事の共犯者であるという感情，過ちを犯したものから避難する際に生じる罪悪感は，すべてこの早期のトラウマに由来するものであった。これらを抜きにしては，彼女や彼女のセラピストは，成人期のトラウマへの反応として彼女が示したこの特殊な形態を理解することは不可能であった。この治療における主な転移は，セラピストがJさんの身に起こった出来事を確信しているのか，それとも単に従順に信じているふりをしているだけなのかを

試すような行為として現れた。Jさんは，弱さを彼女の母親と同等視していた。彼女の母親は近親姦の事実を知っていながらも，それが白日のもとにさらされた場合にそれがもたらすもろもろの出来事を抱えて生きていくことが恐ろしくて何もできなかったのだ。

　成人期の複数のトラウマを抱える人に，より早期の子ども期のトラウマを発見することは，なぜ成人期のトラウマがある病理的状態を特に促進するのかを理解するうえで，重要な手がかりになる場合もある。これから紹介する事例はヴェトナム戦争の帰還兵に関するものであるが，なぜ戦争（この戦争は患者の青年期後期に起こっている）のトラウマが解離性同一性障害の形をとったのかが明確でなかった。F氏はクリエイティヴな工具製造工で，一児の父であった。ヴェトナムでは破壊工作の技術兵としての以下に述べる体験の後に治療が非常に困難なPTSDを生じた。彼の治療では，何か月もかけて，それまで抑圧されてきたヴェトナムでの体験の記憶のヴェールを一枚ずつはぎ取るという作業が行われた。この作業は，夢の断片か，侵入的な音，感覚，あるいはイメージの断片の再来を利用して進められた。次第に，彼の失われていた記憶の断片がより包括的な形を取るようになってきた。そのなかには，ヴェトコンがブービートラップを仕掛けているかもしれない死体（特にアメリカ兵の死体）を検分する，まだ生きている兵士の体の中に仕掛けられた爆弾（爆発させずに外すことは不可能）を爆破する，死体で一杯の地面を分け入って進む，敵の手の中で爆発するような装置を設計するなどの記憶も含まれていた。しかし，こうした作業を行っているにもかかわらず，不可解なことに解離的な傾向は現在でも続いていた。

　幼少期早期のトラウマの記憶を引っ張り出したのは，転移のなかで起こったある出来事であった。そしてこの早期のトラウマの記憶は，その後に起こったトラウマの記憶の再来の前兆であったのだ。その日のセッションで，主治医は，F氏が予定に遅れて走ってやって来たこと，また彼がいつもは親しげな態度であるのに今日は険しく不機嫌であることに注目していた。さらに主治医は，F氏が前回の予約にも遅れて来ており，そのために別の患者を先に診察したことを思い出した。そこで主治医は，この「間にはさまれる」という状況に対するF氏の反応を探ってみた。それが彼を険しく不機嫌な気持ちにさせたのではないか。「そうです。私の兄たちが私を間にはさんでアナル・セックス

をしたときに似ています。それはとても痛くて,屈辱的で,もうどうしようもないという感じでした。でも,彼らは私を手に入れることはできなかった。いや,今度は私が他の誰かにやる番だ,凶暴な戦士になるんだ」。振り返ってみるに,これがいくつかのスプリットした自我状態の発達の開始であり,それがヴェトナムで再び戻ってきたのだ。このようにして,異なった自我状態にそれぞれ異なった記憶が蓄積されているという形で,解離された記憶を説明することができたのである。

トラウマの解釈の時機

　トラウマの心理療法には,その断片を新たに付け加えて理解することによってサバイバーの全体像が明らかとなり,その記憶が意味が明確になるという希望のもとに,失われた断片を捜し求めるべきときと,トラウマ性の記憶の詳細を意識から遠ざけておくという必要性を尊重すべきときがある。こうした心理療法を成功裏に進めるための技術の鍵は,今,はたしてどちらの方向に進めばいいのかがわかることにある。トラウマの心理療法では,意味とマスタリーは痛みを持ってでも追求する価値のある目標なのだという希望を提供しつつ,このふたつの方向性を区別して進めていかねばならない。われわれセラピストが,サバイバーの体験をどように理解したかを,彼らにいつ,どの程度まで伝えるべきかに関して,何らかのガイドラインが存在するのだろうか。
　これまで述べてきたケースでは,トラウマとなった経験の細部に関するセラピスト自身の理解について,セラピストはかなりの長期にわたって沈黙を守っている。化学実験の専門家であるJさんは,工場の爆発という成人期に起こったトラウマ体験について話せると感じられるまでの信頼を築くのにかなりの期間を要した。彼女が孤独感や疎外感を持ち,また感情麻痺を生じているときには特にそうだった。ある程度の心理的回復が見られるようになり,人間関係やエネルギーの改善が徐々に行われた時期になって初めて,彼女は試験管を手から落とすという症状を示したのである。彼女はこの症状を不思議に思い,神経学的な精密検査を受けてみようと真剣に考えるに至った。簡潔に言うと,この統合化の時期に生じた単一の症状が,もし正確に理解されたならばその背後に

存在するより大きな臨床像を理解する糸口になるような侵入的な性格をもっていたのだと言える。

末の子どもを亡くしたヘルス・ケアワーカーのＣ夫人は，自殺の要素を備えた急性の危機状況に陥っており，この事態に対処できる状態ではないように思われた。彼女の再演は，自分の周りに起こっている奔流とでも言うべき状況に対する理解がまったく得られないと感じるという形をとって，かなり早い段階から起こった。抗うつ剤の投与とともに，トラウマに関連したパターンの解釈を行うことで，きりもみ状態のようにコントロール不能になっていた臨床状態を落ち着かせることができた。ここでは，解釈が重要な機能を果たした。というのは，この患者の無意識的な再演が，心理療法という作業に取り組むための治療同盟の発展を妨げていたからである。

動脈損傷から２年後の記念日に混乱を生じたＡさんの場合には，上述の２ケースの特徴があわせ見られた。この時点では，すでに長い時間を費やして治療同盟は形成されていた。良好な治療同盟を背景にした突然の侵入現象の出現は，おそらくは解釈が適切に作用するであろうことを示唆している。

一方でＦ氏は，幼少期のトラウマを自らの手で曝露したわけである。この場合，セラピストは，転移において自分に向けられた強烈な否定的感情にひたすら沿っていくしかなかったのだ。

転移と逆転移

最後に，これらのケースにおける転移と逆転移についてコメントしておく必要があろう。というのは，この転移と逆転移において，劇的な再演が生じているからである。言葉を換えれば，セラピストとの「今，ここで」の状況のある側面が，トラウマとなった出来事の構造化を知らず知らずのうちに促進してしまうことがありうるのかということであり，また，そういった側面を理解することが，トラウマのワーク・スルーを助けるのかという問題である。最初のＡさんの事例を振り返ってみよう。動脈裂傷で瀕死の重傷を負い，心理療法のなかで再演が起こり，その間，強い恐怖を感じてほとんど無言の状態に陥った女性である。転移という観点から見ると，Ａさんが強い緊張を経験したの

は，彼女の家主について記した弁護士からの手紙だけが原因ではない。彼女が診察費を払うことができなかったということも関係していたのだ。彼女はそれについて罪悪感を抱いたが，彼女にとってお金を得るための唯一の方法は，弁護士に和解を申し入れるよう圧力をかけることだった。圧力をかけるということ（彼女はガラスの扉を力一杯押し開けて危うく死にかけた）は，心にとって危険な状態だった。すぐに彼女は確信した――（主治医への支払いをするために）主治医は彼女に力の行使を命じているわけで，その結果はまるで事故のときのように破局的なものとなるだろう，と。セラピストが知らず知らずのうちに否定的な役割をもって参加していた「今，ここで」におけるトラウマの形態を解読することが，新たなる解決とマステリーの可能性を得る機会をもたらしてくれた。

　C夫人は，ただちに，主治医に対して，幼少期の過酷で非難がましい母親の転移的な役割を与えた。彼女の母親（C夫人の息子の死亡時，すでに彼女は亡くなっていたのだが）は，神経学的な障害のある子どもに目が行き届かなかったという過ちを，間違いなく無慈悲に非難するだろう。こうしたことから，この事例において，なんらかの介入をしようとする初期の努力――特に彼女を入院させようとした前のセラピストの努力――は裏目に出た。また一方で，自己破壊的な生き方を貫きつつ外からの助言を却下し，また，周囲の恐ろしいまでの要求に応じながら予約を間違えることで，セラピストが自分を拒否するという逆転移を引き出していたのである。セラピストは，C夫人とほとんど面識のないうちから彼女に対する怒りを感じていることに気づいた。セラピストは，スプリットされ投影された超自我が，自分の子どもを救えなかったことに関してC夫人を罰しているものとして，自分の逆転移的な怒りをトラウマというコンテクストにおいて理解できたとき，彼女の予約取消を，「罰を受けるべきだ」というトラウマ性の再演と関連させて見ることができたのである。トラウマというコンテクストにおける理解が得られてはじめて，彼女の敵意の主たる内容は，セラピストへの攻撃ではなく，助けを求める物悲しい叫びであると理解されるようになった。

技法の原則の概要

　本章で述べた事例は，治療においてトラウマの物語の再構成をどのようなタイミングで行うべきかの指標に関するガイドラインを提示している。以下の各点が重要であると思われる。

(1) トラウマの再構成は，PTSD症状のうちで麻痺性の様相よりも侵入性の様相が前景に出ているときに行われるべきである。
(2) 理想的な環境では，治療同盟が強固なもので，転移は全般的に肯定的なものでなければならない。侵入は制限されるべきで，臨床的状態が改善に向かっているというコンテクストで扱われるべきである。
(3) しかしながら，臨床状態が急激に悪化し，そこに転移に関して意味のある否定的な構成要素が認められたときには，トラウマの再構成を行うことによって，新たな一時的な構造が出現し，その構造を中心に断片化されていた自我機能が統合されていく可能性があり，また，治療同盟が発展する機会となる可能性がある。

　これらの事例は，どうやってトラウマを再構築するのかという問いに対するためのガイドラインも提供してくれている。重要なものとして，以下の各点があげられよう。

(1) セラピストの存在する空間あるいはセラピストという人間に向けられた強い感情を含め，患者とできる限り共感的に「今，ここで」の接触を保つことは，セラピストの課題である。
(2) セラピストは，十分な内省によって，「今，ここで」の感情を表現する言葉を，トラウマにおける「あのとき，そこで」についても応用できるように選ぶ必要がある。しかし，記憶を再構築するのは患者であって，セラピストではないことは銘記しておく必要がある。
(3) 現在における反復は，セラピストが苦悶の意味を表現する言葉を発

見すべく内的に苦闘する機会を与えてくれるものであり，またサバイバーにとっては，自分に固有のトラウマを生じた過去の出来事を表現する，より適切な言葉を発見するための扉を開けてくれるものとなる。

Jacob D. Lindy
(大山みち子＝訳)

文献

Green, B. L., Grace, M. C., & Geser, C. G. (1985). Identifying survivors at risk: Long-term impairment following the Beverly Hills Supper Club fire. *Journal of Consulting and Clinical Psychology, 53*, 672–678.

Green, B. L., Grace, M. C., Lindy, J. D., Glazer, G., & Leonard, A. (1990a). Risk factors for PTSD and other diagnoses in a general sample of Vietnam veterans. *American Journal of Psychiatry, 147*, 729–733.

Green, B. L., Lindy, J. D., Grace, M. C., Glazer, G., Leonard, A., Korol, M., & Windget, C. (1990b). Buffalo Creek survivors in the second decade: Stability of stress symptoms. *American Journal of Psychiatry, 60*, 45–54.

Honig, R., Grace, M. C., Lindy, J. D., Newman, J., & Titchener, J. (1993). Portraits of survival: A twenty-year follow-up of the children of Buffalo Creek. *Psychoanalytic Study of the Child, 48*, 327–355.

Janet, P. (1889). *L'automatisme psychologique*. Paris: Ballière.

Lindy, J. D. (1989). Transference and posttraumatic stress disorder. *Journal of the American Academy of Psychoanalysis, 17*(3), 415–426.

Lindy, J. D., Green, B. L., Grace, M., & Titchener, J. (1983, October). Psychotherapy with survivors of Beverly Hills fire. *American Journal of Psychotherapy, 37*(4), 593–610.

Lindy, J. D., with MacLeod, J., Spitz, L., Green, B., & Grace, M. (1989). *Vietnam: A casebook*. New York: Brunner/Mazel.

Lindy, J. D., Spitz, L., & Moss, F. (1995). The posttraumatic patient. In E. Schwartz, E. Bleiberg, & S. Weissman (Eds.), *Psychodynamic concepts in general psychiatry* (pp. 263–278). Washington, DC: American Psychiatric Press.

第19章
外傷後ストレス障害の治療における治療環境と新たな探求

　トラウマ性の体験の結果として外傷後ストレス障害（PTSD）を生じた人びとへの援助は，料理本に載っている調理法のように簡単に記述できない複雑な過程である。本章では，第Ⅳ部の他章では議論されなかった治療的要素を吟味し，具体的な治療的アプローチや治療技法に焦点をあてる。治療過程の中心となるのは，個人がどのようにして治療を受けにくるようになったか，また，どのようにしてその後治療関係にとどまるようになったか，である。患者になる可能性のある人は，助けを求めようとする強い気持ちと戦わなくてはならないかもしれない。この戦いでは自らの依存心を認めることが必要になってくる。また，自らの悲嘆と絶望感を認めるときに屈辱的な思いを強いられるという恐怖心だけでなく，自らの恥辱感や苦痛に直面する恐怖心を克服することが必要になってくる。治療者は，人びとに降りかかりうる恐ろしい経験というものに常に直面させられるという難問に対処しなくてはならない。また，これらの経験がもたらしうる解体と絶望の感覚に対処しなくてはならない。本章においては，個人が治療を求める過程に含まれる段階と，トラウマを負った個人に何とか対応しようとする治療者の心に引き起こされる感情を検討する。最後に，トラウマを負った個人を援助したいという切実な欲求が，いまだ系統的な科学的精査のメスが入るには至っていないものの，さまざまなアプローチへの探求に弾みをつけることになった。これらの方法は，常識に基づいたものか，あるいは治療過程への今までにない新たな考えに基づいたものである。本章ではこれらの方法を詳細に検討する。また，これらの方法が従来の治療方法とどのように関係しているのか，あるいは従来の治療方法をどのように補っているのかを吟味する。

　被害者はトラウマ性の経験によって，現実が自分の安全と信頼の感覚を損なうことがあるという回避できない事実に直面することになる。現実の世界でそ

のようなトラウマ体験の猛攻に直面しながらも希望を持ち続けるためには，被害者はしっかりした同一性の感覚と他者との絆を備えていなくてはならない。トラウマ体験の事実に耐える力には，他者とともに存在しながら苦痛に耐えるという能力が含まれる。これが成熟した親密な関係というものの中核を構成するのだ。

親密性への耐性：適応と治療結果の重要な決定要因

　個人的な安全と均衡の感覚を再建することがあらゆる治療の大切な目標のひとつである。この感覚は一般に患者―治療者関係に関して患者が抱く安心感に基づくものだが，これが治療同盟の礎となる。治療が成功を収めるかどうかは，患者が親密な関係に耐えられるか否かによる。すなわち，絶望感と苦痛を抱きながら他者を信頼できるという患者の能力に依存しているわけである。個人をして治療に赴かせしめたトラウマの種類や程度とは関係なく，親密な関係に耐える能力は人によって異なる。この能力は治療が成功するか否かの重要な決定要因であるだけでなく，トラウマに対する初期反応の重要な決定要因でもある。
　親密性には，コントロールされた率直な態度で自己および他者に関わる能力が含まれる。この親密性を可能にする主たる要素は，自己の内界とそれが提示する矛盾に耐える能力である。親密な対人関係を結べないでいることは，もっとも長期に及ぶトラウマの影響のひとつである。だからこそ，治療関係における親密性の役割を理解することはきわめて重要となる。多くの関係は，パートナー同士が一定の共通の仮説および信念を共有することによって，暗黙のうちに互いの正当性を認めるという約束に基づいた親密性のパターンの上に築かれている。この種の親密性はパートナー同士の相手および世界についての基本的な考え方の相違点を探求するよりむしろ，両者間の類似性を主張することに基づいたものである。ここで両者間の違いが問題にならないのは，対立点や矛盾点を回避しているからである。関係におけるパートナー間の重大な相違点を探求しないことによって，偽相互性（pseudomutuality）が生じることになる。より成熟した関係がもてるか否かは，パートナーが互いの相違点に焦点

を合わせて，相違点を探求する能力にかかっている。この能力には相違と葛藤に耐える力が含まれる。このように，治療関係をも含め，成熟した関係はパートナーの正当性をただ認めるだけではない。両者に個人差や矛盾点を直視させるものである。そして，この直面化が成長と探求の過程を持続的に発展させる。

　個人にとっての現実の大部分は，その個人が他者とどのような関係を積み重ねてきたのかによって定義される。他者との親密さに耐える能力の多くは，他者の異なった現実との共存に折り合いをつける能力によって決定される。対人関係における親密さに耐える能力と，トラウマ性の出来事の後に生じる，これまで抱いていた信念に対する脅威に耐える能力との間には，大きな類似性がある。精神的成熟には，もっとも大事にしてきた信念や願望に対する脅威に持ちこたえる能力が含まれる。トラウマを負った個人が，そのトラウマを首尾よく統合しようとするのであれば，その経験に続く内的な対話には，成熟した人間関係において生じるのと同一タイプの適応が必要となる。レイカーとカーメン(Reiker & Carmen, 1986) は，「個人が暴力に直面し続けると，自分は本来的に価値があって傷つくことがないと見なしていた最も基本的な仮説が疑われ，また世界には秩序があり，正義が行われると見なしていた最も基本的な仮説が疑われるようになる。虐待の被害を受けた後，被害者の自己および世界についての認識は以前と同じものではあり得ない。被害者の認識は虐待された経験を統合するように再構成されなくてはならない」(p. 367) と指摘している。

治療的アプローチの選択と発展に影響を及ぼす要因

　治療に関して述べたこれまでの各章では，治療成績に関する調査結果か，あるいは臨床から得られたすぐれた知見が議論された。ところが，トラウマ関連の精神疾患に苦しむ患者への日々の治療実践には，任意抽出法による臨床試験や系統的な治療手続きではとらえられない多くの要素が伴う。トラウマを受けた被害者の治療の大部分は直感的である。それは，他の誰とも異なるその個人に固有の問題を，細心の注意を払って理解できるのかどうか，また適切な介入を行う際の正確なタイミングについての臨床的知識を持っているのかどうかに

かかっている。患者と治療者の間で生じる事柄は，患者に下された特定の診断によって決定されるばかりではなく，患者と治療者の両者における独自の個人的な人間関係によっても決まってくる。治療関係の質と介入の適切なタイミングがあらゆる治療の重要な要素になっているという事実があるにもかかわらず，これらの要素は容易に数量化できず，また広く認められた科学的な方法によって十分に研究されることはおそらく不可能だろう。

　トラウマを受けた個人に対する治療の非常に多くの要素が，患者と治療者の各個人の特徴によって決定される。また，トラウマを受けた患者は，治療関係において再被害を経験する可能性が非常に高い。それゆえ，治療者が患者との関係の安全性を常に考慮し，患者が達成すべく設定した目標の達成度を常に考慮することがきわめて重要である。患者の一人ひとりにアプローチする最良の方法についての明確なガイドラインがないため，何をすればよいのかを教えてくれるしっかり確立された知識の原則を持たないまま行動したいという強い欲求を治療者が抱いてしまうこともめずらしくない。このことが時として，知りたいという欲求と援助したいという欲求との不穏な葛藤を引き起こす。

　伝統的には，たいていの心理療法のアプローチは，理論および治療アプローチの学派を創設した特定個人の教えの結果として発展してきた。これらの創設者や弟子たちは一般に特定の治療的アプローチに対して党派心の強い支持者となった。しかしながら，そうした治療的アプローチの多くは，経験的な支持をもたないものであった。多様な治療様式の有効性を比較した研究（例えば，Strupp & Hadley, 1979）においては，効果的な治療とは，自己の人生体験に意味を見つけるよう患者を励ますような治療であり，また患者が治療者に個人的に支持されていると感じられる治療であった。幸いなことに，トラウマ性ストレスの分野における治療の有効性に関しては，数多くの徹底した探求が行われてきている。それについてはこれまでの各章で議論された通りである。PTSDの患者を治療する際，臨床家は生理学的な安定化とトラウマ性の記憶の処理に関わる独自の問題に直面する。これらの問題に対してさまざまのアプローチが提唱されているが，そのなかで科学的な臨床試験が行われたのは，薬理学的アプローチと認知行動療法，および「眼球運動による脱感作と再処理」（EMDR）だけである。最近の数年間に，いくつかの革新的な治療法が提唱されてきているが，ほとんどの新しい治療法がそうであるように，無制限にその

有効性が唱えられている。長い期間をかけてこれらの新たな治療法に科学的な精査がなされることがきわめて重要であり、そうした努力が現在行われている（例えば、Figley, 1996）。ルイス・トーマス（Lewis Thomas）は研究に関して次のように述べている。「科学性を有するか否かのいずれかである。科学性を有するのであれば、斉一性のある有益なデータばかりでなく、予期せぬ当惑させるようなデータや、あるいは圧倒的で秩序を乱すようなデータさえも受けとめなくてはならない。科学とはそういうものである」（Andrews, 1991 からの引用）。このように、臨床家は自らの治療的介入の結果に対してオープンでなければならず、また治療的ニヒリズムによって感覚を麻痺させることなく、自らの方法を修正することを常に受け入れる必要がある。

　本書を通じて論じてきたように、トラウマを受けた個人——絶望感と混乱の歴史を抱えた存在——は、特にケアを提供しようとする者の手によって、再被害を受けやすい。このなかには不謹慎な治療者、あるいは十分な訓練を受けていない治療者による再被害が含まれる。歴史的に見れば、希望の名のもとの搾取と、はったり屋の無分別な口約束から弱者を保護する必要性があるということを、人間社会は常に認識してきた。すなわち、バビロンに刻印された、今日知られる最古の成文法は、患者を医療過誤から保護する必要があることを銘記している。今日、専門家の資格登録担当部署や治療広告に関する制限の存在は、患者の脆弱性と被暗示性を保護する必要性の証である。

　医学の領域においては、いかなる新薬であれその薬物が市場に出るまえに偽薬と比較した臨床試験を行い、その新たな薬物の治療効果が試されるべきだとされている。同様の基準が、心理社会的介入においては必ずしも当てはめられるわけではない。心理社会的介入においては、治療関係の質と相互信頼関係の確立が不可欠だが、これらの治療的要素を定義することは難しい。しかしそれでも、治療結果の測定は決定的に重要である。精神医学の歴史には、その提唱者によって熱狂的に喧伝された治療法であるにもかかわらず、希望の息吹を吹き込むことと価値判断や評価を交えずに支持することによる一般的な効果以上の長期的な効果がほとんど、あるいはまったくないことが後になって判明した治療法がそこここに散りばめられている。医療予算をますます厳しく監視するような今日の環境において、一般的でない新奇な治療に対しては、医療保険による治療費の支払いが行われない。

偽薬効果は，新たな治療の効果を証明するために取り組まなくてはならない皮肉な問題のひとつである。薬物の効果に関する研究においては，40％にも上る被検者が偽薬に反応している可能性がある。これは，治療の有効性が証明される以前に，強力な治療的効果が存在していることを意味する（Jackson, 1992）。また，実際のところ，手持ちのさまざまな治療のなかで，偽薬効果が最も強力な治療のひとつであることを意味する。偽薬反応をばかにするのではなく，むしろその可能性と効用を最大限に活用することが重要である。偽薬反応の長所が通常の形式とは少し異なるタイプの心理療法の力を説明する可能性がある。これらの形式の心理療法に対する治療者の確信が，人間に備わった治癒に向かう自然の能力を最大限に引き出すのかもしれない。問題は，絶望的な状況にある人が並外れた力を他者に帰属させるという，同様に自然の能力にある。これが事実に対する忠誠心ではなく，人（権威者）に対する忠誠心，すなわち特定の治療形式の提唱者に対する忠誠心を促進する。こうしたことが，経験的な知識に基づくというより，むしろ特定の個人にちなんだ学派を中心に組織化されてきたという精神医学の歴史的傾向の基盤なのかもしれない。

「被害者」（victim）から「患者」（patient）への移行

　治療関係の開始と維持の過程は本来非常に複雑である。しかしながら，患者が安全と保護を得ようとして頼った人びとから辱められたり，傷つけられたり，裏切られたりした場合，その過程はさらに複雑なものとなる。治療効果に関する研究文献で患者グループ間における効果の差が論じられる場合，治療関係の複雑さの問題が取り扱われることは稀である。したがって，なぜ特定の治療法がある患者には功を奏し，別の患者にはそうでないのかという問題に十分取り組んだ研究はほとんどない。
　患者と治療者との関係に影響を及ぼす問題の多くは，患者が治療を求める意思決定を行う際に経験する奮闘のなかで現れる。レイカーとカーメン（Reiker & Carmen, 1986）はこの奮闘を「被害者から患者への過程」と表現している。この過程には2つの段階が存在する。すなわち，治療を開始するために，患者はまず自分が「病気」であると見なさなければならず，次に治療を探

し求め，患者役割を取得するという意思決定を行わなくてはならない。第一段階は，患者が自分の苦悩を非常に不快なものであり，しかも治療可能なものであるということを認め，受け入れることである。苦悩が日常生活を支配し，対人関係に支障をきたし，いかなる欲求を満たすべきかに注意を払う能力を妨げるような場合でさえ，自分の苦悩を異常な状況にさらされたことへの自然な反応であると見なす限り，患者は苦悩に耐えようとする。トラウマが生じた状況は，人が苦しみに耐えるかどうかに関して重要な役割を演じる。多くの人びとが殺され，大規模の資産損失が生じる戦争や災害においては，苦しみに対する閾値が特に高くなる。それに対して，個人的な出来事によるトラウマの場合——特に経済的な補償がかかわってくる場合——には，訴えは抑制されにくい傾向がある。

　苦痛を訴えることは自己に対しても他者に対しても脅威となる。苦痛を訴える人は被害を受けていない他者との間に距離ができてしまい，さらに本人の自己統制感が損なわれるかもしれない。このように，苦痛を訴えることによって，自分が病んでおり，傷つけられたという感覚が強化されるかもしれない。患者役割を進んで受け入れようと意図するかどうかは，個人的，状況的，社会的，文化的要因などの諸要因によって受ける影響が異なる。専門家が被害者の集団に対して治療の提供を計画するときには，これらの諸要因を考慮しなくてはならない。例えば，患者が自分の苦しみをもっとも進んで認めようとする時期は，患者が経験したトラウマ性の出来事のタイプによる。短期のトラウマに関するある研究（Weisaeth, 1989）によれば，大多数の被害者にとって最悪の時期は，被害を受けた後の最初の夜とその翌日であった。他方，長期間にわたるトラウマを受けた場合，最初の反応として多幸感（いわゆる「蜜月期」）が起こり，苦悩をあまり，あるいはまったく感じないことがある。

　第二のハードルは，トラウマの被害者が自分ひとりでは問題を解決できず，また援助が必要であることを認めるということである。ここでも，さまざまな社会的および文化的要因によって，治療を求めることを容認できるか否か，またどのようにそれを容認できるのかが異なってくる。究極的には，個人の意思決定は，治療を求めることで誤解されたり，侮辱されたり，再びトラウマを受けたりするのではないかという恐怖感を，苦悩と絶望が凌駕するかどうかによって決まるであろう。これらの疑問についての情報は，治療を求めた経験の

ある他の被害者から入手されることがしばしばある。情報のネットワークは患者が治療を求める行動に多大の影響力を及ぼす。

有効な治療を阻む障壁

回　避

　過覚醒症状と合併した反復性の侵入性記憶によって引き起こされる苦しみは，治療を求める強力な動機づけになりやすい。皮肉なことではあるが，麻痺と引きこもりはトラウマを受けた個人の生活様式に大きな混乱をもたらすばかりでなく，治療の必要性を認めることへの著しい妨げにもなる。トラウマ性の体験のほとんどは恥辱感および罪障感をともなうものであり，これらの感情が治療を求めることを阻む重大な要因となる。病院や施設への入所を求めた人のうちで，性的拷問を受けた人は，身体的拷問などの公的な組織的暴力の被害者と比べてより著しい回避行動を生じたという結果を示した研究から，恥辱感の重要性は明らかである（Ramsay, Gorst-Unsworth, & Turner, 1993）。恥辱感が支配的な場合，被害者はおそらく治療経過のかなり後のほうで初めて最も重大なトラウマ体験を開示する可能性が高い。

　工場での爆発と火災に関するウェイゼス（Weisaeth, 1989）の研究は，事故に巻き込まれた被害者の集団全体を徹底的に追跡している。最もひどいトラウマ後ストレス反応を示した被害者が，治療を受けることに最も強く抵抗した。災害に対する自分たちの反応を探ることへの回避行動が，定期的な健康診断を受けることへの抵抗感にまで拡大した。精神科外来の通院患者に関するより大規模の研究で，スパー，モフィット，ワード（Sparr, Moffitt & Ward, 1993）は，PTSDと薬物乱用のいずれかあるいは両方を患った患者が，予約した時間に現れないことが最も多いという事実を見出した。

疎外感

　多くの被害者は，トラウマ体験を共有していない他者に対して疎外感を経験

する。このことが専門的援助を回避し，その代わりに自助グループを求める強力な動機になっているのかもしれない。例えば，湾岸戦争におけるイギリスの一般市民の捕虜の51%は，他者に誤解されたと感じると報告した（Easton & Turner, 1991）。同様の問題は，拷問のサバイバーの集団に関する研究において，さらに顕著に示された。そのサバイバーの86%が他者に誤解されたという感情を報告し，また89%が他者との違和感を感じたと報告した（Gorst-Unsworth, Van Velsen, & Turner, 1993）。保健関係の専門家や法律家でさえも，サバイバーのこうした普遍的な不信感を免れることはない。

個人的な解釈

PTSDの定義を受け入れることで，多くの被害者にとっては法的および治療的な妥当性が認められることになったが，一方では，混乱の原因ともなった。トラウマ性の体験が医療的診断を必要とする疾病を引き起こすという考えは，多くのサバイバーに対してだけではなく，周囲の者に対しても侮辱的なものである。「被害者」(victim)，「サバイバー」(survivor)，「患者」(patient)および「クライエント」(client) という用語のすべてには，トラウマを受けた人とその人が出会う専門家との関係に関わる重要な意味が含まれている。トラウマを体験した人が「被害者」なのか「サバイバー」なのかをだれが定義するのだろうか。これは専門家が行うものなのだろうか，それともトラウマを受けた当事者の精神的な姿勢や個人的選択を反映するものなのだろうか。

トラウマという概念を，トラウマ後の心理的反応に関するあらゆる理解の中心に据えたいという願いがあるのは自然なことである。また，それゆえ『DSM-IV　精神疾患の診断・統計マニュアル』（American Psychiatric Association, 1994）および国際疾病分類第10版（ICD-10；World Health Organization, 1992）が作成したPTSDのための診断基準の枠組みで被害者の反応をそっくり理解できると見なしたいという当然の願いが存在する。これらの診断基準は，PTSDの発症に必須なものとして特定の心理学的出来事を厳密に定めているという点で独特なものであると言えよう。とはいえ，科学的な研究によって得られたデータは，その出来事に対する個人の責任などのような，個人と出来事の間の重要な相互作用（例えば，McFarlane, 1987）の存在を示唆し

ている。いかなるものであれ，問題の一部が被害者に固有の因子に起因するという示唆は，被害者の権利や要求を擁護する場面においては問題となる。臨床家の多くは，トラウマ後反応を説明するための，自分たち独自の単純化した方法を見出してきた。科学的観点からすればいかに不適切であっても，異常な出来事に対する正常な反応，あるいは精神疾患ではなく心理的な「負傷」であるという概念は，説明しやすいものである（第14章を参照）。したがって，ある状況においては，被害者の擁護と科学の間に生じる矛盾が治療への取り組みに対する障壁として作用することがある。

　政治的配慮は個人の心理的モデルを完全に拒む結果に終わることすらある。例えば，診断をつけることは，国家による暴力のような問題から政治性を奪ってしまい，それゆえ原因，免責，防止という基本的問題の価値を減じてしまうとする立場が非常に強く主張されている（例えば，Martin-Baro, 1988）。同様の論議は，子どもの虐待や成人のレイプなど悪意ある暴力のサバイバーによって主張されている。これらの政治的概念形成は医学的な志向を持つ治療場面において難問を呈する。政治的暴力の後，治療者はサバイバーの政治的信念と一致するような政治的信念にもとづいて行動することを求められるかもしれない。性被害を受けた女性は，男性治療者による治療は受け入れないかもしれない。急性ストレス症候群がDSM-IVおよびICD-10に導入されたことにともなって，これらの難問は以前よりも早く現れるかもしれず，また短期間の情緒反応を示す人びとが「障害者」としてのレッテルをはられる危険性が高くなった。その結果，スティグマの増大が生じるかもしれない。

文化的要因

　文化的要因（第2章を参照）はトラウマの現れ方に多大の影響をもたらしうる。例えば，イギリス人に対するステレオタイプのひとつに，イギリス人は上唇を動かさないというものがある。これは感情，特に苦痛を表さない（あるいは少なくとも表すべきでない）ということを意味している。伝統的に見れば，これは私立の寄宿学校での生活でくじけないでうまくやっていくための方法を学習することに関係しているのかもしれない（Cooper, 1993）。このようなステレオタイプや文化的価値は被害者自身がトラウマをどのように取り扱うかに

影響を与え，また被害者がそのなかに存在している文化がトラウマをどのように取り扱うかにも影響を与える。第二次世界大戦中に極東で捕虜になった人が戦後にイギリスに帰国した。自分は家族に拒絶されたのだと思い，仕事と婚姻関係（帰国後3週間の間に出会ったばかりの人との結婚生活）に没頭した。彼は40年以上も経った退職後になってやっと治療の場に姿を見せた。同様の文化的反応は他の文化圏において，特に非西洋の文化・民族的背景を持つ男性的な社会において，重要な要因となろう。例えば，中東出身の拷問の男性サバイバーの治療を行っていた治療者は，通訳者を利用できないことがわかった。なぜなら，患者は通訳が泣き崩れるだろうと予期していたからである。少ない語彙で，辞書を頼りに，しかも曖昧さに耐えながら，治療は蝸牛の歩みのごとく緩慢なペースで進行したのである。

　通訳者を通して，特に拷問の被害者の治療を行うと，多くの困難にぶつかることがある。患者が示す感情の抑制が経験を開示することへの抵抗の結果なのか，あるいは通訳者を通して政治的内容が自分の所属する社会に漏洩することへの懸念の結果なのか，もしくは同じ社会に属する第三者がいる前で苦痛な話題を持ち出すことが困難であるためなのかを理解することは難しい。これらの問題は患者および通訳者を交えて検討されなくてはならない（Turner, 1992）。さまざまの文化的，民族的要因が交わり合う状況で治療を行うことも，文化の多様性の問題を明らかにするのに役立つ。トラウマ性ストレスの分野では，PTSDの文化的概念形成，および文化に基礎をおいた心理的反応パターンの変動を解明するような研究が是が非でも必要である（例えば，Kinzie, 1985；Penk et al., 1989）。

常識的な治療法と新奇な治療法

　トラウマを受けた患者と関わる治療者は，さまざまな治療法に通じている必要があるし，またそれらの治療法を微調整して患者それぞれの必要性に合わせることができなくてはならない。これらの治療者は，治療を回避する患者へのアウトリーチ，受容と忍耐，文化的に適切な対応，安全と安心，および希望の注入などの具体的な問題を考慮しなければならない。トラウマのサバイバーは

最初は体験談の一部を開示するだけかもしれないし，何が起きたのかをまったく話さないかもしれない。それゆえ，接近可能性とタイミングと治療継続期間が重要となる。しばしば生じることだが，患者が現れるのを受身的に待つだけでは十分でない場合がある。地域の公共機関は，潜在的な患者の治療への参加を促進するために危機的な出来事におけるストレス・デブリーフィング（critical incident stress debriefing），積極的なアウトリーチ，周到な計画に基づいたマスメディアの利用，リーフレットの配布など，さまざまの介入手段を利用しなくてはならない。

　最大の利益を得るよう計画された治療アプローチは，トラウマを受けた人にとって信頼のおけるものであり，かつ柔軟なものでなくてはならない。回避は，サバイバーが選択する正統な選択肢のひとつではあるが，潜在的には長期的な否定的影響をもたらしうる適応様式でもあることを理解しておかねばならない。いかなる個人も，過覚醒の逓減を図るアプローチと曝露に基づいたアプローチの中間で治療のバランスを取る権利がある。覚醒水準の逓減は，安心できる条件の整備や，睡眠，驚愕，般化した覚醒に効果のある薬物の処方によって実施されうる（第17章を参照）。

　治療の役割は次の3つの領域において考えられねばならない（第6章を参照）。まず，治療は安定化，すなわち生理学的および生物学的ストレス反応の統制と支配に焦点を当てる必要がある。治療の第二の焦点は恐ろしい，圧倒的なトラウマ性の体験を患者本人がプロセスして折り合いをつけられるように援助することにある。トラウマ性の体験をすべての様相で把握することの重要性は，個人が単に想起して言語的なシェーマで報告することの重要性をはるかに凌駕する。治療は体験の認知的次元だけではなく，身体感覚的，感情的，および生物学的な次元を取り扱わねばならない。

　治療の第三の焦点は，患者が現在の生活において再び関わりを持てるよう援助することにある。これには，人としての有効性や安全な社会的絆の再構築が含まれる。グループ療法はこの点に関して特に有益であろう。しかしながら，グループ療法が実際上どのような価値を持つかはこれまで詳細に検討されてはいない。さらに，グループ療法の有効性を検討するためには，その治療効果の研究を計画するに際して多くの方法論的な難問を解決せねばならない。

安全性と安定性の確立に向けたアプローチ

　トラウマの再発の兆候が持続する場合，最初に行うべきは，患者がどのようにしてより安全な状態を得るかを話し合うことである。さらなるトラウマの危険性が去ったと思われるようなときでさえ，トラウマ性の状況が再現された場合には脆弱性の残滓が再浮上するかもしれない。症状の現実を認識することを通してその人の状態を妥当なものだと認める支持的なアプローチは，非常に有効であることが多い。自分の経験の一部をだれか他の人に開示する機会があるだけでも，非常に気持ちが和らぐものである。

　第14章ですでに見たように，PTSDを生じた患者を効果的に治療するための第一条件は個人の安全性と安定性を確立することである（Herman, 1992）。トラウマを受けた患者が初めて精神保健の専門家の注意を引くところとなるとき，患者の障害は非常に重く，また不規則な睡眠と食生活に苦しんでいることがある。患者はストレス状況下で習慣的に解離し，薬物を乱用し，さまざまな危険をはらんだトラウマ性の再現行動を示すかもしれない。境界性人格障害の患者に対する認知行動療法は，マーシャ・リネハン（Linehan, 1993）が記述しているように，この段階において特に有益である。安定性の構築には次の側面が含まれる必要がある。すなわち，患者の安全性に対する配慮，昼夜の生活リズムの確立，適切な自己管理（適切な食事と休息を含む），日常活動の組み立て，「心の緊急連絡網」（患者が極度の苦痛を感じたときに頼りになる人びとや機関）の確立，および適切な薬物の処方などである。

　さらに，PTSDに苦しむ多くの患者はさまざまな機能領域において有能であるかもしれないが，特にもともとのトラウマを連想させるような，あるいは信頼・攻撃・性的関係が重要な役割を演じる構造化されない状況下では，時として判断を誤ることがある。そのような状況に直面したとき，患者の多くはストレスへの継続的対処方法として解離に頼るかもしれない。したがって，患者の示す非合理的な行動の引き金になっている刺激や条件を特定することが重要になる。やがて患者と治療者はこれらの非合理的な行動を，断片化されたトラウマ性の再体験を表すものとして理解し始めるようになるかもしれない。これらの再体験には視覚的なフラッシュバックの要素が含まれていることもある

し，いないこともある。視覚的な要素が伴わない場合には，そのフラッシュバックと患者の人生や生活における特定のトラウマ性の出来事を直接に関連づけることは困難である。これらのすべてにおいて，治療者は，何が起こっているのかという現実に患者が焦点を合わせられるように援助し，また患者が問題解決に向けた適切な方略を工夫つつ，生活の細部に注意を向ける患者の能力を高めることが決定的に重要である。

　解離の問題を抱えた患者に対して，治療者の多くは，トラウマ性の記憶の封じ込めを促進するために想像上の「金庫」や「貴重品保管室」，あるいは「箱」の中にその記憶を入れるという象徴的イメージを用いる催眠技法が役立つことを見出している。また，解離した記憶に接近するための基地として役立つ想像上の「安全な場所」を作り出すための暗示が与えられることもある（Brown & Fromm, 1986；Spiegel, 1989；van der Hart, van der Kolk, & Boon, 1996）。

トラウマ性の体験の発見と処理のアプローチ

治療的な直接的曝露

　ある程度の安定性が達成された後，PTSDの患者は何らかの治療的な直接的曝露を通して，自らの絶望感と解離をプロセスしなくてはならない。この曝露はトラウマ後ストレスの治療にとって決定的に重要な要素である。というのは，トラウマを引き起こす刺激や状況を回避してばかりいると，かなり深刻な障害に発展する可能性があるし，トラウマ後の絶望的な状態の再発を招来する危険性がある。治療的な直接的曝露は，学習された絶望感を克服し，トラウマとなった体験を過去に属する個人的な出来事として統合し，そして周囲の外界に対するマスタリーの感覚を与えるために必要である。治療的な直接的曝露はさまざまな形態をとりうる。それは，戦争関連のPTSDを生じているヴェトナム戦争の帰還兵の入院患者のための「ヘリコプター搭乗療法」（helicopter ride therapy；Scurfield, Wong, & Zeerocah, 1992）から「国外派遣」プログラム（Outward Bound programs），あるいは「路上強盗モデル」（model mugging）まで，あるいはトラウマ性の記憶を再度イメージしてそれに耐えられるようになるものまで，多岐にわたっている。これらの治療法すべてに共通

しているのは，トラウマを受けた個人が社会的な絆とある程度の自己コントロール感を経験できている状況下で，恐怖を生じる事態にさらされるという点にある。

催　眠

催眠はもはや新奇なアプローチではないが，人が圧倒されることなく過去のトラウマを再体験するのに役立つ最古の，おそらくは最も効果的な方法の代表である。不運にも，「偽りの記憶」論争（第2章を参照）に関連して，また治療的に有効なアプローチの構成要素と訴訟手続的に有効なアプローチの構成要素の間の混乱に関連して，催眠はPTSDおよびその関連障害の効果的な治療法としては最近，悪評を得てしまった。第一次世界大戦において初めて系統的に適用されたが，除反応（催眠下でトラウマとなった出来事を劇的に再体験すること）は，回復した記憶の心理療法的な処理とともに用いられ，子どもの頃の虐待の被害者や慢性的PTSDを生じている者に適用されてきている（Putnam, 1992）。

催眠はさまざまの機能を果たしている。その機能とはすなわち，①解離していたり抑圧されていたりするトラウマ性の内容を取り戻す，②忘れられていた情動と想起された内容を再結合する，③トラウマ性の記憶を変形する，というものである。催眠はトラウマ性の記憶に無理なく接近することを可能にさせる治療的な直接的曝露の手段となる。催眠がPTSDの心因性健忘に有効に作用することもある（Spiegel & Cardeña, 1990；van der Hart, Brown, & Turco, 1990；Brown & Fromm, 1986）。さらに，催眠はトラウマとなった体験を新たなコンテクストにはめ込むことによって，例えばトラウマ性の出来事の生じた時点における誤った個人的な責任感に起因する罪悪感のような問題を取り扱うことができる。このように，患者がそのトラウマ性の体験に直面し耐えるのを容易にするために催眠を活用することが可能である。トラウマ性の記憶と結びついた圧倒的な情動のためにトラウマ性の記憶が解離し「忘れ去られて」いるという考えをきわめて重要なものとして尊重することが臨床家にとっては必要である。スピーゲル（Spiegel, 1989）やブラウンとフロム（Brown & Fromm, 1986）によって考案された優れた治療技法を用いた場合ですら，催眠下でトラウマ性の記憶を誘発することによって，トラウマとなった体験を

元の強烈さのままに再体験するのを促進してしまうこともある。そのような「除反応」は何らの重要な治療的利益も産み出さないであろうし，また，患者に再被害を与えることになるかもしれない。催眠下で取り戻された記憶は訴訟手続的には有効な証拠として用いることができないという事実を認識しておくことも重要である。

反復動作と物語の完成

近年，EMDRを含め，何種類ものかなり独特で新奇な技法がトラウマ性の記憶を統合するのを援助するものとして提唱されてきた。EMDRについては第14章ですでに議論したが，リズミカルな反復動作を用いたさまざまな技法が，トラウマ性の出来事の侵入的想起に対する治療法として提唱されてきている。

EMDRに関しては，単一事例報告や公開研究などの研究報告が突風のごとくに吹き荒れるという初期の状況が落ち着きを見せた後，最近になって系統的な研究が行われてきている。統制群を用いた4つの研究においては肯定的な結果が得られた (Shapiro, 1989; Wilson, Covi, Foster, & Silver, 1993; Wilson, Tinker, & Becker, 印刷中; Vaughan, Wiese, Gold, & Tarrier, 1994)。また，2つの研究はどちらともつかない結果を示し (Boudewyns, Stwertka, Hyer, Albrecht, & Speer, 1993; Pitman et al., 1996 a)，別の2研究 (Jensen, 1994; Sanderson & Carpenter, 1992) からは否定的な結果が得られた。どちらともつかない結果と否定的な結果を示した研究は非常に慢性的な状態にある患者を対象に行われたものであるが，こうした慢性的な患者には薬物療法 (例えば，van der Kolk et al., 1994) も認知行動療法 (Pitman et al., 1996 b) も効果がないことが示されている。肯定的な治療結果が得られたEMDR研究では，特に悪夢やフラッシュバックのような侵入性想起の頻度や強度に対して有益な効果があることが示されている (例えば，Vaughan et al., 1994; Shapiro, 1995; Wilson et al., 印刷中)。

フロリダ州立大学の心理社会的ストレス研究プログラム (Figley & Carbonell, 1995) における最近行われた公開治療研究の結果の比較で，EMDRは侵入的想起の頻度と強度を減らすのに役立つ見込みがあることを示したが，そうした技法はEMDRだけではなくいくつか存在した。これらすべての技法に

ついて興味深いことは，患者がPTSD得点を低下させるためにはトラウマとなった体験のすべてを言葉で詳細に説明する必要がないという点である。TFT (Thought Field Therapy; Callahan & Callahan, 印刷中) は，特定の臨床的目標を達成する気になれない患者の気持ちを逆転するのに役立つ手続きであると言われている。またTFTは，患者のトラウマ性のストレスへの接近を，認知的にだけではなく，運動感覚的，感情的，生理学的に行ううえで有用な手続きであるとも言われている。同様の主張は視覚と運動感覚との解離 (V/KD: visual/kinesthetic dissociation; Koziey & McLeod, 1987) に関してもなされているが，これは神経言語プログラミング（NLP）とミルトン・エリクソン（Milton Erickson）の手法を援用したものである。クライエントが喪失した記憶を取り戻したり，厄介なトラウマ性の体験をリフレームしたり（つまり，新たな別の見方を発展させたり），そうすることでトラウマ性ストレスを（たとえ完全に消去してしまうことが不可能であるにせよ）少なくとも有意に減少させたりするのを援助することに関して，エリクソンは達人であった。EMDRやTFTのように，V/KDはきわめて短時間で患者の苦痛を減少させる機能があると主張されている。これらの新しい治療法における主要な即効成分は，患者がもとの体験から自分を遠ざけるような仕方で記憶を体験できることにあると，これらの手法の創始者たちは主張している。そうすることによって，クライエントは体験を少なくとももうひとつ別の観点から見ることができ，また，その結果として現在の展望を変化させ，過去との折り合いをつけることができるようになる (Figley, 1996)。

　現時点においてこれらの治療法に与えられる論理的根拠は，方法を正当化するために構築された，大部分は検証されていない後付け的な仮説になりがちである。フィグリー（Figley, 1996年の私信）は，これらの新たな治療法は患者が治療の進度と過程を統制しやすく，また苦痛な部分のすべてを言語化しなくてもよいような治療状況を提供するという点で明らかな利点があると論じている。

グループ心理療法的アプローチ

　トラウマ性ストレスの後遺症においては，集団に所属したいという基本的な欲求と損なわれた愛着の絆を修復したいという基本的欲求が生じる。PTSD

へのグループ療法的アプローチの原理については第6章で論じた。グループ療法は多くの場面で活用されてきた修正のための主要な手段である。グループ心理療法は，第二次世界大戦中に臨床家不足と，トラウマを受けた帰還兵の大量出現の結果として生まれた。ベトナム戦争後の時代において，「ラップ・グループ」(rap group) は帰還兵のための初の正式に認められた治療法のひとつであり，DSM-III（『精神疾患の診断・統計マニュアル』）にPTSDを追加するうえで大きな政治的弾みを与えた。また，グループは虐待のサバイバーのためのさまざまなプログラムの核心でもある。なぜならば，グループは異常でないことの確認やリフレーミングの機会を与え，それがさまざまなタイプの虐待によって生じた強烈な孤立無援感という遺物の克服を可能にさせる。また，グループは，症状や障害の結果としてPTSD患者の生活をしばしば支配するようになる生活上の困難やストレスを認めたり共有したりするための手段を提供する。

壊滅的なトラウマ性の体験にさらされた人びとのためのグループ療法には，大まかに言って2つの種類がある。ひとつはトラウマに焦点を当てたグループであり，短期から長期までのさまざまなアプローチがある。こうしたグループには，① 自然災害，殺人の目撃者，誘拐など同一のトラウマ性の体験によって影響を受けた人のための急性の危機介入グループ，② 幼児期の近親姦，ホロコーストからの生還，戦争トラウマ，人質体験など，過去に同じようなトラウマ歴がある人たちのための均質集団，③ そのメンバーの過去におけるトラウマあるいは現在の症状によって定義される多種多様な自助グループがある。もうひとつのタイプのトラウマ・グループ——すなわち長期間の非均質的なグループ——においては，トラウマそれ自体にはそれほど焦点を当てず，むしろ対人的な再演の探求と，トラウマにより二次的に生じたパーソナリティの変化を扱うことに重点がおかれている（van der Kolk, 1993 a）。

これらすべての形態のグループ療法に共通しているのは，秘密保持が可能であり，しかもさらなる身体的あるいは性的暴力が許されない「安全な場所」を提供していることである。これらのグループは，メンバーが自分のトラウマ性の記憶を言葉に表し，トラウマ体験とそれが自己に対してもたらした影響に関する物語を構成していくことを可能にする空間を提供している。ひとたびトラウマ性の体験が時間と空間に関して特定されたならば，人は今後の生活上のス

トレスと過去のトラウマとの区別ができるようになり，現在の体験へのトラウマの衝撃を減少させることができるようになる（van der Kolk, 1993 b）。

　近年，成人期および幼少期のトラウマをもつ人びとのための自助グループの数が劇的に増加している。自助グループの治療と包み込み（containment）のモデルは，反復的にトラウマを受けることの長期的影響から生じた一連の心理的ニーズへの接近を可能にするようである。これらの自助グループは，絶望感と恥辱感および秘密の感覚の残滓を取り扱うことを可能にする意味のある認知的枠組みを共有する，同じ目的を持った仲間と一緒にいることによって，予測可能な構造を人びとに提供する。これらの自助グループの多くは「心の平穏」の発達に焦点を合わせる。それは自律的安定性の状態としても，また周囲の環境と調和しているという感覚としても理解されるものである。自助グループは，心の平穏を獲得する方法は「精神の価値」（spiritual value），すなわち日常的な雑事を超越した新しい意味体系を発達させることによると教えている。自助グループは，信頼することの（再）学習を通して，また対人的な接触や関わりの深化を通して相互依存を促進する。メンバーの匿名性を保証することによって，自助グループは人びとが自分たちの個人差を強調するために作りだされた障壁を迂回するサポートネットワークを提供する。またこの構造は，トラウマを受けたことと絶望感に結びついた恥辱の感覚を減少させるのに役立つ（van der Kolk, 1993 a, 1993 b）。この恥辱感は，社会的な孤立を永続化させてしまう可能性がある。これらの自助グループでよく言われることだが，「どんな苦痛も，個人が直面するのを拒むほど強烈なものはない。また，どんな苦しみも，認知されることなく取り残されるという苦しみほど永続的ではない」(Cermak & Brown, 1982)。

精神および宗教の儀式

　意味の探求は，トラウマを受けた人びとが絶望感と脆弱性の感覚を克服しようとする努力のきわめて重要な側面である。仮説として抱いていた世界が粉々に砕け散った後にトラウマとなった体験のイメージを中心に世界が再構築されるとき，人びとが目的と意味の感覚をどのように再建するのかについて，精神保健の領域における専門家は非常に狭い限定的な見解しかもてない場合がある。意識の断片化や条件づけなどの概念は，心理療法にとっては中心的なもの

ではあるが，人のアイデンティティや動機づけにとって中心的な意味を持つ精神的および哲学的信念の問題を扱うものではない。これらの信念は文化的コンテクストと社会構造によっても支えられており，この文化的コンテクストや社会構造が個人をまとめあげて社会集団を構成しているのだ。さまざまなトラウマ体験がこれらの信念にダメージを与えうるが，おそらく対人関係において生じる暴力が最も破壊的な影響を与えることになろう。例えば，拷問の被害者は精神の破壊という不名誉に苦しむだけでなく，亡命を強いられる場合にはしばしば国家や文化の喪失に苦しむことになる。

「許し」(forgiveness) という問題を扱い，苦難に根本的な理由を与える宗教的な儀式を行う際の宗教的指導者の役割は，回復のための非常に有用な手段を提供することができる。宗教は苦しみに歴史としての流れを与えてくれ魂の再生の力をもたらす。祈りと音楽とイコンは，幾度となく繰り返す災害や戦争のなかで，人びとに力強い試練の意識を与える。祈りを捧げ，他者の苦しみを自分のものとすることによって道は開かれる。一般市民の記念式典や儀式もまた重要な意味をもつ。戦死兵や戦争において命を捧げた人びとへの謝意を表す公的記念式典は，肉親を失った者やトラウマを負った人びとに目的意識を与えることになる。癒しの過程の一部としてそのような追悼が欠けていることがいかに重大な意味を持つかは，ヴェトナム帰還兵に対するしばしば敵意と冷淡さに満ちた「歓迎」によってあまりにあからさまに実証された。

多文化社会においては，多種多様な文化においてかつて行われていた癒しの習慣に注意を払うことの重要性があまりに容易に忘れ去られてしまう。過去との恒久的な絆の再構築は，粉々に砕け散った世界に対する仮説の再建を可能にする。ウィルソン (Wilson, 1989) はこれらの原則をヴェトナム帰還兵である先住アメリカ人の回復プログラムに活用した。少数民族集団との社会的絆の形成は難民の安定化にきわめて重要である。治療プログラムの計画やサポートにそのような集団の指導者を含めることによって，疑念のためにケアを受けられないでいる人の参加を促進する権威性が得られることになる。治療プログラムに自助グループの代表や宗教の指導者を関与させることは，統合を促進する社会環境および治療環境を整えるうえで重要である。

宣誓証言法

　国家による迫害や拷問のサバイバーと関わる場合，「宣誓証言法」（testimony）と呼ばれる技法が広く用いられてきている（Cienfuegos & Monelli, 1983 ; Jensen & Agger, 1988 ; Agger, 1992/1994）。元来，懺悔と懺悔を聞く司祭への信頼という強いローマカトリック教の伝統を持った国において適用されたものだが，制度的な拷問が広く行われていた体制下にあって，その技法は政治的要素だけではなく心理学的要素をも含んでいた。典型的な宣誓証言法はこの方法に慣れるための1〜2回の習熟セッションで始まり，その後，拷問が行われていた間に生じた出来事を詳細に再構成していく。過去における出来事を詳細に記録するためにテープレコーダーが使用されることもある。テープ起こしされた逐語記録がその次のセッションにおける討議の出発点となる。長い記録（100ページ以上になることもある）は正確を期して作成される。これはクライエントの財産であり，心理学的な意味と同様，政治的な価値のために使われる。その過程には2つの重要な効果があるように思われる。まず，拷問体験に関連した詳細な記憶や引き金への曝露である。それゆえ，直接的な治療的曝露の規準が満たされる。次に，サバイバーが出来事と，そこでの自分の役割とを別の観点から見るようになるという必然的な知覚的変容の過程である。出来事の詳細にまで踏み込むことによって，サバイバーは情緒のみならず出来事の意味に直面できるようになる。治療者は，特に表面の選択の自由とその直後の罪悪感に満ちた反応のような問題に関して，積極的にトラウマのリフレーミングを促す。この認知的要素が，全体的な症状の減少にとって，直接的曝露と少なくとも同程度に重要であるように思われる。

PTSDにおける逆転移

　トラウマを負った人びとと関わっていると，患者と同様，治療者も強烈な情緒的体験に直面する。この関わりによって患者も治療者も心の深い闇を探求し，善なる存在としての人間と悪なる存在としての人間の全容に直面することを強いられる。早晩，これらの経験は治療者を圧倒する可能性をもつようにな

る。自己の脆弱性に対して繰り返される曝露があまりに強烈なものとなり，残酷さに対して示される人間の無限の適応性があまりに耐えがたいものとなり，治療関係におけるトラウマの再現があまりに脅威的なものになる。

　トラウマ性の人生体験への幅広い適応の様相を認識すると，安直な構成概念に頼ることはできなくなってしまう。トラウマに直面することで，治療者には世界を単純な善と悪に分裂させる傾向が生じるかもしれない。しかし，そのような単純な区別は，愛着や支配や競争に関する問題の複雑さを無視するという犠牲を払ってやっと維持できるのである。これらの問題はトラウマを負った人びとの場合にはさらに複雑である。というのは，被害者と加害者，被害者と援助者，被害者と彼らをケアすべき人との間で，非常に歪んだ奇妙な愛着関係が発展してしまうことがあるからである。これらの人びとはすべて，トラウマの強迫的な反復においてさまざまの役割を演じる可能性がある。被害者の生活のなかで，被害者に関わる人には，被害者がトラウマを想起するよりむしろ再演するのを助けてしまう方向に圧力がかかってしまう傾向がある。また，それだけの価値のある重要な課題に，被害者が正面から取り組み，試みるのを援助できないという欲求不満に屈してしまう方向に常に圧力がかかる。さらに，被害者からのあやうい信頼を絶えず獲得し続けなければならないことに閉口してしまうという傾向が常にあるのだ。本人が行動を起こすことが無駄であるということを体験してしまった後に，彼らが自分自身の人生に責任をとるという問題に取り組めるようになるためには，治療者はどのように援助すればよいのであろうか。規則が他者の気まぐれをただ満足させるためにのみ作られているといった経験しかしていない場合，被害者がその規則に従うことに同意するように説得するのに治療者はどのようにすればよいのだろうか。

　治療者は，コントロールとアンビバレンツの次元をワークスルーするのを援助する人物であると同時に，患者にとって予測可能性と安全性を具現化する人物でもある必要がある。理想化はこの関係の必須構成要素であるが，一方で落胆や自己決定，不同意の表明などを経験し探求する空間もまた，必須構成要素である。これは親密性に関する真の難問である。コフート（Kohut, 1977）が指摘したように，患者が混乱した後に内界の動的平衡を取り戻せない限りにおいて，治療者に対する理想化は必要である。理想的には，子どもは自分の内界と外界に関するマスタリー感を得るにつれ，統制と自律性の感覚を徐々に獲得

するようになる。マスタリー感が増大すれば，治療者をますます現実的に評価できるようになり，それゆえ治療者に対する両価的態度が発達するようになる。トラウマはこのマスタリー感を破壊し，内的感情状態を調整するために外的な資源が絶対に必要とされる状態に患者を後戻りさせる。深い愛着への欲求は被害者の恐怖の激しさに応じて強くなる。トラウマが人間によって，特に慣れ親しんだ人によってもたらされた場合，外部の再保証への欲求と再被害化の恐怖との間の葛藤が転移における中心的な問題となる。

　理想化に対する欲求が治療者の真の属性（統制を維持しようという不安のもとでは患者が治療者の属性を認知することはほとんどない）に基礎をおいたものではないという事実と，患者はトラウマによって破壊された安心感の代わりを得るために治療者を理想化するという事実を，治療者が受け入れることが重要である。患者のこの安心感への欲求が，治療者自身の欲求，すなわち実際に役立ちたい，悪意の加害者とは対照的に善意のケア提供者でありたい，援助が患者に受容され感謝されたいという欲求を生じさせる。患者の受動的依存や，信頼することへの執拗なまでの抵抗は，治療者の無力感と無能感を生み出す。患者の脆さないし脆弱性は，治療者の完璧性とコントロールへの試みを生む。患者の強烈な被救済欲求と治療者の不完全な部分を見つけ出そうとする態度に耐えながら，自分たちの能力を率直に評価し続けることは，治療者にとって非常に重い精神的負担になる。患者と治療者の両者がこれらの相互作用の病因，すなわちトラウマとなった過去を理解できるようになって初めて，両価的態度とユーモアが治療関係に登場する。もしこの執拗なしがみつきと不完全さに対する不寛容の原因が取り扱われないままであれば，治療はコフート（Kohut, 1977）が「転移性束縛」と呼んだもの，すなわち患者が安心感のために自律性を売り渡してしまう関係へと発展していくであろう。

　それゆえ，理想化は両刃の剣である。理想化は個人の自律的な行為を阻む一方，幻想的な安心感をもたらす。治療は，それが治療者による保証以上のものを与え，安心感がもたらす葛藤と両価的態度への耐性を含むようになる段階にまで到達しなくてはならない。そうならない場合には，患者は治療者を厳重に見張り，状況を自分の統制下に置くことにエネルギーを集中させるであろう。引きこもったり，常に興奮を求めたり，あるいは薬物に依存しないと自律的な安心感を確立できないPTSD患者のために，患者の命綱になる治療者には途

方もない要求が課せられることになる。トラウマによって引き起こされた脆弱性が，どのようにして治療者の具体的な行為や表情に対する患者の過敏性を生じてしまうのかについて，治療者と患者はできる限り早い時点で理解できるようになる必要がある。限界設定と明確な治療契約は治療的二者関係の安全性を保証するのに不可欠である。限界を設定すると同時に攻撃的感情の探求ができるようにしておくことは，治療上の大きな課題である。

　治療者も安心感をもてることが必要だが，一方で自分自身の欲求が患者によって満足させられているということを認識する必要がある。結局のところ，虐待者もしばしば被害者の存在に慰めを見出そうとするのだが，それは被害者の犠牲にたってのことである（第7章を参照）。理解できないものへの回答を提供することで，安全性が成立するわけではない。また，トラウマを負った人びとの治療は，人生をいかに生きるのかについて賢明なる助言を与えることから成っているのでもない。彼らはサバイバーであり，治療者がただ驚くばかりのスキルを持っていることも少なくない。治療者にとって，患者のトラウマ性の体験に自分ならどのように反応したであろうかを推測することは不可能である。治療者にできるのは，患者がかつての対処方法を想起するのを援助し，トラウマがどのように患者の妨げになり続けているのか理解するのを助け，新たな選択肢の探求を支えることだけなのである。

　関係の安全性が脅かされた場合，人は「闘争か逃走か」という緊急反応を生じる。トラウマを負った患者にこれらの反応を引き起こさせるのにさほど時間はかからない。こうした行動傾向は，どうしようもない無力な子どもやトラウマを負った成人としては適切なものであるかもしれないが，今の現実のコンテクストにおいてはあまり役に立つものではない（第1章を参照）。強力な保護機能が喪失の脅威にさらされると，非常に原始的な反応が活性化する。ときとして，トラウマを負った患者は，死ぬことを，耐えがたい脅威から逃れるための唯一の方法と思ってしまうことがある。トラウマを負った境界例の患者の研究（Herman, Perry, & van der Kolk, 1989）で，患者の多くは，自殺企図やその他の自己破壊的行為に対する治療者の反応が，自律性の感覚を獲得するうえで決定的に重要だと見ていた。すなわち，「いい治療者は私をコントロールしようとするのではなく，むしろ私が自分の行動をどのようにコントロールすべきかを理解するのを助けてくれた」ということであった。コントロールの問

題をめぐる危機はよく起こることであり，トラウマの治療には不可避であることが多い。この種の危機は恥辱感と無力感と治療者への報復の切望をかき立てる。にもかかわらず，これらの危機は，自律性の感覚の再建にとって必須である両価性に耐える能力を構成していくための新たな要素を提供してくれることも少なくない。患者と治療者が両価性に耐えるようになって初めて，すがるように依存する患者の傾向は弱まり，患者の自尊心（自己防衛のために長期にわたって弱められてきた）が解き放たれ，行為のために活用されることになる。

　臨床家たちは，患者が自律性を達成するまえに治療関係の安全性がまず内在化されなくてはならないということに，ずっと以前から気づいていた。例えば慢性的なネグレクトの事例などのように，これまでに患者が特定の他者に対する理想化ができていない場合，最終的な内在化と成長のために必要な信頼を活用することはまさに不可能である（van der Kolk, Perry, & Herman, 1991）。心理療法はそれに携わる者の忍耐力を試す職業であると言えよう。恐れおののき，心をまひさせ，怒りにふるえ，秘密を守り通そうとするトラウマのサバイバーの心理療法には，聖人なみの忍耐が要求される。心理療法の実践家の養成課程に宗教的な訓練が含まれていることは稀なので，彼らは人格的な意味でこの職業に従事するための準備が整っていない場合もある。忍耐は，これらの患者がセラピストの心に引き起こす絶望感，憤り，救済したいという気持ち，悲しみなどの強烈な感情とはまったく相容れないものである。被害者は心理療法の最も基本的な原則を破るように治療者を誘う傾向がある。その原則とは，価値判断を控えることであり，道徳的な立場を避けることであり，治療的な積極的活動主義を慎むことである。道徳的立場をとろうとする欲求——肯定的な行為，人と人とのつながり，エンパワメントの側に積極的に立とうとする欲求——は，周囲の世界への関わり方や自己の内界にトラウマがどのような影響を及ぼしたのかを内省し，それらの問題を解決できるように患者を援助する治療者の能力を妨げることになる。知覚や意思決定の過程に対するトラウマの影響を取り扱って探求しようとする態度を治療者がもたない場合には，その治療者は完全にコントロールを掌握しようとするか，もしくはコントロールを外部の第三者にゆだねようとする可能性が高くなる。治療的な積極的活動主義は，患者の無力性を不可避なものとして受け入れてしまう危険性と，患者がセルフ・コントロールを確立しなければならない事態で，コントロールを奪ってしまう

危険性を含んでいる。このやり方が失敗した場合——往々にして失敗に終わるものであるが——患者の生活を操作しようとした試みの代償として、患者の「見捨てられ」が生じる。

治療者が行動主義的アプローチを好もうと、あるいは精神分析的アプローチを好もうと、治療作業は強烈な親密性を備えたプロセスであることには変わりがない。患者が非常に注意深く回避している耐えがたい情緒——この情緒がその全容を現した場合、治療者にとってもおそらく耐えがたいものであろう——が、トラウマに関連した思考や感覚がきっかけとなって蘇ってくるという事実を考慮に入れるなら、治療的なプロセスを、行為によってではなく思考によって理解するという目標は、その達成がいかに困難であるかがわかる。

Stuart W. Turner
Alexander C. McFarlane
Bessel A. van der Kolk
（長井　進＝訳）

文献

Agger, I. (1994). *The blue room: Trauma and testimony among refugee women. A psycho-social exploration* (M. Bille, Trans.). London: Zed Books. (Original work published 1992)

American Psychiatric Association. (1994). *Diagnostic and statistical manual of mental disorders* (4th ed.). Washington, DC: Author.

Andrews, G. (1991). The evaluation of psychotherapy. *Current Opinions in Psychiatry, 4*, 379–383.

Boudewyns, P. A., Stwertka, S. A., Hyer, L. E., Albrecht, J. W., & Speer, E. V. (1993). Eye movement desensitization and reprocessing: A pilot study. *The Behavior Therapist, 16*, 30–33.

Brown, D., & Fromm, E. (1986). *Hypnotherapy and hypnoanalysis*. Hillsdale, NJ: Erlbaum.

Callahan, R., & Callahan, J. (in press). Thought field therapy: An algorithm for eliminating the suffering of grief trauma. In C. R. Figley, B. Bride, & N. Mazza (Eds.), *Death and trauma*. London: Taylor & Francis.

Cermak, T. L., & Brown, S. (1982). Interactional group psychotherapy with adult children of alcoholics. *International Journal of Group Psychotherapy, 32*, 375–389.

Cienfuegos, A. J., & Monelli, C. (1983). The testimony of political repression as a therapeutic instrument. *American Journal of Orthopsychiatry, 53*, 43–51.

Cooper, R. (1993). *Death plus ten years*. London: HarperCollins.

Easton, J. A., & Turner, S. W. (1991). Detention of British citizens as hostages in the

Gulf: Health, psychological, and family consequences. *British Medical Journal, 303*, 1231–1234.

Figley C. R. (1996). The death was traumatic to say the least! In K. Doka (Ed.), *Living with grief after sudden loss*. London: Taylor & Francis.

Figley, C. R., & Carbonell, J. (1995, March). *Treating PTSD: What works and what does not*. Paper presented at the Family Therapy Networker Symposium, Washington, DC.

Gorst-Unsworth, C., Van Velsen, C., & Turner, S. W. (1993). Prospective study of survivors of torture and organised violence: Examining the existential dilemma. *Journal of Nervous and Mental Disease, 181*, 263–264.

Herman, J. L. (1992) *Trauma and recovery*. New York: Basic Books.

Herman, J. L., Perry, J. C., & van der Kolk, B. A. (1989). Childhood trauma in borderline personality disorder. *American Journal of Psychiatry, 146*, 490–495.

Jackson, S. W. (1992). The listening healer in the history of psychological healing. *American Journal of Psychiatry, 149*(12), 1623–1632.

Jensen, J. A. (1994). An investigation of eye movement desensitization and reprocessing (EMDR) as a treatment for posttraumatic stress disorder (PTSD) symptoms of Vietnam combat veterans. *Behavior Therapy, 25*, 311–325.

Jensen, S. B., & Agger, I. (1988). The testimony method: The use of testimony as a psychotherapeutic tool in the treatment of traumatized refugees in Denmark. *Refugee Participation Network, 3*, 14–18.

Kinzie, J. D. (1985). Cultural aspects of psychiatric treatment with Indo-Chinese refugees. *American Journal of Social Psychiatry, 5*, 47–53.

Kohut, H. (1977). *The restoration of the self*. New York: International Universities Press.

Koziey, P. W., & McLeod, G. L. (1987). Visual–kinesthetic dissociation in treatment of victims of rape. *Professional Psychology: Research and Practice, 18*(3), 276–282.

Linehan, M. M. (1993). *Cognitive-behavioral treatment of borderline personality disorder*. New York: Guilford Press.

Martin-Baro, I. (1988). From dirty war to psychological war: The case of El Salvador. In A. Aron (Ed.), *Flight, exile and return: Mental health and the refugee*. San Francisco: Committee for Health Rights in Central America.

McFarlane, A. C. (1987). Life events and psychiatric disorder: The role of a natural disaster. *British Journal of Psychiatry, 151*, 326–367.

Penk, W. E., Robinowitz, R., Black, J., Dolan, M., Bell, W., Dorsett, D., Ames, M., & Noriega, L. (1989). Ethnicity: Post-traumatic stress disorder (PTSD) differences among black, white and Hispanic veterans who differ in degrees of exposure to combat in Vietnam. *Journal of Clinical Psychology, 45*(5), 729–735.

Pitman, R. K., Orr, S. P., Altman, B., Longpre, R. E., Poire, R. E., & Lasko, N. B. (1996a). *Emotional processing during eye-movement desensitization and reprocessing therapy of Vietnam veterans with chronic post-traumatic stress disorder*. Manuscript submitted for publication.

Pitman, R. K., Orr, S. P., Altman, B., Longpre, R. E., Poire, R. E., Macklin, M. L., Michaels, M., & Steketee, G. (1996b). *Emotional processing and outcome of imaginal flooding therapy in Vietnam veterans with chronic post-traumatic stress disorder*. Manuscript submitted for publication.

Putnam, F. W. (1992). Using hypnosis for therapeutic abreactions. *Psychiatric Medicine,*

10(1), 51–65.
Ramsey, R., Gorst-Unsworth, C., & Turner, S. W. (1993). Psychiatric morbidity in survivors of organised state violence including torture. *British Journal of Psychiatry, 162,* 55–59.
Reiker, P. P., & Carmen, E. H. (1986). The victim-to-patient process: The disconfirmation and transformation of abuse. *American Journal of Orthopsychiatry, 56,* 360–370.
Sanderson, A., & Carpenter, R. (1992). Eye movement desensitization versus image confrontation: A single session crossover study of 58 phobic subjects. *Journal of Behavior Therapy and Experimental Psychiatry, 23,* 269–275.
Scurfield, R. M., Wong, L. E., & Zeerocah, E. B. (1992). An evaluation of the impact of "helicopter ride therapy" for in-patient Vietnam veterans with war-related PTSD. *Military Medicine, 157*(2): 67–73.
Shapiro, F. (1989). Efficacy of the eye movement desensitization procedure in the treatment of traumatic memories. *Journal of Traumatic Stress, 2,* 199–223.
Shapiro, F. (1995). *Eye movement desensitization and reprocessing: Basic principles, protocols, and procedures.* New York: Guilford Press.
Sparr, L. F., Moffitt, M. C., & Ward, M. F. (1993). Missed psychiatric appointments: Who returns and who stays away. *American Journal of Psychiatry, 150*(5), 801–805.
Spiegel, D. (1989). Hypnosis in the treatment of victims of sexual abuse. *Psychiatric Clinics of North America, 12*(2): 295–305
Spiegel, D., & Cardeña, E. (1990). New uses of hypnosis in the treatment of post-traumatic stress disorder. *Journal of Clinical Psychiatry, 51*(Suppl.), 39–46.
Strupp, H. H., & Hadley, S. W. (1979). Specific versus non-specific factors in psychotherapy: A controlled study of outcome. *Archives of General Psychiatry, 36,* 1125–1136.
Turner, S. W. (1992). Therapeutic approaches with survivors of torture. In J. Kareem & R. Littlewood (Eds.), *Intercultural therapy* (pp. 163–174). Oxford: Blackwell.
van der Hart, O., Brown, P., & Turco, R. N. (1990). Hypnotherapy for traumatic grief: Janetian and modern approaches integrated. *American Journal of Clinical Hypnosis, 32*(4), 263–271.
van der Hart, O., van der Kolk, B. A., & Boon, S. (1996). The treatment of dissociative disorders. In J. D Bremner & C. R. Marmar (Eds.), *Trauma, memory and dissociation.* Washington, DC: American Psychiatric Press.
van der Kolk, B. A. (1993a). Group psychotherapy with posttraumatic stress disorders. In H. I. Kaplan & B. J. Sadock (Eds.), *Comprehensive textbook of group psychotherapy* (pp. 550–560). Baltimore: Williams & Wilkins.
van der Kolk, B. A. (1993b). The spectrum of group psychotherapies for catastrophic stress. In A. Alonso (Ed.), *Group psychotherapy in clinical practice* (pp. 289–309). Washington, DC: American Psychiatric Press.
van der Kolk, B. A. (1994). Foreword. In J. P. Wilson & J. D. Lindy (Eds.), *Countertransference in the treatment of PTSD* (pp. vii–xii). New York: Guilford Press.
van der Kolk, B. A., Michaels, M., Shera, D., Berkowitz, R., Fisler, R., & Saxe, G. (1994). Fluoxetine in post-traumatic stress disorder. *Journal of Clinical Psychiatry, 55,* 517–522.

van der Kolk, B. A., Perry, C., & Herman, J. L. (1991). Childhood origins of self-destructive behavior. *American Journal of Psychiatry, 148*, 1665–1671.

Vaughan, K., Wiese, M., Gold, R., & Tarrier, N. (1994). Eye movement desensitization: Symptom change in posttraumatic stress disorder. *British Journal of Psychiatry, 164*, 533–541.

Weisaeth, L. (1989). Importance of high response rates in traumatic stress research. *Acta Psychiatrica Scandinavica*, Suppl. 355, 131–137.

Wilson, D., Covi, W., Foster, S., & Silver, S. M. (1993, April). *Eye movement desensitization and reprocessing and ANS correlates in the treatment of PTSD*. Paper presented at the annual convention of the Calfornia Psychological Association, San Fransisco.

Wilson, J. P. (1989). *Trauma, transformation and healing*. New York: Brunner/Mazel.

Wilson, S. A., Tinker, R. H., & Becker, L. A. (in press). Efficacy of eye movement desensitization and reprocessing (EMDR). *Journal of Consulting and Clinical Psychology*.

World Health Organization. (1992). The *ICD-10 classification of mental and behavioural disorders*. Geneva: Atuhor.

結語と今後の課題

おやすみを優しく言わないで……
昼光の終焉にのぞみ，湧き上がる怒り，怒り。
　　　　　　　　　　—— Dylan Thomas（1953, p. 128）

　今日，ストレスと疾病の関連などという言葉は，使い古された常套句の感がある。しかしながら，生体と環境がさまざまな形で相互作用を生じることで，ストレスと疾病の関係の本質が何なのかを定義することが極端に難しくなっている。外傷後ストレス障害（PTSD）という診断の導入は，極端な環境ストレスが身体（soma）と精神に（psyche）どのような影響を与えるのかを定めるうえで，重要な足がかりとなった。PTSDは客観的な観察のための枠組みを提供したのである。本書の内容はこの領域におけるここ20年の研究が示した多くの知識の集積をまとめあげたものである。これほどの短期間に，多くの印象的な知識の発達によってかなりの進捗が遂げられた。本書は，近年の知識の歴史的なコンテクストを提示し，トラウマ性のストレスが精神医学の領域とどのように関連しているかを示している。この研究領域の歴史的な先駆体は，トラウマに関するバイアスのない研究というものがいかに脆いものであるかを示している。さまざまな社会的，政治的要因が純粋な科学的，臨床的観察を常に妨害してきたのである。しかも，科学者や臨床家は自分たちの偏見がいかなるものであるかをまったく意識することなくそういった妨害が生じていたのだ。かつて正確な科学的観察を妨げたのと同じ力が，今日でも存在し続けている。われわれに課せられた課題は，文化的な先入観が，われわれが真実と考えているものに，どの程度バイアスをかけて歪めるのかを見定めることである。われわれの無知（知らないことを知っているもの）だけのためではなく，バイアス（知らないことを知らないでいるもの）のためにも，今後のさらなる研究が必要とされるのだ。

心身の問題

　社会政治的な多くの力がトラウマ性のストレスに関する研究を形作ってきた。無力性と被害化に対する社会の反応が，身体の優劣関係を決定するに際してまさにその中核に位置する。身の毛のよだつような経験によって著しいダメージを受けた多くの人にとって，このことが持つ意味は非常に重要となる。人生や生活に対するトラウマの影響を理解でき，適切な反応を生じる援助者を得られるかどうかが，回復か屈服かにとって決定的な意味を持つ。現代の精神医学の主流が，人の人生や生活に対するトラウマ性ストレスの影響を把握することを妨げている要因のひとつは，心身の乖離という不正な，しかし根強い見方であった。この20年間，専門職としての精神医学は，生物的な背景を持つ心理的問題に「敬意」を払う方向で，一致協力して動いてきた。基本的で，一見論理的に思える議論は，ある人の問題が生物的システムの欠陥によるものであったなら，その人は自分の苦痛に対して何ら責任を負うことができないとするものである。生物的な基礎を持つ精神疾患は，日常の生活の問題ではない。これは本当の疾患なのであり，人生や生活上の悪い出来事に対する標準的な適応ではないのである。脳の配線が適切なものでなかったなら，あるいは「ホルモンのバランスが崩れている」のなら，彼らは今感じ，振舞っている以外にどうしようもないのだ。彼らの生物学的な働きは，合理的な決定をなすことを不可能にしているかもしれないし，そのために，トレーニングを受けており生物学的な過程が障害を生じていない誰かが彼らに代わって決定を下す必要が生じるかもしれない。また，ほとんどの場合，生物学的な欠陥を補うために神経伝達物質の補完剤の投与が行われる。

　これとは対照的に，戦慄をおぼえるような経験に対する反応など，心理的な基礎があると思われる問題に対する一般的な態度は，彼らの持続的な反応が，勇気の欠如や，意志，あるいは「根性」のなさの結果であるとする。問題が生物的なものでないとしたら，それは「頭」の問題であるに過ぎないと考えられる。かくして，問題を抱えた人はそれを「乗り越え」，それと「ともに生き」，「過去を振り返らないようにする」ことを求められることになる。単なる心の

問題を抱えているに過ぎない人は，ともすれば，適切に機能したくないのではないか，努力しないで何かを得ようとしているのではないかと見られてしまう。トラウマを抱えた人の多くは，社会的な基準を受け入れて自分の行動をそれに合わせることが困難であるため，また，自分の生活や人生を統合しようとする気持ちを欠いてしまっているため，社会が自分たちの問題をあがなってくれるという可能性を感じられなくなっている。補償をめぐる論争に関して言うなら，わずかばかりの経済的な援助を得るために人が自身の人生や生活に対するコントロールやマスタリーを譲り渡すとしたら，いったい何がそうさせているのかということについて，精神医学という専門領域がまったく関心を持ってこなかったのは驚くべきことではないだろうか。

　本書で述べられてきたように，心理的なトラウマに関するこれまでの研究は，身体と心のデカルト的な二分法，そして社会と個人について行われている分割の一部は，支持され得ないということを示している。本書においてわれわれは，圧倒的な社会的経験が人の記憶に消去不能の痕跡を刻み込み，最終的には生物的システムの調整能力の永続的変化に至るような一連の障害を生じるのだということを明らかにしようとした。この生物的な制御の不全が，翻って，人がどのように感じ，考え，行動するのかに影響を与える。PTSDの研究は，精神医学の問題は決して生物学的次元にのみ還元されるものではないことを示している。しかしながら，この生物的次元の解明は，PTSDを定義するうえで非常に重要な役割を果たすものである（Yehuda & McFarlane, 1995）。もともと考えられていた仮説とは違って，PTSDは決して，生活や人生におけるストレスに満ちた経験への通常の反応の延長線上に存在するものではない（第4章を参照）。たとえば，視床下部─脳下垂体─副腎系の異常に関連した発見などが示唆するのは，PTSDは一定の独立性を持った神経生物学的特徴を有するということである（第8章を参照）。PTSDの生物学に関連したデータは，今後研究を進めなければならない課題を見定めるうえで，重要な役割を演ずる。しかし注意しなければならないのは，生物学的データは，その客観性と妥当性のゆえに──他の精神疾患に関してそうであったように──PTSD研究を席巻してしまう危険性があるということである。われわれはつい，生物学的な知見をあたかも社会心理的モデルの具体的な現れと見なしてしまいがちになる。

心理社会的な研究は，生物学的な志向性を持った研究に比べて，文化的なコンテクストや時間的なコンテクストの影響を受けやすいという事実が存在する。そのため，こういった研究は，より脆弱なものとなる。したがって，心理社会的研究を実施するためには，信頼性と妥当性を備えた測度を開発することが非常に重要な意味をもってくる。ただし，ある文化や被害者に関して得られた知見がどの程度まで別の文化や被害者に対して一般化できるのかということを常に意識しておかねばならないことは言うまでもない。例えば，臨床群について得られた知見を一般化するには，その研究の対象となった群が一般人口のさまざまな層を代表していないことは明らかであるため，細心の注意が必要となる。疫学的研究は，適応にはかなりの幅があることをこれまで繰り返し示してきており，トラウマの持つ否定的な影響とともに回復力に関しても研究の重要な課題であるとしている。臨床的な観察に注意を払わないで標準化された研究の手法や道具にのみ頼りすぎると，この複雑な現象に対してきわめて狭い範囲の理解しか得られなくなるだろう。こうした手法や道具を過度に使用すると，十分に吟味しないうちに新たな情報を排除し，PTSD研究という領域を，現在行き渡っているパラダイムにとらわれた存在としてしまう。換言するなら，すでに明確になっている事柄について，ますます詳細に研究するといったことになってしまうのだ。現在の知識のなかに存在する矛盾点の価値を見極め探求することが——現在の定義を再確認することではなく——われわれに課せられた課題なのである。こうした心配は，研究が持つ侵入的な性格と被害者の脆弱性のゆえにますます大きなものとなる。そのため，研究から導かれると期待される結果がわれわれの新たな知識にとっていかなる成果をもたらすかを理解しないままに新たなトラウマや災害を研究することは，倫理的に重大な問題を生じるのである。

　現在の精神医学が精神病理の現象学的な記述に信頼をおいているという事実は，心と脳が情報をひとつの単位としてどのように処理しているのかに関する伝統的な力動的理解にとって，精神医学がもはや概念的な基礎を提供しなくなったことを意味する。そこで，トラウマ性のストレスに関する研究は，現在の経験と過去の経験との関係を力動的に理解し，人間の生物学と，その人の自分を取り巻く世界の意味に対する理解とを結びつけるための伝達装置としての役割を担うのである。人の人生や生活におけるトラウマの役割を理解すること

は，診断を下し治療プランを立てる際に，精神的な問題の表面的な表れにのみ頼ってしまう傾向に対して有効な予防となりうる。トラウマとなった経験の処理という過程は，優れて個人的なことであり，単純な診断的レッテルによってとらえきれるものではない。PTSDを生じたある患者群に見られる生物的な基礎のほとんどは，他のトラウマを経験した人の群にも見出せるものであろう。しかし，ある人が，自分のトラウマの記憶にどうやって適応するかは，トラウマとなった体験が起こったときの年齢，社会的なサポート，気質，知的な能力の程度，それまでの人生上の経験，トラウマとなった出来事に対する社会の意味づけ，宗教的なコンテクストなど無数の要素の影響を受ける（van der Kolk, 印刷中）。

　病因と個人の適応のあり方との両方がこのように複雑であることによって，非常に重要な多くの疑問を生じせしめることになる。PTSD概念を受け入れるということの背後には，戦闘やレイプから自動車事故にいたるまでの多岐にわたるトラウマ性のストレス因子が，単一の障害を生じるという推論が存在する。しかしながら，これまで見てきたように，トラウマの被害者の精神病理のパターンには非常に多くのバリエーションが存在するのである。DSM-IV (American Psychiatric Association, 1994) で定義された「急性ストレス障害」と，ICD-10 (World Health Organization, 1992) に定義された「破局的なストレスに引き続く人格変化」は，トラウマ性障害の第二世代として初めて採用されたものである。DSM-IVにおけるPTSDのフィールド・トライアルは，トラウマ性のストレスに対する反応には，独立したものとして捉える必要のあるさらに別のサブタイプが存在することを示した。これらのサブタイプとしては，例えば，侵入と過覚醒が主要な特徴であると定義されているPTSD症状とは違って，身体化，健忘，あるいは解離症状が前景に現れたものがあげられる（van der Kolk et al., 印刷中）。

　PTSDのこうした異なった現れ方や，トラウマ後のその他の精神病理は，異なった治療的アプローチを必要とし，援助者となりうる人からのさまざまな反応を引き出す。被害者がトラウマとなった出来事の記憶に取りつかれているということだけが主たる問題であるのなら，彼らがこれほどまでに社会に混乱を与える存在にはならないだろう。しかしながら，トラウマを受けた多くの人においては，自己制御の障害が，彼ら自身と彼らの周囲にいる存在にとって多

大なる問題を生じることになる。トラウマを受けた人は，興奮した後に冷静さを取り戻し，何が起こったのかを落ち着いて評価し，事実の客観的な評価に基づく合理的な計画を立てることに問題を抱えているため，事態への対処が困難になってしまう。被害者の多くはわれわれに多くのことを求める。彼らとの出会いによって，われわれは忍耐を求められ，自身のプライバシーを大事にすることが必要となり，あるいは，世の中が本質的には予測可能で公正な場所であるという概念をこれまで以上に強く信じなければどうしようもない状態となる。実際のところ，被害者のライフ・ヒストリーと現在の行動の両方ともが，人というものがいかに非合理的で予測不能な存在であるかをわれわれに突きつけてくるのだ。

　トラウマを受けた人は，人の人に対する思いやりの限界に挑戦する存在である。その悲劇が自分の場所から離れたところで起こった場合には，かなりの援助を動員することができる。たとえば，マザー・テレサは，ニューヨーク市民から誠実な寄付を定期的に受け取ることができていたし，寒さに震えるクルド族はスイスの教会からかなりの金銭的援助を受けてきた。アメリカ議会は，サラエボで暴力にされされた子どもたちの苦しみを知るためのヒアリングを1994年に開いた。しかしながら，サラエボの子どもたちに劣らず日常的な暴力にさらされているコロンビア地域のティーン・エイジャーに対するヒアリングを召集することはなかった。隣家での悲惨な出来事は，それが長期にわたった場合，自分自身にまでその累が及ぶことを防衛し，誰を責めるべきかを見出すことが重要になるようである。

遺伝と環境

　人の生物学的，心理学的成り立ちを形成するに際して環境がどのように関わるのかを明らかにするうえで，精神医学は重要な役割を果たしてきた。ジェローム・ケイガン（Kagan, 1989）のような研究者が，人生や生活への人の適応を決定する際に気質が中心的な役割を果たしていることを示して以来，それまでの伝統的な研究文献は，人間の適応におけるストレスに満ちた生活上の出来事の役割を誇張していたことが明らかとなった。その結果，人の成り立ちに

結語と今後の課題

関してストレスは関連性がないとして退けられることになった。しかしながら、トラウマの研究は、心理的システム、生物的システム、および社会的システムに対する現実の衝撃に再度光を当てることになり、圧倒されるような経験への曝露がさまざまな心理的問題の病因的要素となるということを、疑問をさしはさむ余地がないほどまでに明確に打ち出した。ここで得られた重要な知見のひとつは、トラウマ性のストレス因子と日常生活でのストレスとではその属するカテゴリーに違いがあるということである。1960年代および70年代の、生活上のストレスを扱った領域では、この区別はされていなかった。トラウマではなくストレスを扱ってきた学派の研究者たちは、ストレスが蓄積的な効果をもたらすと考え、ある種の出来事が、人間の適応の能力を破壊してしまうほどの力を有することなど考えに入れていなかったのである。

　良くも悪くも、「トラウマを受けること」という概念は、過去150年の間に変化を遂げ、常に修正され続けてきた。事故の被害者やヒステリー症患者の訴える説明不能の身体症状が、身体的要因によるものなのか、それともシステム全体への精神的ショックに由来するのかという好奇心から、トラウマの研究は始まった。これらの患者は孤立無援さを訴え、暗示の影響を受けやすい奇妙な身体症状を示してきた。そのため、彼らの訴えが本当のところは何なのかについて常に激しい議論が巻き起こり、彼らは詐病であるとか、あるいは「補償神経症」なのではないかといった疑いの目にさらされ続けてきた。疾病の原因がその人の外側にあるかもしれないという考えは、非難と責任という厄介な問題を引き起こした。ある個人の疾患の原因を発見するという行為が、どうして歓迎されたり、誇張されたり、あるいは拒否されるのかには、非常に強力な経済的、情緒的理由が存在する。そのため、これらの患者の症状の本質を見極めようとするだけではなく、トラウマとなる出来事そのものの意味に関する探求が行われるようになった。

　これらの問題が、第一次世界大戦中および大戦後において、身体の優劣関係を探求しようとする動きの中心的な事柄となった。当時、「シェルショック」の本質に関する熱を帯びた論争が展開された。シェルショックが道徳的な臆病さ（劣等な遺伝子と劣悪な養育環境の組み合わせによる）の影響なのか、それとも身体的環境に原因を求めることができるのかという論争である。ジークフリート・サッスーンやウィルフレッド・オスカーなどの詩人は耐えがたい恐怖

や孤立無援状態への直面こそが兵士をしてヒステリー症の女性たちと同じ症状——原因の定かでない記憶喪失，発話不能，四肢機能の喪失——を生ぜしめるのだと理解した。しかし，精神科医たちにとっては，医療モデルを放棄するなど，ほとんど論外の話であった。そのため彼らは，こうした男性の問題の原因を，脳の細胞の損傷もしくは遺伝的な劣等性に帰し続けた。そして，フロイトの考え——セクシュアリティをめぐる乳幼児期の葛藤が，後のストレスに満ちた生活上の出来事に対するその人の反応を形作るとする——が，この燃え盛る論争にさらなる油を注ぐ結果となった。戦争神経症に関する証言で，フロイトは，①すべての神経症には目的がある，②神経症は準意識的な意図により疾病への逃避を構成する，③戦争が終われば，戦争神経症は消失する，と主張した。すでに見たように，彼はこの3点すべてについて誤っていたのだ。

　しかし，外的な出来事が，人をして一線を越えさせる唯一の要因であるというわけではない。現実への適応として幼い頃に作りあげた精神的枠組みが，その後の経験の記憶をどのように処理するかを決定するうえで重要な役割を果たしていることには疑問の余地はない。したがって，こうした認知的枠組みは，トラウマとなるような人生や生活上の出来事への曝露の後に永続的な問題を生じるようになるかどうかに大きく関与していることになる。「外傷神経症」は，「遺伝か環境か」(nature-nurture) 論争の中心的な存在であったし，また，これからもあり続けるだろう。

　この論争が今後どのように展開されるかに影響を与える重要な要素は数多く存在する。採用された研究の方法の性格が，見出される結果に重要な影響をおよぼす。因果関係を見極めるために用いられる統計モデルには，これまでのところ，あまり十分な検討が加えられていない。ある特定の出来事とそれを経験した人の精神病理との正確な関係を導くにためには，単純回帰係数だけでは不十分である（第5章を参照）。また，研究の対象となったサンプルの属性が新たな決定的次元を付加することになる。臨床群では否定的な問題が過剰に示される傾向があるため，こうした群を対象として行われた研究には，生来的なバイアスがつきまとうことになる。今後，疫学的な研究によって，さまざまなタイプの出来事に対する広範な適応のあり方が明らかになってくるだろうが，そこには否定的ではない適応の形も含まれるだろう。何らかの曝露体験を持つ人たちの20〜25％が，その出来事の6か月前までの期間に何らかの精神科的診

断を受けているという事実（第6章を参照）は，トラウマ後の適応に大きく影響すると考えられるだろう。この問題は，これまでのところあまり認識されておらず，研究もされていない。過去に精神科疾患の既往のある人のトラウマ後の適応は，そうした既往のない人のPTSDとはどのように異なるのだろうか。

記憶と分割された意識

　第一次世界大戦でのソムの戦いの初日だけで，イギリス軍はヴェトナム戦争全体を通してのアメリカ軍の戦死者を越える数の兵士を喪った。この戦争の恐怖はきわめて圧倒的なものであったため，精神科医がこの恐怖を消化するのに20年以上の時間を要した。兵士における健忘とトラウマの再演に関するマイヤーズ（Myers, 1940）とカーディナー（Kardiner, 1941）の論文が世に現れた頃には，歴史はすでに，社会全体が個人と同じように健忘と再演を呈する可能性があるのだということを示し，これらの研究者を出し抜いていた。本書の始めのほうで論じたように（第3章を参照），意識に対するトラウマの衝撃の研究に身をささげた初期の精神科医たちはみな，トラウマ性の記憶は状況依存的な形で貯蔵され，非常に長期にわたってアクセス不能であり，身体的な症状や行動による再現，あるいは詳細かつ明瞭な再体験としてのみ表現される可能性があると異口同音に述べている（Nemiah, 1979；van der Kolk, 1989も参照）。19世紀の終盤になって，研究者たちは，トラウマ性の記憶と日常的な経験の記憶のどこが根本的に異なるのかについての議論に熱中するようになった（Ellenberger, 1970）。それは今日とほとんど同じである。エイブラム・カーディナーが，外傷神経症は「生理神経症」——生物的な制御不全と不断に続く脅威に対する過敏性の継続に根ざしたものとする——であるという概念を導入することによって，反復と解離という現象の最終的な理解にいたる扉を開いた。本書の前半（第8章，第10章，第11章を参照）で述べたように，最近の研究は，最新のテクノロジーの助けを得ながらこれらの障害の生物的な基礎を明らかにしつつある。

　今日，トラウマとなった経験の記憶がどのように組織化されているのかということが，トラウマの研究および治療に関する中心的な問題として再浮上して

いる。この問題は，精神医学に，記憶の性質，自分の行為に対してその人が持つ責任，正義と社会的コントロールという概念との葛藤をもたらす。トラウマ性の記憶に関する研究は，記憶の性質に関する4つの基本的な概念に疑問を投げかける。その4つとは，①記憶は常に柔軟なもので，ある出来事の記憶は別の生活や人生の経験と統合される，②記憶は意識に存在し，その連続性が妨げられることはない，③記憶は常に，時間の経過とともにその正確さを失う，④記憶は基本的に叙述的なものである（つまり，人は自分が知っていることを言葉と象徴を用いて述べることができる），という概念である。これに対して，1世紀間にわたるトラウマ性記憶の研究は，①一般的に，トラウマ性の記憶は他の体験からの影響は受けないで存在する，②トラウマ性の記憶は，その人の人生のどの時点においてもきっかけになる存在によって戻ってきて，その際には，もう一度その体験をしているのと同じだけの詳細さと明瞭さをともなう，③これらの記憶は基本的に感覚的，情緒的なもので，被害者を声なき恐怖の状態におくことになり，その状態では自分が何を感じ，何を考えているのかを正確に言葉にできなくなる（van der Kolk & Fisler, 1995；第10章を参照）ということを示してきた。

　トラウマとなった記憶と身体的感覚や行動上の再演，強烈な情緒状態としてのその表現は——これらはすべて通常の意識状態にとっては異物（alien）である——責任，および被害者と社会の関係という重大な問題を提起する。社会関係におけるトラウマの再演は「集団の病」（collective ill）の主要な原因となっている。一例をあげるなら，本書で論じてきたように，暴力的な犯罪で収監されているものの多くは，子どもの頃に悲惨なトラウマにさらされたという成育歴を持っている（第7章を参照）。自分が何を再演しているのかを意識化できないために，その行為に対する責任を取ることが困難になる。トラウマの歴史を抱えた人がその記憶のきっかけになるような状況から身を移された場合，トラウマに起因する行動は減少するのではないかと考えられる。例えば彼らは，刑務所や病院において，彼らなりの最上の状態を示すのかもしれない。しかし，彼らの問題の起源と折り合いをつけることができていなければ，退院後や出所後に同じようなきっかけに出会う可能性は高くなり，そうすることでまったく同じ行動を生じてしまうのだ。さらに，こういった人に，他者や自己に対して破壊的な行動に及んだことに対して処罰を下した場合，彼らが自分の

行動の意味を理解するための援助を提供していなければ，確かにそういった行動の抑止になるかもしれないものの，それと同じくらいそうした破壊的行動を強化してしまう危険性も生じるのだ。自分自身のトラウマの記憶と接触できたときに，人は反復を止められる可能性が高くなるという臨床的な知恵の妥当性を示すための研究が是が非でも求められる。

　子どもの頃のトラウマの記憶の遅延性回復は，専門家のみならず一般市民をも巻き込んだ激しい論争をもたらした（第2章を参照）。興味深いことに，遅延性回復の問題は，マイヤーズ（Myers, 1940）やカーディナー（Kardiner, 1941）が戦闘神経症に関する詳細な書籍を著した時点ではほとんど論争の対象とはされていなかった。サーガントとスレーター（Sargant & Slater, 1941）はある一定の期間に野戦病院に入院してきた1,000人の患者のうち，144人についてトラウマに関する健忘を観察している。また，ヴァン・デア・コルクはヴェトナムの戦闘帰還兵（van der Kolk, 1989）とココナッツグローブ・ナイトクラブ火災（van der Kolk, 1987）に関して，健忘の報告を行った。はっきりと同定できる敵による残虐行為，あるいは自分自身の行為としての残虐行為について，男性が遅延性の記憶を呈している限りにおいては，何ら論争は起こらない。しかし，同じような記憶の問題が，家庭内での虐待というコンテクストで女性や女の子が遅延性の記憶を述べ始めるや，状況は一転して耐えられないものとなる。女性の被害者が，加害者と目されるものに対する正義を求め始めたとたん，問題は科学を離れ政治へと移行する。ジュディス・ハーマン（Herman, 1992）は，こうした移行の原因として考えられる事柄について豊富な論述を行っている。

　「偽りの記憶」論争に熱中することによって，これまでに蓄積されたデータは無視され，科学的な研究が自らに課すべき伝統的な制約は捨て去られた。一方では，実験室での研究を中心としてきた研究者のなかには，次のような言葉の下に，家庭内の虐待に関する遅延性の記憶という現象を却下してしまうものもいた。「記憶とは，水の入ったグラスに落ちた一滴のミルクみたいなものだ。グラスの中味を床にぶちまけた後では，ミルクと水を区別するなんてできはしない」（Loftus, 1994b）。それとは対照的に，臨床界では，自分たちの患者の症状の原因となったサタン的な儀式による組織的虐待の存在を知るにいたった専門家が現れるようになった。こうした臨床家は，どうして，自分たちの批判

的精神を棚上げにすることができようか。あるいは，実験室の研究者たちは，どうして，戦場での，救急処置室での，精神科病棟での，1世紀以上にもわたる臨床的な観察を意味なしとして捨て去るような尊大な態度をとれるのだろうか。タイムやニューズウィーク，ウォールストリート・ジャーナル，ニューヨークタイムスといったメジャーな雑誌が，1992年から96年にかけて，この論争に参加した。彼らは特集を組んで性的虐待の記憶の遅延性回復という現象の存在を否定し，「抑圧された記憶」などの報告はほとんどの場合，「記憶の回復を信奉するセラピスト」によって「植えつけられた記憶」であるとして，その事実性を却下した。この論争は，暗示性の性質や，トラウマの結果であると考えられる記憶の複雑な歪曲といった重要な問題については，ほとんど取り合わなかった。想像上の出来事のイメージを詳細で明瞭なフラッシュバックとして人に「植えつける」ことは不可能であるように思われるという事実が論議されることはなかった。実験室での再現が不可能な尋常ではない経験に対して，またもや，実験室は通常の出来事を適用した。それは，PTSDを理解するために日常生活のストレスに関する研究が有用ではなく，ストレス反応に対する動物のモデルがPTSDのそれとは異なった生物学的モデルを生じたという経験があるにもかかわらずである。

「偽りの記憶」の問題は非常に加熱し，その結果，記憶の歪曲に関するリーダー的な研究者をして，自らの著書である『抑圧された記憶の神話』(*The Myth of Repressed Memory*; Loftus, 1994 a)——この本は，「〈真実〉の主張には常に証拠が必要であるという科学の原則に献げられたもの」とされている——において，性的虐待の被害を受けた女性サンプルの19％が人生のどこかの時点で虐待に関するあらゆる記憶を失っていたことを示し，また，別の12％が彼女たちの記憶に大きなギャップを生じていたとする彼女自身の研究 (Loftus, Polensky, & Fullilove, 1994) を無視せしめているのだ。ロフタスはまた，遅延性の記憶という現象を扱った過去1世紀間にわたる無数の研究——これらの研究の多くは本書の第10章で紹介した——に言及することも忘れてしまっている。こうした，データに対する選択的な注意は，いわゆる「偽りの記憶」論争の特徴なのかもしれない。

「偽りの記憶」論争は——少なくともその一部は——法廷という対審構造の産物である。こう考えると，その当事者たちが，この問題の複雑性を受け入れ

ることなく，どうして議論の一方の極のみに選択的な注意を払うのかが説明できるかもしれない。またこれは，対極的な法律論争の方法が科学と社会，とりわけトラウマの領域に大いなる損害をもたらすという例でもある。対審構造をもつ法廷環境においては，真実の擁護者たることが主要な課題ではない。法廷論争の構造は，むしろ被疑者を守るようにできている。法律家や裁判官がそうした判断を行ううえで必要とされる科学的な知識やトレーニングを欠いているにもかかわらず法廷が事実の裁定者となるのは，非常に奇妙なパラドックスである。また，この問題の現実に対する一般市民の関心の欠如は，政治家やジャーナリストが一般的には科学者としてのトレーニングを受けていないし，科学的な証拠や論争に深く関与する存在でもないということの表れかもしれない。片方の法的，医学的な質問に答える専門家承認となる科学者や臨床家は，この問題に対して，経済的あるいは情緒的な利害関係を持つことを余儀なくされる危険性にさらされているのだ。

　法廷では，被害者の苦悩に対して心を傾けることが，誤って加害者とされた人の権利を守る必要性との葛藤状態に陥ることが少なくない。われわれの文化は，疑わしい場合には，被疑者の権利が補償を求める被害者のそれに優先するという考えに成り立っている。したがって法廷の課題は，被害者の証言の正確さを追求し疑問点を洗い出すことにある。こうした行為は過去の虐待を主張して補償を求める女性の被暗示性という古き問題を呼び覚ますことになる。不思議なことに，被暗示性と記憶の歪曲の問題は被害者と目される人に関してのみ盛んに問題にされる。その際，犯罪の加害者にも解離性健忘の状態が認められるとする最近の科学文献が注目を集めることはほとんどない（例えば，Schacter, 1986）。

　「偽りの記憶」の問題は，精神医学のなした発見が社会的に価値がおかれている信念に抵触した場合には，伝統的に精神医学は科学性の追及を放棄して一般に行きわたった社会の態度に迎合するという傾向の一例であろう。第3章で，われわれは，過去1世紀間においてこうした現象が幾度となく繰り返されたことを見てきた。今日，非常に重大な論争に発展する危険性をはらんだ，慎重に扱うべき同様の問題があるように思われる。たとえば，いくつかの主要な科学雑誌の編集者は，子どもの頃の性的虐待の疫学的研究や治療に関する投稿論文に対して尋常とは思えないような規制を課してきている（例えば，

Brown, Sheflin, & Hammond, 1996)。暴力，とりわけ家庭における暴力に関する研究は，いまだにあまり実施されることなく，あるいは研究助成が行われにくいテーマのひとつである。この10年間を概観すると，強迫性障害の子どもの薬物治療に関してコントロール群を設定した研究が13件，ADHDの子どもの治療については36件の報告があったと第2章で述べた。それに対して，アメリカでは1992年だけで293万6,000人の子どもが虐待あるいはネグレクトを受けたとして通報されているにもかかわらず，あるいは，アメリカにおける子どもの死亡原因の第一は殺人であるという事実（National Victim Center, 1993）が存在するにもかかわらず，子どものPTSDに対するコントロール群を設定した薬物療法を扱った研究文献は，1996年現在で，世界中にたったひとつしか存在しないのだ。トラウマを受けた子どもに対する薬物療法以外の治療に関する研究も非常に少なく，大半は事例研究である。

　精神科で入院治療を受けている子どもの多くが虐待やネグレクトを受けてきていると思われるといった現状を考えるなら，治療効果に関するデータが収集できていないという事実は非常に大きな問題である。残念なことに，虐待を受けた子どもの治療に関するデータの収集の欠如は，精神医学のトレーニング・プログラムが子どもの虐待やネグレクトの問題をいわばネグレクトしている現状を反映している。虐待を受けた子どもの治療の効果性に関する適切な研究を実施しないでいることは，明らかに，人や社会に莫大な費用を課することになる。トラウマの衝撃に対する文化的な否認は，利用できる治療プログラムの不在や精神医学のトレーニングにおける不在性に現れている。また，法廷や精神医学の学術的研究の世界，および心理学の教育プログラムにおける「偽りの記憶」論争の非常に横暴な取り扱われ方も，こうした否認の存在を表していると言えよう。

トラウマとネグレクトの発達的次元

　トラウマが発達のどの段階で生じるかが，被害者の適応の能力に大きな影響を与える。第8章で見たように，発達の早期に生じたトラウマは，生物的プロセスの基礎的な制御をコントロールするシステムの成熟過程に影響を与えると

いうことが次第に明らかになってきている。こうした生物的な自己制御過程の障害が，これらの子どもに関して繰り返し報告されてきている慢性的な感情制御の不全，自己や他者に対する破壊的な行為，解離性の問題，身体化，あるいは自己および他者の概念の歪曲に関係しているように思われる（例えば，Bowlby, 1969 ; Cicchetti, 1985 ; Cole & Putnam, 1991 ; Terr, 1991 ; 本書の第12章を参照）。DSM-IVのPTSDのフィールド・トライアルでは，こうした症状群は同時に起こる傾向があり，その重篤度はトラウマの開始の年齢と期間に比例することが示されている（van der Kolk et al., 印刷中）。

トラウマと虐待が及ぼす生物的システムおよび心理的システムへの特定的な影響を調べる最良の科学的方法は，プロスペクティヴな手法である。現在，フランク・パットナムらがワシントンの国立精神保健研究所でこうした研究を実施している。これらの研究は，性的な虐待を受けた女の子が，注意，記憶，および精神集中といった問題（Putnam, 印刷中）とともに，コルチコステロイドおよび甲状腺の機能を中心とした神経内分泌系の障害を呈するようになることを示している（DeBellis, Burke, Trickett, & Putnam, 印刷中）。注意の集中および関連のある情報をそうでないものから弁別する能力に発達初期のトラウマがどのように障害を与えるのかについては，トラウマ歴と異なった皮質領域の電位活動の正常な同期性の欠如（特に左半球における）との関連と，その結果であると考えられる皮質領域と皮質下領域の機能的な統合の欠如を示したタイシャー，グロッド，サーヴェイ，スウェット（Teicher, Glod, Survey, & Swett, 印刷中）の研究にも見ることができる。こうした知見は，虐待を受けた子どもが言語的な発達の優位半球の機能に重大な問題を持つという観察と，おそらくは関係しているのだろう（Cicchetti & White, 1990）。さらに，トラウマが海馬の体積の減少をもたらすとする研究がいくつか存在するが（例えば，Stein et al., 1994），こうした海馬の問題は，記憶する能力および現存する精神的なシェーマに入力情報を統合する能力に影響をおよぼすと考えていいだろう。

最近提出されたこれらの知見は，虐待であれネグレクトであれ，発達初期の否定的な状況によって引き起こされる深刻な生物的障害の存在を指し示していることは明らかである。子どもの生物的システムおよび心理的システムの成熟に及ぼす影響が，虐待とネグレクトでどのように異なるのか，そして，早期の

介入がこうした変化をどの程度予防でき，あるいはどの程度修復できるのかについては，今後の研究を待たねばならない。さらに，こうした生物的な障害や対人関係における障害が発達の異なる段階で人格の形成にどう影響するのかを明らかにするためには，プロスペクティヴな研究が必要となる。この点に関しては，身体的な健康や加齢に対するトラウマの影響についての今後の膨大な研究が必要となろう。トラウマの長期的な影響は，第二次世界大戦後のサンプルによって研究され，精神的な健康度に関しては急激な悪化を示すという警戒すべき結果が得られているが，これ以降，こうした研究はほとんど行われていない（第3章を参照）。加齢に対するトラウマの影響は，子どもの頃の発達と同様に，非常に重要な発達的問題である。

解離と身体化

　戦争トラウマの研究は，トラウマに対する急性反応と慢性反応の違いを明確にした。急性トラウマの直後には，患者の反応と何がそうした反応を導いたかを関係づけて理解するのは比較的容易である。しかし，時間の経過とともに，患者の症状と彼らの成育歴との関係は次第に不明瞭となる。例えば，感情の制御不全や自我機能の抑制は，簡単には成育歴上の特定の出来事に結びつけられはしないだろう。伝統的に言って，精神医学は，トラウマの慢性的な影響を認識することにおいては大いなる困難を抱えてきた。例えば，第二次世界大戦の直後にDSM-Iが編纂されたときには，急性トラウマに対する「全般的なストレス反応」という診断が含まれていた。しかしながら，DSM-IIIがトラウマの長期的な影響を射程に入れるまでには，さらに30年という期間が必要であったのだ。トラウマの慢性的な影響を視野に入れたカテゴリーが作れない理由を理解するためには，戦争があらゆる範囲の精神科疾患を生じうるという事実を精神医学が突きつけられたということを考えればいいかもしれない。PTSD診断の定式化（しかも1941年のカーディナーの記述に基づいたもの）によってポストトラウマの反応をいくつかの最小単位に還元することしか，精神医学には術がなかったのだ。
　しかしながら，この診断はトラウマに対する個々の適応の異質性を考慮に入

れることができず，また，合併症という複雑な問題を欄外においてしまった（合併症の問題は未だにほとんど研究されていない）。第7章で見てきたように，極端なストレスにさらされることは，身体レベル，情動レベル，認知レベル，行動レベル，性格レベルといった人間のさまざまなレベルに影響する。例えば，境界性人格障害，気分障害，身体化障害，解離性障害，自己破壊的行動，摂食障害，薬物乱用などの診断を受ける患者に，子どもの頃のトラウマ体験が見られることが多い。第7章および第11章で見てきたように，これらすべての状態に共通して見られる中心的な要素とは，解離の多さである。

解離，あるいは別の言葉にすればある特定の出来事に対する認知や情動，感覚，知覚を既存の精神的シェーマに統合する能力の欠如は，トラウマとなった人生および生活上の体験に対する慢性的な反応の出現を予測し，おそらくはその進展に寄与する重要な要素である。非現実感や離人性症状を生じさせることを目的として麻酔薬であるケタミンを用いた最近の研究（Krystal et al., 1994）や，トラウマ性のフラッシュバックを呈する人の脳図像の研究（第8章を参照）は，こうした重要な現象の生物的基礎の理解への扉を開いた。

トラウマが精神身体的な問題として表現されうるのだということはかなり以前から認識されてきた。しかし，この非常に厄介な問題の本質は何なのか，治療はどうあるべきなのかについては，ほとんど研究されていない。免疫系に対するトラウマの影響に関しては，ようやくデータが出始めたばかりであるが，これらのデータは，もしかすると，身体化の理解と治療について新たなる道を開いてくれることになるかもしれない。例えば，慢性的な性的虐待の被害を受けた女性の「記憶」（RO）細胞に対するCD 45（「抑制物質/誘導物質」：RA）の比率において重要な免疫学的異常が見られることを最近の研究は示している（van der Kolk, Wilson, Burbridge, & Kradin, 1996）。こうした知見は，PTSDにおける，視床下部―脳下垂体―副腎系の制御不全によって媒介される免疫系と脳との複雑な相互関係を表している（Black, 1994；第8章を参照）。ペンベイカーとサスマン（Pennebaker & Susman, 1988）とスピーゲル（Spiegel, 1993）は，苦痛を言葉で表現できるようになることが，免疫機能に対して肯定的な影響を与える可能性があることを示している。しかしながら，身体化障害を呈するトラウマを受けた患者に対して，これらの知見を応用した治療様式を適用することは，今のところ困難である。

治療とアドヴォカシー

　1970年代の後半に心理的トラウマのもたらす影響が再発見されて以来，その理解と治療に関しては飛躍的な進歩が遂げられてきた。PTSDに関する最近の科学的な研究は非常に洗練されたものとなっていることは事実である。しかし，こうした研究は，1960年代および70年代の社会的，政治的潮流があってこそのものであることを肝に銘じておくべきだろう。ヴェトナムの帰還兵の問題に取り組む人たちと，フェミニスト活動の擁護者たちとが手を結ぶことによって，DSM-IIIがPTSDという診断を採用するにいたったのだ。PTSD診断の採用は，科学ではなくアドヴォカシーの成果である。今日にいたるまで，臨床家や実験室の研究者だけがトラウマ性ストレスの領域の進歩を支えてきたわけではない。トラウマ被害を受けた人びとの擁護者たちが果たした役割はかなり重要なものであった。トラウマを受けた子ども，そして大人たちの治療に関する仕事を支えていくためには，これらすべての人たちの力が必要不可欠である。結局のところ，トラウマの被害者はいまだに，われわれの社会において非常に微妙な立場に立たされていることには変わりがない。彼らは大きなコミュニティから追放されてしまう危険性に常にさらされている。あるいは，彼らにつきまとう「センセーショナルな価値」ゆえにマスメディアやひそかなたくらみを持った組織によって利用されやすい立場にある。さらには，無力さと羞恥に関連した問題のゆえに，暴力の被害を受けた者たちが，アメリカがん協会や囊胞性繊維症基金などにならって，有効なロビー活動を展開する組織を作るとは考えにくい。

　トラウマの被害者は，また，セラピーの領域においてもこれまで大いなる情熱の対象となってきた。PTSDに対するさまざまな治療法が提唱されてきたが，これらの治療法は他の精神科的な状態に対する治療と同じく非常に広範囲に及ぶものであり，また，治療結果に関する肯定的なデータを持たないものも少なからず存在する。トラウマを抱えた人が，絶望や解離のなかで，まるで「卵を抱えたアヒル」のような無力な存在として次なる被害を受けるのを待っているかのような状態になることも少なくない。そして，この次なる被害は，

専門家によってもたらされることもある。多くのセラピーが福音主義的な情熱をもって唱導されてきたことは事実である。しかしながら，トラウマ性のストレスの分野を，心理療法の領域で最も革新的なもののひとつに成したのは，新たな介入の道を見出そうとする臨床家や研究者の努力と，そこで発見されえたものを同じ領域の専門家たちによる批判的検討に付するという良識であったのだ。本書の第IV部では，人の心身に対する悲劇的な体験の影響を軽減し，ときには「治癒」さえをも援助するようなさまざまな心理療法的，精神生物学的介入について検討した。本書で論議の対象とした薬物療法と伝統的な精神力動的精神療法および認知行動療法以外にも，言語的な方法（すなわち，記憶にあることを患者に話してもらい，その意味をワーク・スルーするということ）に頼るのではなく非言語的な方法（患者に，交互に移動する刺激に対して注意を向けてもらいながらトラウマに関連した情報をプロセスしていくといったもの；例えば，Shapiro, 1995）によってトラウマ性の記憶の統合を扱う新しいセラピーのなかには，かなり有望なものもある。しかしながら，こうした新たなセラピーが展望するパラダイムの転換の可能性は確かにあるものの，トラウマ性のストレスの領域を専らとする専門家は，トラウマ後の適応には段階がありそれぞれの段階に応じた異なった治療法が必要となるということを認識するにいたっている（第14章を参照）。一方には，われわれ自身の，そして患者の強い無力感を何とかしようとする強い欲求があり，もう一方には，治療法にとっては治療結果に関する適切な研究が欠かせないという認識が存在し，両者の間で常に緊張状態があることは疑いようもない事実である。

残された難問

　新たな知識の発見や過去の知識の再発見によって，この20年の間に非常に多くの知見が蓄積されたにもかかわらず，このトラウマ性ストレスの領域にはいまだに多くの疑問が未解決のまま残されている。トラウマによって生じた生物学的変化は，どのようにして，現在の経験について考えその意味を見出すという機能に影響を与えるのだろうか。心理的な介入は，こうした強い生物学的な基礎を有する障害にどの程度まで影響を与えることができるのだろうか。患

者は金銭的な補償を得ることで何らかの利益を得るのだろうか。それとも，そうした補償は彼らの回復を妨げるのだろうか。素因の問題はどうだろうか。以前から存在していた脆弱性の因子は治療にどのように関係してくるのだろうか。トラウマの本質とは，どこまでが外的な現実で，どこまでが出来事の内的なプロセスに関わるものなのだろうか。治療は何に焦点を当てるべきなのか。トラウマそれ自体なのか，二次的な適応を扱うべきなのか，それとも「今ここで」に注意を向けることができるようになることを中心とすべきなのだろうか。トラウマ性のストレスとPTSD以外の精神科疾患とはどのような関係にあるのだろうか。トラウマへの急性反応の本質とは何なのだろう。そして，急性反応と慢性的影響とはどういった関係にあるのだろうか。過覚醒や記憶の緊張持続性の障害は，PTSDのトラウマ性記憶にどの程度関係しているのだろうか。解離するということは，一方では自分自身を守るという能力となり，他方では現在に注意を向けることを妨げ過去のトラウマへの埋没を継続させるが，この両者はどのように関係しているのだろうか。人の対処能力に与えるトラウマの影響に関する理解を深めるための，そして人が生き続けることを可能にする方法を見出すための研究を進めていくには，実に多くの疑問に答えていかねばならない。

最後のコメント

　トラウマの体験には医学的モデルや科学的モデルではとらえきれない側面が存在する。しかし，これらの側面は，人間であるとはどういうことかの中核，すなわち自分自身をどのようにとらえ，また，同じ人間である仲間と自分との関係——自分を取り巻く現実的な環境だけではなく，時空間を越えたものとの関係——をどう見るかということと深く関わっている。人生に不可避の悲劇に対して人や社会がどのように対処し，個人や社会がそうした悲劇に，自分自身の生存への関心を越えてどのように関わっていくのだろうか。トラウマはさまざまな影響をもたらしうる。絶望的な悲劇となって人にあらゆる希望を放棄させることもあれば，再建への可能性を犠牲にして人の生活や人生を復讐への欲望を中心に構成させることもある。あるいは，トラウマが昇華され，芸術的な

崇高な行為へと形を変えたり社会活動を生み出すこともある。

　科学的，実証的な枠組みは，人間の苦難にアプローチするひとつの方法に過ぎない。これらの観点には，トラウマによって影響された人の人間としてのきわめて重要な次元のための余地はほとんどない。それらの次元とは，苦難の人間的共有性であり，何かを非難する必要性であり，復讐を遂げようとする衝動性であり，信仰の果たす役割であり，そして，運命に対して個人および共同社会が行う意味づけである。また，被害者がかき立てる情動をさらに燃え立たせる次元も存在する。それは，人の悲劇に容赦なく侵入してくるマスメディアや，政治的な場面や医療場面，あるいは補償の問題に関して生じる，被害者の無力さや怒りに対する激しい嫌悪である。トラウマや被害化に対していかなる態度をとるかは，人間であるとはどういうことかに関する人間の基本的な信念を反映し，善と悪という究極の疑問に対してどのような位置をとるのかを示すことになる。被害者が極端な立場をとりがちであるように，トラウマの問題は，その周囲にいる者に，否応なく極端な道徳的判断を下させる傾向がある。被害者の多くは自己否定に追いやられるか，あるいは，固執的で非合理的な要求によって周囲の人たちを遠ざけてしまうことになる。

　被害者はしばしば抑うつ的になる傾向があり，引きこもりがちで，「頭が真っ白」(space out) になったり，人の言いなりになったりしやすいということを支持する研究結果があるにもかかわらず，彼らは嘘つきであり，強欲で執念深いといった社会的態度が現在広まっている。こうした状況は，第一次世界大戦後のそれと似ていると言えよう。被害者に対するこういった耐性の欠如は，犯罪や戦争，貧困や家庭内で生じた暴力などといった，トラウマを生じるにいたった回避不能な状況そのものではなく，それらの状況をどう受け入れるかという社会的な態度に関連していると言えよう。皮肉なことに，自分の身に起こったことへの屈服を拒絶する被害者が，周囲から激しい非難を受ける立場に立たされてしまうようである。彼らは，周囲をして，是が非でも彼らをコントロールする必要がある，そうでないと彼らの飽くことなき要求は手に負えなくなるとの判断を下させてしまう傾向がある。被害者に適切に対応していくためには，彼らの動機を信頼し，彼らの身に降りかかりその後も彼らの人生や生活を支配し続ける悲劇に正面から取り組む必要があるのだ。

　この苦悩という問題が，どうしてこれほどまでに重要なのだろうか。それ

は，この苦悩によってこそ，知識と意味に関する個人および社会の概念が創出されうるからである。このプロセスの究極の生成物は，理想的に言えば，共感の能力と共通の目標の獲得である。しかしそこには，トラウマの現実を受け止めるというプロセスにおいて，あまりにも容易に人の感受性が失われ，ドライな科学的観察やシニカルな屈服への退却を容易に生じてしまうというパラドックスが存在する。だが，情緒から距離をとった観察や科学的な分類というきれいに整えられたものの下には，運命の気まぐれによる残虐さと思えるものに対して抗い，何とかそこに意味を創り出そうとする人間としての活力とエネルギーが渦巻いている。トラウマの影響を超越しようとする闘いこそ，人類の歴史におけるもっとも高貴な様相のひとつなのだ。

Alexander C. McFarlane
Bessel A. van der Kolk
（西澤　哲＝訳）

文献

American Psychiatric Association. (1994). *Diagnostic and statistical manual of mental disorders* (4th ed.). Washington, DC: Author.

Barker, P. (1995). *The ghost road.* New York: Viking.

Black, P. H. (1994). Immune system–central nervous system interactions: Effect and immunomodulatory consequences of immune system mediators on the brain. *Antimicrobial Agents and Chemotherapy, 38,* 7–12.

Bowlby, J. (1969). *Attachment and loss* (Vol. 1). New York: Basic Books.

Brown, D., Sheflin, A., & Hammond, D.C. (1996). *Memory, trauma treatment and the law.* Hillsdale, NJ: Erlbaum.

Cicchetti, D. (1985). The emergence of developmental psychopathology. *Child Development, 55,* 1–7.

Cicchetti, D., & White, J. (1990). Emotion and developmental psychopathology. In N. Stein, B. Leventhal, & T. Trebasso (Eds.), *Psychological and biological approaches to emotion* (pp. 359–382). Hillsdale, NJ: Erlbaum.

Cole, P. M., & Putnam, F. W. (1991). Effect of incest on self and social functioning: A developmental psychopathology perspective. *Journal of Consulting and Clinical Psychology, 60,* 174–184.

DeBellis, M., Burke, L., Trickett, P., & Putnam, F. (in press). Antinuclear antibodies and thyroid function in sexually abused girls. *Journal of Traumatic Stress.*

Eissler, K. R. (1986). *Freud as an expert witness: The discussion of war neuroses between Freud and Wagner-Jauregg.* Madison, CT: International Universities Press.

Ellenberger, H. F. (1970). *The discovery of the unconscious.* New York: Basic Books.
Herman, J. L. (1992). *Trauma and recovery.* New York: Basic Books.
Kagan, J. (1989). *Unstable ideas: Temperament, cognition and the self.* Cambridge, MA: Harvard University Press.
Kardiner, A. (1941). *The traumatic neuroses of war.* New York: Hoeber.
Krystal, J. H., Karper, L. P., Seibyl, J. P., Freeman, G. K., Delaney, R., Bremner, J. D., Heninger, G. R., Bowers, M. B., Jr., & Charney, D. R. (1994). Subanesthetic effects of the noncompetitive NMDA anagonist, ketamine, in humans: Psychotomimetic, perceptual, cognitive, and neuroendocrine responses. *Archives of General Psychiatry, 51,* 199–214.
Loftus, E. F. (1994a). *The myth of repressed memory.* New York: St. Martin's Press.
Loftus, E. F. (1994b, May 6). [Statement at the Harvard Conference on Memory Distortions, Boston.]
Loftus, E. F., Polensky, S., & Fullilove, M. T. (1994). Memories of childhood sexual abuse: Remembering and repressing. *Psychology of Women Quarterly, 18,* 67–84.
Myers, C. S. (1940). *Shell shock in France 1914–18.* Cambridge, England: Cambridge University Press.
National Victim Center. (1993). *Crime and victimization in America: Statistcal overview.* Arlington, VA: Author.
Nemiah, J.C. (1979). Dissociative amnesia: A clinical and theoretical reconsideration. In F. Kihlstrom & F. J. Evans (Eds.), *Functional disorders of memory* (pp. 303–323). Hillsdale, NJ: Erlbaum.
Pennebaker, J. W., & Susman, J. R. (1988). Disclosures of trauma and psychosomatic processes. *Social Science and Medicine, 26,* 327–332.
Putnam, F. W. (in press). *Dissociative disorders in children and adolescents.* New York: Guilford Press.
Sargant, W., & Slater, E. (1941). Amnesic syndromes in war. *Proceedings of the Royal Society of Medicine, 34,* 757–764.
Schacter, D. L. (1986). Amnesia and crime: How much do we really know? *American Psychologist, 41*(3), 286–295.
Shapiro, F. (1995). *Eye movement desensitization and reprocessing.* New York: Guilford Press.
Spiegel, D. (1993). Cancer and interactions between mind and body. *Journal of the National Cancer Institute, 85,* 1198–1205.
Stein, M. B., Hannah, C., Koverola, C., Yehuda, R., Torchia, M., & McClarty, B. (1994, December 15). *Neuroanatomical and neuroendocrine correlates in adulthoodof severe sexual abuse in childhood.* Paper presented at the 33rd Annual Meeting of the American College of Neuropsychopharmacology, San Juan, PR.
Teicher, M. H., Glod, C. A., Survey, J., & Swett, C. (1993). Early childhood abuse and limbic system ratings in adult psychiatric outpatients. *Journal of Neuropsychiatry and Clinical Neuroscience, 5,* 301–306.
Terr, L. C. (1991). Childhood traumas: An outline and overview. *American Journal of Psychiatry, 148,* 10–20.
Thomas, D. (1953). Do not go gentle into that good night. In D. Thomas, *The collected poems of Dylan Thomas 1934–1952* (p. 128). New York: New Directions.
van der Kolk, B. A. (1987). *Psychological trauma.* Washington, DC: American Psychiatric Press.

van der Kolk, B. A. (1989). The compulsion to repeat the trauma: Revictimization, attachment and masochism. *Psychiatric Clinics of North America, 12,* 389–411.

van der Kolk, B. A., & Fisler, R. (1995). Dissociation and the fragmentary nature of traumatic memories: Overview and exploratory study. *Journal of Traumatic Stress, 9,* 505–525.

van der Kolk, B. A., Pelcovitz, D., Roth, S., Mandel, F., McFarlane, A. C., & Herman, J. L. (in press). Dissociation, somatization, and affect dysregulation: The complex nature of adaptation to trauma. *American Journal of Psychiatry.*

van der Kolk, B. A., Wilson, S., Burbridge, J., & Kradin, R. (1996). *Immunological abnormalities in women with childhood histories of sexual abuse.* Unpublished manuscript.

World Health Organization. (1992). *International classification of diseases* (10th revision). Geneva: Author.

Yehuda, R., & McFarlane, A. C. (1995). Conflict between current knowledge about posttraumatic stress disorder and its original conceptual basis [Review]. *American Journal of Psychiatry, 152*(12), 1705–1713.

監訳者あとがき

　後悔先に立たず。今回ほどこの言葉が身にしみたことはない。本書の原書である *Traumatic Stress : The Effects of Overwhelming Experience on Mind, Body, and Society* は，当時のトラウマ学（traumatology）の集大成とでも言いうるような秀逸の研究書として1996年に出版された。そして，私が知りうる範囲では，5年が経過した現在においても，本書をしのぐ類書は出版されていない（私の不勉強がたたっていなことをひたすら希望する次第である）。

　本書が出版された時点で，わが国は多くの「トラウマ」にさらされていた。阪神淡路大震災や地下鉄サリン事件を始めとして，さまざまな事件や犯罪がマスメディアを賑わせており，また，子どもの虐待や夫婦間暴力といった家族内暴力も，この頃から社会問題の様相を呈し始めていた。こうした社会的状況のなか，「本書こそ，現在のわが国の臨床界が必要としているものだ」と私は考えた。特に，私などのように虐待を受けた子どもたちとの関わりを持つ専門家や，子ども時代に虐待を受けて成長した人への援助を行っている臨床家にとっては，トラウマ性の体験が，PTSDの中核的な症状にとどまらず，行動パターンや人格の形成に深い影響を与えるという，本書に貫かれた視点は，非常に大きな意味を持つように思われた。

　衝動コントロールの悪さにかけては人後に落ちない私は，本書の原書出版の翌年である1997年には，誠信書房に翻訳出版権をおさえてもらっていた。今思えば，私のような若輩者が，専門性に優れしかも大著である本書の翻訳などといった大それた計画を立てたこと自体，非常に無謀であったと言わざるを得ない。おそらくは，阪神淡路大震災の影響から回復せぬままに日々ふえ続ける子どもの虐待という問題に飲み込まれ，軽躁状態にあったのであろう。翻訳の着手から完成までに実に4年を要してしまい，日頃の臨床で本書を必要としておられる専門家をはじめ，実に多くの方がたに多大なる迷惑をかける結果となってしまった（当然のことではあるが，原書を出版したギルフォード・プレスと契約した出版期限を大幅に超過してしまい，経済的な面を含む不利益を誠信書房にかけてしまったことも含めて）。まさしく，後悔先に立たずである。

関係各位には，この場を借りて心から謝罪申し上げたい。

　本書の翻訳を思い立った私ではあったが，本書のような大部の専門書を一人で翻訳できると思うほど自己評価に問題を抱えているわけではなかった。トラウマに関する精神医学や臨床心理学のみならず，司法との関連，社会や文化的コンテクストといったさまざまな領域をカバーしている本書の性格上，訳者にもさまざまな領域にわたる専門性が要求されることは必定であった。好都合なことに，当時，東京医科歯科大学の小西聖子先生（現：武蔵野女子大学教授）が中心となって，犯罪被害者への援助，犯罪少年の矯正領域，虐待を受けた子どもへの援助，あるいは司法精神医学などの領域で働く臨床家たちが小さな研究会をつくっており，そこに私も参加させていただいていた。その研究会でも何回か *Traumatic Stress* を題材に議論をしたことがあり，本書が非常に重要な臨床的，研究的価値をもっていることは研究会のメンバーの知るところとなっていた。

　私は，これ幸いと，この研究会のメンバーに翻訳の分担をお願いし，快諾（？）を得た。この研究会が多様な領域の前線で，トラウマという現象に強い関心を持ちながら活動している専門家から構成されていたことが幸いした。この研究会なくして，本書の翻訳という難行はとうてい達成されなかったろう。ちなみに，分担をいただいた訳者のほとんどはこちらが設定した締め切りを厳格に守っていただいた（ただし，ほとんどは，である）ということを，この研究会のメンバーの名誉のためにつけ加えておく。

　本書の訳出にこれほど手間取った理由のひとつに，この領域の若さがゆえの概念の未整理という問題があげられる（これは決して弁解ではない）。例えば，「トラウマ」という概念ひとつを取ってみても，それが「自己の処理能力を凌駕するような体験」という外的な出来事を指す場合と，そうした体験によって生じた心的なプロセスもしくはそのプロセスの結果など内的な現象を意味する場合とがある。また，"traumatic memory" という言葉にも，「（心的な）トラウマを生じせしめた出来事の記憶」という意味と，「（心的な）トラウマとしての性質を備えた記憶」という二重の意味が備わっているように思われる。こうした概念の未分化あるいは未整理は，おそらく，トラウマの精神医学という領域がいまだ若々しい発展途上の段階にあることに由来するのだろう。本書では，できるかぎり文脈に応じた訳語の適用に努めたつもりである。したがっ

て，同じ"traumatic memory"という言葉が，あるところでは「トラウマ性の記憶」とされ，別の場所では「トラウマとなった出来事の記憶」と訳されているが，それはこういった事情からである。そして，それぞれ異なった翻訳者の手による多くの原稿の訳語に，上述のような観点を維持しつつ，統一性，一貫性を持たせるという作業は，思いのほか気の遠くなるような難行であり，そのために翻訳の完了が大幅にずれ込んでしまったことは事実である（しかしながら，こうした事情による遅れは，私の怠慢と不勉強に起因する遅れに比べると取るに足らないものであるという指摘もまた事実である）。また，こうした労苦にもかかわらず，すべての訳語に統一性を持たせるという作業は不可能であった。このあたりは，領域の若さに監訳者の未熟さが加わったものとして，看過いただければ幸いである（看過できないほどの不一致はないようにしたつもりである）。

なお，ひとつお断りしておかねばならないのは，本書が *Traumatic Stress* の全訳ではないということである。原書は25章，およそ600ページからなる大著である。これを全訳すれば，到底1冊におさまるものではない。そこで，編者の一人であるヴァン・デア・コルク氏と協議のうえで，兵士の急性ストレス反応を扱った章など，現在のわが国の臨床との関連性が少ないと思われる6章分を邦訳からは除くことにした。これらの章に関心のある方は原書をご参照願いたい。

本書の編者であるヴァン・デア・コルク氏やマクファーレン氏を含むトラウマ関連の専門家が来日され，東京や神戸でトラウマに関する国際会議やシンポジウムが開催されたのは1997年のことである。読者のなかにはその際に彼らの生の話に触れられた方も多いのではないかと思う。ヴァン・デア・コルク氏には，忙しいスケジュールの合間をぬって，大阪で虐待によるトラウマの病理と治療に関する講演をいただいたが，その際に私は，通訳の任にあたるという願ってもない光栄に浴させていただいた（講演会の聴衆のなかには，コルク氏の講演と私の通訳のかけあいがまるで漫才のようであった，と評した人もいた。それが事実であるとすれば，私は，ヴァン・デア・コルク博士と漫才をした唯一の日本人，というさらなる光栄に浴することになる）。

講演の終了後，一杯やりながらの食事の席で，コルク氏がかなり日本の状況に通じておられることが判明した。彼が非常に興味を持っておられたのは，第

二次世界大戦という民族としてのトラウマ体験に日本人がどのように対処したかということであった。その時点で来日が3度目であった氏は，空き時間を見つけてはさまざまな場所をめぐり，戦争の痕跡を訪ね歩いていたにもかかわらず，そうしたものに出会うことはほとんどなかったと言う。本書においても述べられていることであるが，わが国はいまだにあの戦争のトラウマに直面しておらず，回避症状が継続しているのではないだろうか（学者ミーハーである私がコルク氏に頼んで書いてもらった *Traumatic Stress* への氏のサインの横には，"Remember! Remember! Remember!"と書き添えられている）。

また，戦争トラウマの回避を可能にするために，もしくは回避の結果として，人びとは持てるエネルギーのすべてを（トラウマとの直面ではなく）経済生産活動に注ぎ込み，高度経済成長を成し遂げたのではないか。そして，1970年代の高度経済成長の終焉とともに，回避し続けてきた「戦争トラウマ」が，登校拒否，家庭内暴力，子どもの虐待，夫婦間暴力など，さまざまな家族や社会の問題として噴出したのではあるまいか。これが，専門家特有の「我田引水」であれば幸いなのだが，もしそうでないとしたら，これら家族内における暴力を中心とした問題は今後ますます増加すると予測されよう。地震や台風などの自然災害に頻繁にさらされてきた日本は，トラウマ性の出来事に対して，「仕方がない」と回避する文化を培ってきたのかもしれない。しかし，こうした対処技術も，もう限界にきているのではないか。そろそろ，さまざまなトラウマに，ひいてはその延長線上に存在するかの「戦争トラウマ」に正面から取り組む時期が来ているように思われる。こうした重大な作業に本書が少しでも貢献できたなら，本書の訳出に費やされた多大なるエネルギーは決して無駄ではなかったことになる。

最後になりましたが，締め切りを大幅に過ぎてもなかなか作業を進めることができない私に対して，時には温かい励ましをもって，また時には恐ろしい脅迫をもって，編集者として望みうる最大の忍耐力でともに茨の道を歩んでくださった誠信書房の長林伸生氏には，心より感謝申し上げます。

2001年3月21日
　　　　　　わが国の「トラウマの地」のひとつ，沖縄からの帰路にて
　　　　　　　　　　　　　　　　　　　　　　　　　　　西　澤　哲

人名索引

ア　行
アイスラー（Eissler）　77
アイティンガー（Eitinger）　83, 139
アスランド（Ersland）　501
アデマック（Ademac）　267, 349
アミック（Amick）　494
アルフォード（Alford）　522
アレキサンダー（Alexander）　175, 506
ヴァーガス（Vargas）　558, 559
ヴァン・デア・コルク（van der Kolk）　179, 188, 373, 464, 555, 556, 557, 621
ヴァン・デア・ハート（van der Hart）　216, 373, 380
ウィルキンソン（Wilkinson）　370
ウィルソン（Wilson）　600
ウェイゼス（Weisaeth）　184, 190, 191, 500, 501, 588
ウェイセンフェルト（Weisenfeld）511
ウェザース（Weathers）　301
ヴェロネン（Veronen）　531, 532
ヴォーン（Vaughan）　483
ウルサノ（Ursano）　195, 494
ウルフ（Wolf）　557, 304
エプステイン（Epstein）　477
エリオット（Elliott）　333
エリクセン（Erichsen）　67
エリクソン（Erickson）　597
オア（Orr）　443
オッペンハイム（Oppenheim）　67
オルニッツ（Ornitz）　416

カ　行
ガーヴィッツ（Gurvitz）　268
カーディナー（Kardiner）　17, 28, 79, 80, 81, 82, 86, 91, 92, 139, 171, 190, 203, 221, 233, 246, 247, 331, 337, 359, 361, 545, 619, 621, 626
カーメン（Carmen）　22, 583, 586
カールソン（Carlson）　115, 335, 371
カンツィアン（Khantzian）　215
カーンバーグ（Kernberg）　90, 222

キャニーノ（Canino）　146
キュビー（Kubie）　82
キルパトリック（Kilpatrick）　8, 306, 494, 532, 533
キーン（Keane）　299, 482, 527
キンジー（Kinzie）　558
クーパー（Cooper）　418, 482, 527
クープマン（Koopman）　370, 115, 335
クライン（Kline）　557
クリスタル（Krystal）　14, 17, 27, 84, 87, 123, 218, 250, 470
クリスチャンソン（Christianson）　334
グリーン（Green）　151, 157, 212, 300, 494
グリンカー（Grinker）　82, 114, 246, 334
クリンスレイ（Krinsley）　307
クルカ（Kulka）　300
グレース（Grace）　174
ケイガン（Kagan）　616
ケスラー（Kessler）　141, 142
ケリー（Kelly）　510
ゲンスバウアー（Gaensbauer）　342
ケンプ（Kempe）　85
コザック（Kozak）　475, 521
コジンスキー（Kosinski）　4
コステン（Kosten）　553
コバサ（Kobasa）　42
コフート（Kohut）　602, 603
コール（Cole）　209
コルブ（Kolb）　82, 91, 252, 267, 546, 557

サ　行
サウスウィック（Southwick）　258, 259, 337, 373
サーガント（Sargant）　621
ザクセ（Saxe）　217
サンダース（Saunders）　300
シェスタツキィ（Shestatzky）　553
ジェームズ（James）　74, 342, 365
シーゲル（Siegel）　370
ジャクソン（Jackson）　68

シャクター（Schacter）　327
シャタン（Shatan）　86
ジャネ（Janet）　68, 70, 73, 74, 77, 81, 91, 92, 115, 216, 233, 327, 334, 336, 337, 350, 363, 364, 365, 366, 373, 473, 564
ジャノフ＝バルマン（Janoff-Bulman）　222
シャハテル（Schachtel）　328
シャピーロ（Shapiro）　484
シャルコー（Charcot）　13, 69, 70, 73, 75, 331, 363, 365, 373
シャレフ（Shalev）　181, 193, 210, 252, 325, 509, 548
シュヌア（Schnurr）　178
シュレンジャー（Schlenger）　300
ショア（Shore）　151
ジョーンズ（Jones）　507
シンプソン（Simpson）　16, 212
スタイングラス（Steinglass）　494
スターン（Stern）　208
スティーラン（Stierlin）　71
ステファンソン（Stefansson）　150
ストーラー（Stoller）　418
スノウ（Snow）　152
スパー（Sparr）　588
スピーゲル（Spiegel, D.）　380, 627
スピーゲル（Spiegel, H.）　82, 139
スピーゲル（Spiegel, J.）　82, 114, 246, 334
スプレル（Spurrel）　116
スレッジ（Sledge）　495
ゼイスラー（Czeisler）　498
セリエ（Selye）　121
ソロモン（Solomon）　37, 114, 116, 146, 181, 186, 503

タ 行

タイシャー（Teicher）　263, 625
タルデュー（Tardieu）　69
チチェッティ（Cicchetti）　90, 219, 417
ツァズ（Szasz）　446
テア（Terr）　87, 337, 342
デイヴィッドソン（Davidson）　178
ティチェナー（Titchener）　17, 35, 80
トゥーレット（Tourette）　70, 363
トーマス（Thomas）　585

ナ 行

ニーザー（Neisser）　328
ニッセン（Nissen）　375
ネミア（Nemiah）　27, 365
ノイズ（Noyes）　370
ノース（North）　185
ノリス（Norris）　141, 142, 176, 503, 511

ハ 行

ハイトン（Hytten）　113
パイヌース（Pynoos）　416
バウム（Baum）　116, 122
バージェス（Burgess）　16, 85, 227, 341
ハースト（Hearst）　227, 540
ハーツォック（Herzog）　214
パットナム（Putnam）　43, 68, 90, 209, 218, 262, 625
バートン（Bartone）　513
バビンスキー（Babinski）　70
ハーマン（Herman）　xxiii, 40, 85, 229, 464, 621
ピアジェ（Piaget）　74, 117, 336, 340
ビオン（Bion）　83
ビーチャー（Beecher）　261
ヒッテン（Hytten）　500, 502
ピットマン（Pitman）　205, 209, 247, 257, 264, 443, 484
ヒューズ（Hughes）　41, 196
ヒルガード（Hilgard）　74
ヒルマン（Hillman）　370
ファムラロ（Famularo）　557
フィグリー（Figley）　87, 597
フィンケル（Finkel）　139
フェレンツィ（Ferenczi）　78, 79
フォア（Foa）　118, 481, 475, 521, 522, 523, 533
プセッティ（Puccetti）　42
ブラウン（Brown）　328
フラートン（Fullerton）　501, 511
ブランク（Blank）　179, 197
フランク（Frank）　483
ブリア（Briere）　333
ブリケ（Briquet）　69, 219
ブリル（Brill）　139
プリンス（Prince）　366
フルー（Frueh）　428

人名索引

ブルックス（Brooks）428
フルニエ（Fournier）69
プレコヴィッツ（Pelcovitz）48
ブレスラウ（Breslau）49, 89, 156, 171, 178
ブレンナー（Bremner）115, 268, 371, 372
ブロイアー（Breuer）75, 365, 373
フロイト（Freud）vi, 15, 20, 35, 62, 75, 76, 77, 78, 81, 220, 365, 373, 400, 414, 415, 458, 618
ブロム（Brom）148, 466, 483
ペイジ（Paige）253
ヘイリー（Haley）85
ベッカー（Becker）35
ベック（Beck）535
ベネディクト（Benedict）181
ペリー（Perry）119, 229, 464
ヘルナンデス（Hernandez）214
ペンベイカー（Pennebaker）18, 27, 28, 627
ボウドウィンズ（Boudewyns）482, 527
ボウルビイ（Bowlby）392
ホップフォル（hobfoll）123
ホルストローム（Holstrom）85
ホーレン（Holen）115, 370
ホロウィッツ（Horowitz）87, 114, 122, 335, 477
ボンヘッファー（Bonhoeffer）71, 72

マ 行

マイヤーズ（Myers, C. S.）68, 74, 361, 366, 619, 621
マイヤーズ（Myers, H.）363
マクファーレン（McFarlane）xxii, 18, 21, 105, 119, 151, 178, 210, 360, 405, 428, 513
マーマー（Marmar）115, 216, 370, 371, 372, 374
マレイ（Murray, H.）74
マレイ（Murray, N. F.）xxiii
ミッチェル（Mitchell）344
メイヘンバウム（Meichenbaum）531
メイヨー（Mayou）183, 427
メニンガー（Menninger）82, 83
メファード（Meffered）499
メルマン（Mellman）187
モラン（Moran）68
モールマン（Moleman）373

ヤ 行

ヤスパース（Jaspers）72
ヤフダ（Yehuda）188, 255, 258, 259
ユール（Yuille）328
ユング（Jung）74, 366

ラ 行

ライオンス（Lyons）299
ライト（Wright）506
ラウブ（Laub）461
ラーエ（Rahe）156
ラザルス（Lazarus）121, 195
ラッセル（Russell）17, 49, 227
ラファエル（Raphael）xxvii
ラング（Lang）251, 521
ランデル（Rundell）505
リー（Lee）150
リーダー（Rieder）417
リッツ（Litz）18
リッパー（Lipper）557
リトル（Lytle）484
リネハン（Linehan）593
リフトン（Lifton）86
リンダル（Lindal）150
リンディー（Lindy）35
リンデマン（Lindemann）87, 121, 247
ルイス（Lewis）16
ルドゥ（LeDoux）267, 270, 347, 348
レイカー（Reiker）22, 583, 586
レヴィ（Levi）4
レジック（Resick）483, 483
レズニック（Resnick）150, 188, 189, 258, 428, 494
ローゼンブラット（Rosenblatt）400
ロッサー＝ホーガン（Rosser-Hogan）335, 371
ロフタス（Loftus）622

ワ 行

ワトソン（Watson）288

事項索引

ア 行

愛着障害　406
愛着の絆　89
アイディンティティへの否定的影響　224
悪性記憶　412
悪夢　14, 71, 196, 197, 217, 264, 267, 338, 344, 362, 364, 381, 466, 472, 474
アジナゾラム　558
遊ぶ能力　225
アドボケイト　60
アドレナリン　104, 249, 258
アミトリプチリン　554, 555, 556
アメリカ心理学会　53
アルコホリック・アノニマス（AA）　215
アルコール　215, 545, 550
──乱用　176, 185, 507
α_2-アドレナリン作動薬　553
α_2-アドレナリン遮断薬　557
アルプラゾラム　548, 558
──離脱症状　558
アルメニア地震　405
アレキシシミア（失感情症）　20, 84, 206, 218, 464
アレクサンダー・キールランド油田掘削災害　176
安全な愛着　233
アンフェタミン　344
アンヘドニア（失快楽症）　197, 211, 247
怒り　206
──のコントロール　525
遺棄　234
意識喪失/自動症　434, 436
意志障害　70
異常驚愕反応　252
異常聴覚反応（ASR）　252
一次予防　492
偽りの記憶（false memory）　x, 51, 52, 54, 69, 595, 622, 623
──症候群　53, 412
──論争　621, 622, 624

遺伝か環境か論争　618
意味記憶　336
イミプラミン　554, 555, 556, 558
イメージを用いた曝露療法　481
イメージを用いたフラッディング法　482
インパクト・オブ・イベント・スケール（IES）　118, 119, 122, 295, 298, 301, 503
インプロージョン療法　482
ヴァゾプレッシン　249, 254, 263
植えつけられた記憶　622
ヴェトナム帰還兵　24, 85, 86, 88, 105, 115, 229, 258, 300, 332, 484, 530
──症候群　86
ヴェトナム戦争　59, 175
──祈念碑　56
──祈念碑　486
受け入れられない衝動（unacceptable impulse）モデル　77
美しき無関心　78
うつ病　507
永久的な人格変化　90
英霊　v
疫学的キャッチメント・エリア研究　149, 176
疫学的研究　xiv, 189
易刺激性　232, 256
ACTH　266
SI-PTSD　286, 289, 290
SCID　286, 288, 289, 290, 295, 297
ADIS　286, 291
ADIS-R　286, 290
エディプス・コンプレックス　77
NEニューロン　254
エピネフリン　123, 254, 257
MMPI 第 2 版　312
──における PKPTSD 下位尺度　293
──における PKPTSD 尺度　295
──のための PTSD 尺度　300
エンドルフィン　263
エンパワメント　605
オウム地下鉄サリン事件　508

事項索引　643

オキシトシン　249, 254, 263
落ち着きのなさ　19
オピエート受容体遮断薬　552
オピオイド　xv, 213, 545
帯状皮質前部　269
オランダ PTSD 尺度　287, 296

カ 行

外傷後ストレス障害（PTSD）　ix, 4, 103, 203, 243, 325, 493, 520 → PTSD の項も参照
　——における解離　357
　——の治療　xvii
　——外傷後ストレス障害の治療　455
　——の評価　278
外傷神経症（traumatic neurosis）　48, 67, 72, 76, 78, 79, 81, 85, 86, 86, 91, 93, 138, 183, 203, 221, 246, 427, 618
海馬　104, 120, 249, 255, 265, 266, 267, 268, 327, 345, 346, 347, 348, 349, 625
回避　6, 17, 247, 285, 303, 309, 482, 496, 497, 588
　——行動　548, 550, 588
　——症状　172, 193, 194, 493
　——的な愛着　208
　——不安　335
回復記憶運動家　53
回復的な情緒体験　481
回復力　xiv, 167, 170, 192, 194, 302
解離　24, 45, 70, 73, 88, 113, 115, 117, 123, 156, 195, 205, 212, 216, 231, 234, 248, 260, 262, 303, 326, 334, 335, 361, 363, 458, 463, 496, 565, 566, 619, 626
　——経験尺度（DES）　372
　——現象　xvii
　——された記憶　330
　——症状　179, 215, 497, 615
　——状態　367
解離性健忘　623
解離性障害　xv, 24, 87, 90, 92, 204, 217, 220, 366, 367, 368, 374, 377, 406, 627
解離性障害の治療　381
解離性障害の面接尺度（DDIS）　375
解離症候群　474
解離性同一性障害（DID）　363, 365, 375, 376, 377, 419, 463, 474, 552, 575
解離性遁走（dissociative fugue）　81, 361

解離性のフーグ状態　332
解離体験尺度（DES）　217
解離の状況依存モデル　419
解離反応　206, 379
過覚醒　6, 19, 25, 117, 194, 205, 208, 211, 248, 285, 309, 548, 550, 615
化学生物兵器　508
学習障害　xi, 89, 262
覚醒　496, 497
　——症状群　106
　——調整困難　205
　——調節能力　208
火災の被害者　203
過剰覚醒　84, 359
過剰記憶　247
過剰抑制　189
過食症　214
下垂体　245, 255
仮説的刺激障害　121
家族環境尺度　312
カタルシス　74, 365
カットオフ・ポイント　282, 293, 295, 296, 299
家庭内での虐待　621
家庭内暴力　217, 226, 391, 493, 496, 497
カテコールアミン　249, 254, 255, 257, 258, 546, 555
ガバペンチン　557
過敏性心臓（irritable heart）　67, 427
カルバマゼピン　547, 552, 557
感覚連合皮質　245
眼球運動による脱感作と再処理（EMDR）　xvii, xvii, 455, 484, 529, 584, 596
環境療法　529
感作　11
観察する自我　362, 369
観察する自己　216
かんしゃく行動　341
患者役割　587
感受性　282, 285, 294, 295, 296, 297, 309
感情安定剤　559
感情狭窄　289
感情障害　150, 187, 281
感情調整障害　25, 27, 456
感情調節機能　549
感情調律　208

感情的な無関心 285
感情の固定 470
感情の制御困難 207
感情の脱分化 218
感情麻痺 197, 212, 548, 550, 552, 556, 576
関東大震災 vi
カンボジア難民 335, 371, 558
記憶恐怖症 73, 334, 364
記憶痕跡 343
記憶障害 191
記憶と解離 473
記憶ネットワーク 121
記憶の固定化 254, 263
記憶の再活性化 475
記憶の障害 463
記憶の侵入 13
記憶の遅延性回復 622
帰還兵適応尺度 527
器質性精神障害 493
記述的記憶 327
偽相互性 (pseudomutuality) 582
基底核 245, 264
機能障害 443
気分障害 24, 174, 412, 430, 627
気分の変動性 341
気分変調性障害 149
基本的信頼の障害 223
偽薬効果 586
虐待 43, 45, 213, 214, 215, 219, 230, 624, 625
虐待者との同一化 224
逆転移 567, 577, 601
偽薬反応 586
救援願望 410
救援ファンタジー 410, 414, 415, 418
急性コルチソル反応 189
急性ストレス障害 (ASD) xii, 367, 492, 493, 615
急性ストレス反応 169, 186, 191, 358, 378, 467
急性トラウマの治療 467
急性破局的ストレス反応 114, 335
境界性人格障害 (BPD) 83, 90, 204, 214, 215, 221, 223, 229, 230, 232, 256, 368, 377, 412, 418, 433, 552, 593, 627
驚愕反応 19, 80, 104, 191, 256, 394, 547
恐慌障害 373

恐慌発作 81
強制収容所 14, 84, 139, 182
　　　——症候群 (concentration campe syndrome) 83, 133
　　　——生存者 83
　　　——のサバイバー 17, 146, 184, 188, 480
強迫観念 334
強迫思考 256
強迫性障害 (OCD) 43, 149, 256, 624
強迫的反復行動 226
恐怖 482
　　　——症 150, 187, 405, 406
　　　——神経症 71
　　　——馴らし 35
　　　——の認知構造 522
強烈な情緒反応 462
拒食症 213, 214
切り離し (split) 478
近親姦 17, 47, 69, 85, 227, 229, 402, 574
　　　——のサバイバー 362
キンドリング xv, 187, 188, 248, 267, 466, 547, 559
キーン PTSD 尺度 (Keane PTSD Scale) 288, 298
空想虚言症 69
クッシング症候群 (Cushing's disease) 266
区別的弛緩法 533
グーラーグ 57
グラント・スタディ 12, 39, 178, 179, 182, 183
グリーン災害 PTSD 尺度 298
グループ心理療法的アプローチ 597
グループ療法 479, 480, 482
クロナゼパム 547, 558
クロニジン 546, 548, 557, 558, 559
警戒反応 402
経験する自我 362, 370
刑事抗弁 426
刑事訴追 447
　　　——における PTSD 439
刑事弁護 438
　　　——としての PTSD 433
系統的脱感作 (SD) 482, 483, 525, 526, 531, 532, 535, 536
激烈な感情 364, 365, 374
ケタミン 627

事項索引

血漿 NE 代謝物　249
血漿コルチゾル分泌作用　498
血漿ノルエピネフリン代謝物　258
血中グルコース値　245
血中グルコースレベル　243
ケネディ大統領の暗殺　328
限界設定　604
言語性記憶検査　268
言語的記憶　342
顕在性記憶　261, 266, 327, 336
幻視　218
幻聴　552
限定責任能力　436
限定能力　434, 436
健忘　219, 231, 247, 249, 303, 330, 333, 377, 615, 619, 621
　──性症候群　463
行為障害　405, 406
抗うつ薬　552, 555
後眼窩前頭皮質　269
高覚醒状態　345
抗驚愕反応効果　558
抗キンドリング薬　547
航空機事故　498
攻撃行動　408
攻撃者への同一化　79
口腔性交　341
甲状腺　245, 625
洪水被災者調査　494
抗ストレスホルモン　255
抗精神病薬　552
構造化　285
構造化面接　441
抗てんかん薬　553, 556, 559
行動記憶　342
行動障害　262
肛門性交　227
高レベルの曝露　157
コカイン　215
呼吸コントロール法　531
国外派遣プログラム　594
『国際疾病分類第 10 版』(ICD-10)　140, 206, 291, 589, 615
国際トラウマ性ストレス学会　xxii
ココナッツグローブ・ナイトクラブ火災　87, 331, 621
心の寄生虫　13
心の保護膜　35
コーチコトロピン分泌因子　104
固着　74, 77, 474
国家健康保険法　72
ごっこ遊び　463
固定観念　73
言葉にならない恐怖　218, 234, 336
子どものアドヴォカシー活動　404
子どもの虐待　iii, vi, vii, 54, 61, 134, 179, 411, 432, 590
子どもの頃の性的虐待のサバイバー　480
子どもの頃のレイプ　392
子どものトラウマ性ストレス　393, 398, 410
子ども・配偶者虐待　493
孤立無援　371
　──感　409, 496, 501, 598
　──状態　618
コルチコステロイド　254, 266, 625
コルチゾル　xv, 122, 254, 255, 259, 266
　──反応　106, 188
コンサルテーション　491, 495
コントロールされた曝露　475
昏迷　113
罪悪感　223, 394, 501, 566

サ 行

災害研究　89
災害ワーカー　492, 498, 508, 511
サイクロン　491
再検査における信頼性　285, 297
再検査法　289
再構成的解釈　566
再構造化　28
サイコドラマ　220
財産の喪失　497
再体験　225, 251, 309, 593
　──症状群　106
再曝露　15
再被害化　16, 50, 193, 227
催眠　82, 595
　──療法　483, 525
殺人犯罪　333
サバイバー　14, 46

砂漠の嵐作戦　502
詐病　70, 617
左右局在性　269
サルペトリエール　xxii, 23, 68, 69, 70, 71, 73, 75, 364, 365
残遺症状　379
三環系抗うつ薬　546, 554, 559
三次解離　216
三次予防　492
GHQ 精神健康調査票　281
シェル・ショック　34, 68, 190, 361, 427, 617
視覚と運動感覚との解離（V/KD）　597
自我同一性　90
自記式の PTSD チェックリスト　294
自記式評価方法　285
刺激希求性　436
刺激の弁別　20, 203, 205, 250, 267, 359
思考奪取　552
思考停止法　531, 533
自己嫌悪　206, 222
自己遮断　248, 253
自己主張訓練　483, 532
自己制御（self-regulation）　22, 209
自己制御の障害　xi, 615
自己対話法　531
自己統制感　587
自己認識　222
自己の有能感　206
自己破壊行動　xv, 211, 212, 213, 214, 215, 230, 231, 233, 559, 627
自己破壊性　16
自己非難　223
自己薬物投与理論　215
自己薬物療法　545, 550
自殺企図　xv, 17, 185, 213, 214, 217, 227, 233, 310, 377, 432, 604
自殺のそぶり　185, 432
支持的カウンセリング　481, 528, 532
シーシュポスの夢　80
自傷　xv, 217
視床下部　243, 244, 245, 255, 265, 558
視床下部ー下垂体ー副腎系　255
視床下部ー脳下垂体ー副腎系　613, 627
事象関連電位（event-related potentials）　21, 210, 360

事象関連皮質電位　253
自傷行為　16, 204, 211, 212, 213, 230, 310, 377, 418, 557
自傷他害　432, 444
自助グループ　215, 589, 599
自叙伝的な記憶　209, 473
地震　491
自責感　436
自然災害　179, 333, 335, 480, 491, 496, 498
持続的人格変化　84, 91, 232
CD 45 RO/RA 比　249
失見当識　370
自動車事故　168, 194, 427
自動症　377
CBW　508
シプロヘプタジン　559
死別反応　493, 496, 497
司法精神医学　426, 429, 445
司法精神鑑定　440
社会環境の介入　403
社会恐怖　496, 497
社会的回避　205
社会的機能不全　185
社会的孤立　49, 224
社会的支援　41, 42
社会的ダーウィニズム　42
"Journal of Traumatic Stress"　88
宗教　36, 599
修正版 PTSD 症状自記式尺度（MPSS-S）　286, 287, 295
集団心理療法　221, 520
周トラウマ期（peritraumatic）　113, 371
　　──解離体験尺度（peritraumatic Dissociative Experience Scale）　115
　　──の解離　372, 373, 374
12 ステップのプログラム　215
シュレンジャー-クルカ PTSD 尺度　298
生涯ストレス要因評価（ELS）　303, 304
上行性アミン投射系　247
症候群証拠　426, 439, 440
症状志向的治療　379
症状チェックリスト-90 改訂版（SCL-90-R）　281, 300, 312
状態・特性不安検査　312
情緒指向型対処行動　358

事項索引 647

情緒的麻痺　18,482
衝動コントロールの障害　408
情動的記憶　267
情動の脱分化　84
情動麻痺　211
小児性愛者　54
消費者精神保健保護法（CMHPA）　53
叙述的記憶（narrative memory）　73,266,364
女性戦時ストレス尺度　303,304,305
除反応　82,365,366,595,596
自律神経系の過覚醒　461
心因性健忘　595
人格障害　281,418,419
人格の再統合　379
人格発達　203
心気症　103
神経言語プログラミング（NLP）　597
神経循環無力症（neurocirculatory asthenia）　68,427
神経性ショック　69
神経精神医学における臨床評価尺度（SCAN）　286,292
神経生理学的退行　416
神経調節物質　245
神経伝達物質　91
神経ネットワーク・モデル　191
神経ホルモン　245
心身医学的テスト　443
心神喪失抗弁　426,434,435
心臓神経症　67
身体化　xi, xv, 205, 206, 218, 231, 262, 615, 626
　　──障害　90, 149, 204, 219, 220, 368, 377, 406, 627
　　──症状　25, 456
身体からの離脱　370
身体症状化　24,27
身体的虐待　217,333
身体的拷問　588
身体表現性障害　430
新ダーウィン主義者　57
診断的感受性　289
診断的有用性　282,283
診断面接スケジュール　286,288
心的自動性　367

心的な刷り込み　326
心的麻痺　247
侵入　13,25,579,615
　　──症状　172, 173, 184, 193, 215, 248, 493
　　──性記憶　168, 175, 497, 588
　　──的記憶　496
　　──的再体験　460,548
　　──的想起　24, 117, 141, 359, 596
　　──的な思考　414
心配の回路　346
新皮質　244
深部筋肉弛緩法　531,533
親密さの欠如　209
親密な人間関係の回避　224
心理教育的アプローチ　396
心理自動症（psychological automatism）　69
心理社会的治療　530
心理測定的テスト　443
心理的な無痛　370
森林火災　428,496,513
錐体外路系疾患　247
睡眠剤　559
睡眠障害　71, 191, 197, 208, 394, 406
スキーマ　222
スクリーニング　278, 283, 299, 396, 512, 513
図像記憶　414
スティグマ　61, 190, 303, 496, 497
ストックホルム症候群　228
ストレス因子　146,533
ストレス可能性出来事面接（PSEI）　303, 304, 306
ストレス接種仮説　503
ストレス接種法（SIT）　469, 483, 503, 523, 528, 529, 531, 532, 532, 533, 534
ストレス反応　87, 122, 189
ストレス理論　120,122
ストレッサー　112,116
スプリッティング　75, 229, 565, 566
スペースシャトル・チャレンジャーの爆発事故　328
スリー・マイル・アイランド　504
性格適応　24
性化行動（sexualized behaviors）　341
脆弱性　xiv, 71, 106, 146, 167, 170, 179, 188, 189, 190, 191, 192, 195, 604

精神医学的アウトリーチ・プログラム 396
精神身体化状態 24
精神身体化反応 464
精神生理学的な評価 307
精神分析 74
精神分析的心理療法 564
精神保健チーム 505, 506
精神薬理学的治療 545
精神力動的精神療法 xix, xvii, 455, 629
精神力動的な治療 483
性的逸脱 211
性的虐待 15, 16, 43, 41, 53, 54, 75, 138, 146, 212, 213, 215, 217, 218, 219, 227, 289, 302, 333, 412, 622, 623, 627
性的行動 408
性的拷問 588
性的衝動の制御 209
性的な挑発的遊び 342
性的なファンタジー 138
性的暴行 294, 295
正当防衛 437
正当防衛抗弁 437
聖灰水曜日災害 183
青斑核 254, 546, 557, 558
生物学的記憶 187
生命への脅威 497
生理学的生体恒常性モデル 121
生理学的な過覚醒 18
生理神経症（physioneurosis） 79, 246, 545, 619
生理的な過覚醒 458
世界に対する死 17, 462
セクシュアリティ 206, 618
摂食障害 xv, 204, 214, 406, 627
セルフ・カッティング 212, 213, 214
セルフ・ケアの欠如 222
セロトニン xv, 91, 249, 254, 256, 257, 257, 259, 266, 546, 547, 552, 555
――系調節不全 546
――再取り込み抑制薬（SSRI） xix, 256, 259, 467, 555
――作動薬 552
――取り込み抑制薬 249
戦艦船員症候群 84, 85
潜在的記憶 327

潜在的-顕在的記憶 412
潜在的モデリング 531, 533
宣誓証言法 601
戦争関連のトラウマ 333
前操作的思考 232
戦争神経症 70, 77, 79, 618
戦争ヒステリー 70
戦争捕虜体験 152
前側頭皮質 269
選択的セロトニン再取り込み抑制薬（SSRIs） 553, 559
戦闘関連PTSDのためのミシシッピィ尺度 288, 293, 297, 298
戦闘区域関連PTSD尺度 298, 301
戦闘ストレス反応（CSR） 503
戦闘曝露尺度 303, 304
全般性不安障害 145, 492, 493, 524
全般的記憶障害 330
全般的機能評価尺度 281
全般的重症度指標 300
全般的ストレス反応（gross stress reaction） 139, 626
全米合併症調査 24, 141, 146
早期トラウマ面接（ETI） 303, 306, 307
双極性障害 149
疎外感 232, 576, 588
組織的虐待 621
訴訟過程の影響 431

タ 行

第一次解離 362, 368
第一級謀殺 436
大うつ病 145, 150, 173, 177, 180, 187, 258, 377, 492, 493
ダイオキシン 176
体外離脱 370, 371
体験する自己 216
退行 20, 463
第三次解離 363, 374
対人関係的機能不全 184
対人関係における再現（転移性の反復） 460
対人的な再演 598
体内モルヒネ類 91
第二級謀殺 436
第二次解離 369, 362

事項索引　649

大脳皮質　264
タイプIトラウマ　410
タイプIIトラウマ　410
退薬症状　558
代理性のトラウマ体験　460
大量自殺・虐殺事件　507
耐え難い状況のモデル　77
多幸感　587
他者への加害　16
多重人格　363
　　──性障害　376, 419, 552
脱感作　483, 484
達成基準尺度　513
WHO（世界保健機構）　90, 291, 292, 491
ダブルバインド　573
短期精神力動的療法　525
炭酸リチウム　552
単純性PTSD　145
男性への性的虐待　303
地域研究センターうつ病尺度　312
遅延した記憶　331
遅延性回復　621
遅延悲嘆反応　571
恥辱感　206, 223, 566, 588
遅発性のPTSD　173, 268
遅発性の記憶（delayed memories）　52
"*Child Abuse and Neglect*"　88
注意過敏性　19
注意欠陥/多動性障害（ADHD）　43, 210, 405, 463, 624
注意集中困難　175, 191, 205, 417
注意の転導性　20
中隔-海馬系　246, 268
中毒性の物質乱用　497
超記憶　412
超自我　578
長時間曝露（PE）　522, 527, 528, 529, 532, 533, 534, 535, 536, 537, 538
直接的な治療的暴露　601
治療共同体　83
治療契約　604
治療的ニヒリズム　585
治療の原則　378
治療連盟　476
包み込み（containment）　599

ツングうつ病尺度　312
DIS　286, 288, 289
DES　220, 374
DSM-I　139, 626
『DSM-III　精神疾患の診断・統計マニュアル』
　85, 86, 92, 120, 121, 140, 203
DSM-III-R　279
DSM-III-Rの解離性障害のための構造化臨床面接（SCID-D）　375
DSM-III-Rのための構造化臨床面接　286, 288
『DSM-IV　精神疾患の診断・統計マニュアル』
　xii, 17, 24, 86, 90, 133, 141, 143, 206, 220, 230, 367, 589, 615
DSM-IV第I軸障害のための構造化臨床面接（SCID-I）　442
DSM-IV第II軸の人格障害のための構造化臨床面接（SCID-II）　442
DSM-IVのフィールド・トライアル　231
TFT（Thought Field Therapy）　597
低コルチゾル血症　189
"*Developmental Psychopathology*"　88
低レベルの曝露　157
適応障害　492, 493
デキサメタゾン　189, 249, 259
デシプラミン　554
手続き的記憶　327
鉄道事故　194
鉄道脊椎　67, 180, 183, 427
デブリーフィング　xviii, 83, 467, 468, 505, 507, 509, 537, 592
テロリスト　152, 508
転移　461, 567, 571, 577, 603
てんかん発作　547
電気ショック療法　559
トイレット・トレーニング　463
投影　578
　　──性同一視（projective identification）　222
同化　11, 117, 336, 470
統合的国際診断面接（CIDI）　291
糖質コルチコイド　249, 254, 255, 257, 258, 259, 266
糖質ステロイド　258
闘争か逃走か　27, 211, 244, 267, 349, 464, 552, 604

頭部外傷　493
特異性　282, 285, 294, 295, 296, 297, 309
ドーズ・レスポンス　89
ドーパミン　xv
ドミノ効果　13
トラウマ　3, 6, 37
　──期ストレス反応　117
　──後ストレスのためのペンシルバニア調査用紙　287, 296
　──後の健忘　52
　──後の衰弱　18
　──後反応　167
　──・サバイバー　167
　──嗜癖　436
　──症候群　80
　──症状調査用紙（TSI）　298, 301, 302
　──ストレス尺度　303
　──性記憶　9, 10, 13, 14, 49, 70, 74, 124, 136, 189, 191, 193, 196, 204, 210, 263, 325, 326, 327, 329, 337, 339, 344, 345, 346, 350, 359, 365, 376, 381, 412, 413, 415, 472, 473, 481, 521, 522, 564, 620
　──性記憶質問紙（TMI）　338, 369
　──性記憶の構造　375
　──性記憶の不変性　329
　──性ストレス　67, 103, 120, 133, 135, 305
　──性の悪夢　19
　──性の健忘　331
　──性の予期　415
　──性悲嘆（traumatic grief）　121
　──体験への曝露　483
　──と人格発達　221
　──となり得る出来事　298
　──に焦点を当てたグループ　598
　──の記憶痕跡　334
　──の強迫的な反復　602
　──の再演　43, 47, 226, 408, 578, 593, 619, 620
　──の再構成　579
　──の再体験　211, 247, 485
　──の内在化　222
　──の反復傾向　564
　──のマスタリー　473
　──描画シリーズ　341
　──への固着　4, 10, 223

　──への適応　203
　──への反復　226
　──保護膜　35, 479
　──ティック・プレイ　408, 414
取り戻された記憶（retrieved memories）　52
トンネル視野　370

ナ　行

内因性オピオイド　249, 254, 257, 260, 261, 263, 499
内的植物的機能　244
内的整合性　285, 294, 297
ナチスドイツ　47
ナロキソン　213, 260
二次解離　216
二次障害　38
二次的ストレス　404
二重盲検法　545
二次予防　492
二次利得　431
乳酸　251
乳酸塩　345
尿中カテコールアミン　249
尿中ノルエピネフリン　257
認知構造　521
認知行動療法　xvii, 396, 455, 520, 524, 535, 540, 541, 584, 593, 596, 629
認知再構成法　531, 532, 533, 535, 540
認知シェーマの再構造化　477
認知処理療法　534, 535
認知的解体　335
認知的再構成　483, 523
認知的枠組み　522
ネグレクト　43, 204, 207, 213, 214, 215, 218, 219, 221, 230, 234, 418, 464, 624, 625
脳下垂体　104, 120
脳幹　243, 244, 245
ノースリッジ地震　372, 404
ノルアドレナリン　104, 259, 555
　──系調節不全　546
　──神経調節障害　258
　──・ニューロン　258
ノルエピネフリン（NE）　xv, 249, 254, 258, 343

ハ 行

バイオフィードバック 531
売春 17, 227
賠償神経症 427, 428
パイパー・アルファ油田掘削災害 175, 507
破壊的の行動 xi, 262
破局的なストレスに引き続く人格変化 615
爆発的攻撃性 246
曝露 xviii
　——心理測定法 302
　——の程度 158, 192, 394
　——療法 476, 481, 482, 521, 522, 524, 525, 527, 534, 540
バタード・ウーマン症候群 86, 438
バタード・チャイルド 85
バタードワイフ症候群（battered wife syndrome） 133
発達的神経生物学 416
バッファロー河川ダム崩壊事故 183, 174, 494, 151
パニック 19, 335
　——障害 145, 149, 180, 187, 291, 523
　——発作 251, 258, 259, 474
ハーバード・トラウマ研究グループ xxiii
ハーバードトラウマ質問法 303, 305
パラシュート・ジャンパー 499
ハリケーン 176, 496, 498
　——のサバイバー 205
バルプロ酸 557
反響記憶 414
半構造化診断面接 285
半構造化面接 294
犯罪関連PTSD尺度 298, 300, 301
阪神・淡路大震災 vi
ハンチントン舞踏病 43
反応性の麻痺 462
反復強迫 77, 93, 220
ピアカウンセリング 532
被暗示性 70, 138, 623
PENN 286
被害者から患者への過程 586
被害者との同一化 501
被害妄想 552
引きこもり 232, 408, 496, 497
非記述的記憶 327

被虐待児症候群 86
被救済欲求 603
非現実感 367, 370, 627
非行 411
PCL 286
非指示的なカウンセリング 484
皮質ステロイド 91
ヒステリー 23, 67, 69, 70, 72, 73, 75, 78, 103, 138, 219, 363, 617, 618
　——障害 361
　——症者 x, 366
　——症状 365
　——性精神病 381
悲嘆のリーダーシップ 505, 506
悲嘆反応 394, 405
PDEQ 371
PTSD xi, xii, xiii, 4, 5, 15, 23, 24, 25, 75, 84, 85, 87, 103, 104, 140, 159, 168, 197, 406, 492, 507
　——関連尺度 301
　——構造化面接 283, 286, 289
　——尺度 283
　——症状自記式尺度（PSS-S） 283, 286, 287, 295
　——PTSD症状尺度面接（PSS-I） 283, 286, 287, 294
　——診断 86
　——チェックリスト 287, 295
　——における情報処理過程 359
　——における情報の処理 12
　——の疫学 88
　——の誤用 446
　——の司法評価 440
　——の縦断的経過 171
　——の生涯有病率 151
　——の診断基準 285
　——の精神生物学的症候群 246
　——の中核症状 xvii, 457
　——の予測因子 106
　——の予防 195
　——評価尺度 288
　——面接 286, 290
非同意入院 432
否認 42, 225, 565, 566
ヒューゴ・ハリケーン 511

評定者間の信頼性　285, 291, 293, 294
病理的トラウマ症候群　80
非レム睡眠　417
広場恐怖　526
不安　206, 496, 497
　　──障害　24, 150, 173, 174, 177, 185, 262, 281, 406, 430, 521, 524, 526
　　──障害面接スケジュール　286
　　──障害面接スケジュール改訂版　286, 290
　　──状態　482
　　──神経症　139
　　──対応トレーニング（AMT）　524, 531, 533, 534, 535, 536, 537
　　──反応　334
フィールド・スタディ　143
フィールド・トライアル　24, 220
夫婦間暴力　iii, vi, vii, 45, 47, 54, 61, 85, 333, 411, 480
フェネルジン　553, 554, 555, 556
複雑性PTSD　260
複雑性トラウマ（complex trauma）　206, 230
複雑な悲嘆　405
フーグ状態　461
副腎皮質　245
　　──軸　120
　　──刺激ホルモン　254
　　──刺激ホルモン放出因子（CRF）　254, 558
ブスピロン　547
物質乱用　215, 492, 493, 496
ブプロピオン　555
部分心神喪失　436
部分責任能力　436
不法行為訴訟　428
不眠　175, 191
プライマリ・ケア　509, 512
フラッシュ球記憶　328
フラッシュバック　13, 14, 196, 217, 229, 249, 251, 258, 264, 267, 326, 338, 340, 344, 345, 346, 362, 364, 369, 381, 426, 460, 466, 471, 472, 474, 548, 552, 570, 593, 622, 627
フラッディング　465, 476, 482, 483, 484, 525, 526, 535
フルオキセチン　547, 549, 552, 555, 556
ブローカ領域　218, 269, 337, 345

プロファラミン　554
プロプラノロール　557
奮闘症候群　427
分離不安　392, 394, 405
分裂病　149
β-アドレナリン遮断薬　546, 548, 553, 557
ベックうつ病尺度　312
ヘッド・スタート　50
ヘリコプター搭乗療法　594
ヘロイン　215
辺縁系　244, 245, 264
変性意識状態　345
ベンゾジアゼピン　545, 546, 548, 550, 558, 559
扁桃核　249, 263, 265, 267, 269, 270, 343, 345, 347, 348, 349
防衛機制　9, 22
防衛ヒステリー　76
法定入院　432
他に特定されない極度のストレス障害（DESNOS）　231, 232
ホーガン人格目録　374
保護膜　34
補償神経症（compensation neurosis）　x, 72, 617
ポストトラウマ症候群　10
ポストトラウマティック・プレイ　342
ホメオスタシス　192, 214, 243, 245, 325, 349
ポルノグラフィ　227
ホロコースト　14, 37, 56, 86, 203, 392, 485

マ　行

マクノートン準則　434
マーシャル・プラン　48
麻酔療法　82
マステリー　15, 226, 471, 480, 613
麻痺　17, 25, 248, 367, 377, 579
慢性PTSD　92, 169, 181, 190, 196, 211, 349, 526
慢性的ストレス　122
慢性的な情動調節不全　262
慢性的な人格変化　231
慢性的な睡眠障害　417
慢性的な無力感　458
ミシシッピ配偶者・パートナー（S/P）尺度　309

ミネソタ多面式人格目録　178, 284, 443
民間障害保険　431
無意識的な再演　565
無意識に固着した観念　334
無痛覚症　249, 260, 499
メタクロロフェニールピペラジン（m-CPP）　259
メタ認知機能　413
目撃者となった子ども　393
モノアミン酸化酵素（MAO）阻害薬　546, 552, 553
物語記憶　336, 473
問題解決指向（problem focused）型対処行動　358

ヤ 行
夜驚　417
薬物乱用　17, 178, 185, 204, 211, 215, 217, 227, 281, 310, 405, 406, 627
薬物療法　xvii, xix, 455, 484, 530, 596
薬理学的アプローチ　584
病への意志　70
誘惑説　76
UCLAトラウマ精神医学研究所　411
ユダヤ人大虐殺　105
ユニセフ　396
幼少期・思春期のトラウマ性ストレス　391
幼少期および思春期の子どものPTSD症状　395
陽電子放射撮影法（PET）　218, 219, 269, 346
抑圧された記憶　54, 412, 622
抑うつ　114, 139, 185, 186, 392, 394, 405, 406, 456, 482, 496, 497, 559
ヨヒンビン　249, 251, 258, 259, 345, 373

ラ 行
ライフ・イベント　137, 139, 154, 155, 159

ライフ・ヒストリー　440, 441
ラップ・グループ　86, 598
リエゾン　505
離婚訴訟　433
離人症　367, 377
リスク・テイキング行動　213
リーダーシップ　504, 505, 506
リチウム　559
リッカート尺度　290
リフレーミング　598
両親の自殺　411
リラクセーション　469, 523, 525, 527, 531, 540
臨床家施行用PTSD尺度（CAPS）　286, 287, 293, 442
類催眠状態　69, 76
類催眠ヒステリー　75
レイプ　47, 188, 189, 190, 227, 258, 259, 333, 481, 531, 572, 590
　——裁判　439
　——トラウマ症候群（rape trauma syndrome）　85, 86, 133, 439
　——の被害　142, 480, 483, 522, 525, 532, 534, 536
レスキュー隊員　496, 501
レバノン戦争　171, 181, 456
連邦ヴェトナム帰還兵再適応研究（NVVRS）　88, 105, 152, 171, 179, 184, 284, 289, 297, 300, 309, 478
労働災害補償　430
ローカス・オブ・コントロール　iv, 41, 42, 372
路上強盗モデル　594
ロマ・プリエタ地震　370, 372
ロールプレイ　531, 532, 533

ワ 行
湾岸戦争　59, 589

訳者紹介（五十音順）

大山みち子（おおやま　みちこ）【第5, 18章】
1985年　日本大学大学院心理学専攻博士課程単位取得退学
現　在　武蔵野大学人間関係学部教授

岡田幸之（おかだ　たかゆき）【第2, 13章】
1995年　筑波大学大学院医学研究科博士課程修了
現　在　国立精神・神経医療研究センター精神保健研究所司法精神医学研究部部長

小西聖子（こにし　たかこ）【第3, 11, 17章】
1992年　筑波大学大学院医学研究科博士課程修了，医学博士
現　在　武蔵野大学人間関係学部教授

白川美也子（しらかわ　みやこ）【第8, 15章】
1989年　浜松医科大学卒業
現　在　昭和大学精神医学教室助教

長井　進（ながい　すすむ）【第6, 19章】
1976年　慶應義塾大学大学院社会学研究科修士課程修了
現　在　常磐大学人間科学部教授

中島聡美（なかじま　さとみ）【第7, 12章】
1993年　筑波大学大学院医学研究科博士課程修了
現　在　国立精神・神経医療研究センター精神保健研究所成人精神保健研究部
　　　　犯罪被害者等支援研究室長

西澤　哲（にしざわ　さとる）【第1, 10, 14章，結語と今後の課題】
奥付参照

藤岡淳子（ふじおか　じゅんこ）【第4, 16章】
1981年　上智大学大学院文学修士課程修了
現　在　大阪大学大学院人間科学研究科教授

柳田多美（やなぎだ　たみ）【第9章】
2005年　上智大学大学院文学研究科心理学専攻博士課程修了
現　在　大正大学人間学部准教授

監訳者紹介

西澤　哲（にしざわ　さとる）

1957 年　神戸市に生まれる
1981 年　大阪大学人間科学部行動学専攻課程卒業
1981〜　情緒障害児短期治療施設小松島子どもの家にて心理臨床
85 年　　家として勤務
1988 年　サンフランシスコ州立大学教育学部カウンセリング学科
　　　　修士課程修了
1989 年　大阪府環境保健部にて心理技師として勤務
1995 年　日本社会事業大学社会福祉学部専任講師
2000 年　大阪大学大学院人間科学研究科助教授
現　在　山梨県立大学人間福祉学部教授
著訳書　『子どもの虐待――子どもと家族への治療的アプローチ』
　　　　（誠信書房），『子どものトラウマ』（講談社現代新書），
　　　　『トラウマの臨床心理学』（金剛出版），『生活の中の治療
　　　　――子どもと暮らすチャイルド・ケアワーカーのために』
　　　　（訳，中央法規出版），『虐待を受けた子どものプレイセラ
　　　　ピー』（訳，誠信書房），『トラウマをかかえた子どもた
　　　　ち』（訳，誠信書房），『虐待を受けた子どもの治療戦略』
　　　　（共訳，明石書店）

B. A. ヴァン・デア・コルク，A. C. マクファーレン，
L. ウェイセス編
トラウマティック・ストレス
　　――PTSD およびトラウマ反応の臨床と研究のすべて

2001 年 9 月 5 日　第 1 刷発行
2011 年 5 月 20 日　第 5 刷発行

　　　　監訳者　　西　澤　　　哲
　　　　発行者　　柴　田　敏　樹
　　　　印刷者　　日　岐　浩　和
　　　　発行所　株式会社 誠信書房
　　　　☎ 112-0012　東京都文京区大塚3-20-6
　　　　　　　電話 03 (3946) 5666
　　　　　　http://www.seishinshobo.co.jp/

中央印刷　協栄製本　　落丁・乱丁本はお取り替えいたします
検印省略　　無断で本書の一部または全部の複写・複製を禁じます
Ⓒ Seishin Shobo, 2001　　　　　　　　　Printed in Japan
　　　　　　　　　　　　　ISBN 4-414-40286-7 C 3011

虐待を受けた子どものプレイセラピー

エリアナ・ギル著　西澤哲訳
ISBN978-4-414-40264-3

虐待を受けた子どもは多くの場合，トラウマを抱えている。本書は，トラウマに直接アプローチしてそこに凍結されたものを解放し，トラウマ体験を癒していくプロセスを解説。実際の事例をくわしく検討しながら，虐待を受けた子どもへの援助の実際が示される。

目　次
第Ⅰ部　虐待の事例における心理療法
1　虐待を受けた子ども──心理療法上の問題
2　子どもの心理療法──虐待を受けた子どもへの適用
3　虐待を受けた子どもの心理療法
第Ⅱ部　事例の検討
4　リロイ──重度のネグレクトによるトラウマを受けた子
5　ジョニー──性的虐待によるトラウマを受けた子
6　アントニー──複数のトラウマを経験した子
7　ギャビー──単発の性的虐待によってトラウマを受けた子
8　ローリー──ネグレクトと入院によるトラウマを受けた子
9　シャーリーン──重篤な性的虐待によってトラウマを受けた子
10　特殊な問題

A5判上製　定価(本体3000円+税)

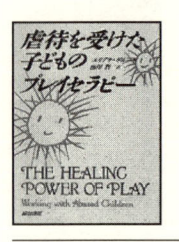

トラウマをかかえた子どもたち
心の流れに沿った心理療法

D.M.ドノヴァン他著　西澤哲訳
ISBN978-4-414-40279-7

トラウマをかかえた子どもたちにどのように心理療法を行えばよいか。本書は「発達─コンテクスト的アプローチ」という新しい方法を提唱している。豊富な事例を通して子どもたちの内面世界がリアルに描かれ，目を見張るような新たな視点がちりばめられている。

目　次
1　子どもの理解という単純な作業を妨げる複雑な障害物
2　子どもはどう考え，どうコミュニケートし，どのように相互関係を持ち，そしてどう変化していくか
3　発達とコンテクストを重視した子どもの心理療法
4　子どもの解離
5　成育歴の聴取，論理という道具，親の問題
6　治療空間
7　治療適性の評価
8　傷つき「心破れた」子どもたち
9　子どもの人生における喪失
10　子どもの心理療法のスタイルに関する批判的検討
11　心理療法における初回面接

A5判上製　定価(本体4800円+税)

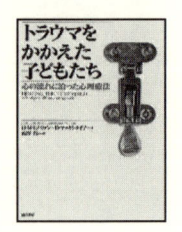